Stephan Petrasch · Gerhard Ehninger

# Update
# Hämatologie / Onkologie
# 2019

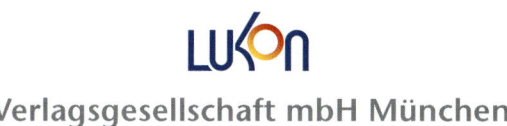

Verlagsgesellschaft mbH München

**Auslieferung:**
LUKON Verlagsgesellschaft mbH
Landsberger Str. 480a
81241 München
Tel.: 089/8207 37-0
Fax: 089/8207 37-17
E-mail: info@lukon.de
Internet: www.lukon.de

**Bibliografische Information der Deutschen Bibliothek**

Die Deutsche Bibliothek verzeichnet diese Publikation in der Deutschen Nationalbibliografie; detaillierte bibliografische Daten sind im Internet über http://dnb.ddb.de abrufbar.

Das Werk einschließlich aller seiner Teile ist urheberrechtlich geschützt. Jede Verwertung außerhalb der Grenzen des Urheberrechts bedarf der vorherigen schriftlichen Einwilligung des Verlages.
Sind gesetzlich geschützte Warennamen ohne besondere Kennzeichnung (Warenzeichen) aufgeführt, berechtigt dies nicht zur Annahme, dass es sich um einen freien Warennamen handelt.

ISSN: 1861-4019
ISBN: 978-3-933012-61-6

© 2019 by LUKON Verlagsgesellschaft mbH, Landsberger Str. 480a, 81241 München

Printed in Germany

Redaktion: Dr. med. Sonja Schneider, Hamburg, Tina Schreck, Ludger Wahlers, München
Anzeigen: Lisa Westermann, München
Umschlaggestaltung: Charlotte Schmitz, Haan
Layout, Satz und Digitalisierung der Abbildungen: L42 AG, Berlin

# Colloquium Onkologie  Band 27

**Reihenherausgeber**
Gerhard Ehninger, Dresden
Friedrich Overkamp, Hamburg

# Update Hämatologie / Onkologie 2019

**Bandherausgeber**
Stephan Petrasch, Duisburg
Gerhard Ehninger, Dresden

139 Abbildungen

108 Tabellen

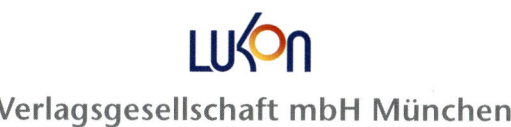

Verlagsgesellschaft mbH München

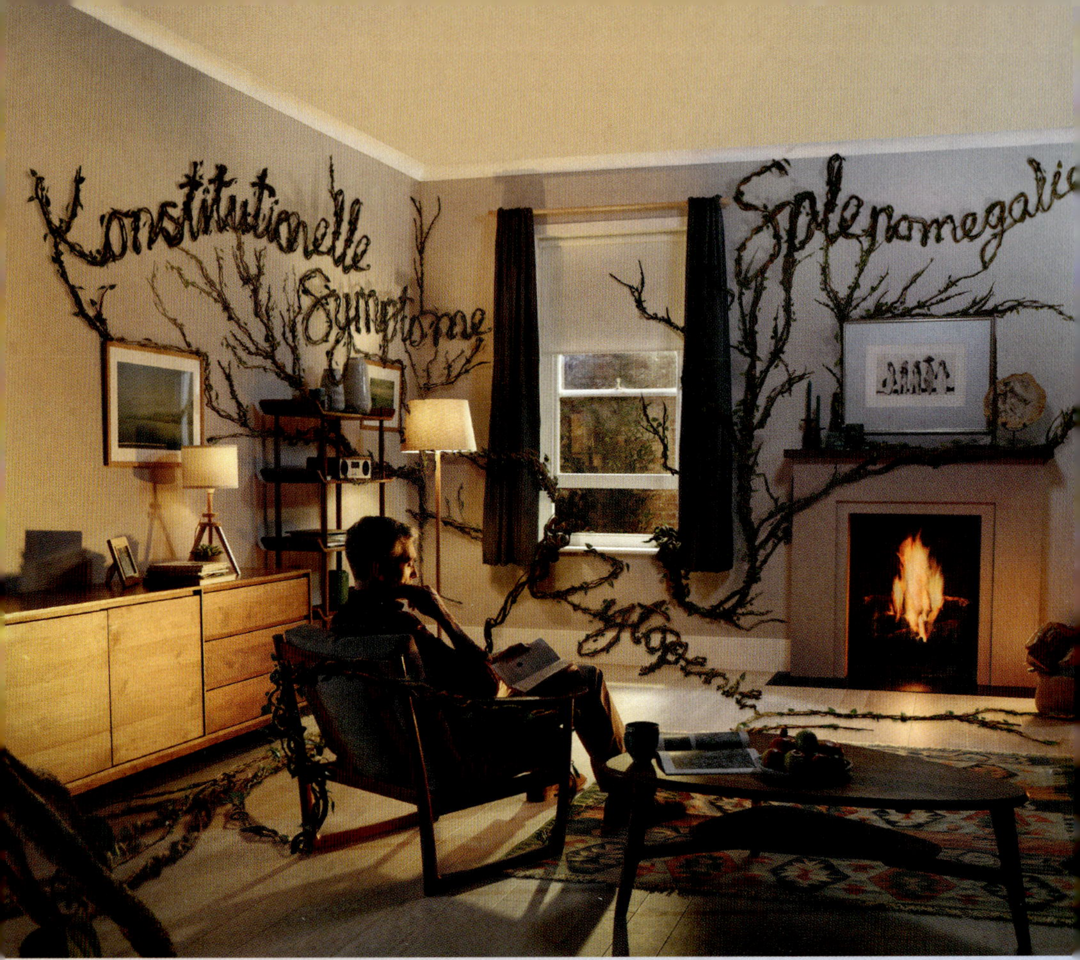

# ERKENNEN SIE DIE ZEICHEN
### EINER KRANKHEITSPROGRESSION BEI IHREN MYELOFIBROSE-PATIENTEN

Konstitutionelle Symptome, Zytopenie oder Splenomegalie können Anzeichen einer Krankheitsprogression sein. Betreuen Sie Ihre Patienten engmaschig.

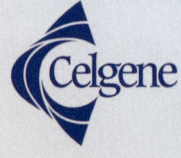

www.celgene.de

PM-DE-INR-0002

© 2019 Celgene GmbH, München

# Inhaltsverzeichnis

**Leukämien und Blutstammzelltransplantation** . . . . . . . . . . . . . . . . 1
Rainer Ordemann, Nael Alakel, Ekaterina Balaian, Moritz Middeke,
Christoph Röllig, Johannes Schetelig, Katja Sockel, Friedrich Stölzel

**Lymphome** . . . . . . . . . . . . . . . . . . . . . . . . . . . . . . . . . . . . . 62
Ulrich Dührsen

**Weichgewebesarkome** . . . . . . . . . . . . . . . . . . . . . . . . . . . . . 221
Bernd Kasper

**Malignes Melanom** . . . . . . . . . . . . . . . . . . . . . . . . . . . . . . . 239
Christoffer Gebhardt

**Tumoren des Nervensystems** . . . . . . . . . . . . . . . . . . . . . . . . 253
Martin Glas

**Kopf-Hals-Tumoren** . . . . . . . . . . . . . . . . . . . . . . . . . . . . . . 265
Philippe Schafhausen

**Karzinome der Frau** . . . . . . . . . . . . . . . . . . . . . . . . . . . . . . 283
Anja Welt

**Lungenkarzinome** . . . . . . . . . . . . . . . . . . . . . . . . . . . . . . . 435
Martin Wolf

**Urologische Tumoren** . . . . . . . . . . . . . . . . . . . . . . . . . . . . . 533
Thomas Otto

**Gastrointestinale Tumoren** . . . . . . . . . . . . . . . . . . . . . . . . . 623
Stephan Petrasch

**Supportivtherapie und benigne Hämatologie** . . . . . . . . . . . . . . 665
Ulrich Schuler, Barbara Schubert

**Schmerzen bei Tumorerkrankungen** . . . . . . . . . . . . . . . . . . . 728
ULRICH SCHULER, BARBARA SCHUBERT, RAINER SABATOWSKI

**Palliativmedizin** . . . . . . . . . . . . . . . . . . . . . . . . . . . 753
ULRICH SCHULER, RAINER SABATOWSKI, BARBARA SCHUBERT

**Autorenverzeichnis** . . . . . . . . . . . . . . . . . . . . . . . . . 773

# Vorwort der Herausgeber

*Liebe Kolleginnen, liebe Kollegen,*

wenn eine Fortbildungsreihe 20 Jahre lang nicht nur Bestand hat, sondern von Jahr zu Jahr mehr Zuhörerinnen und Zuhörer anlockt, dann muss der Nutzwert der Veranstaltung ein ganz besonderer sein, und die Initiatoren haben offensichtlich etwas richtig gemacht. Wir sind stolz darauf, dass wir die Zahl der Besucher in diesem Jahr noch einmal steigern konnten: Rund 2100 Ärztinnen und Ärzte haben unsere Fortbildungen in Dresden, Duisburg, München und Hamburg 2019 besucht.

Mit Colloquium Onkologie 27 legen wir Ihnen heute das korrespondierende Kompendium vor. Es soll Ihnen den praktisch-klinischen Alltag erleichtern und ist möglicherweise auch ein guter Begleiter bei der Vorbereitung auf hämatoonkologische Zusatzqualifikationen. Wie gewohnt sind die 13 Beiträge weit mehr als bloße Zusammenfassungen der Veranstaltungsvorträge. Die Autoren haben ihre Manuskripte dankenswerterweise auf den aktuellen Stand des Wissens und in eine zitierfähige Form gebracht. Auch die während der Veranstaltungen ortsrotierend referierten Beiträge zum malignen Melanom, zu ZNS-Tumoren, Hals-Kopf-Tumoren und Weichgewebesarkomen sind in diesem Werk mit eigenen Kapiteln vertreten.

Die Produktion eines E-Books begleitend zum gedruckten Werk hat sich bewährt. Auch in diesem Jahr können Sie Colloquium Onkologie 27 daher so nutzen, wie es Ihren ganz persönlichen Bedürfnissen entspricht: analog, digital, als komplettes Werk oder auch beitragsweise. Wir wünschen Ihnen eine gewinnbringende Lektüre und freuen uns auf Ihre Rückmeldungen, die Sie am einfachsten per E-Mail (**Update@Lukon.de**) an den Verlag weitergeben können.

*Duisburg/Dresden, im September 2019*

*Prof. Dr. med. Stephan Petrasch*
*Prof. Dr. med. Gerhard Ehninger*

# RIGHT TKI, RIGHT TIME*

- Machen Sie ICLUSIG® zu Ihrer 1. Option nach einem TKI der 2. Generation.#

- Mit ICLUSIG® ist die CCyR-Rate bei CP-CML Patienten nach Versagen eines Zweitgenerations-TKI doppelt so hoch wie mit einem weiteren Zweitgenerations-TKI (60% vs. 22-26%).[1,+]

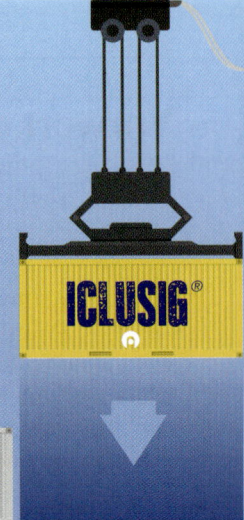

▼ Iclusig® 15 mg Filmtabletten / Iclusig® 30 mg Filmtabletten / Iclusig® 45 mg Filmtabletten
**Wirkstoff: Ponatinib**

Dieses Arzneimittel unterliegt einer zusätzlichen Überwachung. Dies ermöglicht eine schnelle Identifizierung neuer Erkenntnisse über die Sicherheit. Angehörige von Gesundheitsberufen sind aufgefordert, jeden Verdachtsfall einer Nebenwirkung zu melden. Hinweise zur Meldung von Nebenwirkungen, siehe Abschnitt 4.8 der Fachinformation.

Bevor Sie Iclusig® verschreiben, lesen Sie bitte die vollständige Fachinformation (FI).

**Qualitative und quantitative Zusammensetzung:** Jede Filmtablette enthält 15 mg bzw. 30 mg bzw. 45 mg Ponatinib (als Hydrochlorid). **Sonstige Bestandteile mit bekannter Wirkung:** Jede Filmtablette enthält 40 mg (Iclusig 15 mg) bzw. 80 mg (Iclusig 30 mg) bzw. 120 mg (Iclusig 45 mg) Lactose-Monohydrat. Vollständige Auflistung der sonstigen Bestandteile: Tablettenkern: Lactose-Monohydrat, Mikrokristalline Cellulose, Poly(O-carboxymethyl)-stärke – Natriumsalz, hochdisperses Siliciumdioxid, Magnesiumstearat. Tablettenüberzug: Talkum, Macrogol 4000, Poly(vinylkohol), Titandioxid (E171). **Anwendungsgebiete:** Iclusig ist indiziert bei erwachsenen Patienten mit
- chronischer myeloischer Leukämie (CML) in der chronischen Phase, akzelerierten Phase oder Blastenkrise, die behandlungsresistent gegenüber Dasatinib bzw. Nilotinib sind, die Dasatinib oder Nilotinib nicht vertragen und bei denen eine anschließende Behandlung mit Imatinib klinisch nicht geeignet ist, oder bei denen eine T315I-Mutation vorliegt.
- Philadelphia-Chromosom-positiver akuter Lymphoblastenleukämie (Ph+ ALL), die behandlungsresistent gegenüber Dasatinib sind, die Dasatinib nicht vertragen und bei denen eine anschließende Behandlung mit Imatinib klinisch nicht geeignet ist, oder bei denen eine T315I-Mutation vorliegt.

Siehe Abschnitt 4.2 der FI zur Beurteilung des kardiovaskulären Status vor Beginn der Behandlung und Abschnitt 4.4 der FI zu Situationen, in denen eine alternative Behandlung erwogen werden kann. **Gegenanzeigen:** Überempfindlichkeit gegen den Wirkstoff oder einen der sonstigen Bestandteile. **Nebenwirkungen:** Sehr häufige Nebenwirkungen (≥ 1/10): Infektionen der oberen Atemwege, Anämie, verminderte Thrombozytenzahl, verminderte Neutrophilenzahl, verminderter Appetit, Schlaflosigkeit, Kopfschmerzen, Schwindel, Hypertonie, Dyspnoe, Husten, Bauchschmerzen, Durchfall, Erbrechen, Verstopfung, Übelkeit, erhöhte Lipasewerte, erhöhte Alaninaminotransferase, erhöhte Aspartataminotransferase, Hautausschlag, Trockenheit der Haut, Juckreiz, Knochenschmerzen, Arthralgie, Myalgie, Gliederschmerzen, Rückenschmerzen, Muskelspasmen, Abgeschlagenheit, Asthenie, peripheres Ödem, Fieber, Schmerzen. Häufige Nebenwirkungen (≥ 1/100 bis < 1/10): Pneumonie, Sepsis, Follikulitis, Zellulitis, Panzytopenie, febrile Neutropenie, verminderte Zahl weißer Blutzellen, verminderte Lymphozytenzahl, Hypothyreose, Dehydratation, Flüssigkeitsretention, Hypokalzämie, Hyperglykämie, Hyperurikämie, Hypophosphatämie, Hypertriglyceridämie, Hypokaliämie, Gewichtsverlust, Hyponatriämie, zerebrovaskuläres Ereignis, Hirninfarkt, periphere Neuropathie, Lethargie, Migräne, Hyperästhesie, Hypästhesie, Parästhesie, transitorische ischämische Attacke, Verschwommenes Sehen, trockenes Auge, periorbitales Ödem, Augenlidödem, Konjunktivitis, Sehverschlechterung, Herzinsuffizienz, Myokardinfarkt, kardiale Stauungsinsuffizienz, koronare Herzkrankheit, Angina pectoris, Perikarderguss, Vorhofflimmern, verminderte Ejektionsfraktion, akutes Koronarsyndrom, Vorhofflattern, periphere arterielle Verschlusskrankheit, periphere Ischämie, periphere Arterienstenose, Claudicatio intermittens, tiefe Venenthrombose, Hitzewallungen, plötzliche Hautrötung („Flushing"), Lungenembolie, Pleuraerguss, Epistaxis, Dysphonie, pulmonale Hypertonie, Pankreatitis, erhöhte Amylasewerte im Blut, gastroösophageale Refluxkrankheit, Stomatitis, Dyspepsie, geblähter Bauch, abdominelle Beschwerden, Mundtrockenheit, Magenblutung, erhöhtes Bilirubin im Blut, erhöhte alkalische Phosphatase im Blut, erhöhte Gamma-Glutamyltransferase, juckender Hautausschlag, exfoliativer Hautausschlag, Erythem, Alopezie, Hautabschälung, nächtliches Schwitzen, Hyperhidrose, Petechien, Ekchymose, Hautschmerzen, exfoliative Dermatitis, Hyperkeratose, Hauthyperpigmentierung, Muskel- und Skelettschmerzen, Nackenschmerzen, die Skelettmuskulatur betreffende Brustschmerzen, erektile Dysfunktion, Schüttelfrost, grippaler Infekt, nicht kardial bedingte Schmerzen in der Brust, tastbarer Knoten, Gesichtsödem. Gelegentliche Nebenwirkungen (≥ 1/1.000 bis < 1/100): Tumor-Lyse-Syndrom, Hirnarterienstenose, Hirnblutung, intrakranielle Blutung, posteriores reversibles Enzephalopathiesyndrom, Retinalvenenthrombose, Netzhautvenenverschluss, Verschluss einer Netzhautarterie, Myokardischämie, Herzbeschwerden, ischämische Kardiomyopathie, Koronararterienspasmus, linksventrikuläre Dysfunktion, schlechte periphere Durchblutung, Milzinfarkt, venöse Embolie, Venenthrombose, hypertensive Krise, Nierenarterienstenose, Lebertoxizität, Leberversagen, Ikterus. Nebenwirkungen mit nicht bekannter Häufigkeit: Aneurysmen und Arteriendissektionen. Hinweise zu ausgewählten Nebenwirkungen: Bei Patienten, die mit Iclusig behandelt wurden, sind schwerwiegende Gefäßverschlüsse, einschließlich kardiovaskuläre, zerebrovaskuläre und periphere Gefäßereignisse und Venenthrombosen aufgetreten. In allen Patientengruppen wurde häufig über eine Myelosuppression berichtet. In Zusammenhang mit BCR-ABL-Tyrosinkinase-Inhibitoren wurden Hepatitis-B-Reaktivierung beobachtet. Einige Fälle führten zu akutem Leberversagen oder zu fulminanter Hepatitis, die eine Lebertransplantation notwendig machten oder zum Tod führten. Bei eingen BCR-ABL-Tyrosinkinase-Inhibitoren wurde über schwere Hautreaktionen (wie das Stevens-Johnson Syndrom) berichtet. **Warnhinweise:** Enthält Lactose. Siehe Packungsbeilage für weitere Informationen. Die in der Flasche befindliche Dose mit Trockenmittel darf nicht geschluckt werden. **Verkaufsabgrenzung:** Verschreibungspflichtig (Österreich: Rezept- und apothekenpflichtig). **Pharmakotherapeutische Gruppe:** antineoplastische Mittel, Proteinkinase-Inhibitoren, ATC-Code: L01XE24 **Inhaber der Zulassung:** Incyte Biosciences Distribution B.V., Paasheuvelweg 25, 1105 BP Amsterdam, Niederlande. **Weitere Informationen:** Ausführliche Informationen zu Warnhinweisen und Vorsichtsmaßnahmen für die Anwendung, Wechselwirkungen, Schwangerschaft und Stillzeit, Nebenwirkungen sowie Dosierung und Art/Dauer der Anwendung entnehmen Sie bitte der veröffentlichten Fachinformation (Zusammenfassung der Merkmale des Arzneimittels). **Stand:** 08/2019

\* ICLUSIG® ist indiziert bei erwachsenen Patienten mit
- CML in der chronischen Phase, akzelerierten Phase oder Blastenkrise, die behandlungsresistent gegenüber Dasatinib bzw. Nilotinib sind, die Dasatinib oder Nilotinib nicht vertragen und bei denen eine anschließende Behandlung mit Imatinib klinisch nicht geeignet ist, oder bei denen eine T315I-Mutation vorliegt.
- Ph+ ALL, die behandlungsresistent gegenüber Dasatinib sind, die Dasatinib nicht vertragen und bei denen eine anschließende Behandlung mit Imatinib klinisch nicht geeignet ist, oder bei denen eine T315I-Mutation vorliegt.

\# Wenn eine anschließende Behandlung mit Imatinib klinisch nicht geeignet ist.
+ Die Daten beziehen sich auf die Drittlinientherapie nach Versagen mindestens eines TKI der zweiten Generation. Gemäß der Zulassung von ICLUSIG® schlossen die TKI der Vortherapie Dasatinib und Nilotinib ein.

CCyR: komplettes zytogenetisches Ansprechen; CML: chronische myeloische Leukämie; TKI: Tyrosinkinase-Inhibitor

Referenzen: **1.** Lipton JH et al. Leuk Res 2015; 39(1):58–64.

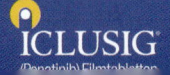

# Leukämien und Blutstammzelltransplantation

*Rainer Ordemann, Nael Alakel, Ekaterina Balaian, Moritz Middeke, Christoph Röllig, Johannes Schetelig, Katja Sockel, Friedrich Stölzel*

| | | |
|---|---|---|
| **1** | **Akute Leukämie** | 2 |
| 1.1 | Akute Myeloische Leukämie | 2 |
| 1.1.6 | Literatur | 9 |
| 1.2 | Akute Lymphatische Leukämie | 11 |
| 1.2.5 | Literatur | 17 |
| **2** | **Myelodysplastische Syndrome** | 19 |
| 2.1 | Vom CHIP zum MDS | 19 |
| 2.2 | Neue Therapieansätze | 21 |
| 2.3 | Eisenchelation | 24 |
| 2.4 | Thrombopoetin-Rezeptor(TPO)-Agonisten | 26 |
| 2.5 | MDS und allogene Stammzelltransplantation | 27 |
| 2.6 | Literatur | 28 |
| **3** | **Myeloproliferative Neoplasien** | 30 |
| 3.1 | Chronische Myeloische Leukämie | 30 |
| 3.1.5 | Literatur | 38 |
| 3.2 | Andere myeloproliferative Neoplasien | 40 |
| 3.2.6 | Literatur | 47 |
| **4** | **Allogene Stammzelltransplantation** | 49 |
| 4.1 | Indikation zur allogenen Stammzelltransplantation bei AML/MDS | 49 |
| 4.2 | Spenderauswahl | 51 |
| 4.3 | Prävention von Graft-versus-Host-Erkrankung bei HLA-kompatiblen Spendern | 54 |
| 4.4 | Konditionierung vor allogener Stammzelltransplantation bei AML/MDS | 55 |
| 4.5 | Monitoring und Prävention von Rezidiven bei AML/MDS | 56 |
| 4.6 | Rezidivprävention nach allogener SZT | 57 |
| 4.7 | Literatur | 59 |

# 1 Akute Leukämie

## 1.1 Akute Myeloische Leukämie

*Christoph Röllig, Rainer Ordemann*

Die weitere Optimierung der zur Verfügung stehenden Chemotherapien sowie die Entwicklung und Etablierung neuer zielgerichteter Therapeutika für die AML-Therapie sind Schwerpunkte aktueller Arbeiten. Durch den enormen Erkenntnisgewinn der vergangenen Jahre findet auch bei der AML nun ein Paradigmenwechsel statt hin zu innovativen zielgerichteten Therapien. Aber auch die Entwicklung der Immuntherapie mit bispezifischen Antikörpern sowie CAR-T-Zellen findet Eingang in das therapeutische Portfolio der Behandlung von AML-Patienten.

### 1.1.1 Therapie-Optimierungsstrategien

Im Rahmen eines Therapie-Optimierungsansatzes unter Verwendung klassischer Zytostatika untersuchte die AML-CG-Studiengruppe ein geteiltes HAM-Protokoll mit Hochdosis-Cytarabin plus Mitoxantron (S-HAM als experimenteller Arm), das sie mit einer Doppelinduktion verglich, bei der am Tag 21 die zweite Induktion appliziert wurde (TAD-HAM beziehungsweise HAM-HAM als Kontrollarm). Bei S-HAM wurden im Rahmen von Teil 1 an den Tagen 1–4 Hochdosis-Cytarabin (3 oder 1 g/m$^2$ 2-mal/Tag) und Mitoxantron (10 mg/m$^2$ Tage 3–4) appliziert und ab Tag 9 die zweite Hälfte dieser Kombination gegeben. Im Doppelinduktionsarm wurden entweder Standarddosis-Cytarabin plus Daunorubicin und Thioguanin (TAD) oder klassisches Hochdosis-HAM, gefolgt von einem zweiten Zyklus HAM ab Tag 21 appliziert. Durch den Einsatz von S-HAM konnte die Leukopeniezeit signifikant verkürzt werden (29 versus 44 Tage) und dadurch auch der Krankenhausaufenthalt der Patienten (37 versus 49 Tage). Die CR/CRi-Raten unterschieden sich nicht signifikant (77% versus 72%). Obgleich das mediane Gesamtüberleben nach S-HAM mit 35 Monaten gegenüber 25 Monaten nach Doppelinduktion verlängert war, erreichte dieser Unterschied keine statistische Signifikanz (p=0,323) [1].

Aufgrund der differenzierenden Wirkung von ATRA auf leukämische Zellen wurde die Substanz in der Vergangenheit in mehreren randomisierten klinischen Studien evaluiert, zum Teil mit widersprüchlichen Ergebnissen bezüglich der möglichen antileukämischen Wirksamkeit. Acht Studien mit insgesamt 3998 AML-Patienten, die jedoch keine Akute Promyelozytenleukämie (APL) hatten, wurden nun in einer Cochrane-Metaanalyse zusammengefasst. Aufgrund der Qualität und Heterogenität der untersuchten Studien konnte zu Verträglichkeit und Rezidivverhalten nur vorbehaltlich festgestellt werden, dass sich diesbezüglich Kontroll- und ATRA-Patienten nicht voneinander unterschieden. Demgegenüber lieferte die Metaanalyse eine belastbare Evidenz für die Abwesenheit eines Effekts auf das Gesamtüberleben – weder eines günstigen noch ungünstigen [10]. Die Hinzunahme von ATRA zur Chemotherapie bei Patienten ohne APL kann damit als nicht indiziert angesehen werden.

### 1.1.2 Neue Substanzen

Die vergangenen zwei Jahre waren durch eine wahre Zulassungswelle neuer Substanzen für die AML-Therapie gekennzeichnet, nachdem seit der Etablierung des 7+3-Schemas in den 1980er-Jahren und der Hochdosis-Cytarabin-Konsolidierung in den 1990er-Jahren therapeutische Verbesserungen in der AML lediglich durch Therapie-Optimierung vorhandener klassischer Zytostatika und durch Fortschritte in der supportiven und antiinfektiösen Therapie erreicht werden konnten. Die überwiegende Zahl von Neuzulassungen erfolgte innerhalb der letzten 12 Monate durch die FDA, und ein Großteil der zugrunde liegenden Studien wurde im gleichen Zeitraum veröffentlicht.

Die Aufbereitung der Studienergebnisse der ALFA-0701-Studie, die fraktioniert-dosiertes **Gemtuzumab Ozogamicin** (GO, Mylotarg®) als zusätzliches Agens in Induktion und Konsolidierung zu Standard-Chemotherapie bei neu diagnostizierten jüngeren AML-Patienten randomisiert verglichen hatte, führte in den USA (FDA) im Jahr 2017 und in Europa (EMA) im April 2018 zur Zulassung der Substanz. Die Ergebnisse der ALFA-0701-Studie wurden erstmalig 2012 veröffentlicht und zeigten damals einen signifikanten Vorteil im ereignisfreien, rezidivfreien und Gesamtüberleben durch die Hinzunahme von niedrig dosiertem fraktioniertem Gemtuzumab Ozogamicin [3].

Im vergangenen Jahr nun wurde eine aktualisierte Auswertung mit verlängerter Nachverfolgung der Patienten publiziert [11]. Hier war der Überlebensvorteil zwar nicht mehr signifikant, doch hatten mittlerweile mehrere Metaanalysen, darunter die bestpublizierte und homogenste Analyse von Hills et al., einen signifikanten Vorteil im Gesamtüberleben durch die Hinzunahme von GO zur Erstlinientherapie fitter Patienten gezeigt [9]. Auf der Basis des EFS- und RFS-Vorteils (HR 0,56 und 0,53) der ALFA-0701-Studie sowie den Ergebnissen anderer, zum Teil in der genannten Metaanalyse verwendeten Studien, erhielt GO die Zulassung für die Kombination mit intensiver Primärtherapie bei CD33-positiven AML-Patienten. Die genannte Metaanalyse zeigt den größten Vorteil im Gesamtüberleben für Patienten mit günstigem genetischem Risiko, während Patienten mit intermediärem Risiko weniger und Patienten mit ungünstiger Zytogenetik nicht von der Hinzunahme von GO zur Standardtherapie profitierten.

Die auf der ASH-Jahrestagung 2018 vorgestellten, noch nicht vollpublizierten Daten der AML-SG-09-09-Studie belegen eine antileukämische Wirksamkeit der Substanz speziell in der NPM1-mutierten Patientengruppe. In der Studie wurden 588 Patienten ab 18 Jahren mit NPM1-positiver AML randomisiert. Patienten im Kontrollarm erhielten eine Induktion mit Idarubicin, Cytarabin, Etoposid und ATRA in der Induktion sowie Hochdosis-Cytarabin plus ATRA als Postremissionstherapie. Im experimentellen Arm wurde GO in Standarddosierung während Induktion und Konsolidierung unverblindet hinzugenommen.

Die Rate an kompletten Remissionen war in beiden Armen gleich (86% ohne GO versus 89% mit GO), jedoch traten im GO-Arm fast doppelt so viele Induktionstodesfälle auf wie im Kontrollarm (10,3% versus 5,7%). Patienten, die nach der Induktion eine CR erreichten, hatten eine signifikant verringerte Inzidenz für Rezidiv oder Tod. Durch die erhöhte Frühmortalität war der Vorteil im ereignisfreien Überleben durch GO zwischen den Armen nicht signifikant [19].

Neben der Bestätigung der antileukämischen Wirksamkeit von GO legen die Studienergebnisse nahe, dass die im Vergleich zur ALFA-0701-Studie höhere Toxizität mit großer Wahrscheinlichkeit durch die Hinzunahme von Etoposid und möglicherweise auch ATRA entstanden ist. Aufgrund der Unwirksamkeit von Etoposid und ATRA in der AML-Primärtherapie der Non-APL sollten sie außerhalb von Studien ohnehin nicht mehr zum Einsatz kommen [2, 10, 14]. GO ist zugelassen für den Einsatz innerhalb eines Induktions- und zweier Konsolidierungszyklen für die Primärtherapie der CD33-positiven AML in Kombination mit DA und Hochdosis-Cytarabin plus Daunorubicin.

**CPX-351** ist eine liposomale Formulierung von Cytarabin und Daunorubicin. Durch die Verkapselung in Liposomen wird ein fixes molares Mengenverhältnis von 5:1 ermöglicht, wodurch ein synergistischer Effekt bei der sekundären beziehungsweise therapieassoziierten AML erzeugt und so eine signifikante Überlebensverlängerung erreicht werden kann. Die Ergebnisse der randomisierten Studie, die CPX-351 in Induktion und Konsolidierung bei älteren Patienten mit sekundärer beziehungsweise therapieassoziierter AML gegen 7+3-Chemotherapie verglich, zeigten signifikant höhere Remissionsraten (CR/CRi von 47,7% versus 33,3%) und einen signifikanten Vorteil im medianen Gesamtüberleben von 9,56 versus 5,95 Monaten (HR 0,69, Abb. 1). Dieser Effekt war in Kombination mit einer anschließenden konsolidierenden allogenen Stammzelltransplantation in der randomisierten Zulassungsstudie besonders stark ausgeprägt (HR 0,46).

Die Ergebnisse der Studie führten zur Zulassung durch die FDA im Jahr 2017 und durch die EMA im Jahr 2018 (Vyxeos®). Obgleich die Zulassungsstudie lediglich ältere Pateinten ab 60 Jahre einschloss, umfasst die Zulassung alle Altersgruppen. Die Ergebnisse wurden mittlerweile als Vollpublikation vorgelegt [12].

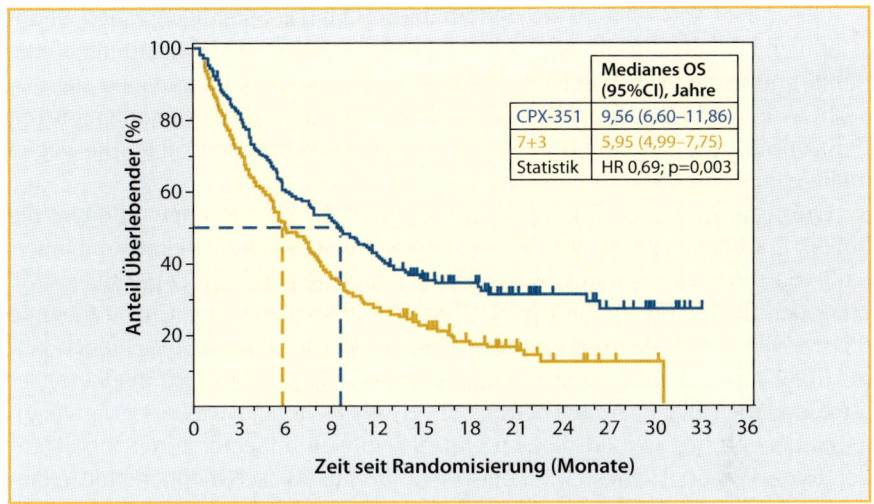

**Abbildung 1:** Liposomales Cytarabin/Daunorubicin (CPX-351) versus 7+3-Chemotherapie bei sekundärer beziehungsweise therapieassoziierter AML, Gesamtüberleben. Adaptiert nach [12].

CPX-351 ist zugelassen für die Primärtherapie der AML mit Myelodysplasie-assoziierten Veränderungen (AML-MRC nach WHO) und therapieassoziierter AML für Induktion und Konsolidierung.

Die PALOMA-Studie soll nun prüfen, ob CPX-351 in der Erstlinientherapie bei jüngeren AML- und auch MDS-Patienten <60 Jahren mit Hochrisikomerkmalen als Bridging-Therapie zur allogenen SCT zu einer Verlängerung des Gesamtüberlebens führen kann. Der Studienplan sieht die Randomisierung zwischen CPX-351 und investigator's choice vor, welche die klassische Polychemotherapie, die hypomethylierende Substanz Azacitidin oder die direkte allogene SCT vorsieht.

Nachdem der IDH2-Inhibitor Enasidenib auf der Basis nicht randomisierter, im Jahr 2017 publizierter Daten im gleichen Jahr von der FDA als Monotherapie der rezidivierten/refraktären IDH2-mutierten AML zugelassen wurde, zog der IDH1-Inhibitor Ivosidenib im Jahr 2018 nach. Die der Zulassung zugrunde liegende vollpublizierte Phase-I/II-Studie zeigte bei 125 Patienten eine CR/CRi-Rate von 30,4% und ein medianes Überleben von 8,8 Monaten für alle Patienten [7]. Die Zulassung durch die FDA erfolgte im Juli 2018 für rezidivierte/refraktäre IDH1-mutierte AML-Patienten und wurde im April 2019 auf die Primärtherapie von Patienten ausgeweitet, die nicht für eine intensive Chemotherapie geeignet sind. Beide Substanzen werden derzeit im Rahmen randomisierter Studien evaluiert; eine EMA-Zulassung ist noch nicht absehbar.

Gegenüber den Tyrosinkinase-Inhibitoren (TKI) der ersten Generation Midostaurin und Sorafenib zeichnen sich die Zweitgenerations-TKI Quizartinib, Gilteritinib und Crenolanib durch eine höhere Spezifität für FLT3 und eine stärkere Monowirksamkeit aus. Für den randomisierten Vergleich einer Monotherapie mit Quizartinib und Gilteritinib gegenüber einer Standard-Chemotherapie liegen mittlerweile Daten vor.

**Quizartinib** gehört zur Gruppe der Typ-II-Inhibitoren und hemmt damit die FLT3-ITD-Mutante. In der QuANTUM-R-Studie wurden 367 Patienten mit innerhalb von 6 Monaten rezidivierter oder refraktärer (r/r) FLT3-ITD-positiver AML entweder für eine Behandlung mit oralem Quizartinib oder eine Chemotherapie (LDAC, MEC, Ida-FLAG) randomisiert. Die CR/CRi/CRp-Raten unterschieden sich mit 48% versus 27% signifikant zugunsten von Quizartinib. Das mediane Gesamtüberleben aller Patienten betrug 6,2 versus 4,7 Monate, was einer signifikanten Reduktion des Sterberisikos im Quizartinib-Arm mit einer korrespondierenden Hazard Ratio (HR) von 0,76 entspricht. Bis auf klinisch inapparente Verlängerungen der QT-Zeit traten alle registrierten Nebenwirkungen im Quizartinib seltener als im Chemotherapie-Arm auf [5]. Auf der Basis dieser Daten wird in Kürze die Zulassung der Substanz für die Monotherapie r/r FLT3-ITD-mutierter AML-Patienten erwartet.

**Gilteritinib** hemmt als Typ-I-Inhibitor sowohl FLT3-ITD als auch FLT3-TKD und wurde in der randomisierten ADMIRAL-Studie untersucht, in der 371 Patienten mit r/r FLT3-mutierter AML entweder Gilteritinib als Monotherapie oder 1 von 4 vorgegebenen Chemotherapien (LDAC, Azacitidin, MEC, Ida-FLAG) erhielten. Die erreichte CR/CRi/CRp-Rate mit Gilteritinib lag bei 54% gegenüber 22% mit Chemotherapie. Das mediane Gesamtüberleben im Gilteritinib-Arm war mit 9,3 gegenüber 5,6 Monaten signifikant verlängert, dies entspricht einer HR von 0,64. Auch Gilteritinib zeigte eine sehr gute Verträglichkeit – gegenüber Chemotherapie traten nur Transaminasen- und Alkalische-Phosphatase-Erhöhungen im Gilteritinib-Arm häufiger auf [16]. Aufgrund der günstigen CR-Raten erteilte die FDA der Substanz bereits im November 2018 die Zulassung für die Monotherapie r/r FLT3-mutierter AML-Patienten. Mit einer EMA-Zulassung wird in Kürze gerechnet.

Die Inhibition der für die Leukämogenese wichtigen Hedgehog-Kaskade wurde bei der AML als therapeutisches Prinzip schon mehrmals erprobt. Die Kombination des oral verfügbaren Hedgehog-Hemmers **Glasdegib** mit niedrig dosiertem subkutanem Cytarabin (LDAC) zeigte in einer randomisierten Phase-II-Studie eine signifikante Wirksamkeit gegenüber LDAC allein. Dazu erhielten 132 Patienten, die für eine intensive Chemotherapie nicht geeignet waren, randomisiert entweder LDAC plus Glasdegib (n=88) oder nur LDAC ohne Placebo (n=44). Bis auf häufiger auftretende schwere Fatigue im experimentellen Arm war

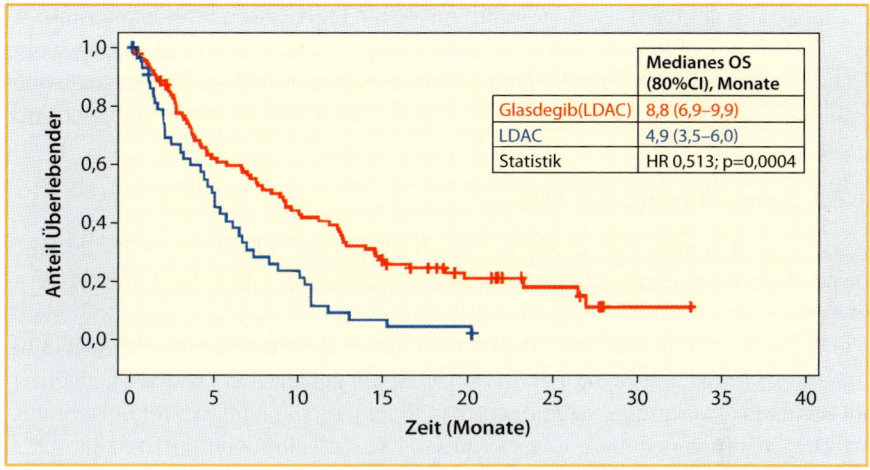

**Abbildung 2:** *Glasdegib plus niedrig dosiertes subkutanes Cytarabin (LDAC) versus LDAC allein, Gesamtüberleben. Adaptiert nach [4].*

die Hinzunahme von Glasdegib gut verträglich. Ein signifikant höherer Anteil von Patienten im Kombinationsarm erreichte eine CR (17,0% versus 2,3%) und außerdem ein signifikant verlängertes Gesamtüberleben (8,8 versus 4,9 Monate, HR 0,51; Abb. 2) [4]. Die Substanzkombination wurde daraufhin im November 2018 von der FDA als Primärtherapieoption für Patienten zugelassen, die nicht für eine intensive Chemotherapie geeignet sind.

Der Bcl-2-Inhibitor Venetoclax, der bereits für die Therapie der CLL zugelassen ist, zeigte in Phase-I-/II-Studien in Kombination mit den hypomethylierenden Substanzen (HMA) Azacitidin und Decitabin sowie in Kombination mit niedrig dosiertem Cytarabin eine erstaunlich gute Wirksamkeit. Die FDA sah die nicht randomisierten Daten als so relevant an, dass sie die Substanz bereits im November 2018 für die Primärtherapie von AML-Patienten ohne intensive Chemotherapie-Option zuließ.

Die Studien für beide Substanzkombinationen sind mittlerweile vollpubliziert. Insgesamt 145 AML-Patienten ab 65 Jahren, die für eine intensive Chemotherapie nicht geeignet waren, erhielten die Kombination aus HMAs in Standarddosierung plus Venetoclax in steigender Dosierung. Die CR/CRi-Rate lag bei 67%, das mediane Überleben über alle Patienten bei 17,5 Monaten [6]. Von 82 AML-Patienten ab 60 Jahren, die für eine intensive Chemotherapie nicht geeignet waren und die im Rahmen des Expansionsteils mit der Zieldosierung von Venetoclax plus niedrigdosiertem Cytarabin (LDAC) behandelt wurden, erreichten 54% eine CR/CRi. Die mediane Überlebenszeit betrug 13,5 Monate [21].

Innerhalb des nächsten Jahres wird mit ersten Ergebnissen zweier randomisierter Studien gerechnet, die derzeit die Kombination von HMA beziehungsweise Cytarabin allein gegenüber einer entsprechenden Kombination mit Venetoclax bei Patienten untersuchen, die für eine intensive Chemotherapie nicht geeignet sind.

### 1.1.3 Immuntherapie der AML

Neben der Behandlung mit Gemtuzumab-Ozogamicin befinden sich nun auch bispezifische Antikörper gegen CD33 beziehungsweise CD123 in klinischer Entwicklung.

Ravandi et al. publizierten die Phase-I-Daten der Applikation von **AMG330**, einem bispezifischen Antiköper (BiTE®), welcher gegen CD33 sowie CD3 gerichtet ist. In die Dosisfindungsstudie wurden 35 Patienten mit refraktärer beziehungsweise11 rezidivierter AML aufgenommen. Die dosislimitierende Toxizität (DLT) wurde mit 480 µg/d beschrieben. 11 Patienten (28%) entwickelten ein interventionsbedürftiges Cytokine Release Syndrome (CRS). Bei 4 Patienten konnten eine CR beziehungsweise CRi dokumentiert werden [17]. Auch die Kollegen der GEMoaB in Dresden arbeiten an einem gegen CD33-CD3 gerichteten bispezifischen Antikörper (**GEM333**). Seit 2018 wird dieser bereits in einer klinischen Phase-I-Studie geprüft.

Auf der ASH-Jahrestagung 2018 in San Diego präsentierte die Arbeitsgruppe von DiPersio die Daten einer Phase-I/II-Studie, in welcher die Sicherheit und Effektivität von **Flotetuzumab**, einem gegen CD123-CD3 gerichteten, bispezifischen Antikörper untersucht wurde. 30 Patienten mit rezidivierter beziehungsweise refraktärer AML wurden behandelt. 60% der Patienten hatten eine primär refraktäre Erkrankung. 4 Patienten (13,3%) entwickelten unter der Antikörper-Infusion ein Cytokine Release Syndrome (CRS) von Grad ≥3. Das CRS konnte unter frühzeitiger Gabe von Tocilizumab beherrscht werden. Eine antileukämische Aktivität wurde bei 67% der Patienten (18/27) dokumentiert. Eine CR/Cri konnte bei 5 Patienten (19%) festgestellt werden [20].

Aber auch die **CAR-T-Zell Therapie** wird bereits bei Patienten mit AML untersucht. Kollegen von GEMoaB haben präklinische Daten auf der ASH-Jahrestagung 2018 präsentieren können, die zeigen, dass ex vivo generierte, gentechnisch modifizierte **UniCAR-T-Zellen** nach Infusion zunächst im Ruhemodus sind. Über Applikation von löslichen Zielmodulen gegen CD123 wird dann eine Kreuzvernetzung der UniCAR-T-Zelle mit der Leukämiezelle ermöglicht und die Signalkaskade in den UniCAR-T-Zellen induziert. In Abwesenheit der Module schaltet die UniCAR-T-Zelle wieder in den Ruhemodus. Somit ist eine Aktivierung der Zellen über die Zielmodule steuerbar und möglich. Diese innovative Technik hat insbesondere Bedeutung bei sogenannten Risiko-Antigenen [13].

## 1.1.4 Akute Promyelozyten-Leukämie (APL, M3)

**Arsentrioxid (ATO) ist in Kombination mit ATRA** neuer Standard der Therapie der Nicht-Hochrisiko-APL, seit die APL0406-Studie eine Nichtunterlegenheit dieser Therapie gegenüber dem klassischen AIDA-Standard nachgewiesen hatte [15].

Eine randomisierte chinesische Studie untersuchte nun, ob sich Rubinschwefel (Realgar) als Arsenquelle für eine oral verfügbare Alternative zum parenteral verabreichten ATO eignen könnte. Dazu wurden 109 Patienten mit neu diagnostizierter Erkrankung 2:1 randomisiert und erhielten entweder die orale Realgar-Zubereitung (RIF) oder ATO, jeweils in Kombination mit ATRA. Das ereignisfreie Überleben (EFS) nach 2 Jahren betrug in den RIF- und ATO-Gruppen 97% versus 94%, womit die prädefinierte Nichtunterlegenheitsgrenze von 10% unterschritten und die RIF-Therapie als nicht unterlegen bestätigt wurde. Bezüglich Lebertoxizität und Infektionen war RIF tendenziell sogar etwas besser verträglich als ATO [22]. Sollte RIF in einer zulassungsfähigen Formulierung verfügbar werden, könnte es sich möglicherweise als Alternative zu ATO etablieren.

In diesem Zusammenhang ist die Publikation von Sanz et al. zu nennen, die die APL-Behandlungsempfehlungen 2019 des Expertengremiums des europäischen LeukemiaNet (ELN) enthält [18].

## 1.1.5 Lebensqualität und AML-Diagnose

Eine amerikanische Arbeitsgruppe untersuchte die Lebensqualität von 100 neu diagnostizierten älteren AML-Patienten zu verschiedenen Zeitpunkten, wobei die Hälfte eine intensive und die andere Hälfte eine nicht intensive Therapie erhielt. Ein Drittel der Patienten in beiden Gruppen wies bei Diagnosestellung Angst- und Depressionssymptome auf, die sich über die Zeit verbesserten. Interessanterweise gab es in der Ausprägung sowohl zu Beginn als auch im Verlauf keinen Unterschied zwischen intensiv und nicht intensiv behandelten Patienten [8].

## 1.1.6 Literatur

[1] Braess J, Amler S, Kreuzer K-A, et al. (2018) Sequential high-dose cytarabine and mitoxantrone (S-HAM) versus standard double induction in acute myeloid leukemia-a phase 3 study. Leukemia 32(12):2558–71

[2] Burnett AK, Russell NH, Hills RK, et al. (2013) Optimization of chemotherapy for younger patients with acute myeloid leukemia: results of the medical research council AML15 trial. J Clin Oncol 31:3360–8

[3] Castaigne S, Pautas C, Terre C, et al. (2012) Effect of gemtuzumab ozogamicin on survival of adult patients with de-novo acute myeloid leukaemia (ALFA-0701): a randomised, open-label, phase 3 study. Lancet 379:1508–16

[4] Cortes JE, Heidel FH, Hellmann A, et al. (2019) Randomized comparison of low dose cytarabine with or without glasdegib in patients with newly diagnosed acute myeloid leukemia or high-risk myelodysplastic syndrome. Leukemia 33(2):379–89

[5] Cortes JE, Khaled SK, Martinelli G, et al. (2018) Efficacy and Safety of Single-Agent Quizartinib (Q), a Potent and Selective FLT3 Inhibitor (FLT3i), in Patients (pts) with FLT3-Internal Tandem Duplication (FLT3-ITD)-Mutated Relapsed/Refractory (R/R). Blood 132:563

[6] DiNardo CD, Pratz K, Pullarkat V, et al. (2019) Venetoclax combined with decitabine or azacitidine in treatment-naive, elderly patients with acute myeloid leukemia. Blood 133(1):7–17

[7] DiNardo CD, Stein EM, de Botton S, et al. (2018) Durable Remissions with Ivosidenib in IDH1-Mutated Relapsed or Refractory AML. N Engl J Med 378(25):2386–98

[8] El-Jawahri A, Abel GA, Traeger L, et al. Quality of life and mood of older patients with acute myeloid leukemia (AML) receiving intensive and non-intensive chemotherapy. Leukemia. 2019 Mar: [Epub ahead of print]

[9] Hills RK, Castaigne S, Appelbaum FR, et al. (2014) Addition of gemtuzumab ozogamicin to induction chemotherapy in adult patients with acute myeloid leukaemia: a meta-analysis of individual patient data from randomised controlled trials. Lancet Oncol 15:986–96

[10] Kuley-Bagheri Y, Kreuzer KA, Monsef I, et al. (2018) Effects of all-trans retinoic acid (ATRA) in addition to chemotherapy for adults with acute myeloid leukaemia (AML) (non-acute promyelocytic leukaemia (non-APL)). Cochrane database Syst Rev 8:CD011960.

[11] Lambert J, Pautas C, Terre C, et al. (2019) Gemtuzumab ozogamicin for de novo acute myeloid leukemia: final efficacy and safety updates from the open-label, phase III ALFA-0701 trial. Haematologica 104(1):113–9

[12] Lancet JE, Uy GL, Cortes JE, et al. (2018) Cpx-351 (cytarabine and daunorubicin) liposome for injection versus conventional cytarabine plus daunorubicin in older patients with newly diagnosed secondary acute myeloid leukemia. J Clin Oncol 36(26):2684–92

[13] Loff S, Meyer JE, Dietrich J, et al. (2018) Late-Stage Preclinical Characterization of Switchable CD123-Specific CAR-T for Treatment of Acute Leukemia. Blood 132: 964

[14] Milligan DW, Wheatley K, Littlewood T, et al. (2006) Fludarabine and cytosine are less effective than standard ADE chemotherapy in high-risk acute myeloid leukemia, and addition of G-CSF and ATRA are not beneficial: results of the MRC AML-HR randomized trial. Blood 107:4614–22

[15] Platzbecker U, Avvisati G, Cicconi L, et al. (2017) Improved outcomes with retinoic acid and arsenic trioxide compared with retinoic acid and chemotherapy in non-high-risk acute promyelocytic leukemia: Final results of the randomized Italian-German APL0406 trial. J Clin Oncol 35(6):605-612

[16] Perl AE, Martinelli G, Cortes JE, et al. (2019) Gilteritinib significantly prolongs overall survival in patients with FLT3-mutated (FLT3mut+) relapsed/refractory (R/R) acute myeloid leukemia (AML): Results from the Phase III ADMIRAL trial. Proceedings of the Annual Meeting of the American Association for Cancer Research. CT184

[17] Ravandi F, Stein AS, Kantarjian HM, et al. (2018) A Phase 1 First-in-Human Study of AMG 330, an Anti-CD33 Bispecific T-Cell Engager (BiTE®) Antibody Construct, in Relapsed/Refractory Acute Myeloid Leukemia (R/R AML). Blood 132:25
[18] Sanz MA, Fenaux P, Tallman MS, et al. (2019) Management of acute promyelocytic leukemia: updated recommendations from an expert panel of the European LeukemiaNet. Blood 133(15):1630-1643
[19] Schlenk RF, Paschka P, Krzykalla J, et al. (2018) Gemtuzumab Ozogamicin in NPM1-Mutated Acute Myeloid Leukemia (AML): Results from the Prospective Randomized AMLSG 09-09 Phase-III Study. Blood 132:81
[20] Uy GL, Rettig MP, Vey N, et al. (2018) Phase 1 Cohort Expansion of Flotetuzumab, a CD123×CD3 Bispecific Dart® Protein in Patients with Relapsed/Refractory Acute Myeloid Leukemia (AML) Blood 2018 132:764
[21] Wei AH, Strickland SAJ, Hou J-Z, et al. (2019) Venetoclax Combined With Low-Dose Cytarabine for Previously Untreated Patients With Acute Myeloid Leukemia: Results From a Phase Ib/II Study. J Clin Oncol 37(15):1277-1284
[22] Zhu HH, Wu DP, Du X, et al. (2018) Oral arsenic plus retinoic acid versus intravenous arsenic plus retinoic acid for non-high-risk acute promyelocytic leukaemia: a non-inferiority, randomised phase 3 trial. Lancet Oncol 19(7):871–9

## 1.2 Akute Lymphatische Leukämie

*Nael Alakel, Rainer Ordemann*

### 1.2.1 Immuntherapie mit Blinatumomab

Patienten mit Akuter lymphatischer Leukämie (ALL) werden in Deutschland innerhalb beziehungsweise analog zu Protokollen der deutschen ALL-Studiengruppe (GMALL) therapiert. Die risikoadaptierte und an den MRD-Verlauf angepasste **Therapieoptimierungsstudie 08/2013** untersucht bei neu diagnostizierten ALL- beziehungsweise LBL-Patienten innovative therapeutische Vorgehensweisen. Bei der ALL ist die Bestimmung der messbaren Resterkrankung (MRD) inzwischen Routine, um mit molekulargenetischen Untersuchungen die Erkrankungsdynamik zu dokumentieren und daraus die individuelle Prognose des Patienten abzuleiten. Der Nachweis klonaler Gen-Rearrangements von Immunglobulingenen beziehungsweise T-Zell-Rezeptoren wird mit hoher Sensitivität zur Bestimmung der minimalen Resterkrankung genutzt.

Gökbuget et al. konnten anhand von 272 ausgewerteten Patienten mit erreichter hämatologischer CR und zugleich nachweisbarer MRD zeigen, dass die MRD-Tiefe mit dem rezidivfreien und dem Gesamtüberleben korrelierte. Ein niedriger MRD-Level sowie Leukozyten unter 30 000/µl zum Zeitpunkt der Diagnosestellung imponierten als die stärksten Prädiktoren für ein verlängertes rezidivfreies Überleben (RFS) [5].

In der **Tower-Studie**, einer Phase-III-Studie zur Beurteilung der Wirksamkeit des bispezifischen CD3/CD19-Antikörpers Blinatumomab gegenüber der Standard-Chemotherapie, wurden 405 erwachsene Patienten mit rezidivierter oder refraktärer B-Zell-Vorläufer-ALL randomisiert. Ein signifikant verlängertes Gesamtüberleben wurde für die mit Blinatumomab behandelten Patienten festgestellt [13]. Auf dem Boden dieser im New England Journal of Medicine publizierten Daten erfolgte die volle Zulassung des bispezifischen Antikörpers. Im Rahmen einer weiteren Sicherheitsanalyse der Daten konnten Stein et al. das vorteilhafte Nebenwirkungsprofil von Blinatumomab im Vergleich zu der Standardchemotherapie herausarbeiten [23].

Da die **MRD-Negativität** als wichtigster prädiktiver Faktor für den weiteren Verlauf der ALL anzusehen ist, untersuchten Gökbuget et al., inwieweit nach konventioneller Chemotherapie und molekularem Therapieversagen Blinatumomab die messbare Resterkrankung bei Patienten mit B-Zell-Vorläufer-ALL zusätzlich zurückdrängen kann. In der multinationalen, einarmigen **BLAST-Studie** konnte bei 116 Patienten festgestellt werden, dass bereits nach 1 Zyklus Blinatumomab ein molekulares Ansprechen auftrat. Bei 78% von 113 auswertbaren Patienten war die MRD im Verlauf der Behandlung unterhalb der Nachweisgrenze. Die RFS-Rate von 110 Patienten mit Ph-negativer ALL und hämatologischer CR lag nach 18 Monaten bei 54%, das mediane Gesamtüberleben bei 36,5 Monaten [4].

Basierend auf diesen Daten wurde Blinatumomab auch zugelassen für die Monotherapie von Erwachsenen mit CD19-positiver B-Zell-Vorläufer-ALL in der ersten oder zweiten vollständigen hämatologischen Remission mit messbarer Restkrankheit größer oder gleich 0,1%. Auf der ASH-Jahrestagung 2018 stellten Gökbuget et al. ein **Update der BLAST-Studie** vor. Nach einer medianen Beobachtungszeit von 53,1 Monaten lag das mediane Gesamtüberleben bei 36,5 Monaten (Abb. 1) [6].

Basierend auf Daten der Alcantara-Studie, einer multizentrischen, einarmigen Studie von Martinelli et al. konnte gezeigt werden, dass Blinatumomab auch bei refraktärer beziehungsweise rezidivierter Ph-positiver ALL eine gute Wirkung erzielt. Von 45 Patienten erreichten 31% eine komplette Remission (CR), die mediane Dauer der CR lag bei 6,7 Monaten. Die Arbeit wurde 2017 im JCO publiziert und führte dazu, dass die FDA die Zulassung von Blinatumomab auf Ph-positive ALL erweiterte [16].

Die deutsche ALL-Studiengruppe bietet aktuell die **MolAct1-Studie** an, die bei molekularem Therapieversagen beziehungsweise molekularem Rezidiv das molekulare Ansprechen unter Blinatumomab untersucht.

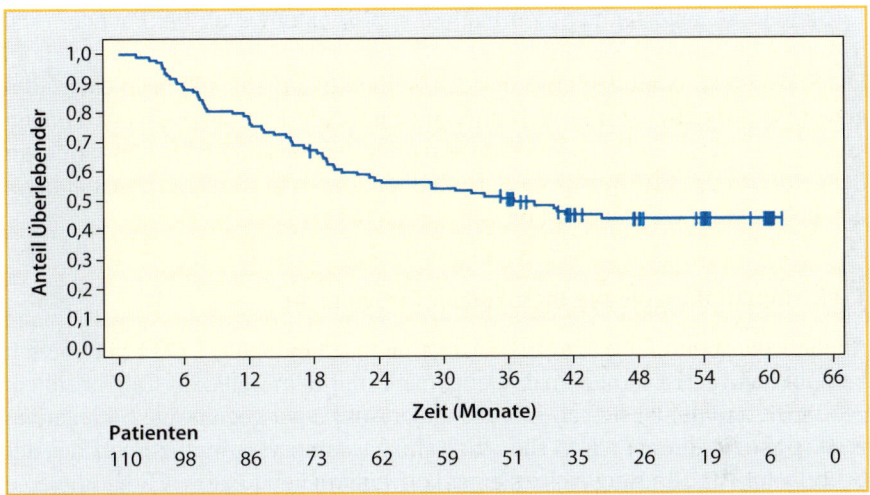

**Abbildung 1:** *Blinatumomab bei Patienten mit B-Zell-Vorläufer-ALL, Gesamtüberleben. Adaptiert nach [6].*

Intensive konventionelle Chemotherapien können Patienten älteren Jahrgangs aufgrund von Toxizitäten häufig nicht angeboten werden. Hier bieten sich Immuntherapien an, um zugleich die Intensität der Chemotherapie reduzieren zu können. Advani et al. stellten auf der ASH-Jahrestagung 2018 die Ergebnisse der Studie SWOG 1318 vor. 29 Patienten über 65 Jahre mit neu diagnostizierter B-ALL wurden bereits in der Erstlinie mit Blinatumomab als Induktionstherapie behandelt und erhielten im Verlauf weitere Zyklen des bispezifischen Antiköpers sowie eine milde Chemotherapie als Erhaltungstherapie. Das mediane Alter der Patienten lag bei 75 Jahren. Kein Patient verstarb während der Induktionstherapie. 66% der Patienten erreichten eine CR beziehungsweise CRi. 13 der 19 Patienten mit CR hatten auswertbare MRD-Daten. Von diesen erreichten 12 Patienten (92%) eine MRD-Negativität. Die 6-Monats-OS-Rate lag bei 79% (95%CI 58–90), die 1-Jahres-OS-Rate bei 65% (95%CI 43–80). Die 6-Monats-DFS-Rate betrug 68% (95%CI 43–84), die 1-Jahres-DFS-Rate 56% (95%CI 31–75). Die Autoren konnten somit neben einer guten Verträglichkeit auch eine **Effektivität bei älteren Patienten** mit neu diagnostizierter B-ALL feststellen [1].

Die BOLD-Studie der GMALL prüft bei Patienten über 55 Jahre mit CD-19-positiver De-novo-ALL eine dosisreduzierte Induktionsphase 1, gefolgt von einer Induktionstherapie mit Blinatumomab. Im Verlauf folgen wechselnde chemotherapeutische Konsolidierungszyklen in Kombination mit Blinatumomab. Primärer Endpunkt der Studie ist die hämatologische komplette Remission nach Induktion.

Stein et al. untersuchten den Einfluss von Blinatumomab bei Patienten mit rezidivierter akuter B-Vorläufer-ALL nach allogener Stammzelltransplantation. Die Kollegen konnten demonstrieren, dass Blinatumomab auch **nach einer allogenen SCT effektiv** ist und nicht mit einer höheren Rate an Nebenwirkungen assoziiert ist [22]. Eine Zusammenfassung des gegenwärtigen Wissensstands zur Behandlung der CD19-positiven ALL mit Blinatumomab findet sich in einer kürzlich publizierten Übersichtsarbeit von Curran und Stock [2].

### 1.2.2 Immuntherapie mit Inotuzumab-Ozogamicin

Ähnlich wie beim Gemtuzumab-Ozogamicin, dem gegen CD33 gerichteten Immunkonjugat, ist Inotuzumab-Ozogamicin mit dem Zelltoxin Calicheamicin gebunden und richtet sich als monoklonaler Antikörper gegen CD22. Kantarjian et al. publizierten im NEJM die Wirksamkeitsdaten von Inotuzumab bei der B-Vorläufer-ALL. Im Vergleich zu einer konventionellen Rezidiv-Chemotherapie konnte mit dem Immunkonjugat eine höhere Rate an hämatologischer CR sowie eine Verlängerung des Gesamtüberlebens erreicht werden [11].

Die Daten führten zur Zulassung von Inotuzumab für Patienten mit rezidivierter beziehungsweise refraktärer B-Vorläufer ALL. In Cancer wurden 2019 die finalen Daten der Studie publiziert. Patienten mit r/r B-Vorläufer-ALL hatten eine signifikant höhere Wahrscheinlichkeit unter Inotuzumab-Ozogamicin eine hämatologische CR/Cri zu erreichen als Patienten, die eine Standard-Chemotherapie erhalten hatten: 73,8% versus 30,9%, p<0,001. Das mediane Gesamtüberleben lag bei 7,7 Monaten versus 6,2 Monaten, die 2-Jahres-OS-Rate bei 22,8% versus 10,0% (Abb. 2). Inotuzumab bietet sich insbesondere als Brückentherapie an hin zur allogenen Stammzelltransplantation [12].

Zuvor konnten die Autoren demonstrieren, dass Inotuzumab-Ozogamicin im Vergleich zur konventionellen Chemotherapie von Patienten besser toleriert worden war [14].

Inotuzumab wird auch in Kombination mit regulären Chemotherapien geprüft. Im Rahmen einer einarmigen Phase-II-Studie wurden 59 Patienten mit rezidivierter beziehungsweise refraktärer B-Vorläufer-ALL mit Inotuzumab in Kombination mit einer niedrig dosierten Polychemotherapie nach dem Mini-hyper-CVD-Protokoll behandelt. Die Kollegen konnten bei 35 Patienten (59%) eine komplette hämatologische Remission dokumentieren. 26 Patienten (44%) wurden im Verlauf über eine allogene SCT konsolidiert. Die Verträglichkeit der kombinierten Immun-Chemotherapie war akzeptabel. Eine veno-okklusive Erkrankung (VOD) wurde bei 9 Patienten festgestellt (15%) [8].

Die Kollegen vom MD Anderson Cancer Center untersuchten bei 52 Patienten im höheren Alter – median 68 Jahre (64–72) – und CD22-positiver De-novo-ALL

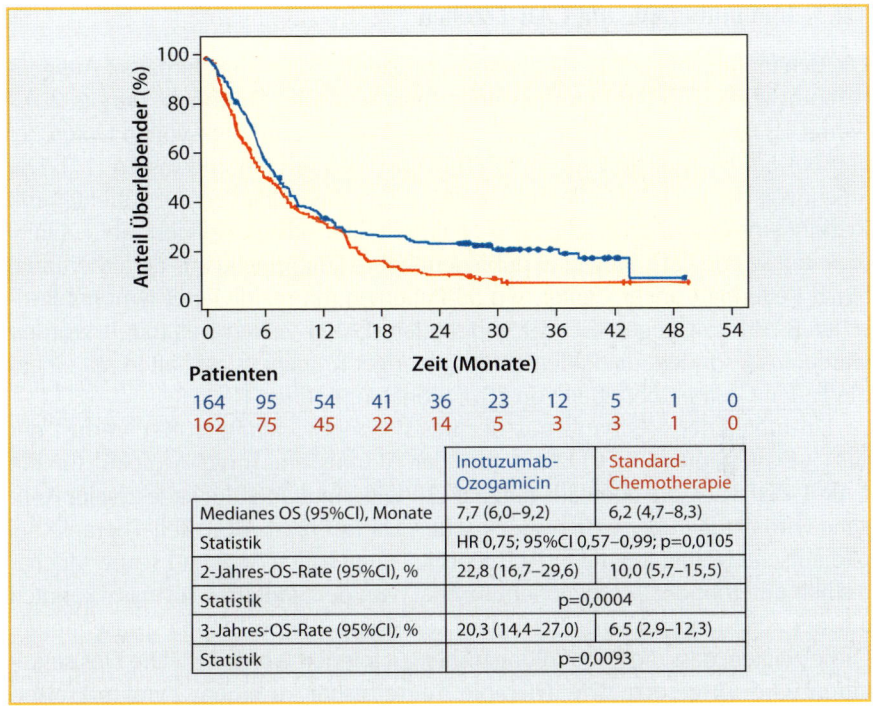

**Abbildung 2:** *Gesamtüberleben von Patienten mit rezidivierter/refraktärer B-Vorläufer-ALL nach Behandlung mit Inotuzumab-Ozogamicin versus konventioneller Rezidiv-Chemotherapie.*

die Kombinationstherapie Inotuzumab mit Mini-hyper-CVD Chemotherapie. Das progressionsfreie 2-Jahres-Überleben lag bei 59% (95%CI 43–72). Da das Nebenwirkungsprofil der kombinierten Therapie ebenfalls akzeptabel war, sehen die Autoren die Kombinationstherapie für ältere Patienten als potenzielle Erstlinientherapie an [15].

Auch die deutsche ALL-Studiengruppe bietet mit der INITIAL-1-Studie Patienten >55 Jahre und De-novo-CD22-positiver ALL eine Induktionstherapie mit Inotuzumab-Ozogamicin an.

Die gleichzeitige Applikation von Blinatumomab und Inotuzumab sowie einer dosisreduzierten Chemotherapie wird bereits klinisch untersucht. Jabbour et al. konnten demonstrieren, dass die Kombination sicher und effektiv ist. Die Arbeit bestätigte, dass die Hinzunahme der Immuntherapie im Vergleich zur Standard-HCVAD-Chemotherapie überlegen ist [9].

### 1.2.3 Immuntherapie mit CAR-T-Zellen

Die Behandlung mit genmodifizierten autologen T-Zellen mit chimärem Antigenrezeptor (CAR-T-Zellen) eröffnet neue therapeutische Optionen. Bereits 2017 wurde Tisagenlecleucel (Kymriah®) auf der Basis der eindrucksvollen Daten der ELIANA-Studie als erste CAR-T-Zell-Therapie von der FDA zugelassen [17]. Die Ergebnisse der JULIET-Studie führten dazu, dass die Indikation auf Patienten mit Rezidiv eines diffus-großzelligen B-NHL (refraktär oder rezidiviert, ab 3. Linie) erweitert wurde [21]. Park et al publizierten ihre Erfahrungen aus dem Memorial Sloan Kettering Cancer Center, wo 53 Patienten mit rezidivierter lymphoplastischer B-ALL mit gegen CD 19 gerichteten CAR-T-Zellen behandelt worden waren. Insbesondere die Patienten mit niedriger Krankheitslast hatten mit einem medianen Gesamtüberleben von 20,1 Monaten profitiert [19].

Ein möglicher Mechanismus der Resistenzentwicklung ist der Verlust der CD19-Expression [18]. CD22 ist bei der ALL als ein Target-Molekül für die CAR-T-Zell-Therapie ebenfalls nutzbar [3]. Die simultane Blockade zweier Antigene wird aktuell über eine bispezifische CD19/CD22-CAR-T-Zell-Therapie bei pädiatrischen Patienten mit r/r ALL geprüft. Damit sollen Antigen-Escape-Mechanismen unterbunden werden. Schultz et al. von der Stanford University konnten auf der ASH-Jahrestagung 2018 die Daten einer Phase-I-Studie präsentieren. Diese zeigten, dass die Behandlung bisher gut toleriert worden ist. Die Dosiseskalation wird fortgesetzt. Die Therapie führte bisher zu einem Zytokin-Freisetzungs-Syndrom Grad 2 und einer Neurotoxizität Grad 1. Erste Effektivitätsdaten zeigen eine morphologische Komplettremission bei allen bisher behandelten Patienten [20].

### 1.2.4 Kombinationstherapien

Die Ph/BCR-ABL-positiven ALL-Patienten werden im Rahmen der risikoadaptierten Studie GMALL 08/2013 mit einer dosisreduzierten Induktionstherapie in Kombination mit Imatinib therapiert. Bei Patienten ohne wesentliche Komorbiditäten und entsprechendem biologischem Alter ist nach der Konsolidation die SZT indiziert.

Im Lancet Oncology wurden die Langzeitergebnisse der Kombinationstherapie von Chemotherapie und Ponatinib bei 76 Patienten mit Ph-positiver ALL publiziert. Patienten erhielten 8 Zyklen nach dem CVAD-Protokoll. Ponatinib wurde initial mit einer Dosis von 45 mg täglich appliziert, im Verlauf der Studie wurde die Dosis ab dem zweiten Zyklus auf 30 mg und bei Erreichen einer molekularen CR auf 15 mg reduziert. Das mediane Alter lag bei 47 Jahren (IQR 39–61). Die Phase-II-Studie rekrutierte von 2011 bis April 2018. Das ereignisfreie 3-Jahres-Überleben lag bei 70% (95%CI 56–80). Somit führte die Kombinationstherapie mit Ponatinib zu einer sehr guten Effektivität mit lang anhaltendem Überleben. Die Autoren diskutierten in ihrer Publikation diese Kombinationstherapie als möglichen Standard. Das Nebenwirkungsprofil entsprach den Erwartungen. Ob eine konsolidierende allogene Stammzell-Transplantation bei Ph-positiver ALL unter Kombinationstherapie mit Ponatinib indiziert ist, ist randomisiert noch nicht geprüft worden und somit weiter in Diskussion [10].

Bei pädiatrischen Patienten ist die Prognose bei ALL grundsätzlich günstiger. Ein Rezidiv ist aber auch bei pädiatrischen Patienten als prognostisch problematisch anzusehen. Die Hypothese, dass der Proteasomen-Inhibitor Bortezomib in Kombination mit Chemotherapie einen zusätzlichen Effekt bringt, wurde von Horton et al. im Rahmen einer Phase-II-Studie geprüft. Bei akzeptablem Nebenwirkungsprofil konnten die Kollegen bei 135 Patienten durch die Kombinationstherapie mit Bortezomib eine erneute CR-Rate von 68%$\pm$5% für Patienten mit rezidivierter Vorläufer-B-ALL und für Patienten mit rezidivierter T-ALL eine CR-Rate von 68%$\pm$10% erreichen. Auch hier war die negative MRD ein signifikanter Prädiktor für das Überleben. Die MRD-Negativität stieg von 29% nach dem ersten Zyklus auf 64% nach dem 3. Zyklus an [7].

### 1.2.5 Literatur

[1] Advani AS, Moseley A, O'Dwyer KM, et al. (2018) Results of SWOG 1318: a phase 2 trial of blinatumomab followed by pomp (prednisone, vincristine, methotrexate, 6-mercaptopurine) maintenance in elderly patients with newly diagnosed Philadelphia chromosome negative B-cell acute lymphoblastic leukemia. Blood 132:33

[2] Curran E, Stock W. (2019) Taking a "Bite out of ALL": Blinatumomab approval for MRD-positive ALL. Blood 133(16):1715-1719

[3] Fry TJ, Shah NN, Orentas RJ, et al. (2018) CD22-targeted CAR T cells induce remission in B-ALL that is naive or resistant to CD19-targeted CAR immunotherapy. Nat Med 24(1):20-28

[4] Gökbuget N, Dombret H, Bonifacio M, et al. (2018) Blinatumomab for minimal residual disease in adults with B-cell precursor acute lymphoblastic leukemia. Blood 131(14):1522-1531

[5] Gökbuget N, Dombret H, Giebel S, et al. (2019) Minimal residual disease level predicts outcome in adults with Ph-negative B-precursor acute lymphoblastic leukemia. Hematology 24(1):337-348

[6] Goekbuget N, Dombret H, Zugmaier G, et al. (2018) Blinatumomab for minimal residual disease (MRD) in adults with B-cell precursor acute lymphoblastic leukemia (BCP-ALL): median overall survival (OS) is not reached in complete MRD responders at a median follow-up of 53.1 months. Blood 132:554

[7] Horton TM, Whitlock JA, Lu X, et al. (2019) Bortezomib reinduction chemotherapy in high-risk ALL in first relapse: a report from the Children's Oncology Group. Br J Haematol. Apr 7. [Epub ahead of print]

[8] Jabbour E, Ravandi F, Kebriaei P, et al. (2018) Salvage Chemoimmunotherapy With Inotuzumab Ozogamicin Combined With Mini-Hyper-CVD for Patients With Relapsed or Refractory Philadelphia Chromosome-Negative Acute Lymphoblastic Leukemia: A Phase 2 Clinical Trial. JAMA Oncol 4(2):230-234

[9] Jabbour EJ, Sasaki K, Ravandi F, et al. (2019) Inotuzumab ozogamicin in combination with low-intensity chemotherapy (mini-HCVD) with or without blinatumomab versus standard intensive chemotherapy (HCVAD) as frontline therapy for older patients with Philadelphia chromosome-negative acute lymphoblastic leukemia: A propensity score analysis. Cancer Apr 15. Epub ahead of print

[10] Jabbour E, Short NJ, Ravandi F, et al. (2018) Combination of hyper-CVAD with ponatinib as first-line therapy for patients with Philadelphia chromosome-positive acute lymphoblastic leukaemia: long-term follow-up of a single-centre, phase 2 study. Lancet Haematol 5(12):e618-e627

[11] Kantarjian H, DeAngelo DJ, Stelljes M, et al. (2016) Inotuzumab ozogamicin versus standard therapy for acute lymphoblastic leukemia. N Engl J Med 375:740-753

[12] Kantarjian HM, DeAngelo DJ, Stelljes M, et al. (2019) Inotuzumab ozogamicin versus standard of care in relapsed or refractory acute lymphoblastic leukemia: Final report and long-term survival follow-up from the randomized, phase 3 INO-VATE study. Cancer Mar 28 [Epub ahead of print]

[13] Kantarjian H, Stein A, Gökbuget N, et al. (2017) Blinatumomab versus Chemotherapy for Advanced Acute Lymphoblastic Leukemia. N Engl J Med 376(9):836-847

[14] Kantarjian HM, Su Y, Jabbour EJ, et al. (2018) Patient-reported outcomes from a phase 3 randomized controlled trial of inotuzumab ozogamicin versus standard therapy for relapsed/refractory acute lymphoblastic leukemia. Cancer 124(10):2151-2160

[15] Kantarjian H, Ravandi F, Short NJ, et al. (2018) Inotuzumab ozogamicin in combination with low-intensity chemotherapy for older patients with Philadelphia chromosome-negative acute lymphoblastic leukaemia : a single-arm, phase 2 study. Lancet Oncol 19(2):240-248

[16] Martinelli G, Boissel N, Chevallier P, et al. (2017) Complete Hematologic and Molecular Response in Adult Patients With Relapsed/Refractory Philadelphia Chromosome-Positive B-Precursor Acute Lymphoblastic Leukemia Following Treatment With Blinatumomab: Results From a Phase II, Single-Arm, Multicenter Study. J Clin Oncol 35(16):1795-1802

[17] Maude SL, Laetsch TW, Buechner J, et al. (2018) Tisagenlecleucel in Children and Young Adults with B-Cell Lymphoblastic Leukemia. N Engl J Med 378(5):439-448

[18] Orlando EJ, Han X, Tribouley C, et al. (2018) Genetic mechanisms of target antigen loss in CAR19 therapy of acute lymphoblastic leukemia. Nat Med 24(10):1504-1506

[19] Park JH, Rivière I, Gonen M, et al. (2018) Long-Term Follow-up of CD19 CAR Therapy in Acute Lymphoblastic Leukemia. N Engl J Med 378(5):449-459

[20] Schultz LM, Kara LD, Baggott C, et al. (2018) Phase 1 Study of CD19/CD22 Bispecific Chimeric Antigen Receptor (CAR) Therapy in Children and Young Adults with B Cell Acute Lymphoblastic Leukemia (ALL). Blood 132:898

[21] Schuster SJ, Bishop MR, Tam CS, et al. (2019) Tisagenlecleucel in Adult Relapsed or Refractory Diffuse Large B-Cell Lymphoma. N Engl J Med 380(1):45-56

[22] Stein AS, Kantarjian H, Gökbuget N, et al. (2019) Blinatumomab for Acute Lymphoblastic Leukemia Relapse after Allogeneic Hematopoietic Stem Cell Transplantation. Biol Blood Marrow Transplant. Apr 17. [Epub ahead of print]

[23] Stein AS, Larson RA, Schuh AC, et al. (2018) Exposure-adjusted adverse events comparing blinatumomab with chemotherapy in advanced acute lymphoblastic leukemia. Blood Adv 2(13):1522-1531

# 2 Myelodysplastische Syndrome

*Katja Sockel, Ekatharina Balaian, Rainer Ordemann*

## 2.1 Vom CHIP zum MDS

Eine komplexe Pathologie der hämatopoetischen Progenitorzellen sowie der Knochenmarknische kennzeichnet das Myelodysplastische Syndrom (MDS). Klinisch imponiert eine progrediente hämatopoetische Insuffizienz. Durch den zunehmenden Erkenntnisgewinn der letzten Jahre hinsichtlich der genetischen Heterogenität der Erkrankung kommt es auch bei der Behandlung des MDS zu einem Paradigmenwechsel hin zu innovativen zielgerichteten Therapien.

Das MDS ist eine polyklonale Erkrankung, bei welcher es über eine schrittweise Akkumulation von genomischen Schäden zu einer Selektion von malignen Stammzellen kommt. Hierbei wird die gesunde Hämatopoese verdrängt. Durch die Nutzung neuer Technologien wie Next Generation Sequencing (NGS) kann inzwischen **bei 80%–90% aller MDS-Patienten eine molekulare Aberration** nachgewiesen werden. Dieser Klonalitätsnachweis kann insbesondere bei fehlender Blastenvermehrung oder milden Dysplasien helfen, reaktive Veränderungen von einem MDS zu unterscheiden. Umgekehrt lässt der alleinige Mutationsnachweis ohne die üblichen MDS-assoziierten Stigmata (Zytopenie, Dysplasien) jedoch nicht auf die Diagnose MDS rückschließen. Der Mutationsnachweis im Blut von gesunden Patienten ohne Zytopenie oder Dysplasiezeichen wird stattdessen als „klonale Hämatopoese unklaren Potenzials" (CHIP) bezeichnet. Letztere ist stark altersabhängig. Während sich bei Patienten <60 Jahren in nur 6% der Fälle eine Mutation findet, zeigt sich diese bei jedem 2. Patienten über 90 Jahre. Am häufigsten finden sich dann die Mutationen der Gene *DNMT3A*, *TET2* und *ASXL1* [3].

Das Risiko zur **Transformation eines CHIP in ein MDS** ist mit 0,5%–1% pro Jahr vergleichsweise gering. Es wird vermutet, dass es durch ein proinflammatorisches Mikromilieu im Bereich der hämatopoetischen Stammzellnische zu einem Überlebensvorteil und zur Expansion der mutierten Stammzelle kommt [19, 23]. Dies spiegelt sich in einer steigenden Allelfrequenz der Treibermutationen wider, welche den entscheidenden Wachstumsvorteil gegenüber normalen Zellen vermitteln. Neue Subklone führen im Verlauf zum weiteren Progress der Erkrankung [28].

Der **Krankheitsprogress vom MDS zur sekundären AML** wurde bisher durch den stufenweisen Zugewinn weiterer molekulargenetischer Mutationen als ein lineares Geschehen angesehen. Aktuell publizierte Daten von Chen et al. lassen jedoch ein anderes Modell favorisieren. Die Autoren konnten zeigen, dass hämatopoetische Stammzellen eine viel größere genetische Diversität aufweisen als es später bei MDS- und AML-Blasten im selben Individuum der Fall ist. Die Analysen der Kollegen deuten darauf hin, dass primär eine Selektion präexistierender Subklone für den Krankheitsprogress verantwortlich ist (Abb. 1). Je nachdem welcher Subklon sich durchsetzt und expandiert, kommt es entweder zu einer Entwicklung von MDS-Blasten oder AML-Blasten [5].

Verschiedene Gruppen haben im letzten Jahr versucht, mittels der NGS-Technologie bestimmte CHIP-Muster zu identifizieren, mit denen die Entwicklung eines MDS beziehungsweise einer AML vorhergesagt werden kann. Abelson et

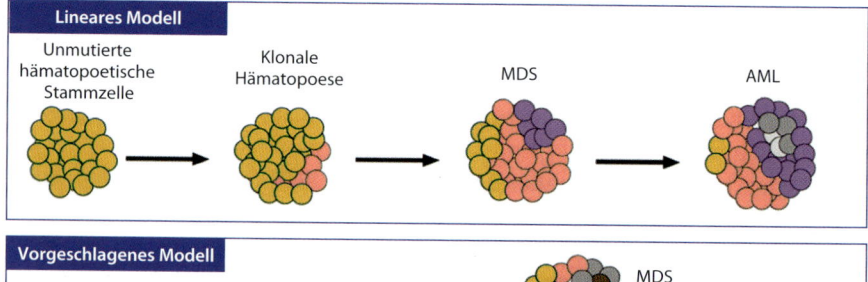
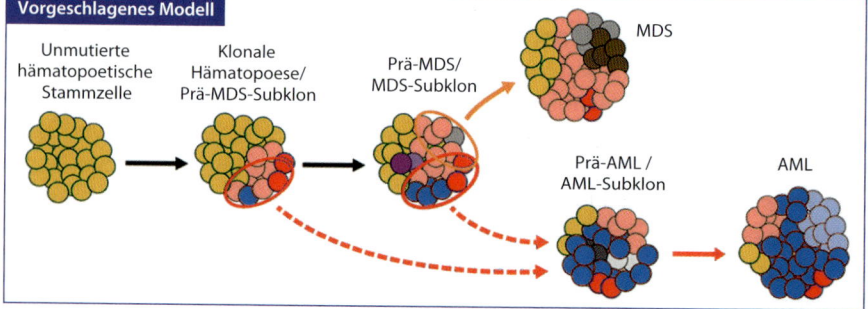

**Abbildung 1:** *Die Entwicklung von MDS und AML folgt einem neuen Modell zufolge keinem linearen Geschehen (oben). Vielmehr kommt es zunächst zu einer Selektion präexistierender Subklone, die zur Entwicklung von MDS- oder AML-Blasten führt (unten). Adaptiert nach [5].*

al. haben hierfür retrospektiv das Blut von 95 AML-Patienten (Prä-AML-Gruppe) mittels NGS untersucht. Ab dem Zeitpunkt der Blutanalyse bis zur Entwicklung einer AML waren im Median 6,3 Jahre vergangen. Demgegenüber stellten sie eine Kontrollgruppe aus 414 alters- und geschlechtsangepassten gesunden Probanden. Die Prä-AML-Gruppe unterschied sich von der Kontrollgruppe durch eine höhere Mutationsanzahl, eine höhere Mutationslast, welche sich in einer höheren varianten Allelfrequenz widerspiegelt, sowie durch das gehäufte Auftreten von Mutationen in spezifischen Genen, zum Beispiel TP53 und U2AF1 in der Prä-AML-Gruppe versus DNMT3A und TET2 in der Kontrollgruppe. Aus diesen Faktoren wurde ein Modell entwickelt, welches das AML-freie Überleben vorhersagen konnte. Die Autoren sehen in dieser Analyse die Möglichkeit, bereits beim Nachweis einer klonalen Hämatopoese (CHIP) einen prä-malignen Klon viele Jahre vor Transformation zur AML identifizieren zu können [1]. Sollte die Identifizierung und Detektion von potenziell malignen Zellklonen zuverlässig gelingen, so die Autoren, wäre in Zukunft eine präemptive Eradikation des pathologischen Zellklons denkbar, bevor die myeloische Neoplasie klinisch manifestiert wird.

## 2.2 Neue Therapieansätze

Viele MDS-Patienten mit Niedrigrisiko-Profil leiden an den Folgen der hämatopoetischen Insuffizienz, insbesondere einer Anämie. Seit 2017 ist mit Epoetin alpha (Eprex®) das erste Erythropoetin zur Behandlung von Niedrigrisiko-MDS-Patienten mit einem Erythropoetinspiegel <200 U/l in Europa zugelassen. Fenaux et al. konnten den Vorteil im Rahmen einer Phase-III-Studie bestätigen. Niedrigrisiko-MDS-Patienten profitierten nach IWB-2006-Kriterien unter Epoetin-alpha signifikant hinsichtlich eines verminderten Transfusionsbedarfs [10].

In diesem Zusammenhang sei auf die Diskussion und die in diesem Jahr publizierte Arbeit von Platzbecker et al. hingewiesen, die eine Revision der MDS-Response-Kriterien der International Working Group (IWG) vorschlagen. Die Revision betrifft insbesondere Kriterien der hämatologischen Regeneration bei Niedrigrisiko-MDS-Patienten [22].

Mit **Luspatercept** eröffnet sich in Zukunft eine neue Therapieoption. Luspatercept ist ein Fusionsprotein, welches über Bindung an korrespondierende Liganden den Signalweg des Transforming-Growth-Factor beta (TGF-ß) indirekt hemmt. Luspatercept ist somit in der Lage, unabhängig von Erythropoetin die späte Differenzierung und Ausreifung erythropoetischer Vorläuferzellen zu unterstützen. Nachdem in der Phase-II-Studie PACE ein erythrozytäres Ansprechen bei 63% der Niedrigrisikopatienten beobachtet worden war, und vor allem Patienten mit

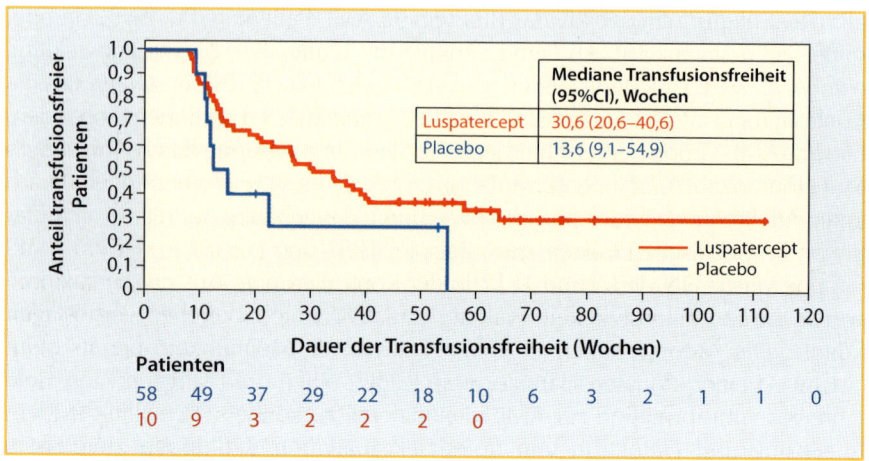

**Abbildung 2:** *Transfusionsfreiheit durch Luspatercept versus Placebo in der Phase-III-Studie MEDALIST. Adaptiert [9].*

niedriger Transfusionsfrequenz und Ringsideroblasten profitiert hatten, wurde hierzu die Phase-III-Studie **MEDALIST** aufgelegt [9, 21].

Die Ergebnisse der Studie wurden in Rahmen der Plenarsitzung während der ASH-Jahrestagung 2018 in San Diego als Abstract Nummer 1 vorgestellt [9]. Transfusionspflichtige 229 Niedrigrisiko-MDS-Patienten mit erhöhtem Anteil an Ringsideroblasten beziehungsweise dem Nachweis einer SF3B1-Mutation wurden im Verhältnis 2:1 mit Luspatercept 1 mg/kg s. c. alle 3 Wochen versus Placebo behandelt. Im Vorfeld hatten die Patienten entweder Erythropoetin-stimulierende Substanzen (ESA) erhalten oder ein Ansprechen auf ESA war aufgrund hoher endogener Erythropoetinwerte unwahrscheinlich.

Primärer Endpunkt war die Transfusionsfreiheit über eine Dauer von mindestens 8 Wochen innerhalb der ersten 24 Wochen nach Studienbeginn. Dieser Endpunkt wurde bei 37,9% der Luspatercept-behandelten Patienten erreicht, in der Placebo-Gruppe erreichten nur 13,2% der Patienten diesen Endpunkt. Eine hämatologische Verbesserung (HI-E nach den IWG-2006-Kriterien) konnte bis Woche 48 bei 58,8% der Luspatercept-behandelten Patienten, aber nur bei 17,1% der Patienten in der Placebo-Gruppe dokumentiert werden. Im Median sprachen die Luspatercept-Patienten 30,6 Wochen auf die Therapie an, während das mediane Ansprechen in der Placebo-Gruppe 13,6 Wochen betrug (Abb. 2). Patienten, die ein Ansprechen unter Luspatercept erreichten, hatten einen Hb-Anstieg im Median von 2,55 g/dl.

**Sotatercept** bindet als Rezeptor-Fusionsprotein mit hoher Affinität an Activin A und nimmt somit ebenfalls über den TGF-β-Signalweg Einfluss auf die Differenzierung und Ausreifung der Erythropoese. Die Ergebnisse bei Niedrigrisiko-MDS sind vergleichbar mit denen der MEDALIST-Studie [15].

**Asunercept**, ein CD95-Ligand-Inhibitor, ist in einer Phase-I-Studie bereits geprüft worden. CD95-Liganden unterbinden die Entwicklung von Erythrozyten. Asunercept blockiert den CD95-Liganden und ermöglicht somit die ausreifende Erythropoese. Bei 20 MDS-Patienten mit niedrigem oder intermediärem Risikoprofil konnten Boch et al. bei guter Verträglichkeit bereits eine Effektivität hinsichtlich der Transfusionsbedürftigkeit dokumentieren [4].

Roxadustat, welches bereits in der Anämiebehandlung bei chronischer Niereninsuffizienz eingesetzt wurde, wird derzeit als neue oral verfügbare Molekülklasse der Hypoxie-induzierbaren Faktoren (HIF) im Rahmen von Phase-II/III-Studien bei Niedrigrisiko-MDS-Patienten geprüft.

Auf der ASH-Jahrestagung 2018 präsentierten Steensma et al. erste Daten der IMerge-Studie. In der Phase-II/III-Studie wurden 38 Patienten mit Niedrigrisiko-MDS ohne Nachweis einer Deletion del(5q) und hohem Transfusionsbedarf mit dem Telomerase-Inhibitor **Imetelstat** behandelt. Eine Transfusionsunabhängigkeit wurde bei 37% der Patienten erreicht, welche im Median 10 Monate anhielt. Das Nebenwirkungsprofil war akzeptabel [26].

**Guadecitabin** (SGI-110) ist eine hypomethylierende Substanz der zweiten Generation. Im Lancet wurden aktuell die Ergebnisse einer Phase-II-Studie publiziert, in welcher 105 Patienten mit Intermediär- beziehungsweise Hochrisiko-MDS mit Guadecitabin behandelt worden waren. Insbesondere in der Dosis von 60 mg/m$^2$ an 5 folgenden Tagen pro Zyklus zeigte die Substanz bei akzeptablem Nebenwirkungsprofil eine vielversprechende Aktivität [11].

MDS-Patienten mit mutiertem TP53 haben eine besonders ungünstige Prognose. Mit der Substanz **APR-246** bietet sich nun eine neue therapeutische Option an. APR-246 führt über die Beeinflussung der Proteinfaltung von p53-Protein zu einer Wiederherstellung der Tumorsuppressor-Funktion. Sallman et al. präsentierten die Phase-I-Daten einer dosiseskalierenden Behandlung mit APR-246 und anschließender Therapie mit Azacitidin bei 12 Patienten. Unter 11 auswertbaren Patienten konnte eine hämatologische CR unter 82% der Patienten erreicht werden. Eine dosislimitierende Toxizität konnte bisher nicht dokumentiert werden [25].

Dass die Inhibition von BCL-2 ein vielversprechendes Target auch in der Behandlung des MDS ist, konnten Reidel et al. anhand von In-vitro-Daten demonstrieren [24]. Jilg et al. untersuchten in vitro den Einfluss von Azacitidin in Kombination mit dem BCL-2-Inhibitor **Venetoclax** und konnten erstmalig demonstrieren, dass mit zunehmender Konzentration die malignen Zellen zurückgedrängt werden und die gesunde Hämatopoese darunter ausgespart wird [13].

Zahlreiche weitere innovative Therapieansätze, wie zum Beispiel die Inhibition von IDH1- und IDH2-Mutationen und FLT3-Mutationen sowie Moleküle,

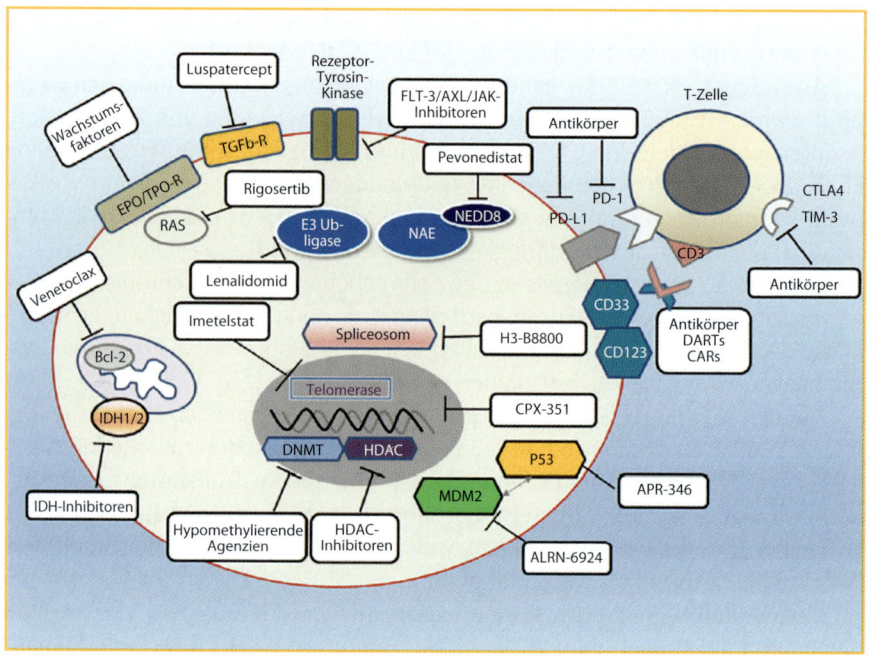

**Abbildung 3:** *Innovative Therapieansätze zur Behandlung von MDS-Patienten. Adaptiert nach [20].*

die das Spliceosom modulieren, werden in klinischen Studien geprüft. Eine lesenswerte Übersichtsarbeit hinsichtlich der Behandlung von MDS-Patienten hat im März 2019 Platzbecker in Blood publiziert (Abb. 3) [20].

## 2.3 Eisenchelation

Die meisten internationalen Leitlinien zur Therapie des MDS empfehlen die Eisenchelation zur Vermeidung von **eisenüberladungsbedingten Organkomplikationen** bei Niedrigrisiko-MDS-Patienten mit Ferritinwerten >1000 ng/ml sowie bei Hochrisiko-Patienten vor geplanter allogener Stammzelltransplantation. Bisher fehlten jedoch prospektive Studien zu diesem Thema.

Die Ergebnisse der lang erwarteten prospektiven TELESTO-Studie wurden nun ebenfalls bei der ASH-Jahrestagung in San Diego 2018 präsentiert [2]. Eingeschlossen wurden Niedrigrisiko-Patienten mit Ferrritinwerten >1000 ng/ml oder Transfusion von mindestens 15 Erythrozytenkonzentraten (EKs); die Randomisie-

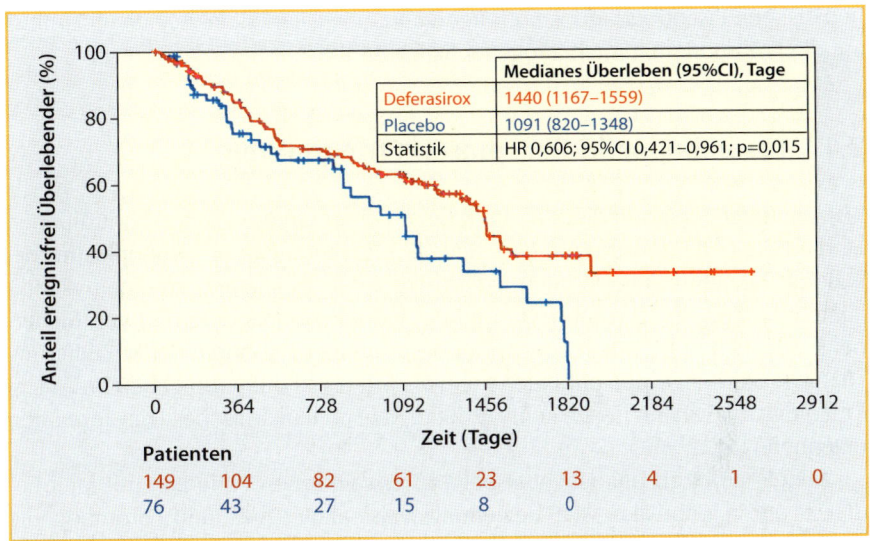

**Abbildung 4:** *Ereignisfreies Überleben in der TELESTO-Studie (Deferasirox versus Placebo). Adaptiert nach [2].*

rung in eine **Deferasirox**-Gruppe versus Placebo erfolgte 2:1. Es konnte erstmalig eine Verlängerung des ereignisfreien Überlebens mit einer 36,4%igen Risikoreduktion in der Eisenchelation-Gruppe beobachtet werden (Abb. 4).

Als Ereignisse wurden berücksichtigt: signifikante Verschlechterung der Herzfunktion, Hospitalisierung wegen progredienter Herzinsuffizienz, Leberfunktionsstörung, Leberzirrhose und Transformation in AML. Im Gesamtüberleben wurde kein signifikanter Unterschied beobachtet. Die Nebenwirkungen waren im Deferasirox- beziehungsweise Placebo-Arm vergleichbar. Lediglich eine leichte Erhöhung des Serum-Kreatinins wurde mit 25,7% im Deferasirox-Arm häufiger beobachtet als im Placebo-Arm mit 1,3%. Kritisch anzumerken ist, dass die Rekrutierung der Studie sehr zögerlich verlief, sodass statt der ursprünglich geplanten 630 Patienten nur 210 Patienten teilnahmen. Infolgedessen war die Studie für statistische Vergleiche nicht mehr gepowert und wurde daher in eine Phase-II-Studie umgewandelt.

Fabiani et al. konnten demonstrieren, dass eine konsequente Eisenchelation zu einer relevanten Verbesserung der Hämatopoese insbesondere bei Niedrigrisiko-MDS-Patienten führte, die nur eine geringe Mutationslast aufwiesen [8].

Die Eisenüberladung hat auch einen prognostisch ungünstigen Einfluss auf die allogene Stammzelltransplantation (SZT) bei MDS-Patienten. Wermke et al. konnte zeigen, dass LPI (labiles Plasma-Eisen) mit der MRT-basiert gemessenen hepatischen Eisenüberladung korrelierte und einen signifikant negativen Einfluss auf die Frühmortalität nach allogener SZT hat [30].

## 2.4 Thrombopoetin-Rezeptor(TPO)-Agonisten

2014 konnten Giagounidis et al. im Rahmen einer randomisierten kontrollierten Studie bereits demonstrieren, dass der TPO-Rezeptor-Agonist **Romiplostim** bei Niedrig- beziehungsweise Intermediärrisiko-1-MDS-Patienten zu einem signifikanten Anstieg der Thrombozyten führte. Jedoch kam es aufgrund von Sicherheitsbedenken hinsichtlich der Myelopoese zu einem Abbruch der Rekrutierung [12]. Die Studiengruppe publizierte nun die 5-Jahres-Follow-up-Daten im Lancet Oncology. Die Daten lassen keine erhöhte Rate an leukämischer Transformation erkennen [14].

Mittelman et al. untersuchten bei 145 erwachsenen Patienten mit Intermediär-2- oder Hochrisiko-MDS beziehungsweise akuter AML und Thrombopenie im Rahmen der Phase-II-Studie ASPIRE die Wirkung von **Eltrombopag**. Die Randomisierung erfolgte 2:1 zu Eltrombopag versus Placebo. Die Studie konnte zeigen, dass die Rate an klinisch relevanten thrombozytopenischen Ereignissen (CRTE) in der Zeit von 5–12 Wochen im Eltrombopag-Arm bei 54% (95%CI 43–64) lag versus 69% (95%CI 57–80) im Placebo-Arm. 6% der Patienten in der Eltrombopag-Gruppe hatten Grad-3/4-Blutungsereignisse versus 13% in der Placebo-Gruppe. Hinsichtlich von Nebenwirkungen beziehungsweise Sicherheitsrisiken konnten keine kritischen Ereignisse neu beobachtet werden [18].

In der Phase-II-Studie von Swaminathan et al. konnte bei Hochrisiko-MDS und Zustand nach Therapieversagen mit hypomethylierenden Substanzen nur eine moderate Wirkung von Eltrombopag festgestellt werden. Evidenzen für eine zusätzliche Toxizität beziehungsweise Zunahme eines leukämischen Progresses wurden nicht beschrieben [29].

Die SUPPORT-Studie, eine Placebo-kontrollierte, doppelblind durchgeführte Phase-III-Studie, untersuchte den Einfluss von **Eltrombopag plus Azacitidin** versus Azacitidin allein in der Erstlinie bei Patienten mit Intermediär- beziehungsweise Hochrisiko-MDS und Thrombozytopenie. 356 MDS-Patienten mit einer initialen Plättchenzahl <75,00/µl wurden randomisiert in Azacitidin plus Eltrombopag versus Azacitidin. Der primäre Endpunkt der Studie war die Unabhängigkeit von Thrombozytentransfusionen während der ersten 4 Azacitidin-Zyklen. Nach einer Interimsanalyse wurde die Studie vorzeitig beendet, da im Eltrombopag-Arm mehr Nebenwirkungen und eine Tendenz hin zur Progression zu einer AML beschrieben worden waren. Die Arbeit, die bereits zur 58. ASH-Jahrestagung 2016 von Dickinson vorgestellt worden war, ist nun als Vollpublikation erschienen [6].

## 2.5 MDS und allogene Stammzelltransplantation

Die allogene Stammzelltransplantation stellt weiterhin die einzig kurative Therapieoption für MDS-Patienten dar. Aufgrund des hohen Alters des durchschnittlichen MDS-Patienten ist diese Therapieoption häufig jedoch nur wenigen Patienten vorbehalten. Die grundsätzliche Frage, ob eine allogene Stammzelltransplantation (allo SZT) bei MDS-Patienten im höheren Alter machbar ist und ob diese insbesondere im Hinblick auf die therapieassoziierte Mortalität der palliativen Standardtherapie mit 5-Azacytidin (5-Aza) überlegen ist, sollte die VidazaAllo-Studie beantworten, deren Daten bei der ASH-Jahrestagung 2018 vorgestellt wurden [17]. Eingeschlossen wurden 190 Patienten mit neu diagnostiziertem MDS im Alter zwischen 55 und 70 Jahren. Die Patienten erhielten entweder eine Dauertherapie mit 5-Aza oder im Falle eines verfügbaren HLA-identen Spenders 4–6 Zyklen einer Induktionstherapie mit 5-Aza, gefolgt von einer allogenen Stammzelltransplantation.

Nur 109 der 190 Patienten erreichten die Zuteilung zu einem der Therapiearme (allo SZT n=83; kontinuierliche 5-Aza-Therapie n=26). Ein verlängertes ereignisfreies Überleben (EFS) und Gesamtüberleben (OS) wurde in der Gruppe der allogen transplantierten Patienten beobachtet. Hier lagen das 3-Jahres-OS beziehungsweise -EFS für die Transplantierten bei 49% beziehungsweise 35%, während die Überlebenszeiten in der 5-Aza-Gruppe mit einem 3-Jahres-OS beziehungsweise -EFS von 22% (p=0,027) beziehungsweise 0% (p<0,001) deutlich geringer ausfiel (Abb. 5). Die zeitabhängige Hazard Ratio für die Transplantierten sank über die Zeit: Während sie nach 1 Jahr durch die frühe TRM (treatment-related morbidity and mortality) noch 1,4 betrug, lag sie nach 2 Jahren bei 0,35 und nach 3 Jahren sogar bei 0,09. Somit kann zusammenfassend festgehalten werden, dass die **allogene Stammzelltransplantation** bei Hochrisiko-MDS-Patienten **bis 70 Jahre machbar** ist und diesen Patienten angeboten werden sollte.

In den letzten Jahren ist das mediane Alter von MDS-Patienten, die eine allogene Transplantation erhalten haben (zwischen 2000 und 2012), signifikant von 49 auf 58 Jahre angestiegen. Insbesondere die Anzahl älterer Patienten >65 Jahre ist von etwa 5% auf aktuell 17% gestiegen [27]. Ermöglicht wird dies vor allem durch den Einsatz dosisreduzierter Konditionierungsverfahren, welche die therapiebedingte Mortalität bei älteren Patienten in den letzten Jahren deutlich reduzieren konnte. Immer wieder wird jedoch angeführt, dass dies eventuell auf Kosten einer erhöhten Rezidivmortalität geschieht. Die Langzeit-Follow-up-Daten der europäischen RICMAC-Studie, bei der der Einsatz von dosisreduzierter versus myeloablativer Konditionierung vor allogener SZT bei MDS-Patienten geprüft wurde, konnten ein erhöhtes Rezidivrisiko in der dosisreduziert behandelten Gruppe jedoch nicht zeigen [16].

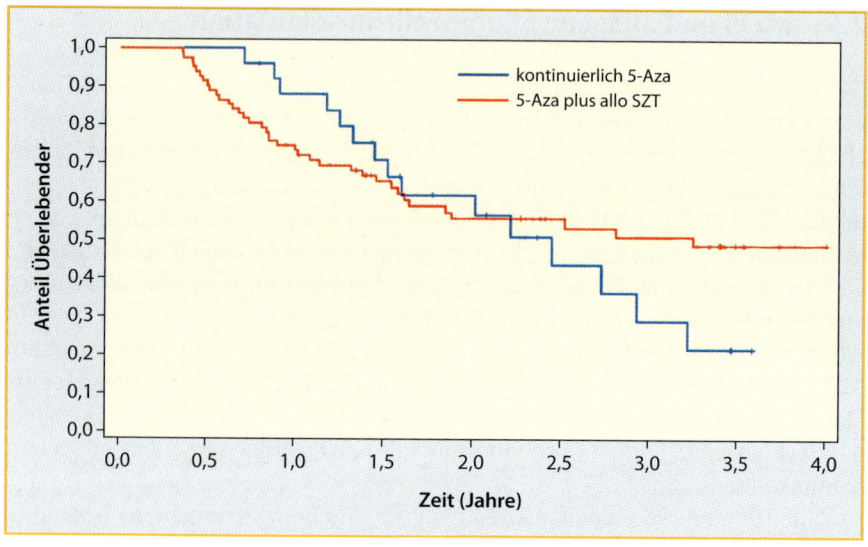

**Abbildung 5:** *Gesamtüberleben in der VidazaAllo-Studie. Adaptiert nach [17].*

## 2.6 Literatur

[1] Abelson S, Collord G, Ng SWK, et al. 2018 Prediction of acute myeloid leukaemia risk in healthy individuals. Nature 559(7714):400–404

[2] Angelucci E, Li j, Greenberg PL et al. (2018) Safety and Efficacy, Including Event-Free Survival, of Deferasirox Versus Placebo in Iron-Overloaded Patients with Low- and Int-1-Risk Myelodysplastic Syndromes (MDS): Outcomes from the Randomized, Double-Blind Telesto Study. Blood 132:234

[3] Buscarlet M, Provost S, Zada YF, et al. (2017) DNMT3A and TET2 dominate clonal hematopoiesis and demonstrate benign phenotypes and different genetic predispositions. Blood 130(6):753–762

[4] Boch T, Luft T, Metzgeroth G, et al. (2018) Safety and efficacy of the CD95-ligand inhibitor asunercept in transfusion-dependent patients with low and intermediate risk MDS. Leuk Res 68:62–69

[5] Chen J, Kao YR, Sun D, et al. (2019) Myelodysplastic syndrome progression to acute myeloid leukemia at the stem cell level. Nat Med 25(1):103–110

[6] Dickinson M, Cherif H, Fenaux P, et al. (2018) Azacitidine with or without eltrombopag for first-line treatment of intermediate- or high-risk MDS with thrombocytopenia. Blood 132(25):2629–2638

[7] Duncavage EJ, Jacoby MA, Chang GS, et al. (2018) Mutation Clearance after Transplantation for Myelodysplastic Syndrome. N Engl J Med 379(11):1028–1041

[8] Fabiani E, Calabrese C, Niscola P, et al. (2018) Mutational profile and haematological response to iron chelation in myelodysplastic syndromes (MDS). Br J Haematol Nov 8. [Epub ahead of print]
[9] Fenaux P, Platzbecker U, Mufti GJ et al. (2018) The Medalist Trial: Results of a Phase 3, Randomized, Double-Blind, Placebo-Controlled Study of Luspatercept to Treat Anemia in Patients with Very Low-, Low-, or Intermediate-Risk Myelodysplastic Syndromes (MDS) with Ring Sideroblasts (RS) Who Require Red Blood Cell (RBC) Transfusions. Blood 231:1
[10] Fenaux P, Santini V, Spiriti MAA, et al. (2018) A phase 3 randomized, placebo-controlled study assessing the efficacy and safety of epoetin-$\alpha$ in anemic patients with low-risk MDS. Leukemia 32(12):2648–2658
[11] Garcia-Manero G, Roboz G, Walsh K, et al. (2019) Guadecitabine (SGI-110) in patients with intermediate or high-risk myelodysplastic syndromes: phase 2 results from a multicentre, open-label, randomised, phase 1/2 trial. Lancet Haematol 6(6):e317–e327
[12] Giagounidis A, Mufti GJ, Fenaux P, et al. (2014) Results of a randomized, double-blind study of romiplostim versus placebo in patients with low/intermediate-1-risk myelodysplastic syndrome and thrombocytopenia. Cancer 15;120(12):1838–46
[13] Jilg S, Hauch RT, Kauschinger J, et al. (2019) Venetoclax with azacitidine targets refractory MDS but spares healthy hematopoiesis at tailored dose. Exp Hematol Oncol 16;8:9
[14] Kantarjian HM, Fenaux P, Sekeres MA, et al. (2018) Long-term follow-up for up to 5 years on the risk of leukaemic progression in thrombocytopenic patients with lower-risk myelodysplastic syndromes treated with romiplostim or placebo in a randomised double-blind trial. Lancet Haematol 5(3):e117–e126
[15] Komrokji R, Garcia-Manero G, Ades L, et al. (2018) Sotatercept with long-term extension for the treatment of anaemia in patients with lower-risk myelodysplastic syndromes: a phase 2, dose-ranging trial. Lancet Haematol 5(2):e63–e72
[16] Kroeger N, Iacobelli S, Koster L et al. (2018) Reduced Intensity Vs. Myeloablative Conditioning Followed By Allogeneic Stem Cell Transplantation for Patients with Myelodysplastic Syndrome: Long Term Follow-up of a Prospective Randomized EBMT Phase III Study (RICMAC-Trial). Blood 132:1019
[17] Kroeger N, Sockel K, Wolschke Ch et al. (2018) Prospective Multicenter Phase 3 Study Comparing 5-Azacytidine (5-Aza) Induction Followed By Allogeneic Stem Cell Transplantation Versus Continuous 5-Aza According to Donor Availability in Elderly MDS Patients (55-70 years) (VidazaAllo Study). Blood 2018 132:208; doi: https://doi.org/10.1182/blood-2018-99-11593
[18] Mittelman M, Platzbecker U, Afanasyev B, et al. (2018) Eltrombopag for advanced myelodysplastic syndromes or acute myeloid leukaemia and severe thrombocytopenia (ASPIRE): a randomised, placebo-controlled, phase 2 trial. Lancet Haematol 5(1):e34–e43
[19] Ping Z, Chen S, Hermans SJF, et al. (2019) Activation of NF-κB driven inflammatory programs in mesenchymal elements attenuates hematopoiesis in low-risk myelodysplastic syndromes. Leukemia 33(2):536–541
[20] Platzbecker U. Treatment of MDS. (2019) Blood. 133(10):1096–1107

[21] Platzbecker U, Germing U, Götze KS, et al. (2017) Luspatercept for the treatment of anaemia in patients with lower-risk myelodysplastic syndromes (PACE-MDS): a multicentre, open-label phase 2 dose-finding study with long-term extension study. Lancet Oncol 18(10):1338–1347

[22] Platzbecker U, Fenaux P, Adès L, et al. (2019) Proposals for revised IWG 2018 hematological response criteria in patients with MDS included in clinical trials. Blood 133(10):1020–1030

[23] Pronk E, Raaijmakers MHGP. (2019) The mesenchymal niche in MDS. Blood 133(10):1031–1038

[24] Reidel V, Kauschinger J, Hauch RT, et al. (2018) Selective inhibition of BCL-2 is a promising target in patients with high-risk myelodysplastic syndromes and adverse mutational profile. Oncotarget 9(25):17270–81

[25] Sallman DA, DeZern AE, Steensma DP, et al. (2018) Phase 1b/2 Combination Study of APR-246 and Azacitidine (AZA) in Patients with TP53 mutant Myelodysplastic Syndromes (MDS) and Acute Myeloid Leukemia (AML). Blood 132:3091

[26] Steensma DP, Platzbecker U, Eygen KV, et al. (2018) Imetelstat treatment leads to durable transfusion independence (TI) in RBC transfusion-dependent (TD), Non-Del(5q) lower risk MDS relapsed/refractory to Erythropoiesis-stimulating agent (ESA) who are lenalidomide (LEN) and HMA naïve. Blood 132:463

[27] Schetelig J, de Wreede LC, van Gelder M, et al. (2019) Late treatment-related mortality versus competing causes of death after allogeneic transplantation for myelodysplastic syndromes and secondary acute myeloid leukemia. Leukemia 33(3):686–695

[28] Sperling AS, Gibson CJ, Ebert BL et al. (2017) The genetics of myelodysplastic syndrome: from clonal haematopoiesis to secondary leukaemia. Nat Rev Cancer 17(1):5–19

[29] Swaminathan M, Borthakur G, Kadia TM, et al. (2019) A phase 2 clinical trial of eltrombopag for treatment of patients with myelodysplastic syndromes after hypomethylating-agent failure. Leuk Lymphoma 18:1-7 [Epub ahead of print]

[30] Wermke M, Eckoldt J, Götze KS, et al. (2018) Enhanced labile plasma iron and outcome in acute myeloid leukaemia and myelodysplastic syndrome after allogeneic haemopoietic cell transplantation (ALLIVE): a prospective, multicentre, observational trial. Lancet Haematolo May;5(5):e201–e210

# 3 Myeloproliferative Neoplasien

*Rainer Ordemann*

## 3.1 Chronische Myeloische Leukämie

### 3.1.1 TKI und ihre Nebenwirkungen

Ziel der Therapie der chronischen myeloischen Leukämie (CML) ist es, eine normale Lebenserwartung bei möglichst geringen Nebenwirkungen der Behandlung zu erreichen. Für CML-Patienten mit ihren unterschiedlichen Komorbiditäten stehen uns inzwischen 5 verschiedene Tyrosinkinase-Inhibitoren (TKI) zur Verfügung. Hierbei ist das Nebenwirkungsprofil der einzelnen TKIs bei der Therapiewahl immer mit zu berücksichtigen.

Zulbaran-Rojas et al. vom MD Anderson Cancer Center untersuchten prospektiv das klinische Nebenwirkungsspektrum von **Dasatinib, Nilotinib oder Ponatinib**. 219 Patienten wurden in die Studie aufgenommen und mittels Fragebögen evaluiert. In allen Kohorten wurde Fatigue als die häufigste Nebenwirkung unter Therapie genannt. Weiterhin waren Schlafstörungen, Muskelschmerz und eingeschränkte Erinnerungsfähigkeit die häufigsten Beschwerden. Die Nebenwirkungen erreichten zwischen Monat 6 und 9 der Therapie einen Höhepunkt, flauten dann aber bei den meisten Patienten wieder ab [32]. Auch bei Patienten unter Imatinib oder Bosutinib, die im Rahmen der BFORE-Studie behandelt worden waren, besserte sich das Nebenwirkungsprofil im Verlauf der Therapie [9].

**Bosutinib** kann zu Diarrhö und zu erhöhten Transaminasen führen. Auf der ASH-Jahrestagung 2018 zeigten Brümmendorf et al. nach Auswertung der BFORE-Daten, dass unter vorübergehender Dosisreduktion von Bosutinib eine erfolgreiche Kontrolle der Diarrhö erreichbar ist, ohne die Effektivität hinsichtlich des molekularen Ansprechens zu gefährden [6]. Cortes et al. publizierten im Journal of Hematology & Oncology ihre Empfehlungen für das Management von Nebenwirkungen unter Bosutinib [8].

Das Nebenwirkungsprofil für **Dasatinib** ist insbesondere geprägt durch Ödem-Neigung, Pleuraerguss sowie hämatologische Toxizität. Amerikanische Kollegen behandelten 75 CML-Patienten in chronischer Phase mit einer Dasatinib-Dosis von 50 mg täglich. Die Behandlung wurde sehr gut toleriert. Nur 1 Patient entwickelte einen Pleuraerguss und wurde mit einer Dosis von 20 mg täglich weiter behandelt. 86% der Patienten erreichten nach 6 Monaten eine komplette zytogenetische Remission (CCyR), die Rate majorer (guter) molekularer Remission (MMR) nach 12 Monaten lag bei 79%. Die $MR^{4,5}$ nach 12 Monaten erreichten 46% der Patienten. Die Autoren sehen die Dosis als möglichen Standard für die Erstbehandlung [24]. Die deutsche CML-Studiengruppe prüft zurzeit in der Studie DasaHIT, ob sich durch das Pausieren von Dasatinib 100 mg/d am Wochenende eine bessere Verträglichkeit erreichen lässt.

Das frühe molekulare Ansprechen unter TKIs ist prädiktiv für den weiteren Verlauf der Erkrankung. Im Annals of Hematology publizierte die französische Arbeitsgruppe Daten von 216 Patienten unter **Imatinib**, die zeigen, dass insbesondere der Rückgang der BCR-ABL1-Last von Behandlungsmonat 3 zu Monat 6 einen prädiktiven Wert auf den weiteren Verlauf der Erkrankung hat [12]. Die Kollegen der deutschen CML-Studiengruppe analysierten anhand von Daten der CML-IV-Studie, ob eine Dosisreduktion von 800 mg auf 400 mg Imatinib im

Verlauf zu einem Verlust der molekularen Remission führte. Die Autoren konnten zeigen, dass Patienten, die unter 800 mg Imatinib eine stabile MMR erreicht hatten, sicher auf 400 mg Imatinib reduziert werden können [22].

In Blood wurden die 5-Jahres-Daten der PACE-Studie publiziert, fokussiert auf die Behandlungsergebnisse von 270 Patienten mit CML in chronischer Phase, die unter Dasatinib oder Nilotinib eine Resistenz entwickelt hatten, eine Unverträglichkeit boten oder eine T315I-Mutation aufwiesen. Die intensiv vorbehandelten Patienten zeigten im Beobachtungszeitraum zu 60% eine gute zytogenetische Response (MCyR), in 40% eine gute molekulare Response (MMR) und in 24% auch eine MR$^{4,5}$. Die Wahrscheinlichkeit, auch nach 5 Jahren die MCyR zu halten, lag bei 82%. Die kumulative Inzidenz für vaskuläre Komplikationen lag bei 31%. Die häufigsten Nebenwirkungen unter **Ponatinib** waren Hautrötung (47%), abdominelle Schmerzen (46%), Thrombozytopenie (46%), Kopfschmerz (43%) und Obstipation (41%). Die finalen PACE-Daten, so die Autoren, sprechen trotz Dosisreduktion im Verlauf der Studie für eine anhaltende Wirksamkeit von Ponatinib bei intensiv vorbehandelten CML-Patienten [10].

Die französischen Kollegen publizierten **Real-life-Daten** von 48 CML-Patienten in chronischer Phase unter Ponatinib-Therapie, die zuvor mindestens 2 TKI erhalten hatten oder eine T315I-Mutation aufwiesen. Das zytogenetische und molekulare Ansprechen sowie das Nebenwirkungsprofil waren vergleichbar mit den Ergebnissen der PACE-Studie. Bei 29 von 48 Patienten (47%) wurden kardiovaskuläre Ereignisse beschrieben, die meisten waren moderat [14]. Kardiovaskuläre und thrombotische Ereignisse analysierten Jain et al. bei 531 Patienten, die in verschiedenen Studien mit unterschiedlichen TKIs behandelt worden waren. Hierbei imponierte nicht unerwartet insbesondere Ponatinib als TKI mit der höchsten Rate an kardiovaskulären und thrombotischen Komplikationen [18].

Italienische Kollegen etablierten einen Systematic Coronary Risk Evaluation Score (SCORE), basierend auf Geschlecht, Alter, Rauchgewohnheit, systolischem Blutdruck und Cholesterin-Level, um das Risiko eines kardiovaskulären Ereignisses unter Ponatinib besser abschätzen zu können [6]. Latifi et al. untersuchten die vaskuläre Pathophysiologie unter Ponatinib. Mittels aufwendiger bildgebender Verfahren im Mausmodell konnten die Kollegen demonstrieren, dass Ponatinib, vermittelt über von-Willebrand-Faktor (VWF), eine gesteigerte Plättchen-Adhäsion im mikrovaskulären Raum provoziert und somit zu Ischämie-bedingten kardialen Kontraktionsstörungen führte. Die durch Ponatinib erhöhte Plättchen-Adhäsion konnte wiederum über die Gabe von rekombinanten ADAMT13 unterbrochen werden [21].

## 3.1.2 Aktuelle Absetzstudien

Seit der französischen Stop-Imatinib-1-Studie (STIM1) vor 10 Jahren wurden zahlreiche Studien zum Erreichen einer therapiefreien Remission (TFR) nach Absetzen von TKI durchgeführt. Auch in den letzten Monaten wurden dazu wieder mehrere Arbeiten publiziert.

Chamoun et al. untersuchten retrospektiv unter 100 Patienten die Rate an TFR, die außerhalb von klinischen Studien mit TKIs behandelt worden waren und eine $MR^{4,5}$ erreicht hatten. Nach einer medianen Beobachtungszeit von 30 Monaten nach Absetzen der TKIs hatten 35% der Patienten die $MR^{4,5}$ und nur 17% die MMR verloren. Nach 2 Jahren verblieben 70% der Patienten in einer therapiefreien Remission. Die Kollegen konnten somit demonstrieren, dass insbesondere Patienten, die länger als 6 Jahre in einer $MR^{4,5}$ waren, ein niedriges Risiko hatten, die therapiefreie Remission zu verlieren [7].

Auch die australischen Kollegen untersuchten im Rahmen der Studie ALLG CML8 die Rate an TFR bei 40 Patienten, die unter Imatinib eine molekulare Remission von $MR^{4,5}$ erreicht hatten. Nach einer medianen Beobachtungszeit von 8,6 Jahren verblieben 18 Patienten in einer TFR (45%). Das letzte molekulare Rezidiv, welches zu einer Wiederaufnahme der Imatinib–Behandlung führte, trat nach 27 Monaten Therapiefreiheit auf. Interessant war insbesondere, dass nach Absetzen von Imatinib bei manchen Patienten die BCR-ABL-Last im Verlauf weiter rückläufig war [27].

Die italienische CML-Studiengruppe analysierte ebenfalls retrospektiv die Absetzergebnisse von Patienten, die außerhalb von Studien bei Erreichen einer tiefen molekularen Remission die Behandlung mit TKIs abgesetzt hatten. 293 Patienten wurden ausgewertet, 72% waren zuletzt unter Imatinib-Behandlung, 28% unter Behandlung mit Zweitgenerations-TKI. Nach einer medianen Beobachtungszeit von 34 Monaten lag die anhaltende TFR bei 62% [13].

Die größte prospektive, nicht randomisierte Absetzstudie, die **EURO-SKI-Studie**, wurde 2018 im Lancet Oncology von Saussele und Kollegen der deutschen CML-Studiengruppe publiziert. 755 Patienten konnten evaluiert werden, Voraussetzung zum Absetzen waren eine mindestens 3-jährige TKI-Behandlung und eine bestätigte tiefe molekulare Remission von mindestens 1 Jahr.

Die TFR nach 6 Monaten lag bei 61%, nach 24 Monaten bei 50% (Abb. 1). Bei 405 Patienten, die Imatinib in der Erstlinie erhalten hatten, konnte über eine multivariate Analyse gezeigt werden, dass die TKI-Behandlungsdauer, die Dauer der tiefen molekularen Remission sowie die IFN-Vorbehandlung als wichtige Prognosefaktoren anzusehen sind. Pro Behandlungsjahr konnte eine ansteigende Wahrscheinlichkeit von 3%/Jahr gezeigt werden, in TFR zu bleiben. Die Kollegen wiesen in ihrer Arbeit darauf hin, dass alleine durch die Absetzstrategie der

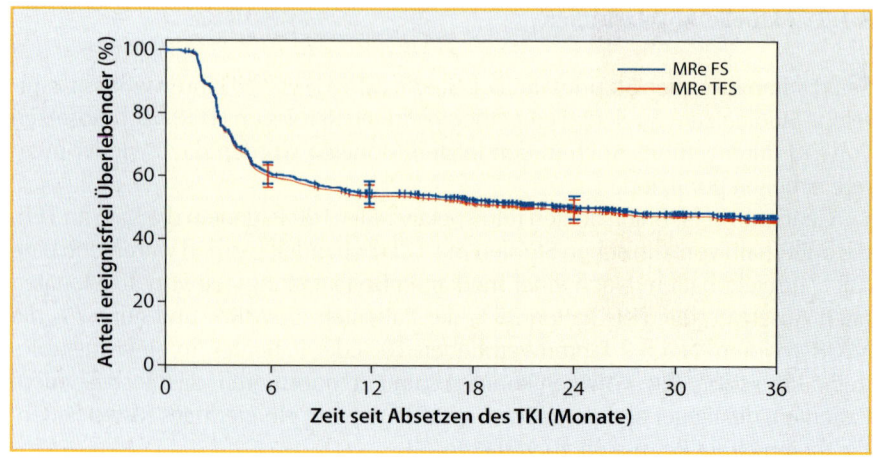

**Abbildung 1:** *Ereignisfreies Überleben von Patienten in initial tiefer therapiefreier Remission in der Euro-SKI-Studie. MReFS molekulares rückfallfreies Überleben, MReTFS molekulares rückfallfreies und therapiefreies Überleben. Adaptiert nach [30].*

EURO-SKI-Studie etwa 22 Millionen Euro an Therapiekosten eingespart werden konnten [30].

Jorge Cortes, Delphine Rea und Jeffrey Lipton publizierten im American Journal of Hematology 2019 eine ausführliche Übersichtsarbeit, die die unterschiedlichen und komplexen Aspekte der Behandlung mit Erst- beziehungsweise Zweitgenerations-TKI insbesondere unter der Frage möglicher Absetzversuche diskutiert [11].

Die aktualisierten DGHO-Richtlinien sowie NCCN-Guidelines 2018 haben die **Mindestvoraussetzungen für ein erfolgreiches Absetzen von TKIs** einschließlich des engmaschigen und standardisierten Monitorings der BCR-ABL-Konzentrationen mit berücksichtigt [15, 25]. Ob die Rate einer anhaltenden TFR über die Kombination von TKIs und Interferon erhöht werden kann, wird geprüft.

Bei der ASH-Jahrestagung 2018 in San Diego wurden die Interimsdaten der PInANCLe- sowie der Tiger-Studie präsentiert. Beide Studien zeigen, dass **pegyliertes IFN-alpha** (pegIFNα) die molekularen Ansprechraten unter Nilotinib erhöht. In der australischen Phase-IIb-Studie wurden Patienten primär mit 300 mg Nilotinib 2-mal täglich behandelt. Nach 3 Monaten bis zum Monat 24 wurde die Behandlung mit pegIFNα ergänzt. Nach 2 Jahren wurde die Nilotinib-Behandlung als Monotherapie fortgeführt. Yeung et al. konnten eine MMR-Rate nach 12 Monaten von 78,3% demonstrieren [31].

Auch die deutsche CML-Studiengruppe prüft, ob die zusätzliche Gabe von pegIFNα zu Nilotinib zu einer schnelleren und tieferen Remission führt und ob

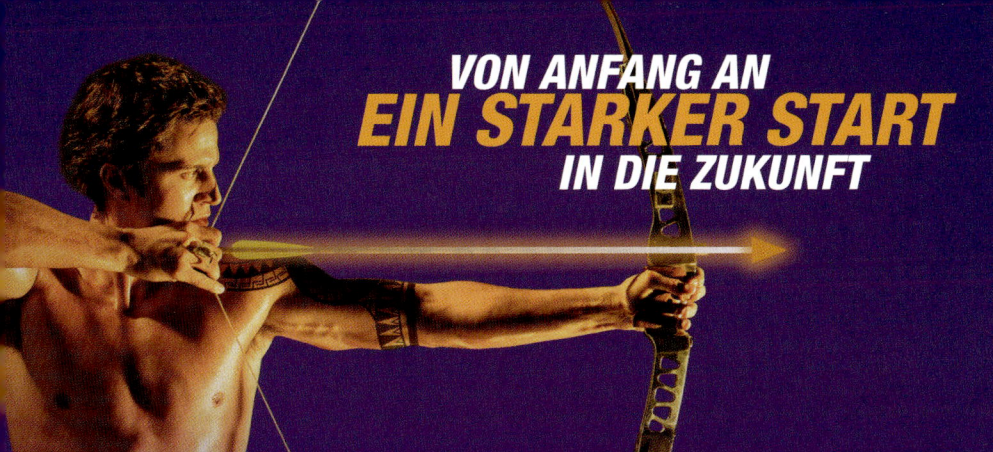

# VON ANFANG AN
## EIN STARKER START
### IN DIE ZUKUNFT

**Zielgerichtete Wirksamkeit bei CML**

- Schnellstes, tiefstes und dauerhaftes Ansprechen*,1,2
- Bester Schutz vor Progression*,2
- Mit der Lizenz zum Absetzen3

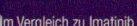

**Tasigna® Nilotinib**

*Im Vergleich zu Imatinib

**Referenzen: 1.** Hughes TP et al. Early molecular response predicts outcomes in patients with chronic myeloid leukemia in chronic phase treated with frontline nilotinib or imatinib. Blood 2014;123(9):1353–1360. **2.** Larson RA et al. Efficacy and Safety of Nilotinib vs Imatinib in Patients With Newly Diagnosed Chronic Myeloid Leukemia in Chronic Phase: Long-Term Follow-Up of ENESTnd. Blood 2014;124(21):Abstract 4541. **3.** Fachinformationen TASIGNA® Hartkapseln. Abschnitt 4.2, Stand Juli 2018.

**Tasigna® 50 mg / - 150 mg / - 200 mg Hartkapseln. Wirkstoff:** Nilotinib. **Zus.-setz.:** Eine Hartkapsel Tasigna 50 mg, - 150 mg, - 200 mg enthält: 50 mg, 150 mg, 200 mg Nilotinib (als Hydrochlorid 1 H₂O). **Sonst. Bestandt.:** Lactose-Monohydrat, Crospovidon, Poloxamer 188, hochdisperses Siliciumdioxid, Magnesiumstearat, Gelatine, Titandioxid (E 171), Eisen(III)-hydroxid-oxid x H₂O (E 172), Schellack (E 904), Propylenglycol. Tasigna 50 mg und 150 mg zusätzl.: Eisen(III)-oxid (E 172), Eisen(III,III)-oxid (E 172), Ammoniumhydroxid. Tasigna 150 mg zusätzl.: n-Butylalkohol, wasserfreies Ethanol, Isopropylalkohol . Tasigna 200 mg zusätzl.: wasserfreier Alkohol, Isopropylalkohol, Butylalkohol, konzentrierte Ammoniaklösung, Kaliumhydroxid. **Anwend.-gebiete:** Behandlung von erwachsenen Patienten, Kd. u. Jgdl. mit neu diagnostiziertem Philadelphia-Chromosom positiver chronischer myeloischer Leukämie (CML) in der chronischen Phase. Behandlung von Kd. u. Jgdl. mit Philadelphia-Chromosom positiver CML in der chronischen Phase mit Resistenz oder Unverträglichkeit gegenüber Vorbehandlung einschließlich Imatinib. Tasigna 50 mg / 200 mg zusätzl.: Behandlung von Erwachsenen mit Philadelphia-Chromosom positiver CML in der chronischen und akzelerierten Phase mit Resistenz oder Unverträglichkeit gegenüber einer Vorbehandlung einschließlich Imatinib. Wirksamkeitsdaten zu Patienten mit CML in der Blastenkrise, sowie Erfahrungen bei Kindern unter 2 Jahren oder bei Kindern und Jugendlichen mit Philadelphia-Chromosom positiver CML in der akzelerierten Phase oder in der Blastenkrise liegen nicht vor. Es liegen keine Daten für neu diagnostizierte pädiatrische Patienten unter 10 Jahren und begrenzte Daten für pädiatrische Patienten unter 6 Jahren mit Resistenz oder Unverträglichkeit gegenüber Imatinib vor. **Gegenanz.:** Überempfindlichkeit gegen den Wirkstoff oder einen der sonstigen Bestandteile. Schwangerschaft (strenge Ind.-stellung) und Stillzeit. **Nebenw.:** Sehr häufig: Exanthem, Pruritus, Kopfschmerzen, Übelkeit, Müdigkeit, Alopezie, Myalgie, Schmerzen im Oberbauch, Hypophosphatämie (einschl. erniedrigter Phosphorwerte im Blut), Hyperbilirubinämie (einschl. erhöhter Bilirubinwerte im Blut), Erhöhung Alaninaminotransferase/Aspartataminotransferase/Lipase, Erhöhung Lipoprotein-Cholesterin (einschließlich Low Density und High Density), Gesamtcholesterin erhöht, Triglyzeride erhöht, Neutropenie, Thrombozytopenie, Anämie. **Häufig:** Obstipation, Hauttrockenheit, Erythem, Asthenie, Diarrhö, Erbrechen, Bauchschmerzen, Verdauungsstör., Arthralgie, Muskelspasmen, Gliederschmerzen, peripheres Ödem, Follikulitis, Infekt. der oberen Atemwege einschl. Pharyngitis, Nasopharyngitis, Rhinitis), Hautpapillome, febrile Neutropenie, Panzytopenie, Leukopenie, Eosinophilie, Lymphopenie, Diabetes mellitus, Hypokalzämie, Hypokaliämie, Hyperkaliämie, Hypercholesterinämie, Hypertriglyzeridämie, Hyperlipidämie, Hyperglykämie, verringerter Appetit, Insomnie, Depression, Angst, Benommenheit, Hypästhesie, periphere Neuropathie, Parästhesien, periorbitales Ödem, Augenjucken, Konjunktivitis, trockene Augen (einschl. Xerophthalmie), Schwindel, Angina pectoris, Arrhythmien (einschl. AV-Block, Tachykardie, Vorhofflimmern, (ventrikuläre) Extrasystolen, Bradykardie), QT-Intervall im EKG verlängert, ischämische Herzkrankheit, ischämische zerebrovaskuläre Ereignisse, Palpitationen, Hypertonie, Hitzegefühl/Hautrötung, Dyspnoe, Belastungsdyspnoe, Epistaxis, Husten, Pankreatitis, Dysgeusie, Flatulenz, Leberfunktionsstör., Erhöhung Gesamtbilirubin, Ekzem, Urtikaria, Hyperhidrose, Kontusion, Akne, Dermatitis (einschl. allergische, exfoliative u. akneähnl.), nächtliche Schweißausbrüche, Knochenschmerzen, muskuloskelettale Schmerzen, Rückenschmerzen, Flankenschmerzen, Fieber, Schmerzen im Brustraum (einschl. nicht-kardialer Brustschmerz), (leichte) Brustschmerzen, Schmerzen, Unwohlsein, Erniedrigung Hämoglobin, Erhöhung Blutamylase/alkalische Phosphatase in Blut/Gammaglutamyl-Transferase, Gewichtszunahme, Erhöhung Blut-Insulin, Erniedrigung Globuline, Pollakisurie, Gewichtsverlust, Muskelschwäche. 150 mg zusätzl.: aufgeblähter Bauch, Myokardinfarkt. 200 mg zusätzl.: Elektrolytstörungen (einschließlich Hypomagnesiämie, Hyponatriämie, Hyperkalzämie, Hyperphosphatämie), Augenblutungen, Herzflattern, periphere arterielle Stenose, Dysphonie, Magenbeschwerden, Magenaufblähung, Schmerzen in den Extremitäten, muskuloskelettale Schmerzen im Brustraum, Nackenschmerzen, Beschwerden im Brustbereich, Erhöhung Harnstoff/Kreatinin/Kreatinase/Kreatinin. **Gelegentl.:** Herpes-Virus-Infektionen, Candidose (einschl. Candidose im Mund), Gicht, Dyslipidämie, ischämischer Schlaganfall, zerebraler Infarkt, Migräne, Hyperästhesie, verschwommenes Sehen, Lidödem, Photopsie, Bindehautblutungen, Hyperämie (skleral, konjunktival, okular), Herzbeutelerguss, Zyanose, Claudicatio intermittens, periphere arterielle Verschlusskrankheit, Arteriosklerose, Hämatom, Pleuraerguss, Pleuritis, Lungenödem, Zahnsensibilität, Ösophagusschmerzen, Stomatitis, Mundtrockenheit, Gastritis, Ikterus, toxische Hepatitis, AM-Exanthem, Hautschmerzen, Gesichtsschwellung, Dysurie, Gynäkomastie, erektile Dysfunktion, Gesichtsödem, Schüttelfrost, Gefühl der Körpertemperaturänderung (einschl. Hitze- und Kältegefühl). 150 mg zusätzl.: Herzinsuffizienz. 200 mg zusätzl.: Pneumonie, Harnwegsinfektion, Gastroenteritis, Bronchitis, Candidose, Thrombozythämie, Leukozytose, transitorisch ischämische Attacke, Hyperthyreose, Hypothyreose, Dehydratation, gesteigerter Appetit, intrakranielle Blutungen, Bewusstseinsverlust (einschließlich Synkopen), Beeinträchtigung der Aufmerksamkeit, Sehstörung, verminderte Sehschärfe, Augenreizung, Myokardinfarkt, Herzversagen, koronare Herzkrankheit, Herzgeräusche, Perikarderguss, arterielle Stenose der Extremitäten, hypertone Krise, interstitielle Lungenkrankheit, Pleuraschmerzen, pharyngolaryngeale Schmerzen, Halsreizung, gastrointestinale Blutungen, Meläna, Ulzeration im Mund, gastroösophagealer Reflux, Hepatotoxizität, exfoliatives Exanthem, Ekchymose, muskuloskelettale Steifheit, Gelenkschwellungen, verstärkter Harndrang, Nykturie, Stauungsödem, influenzaähnliches Krankheitsbild, Erhöhung Blutlaktatdehydrogenase/Blutharnstoff, Erniedrigung Blutzucker, b. Pat. m. CML u. Herzerkrank. in d. Vorgeschichte od. signifikanten kardialen Risikofaktoren plötzl. auftretender Todesfall. **Selten:** Tumor-Lyse-Syndrom. **Häufig. nicht bekannt:** subkutaner Abszess, Analabszess, Fußpilz, Hepatitis-B-Reaktivierung, Mundpapillome, Paraproteinämie, Überempfindlichkeit, sek. Hyperparathyreoidismus, Hyperurikämie, Hypoglykämie, Amnesie, Dysphorie, zerebrovaskuläre Störung, Lethargie, Dyskinesie, Restless-Legs-Syndrom, Blepharitis, Augenschmerzen, Chorioretinopathie, allerg. Konjunktivitis, Erkrank. der Augenoberfläche, vermind. Ejektionsfraktion, Perikarditis, oropharyngealer Schmerz, Enterokolitis, Hämorrhoiden, Analfissur, Rektalblutungen, Gingivitis, Erythema multiforme, Blasenbildung, dermale Zysten, Talgdrüsenhyperplasie, Atrophie u. Hypertrophie der Haut, schuppende Haut, Hyperpigmentierung, Verfärbungen, Hyperkeratose, Psoriasis, Chromaturie, Brusthärtung, Menorrhagie, Anschwellen der Brustwarzen, lokalisierte Ödeme, Erhöhung Parathyroidhormon im Blut, Erniedrigung Blut-Insulin/Insulin-C-Peptid. 150 mg zusätzl.: Appetitstör., Stenose der Arteria basilaris, Synkope, Tremor, periphere arterielle Stenose, diastolische Dysfunktion, Linksschenkelblock, Aortenaneurysma, Magengeschwür. 200 mg zusätzl.: Sepsis, Furunkel, Thyreoiditis, Orientierungsstörungen, Verwirrtheitszustand, Hirnödem, Optikusneuritis, Papillenödem, Doppeltsehen, Photophobie, Augenschwellung, vermindertes Hörvermögen, Ohrenschmerzen, Tinnitus, ventrikuläre Dysfunktion, hämorrhagischer Schock, Hypotonie, Thrombose, pulmonale Hypertonie, Giemen, Perforation eines Magen-Darm-Ulkus, retroperitoneale Blutungen, Hämatemesis, Ulcus ventriculi, ulzerierende Ösophagitis, Subileus, Cholestase, Hepatomegalie, Erythema nodosum, Pusteln, palmar-plantares Erythrodysästhesie-Syndrom, Petechien, Photosensitivität, Arthritis, Niereninsuffizienz, Hämaturie, Harninkontinenz, Erhöhung Troponin/freies Bilirubin im Blut. Nach Absetzen d. Behandl. b. Ph++-CML-Pat. in d. chron. Phase, die e. anhaltende tiefe molekulare Remission erreicht haben: Häufiger als vor dem Absetzen muskuloskelettale Sympt. (z. B. Myalgie, Schmerzen in d. Extremitäten, Arthralgie, Knochenschmerzen, Schmerzen an d. Wirbelsäule od. muskuloskelettale Schmerzen). Kd. u. Jgdl.: Häufigkeit, Art und Schweregrad der beobachteten NW stimmte im Allg. mit den bei Erw. beobachteten NW überein, abgesehen von folgenden Laborwerten, die mit einer höheren Häufigkeit als bei Erw. berichtet wurden: Hyperbilirubinämie (Grad 3/4: 13,0 %) und Erhöhung der Transaminasen (AST Grad 3/4: 1,4 %, ALT Grad 3/4: 8,7 %). **Warnhinweis:** Enthält Lactose. Bei Kd. und Jgdl. ist von einem erhöhten Hepatotoxizitätsrisiko auszugehen. **Verschreibungspflichtig. Weitere Angaben:** siehe Fachinformationen. Stand: Sept. 2018 (MS 09/18.21). Novartis Pharma GmbH, Roonstr. 25, 90429 Nürnberg. Tel.: (09 11) 273-0, Fax: (09 11) 273-12 65 1. www.novartis.de

**U NOVARTIS**

die Stabilität der Remission nach Absetzen der Therapie verbessert wird. Die Rekrutierung konnte 2017 mit 717 Patienten beendet werden. In der Studie wurden Patienten im Gegensatz zur französischen Arbeit in zwei Behandlungsarme randomisiert. 353 Patienten wurden im Nilotinib-Monotherapie- und 339 Patienten im Kombinationsarm mit Nilotinib und pegIFNα über 24 Monate behandelt. Nach Erreichen einer MMR folgte eine Erhaltungstherapie mit Nilotinib beziehungsweise mit pegIFNα. Danach erfolgte das Absetzen der Behandlung. Endpunkte der Studie sind die MMR nach 18 Monaten sowie die Rate einer anhaltenden MMR 12 und 24 Monate nach Absetzen der Erhaltungstherapie. Eine Entblindung der Analysen des molekularen Ansprechens ist noch nicht erfolgt.

Die Interimsdaten, die Andreas Hochhaus im Vortrag präsentierte, zeigten, dass eine Erstlinientherapie mit Nilotinib in Kombination mit pegIFNα möglich ist und gut vertragen wird. Das molekulare Ansprechen in beiden Studienarmen war sehr hoch, 91% beziehungsweise 86% der Patienten erreichten im genannten Zeitraum eine MMR. Bei 147 Patienten, bei denen die Behandlung bereits beendet werden konnte, lag nach 12 Monaten die therapiefreie Remissionsrate (TFR) bei 78% [16].

### 3.1.3 Asciminib – a new kid on the block

Die Möglichkeit der allosterischen Inhibition der BCR-ABL-Kinase über Asciminib wird bereits klinisch untersucht. Asciminib ist ein oral verfügbarer spezifischer BCR-ABL1-Inhibitor, welcher im Gegensatz zu den ATP-kompetitiven TKIs allosterisch an dem Myristoyl-Ende von ABL1 angreift.

Im Rahmen einer multizentrischen Phase-I–Dosiseskalationsstudie konnte neben einem akzeptablen Nebenwirkungsprofil eine erstaunliche Effektivität demonstriert werden. Patienten mit einer T315I-Mutation wurden als Kohorte mit 2-mal täglich 200 mg Asciminib behandelt. Trotz der sogenannten Gatekeeper-Mutation und einer erheblichen Vorbehandlung der Patienten konnte eine außerordentliche Wirksamkeit festgestellt werden [26]. Die FASCINATION-Studie der deutschen CML-Studiengruppe wird bei neu diagnostizierten CML-Patienten im Rahmen einer Kombinationstherapie mit Asciminib und anderen TKIs das Erreichen der tiefen molekularen Remission (MR$^4$) nach 12 Monaten sowie das Nebenwirkungsprofil unter der Kombinationstherapie untersuchen.

### 3.1.4 Grundlagenforschung

Die immunbiologischen Mechanismen für die Prognose der CML stehen weiterhin im Fokus intensiver wissenschaftlicher Forschung. Die Arbeitsgruppe von Andreas Burchert konnte eine Expression von CD86 auf plasmazytoiden dendritischen

Zellen (pDCs) mit einer erhöhten Rückfallrate assoziieren. Die Kollegen publizierten in Cancer Research 2018 Daten, die zeigen, dass CML–pDCs einen wesentlichen Beitrag zur Inflammation und somit zur Kontrolle der CML leisten [17].

Bilich et al. analysierten über massenspektrometrische Analysen die HLA-Oberflächenexpression und somit das HLA-Ligandom von CML-Patienten. Hierbei identifizierten die Kollegen potenzielle CML-assoziierte Epitope, die in Zukunft möglicherweise einen T-Zell-vermittelten therapeutischen Ansatz zum Erreichen einer tiefen Remission und eines therapiefreien Überlebens von CML-Patienten häufiger möglich macht [2].

Bouillon et al. konnten anhand einer Subgruppen-Analyse der EURO-SKI-Studie von Patienten bei Diagnosestellung eine signifikante **Verkürzung der Telomeren-Länge** in BCR-ABL-positiven Leukämie-Zellen im Vergleich zu nicht leukämischen CD34-positiven/CD38-negativen hämatopoetischen Stammzellen beschreiben, bedingt durch einen erhöhten zellulären Umsatz. Zugleich korrelierte die Verkürzung der Telomeren mit der individuellen Leukämie-Last. In nicht leukämischen peripheren Myeloidzellen konnte unter 134 Proben von Patienten, die unter Behandlung eine tiefe molekulare Remission erreicht hatten, keine Verkürzung der Telomeren-Länge mehr beschrieben werden. Die Kollegen sahen die individuelle Verkürzung der Telomeren-Länge möglicherweise als prädiktiv prognostischen Biomarker für die Vorhersage des weiteren Verlaufes der CML-Erkrankung an [3].

Um die Rate an tiefen molekularen Remissionen weiter zu erhöhen, wird nicht nur an der Kombination von TKIs mit IFN gearbeitet, sondern es werden auch andere Kombinationstherapien untersucht. Die Aachener Arbeitsgruppe konnte in vitro und im Mausmodell demonstrieren, dass JAK1 und nicht JAK2 über Interleukin 6 die STAT3-aktivierende Kinase darstellt. Die kombinierte Inhibition von BCR-ABL und JAK1 führte zu einer signifikanten Verminderung von Kolonien-Wachstum von Maus- sowie humanen CML-Zellen. Die Kombinationstherapie führte auch zu einer signifikant erhöhten Rate an Apoptose ruhender Leukämiestammzellen. Die Autoren sehen in der **Kombination der CML-Therapie mit JAK-Inhibition** eine potenzielle Strategie für eine kurative Behandlung von CML-Patienten [20].

Deutsche Kollegen entwickelten über molekulargenetische Grundlagenforschung einen neuen, selektiven Hemmstoff gegen das Heat-Shock-Protein HSP90 namens **Aminoxyrone (AX)**. Die Kollegen konnten zeigen, dass Aminoxyrone in vitro und in vivo CML–Zelllinien in Apoptose überführen konnte, insbesondere auch bei vorliegenden TKI-Resistenzen. Die Ergebnisse wurden 2018 in Blood publiziert. Mit dem neuen, selektiven HSP90-Inhibitor bietet sich möglicherweise eine neue therapeutische Option an, mehr Patienten in eine TFR zu bringen [1].

Einen anderen Weg, um eine Resistenz gegenüber TKIs bei CML zu durchbrechen, gingen Mitchell et al. aus Glasgow. Sie konnten zeigen, dass bei Ponatinib-resistenten CML-Zelllinien über eine mTOR-Inhibition in vitro und in Mausmodellen die Resistenz durchbrochen werden konnte [23].

Mittels Next Generation Sequencing (NGS) ist in den letzten Jahren auch bei der CML ein erheblicher Erkenntnisgewinn erreicht worden. Branford et al. führten über die NGS-Methode eine Genom-Analyse unter 65 Patienten mit neu diagnostizierter CML in chronischer Phase oder mit Blastenkrise durch. Die Kollegen konnten Einsicht insbesondere bei CML-Patienten mit fortgeschrittener Erkrankung gewinnen hinsichtlich zusätzlicher Mutationen, die nicht nur prognostische, sondern auch therapeutische Relevanz haben [4]. Kizilors et al. konnten über die NGS-Technologie nach bereits 3 Monaten TKI-Behandlung das Vorhandensein von Mutationen der Kinase-Domäne nachweisen. Die Daten wurden im Lancet Haematology publiziert. Mit der neuen NGS-Methode wird es in Zukunft möglich sein, schon sehr früh auf prognostisch ungünstige Mutationen therapeutisch zu reagieren [19].

### 3.1.5 Literatur

[1] Bhatia S, Diedrich D, Frieg B, et al. (2018) Targeting HSP90 dimerization via the C terminus is effective in imatinib-resistant CML and lacks the heat shock response. Blood Jul 19;132(3):307–320

[2] Bilich T, Nelde A, Bichmann, et al. (2019) The HLA ligandome landscape of chronic myeloid leukemia delineates novel T-cell epitopes for immunotherapy. Blood Feb 7;133(6):550–565

[3] Bouillon AS, Ventura Ferreira MS, Awad SA, et al. (2018) Telomere shortening correlates with leukemic stem cell burden at diagnosis of chronic myeloid leukemia. Blood Adv Jul 10;2(13):1572–1579

[4] Branford S, Wang P, Yeung DT, et al. (2018) Integrative genomic analysis reveals cancer-associated mutations at diagnosis of CML in patients with high-risk disease. Blood Aug 30;132(9):948–961

[5] Brümmendorf TH, Gambacorti-Passerini C, Hochhaus A, et al. (2018) Efficacy and Safety Following Dose Reduction of Bosutinib or Imatinib in Patients with Newly Diagnosed Chronic Myeloid Leukemia: Analysis of the Phase 3 BFORE Trial. Blood 132:3005

[6] Caocci G1, Mulas O1, Abruzzese E2, et al. (2019) Arterial occlusive events in chronic myeloid leukemia patients treated with ponatinib in the real-life practice are predicted by the Systematic Coronary Risk Evaluation (SCORE) chart. Hematol Oncol Mar 20. [Epub ahead of print]

[7] Chamoun K, Kantarjian H, Atallah R, et al. (2019) Tyrosine kinase inhibitor discontinuation in patients with chronic myeloid leukemia: a single-institution experience. J Hematol Oncol Jan 3;12(1)

[8] Cortes JE, Apperley JF, DeAngelo DJ, et al. (2018) Management of adverse events associated with bosutinib treatment of chronic-phase chronic myeloid leukemia: expert panel review. J Hematol Oncol Dec 27;11(1):143

[9] Cortes JE, Gambacorti-Passerini C, Deininger MW, et al. (2019) Patient-reported outcomes in the phase 3 BFORE trial of bosutinib versus imatinib for newly diagnosed chronic phase chronic myeloid leukemia. J Cancer Res Clin Oncol Jun;145(6):1589–1599

[10] Cortes JE, Kim DW, Pinilla-Ibarz J, et al. (2018) Ponatinib efficacy and safety in Philadelphia chromosome-positive leukemia: final 5-year results of the phase 2 PACE trial. Blood Jul 26;132(4):393–404

[11] Cortes J, Rea D, Lipton JH (2019) Treatment-free remission with first- and second-generation tyrosine kinase inhibitors. Am J Hematol Mar;94(3):346–357

[12] Dulucq S, Etienne G, Morisset S, et al. (2019) Impact of second decline rate of BCR-ABL1 transcript on clinical outcome of chronic phase chronic myeloid leukemia patients on imatinib first-line. Ann Hematol [Epub ahead of print]

[13] Fava C, Rege-Cambrin G, Dogliotti I, et al. (2019) Observational study of chronic myeloid leukemia Italian patients who discontinued tyrosine kinase inhibitors in clinical practice. Haematologica [Epub ahead of print]

[14] Heiblig M, Rea D, Chrétien ML, et al. (2018) Ponatinib evaluation and safety in real-life chronic myelogenous leukemia patients failing more than two tyrosine kinase inhibitors: the PEARL observational study. Exp Hematol Nov;67:41–48

[15] Hochhaus A et al. (2018) Onkopedia Leitlinien: Chronische Myeloische Leukämie (CML). Deutsche Gesellschaft für Hämatologie und Medizinische Onkologie e.V.

[16] Hochhaus A, Saussele S, Baerlocher GM, et al. (2018) Nilotinib vs Nilotinib Plus Pegylated Interferon-alpha2b Induction and Nilotinib or Pegylated Interferon-alpha2b Maintenance Therapy for Newly Diagnosed BCR-ABL+ Chronic Myeloid Leukemia Patients in Chronic Phase: Interim Analysis of the Tiger (CML V)-Study. Blood 132:460

[17] Inselmann S, Wang Y, Saussele S, et al. (2018) Development, Function, and Clinical Significance of Plasmacytoid Dendritic Cells in Chronic Myeloid Leukemia. Cancer Res Nov 1;78(21):6223–6234

[18] Jain P, Kantarjian H, Boddu PC, et al. (2019) Analysis of cardiovascular and arteriothrombotic adverse events in chronic-phase CML patients after frontline TKIs. Blood Adv Mar 26;3(6):851–861

[19] Kizilors A, Crisà E, Lea N, et al. (2019) Effect of low-level BCR-ABL1 kinase domain mutations identified by next-generation sequencing in patients with chronic myeloid leukaemia: a population-based study. Lancet Haematol May;6(5):e276–e284

[20] Kuepper MK, Bütow M, Herrmann O, et al. (2019) Stem cell persistence in CML is mediated by extrinsically activated JAK1-STAT3 signaling. Leukemia [Epub ahead of print]

[21] Latifi Y, Moccetti F, Wu M, et al. (2019) Thrombotic microangiopathy as a cause of cardiovascular toxicity from the BCR-ABL1 tyrosine kinase inhibitor Ponatinib. Blood 133:1597–1606

[22] Michel C, Burchert A, Hochhaus A, et al. (2019) Imatinib dose reduction in major molecular response of chronic myeloid leukemia: Results from the German Chronic Myeloid Leukemia-Study IV. Haematologica May;104:955–962

[23] Mitchell R, Hopcroft LEM, Baquero P, et al. (2018) Targeting BCR-ABL-Independent TKI Resistance in Chronic Myeloid Leukemia by mTOR and Autophagy Inhibition. J Natl Cancer Inst May 1;110(5):467–478

[24] Naqvi K, Jabbour E, Skinner J, et al. (2018) Early results of lower dose dasatinib (50 mg daily) as frontline therapy for newly diagnosed chronic-phase chronic myeloid leukemia. Cancer Jul 1;124(13):2740–2747
[25] Radich JP, Deininger M, Abboud CN, et al. (2018) Chronic Myeloid Leukemia, Version 1.2019, NCCN Clinical Practice Guidelines in Oncology. J Natl Compr Canc Netw Sep;16(9):1108–1135
[26] Rea D, Lang F, Kim DW, et. Al. (2018) Asciminib, a Specific Allosteric BCR-ABL1 Inhibitor, in Patients with Chronic Myeloid Leukemia Carrying the T315I Mutation in a Phase 1 Trial. Blood 132:792
[27] Ross DM, Pagani IS, Shanmuganathan N, et al. (2018) Long-term treatment-free remission of chronic myeloid leukemia with falling levels of residual leukemic cells. Leukemia Dec;32(12):2572–2579
[28] Shanmuganathan N, Braley JA, Yong AS, et al. (2019) Modelling the safe minimum frequency of molecular monitoring for CML patients attempting treatment-free remission. Blood [Epub ahead of print]
[29] Saussele S, Hehlmann R, Fabarius A, et al. (2018) Defining therapy goals for major molecular remission in chronic myeloid leukemia: results of the randomized CML Study IV. Leukemia May;32(5):1222–1228
[30] Saussele S, Richter J, Guilhot J, et al. (2018) Discontinuation of tyrosine kinase inhibitor therapy in chronic myeloid leukaemia (EURO-SKI): a prespecified interim analysis of a prospective, multicentre, non-randomised, trial. Lancet Oncol Jun;19(6): 747–757
[31] Yeung DT, Grigg AP, Shanmuganathan N, et al. (2018) Combination of Nilotinib and Pegylated Interferon Alfa-2b results in high molecular response rates in chronic phase CML: interim results of the ALLG CML 1 Pinnacle Study. Blood 132:459
[32] Zulbaran-Rojas A, Lin HK, Shi Q, et al. (2018) A prospective analysis of symptom burden for patients with chronic myeloid leukemia in chronic phase treated with frontline second- and third-generation tyrosine kinase inhibitors. Cancer Med Nov;7(11):5457–5469

## 3.2 Andere myeloproliferative Neoplasien

*Rainer Ordemann*

### 3.2.1 Molekulardiagnostik

Die BCR/ABL-negativen myeloproliferativen Neoplasien (MPN) stellen eine heterogene Gruppe hämatologischer Erkrankungen dar. Bei den drei häufigsten Entitäten, der **Polycythaemia Vera (PV)**, der **Essenziellen Thrombozythämie (ET)** und der **Primären Myelofibrose (PMF)** wurden zuletzt die Onkopedia-Leitlinien unter Berücksichtigung der aktuellen Empfehlungen des europäischen LeukemiaNet angepasst [2].

Für alle drei Entitäten werden neben dem Nachweis der sogenannten Driver-Mutationen im JAK2-, CALR- oder MPL-Gen vermehrt die sogenannten Non-Driver- oder Passenger-Mutationen als klonale Marker für die Risikostratifizierung berücksichtigt [14, 33, 34].

Der komplexe genetische Hintergrund der MPN ist von Grinfeld et al. mittels zielgerichteter Sequenzierung von 69 Genen und Untersuchung von Einzelnukleotid-Polymorphismen weiter analysiert worden. 2035 Patienten mit myeloproliferativen Neoplasien wurden untersucht. Die alleinige Mutation der Gene JAK2, CALR beziehungsweise MPL wurde bei 45% der Patienten gefunden. Bei tripelnegativen MPN-Patienten wurden neue Mutationen des JAK2- beziehungsweise MPL-Gens und auch an anderen Gen-Orten als mögliche Treiber-Gene identifiziert. Mit zunehmendem Alter und fortschreitender Erkrankung nahm die Anzahl der Driver-Mutationen zu. Genomische Untergruppen mit assoziierten klinischen Variablen erlaubten es den Autoren, Prognosemodelle zu etablieren, die eine Vorhersage über den Verlauf der MPN–Erkrankung ermöglichten [9].

Vallapureddy et al. analysierten retrospektiv unter 1306 Patienten mit PMF das Risikoprofil, eine leukämische Transformation innerhalb der ersten 5 Jahre nach Diagnosestellung zu entwickeln. 149 Patienten (11%) hatten in dem genannten Zeitraum eine leukämische Transformation gezeigt. Als Risikofaktoren wurden identifiziert: das männliche Geschlecht, zirkulierende Blasten >3%, ASXL1-, SRSF2- sowie IDH1-Mutationen, Alter >70 Jahre, Anämie, konstitutionelle Symptome und das Vorliegen einer Hochrisiko-Zytogenetik [39]. Rotunno et al. konnten kürzlich die Mutationsvariante ASXL1G646Wfs*12 mit einer signifikant schlechten Prognose assoziieren [30].

### 3.2.2 Neue Therapieansätze

Auch die therapeutischen Algorithmen wurden in den aktuellen Onkopedia-Leitlinien den Empfehlungen des ELN angepasst [2]. Die Behandlung der PMF orientiert sich an der Risikostratifizierung, den klinischen Symptomen sowie an Alter und Komorbiditäten. Seit 2012 steht Ruxolitinib zur Behandlung der PMF zur Verfügung. Neue JAK-Inhibitoren wie **Momelotinib, Fedratinib sowie Pacritinib** wurden in den letzten Jahren im Rahmen verschiedener Studien untersucht. Hierzu haben Passsamonti und Maffioli eine Übersichtsarbeit in Blood publiziert [26]. Patienten, die unter Ruxolitinib-Behandlung einen Progress entwickeln, sind prognostisch als ungünstig anzusehen. Das konnten Kuykendall et al. erneut demonstrieren [17].

Patienten mit refraktärem Verlauf nach JAK–Inhibition bietet sich möglicherweise der neu entwickelte **Telomerase-Inhibitor Imetelstat** an. Tefferi publizierte bereits 2015 im New England Journal of Medicine Daten einer Pilotstudie, die bei

33 Patienten mit Myelofibrose ein akzeptables Nebenwirkungsprofil und eine klinische Effektivität zeigten [35]. Macarenhas et al. prüften bei Patienten mit Myelofibrose mit Intermediär-2- oder Hochrisiko-Profil (DIPPS) nach Ruxolitinib-Behandlung die Wirksamkeit von Imetelstat. 107 Patienten mit primärer und sekundärer Myelofibrose konnten in 55 Zentren für die Studie rekrutiert werden. Zwei unterschiedliche Dosierungen von Imetelstat wurden randomisiert, 4,7 mg/kg versus 9,4 mg/kg. Primäre Endpunkte waren der Rückgang der Milzgröße sowie die Verbesserung der krankheitsassoziierten klinischen Symptome um 50%. Das mediane Gesamtüberleben wurde im Behandlungsarm mit 9,4 mg/kg noch nicht erreicht, das mediane Gesamtüberleben bei 4,7 mg/kg lag bei 19,9 Monaten. Imetelstat zeigte insbesondere bei einer Dosis von 9,4 mg/kg eine vielversprechende klinische Aktivität [22].

Bereits 2016 konnte im Mausmodell demonstriert werden, dass das Serumprotein Pentraxin-2 in der Lage ist, die Fibrosierung im Knochenmark signifikant zu reduzieren und das Überleben zu verlängern [38]. PRM-151 ist eine rekombinante Form des endogenen Plasmaproteins Pentraxin-2. Verstovsek et al. behandelten 18 Patienten mit Myelofibrose. Die mediane Reduktion der Milzgröße lag bei 26,1% und die mediane Verbesserung der Krankheitssymptome bei 64%. Interessant war vor allem ein Rückgang der Retikulin- und Kollagen-Knochenmarkfibrose bei 5 von 7 Patienten (71%) mit Grad-2-Knochenmarkfibrose und bei 4 von 9 Patienten (44%) mit Grad-3-Knochenmarkfibrose. Dabei erwies sich PRM-151 als gut verträglich. Eine Bestätigung der Ergebnisse in größeren Studien steht aus [37].

Kombinationstherapien mit Ruxolitinib und hypomethylierenden Substanzen werden geprüft. Kollegen des MD Anderson Cancer Centers untersuchten bei Patienten mit Myelofibrose die Kombination von **Ruxolitinib und Azacitidin**. Die Patienten erhielten zunächst für 3 Zyklen à 28 Tage Ruxolitinib. Azacitidin wurde mit dem Zyklus 4 für jeweils Tag 1–5 je Zyklus hinzugefügt. 46 Patienten wurden in die Studie aufgenommen. Die Kombinationstherapie wurde unter Berücksichtigung der Nebenwirkungen als sicher eingeschätzt. Die Ansprechrate war ermutigend. Ein Ansprechen nach den Kriterien der International Working Group for Myelofibrosis Research and Treatment wurde bei 33 Patienten (72%) festgesellt. Bei 7 Patienten trat die Response erst nach Hinzugabe von Azacitidin auf. Interessanterweise konnte mit Monat 24 bei 57% der Patienten ein signifikanter Rückgang der Knochenmarkfibrose festgestellt werden. Die Autoren sahen einen synergistischen Effekt von Ruxolitinib und Azacitidin [21]. Ein Update der Arbeit erfolgte bereits bei der ASH-Jahrestagung 2018 in San Diego, wobei die Ergebnisse der Publikation bestätigt werden konnten (Abb. 1) [20].

Rampal et al. untersuchten im Rahmen einer Phase-I-Studie die Verträglichkeit und Effektivität der Kombinationstherapie von **Ruxolitinib und Decitabin** bei MPN. 21 Patienten wurden rekrutiert. Ruxolitinib wurde dosiseskalierend in

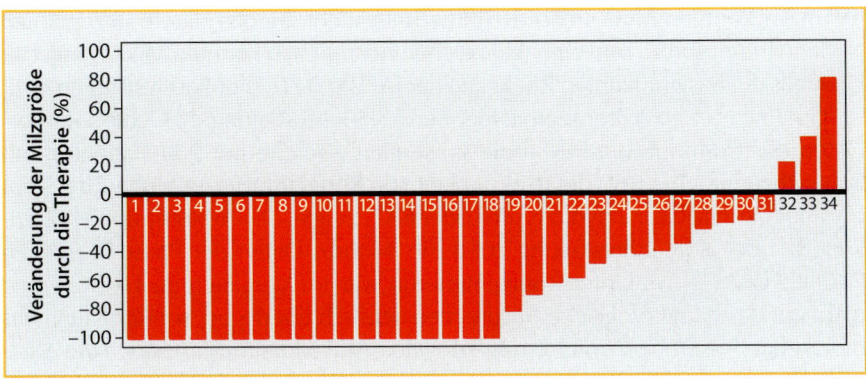

**Abbildung 1:** *Palpable Milz-Veränderungen nach Behandlung von Myelofibrose-Patienten mit Ruxolitinib in Kombination mit 5-Azacytidin. Adaptiert nach [20, 21].*

Kombination mit Decitabin appliziert. Die maximale tolerierte Dosis (MTD) wurde bisher nicht erreicht. Das mediane Gesamtüberleben lag bei 7,9 Monaten. Unter den Patienten konnte bereits in der Phase-I-Studie eine klinische Aktivität beschrieben werden, sodass eine Phase-II-Studie in Vorbereitung ist [29].

Unter Interferon wird auch bei der Myelofibrose ein molekulares Ansprechen beschrieben. Ianotto et al. konnten mit **pegyliertem IFN2α** sogar eine komplette molekulare Remission einer JAK2V617F-Mutation zeigen [15]. Die Aachener Arbeitsgruppe konnte nachweisen, dass MPN-Patienten mit JAK2V61k7F-Mutation unter Peg-IFN2α häufiger eine molekulare Remission erreichten als Patienten mit CALR-mutierter MPN. Insbesondere in vitro konnten die Autoren belegen, dass eine Kombination von IFN- und JAK2-Inhibition bei JAK2Vk617F-Mutation ein vielversprechender therapeutischer Ansatz sein wird [3].

Ein solcher therapeutische Ansatz wird bereits im Rahmen der RUXOPEG-Studie untersucht. Kiladjian et al. präsentierten erste Toxizitäts- und Effektivitätsdaten der RUXOPEG-Studie auf der ASH-Jahrestagung 2018. Bei 15 Patienten konnte bisher keine dosislimitierende Toxizität beschrieben werden. Die höchste getestete Dosis lag bei Ruxolitinib 15 mg BID und Ropeginterferon 135 µg/Woche. Hierbei konnte bereits eine klinische Kontrolle hinsichtlich Milzgröße und Blutbild dokumentiert werden. Insbesondere war eine schnelle Reduktion der JAK-Allel-Last zu sehen. Auch die Non-driver-Mutationen (ASXL1, DNMT3A, EZH2) waren rückläufig, die Beobachtung galt jedoch nicht für die TET2-Mutation. Es gab 4 SAEs, die jedoch nicht mit der Kombinationstherapie in Zusammenhang gebracht werden konnten [16].

Die Kombination von Ruxolitinib und PEG-IFN2α wurde auch von dänischen Kollegen bei 50 Patienten mit myeloproliferativen Erkrankungen (PV n=32; MF n=18) im Rahmen einer Phase-II-Studie untersucht. Neben einem akzeptablen Nebenwirkungsprofil und einem klinischen Ansprechen konnten Mikkelsen et al. ebenfalls einen signifikanten Rückgang der JAK2V617F-Allel-Last feststellen [24].

Gisslinger et al. hatten bereits bei der ASH-Jahrestagung 2017 die 2-Jahres-Daten der Continuation-PV-Studie präsentiert, welche bei 254 Patienten mit Polycythaemia Vera (PV) die Wirksamkeit von **Ropeginterferon-alpha-2b** gegenüber dem Kontrollarm (Hydroxyurea oder BAT) zeigte. Die Arbeitsgruppe präsentierte bei der ASH-Jahrestagung 2018 die 3-Jahres-Daten der Phase-III-Studien PROUD/CONTI-PV. Unter Ropeginterferon war im Vergleich zu Hydroxyurea nicht nur das hämatologische Ansprechen deutlich überlegen, sondern auch das molekulare Ansprechen mit Verringerung der JAK2-Mutationslast. Auch die Allel-Last der Passenger-Mutationen war unter Ropeginterferon rückläufig [10]. Auch Verger et al. demonstrierten in vitro und in vivo, dass pegyliertes Interferon einen supprimierenden Einfluss auf JAK2-mutierte Zellen hat und maligne Progenitorzellen signifikant zurückdrängen kann [40]. Aufgrund dieser Datenlage wurde Ropeginterferon für die Behandlung der PV in diesem Jahr zugelassen.

Weitere Kombinationstherapien werden in klinischen Studien evaluiert. Die deutsche Studiengruppe für myeloproliferative Erkrankungen (GSG-MPN) führt hierzu akademisch initiierte Studien durch. Die Ulmer Kollegen initiierten die Kombination von **Ruxolitinib und Pomalidomid** im Rahmen der POMINC-Studie (NCT01644110) für Patienten mit primärer und sekundärer Myelofibrose mit Anämie und Thrombozytenwerten >100 G/l (Giga pro Liter).

Eine Kombination mit **Ruxolitinib** und dem Hedgehog-Inhibitor **Vismodegib** wurde von Couban et al. im Rahmen einer Phase-I-Studie bei Patienten mit Intermediär- beziehungsweise Hochrisiko-Myelofibrose publiziert. Bei einem signifikanten Nebenwirkungsprofil konnten die Autoren jedoch keine Evidenz für eine zusätzliche Effektivität durch die Kombinationstherapie ausmachen [5]. Im Rahmen einer Phase-Ib/II-Studie wurde als Monotherapie **Glasdegib** bei 21 Patienten mit primärer oder sekundärer Myelofibrose hinsichtlich der Toxizität und Effektivität untersucht. Bei einem akzeptablen Nebenwirkungsprofil konnte bereits eine moderate Wirkung beschrieben werden [8].

### 3.2.3 Thrombosen

Patienten mit myeloproliferativen Neoplasien, insbesondere Patienten mit essenzieller Thrombozythämie und Polycythaemia Vera haben ein erhöhtes Risiko eines vaskulären thromboembolischen Geschehens. Die deutsche Studiengruppe GSG-MPN unter Leitung von Steffen Koschmieder untersucht MPN-Patienten insbesondere unter der Fragestellung einer adäquaten Antikoagulation. De Stefano et al. analysierten retrospektiv an 1500 Patienten mit MPN das Auftreten von venösen und arteriellen thrombotischen Komplikationen. Hydroxyurea (HU) in Kombination mit Aspirin beziehungsweise Vitamin-K-Antagonisten hatte hinsichtlich arterieller Ereignisse einen zusätzlichen protektiven Einfluss; diese Protektion konnte jedoch insbesondere für Milzvenenthrombosen nicht gesehen werden [7].

Godfery et al. untersuchten bei ET-Patienten im Alter von 40 bis 50 Jahren ohne Hochrisiko-Faktoren und einer Thrombozytenzahl von $\leq$1,500 × $10^9$/L die Inzidenz eines thrombotischen Ereignisses. Ihre randomisierte Studie zeigte, dass eine alleinige Aspirin-Gabe ohne zusätzliche zytoreduktive Therapie als Prophylaxe ausreichend ist [11].

Barbui et al. verglichen bei Patienten mit Polycythaemia Vera den Einfluss von Hydroxyurea (HU) mit dem eines alleinigen Aderlasses auf die Inzidenz einer thromboembolischen Komplikation. Die Kollegen konnten für HU einen signifikanten Vorteil hinsichtlich der Prävention von arteriellen Thrombosen dokumentieren. Der Vorteil konnte nicht bei venösen thromboembolischen Ereignissen gesehen werden. Der präventive Charakter von HU auf arterielle thrombotische Ereignisse wird mit dessen Wirkung auf Adhäsionsmoleküle der Endothelien sowie auf inflammatorische Prozesse begründet [1]. Griesshammer et al. publizierten in Annals of Hematology dieses Jahr eine Review-Arbeit über das Management thromboembolischer Ereignisse bei Polycythemia Vera [13].

### 3.2.4 Pathophysiologie

Chorzalska et al. konnten erstmalig einen JAK2-STAT5-unabhängigen pathophysiologischen Mechanismus aufzeigen, welcher zum Phänotyp einer myeloproliferativen Neoplasie führt. Bei Patienten mit PMF und nicht mit ET beziehungsweise PV wurde eine Herunterregulierung von Abl-1 auf Protein- und mRNA-Level beschrieben. Die Autoren konnten zudem demonstrieren, dass sich im Knochenmark eines Mausmodells nach Deletion von Abl-1 ein MPN-Phänotyp entwickelte, vermittelt über einen signifikanten Anstieg der Scr-Kinase-, STAT3- und NFkB-Aktivitäten. Knochenmarkhyperplasie, zunehmende Fibrosierung sowie Splenomegalie waren die Folge. Zugleich konnten die Kollegen eine Hochregulierung von 13 pro-inflammatorischen Zytokinen nachweisen. [4].

Das Forschungsteam um Veronika Sexl aus Wien hatte bereits 2016 demonstrieren können, dass die Cyclin-abhängige Kinase 6 (CDK6) über die Hemmung von Transkriptionsfaktor Egr1 Einfluss auf die Zellteilung von Leukämiestammzellen nimmt. Ohne CDK6 fehlt für die Leukämiestammzelle ein wichtiges Proliferationssignal [31]. Uras und Kollegen der Arbeitsgruppe aus Wien konnten nun den wichtigen pathophysiologischen Einfluss von CDK6 auf die myeloproliferative Neoplasie demonstrieren. Das CDK6-Protein beeinflusst nicht nur das Verhalten von ruhenden malignen Stammzellen, sondern aktiviert bei

Jak2V617F-Mauszellen über NFkB-Signale die Ausschüttung inflammatorischer Zytokine. Durch Abwesenheit von CDK6 konnten im Mausmodell ein Rückgang der klinischen Symptome, der Milzgröße sowie eine Verlängerung des Überlebens erreicht werden [36].

Im Rahmen der Plenarsitzung bei der ASH-Jahrestagung 2018 konnten Pecquet et al. zeigen, dass **mutierte CALR-Proteine** über den Golgi-Apparat an die Oberfläche der Zelle transportiert und sezerniert werden. Als sogenanntes Pseudozytokin ist das mutierte CALR-Protein in der Lage, an den TPO-Rezeptor (MPL) zu binden und den JAK2-STAT5-Signalweg zu aktivieren. Die Autoren konnten anhand von 113 Patienten zugleich eine Korrelation des CALR-Spiegels mit der CALR-mutierten Allel-Last nachweisen. In der Diskussion wurden therapeutische Möglichkeiten durch Depletion des sezernierten mutierten CALR-Proteins über Antikörper genannt, um den mutierten CALR-MPN-Klon zu treffen [27, 28].

Im Journal of Clinical Investigation publizierten Stivala et al. ihre Arbeit zum MEK/ERK-Signalweg in MPN-Zellen und konnten demonstrieren, dass der MEK/ERK-Signalweg bei JAK2-Inhibition kompensatorisch hochreguliert wird. Möglicherweise wird sich über eine zusätzliche Inhibition des MAPK-Signalwegs eine synergistische therapeutische Wirkung in Kombination mit Ruxolitinib erzielen lassen [32].

### 3.2.5 Mastozytose

Die systemische Mastozytose (SM) ist eine sehr seltene Form der MPN, bei welcher häufig eine KIT-Mutation D816V nachweisbar ist. Bereits 2016 wurde Midostaurin als ein effektives Molekül in der Behandlung von Patienten mit fortgeschrittener Mastozytose vorgestellt [12]. Nun wurde in vitro und im Mausmodell ein weiterer pathophysiologischer Weg der SM aufgezeigt. Die Expression von CD44 und die konsekutive RAS-MEK- sowie STAT5-Signalkaskade korrelierte mit der Dynamik der systemischen Mastozytose. Auch lösliches CD44 korrelierte mit zunehmender Aggressivität der SM-Erkrankung. In einem SCID-Maus-Modell konnten die Autoren demonstrieren, dass das Herunterregulieren von CD44 die Expansion von Mastzellen verringert sowie das Überleben der Mäuse verlängert. Ob über CD44 eine neue therapeutische Option möglich sein wird, ist in zukünftigen Studien zu prüfen [25].

Dass das oral verfügbare Blu-285 (Avapritinib) bei mildem Nebenwirkungsprofil in der Behandlung der Mastozytose eine beachtliche Wirksamkeit aufweist, ist bereits auf der ASH-Jahrestagung 2017 in der Plenary Session gezeigt worden [6]. Über aktuelle In-vitro-Untersuchungen konnten Lübke et al. nun zeigen, dass selbst bei Midostaurin-resistenten Zellen Avapritinib eine In-vitro-Aktivität aufweist [18].

## 3.2.6 Literatur

[1] Barbui T, De Stefano V, Ghirardi A, et al. (2018) Different effect of hydroxyurea and phlebotomy on prevention of arterial and venous thrombosis in Polycythemia Vera. Blood Cancer J. 8(12):124
[2] Barbui T, Tefferi A, Vannucchi AM et al. (2018) Philadelphia chromosome-negative classical myeloproliferative neoplasms: revised management recommendations from European LeukemiaNet. Leukemia 32:1057–1069
[3] Czech J, Cordua S, Weinbergerova B, et al. (2019) JAK2V617F but not CALR mutations confer increased molecular responses to interferon-α via JAK1/STAT1 activation. Leukemia 33(4):995–1010
[4] Chorzalska A, Morgan J, Ahsan N, et al. (2018) Bone marrow-specific loss of ABI1 induces myeloproliferative neoplasm with features resembling human myelofibrosis. Blood 132(19):2053-2066
[5] Couban S, Benevolo G, Donnellan W, et al. (2018) A phase Ib study to assess the efficacy and safety of vismodegib in combination with ruxolitinib in patients with intermediate- or high-risk myelofibrosis. J Hematol Oncol Sep 24;11(1):122
[6] DeAngelo DJ, Quiery AT, Radia D, et al. (2017) Clinical Activity in a Phase 1 Study of Blu-285, a Potent, Highly-Selective Inhibitor of KIT D816V in Advanced Systemic Mastocytosis (AdvSM). ASH Blood 130:2
[7] De Stefano V, Rossi E, Carobbio A, et al. (2018) Hydroxyurea prevents arterial and late venous thrombotic recurrences in patients with myeloproliferative neoplasms but fails in the splanchnic venous district. Pooled analysis of 1500 cases. Blood Cancer J Nov 12;8(11):112
[8] Gerds AT, Tauchi T, Ritchie E, et al. (2019) Phase 1/2 trial of glasdegib in patients with primary or secondary myelofibrosis previously treated with Ruxolitinib. Leuk Res 79:38-44
[9] Grinfeld J, Nangalia J, Baxter EJ, et al. (2018) Classification and Personalized Prognosis in Myeloproliferative Neoplasms. N Engl J Med Oct 11;379(15):1416–1430
[10] Gisslinger H, Klade C, Georgiev P, et al. (2018) Evidence for Superior Efficacy and Disease Modification after Three Years of Prospective Randomized Controlled Treatment of Polycythemia Vera Patients with Ropeginterferon Alfa-2b Vs. HU/BAT. Blood 132:579
[11] Godfrey AL, Campbell PJ, MacLean C, et al. (2018) Hydroxycarbamide Plus Aspirin Versus Aspirin Alone in Patients With Essential Thrombocythemia Age 40 to 59 Years Without High-Risk Features. J Clin Oncol [Epub ahead of print]
[12] Gotlib J, Kluin-Nelemans HC, George TI, et al. (2016) Efficacy and Safety of Midostaurin in Advanced Systemic Mastocytosis. N Engl J Med 374(26):2530–41
[13] Griesshammer M, Kiladjian JJ, Besses C. (2019) Thromboembolic events in polycythemia vera. Ann Hematol May;98(5):1071–1082
[14] Guglielmelli P, Lasho TL, Rotunno G, et al. (2018) MIPSS70: Mutation-Enhanced International Prognostic Score System for Transplantation-Age Patients With Primary Myelofibrosis. J Clin Oncol Feb 1;36(4):310–318
[15] Ianotto JC, Chauveau A, Boyer-Perrard F, et al. (2018) Benefits and pitfalls of pegylated interferon-α2a therapy in patients with myeloproliferative neoplasm-associated

myelofibrosis: a French Intergroup of Myeloproliferative neoplasms (FIM) study. Haematologica Mar;103(3):438–446
[16] Kiladjian JJ, Soret-Dulphy J, Resche-Rigon M, et al (2018) Ruxopeg, a Multi-Center Bayesian Phase 1/2 Adaptive Randomized Trial of the Combination of Ruxolitinib and Pegylated Interferon Alpha 2a in Patients with Myeloproliferative Neoplasm (MPN)-Associated Myelofibrosis. Blood 2018 132:581
[17] Kuykendall AT, Shah S, Talati C, et al. (2018) Between a rux and a hard place: evaluating salvage treatment and outcomes in myelofibrosis after ruxolitinib discontinuation. Ann Hematol Mar;97(3):435–441
[18] Lübke J, Naumann N, Kluger S, et al. (2019) Inhibitory effects of midostaurin and avapritinib on myeloid progenitors derived from patients with KIT D816V positive advanced systemic mastocytosis. Leukemia May;33(5):1195–1205
[19] Marcellino BK, Hoffman R, Tripodi J, et al. (2018) Advanced forms of MPNs are accompanied by chromosomal abnormalities that lead to dysregulation of TP53. Blood Adv Dec 26;2(24):3581–3589
[20] Masarova L, Verstovsek S, Cortes JE, et al. Updated Results of Phase 2 Study of Ruxolitinib in Combination with 5-Azacitidine in Patients with Myelofibrosis. Blood 2018 132:352
[21] Masarova L, Verstovsek S, Hidalgo-Lopez JE, et al. (2018) A phase 2 study of ruxolitinib in combination with azacitidine in patients with myelofibrosis. Blood Oct 18;132(16):1664–1674
[22] Mascarenhas J, Komrokji RS, Cavo M, et al. (2018) Imetelstat Is Effective Treatment for Patients with Intermediate-2 or High-Risk Myelofibrosis Who Have Relapsed on or Are Refractory to Janus Kinase Inhibitor Therapy: Results of a Phase 2 Randomized Study of Two Dose Levels. Blood 132:685
[23] Mascarenhas J, Lu M, Virtgaym E, et al. (2017) Open label phase I study of single agent oral RG7388 (idasanutlin) in patients with polycythemia vera and essential thrombocythemia. Blood 130:254
[24] Mikkelsen SU, Kjær L, Bjørn ME, et al. (2018) Safety and efficacy of combination therapy of interferon-α2 and ruxolitinib in polycythemia vera and myelofibrosis. Cancer Med 7(8):3571–3581
[25] Mueller N, Wicklein D, Eisenwort G, et al. (2018) CD44 is a RAS/STAT5-regulated invasion receptor that triggers disease expansion in advanced mastocytosis. Blood Nov 1;132(18):1936-1950
[26] Passamonti F, Maffioli M. (2018) The role of JAK2 inhibitors in MPNs 7 years after approval. Blood May 31;131(22):2426–2435
[27] Pecquet C, Balligand T, Chachoua I, et al. (2018) Secreted Mutant Calreticulins As Rogue Cytokines Trigger Thrombopoietin Receptor Activation Specifically in CALR Mutated Cells: Perspectives for MPN Therapy. Blood 132:4
[28] Pecquet C, Chachoua I, Roy A, et al. (2019) Calreticulin mutants as oncogenic rogue chaperones for TpoR and traffic-defective pathogenic TpoR mutants. Blood [Epub ahead of print]
[29] Rampal RK, Mascarenhas JO, Kosiorek HE, et al. (2018) Safety and efficacy of combined ruxolitinib and decitabine in accelerated and blast-phase myeloproliferative neoplasms. Blood Adv Dec 26;2(24):3572–3580

[30] Rotunno G, Mannarelli C, Brogi G, et al. (2019) Spectrum of ASXL1 mutations in primary myelofibrosis: prognostic impact of the ASXL1 p.G646Wfs*12 mutation. Blood.2018879536
[31] Scheicher R, Hoelbl-Kovacic A, Bellutti F, et al. (2015) CDK6 as a key regulator of hematopoietic and leukemic stem cell activation. Blood 125:90–101
[32] Stivala S, Codilupi T, Brkic S, et al. (2019) Targeting compensatory MEK/ERK activation increases JAK inhibitor efficacy in myeloproliferative neoplasms. J Clin Invest Mar 4;130:1596–1611
[33] Tefferi A, Guglielmelli P, Lasho TL, et al. (2018) MIPSS70+ Version 2.0: Mutation and Karyotype-Enhanced International Prognostic Scoring System for Primary Myelofibrosis. J Clin Oncol Jun 10;36(17):1769–1770
[34] Tefferi A, Guglielmelli P, Nicolosi M, et al. (2018) GIPSS: genetically inspired prognostic scoring system for primary myelofibrosis. Leukemia Jul;32(7):1631–1642
[35] Tefferi A, Lasho TL, Begna KH, et al. (2015) A Pilot Study of the Telomerase Inhibitor Imetelstat for Myelofibrosis. N Engl J Med Sep 3;373(10):908–19
[36] Uras IZ, Maurer B, Nivarthi H, et al. (2019) Cdk6 coordinates Jak2V617F mutant MPN via NFκB and apoptotic networks. Blood 133:1677–1690
[37] Verstovsek S, Hasserjian RP, Pozdnyakova O, et al. (2018) PRM-151 in Myelofibrosis: Efficacy and Safety in an Open Label Extension Study. Blood 132:686
[38] Verstovsek S, Manshouri T, Pilling D, et al. (2016) Role of neoplastic monocyte-derived fibrocytes in primary myelofibrosis. J Exp Med Aug 22;213(9):1723–40
[39] Vallapureddy RR, Mudireddy M, Penna D, et al. (2019) Leukemic transformation among 1306 patients with primary myelofibrosis: risk factors and development of a predictive model. Blood Cancer J Jan 25;9(2):12
[40] Verger E, Soret-Dulphy J, Maslah N, et al. (2018) Ropeginterferon alpha-2b targets JAK2V617F-positive polycythemia vera cells in vitro and in vivo. Blood Cancer J Oct 4;8(10):94

# 4 Allogene Stammzelltransplantation

*Johannes Schetelig, Moritz Middeke, Friedrich Stölzel*

## 4.1 Indikation zur allogenen Stammzelltransplantation bei AML/MDS

Die Cancer and Leukemia Group B (CALGB) unter Leitung von Clara Bloomfield hat den Stellenwert der allogenen Stammzelltransplantation (SZT) in einer retrospektiven Registeranalyse zu 10-Jahres-Überlebensraten herausgearbeitet [37]. Von insgesamt 2551 Patienten, die in CALGB-Protokollen mit kurativer Behandlungsindikation alleinig mit Chemotherapie behandelt worden waren und für die eine zytogenetische Risikoklassifikation ihrer AML erfolgte, waren nach 10 Jahren

Nachbeobachtung 16,6% der Patienten <60 Jahren und 2,4% der Patienten ≥60 Jahre rezidivfrei. Unter den Langzeitüberlebenden war die Gruppe der Patienten mit Core-Binding-Faktor-Leukämien überrepräsentiert. Daten zur Rezidivtherapie und nachfolgenden allogenen SZT werden leider nicht berichtet. Die CALGB schließt aus den Ergebnissen dieser Langzeitstudie, dass eine Heilung mittels Chemotherapie alleine nur bei einem kleinen Teil jüngerer Patienten und nur bei einem verschwindend geringen Teil von Patienten über 60 Jahren gelingt. Die Studie unterstreicht somit indirekt den Stellenwert der allogenen Stammzelltransplantation in erster kompletter Remission.

Eine Intergroup-Analyse aus den USA ergänzt diesen Befund. Ebenfalls in einer retrospektiven multizentrischen Studie mehrerer Studiengruppen wurde der Stellenwert der allogenen Stammzelltransplantation in erster kompletter Remission gegenüber Post-Remissions-Chemotherapie in der Gruppe der 60 bis 75 Jahre alten Patienten verglichen. Trotz mehr nicht Rezidiv-bedingten Todesfällen nach allogener SZT hatten transplantierte Patienten aufgrund der geringeren Sterblichkeit in Folge von Krankheitsrückfällen eine höhere 5-Jahres-Überlebenswahrscheinlichkeit (29% versus 14%) als Patienten, die eine Post-Remissions-Chemotherapie erhalten hatten [36]. Die Autoren der Studie weisen auf die mögliche Verzerrung des Ergebnisses durch eine Selektion der fittesten Patienten für die allogene SZT hin, gleichwohl ist die Selektion ausschließlich fitter Patienten für die allogene SZT vermutlich auch in Amerika nicht mehr Versorgungsalltag.

Zur Indikationsstellung der allogenen SZT für Patienten mit MDS wurden erstmals auf der ASH-Jahrestagung 2018 Ergebnisse der sogenannten VidazaAllo-Studie vorgestellt [22]. Diese Studie hat entsprechend einer biologischen Randomisierung die Ergebnisse von Patienten mit HLA-kompatiblen Spendern mit Behandlungsergebnissen von Patienten ohne HLA-kompatible Spender verglichen. Patienten mit Spendern erhielten 6 Zyklen 5-Azacytidin (Vidaza®) und wurden nachfolgend allogen transplantiert. Patienten ohne Spender wurden mit Azacitidin bis zu einem Progress oder einer schweren Komplikation behandelt. Die Studie wurde vorzeitig abgebrochen. Insgesamt waren bis zu diesem Zeitpunkt 190 Patienten im Alter zwischen 55 und 70 Jahren überwiegend mit Hochrisiko-MDS eingeschlossen worden. Eine wichtige Erkenntnis aus dieser Feldbeobachtung ist, dass selbst von fitten Patienten, die für eine allogene SZT geeignet erscheinen, circa ein Drittel nicht den Zeitpunkt der SZT erreichte, weil es unter Azacitidin zu Komplikationen oder einem Fortschreiten der Erkrankung kam. Eine zweite wichtige Erkenntnis resultiert aus dem Überlebensvorteil für die Patienten mit HLA-kompatiblem Spender, von denen nach 3 Jahren noch 49% lebten gegenüber 22% der Patienten ohne HLA-kompatible Spender. Angesichts der Option, auch mit partiell kompatiblen und haploidenten Spendern erfolgreich transplantieren zu können, darf diese Studie als indirekter Hinweis auf den Stellenwert der allogenen SZT gewertet werden.

## 4.2 Spenderauswahl

Die Ergebnisse nach SZT vom HLA-identen Geschwister, einem haploidenten Verwandten, einem HLA-kompatiblen unverwandten Spender oder mit Nabelschnurblut unterscheiden sich wahrscheinlich nur im einstelligen Prozentbereich, beziehungsweise gar nicht [10, 27, 30]. Die annähernde Gleichwertigkeit der Ergebnisse auf der Grundlage existierender retrospektiver Daten erlaubt die breite Empfehlung, dass die Indikationsstellung zur allogenen SZT unabhängig vom Spendertyp erfolgen sollte. Dies gilt mittlerweile für nahezu alle Indikationen. Selbst für Patienten mit Hämoglobinopathien wurden in den letzten Jahren mehr und mehr Daten auch für die haploidente SZT publiziert.

Weiterhin ist aber das Evidenz-Niveau für die HLA-idente Geschwistertransplantation und die HLA-kompatible, unverwandte SZT aufgrund der viel größeren Erfahrung weitaus besser als für die haploidente SZT. Die Empfehlung zur HLA-identen Geschwister-SZT als erste Wahl, gefolgt von der HLA-kompatiblen unverwandten SZT von einem HLA-A-, -B-, -C-, und -DRB1-kompatiblen Spender vor der Wahl eines haploidenten Spenders oder partiell HLA-kompatiblen Spenders hat also weiterhin Bestand [1]. Einen substanziellen Zeitverzug der SZT bei Fehlen eines HLA-kompatiblen Spenders rechtfertigen die Daten aber nicht mehr.

### 4.2.1 Auswahlkriterien für unverwandte Spender

Neben den HLA-Merkmalen sind das Alter, Gewicht, Geschlecht, die Blutgruppe und der CMV-Status des Spenders beziehungsweise der Spenderin von möglicher Relevanz [21]. Nach einer 2016 publizierten Studie des Center for International Blood and Marrow Transplant Research (CIBMTR) hat das Spenderalter in den letzten Jahren großes Gewicht für die Spenderauswahl bekommen. Patienten haben durch die Auswahl eines 10 Jahre jüngeren Spenders durchschnittlich einen circa 3%igen Vorteil für das 2-Jahres-Überleben. Seit dieser Studie muss das Spenderalter bei der Auswahl berücksichtigt werden. Offene Fragen bestehen aber mit Blick auf die anderen Parameter, die berücksichtigt werden können: HLA-DQB1- und -DPB1-Differenzen, Spendergeschlecht, Schwangerschaften, Ethnizität, Blutgruppe und CMV-Status [1].

Um hier mehr Orientierung zu schaffen, hat das CIBMTR eine zweite Analyse an einem um circa 4500 Patienten erweiterten Datensatz durchgeführt [34]. Das Ziel bestand darin, einen Score für die Gewichtung der verschiedenen Kriterien zu schaffen. Dieses Ziel wurde nicht erreicht, weil der entwickelte Score nicht die notwendigen Eigenschaften für die Vorhersage des Transplantationsergebnisses aufwies. Es sind also weitere wissenschaftliche Anstrengungen erforderlich, das Gewicht der verschiedenen Faktoren korrekt in einem Score so zu gewichten, dass individuell der optimale Spender oder die optimale Spenderin ausgewählt wird.

### 4.2.2 Ideen zur weiteren Personalisierung der Spenderauswahl

Forscher der französischen Fachgesellschaft für Stammzelltransplantation und Zelltherapie (SFGM-TC) und der französischen Fachgesellschaft für Histokompatibilität und Immungenetik (SFHI) haben den Einfluss von HLA-Differenzen der Klasse-II-Antigene DRB3, DRB4 und DRB5 auf das Transplantationsergebnis untersucht [13]. Diese HLA-Moleküle sind circa 5-fach geringer als DRB1 auf Antigen-präsentierenden Zellen exprimiert.

In einer Studie des National Marrow Donor Program (NMDP) hatte Marcelo Fernández-Viña bereits 2013 auf die potenzielle Bedeutung von HLA-Differenzen für die niedrig exprimierten HLA-Moleküle HLA-DP, -DQ und -DRB3/4/5 hingewiesen. An einer Kohorte von 3853 Patienten-Spender-Paaren konnte er eine Assoziation zwischen der Sterblichkeit nach allogener SZT und mehreren Differenzen an den Loci (HLA-DP, -DQ und -DRB3/4/5) aufzeigen, wenn gleichzeitig eine Merkmalsdifferenz an den Loci (HLA-A, -B, -C und -DRB1) bestand [17].

Die französische Arbeitsgruppe untersuchte den Effekt von HLA-DRB3/4/5-Differenzen auf das Ergebnis der Transplantation bei 1975 Patienten mit für HLA-A, -B, -C, -DRB1 und -DQB1 passenden unverwandten Spendern (10/10). Circa 12% der Patienten-Spender-Paare wiesen Differenzen an den genannten Loci auf. Patienten mit HLA-DRB3/4/5-Differenzen hatten ein signifikant höheres Risiko für akute Grad-2–4-GVHD (45% versus 55%; p=0,0008 im univariaten Vergleich; Hazard Ratio des multivariablen Modells 1,43; 95%CI 1,07–1,90), nicht jedoch für andere wichtige Endpunkte. Gegen eine Beachtung dieser Merkmale für die Spenderauswahl spricht bei sonst gleichen Parametern nichts. Weitere Studien müssen aber den Stellenwert dieser HLA-Merkmale für die Spenderauswahl bestätigen, um eine Empfehlung hierzu auszusprechen.

Eine Forschergruppe der Antony-Nolan-Stiftung hat die Hypothese aufgestellt, dass **HLA-matching** unter Einbeziehung von Informationen zu intronischen Gendifferenzen die Ergebnisse der Stammzelltransplantation weiter verbessern könnte [24]. Die HLA-Typisierung basiert normalerweise nur auf der Sequenzierung der Exone, die eine eindeutige Charakterisierung der Aminosäure-Sequenz eines HLA-Moleküls erlauben. Diese Information ist in den ersten beiden Feldern des HLA-Codes getrennt durch einen Doppelpunkt abgebildet (etwa HLA-A*02:02).

Das dritte Feld beschreibt synonyme Variationen der DNA. Das vierte Feld beschreibt intronische Variationen (etwa HLA-A*02:02:01:01). Intronische Sequenzen können beispielsweise Einfluss auf die Expressionsstärke eines Proteins haben. Um das dritte und vierte Feld des HLA-Codes eindeutig zu definieren, muss das gesamte Gen sequenziert werden.

Eine gleichlautende Hypothese wurde auf der Tagung der European Foundation for Immungenetics (EFI) von einer australischen Forschergruppe aufgestellt [12]. Die Gruppe um Neema Mayor diskutiert in ihrer Arbeit, ob intronische Differenzen funktionelle Unterschiede der Antigenpräsentation verursachen oder als Indikator für Haplotyp-Differenzen stehen. In Zusammenarbeit mit dem CIBMTR verfolgt die Forschergruppe um Neema Mayor dieses Thema weiter. Eine sehr schöne Zusammenfassung des gegenwärtigen Wissensstands zur erweiterten HLA-Typisierung mittels NGS, der Bedeutung unterschiedlicher HLA-Expressionsniveaus, genetischer Variationen in Regionen von HLA-Genen, die für die Antigenerkennung nicht funktionell relevant sind, und evolutionären Aspekten findet sich in einer kürzlich publizierten Übersichtsarbeit von Effie Petersdorf [29].

**Natürliche-Killer(NK)-Zellen** sind eine wichtige Effektor-Zell-Population, deren Beitrag zu Graft-versus-Leukämie-Effekten durch gezielte Spenderauswahl verbessert werden könnte. Killerzell-Immunoglobulin-like-Rezeptoren (KIR) spielen eine wichtige Rolle für die Aktivierung von NK-Zellen. Die Liganden für KIRs sind HLA-Klasse-I-Moleküle und die Funktionen von NK-Zellen hängen von der Summe aktivierender und hemmender Signale ab. Da KIR-Gene unabhängig von HLA-Genen vererbt werden, könnte die KIR-Genotyp-Information bei der Auswahl unter mehreren HLA-kompatiblen Spendern helfen.

Modelle von zwei US-amerikanischen Forschergruppen wurden im Rahmen retrospektiver Analysen des Deutschen Registers Stammzelltransplantation (DRST) und der EBMT in Zusammenarbeit mit der Collaborative Biobank (www.cobi-biobank.de) untersucht [5, 11, 38]. Leider konnte die Vorhersage der Sterblichkeit, beziehungsweise des Rückfallrisikos durch Hinzunahme dieser Modelle nicht verbessert werden [33]. Bislang wurde aber nur ein Bruchteil der verfügbaren Genotyp-Information für die Vorhersage eingesetzt, sodass weiterhin Hoffnung besteht, dass die KIR-Genotyp-Information nutzbar gemacht werden kann.

### 4.2.3 Auswahlkriterien für haploidente Spender

Mehrere Gruppen haben Empfehlungen für die Auswahl haploidenter Spender publiziert [9, 18, 28, 40]. Die Frage nach dem besten haploidenten Spender stellt sich immer dann, wenn Patienten mehrere mögliche haploidente Spender haben. Zum Kreis der möglichen haploidenten Spender zählen auch zweit- oder drittgradige Verwandte [16]. Neben dem Spenderalter und der Spendersicherheit gibt es wenige harte Kriterien für die Auswahl.

Von hoher Bedeutung sind aber unstrittig Spender-spezifische Antikörper. Spezifität, Titer und gegebenenfalls Funktionalität dieser HLA-Antikörper (donor specific antibodies, DSA) im Blut des Patienten müssen berücksichtigt werden. Nach Möglichkeit müssen haploidente Spender vermieden werden, gegen deren HLA-Merkmale der Patient hochtitrige oder gar funktionell relevante DSAs im Blut hat. Hilfreiche Hinweise für die Interpretation von DSAs und gegebenenfalls spezielle Maßnahmen zur Desensibilisierung enthalten die im letzten Jahr publizierten Konsensus-Empfehlungen der EBMT [8].

## 4.3 Prävention von Graft-versus-Host-Erkrankung bei HLA-kompatiblen Spendern

### 4.3.1 Gabe von Cyclophosphamid nach SZT

In einer dreiarmigen randomisierten Phase-II-Studie des Bone Marrow Clinical Trial Networks (PROGRESS I Trial, BMT-CTN 1203) wurde erstmals die hochdosierte Gabe von Cyclophosphamid (kurz: Post-Transplant Cyclophosphamide, PTCy) früh nach allogener SZT im Rahmen einer kontrollierten Studie untersucht [4]. Zwischen November 2014 und Mai 2016 wurden 273 Patienten in dieser Studie auf die Behandlungen PTCy/Tacrolimus/Mycophenolatmofetil, Bortezomib/Tacrolimus/Methotrexat und Maraviroc/Tacrolimus/Methotrexat randomisiert. Die Daten der randomisierten Studienpatienten wurden für die Analyse des primären Endpunkts mit den Daten einer kontemporären Gruppe von Registerpatienten des CIBMTR verglichen. Primärer Endpunkt war das GVHD-/rezidivfreie Überleben. Relevante Ereignisse für diesen Endpunkt waren das Auftreten von akuter GVHD Grad 3–4, chronische GVHD mit dem Bedarf für systemische Immunsuppression, Rezidiv oder Tod. Patienten mit GVHD-/rezidivfreiem Überleben (GRFS) haben also keines der eben gelisteten Ereignisse.

Das 1-Jahres-GRFS betrug für die drei Arme PTCy/Tacrolimus/Mycophenolatmofetil, Bortezomib/Tacrolimus/Methotrexat und Maraviroc/Tacrolimus/Methotrexat plus dem Kontrollarm 56%, 46%, 40% und 39% und war somit am besten in der mit PTCy/Tacrolimus/Mycophenolatmofetil behandelten Patientengruppe [3]. Das rezidivfreie Überleben lag in allen Gruppen zwischen 56% und 62%. Im multivariablen Vergleich mit dem Kontrollarm war das GRFS für die mit PTCy/Tacrolimus/Mycophenolatmofetil behandelten Patienten etwas besser: HR 0,72; 90%CI 0,54–0,94; p=0,044.

In der PROGRESS-III-Studie wird jetzt prospektiv und randomisiert dieser Prüfarm PTCy/Tacrolimus/Mycophenolatmofetil versus Tacrolimus/Methotrexat untersucht. Diese Studie rekrutiert gegenwärtig Patienten in den USA. Spannend werden die Ergebnisse dieser großen Studie auch, weil sie einen Eindruck geben werden, inwiefern sich die Vermeidung schwerer GVHD auch in einen langfristigen Vorteil mit Blick auf die klassischen Endpunkte rezidivfreies Überleben und Gesamtüberleben übersetzen wird. Bislang ist die vorherrschende Überzeugung, dass GVHD ein zweischneidiges Schwert ist, welches vor einem Krankheitsrückfall schützt, gleichzeitig aber das Risiko für lebensbedrohliche Komplikationen erhöht.

Die hochdosierte Gabe von Cyclophosphamid (PTCy) früh nach allogener SZT ist ein potentes Verfahren zur Vorbeugung von GVHD. Hierzu hatte die Gruppe aus Baltimore ihre Ergebnisse einer großen Patientenserie bereits in 2014 publiziert [20]. Bisher war die Vorstellung, dass durch die Cyclophosphamid-Gabe eine Depletion alloreaktiver T-Zellen bewirkt wird [19]. Umfangreiche experimentelle Arbeiten in verschiedenen Mausmodellen legen jetzt aber eine andere Hypothese als Hauptwirkmechanismus nahe [39]: PTCy bewirkt demnach keine Depletion, sondern eine Suppression alloreaktiver T-Zellen. Diese funktionelle Änderung tritt innerhalb eines Tages ein und hält offensichtlich auch neue Spender-T-Zellen von der Initiierung der GVHD ab. Vermittelt wird dieser suppressive Effekt offensichtlich durch die präferenzielle Erholung von speziellen alloantigen-spezifischen CD4-, CD25- und Foxp3-positiven regulatorischen T-Zellen. Das bessere Verständnis des Wirkmechanismus von PTCy kann in Zukunft auch die weitere Optimierung dieser Plattform ermöglichen.

## 4.4 Konditionierung vor allogener Stammzelltransplantation bei AML/MDS

Busulfan, Melphalan und Cyclophosphamid waren bislang die am häufigsten in der Stammzelltransplantation eingesetzten Alkylanzien. Treosulfan ist wie Busulfan eine organische Schwefelverbindung mit der allgemeinen Struktur R–$SO_2$–OH, wobei R ein organischer Rest ist. Treosulfan wird seit vielen Jahren zur Konditionierung eingesetzt, zugelassen ist es bisher aber nur für die Behandlung des Ovarialkarzinoms.

In einer großen randomisierten Phase-III-Studie mit AML- oder MDS-Patienten über 50 Jahren wurden toxizitätsreduzierte Konditionierungen mit Treosulfan und Busulfan verglichen [2]. Patienten mit unverwandten Spendern erhielten in beiden Armen ATG. Insgesamt wurden 551 Patienten in die finale Analyse eingeschlossen. Engraftment und GVHD waren in beiden Armen vergleichbar, Chimärismus-Analysen am Tag 28 zeigten in der Treosulfan-Gruppe aber höhere Spenderanteile.

Nach einer medianen Nachbeobachtungsdauer von 29 Monaten war das ereignisfreie 2-Jahres-Überleben mit 66% versus 51% für die mit Treosulfan behandelten Patienten besser (p=0,001). Auch das 2-Jahres-Gesamtüberleben war mit 73% versus 60% besser (p=0,004). Während die Rezidivinzidenz in beiden Armen nicht verschieden war, hatten die mit Treosulfan behandelten Patienten eine geringere nicht Rezidiv-bedingte Mortalität (12% versus 20%, p=0,03). Einziger Wermutstropfen ist, dass keine Hauptursache für die verringerte nicht Rezidiv-bedingte Mortalität identifiziert werden konnte und somit der positive Effekt partiell unverstanden bleibt. Die Zulassung für Treosulfan für den Einsatz in der Konditionierung wird noch für 2019 erwartet.

Komplementäre Daten zu dieser großen randomisierten Studie kommen von einer retrospektiven CIBMTR-Analyse mit Patienten mit AML oder MDS, in der eine Vielzahl verschiedener dosisreduzierter und dosisintensiver Konditionierungen mit oder ohne Gebrauch von ATG miteinander verglichen wurde [15]. Aus diesem Vergleich ging die reduzierte Konditionierung mit Fludarabin, Busulfan und ATG als unterlegen hervor. Alternativen zu dieser Kombination sind demzufolge vorzuziehen.

## 4.5 Monitoring und Prävention von Rezidiven bei AML/MDS

### 4.5.1 Diagnostik auf minimale Resterkrankung

Eine Forschergruppe der Washington University, St Louis, Missouri, hat beispielhaft die Möglichkeit von Next-Generation-Sequencing-basierter Diagnostik auf Resterkrankung für 90 Patienten mit MDS aufgezeigt [14].

Es wurden 285 Gene, für die rekurrente Mutationen bekannt sind, in gepaarten diagnostischen Knochenmarkproben und Keimbahn-DNA sequenziert. Bei 96% der Patienten gelang es somatische Mutationen festzustellen, die für die Diagnostik auf Resterkrankung verwendet werden konnten. Am Tag 30 nach allogener SZT konnte bei 32 Patienten mindestens eine persistierende Mutation mit einer Variant Allele Frequency (VAF) von 0,5% nachgewiesen werden. Der Nachweis von MRD mit einer VAF von mindestens 0,5% war mit einem deutlich höheren Rückfallrisiko nach allogener SZT verbunden: 53% versus 13%, p<0,001. Mit derartiger Diagnostik lassen sich Hochrisikogruppen für Krankheitsrezidive identifizieren. Diese Befunde sind Voraussetzung, um an diesen Patientengruppen prophylaktische oder präemptive Therapien zu untersuchen.

### 4.5.2 Immune-Escape

Unter der Überschrift Immune-Escape werden immunologische Resistenzmechanismen zusammengefasst, die es Leukämie- oder Tumorzellen erlauben, der Immunantwort allogener Spenderzellen zu entgehen. Zwei grundlegende Arbeiten sind hierzu kürzlich publiziert worden. An gepaarten Proben, die vor der SZT und im Rezidiv nach allogener SZT entnommen worden waren, konnte eine Gruppe der Washington School of Medicine in St Louis, Missouri, zeigen, dass die Resistenz der Leukämiezellen nicht durch den Zugewinn AML-spezifischer Mutationen oder struktureller Änderungen in Genen, die die Immunantwort regulieren, erklärt werden kann [7].

Hinweise auf eine immunologische Dysregulation der Leukämiezellen ergaben sich aus den Ergebnissen der RNA-Sequenzierung der Probenpaare. Die Gruppe konnte zeigen, dass im Rezidiv HLA-Klasse-II-Antigene um das 3- bis 12-Fache herunterreguliert waren, aber auch andere immunologische Signalwege für angeborene und adaptierte Immunantworten gestört waren. Bedeutsam ist, dass diese Veränderungen durch die Gabe von Interferon-gamma partiell reversibel werden.

Am Institut San Raffaele in Mailand beschäftigt sich seit Jahren eine hochkarätige Forschergruppe ebenfalls mit dem Thema Immune-Escape. Auch diese Gruppe publizierte kürzlich Daten von mehreren Patientenserien [35]. Übereinstimmend mit der Gruppe aus St. Louis beschrieben die Forscher zwei alternative Wege des Immune-Escape, einen über die Herunterregulation von HLA-Klasse-II-Antigenen und einen über die De-Regulation kostimulierender Moleküle von der Oberfläche von Leukämiezellen. Diese Veränderungen waren assoziiert mit funktionellen Störungen der zirkulierenden T-Zellen. Target-Moleküle zur Reversion dieser Signaturen können Interferon-gamma und Immuncheckpoint-Moleküle sein.

## 4.6 Rezidivprävention nach allogener SZT

Von Platzbecker et al. wurden 2018 die Daten der RELAZA-Studie publiziert [31]. Die Studie umfasste eine Screening-Phase, in der minimale Resterkrankung überwacht wurde, sowie eine Behandlungsphase, in der Resterkrankung beziehungsweise beginnende Rezidive präemptiv mit 5-Azacytidin behandelt wurden. Bei vielen Patienten gelang es vor der Diagnose eines hämatologischen Rezidivs mit der präemptiven Therapie zu beginnen. Beachtlich ist, dass bei circa 70% der so behandelten Patienten ein objektives Ansprechen verzeichnet werden konnte. In dieser Patientengruppe betrug das krankheitsfreie Überleben 2 Jahre nach beobachtetem MRD-Anstieg noch circa 50%. An diesem Behandlungskonzept ist attraktiv, dass nur diejenigen Patienten behandelt werden, bei denen unmittelbar ein Rückfall droht. Die Daten dieser Phase-II-Studie rechtfertigen die Behandlung von Patienten analog des Studienkonzeptes, zumal die Behandlung im Rahmen der zugelassenen Indikation für 5-Azacytidin erfolgt.

Der orale Multikinase-Inhibitor **Sorafenib** ist zwischen den Chemotherapie-Blöcken der Induktions- und Postremissionstherapie bei Patienten mit AML wirksam [32]. Experimentelle Daten aus Freiburg belegen eine immunmodulatorische Wirkung von Sorafenib nach allogener SZT [23]. Im Mausmodell wurden eine verstärkte IL-15-Produktion leukämischer FLT3-ITD-mutierter Blasten, die Expansion von CD8-, CD107a- und IFN-γ-positiven T-Zellen und langfristige Rezidivfreiheit bei den mit Sorafenib behandelten Mäusen gezeigt.

In der auf der ASH-Jahrestagung 2018 erstmalig präsentierten SORMAIN-Studie wurde Sorafenib als Erhaltungstherapie nach allogener Stammzelltransplantation oral über bis zu 24 Monate untersucht. Die Studie wurde wegen langsamer Rekrutierung vorzeitig abgebrochen. Primärer Endpunkt war das rezidivfreie Überleben [6]. Trotz der kleinen Fallzahl zeigt sich ein signifikanter Vorteil mit Blick auf das ereignisfreie Überleben und das Gesamtüberleben für die mit Sorafenib behandelten Patienten. Sorafenib ist somit eines der ersten Medikamente, die Immune-Escape (siehe oben) durchbrechen können.

Keine hinreichende Wirksamkeit nach allogener SZT scheint die spezifischere Erhaltungstherapie mit Midostaurin zu haben, die in einer kleinen randomisierten Phase-II-Studie untersucht wurde [25]. Insgesamt 60 Patienten wurden in einen Behandlungsarm mit oder ohne Midostaurin randomisiert. Mit Blick auf das rezidivfreie Überleben zeigte sich kein Unterschied zwischen den beiden Armen. Obendrein war die Rate unerwünschter gastrointestinaler Arzneimittelwirkungen im Therapiearm höher, was zu mehr Therapieabbrüchen führte.

Aufgrund fehlenden Wirksamkeitsnachweises sollte Midostaurin in der Erhaltungstherapie nach allogener SZT nicht eingesetzt werden. Angesichts der Evidenz mehrerer retrospektiver und prospektiver randomisierter Studien sowie experimenteller Daten sollte Patienten mit FLT3-ITD hingegen eine Erhaltungstherapie mit Sorafenib nach Einholung einer Kostenübernahme durch die Krankenkasse angeboten werden [26, 32].

## 4.7 Literatur

[1] Ayuk F, Beelen DW, Bornhauser M, et al. (2018) Relative Impact of HLA Matching and Non-HLA Donor Characteristics on Outcomes of Allogeneic Stem Cell Transplantation for Acute Myeloid Leukemia and Myelodysplastic Syndrome. Biol Blood Marrow Transplant 24(12): 2558–2567

[2] Beelen DW, Trenschel R, Stelljes M, et al. (2017) Final Results of a Prospective Randomized Multicenter Phase III Trial Comparing Treosulfan/Fludarabine to Reduced Intensity Conditioning with Busulfan/Fludarabine Prior to Allogeneic Hematopoietic Stem Cell Transplantation in Elderly or Comorbid Patients with Acute Myeloid Leukemia or Myelodysplastic Syndrome. Blood 130(Suppl 1): 521–521

[3] Bolaños-Meade J (2018) Novel Approaches for Graft-Versus-Host Disease (GvHD) Prophylaxis: Primary Results of Progress I Multicenter Trial of Matched Allogeneic Hematopoietic Cell Transplantation (alloHCT) Using Reduced Intensity Conditioning (RIC) BMT CTN 1203. Tandem Meeting 2018, abstr LBA-1

[4] Bolaños-Meade J, Reshef R, Fraser R, et al. (2019) Three prophylaxis regimens (tacrolimus, mycophenolate mofetil, and cyclophosphamide; tacrolimus, methotrexate, and bortezomib; or tacrolimus, methotrexate, and maraviroc) versus tacrolimus and methotrexate for prevention of graft-versus-host disease with haemopoietic cell transplantation with reduced-intensity conditioning: a randomised phase 2 trial with a non-randomised contemporaneous control group (BMT CTN 1203). Lancet Haematol 6(3): e132–e143

[5] Boudreau JE, Giglio F, Gooley TA, et al. (2017) KIR3DL1/ HL A-B Subtypes Govern Acute Myelogenous Leukemia Relapse After Hematopoietic Cell Transplantation. J Clin Oncol 35(20): 2268–2278

[6] Burchert A, Bug G, Finke J, et al. (2018) Sorafenib As Maintenance Therapy Post Allogeneic Stem Cell Transplantation for FLT3-ITD Positive AML: Results from the Randomized, Double-Blind, Placebo-Controlled Multicentre Sormain Trial. Blood 132(Suppl 1): 661–661

[7] Christopher MJ, Petti AA, Rettig MP, et al. (2018) Immune Escape of Relapsed AML Cells after Allogeneic Transplantation. N Engl J Med 379(24): 2330–2341

[8] Ciurea SO, Cao K, Fernadez-Vina M, et al. (2018) The European Society for Blood and Marrow Transplantation (EBMT) Consensus Guidelines for the Detection and Treatment of Donor-specific Anti-HLA Antibodies (DSA) in Haploidentical Hematopoietic Cell Transplantation. Bone Marrow Transplant 53(5): 521–534

[9] Ciurea SO, Champlin RE. (2013) Donor selection in T cell-replete haploidentical hematopoietic stem cell transplantation: knowns, unknowns, and controversies. Biol Blood Marrow Transplant 19(2): 180–184

[10] Ciurea SO, Zhang MJ, Bacigalupo AA, et al. (2015) Haploidentical transplant with posttransplant cyclophosphamide vs matched unrelated donor transplant for acute myeloid leukemia. 126(8): 1033–1040

[11] Cooley S, Weisdorf DJ, Guethlein LA, et al. (2010) Donor selection for natural killer cell receptor genes leads to superior survival after unrelated transplantation for acute myelogenous leukemia. Blood 116(14): 2411–2419

[12] De Santis D, Truong L, Witt C, et al. (2019) Super high resolution HLA matching by next generation sequencing improves the clinical outcomes of haematopoietic stem cell transplantation. 33rd European Foundation and Histocompatibility Conference; Lisbon, Portugal: HLA; 2019. p. O42

[13] Ducreux S, Dubois V, Amokrane K, et al. (2018) HLA-DRB3/4/5 mismatches are associated with increased risk of acute GVHD in 10/10 matched unrelated donor hematopoietic cell transplantation. Am J Hematol 2018 May 4. doi: 10.1002/ajh.25133

[14] Duncavage EJ, Jacoby MA, Chang GS, et al. (2018) Mutation Clearance after Transplantation for Myelodysplastic Syndrome. N Engl J Med 379(11): 1028–1041

[15] Eapen M, Brazauskas R, Hemmer M, et al. (2018) Hematopoietic cell transplant for acute myeloid leukemia and myelodysplastic syndrome: conditioning regimen intensity. Blood Adv 2(16): 2095–2103

[16] Elmariah H, Kasamon YL, Zahurak M, et al. (2018) Haploidentical Bone Marrow Transplantation with Post-Transplant Cyclophosphamide Using Non-First-Degree Related Donors. Biol Blood Marrow Transplant 24(5): 1099–1102

[17] Fernandez-Vina MA, Klein JP, Haagenson M, et al. (2013) Multiple mismatches at the low expression HLA loci DP, DQ, and DRB3/4/5 associate with adverse outcomes in hematopoietic stem cell transplantation. Blood 121(22): 4603–4610

[18] Handgretinger R (2014) Haploidentical transplantation: the search for the best donor. Blood 124(6): 827–828

[19] Kanakry CG, Ganguly S, Zahurak M, et al. (2013) Aldehyde dehydrogenase expression drives human regulatory T cell resistance to posttransplantation cyclophosphamide. Sci Transl Med 5(211): 211ra157

[20] Kanakry CG, O'Donnell PV, Furlong T, et al. (2014) Multi-institutional study of post-transplantation cyclophosphamide as single-agent graft-versus-host disease prophylaxis after allogeneic bone marrow transplantation using myeloablative busulfan and fludarabine conditioning. J Clin Oncol 32(31): 3497–3505

[21] Kollman C, Spellman SR, Zhang MJ, et al. (2016) The effect of donor characteristics on survival after unrelated donor transplantation for hematologic malignancy. Blood 127(2): 260–267

[22] Kroeger N, Sockel K, Wolschke C, et al. (2018) Prospective Multicenter Phase 3 Study Comparing 5-Azacytidine (5-Aza) Induction Followed By Allogeneic Stem Cell Transplantation Versus Continuous 5-Aza According to Donor Availability in Elderly MDS Patients (55-70 years) (VidazaAllo Study). Blood 132(Suppl 1): 208–208

[23] Mathew NR, Baumgartner F, Braun L, et al. (2018) Sorafenib promotes graft-versus-leukemia activity in mice and humans through IL-15 production in FLT3-ITD-mutant leukemia cells. Nat Med 24(3): 282–291

[24] Mayor NP, Hayhurst JD, Turner TR, et al. (2019) Recipients Receiving Better HLA-Matched Hematopoietic Cell Transplantation Grafts, Uncovered by a Novel HLA Typing Method, Have Superior Survival: A Retrospective Study. Biol Blood Marrow Transplant 25(3): 443–450

[25] Maziarz RTT, Patnaik MM, Scott BL, et al. (2018) Radius: A Phase 2 Randomized Trial Investigating Standard of Care ± Midostaurin after Allogeneic Stem Cell Transplant in FLT3-ITD-Mutated AML. Blood 132(Suppl 1): 662–662

[26] Metzelder S, Wang Y, Wollmer E, et al. (2009) Compassionate use of sorafenib in FLT3-ITD-positive acute myeloid leukemia: sustained regression before and after allogeneic stem cell transplantation. Blood 113(26): 6567–6571
[27] Milano F, Gooley T, Wood B, et al. (2016) Cord-Blood Transplantation in Patients with Minimal Residual Disease. N Engl J Med 375(10): 944–953
[28] Patriarca F, Luznik L, Medeot M, et al. (2014) Experts' considerations on HLA-haploidentical stem cell transplantation. Eur J Haematol 93(3):187–97
[29] Petersdorf EW, O'HUigin C. (2019) The MHC in the era of next-generation sequencing: Implications for bridging structure with function. Hum Immunol 80(1): 67–78
[30] Piemontese S, Ciceri F, Labopin M, Arcese W, et al. (2017) A comparison between allogeneic stem cell transplantation from unmanipulated haploidentical and unrelated donors in acute leukemia. J Hematol Oncol 10(1): 24
[31] Platzbecker U, Middeke JM, Sockel K, et al. (2018) Measurable residual disease-guided treatment with azacitidine to prevent haematological relapse in patients with myelodysplastic syndrome and acute myeloid leukaemia (RELAZA2): an open-label, multicentre, phase 2 trial. Lancet Oncol 19(12): 1668–1679
[32] Rollig C, Serve H, Huttmann et al. (2015) Addition of sorafenib versus placebo to standard therapy in patients aged 60 years or younger with newly diagnosed acute myeloid leukaemia (SORAML): a multicentre, phase 2, randomised controlled trial. Lancet Oncol 16(16): 1691–1699
[33] Schetelig J, Baldauf H, Massalski C, et al. (2018) Classification of Donor KIR-Genotype Information to Predict Outcome after Unrelated Hematopoietic Stell Cell Transplantation: The Jury Is Still out. Blood 132(Suppl 1): 2162–162
[34] Shaw BE, Logan BR, Spellman SR, et al. (2018) Development of an Unrelated Donor Selection Score Predictive of Survival after HCT: Donor Age Matters Most. Biol Blood Marrow Transplant 24(5): 1049–1056
[35] Toffalori C, Zito L, Gambacorta V, et al. (2019) Immune signature drives leukemia escape and relapse after hematopoietic cell transplantation. Nat Med 25(4): 603–611
[36] Ustun C, Le-Rademacher J, Wang HL, et al. (2019) Allogeneic hematopoietic cell transplantation compared to chemotherapy consolidation in older acute myeloid leukemia (AML) patients 60-75 years in first complete remission (CR1): an alliance (A151509), SWOG, ECOG-ACRIN, and CIBMTR study. Leukemia 2019 May 9. doi: 10.1038/s41375-019-0477-x
[37] Vasu S, Kohlschmidt J, Mrozek K, et al. (2018) Ten-year outcome of patients with acute myeloid leukemia not treated with allogeneic transplantation in first complete remission. Blood Adv 2(13): 1645–1650
[38] Venstrom JM, Pittari G, Gooley TA, et al. (2012) HLA-C-dependent prevention of leukemia relapse by donor activating KIR2DS1. N Engl J Med 367(9): 805–816
[39] Wachsmuth LP, Patterson MT, Eckhaus MA, et al. (2019) Post-transplantation cyclophosphamide prevents graft-versus-host disease by inducing alloreactive T cell dysfunction and suppression. J Clin Invest 129(6):2357–2373
[40] Wang Y, Chang Y-J, Xu L-P, et al. (2014) Who is the best donor for a related HLA haplotype-mismatched transplant? Blood 124(6):843–50

# Lymphome

*Ulrich Dührsen*

| 1 | **Lymphome – Allgemeine Aspekte** | 65 |
|---|---|---|
| 1.1 | Ätiologie | 65 |
| 1.2 | Therapie | 65 |
| 1.3 | Besondere Manifestationsformen | 71 |
| 2 | **Chronische lymphatische Leukämie** | 72 |
| 2.1 | Pathogenese | 72 |
| 2.2 | Diagnostik | 74 |
| 2.3 | Therapie | 76 |
| 2.4 | Besondere Manifestationsformen | 92 |
| 3 | **Lymphoplasmozytisches Lymphom (Morbus Waldenström)** | 93 |
| 3.1 | Pathogenese | 93 |
| 3.2 | Therapie | 93 |
| 3.3 | Besondere Manifestationsformen | 95 |
| 4 | **Haarzell-Leukämie** | 96 |
| 5 | **Monoklonale Gammopathie unbestimmter Signifikanz** | 97 |
| 5.1 | Epidemiologie | 97 |
| 5.2 | Diagnostik | 97 |
| 5.3 | Besondere Manifestationsformen | 98 |
| 6 | **Leichtketten-Amyloidose** | 100 |
| 6.1 | Diagnostik | 100 |
| 6.2 | Therapie | 101 |
| 6.3 | Spezielle Manifestationsformen | 103 |
| 7 | **Multiples Myelom** | 104 |
| 7.1 | Pathogenese | 104 |
| 7.2 | Diagnostik | 108 |
| 7.3 | Therapie | 114 |
| 7.4 | Besondere Manifestationsformen | 130 |

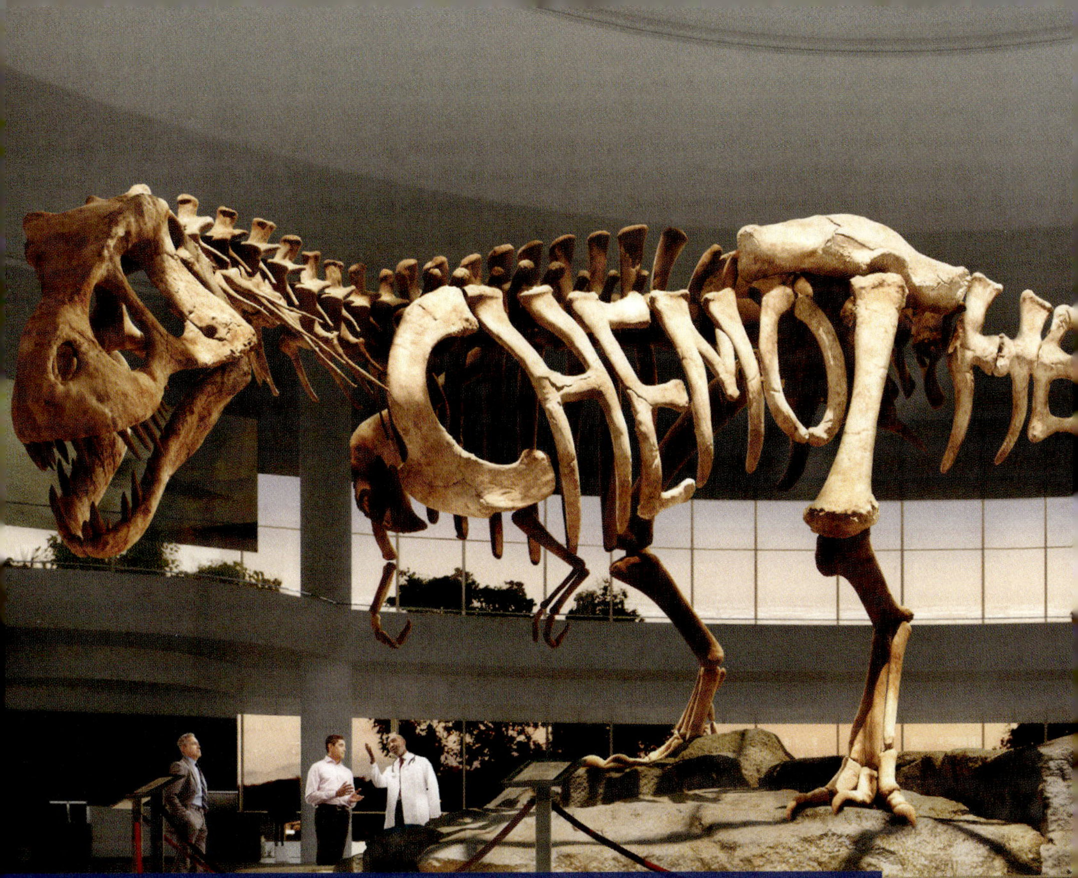

## Indolente NHL
# Zeit für Neues.

Celgene forscht an indolenten Non-Hodgkin-Lymphomen.
Wir arbeiten an neuen Chemotherapie-freien Optionen,
die bei der zugrundeliegenden Immundysfunktion ansetzen.[1,2]
Für die Patienten – weltweit.

**1.** Yang ZZ, Ansell SM. The tumor microenvironment in follicular lymphoma.
*Clin Adv Hematol Oncol*. 2012;10(12):810-818. **2.** Kridel R, Sehn LH, Gascoyne RD.
Pathogenesis of follicular lymphoma. *J Clin Invest*. 2012;122(10):3424-3431.

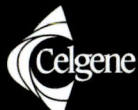

Celgene GmbH, München www.celgene.de Tel.: 089 / 451519 - 010

| | | |
|---|---|---|
| 8 | **Marginalzonen-Lymphom** | 134 |
| 9 | **Follikuläres Lymphom** | 135 |
| 9.1 | Diagnostik | 135 |
| 9.2 | Therapie | 141 |
| 9.3 | Spezielle Manifestationsformen | 150 |
| 10 | **Mantelzell-Lymphom** | 151 |
| 10.1 | Diagnostik | 151 |
| 10.2 | Therapie | 152 |
| 11 | **Diffuses großzelliges B-Zell-Lymphom** | 155 |
| 11.1 | Pathogenese | 155 |
| 11.2 | Diagnostik | 158 |
| 11.3 | Therapie | 163 |
| 11.4 | Besondere Manifestationsformen | 173 |
| 12 | **Primär mediastinales B-Zell-Lymphom** | 177 |
| 12.1 | Diagnostik | 177 |
| 12.2 | Therapie | 179 |
| 13 | **Lymphome des zentralen Nervensystems** | 179 |
| 14 | **Periphere T-Zell-Lymphome** | 183 |
| 14.1 | Therapie | 183 |
| 14.2 | Besondere Manifestationsformen | 187 |
| 15 | **Kutane Lymphome** | 189 |
| 15.1 | Klassifikation | 189 |
| 15.2 | Therapie | 189 |
| 16 | **Hodgkin-Lymphom** | 190 |
| 16.1 | Pathogenese | 190 |
| 16.2 | Diagnostik | 192 |
| 16.3 | Therapie | 194 |
| 16.4 | Besondere Manifestationsformen | 205 |
| 17 | **Literatur** | 207 |

# 1 Lymphome – Allgemeine Aspekte

## 1.1 Ätiologie

Das Herbizid **Glyphosat** hemmt die Bildung aromatischer Aminosäuren in Pflanzen. Es wurde im Jahre 1974 zugelassen und wird in mehr als 130 Ländern der Welt eingesetzt. Bei erneuter Registrierung im Jahre 1993 bestanden keine Hinweise auf Gefahren für den Menschen und seine Umwelt. Aufgrund von In-vitro-Untersuchungen und Tierstudien kam die International Agency for Research on Cancer im Jahre 2015 zu dem Schluss, dass Glyphosat wahrscheinlich krebserregend ist. Drei Fall-Kontroll-Studien zeigten ein erhöhtes Risiko für Non-Hodgkin-Lymphome. Andreotti et al. [7] aktualisierten die Daten der Agricultural Health Study, die zwischen 1993 und 2005 insgesamt 54 251 Herbizid-Anwender in North Carolina und Iowa rekrutierte und hinsichtlich gesundheitlicher Schäden bis 2013 nachverfolgte. Insgesamt kamen 50 verschiedene Herbizide zur Anwendung, bei 83% der Anwender bestand eine Exposition gegenüber Glyphosat. Median belief sich diese auf 39 Tage in 8 Jahren. Eine Korrelation zwischen Glyphosat-Exposition und Krebserkrankungen ließ sich nicht nachweisen. Das relative Risiko gegenüber nichtexponierten Personen lag in der höchsten Expositionsgruppe für Krebs im Allgemeinen bei 0,99, für Krebserkrankungen des blutbildenden und lymphatischen Systems bei 1,00, für Non-Hodgkin-Lymphome bei 0,87 und für das multiple Myelom ebenfalls bei 0,87. Statistisch nicht signifikant erhöht war das Auftreten akuter myeloischer Leukämien (relatives Risiko 2,44), wobei die Leukämie-Inzidenz mit zunehmender Exposition stieg.

### Wertung

In dieser großen Kohortenstudie fand sich bei langer Nachbeobachtungszeit kein Hinweis auf einen Zusammenhang zwischen Glyphosat und Non-Hodgkin-Lymphomen. Das vermehrte Auftreten akuter myeloischer Leukämien bedarf der Bestätigung durch andere Studien.

## 1.2 Therapie

### 1.2.1 Kleinmolekulare Substanzen

Non-Hodgkin-Lymphome nutzen oft den B-Zell-Rezeptor-Signaltransduktionsweg zur Erzeugung und Weiterleitung von Proliferations- und Überlebenssignalen. Dies erklärt die Wirksamkeit von Antagonisten des Signalwegs, in dem unter anderem die Phosphoinositid-3-Kinase (PI3K) liegt. Bei B-Zell-Lymphomen wird insbesondere die δ-Isoform exprimiert. Forero-Torres et al. [68] berichteten über die Ergebnisse einer Phase-I/II-Studie, in der 72 mehr als 3-fach vortherapierte Patienten mit dem oralen **PI3Kδ-Inhibitor Parsaclisib** in unterschiedlicher zeitlicher Abfolge behandelt wurden. Dosislimitierende Toxizitäten wurden nicht beobachtet. Die für die Phase II empfohlene Dosierung bestand in 20 mg oder 30 mg täglich für 9 Wochen mit anschließender Beschränkung der Einnahme auf 1 Dosis pro Woche. Wesentliche Grad-3/4-Nebenwirkungen waren Neutropenie (19%), Durchfall und Colitis (9%) sowie Transaminasenanstieg (3%). Beim follikulären, Marginalzonen- und Mantelzell-Lymphom lag die Gesamtansprechrate nach 9 Wochen bei 67%–78%, mit einem Anteil kompletter Remissionen von 21%–44%. Beim diffusen großzelligen B-Zell-Lymphom waren die Ergebnisse schlechter (Gesamtansprechrate 30%, komplette Remission 17%). Die Remissionen hielten 10–19 Monate an. In Pilotuntersuchungen erwies sich die Kombination von Parsaclisib mit Zytostatika oder JAK1-Inhibitoren durchführbar.

Der orale **PI3K-Inhibitor Duvelisib** hemmt nicht nur die δ-, sondern auch die γ-Isoform des Enzyms. Letztere wird in T-Zellen und Makrophagen des Tumor-Microenvironments exprimiert. Flinn et al. [66] behandelten 129 median 3-fach vorbehandelte Patienten mit indolenten Lymphomen in der **DYNAMO-Studie** mit einer Duvelisib-Dosis von 2-mal 25 mg p.o. bis zu Krankheitsprogression oder intolerabler Toxizität. Einschlusskriterium war doppelte Refraktärität gegenüber Rituximab und Chemo- oder Radioimmuntherapie. Nach einer medianen Beobachtungszeit von 32 Monaten lag die Gesamtansprechrate bei 47%, mit einer Rate partieller Remissionen von 46%. Die mediane Ansprechdauer betrug 10 Monate. Beim lymphozytischen Lymphom war die Ansprechrate höher als beim follikulären Lymphom oder Mantelzell-Lymphom (68% versus 42% versus 39%). Das mediane Gesamtüberleben betrug 29 Monate. Wesentliche Grad-3/4-Nebenwirkungen betrafen Neutropenie (25%), Diarrhö (15%), Anämie (15%), Thrombozytopenie (12%) und Transaminasenanstieg (5%). Bei 31% der Patienten musste die Behandlung vorzeitig beendet werden, unter anderem wegen Pneumonitis, Colitis und Hautausschlag. Die therapieassoziierte Mortalität lag bei 4% (Colitis, Infektion, Hauttoxizität). Da die Gesamtansprechrate bei Bendamustin-refraktären Patienten 39% betrug, könnte sich Duvelisib beim follikulären Lymphom für die Zweitlinientherapie nach Versagen von Obinutuzumab-Bendamustin eignen.

Die Behandlung mit B-Zell-Rezeptor-Signaltransduktionsantagonisten muss oft wegen Nebenwirkungen unterbrochen werden. Um die Erkrankung auch in dieser Phase zu kontrollieren, prüften Davids et al. [48] in einer Phase-I-Studie die Kombinierbarkeit des Bruton-Tyrosinkinase(BTK)-Inhibitors **Ibrutinib** mit dem oralen **PI3Kδ-Inhibitor Umbralisib** bei 42 Patienten mit median 2-fach vorbehandelter chronischer lymphatischer Leukämie (CLL) oder Mantelzell-Lymphom.

Umbralisib unterscheidet sich chemisch von dem zugelassenen PI3Kδ-Inhibitor Idelalisib. Die Substanz steigert die Aktivität immunsuppressiver regulatorischer T-Zellen, was sich günstig auf die bei PI3Kδ-Inhibitoren häufig beobachteten immunologischen Nebenwirkungen auswirken könnte. Die Patienten erhielten Ibrutinib in der für die chronische lymphatische Leukämie (420 mg) beziehungsweise das Mantelzell-Lymphom (560 mg) empfohlenen Dosierung. Bei der Dosissteigerung von Umbralisib wurde keine dosislimitierende Toxizität beobachtet. Die empfohlene Dosis betrug 800 mg p.o. täglich. Nach einer medianen Beobachtungszeit von 26 Monaten betrug die Gesamtansprechrate bei der chronischen lymphatischen Leukämie 90%, die Rate kompletter Remissionen 29%, das progressionsfreie Überleben nach 2 Jahren 90% und das Gesamtüberleben 95%. Gegenüber einer Ibrutinib-Monotherapie war die hohe komplette Remissionsrate bemerkenswert. Beim Mantelzell-Lymphom lag die Gesamtansprechrate bei 67%, die Rate kompletter Remissionen bei 19%, das progressionsfreie Überleben nach 2 Jahren bei 49% und das Gesamtüberleben bei 58%. Wesentliche Grad-3/4-Nebenwirkungen umfassten Infektion (17%), Diarrhö (10%), Vorhofflimmern (5%) und Transaminasenanstieg (2%). Die Daten zeigen, dass BTK- und PI3Kδ-Inhibitoren kombiniert werden können. Dabei addieren sich die Nebenwirkungen. Ob die Kombination die Krankheit besser kontrolliert als die Einzelsubstanzen allein, müsste randomisiert geprüft werden.

Nastoupil et al. [140] setzten in einer Phase-I-Studie neben **Ibrutinib** und **Umbralisib** auch **Ublituximab** ein, einen neuen Typ-I-CD20-Antikörper mit direkter Apoptoseauslösung, Antikörper-abhängiger komplementabhängiger Zytotoxizität und gesteigerter Antikörper-abhängiger zellulärer Zytotoxizität (900 mg i.v., Zyklus 1: Tag 1, 8 und 15, Zyklus 2–6 sowie Zyklus 9 und 12: Tag 1). Wie in der zuvor genannten Studie wurde unter Umbralisib keine dosislimitierende Toxizität beobachtet. Die empfohlene Dosis betrug 800 mg p.o. Nach einer medianen Beobachtungszeit von 15 Monaten lag die Gesamtansprechrate bei 84%, mit einer medianen Ansprechdauer von 22 Monaten. Ansprechraten von 100% wurden bei der chronischen lymphatischen Leukämie sowie beim Marginalzonen- und Mantelzell-Lymphom beobachtet. Beeindruckend waren die Ergebnisse bei 8 CLL-Patienten mit TP53-Anomalie (Gesamtansprechrate 100%, komplette Remission 63%). Beim follikulären Lymphom sprachen 71%, beim diffusen großzelligen B-Zell-Lymphom dagegen nur 20% auf die Dreier-Kombination an. Wesentliche Grad-3/4-Nebenwirkungen betrafen Neutropenie (22%), Diarrhö (9%), Thrombozytopenie (7%), Hautausschlag (2%) und Schwindel (2%). Nicht unerwartet waren die Ergebnisse bei der chronischen lymphatischen Leukämie und bei indolenten Non-Hodgkin-Lymphomen besser als beim diffusen großzelligen B-Zell-Lymphom, bei denen die Wirkungen von BTK- und PI3Kδ-Inhibitoren generell beschränkt sind.

Bei 10%–25% follikulärer und diffuser großzelliger B-Zell-Lymphome liegen Mutationen von EZH2 vor, einer Methyltransferase, deren fehlerhafte Expression zu abnormer Histon-Methylierung führt. Italiano et al. [93] prüften in einer Phase-I-Studie die Verträglichkeit und Wirksamkeit des **EZH2-Inhibitors Tazemetostat**. Die Studie umfasste 21 Patienten mit median 3-fach vorbehandelten B-Zell-Lymphomen und 43 Patienten mit soliden Tumoren. Abgesehen von Schwäche und Appetitlosigkeit wurde Tazemetostat gut toleriert. Die empfohlene Dosis betrug 2-mal 800 mg p.o. Bei B-Zell-Lymphomen lag die Gesamtansprechrate bei 38%, mit einer Rate kompletter Remissionen von 14% und einer medianen Ansprechdauer von 12 Monaten. Auch Lymphome ohne EZH2-Mutation sprachen auf Tazemetostat an. Bei soliden Tumoren lag die Ansprechrate bei 5%. Voraussetzung für einen therapeutischen Effekt waren hier Mutationen in den epigenetischen Regulatoren SMARCA4 oder INI1. In laufenden Studien wird Tazemetostat beim diffusen großzelligen B-Zell-Lymphom in Kombination mit anderen Substanzen, unter anderem R-CHOP, geprüft.

### 1.2.2 Antikörper

Ähnlich wie CD20 wird auch CD19 ausschließlich im B-Zell-System exprimiert. Es eignet sich daher als Antigen für immuntherapeutische Ansätze. Jurczak et al. [97] prüften in einer Phase-II-Studie die Wirksamkeit des **CD19-Antikörpers MOR208**, der sich durch direkte und Antikörper-abhängige zelluläre Zytotoxizität auszeichnet. Die Autoren behandelten 92 median 2-fach vortherapierte Patienten mit diffusem großzelligen B-Zell-Lymphom, follikulärem Lymphom, anderen indolenten Non-Hodgkin-Lymphomen oder Mantelzell-Lymphom mit 8 wöchentlichen MOR208-Dosen à 12 mg/kg. Bei stabiler Erkrankung schlossen sich 4 weitere wöchentliche Gaben an. Bei Erreichen einer kompletten oder partiellen Remission waren weitere Antikörper-Infusionen in 2- oder 4-wöchigen Abständen möglich. Keiner der 12 Patienten mit Mantelzell-Lymphom sprach auf die Behandlung an. Bei den anderen Erkrankungen lag die Gesamtansprechrate bei 26%–29%, mit einer Rate kompletter Remissionen von 6%–18% und mehr als 1 Jahr anhaltender Remissionen von 12%–18%. Die mediane Ansprechdauer lag bei 20 Monaten. Der CD19-Antikörper MOR208 war auch bei Patienten wirksam, die gegenüber dem CD20-Antikörper Rituximab refraktär waren. Nebenwirkungen waren selten und meist nur gering ausgeprägt (Infusionsreaktion und Neutropenie bei je 12% der Patienten). In Nachfolgestudien wird MOR208 in Kombination mit Bendamustin beziehungsweise Lenalidomid geprüft. Interessant ist ein Vergleich mit anderen gegen CD19 gerichteten Immuntherapien. Mit dem bispezifischen CD19/CD3-Molekül Blinatumomab liegt die Gesamtansprechrate bei 69%, mit CD19-CAR-T-Zellen bei 59%–82%.

In vorklinischen Studien ergaben sich Hinweise auf synergistische Wirkungen von **Ibrutinib** und **Nivolumab**, einem PD-1-Checkpoint-Inhibitor, der zu vermehrter T-Zell-Aktivität führt. Younes et al. [193] setzten die Kombination in einer Phase-II-Studie bei 141 median 3-fach vorbehandelten Patienten mit chronischer lymphatischer Leukämie, follikulärem Lymphom, diffusem großzelligen B-Zell-Lymphom oder Richter-Syndrom ein. Ibrutinib wurde fortlaufend in einer Dosierung von 420 mg (chronische lymphatische Leukämie) oder 560 mg (Lymphome) eingenommen, Nivolumab wurde alle 2 Wochen in einer Dosis von 3 mg/kg intravenös appliziert. Nach einer medianen Beobachtungszeit von 20 Monaten lag die Gesamtansprechrate bei der chronischen lymphatischen Leukämie bei 61%, beim follikulären Lymphom bei 33%, beim diffusen großzelligen B-Zell-Lymphom bei 36% und beim Richter-Syndrom bei 65%. Hier betrug die mediane Ansprechdauer 7 Monate. Wesentliche Grad-3/4-Nebenwirkungen betrafen Neutropenie (28%), Anämie (23%), Hautausschlag (8%) und Transaminasenanstieg (2%). Bei 6% der Patienten trat Vorhofflimmern auf, 33% litten unter Durchfall. Bei 30% musste die Behandlung vorzeitig beendet werden. Nach Ansicht der Autoren ist der kombinierte Einsatz von Ibrutinib und Nivolumab bei der chronischen lymphatischen Leukämie sowie beim follikulären und diffusen großzelligen B-Zell-Lymphom nicht sinnvoll, da ähnliche Ansprechraten bei besserer Toleranz auch mit Ibrutinib allein erreicht werden. Eindrucksvoll war dagegen das Ansprechen beim Richter-Syndrom, wobei zu beachten ist, dass keiner der 20 Patienten zuvor mit Ibrutinib behandelt worden war, das auch als Monosubstanz beim Richter-Syndrom wirksam ist. Was Nivolumab zum Behandlungserfolg beitrug, blieb unklar.

Körpereigene Zellen schützen sich mit Hilfe von Checkpoints nicht nur gegen die Zerstörung durch T-Zellen, sondern auch durch Makrophagen. Hierzu exprimieren sie das membranständige Protein **CD47**, dessen Bindung an das Makrophagen-Molekül **SIRPα** die **Phagozytose** hemmt. Zur Einleitung der Phagozytose sind neben einer Unterbrechung der CD47-SIRPα-Achse zusätzlich pro-phagozytäre Signale erforderlich. Im Gegensatz zu dem ubiquitär gebildeten anti-phagozytären Don't-eat-me-Protein CD47 werden pro-phagozytäre Eat-me-Proteine nur von Tumorzellen und alternden Erythrozyten exprimiert. Die Blockade von CD47 sollte daher zur selektiven Phagozytose von Tumorzellen und alten Erythrozyten führen. Advani et al. [2] untersuchten den therapeutischen Nutzen der CD47-Blockade bei 22 median 4-fach vorbehandelten Patienten mit follikulärem oder diffusem großzelligen B-Zell-Lymphom. In einer Phase-I-Studie wurde der CD47-Antikörper 5F9 ohne Auftreten wesentlicher Nebenwirkungen auf die empfohlene wöchentliche Dosis von 30 mg/kg eskaliert. Um den Makrophagen neben der Blockade von CD47 ein pro-phagozytäres Signal zu vermitteln, erhielten die Patienten zusätzlich Rituximab (3 wöchentliche gefolgt von 5 monatlichen Dosen à 375 mg/m²). Nach einer medianen Beobachtungszeit von 8 Monaten betrug die Gesamtansprechrate 50%, mit einem Anteil kompletter Remissionen von 36%. Das Auftreten einer höhergradigen Anämie wurde verhindert, indem die Patienten zu Beginn eine niedrige 5F9-Dosis erhielten, durch die alternde Erythrozyten per Phagozytose eliminiert wurden. Die daraufhin einsetzende Retikulozytose bewirkte eine Verjüngung der roten Blutzellen. Da junge im Gegensatz zu alten Erythrozyten keine Eat-me-Signale aussenden, blieb eine höhergradige Erythrozytenphagozytose aus.

> **Wertung**
>
> Die Unterbrechung der CD47-SIRPα-Achse mit Reaktivierung der Makrophagozytose ist bei Non-Hodgkin-Lymphomen wirksamer als die Blockade des T-Zell-Checkpoints PD-1-PD-L1/L2.

### 1.2.3 Allogene Transplantation

Die allogene Transplantation stellt eine kurative Option für Patienten mit rezidivierten oder refraktären lymphatischen Neoplasien dar. Da die transplantationsassoziierte Mortalität bei myeloablativer Konditionierung hoch ist, wird heute in etwa 75% der Fälle eine intensitätsreduzierte Konditionierung durchgeführt. Brierley et al. [19] berichteten über die Behandlungsergebnisse von 288 Patienten, die eine **intensitätsreduzierte Konditionierung** unter Einschluss des CD52-Antikörpers **Alemtuzumab** erhielten. Bei 57% lag ein Non-Hodgkin-, bei 25% ein Hodgkin-Lymphom und bei 19% eine chronische lymphatische Leukämie vor. Nach einer medianen Beobachtungszeit von 64 Monaten lag das Gesamtüberleben nach 5 Jahren bei 47%, die nicht-rezidivbedingte Mortalität bei 28% und die Rückfallrate bei 33%. Bei 21% der Patienten entwickelte sich eine Transplantat-gegen-Wirt-Reaktion Grad II–IV. Der Idealzustand, rezidivfreies Überleben ohne Transplantat-gegen-Wirt-Reaktion, wurde von 37% der Patienten erreicht. Bei multivariabler Analyse schützten die Verwendung eines Fremdspenders und die Transplantat-gegen-Wirt-Reaktion gegen einen Krankheitsrückfall. Zur Behandlung eines beginnenden (gemischter Chimärismus) oder voll ausgeprägten Krankheitsrezidivs wurden bei 62 Patienten Donor-Lymphozyten eingesetzt. Hierdurch konnte die Krankheit bei 78% beziehungsweise 56% stabilisiert werden. Lymphomrezidive scheinen in erster Linie durch einen Transplantat-gegen-Lymphom-Effekt verhindert zu werden, der trotz Alemtuzumab bestehen bleibt. Bei Geschwisterspendern sollte auf den CD52-Antikörper verzichtet werden, da ein nur gering ausgeprägter Transplantat-gegen-Lymphom-Effekt durch die Alemtuzumab-induzierte T-Zelldepletion weiter geschwächt wird.

## 1.2.4 Nachsorge

Unsere Nachsorgeempfehlungen beruhen in erster Linie auf Expertenkonsens. Nur wenige Fragen wurden unter randomisierten Bedingungen geprüft. Parker et al. [145] verglichen während des ersten Nachsorgejahres zwei Verfahren mit unterschiedlichem inhaltlichen Schwerpunkt. Die Studie wurde an vier Standorten durchgeführt und umfasste 42 Ärzte und 198 Patienten in erster Remission eines diffusen großzelligen B-Zell- oder Hodgkin-Lymphoms. Die Randomisierung zwischen den Verfahren erfolgte zwischen den Standorten. Das erste Verfahren beruhte auf einem **Survivorship Care Plan**, dessen Ziel in den vierteljährlichen Nachsorgeterminen ausführlich erklärt wurde. Zur Vorbereitung erhielten die Ärzte eine 5-stündige Unterweisung, die auch Übungen mit Simulationspatienten beinhaltete. Die zweite Nachsorgeform legte den Schwerpunkt auf ein gesundes Leben, insbesondere Ernährung und körperliche Fitness. Hierzu erfolgte eine 2-stündige Einweisung für die Ärzte. Im Verlauf wurde anhand von Checklisten geprüft, ob die Nachsorgeinhalte tatsächlich vermittelt wurden. Bei den Patienten wurden die Krankheitskenntnisse nach 1, 3 und 12 Monaten mit Hilfe von Fragebögen getestet. Nach 3, 6, 9 und 12 Monaten wurde geprüft, ob allgemeine Vorsorgemaßnahmen (Impfungen, Krebsvorsorge) wahrgenommen wurden. Nicht unerwartet waren Patienten in der Survivorship-Care-Plan-Nachsorge besser über ihre Erkrankungen informiert als Patienten, bei denen sich die Nachsorgeinhalte auf Ernährung und Fitness beschränkten. Auch wurden Auffrischimpfungen und Vorsorgekoloskopien häufiger wahrgenommen. Im Brust- und Zervixkarzinom-Screening bestanden keine Unterschiede.

> **Wertung**
>
> Eine strukturierte Nachsorge motiviert Lymphom-Patienten zu einem Gesundheitsverhalten, das vermeidbaren Schäden (Infektionen, Zweitmalignome) entgegenwirkt.

## 1.3 Besondere Manifestationsformen

Die Prognose einer Lymphomerkrankung hängt in entscheidendem Maße von der histologischen Entität und der Tumormasse ab. Chihara et al. [38] prüften in einer 58 230 Patienten umfassenden Registerstudie, ob im lokalisierten **Stadium I** auch der **Manifestationsort** von Bedeutung ist. Typischerweise ortsgebunden auftretende Erkrankungen wie primär zerebrale Lymphome oder nasale NK/T-Zell-Lymphome wurden ausgeschlossen. Das mediane Überleben im Stadium I betrug beim diffusen großzelligen B-Zell-Lymphom 120, beim follikulären Lymphom 179, beim Marginalzonen-Lymphom 165, beim lymphozytischen Lymphom 101, beim Mantelzell-Lymphom 70 und bei peripheren T-Zell-Lymphomen 109 Monate. Beim Burkitt-Lymphom wurde das mediane Überleben bei einer medianen Beobachtungszeit von 68 Monaten nicht erreicht. Im Folgenden wurde der Verlauf extranodaler und nodaler Manifestationsformen verglichen. Beim follikulären und Marginalzonen-Lymphom zeichneten sich Patienten mit extranodaler Manifestation durch längere Überlebenszeiten aus als Patienten mit nodaler Manifestation, bei peripheren T-Zell-Lymphomen war der Verlauf bei extranodaler Manifestation dagegen ungünstiger. Manche extranodalen Manifestationen waren durch besonders lange oder kurze Überlebenszeiten gekennzeichnet. Ein Hautbefall im Stadium $I_E$ zeichnete sich bei follikulären, lymphozytischen, Marginalzonen-, diffusen großzelligen B- und peripheren T-Zell-Lymphomen durch einen besonders günstigen Verlauf aus. Ein isolierter Kolonbefall war bei follikulären, lymphozytischen, Marginalzonen- und Mantelzell-Lymphomen günstig. Beim follikulären und lymphozytischen Lymphom galt dies auch für die Brustdrüse. Dagegen ging eine umschriebene Manifestation in Magen oder Knochen bei follikulären, Burkitt- und peripheren T-Zell-Lymphomen mit kurzer Überlebenszeit einher. Die günstigen Lokalisationen Haut, Kolon und Mamma werden von Vorsorgemaßnahmen erfasst. Möglicherweise führt die frühzeitige Entdeckung zu einem besonders günstigen Verlauf.

## 2 Chronische lymphatische Leukämie

### 2.1 Pathogenese

#### 2.1.1 Proliferation

Als wesentliches Merkmal der chronischen lymphatischen Leukämie gilt die Akkumulation von Tumorzellen aufgrund verminderter Apoptose. Jedoch ist auch vermehrte Zellneubildung von Bedeutung. Ghione et al. [74] untersuchten bei 66 unbehandelten Patienten an zwei weit auseinander liegenden Zeitpunkten die **Telomerlänge** der Leukämiezellen. Als Hinweis auf Proliferation verringerte sich die Telomerlänge um durchschnittlich 137 Basenpaare pro Jahr. Je ausgeprägter der Telomerlängenverlust war, desto aggressiver war die Erkrankung und desto kürzer die Zeit bis zur Behandlungsbedürftigkeit. Bei einer Ausgangstelomerlänge von 500 Basenpaaren und einem jährlichen Verlust <6% war die Prognose besonders gut.

## 2.1.2 Klonale Evolution

Zur Charakterisierung der genetischen Entwicklung der chronischen lymphatischen Leukämie sequenzierten Leeksma et al. [114] jeweils 404 Gene bei 50 Patienten mit rasch einsetzender Therapiebedürftigkeit (Progressoren) und 17 hinsichtlich anderer Eigenschaften vergleichbaren Non-Progressoren. Insgesamt wurden 199 Mutationen in 82 Protein-kodierenden Regionen gefunden, wobei 57% der Gene als Hinweis auf **pathogenetische Heterogenität** lediglich bei einem einzigen Patienten mutiert waren. Bei etwa zwei Dritteln der Patienten wurden Subklone mit einer varianten Allelfrequenz ≤10% entdeckt, ein Hinweis auf **klonale Heterogenität**. Die Anzahl an Mutationen pro Leukämie war bei Progressoren größer als bei Non-Progressoren (median 2,5 versus 1,0). Einige Mutationen korrelierten mit rascher (zum Beispiel SF3B1, ATM, FBXW7, NOTCH- und MEK/ERK-Signalweg), andere mit langsamer Progression (zum Beispiel MYD88, AXIN1). Bei 643 Patienten wurden jeweils 7 Treiber-Gene sequenziert. Mutationen von TP53 (35% versus 12%) und SF3B1 (20% versus 11%) und vermehrte subklonale Mutationen waren bei behandelten Patienten häufiger als bei unbehandelten. Die Chemotherapie schien die klonale Entwicklung zu begünstigen. Möglicherweise therapeutisch bedeutsam war die Tatsache, dass 25% der Leukämien Mutationen im MEK/ERK-Signalweg aufwiesen, der durch zahlreiche Medikamente, zum Beispiel MEK-Inhibitoren, beeinflusst werden kann.

## 2.1.3 Immunsuppression

Die Diagnose einer chronischen lymphatischen Leukämie erfordert ≥5/nl monoklonale B-Zellen. Bei niedrigeren Werten spricht man von einer monoklonalen B-Zell-Lymphozytose (MBL), die in Low-Count- (<0,5/nl) und High-Count-Störungen (≥0,5/nl) unterteilt wird. Obwohl definitionsgemäß bei einer monoklonalen B-Zell-Lymphozytose keine Leukämie vorliegt, stellen Infektionen ähnlich wie bei der voll entwickelten Erkrankung eine häufige Todesursache dar. Vor diesem Hintergrund untersuchten Criado et al. [47] das **humorale Immunsystem** bei Patienten mit monoklonaler B-Zell-Lymphozytose und früher chronischer lymphatischer Leukämie im Vergleich zu gesunden Kontrollpersonen. Die 110 Personen umfassende Untersuchung konzentrierte sich auf normale, also nicht von MBL oder CLL betroffene B-Zellen und Plasmazellen und die von ihnen gebildeten Immunglobuline. Bei den B-Zell-Populationen wurden Antigen-unerfahrene Prä-Keimzentrums-B-Zellen und Antigen-erfahrene Gedächtnis-B-Zellen und Plasmazellen unterschieden. Patienten mit High-Count-MBL und früher CLL hatten signifikant weniger normale zirkulierende B-Zellen als Low-Count-MBL-Patienten und gesunde Personen. Im Wesentlichen beruhte dies auf einer Verminderung Antigen-unerfahrener Prä-Keimzentrums-B-Zellen. Innerhalb der quantitativ gut erhaltenen Antigen-erfahrenen B-Zellen fanden sich deutliche Verschiebungen der Subpopulationen. Schon im Stadium der Low-Count-MBL fand sich eine Verminderung IgM-produzierender Plasmazellen, die beim High-Count-MBL und der chronischen lymphatischen Leukämie weiter zunahm. IgG- oder IgA-produzierende Plasmazellen mit vollzogenem Schwerklassenwechsel waren erstmalig auf der Stufe des High-Count-MBL vermindert. Bei der chronischen lymphatischen Leukämie lag vor allem eine Verminderung IgG2- und IgG4-, in geringerem Maße auch IgG1- und IgG3-produzierender Zellen vor. Die Autoren vermuten, dass die Verminderung normaler Prä-Keimzentrums-B-Zellen auf einer Besetzung der B-Zell-Nischen im Knochenmark durch Leukämiezellen beruht. Im weiteren Verlauf kommt es zuerst zu einer Einschränkung der Fähigkeit, auf neue Antigene zu reagieren, kenntlich an der verminderten Zahl IgM-produzierender Plasmazellen. Erst später verringert sich die Zahl IgG- oder IgA-produzierender B-Zellen. In diesem Stadium wird nicht nur die Bildung neuer, sondern auch die Reexpansion vorbestehender Antigen-erfahrener B-Zellen beeinträchtigt. Besonders ausgeprägt ist die Verminderung IgG2-produzierender Zellen. IgG2 ist für die Erkennung von Polysaccharid-Antigenen erforderlich, die unter anderem von Pneumokokken gebildet werden.

In einer Untersuchung des Knochenmarks von 46 unbehandelten CLL-Patienten fanden Manso et al. [122] eine vom Infiltrationsgrad unabhängige Verminderung aller durchflusszytometrisch definierten **Vorläuferzellen**. Die quantitativ verminderten Populationen waren auch durch geringere Koloniebildung gekennzeichnet. Wahrscheinlich wurden die Veränderungen durch das Zytokin Tumornekrosefaktor α induziert, das von CLL-Zellen produziert wird und in blutbildenden Vorläuferzellen zur Dysregulation verschiedener Transkriptionsfaktoren führt.

## 2.2 Diagnostik

### 2.2.1 Konsensusempfehlungen

Die neuen Richtlinien des **International Workshop on Chronic Lymphocytic Leukemia** unterscheiden sich in nur wenigen Punkten von der vorherigen Version [80]. Unter den Bedingungen der **allgemeinen Krankenversorgung** müssen vor der ersten und jeder weiteren Therapie Anomalien des TP53-Locus (Deletion, Mutation) ausgeschlossen werden. Bei deren Vorliegen müssen zielgerichtete Substanzen, zum Beispiel Ibrutinib, Idelalisib oder Venetoclax, anstelle einer Chemotherapie eingesetzt werden. Deletionen werden mit der Fluoreszenz-in-situ-Hybridisierung (FISH), Mutationen mit Gensequenzierung nachgewiesen. Vor der ersten Therapie sollte darüber hinaus der Mutationsstatus der Immunglobulin-Schwerketten-Gene (IGHV) bestimmt werden. Bei Vorliegen mutierter IGHV-Gene können mit Fludarabin, Cyclophosphamid und Rituximab (FCR) lang anhaltende Remissionen, möglicherweise sogar Heilungen erzielt werden. Wie bei anderen Lymphomerkrankungen muss der Patient vor jeder Behandlung auf das Vorliegen einer Hepatitis-B-, Hepatitis-C- oder humanen Immundefizienz-Virus-Erkrankung untersucht werden. Bei Nachweis einer Hepatitis-B-Virusinfektion muss eine antivirale Prophylaxe erfolgen. Unter Idelalisib und Alemtuzumab muss der Zytomegalievirus-Status sequenziell kontrolliert werden. Bei Hinweisen auf eine Reaktivierung kommen eine Therapiepause und/oder eine antivirale Behandlung in Betracht. Die für nodale Lymphome festgelegten Grenzgrößen von Lymphknoten (normal <1,5 cm), Milz (normal <13 cm) und Leber (abnorm: fokale Veränderungen, disseminierte Knötchen) wurden als Ansprechkriterien für die chronische lymphatische Leukämie übernommen.

In **klinischen Studien** ist es bei Einsatz von Ibrutinib und Idelalisib erforderlich, die hierbei regelmäßig auftretende Lymphozytose angemessen zu bewerten. Die Bewertung muss im Studienprotokoll festgelegt werden. Als Ansprechkriterium sollte unter anderem die minimale Resterkrankung (MRD) verwendet werden. Methodisch eignen sich hierzu die Durchflusszytometrie, die Polymerasekettenreaktion und Next Generation Sequencing. Bei einem Niveau <$10^4$ (weniger als 1 Leukämiezelle unter 10000 Leukozyten) wird von MRD-Negativität gesprochen [80].

### 2.2.2 Zytogenetik

Aufgrund der geringen Mitoserate werden zytogenetische Veränderungen bei der CLL in der Regel mit Interphase-FISH untersucht. Die Erfassung genetischer Veränderungen hängt von den verwendeten Sonden ab. Aufgrund verbesserter Stimulationsmethoden ist seit einigen Jahren auch eine klassische zytogenetische Untersuchung möglich. Kleinere Studien wiesen darauf hin, dass ein **komplexer Karyotyp**, definiert als ≥3 Anomalien, mit einem ungünstigen Verlauf korreliert. Vor diesem Hintergrund unterzogen Baliakas et al. [11] 5290 in verschiedenen Laboratorien zytogenetisch untersuchte chronische lymphatische Leukämien einer gemeinsamen Auswertung. Ein komplexer Karyotyp mit ≥3 Anomalien wurde bei 15% der Patienten gefunden. Leukämien mit hoher chromosomaler Komplexität, definiert als ≥5 Anomalien, hatten einen sehr ungünstigen Verlauf. Dies war unabhängig vom Mutationsstatus des TP53- und IGHV-Locus. Bei 3 oder 4 Anomalien (niedrige oder intermediäre chromosomale Komplexität) war der Verlauf nur dann ungünstig, wenn zusätzlich TP53-Anomalien vorlagen. Wenn ein komplexer Karyotyp gleichzeitige Trisomien von Chromosom 12 und 19 aufwies, war der Krankheitsverlauf unerwarteterweise sehr gut. Anhand der

**Tabelle 1:** *Integratives genetisches Risikomodell der chronischen lymphatischen Leukämie. Adaptiert nach [11].*

| Gruppe | Genetische Eigenschaften | Patienten | Gesamtüberleben |
|---|---|---|---|
| 1 | ≥5 zytogenetische Anomalien | 7% | 3,1 Jahre |
| 2 | 3–4 zytogenetische Anomalien, TP53-Anomalie | 4% | 4,2 Jahre |
| 3 | <3 zytogenetische Anomalien, TP53-Anomalie | 9% | 6,6 Jahre |
| 4 | <3 zytogenetische Anomalien, keine TP53-Anomalie, unmutierter IGHV-Status, | 32% | 8,4 Jahre |
| 5 | <3 zytogenetische Anomalien, keine TP53-Anomalie, mutierter IGHV-Status oder ≥3 zytogenetische Anomalien inklusive Trisomie 12 und Trisomie 19 | 48% | 14,7 Jahre |

Untersuchung an 3539 Patienten

Kriterien chromosomale Komplexität (hoch, intermediär, niedrig), TP53-Anomalie und IGHV-Mutationsstatus entwickelten die Autoren ein ausschließlich auf genetischen Veränderungen basierendes, 5 Kategorien umfassendes Modell, in dem das mediane Überleben zwischen 3 und 15 Jahren variierte (Tab. 1). Vor Einführung in die Praxis sollte es in einer unabhängigen Kohorte validiert werden.

## 2.3 Therapie

### 2.3.1 Primärtherapie – Ibrutinib

Aufgrund ausgezeichneter Wirksamkeit und oft guter Verträglichkeit hat sich in den vergangenen Jahren die Behandlung mit zielgerichteten Substanzen bei der chronischen lymphatischen Leukämie in zunehmendem Maße durchgesetzt. Die Bedeutung klassischer Zytostatika geht zurück. Mehrere Arbeiten des vergangenen Jahres unterstreichen die Überlegenheit zielgerichteter Therapieansätze.

Die wirksamste Chemoimmuntherapie ist das als Standard für junge Patienten geltende **FCR**-Protokoll. Shanafelt et al. [162] prüften in der 529 Patienten umfassenden **E1912-Studie**, ob **Ibrutinib** (420 mg täglich) in Verbindung mit **Rituximab** (Zyklus 2: 50 mg/m$^2$ Tag 1, 325 mg/m$^2$ Tag 2; Zyklus 3–7: 500 mg/m$^2$ Tag 1) die Behandlungsergebnisse von Fludarabin (25 mg/m$^2$ i.v. Tag 1–3, Wiederholung Tag 29; 6 Zyklen), Cyclophosphamid (250 mg/m$^2$ i.v. Tag 1–3) und Rituximab (Zyklus 1–6, Dosierung wie im Ibrutinib-Arm) verbessern kann. Nach einer medianen Beobachtungszeit von 33 Monaten fand sich ein statistisch signifikanter Vorteil im Hinblick auf das progressionsfreie Überleben (Hazard Ratio 0,352) und Gesamtüberleben (Hazard Ratio 0,168). Die Überlegenheit von Ibrutinib und Rituximab galt unabhängig von Alter, Geschlecht, Allgemeinzustand, Stadium und zytogenetischen 11q-Anomalien (Patienten mit TP53-Anomalien waren ausgeschlossen). Bei unmutierten IGHV-Genen fand sich ein signifikanter Überlebensvorteil, bei mutierten IGHV-Genen bestand lediglich ein Trend für ein besseres Therapieergebnis. Die Verträglichkeit von Ibrutinib und Rituximab war besser als die des FCR-Protokolls (alle Grad-3/4-Nebenwirkungen 58% versus 72%; Neutropenie 23% versus 44%; Infektion 7% versus 18%).

> **Wertung**
>
> Die Autoren propagieren Ibrutinib und Rituximab als neuen Therapiestandard für junge Patienten mit chronischer lymphatischer Leukämie. Hierbei übersehen sie, dass Leukämien mit mutierten IGHV-Genen hervorragend auf FCR ansprechen, mit jahrelang anhaltenden Remissionen, möglicherweise Heilungen. Dies erklärt, warum bei mutierten IGHV-Genen kein signifikanter Überlebensvorteil für Ibrutinib und Rituximab bestand. Der Nachteil von FCR ist seine schlechte Verträglichkeit. Der Vorteil ist eine Behandlungsdauer von maximal 6 Monaten. Langzeitdaten für Ibrutinib und Rituximab liegen nicht vor.

Aufgrund der schlechten Verträglichkeit von FCR gilt bei fitten Patienten jenseits des 65. Lebensjahres eine Behandlung mit **Bendamustin** (90 mg/m$^2$ Tag 1 und 2, Wiederholung Tag 29; 6 Zyklen) und **Rituximab** (Zyklus 1: 375 mg/m$^2$; Zyklus 2–6: 500 mg/m$^2$) als Standard. Woyach et al. [191] prüften in der 547 Patienten umfassenden randomisierten **A041202-Studie**, ob die Behandlungsergebnisse durch **Ibrutinib** (420 mg täglich) mit oder ohne Rituximab (Zyklus 2: 375 mg/m$^2$ Tag 1, 8, 15 und 22; Zyklus 3–6: 375 mg/m$^2$ Tag 1) verbessert werden können. Da die Studie vor der Zulassung von Ibrutinib begonnen wurde, schloss sie auch Patienten mit TP53-Anomalien ein. Nach einer medianen Beobachtungszeit von 38 Monaten zeigten sich Ibrutinib und Ibrutinib-Rituximab der Behandlung mit Bendamustin und Rituximab im Hinblick auf die Gesamtansprechrate (93% versus 94% versus 81%) und das progressionsfreie Überleben (nach 2 Jahren: 87% versus 88% versus 74%) signifikant überlegen (Abb. 1). Unterschiede zwischen der Ibrutinib-Mono- und der Ibrutinib-Rituximab-Kombinationstherapie waren nicht zu erkennen. Ein Unterschied im Gesamtüberleben war nicht zu beobachten (nach 2 Jahren 90% versus 94% versus 95%). Dies dürfte unter anderem darauf zurückzuführen sein, dass Patienten nach Versagen von Bendamustin und

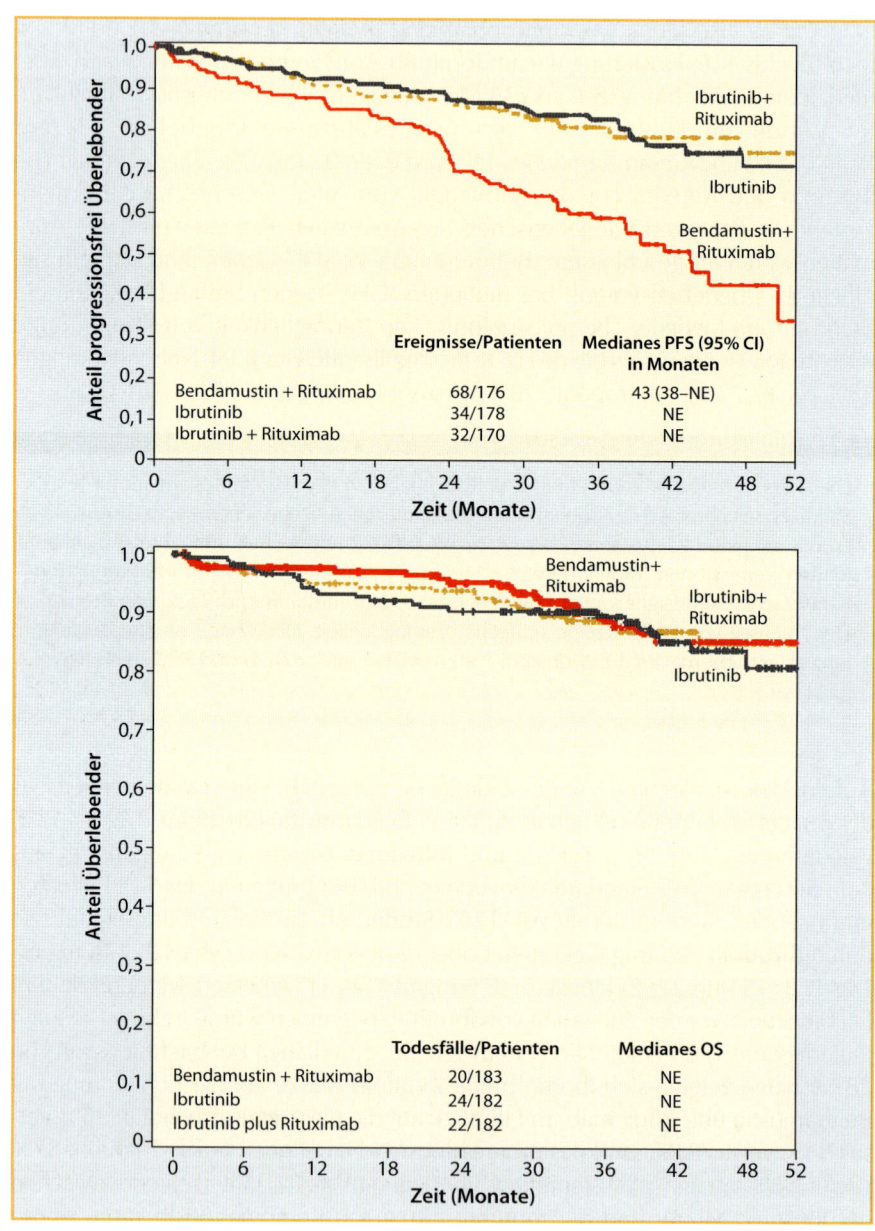

**Abbildung 1:** *Progressionsfreies Überleben (oben) und Gesamtüberleben (unten) älterer Patienten mit erstmalig behandlungsbedürftiger chronischer lymphatischer Leukämie unter Ibrutinib, Ibrutinib plus Rituximab oder Bendamustin plus Rituximab. Adaptiert nach [191].*

Rituximab mit Ibrutinib behandelt werden konnten. Nicht unerwartet waren die Ibrutinib-haltigen Therapiearme der Behandlung mit Bendamustin und Rituximab im Hinblick auf komplette Remissionen (7% versus 12% versus 26%) und MRD-Negativität (1% versus 4% versus 8%) unterlegen. Dies war auf die Ibrutinib-induzierte Verlagerung von Leukämiezellen aus Lymphknoten und Milz ins periphere Blut zurückzuführen, die das formale Erreichen einer kompletten Remission erschwerte. In den Ibrutinib-haltigen Therapiearmen wurden weniger hämatologische (Grad 3–5: 41% versus 39% versus 61%) und mehr nicht-hämatologische Nebenwirkungen beobachtet (74% versus 74% versus 63%). Hierbei ist zu berücksichtigen, dass die Exposition gegenüber Ibrutinib deutlich länger war als gegenüber Bendamustin (32 versus 6 Monate).

> **Wertung**
>
> Durch Ibrutinib wird das progressionsfreie Überleben gegenüber dem früheren Standard Bendamustin-Rituximab signifikant verlängert. Die Kombination von Ibrutinib und Rituximab besitzt gegenüber der Ibrutinib-Monotherapie keinen Vorteil.

Bei älteren Patienten mit Komorbiditäten gilt eine Behandlung mit **Chlorambucil** (0,5 mg/kg Tag 1 und 15, Wiederholung Tag 29; 6 Zyklen) und **Obinutuzumab** (Zyklus 1: 100 mg Tag 1, 900 mg Tag 2, 1000 mg Tag 8 und 15; Zyklus 2–6: 1000 mg Tag 1) als Standard. Moreno et al. [133] verglichen dieses Regime mit einer Behandlung mit **Ibrutinib** (420 mg fortlaufend) und **Obinutuzumab** (Dosierung wie im Chlorambucil-Arm) in der 229 Patienten umfassenden **iLLUMINATE-Studie**. Das mediane Alter betrug 71 Jahre, 65% der Patienten zeigten genetische Hochrisikomerkmale (TP53-Anomalie, Deletion 11q, unmutierter IGHV-Status). Nach einer medianen Beobachtungszeit von 31 Monaten fand sich ein deutlicher Vorteil von Ibrutinib-Obinutuzumab im Hinblick auf die Gesamtansprechrate (88% versus 73%), die Rate kompletter Remissionen (19% versus 8%), die Rate an MRD-Negativität (35% versus 25%) und das progressionsfreie Überleben (nach 30 Monaten 79% versus 31%). Das Gesamtüberleben war in beiden Studienarmen vergleichbar (86% versus 85%), möglicherweise als Folge einer Behandlung mit Ibrutinib-Obinutuzumab nach Versagen von Chlorambucil-Obinutuzumab. Besonders deutlich waren die Unterschiede zwischen den beiden Therapiearmen bei TP53-Anomalien oder anderen genetischen Hochrisikoveränderungen. Die Obinutuzumab-Infusionen wurden im Ibrutinib-Arm besser vertragen als im Chlorambucil-Arm (Infusionsreaktion 25% versus 58%), möglicherweise aufgrund einer Unterdrückung der Zytokinfreisetzung durch Ibrutinib. Im Hinblick auf Grad-3/4-Nebenwirkungen bestanden zwischen den Studienarmen keine größeren Unterschiede (68% versus 70%).

> **Wertung**
>
> Bei alten, komorbiden Patienten mit chronischer lymphatischer Leukämie ist Ibrutinib klassischen Zytostatika (Bendamustin, Chlorambucil) im Hinblick auf das progressionsfreie Überleben überlegen. Ob Obinutuzumab die Behandlungsergebnisse von Ibrutinib verbessert, ist nicht bekannt.

### 2.3.2 Langzeiterfahrungen mit Ibrutinib

Ahn et al. [3] berichteten über die Langzeitdaten von 86 Patienten mit erstmalig behandlungsbedürftiger oder rezidivierter chronischer lymphatischer Leukämie, die wegen einer **TP53-Anomalie** oder eines **Alters >65 Jahre** mit Ibrutinib behandelt wurden. Nach 5 Jahren befanden sich noch 57% der Patienten unter laufender Therapie. Wesentliche Gründe für eine vorzeitige Beendigung waren Krankheitsprogression (24%) und Nebenwirkungen (6%). Die Therapieergebnisse waren in der Erstlinie besser als im Rezidiv. Bei Vorliegen einer TP53-Anomalie war der Unterschied zwischen Erstlinie und Rezidiv besonders groß. Das progressionsfreie 5-Jahres-Überleben lag hier in der Erstlinie bei 74%, im Rezidiv dagegen bei nur 19%. Auch das Gesamtüberleben unterschied sich deutlich (85% versus 54%). Möglicherweise wirkt sich eine Erstlinien-Chemotherapie bei Vorliegen einer TP53-Anomalie ungünstig auf das Ansprechen auf Ibrutinib im Rezidiv aus. Bei alten Patienten war der Unterschied zwischen erstmals behandlungsbedürftigen und rezidivierten Patienten weniger ausgeprägt (progressionsfreies Überleben nach 5 Jahren 100% versus 65%, Gesamtüberleben 100% versus 72%). Bei 11% wurden im Verlauf Dosisreduktionen vorgenommen. Grad-3/4-Nebenwirkungen traten insbesondere in den ersten Monaten auf. Sie betrafen Neutropenie (38%), Thrombozytopenie (15%) und Anämie (7%). Bei 21% kam es im Krankheitsverlauf zu einem Vorhofflimmern, das bei 6% Grad 3 oder 4 erreichte. Die Studie gibt hilfreiche Hinweise zum Vorgehen bei Vorhofflimmern. Nach einer Therapiepause wurde die Behandlung bei allen Patienten wieder aufgenommen. Bei 28% wurde die Ibrutinib-Dosis von 420 mg auf 280 mg, bei 6% auf 140 mg reduziert. Hierbei ist zu berücksichtigen, dass Patienten mit TP53-Anomalie in den ersten Studienjahren keine gleichwertige therapeutische Alternative hatten, eine Beendigung der Ibrutinib-Therapie also einen Verlust der Kontrolle über die CLL bedeutet hätte.

Bei einem Teil der Patienten kommt es im Behandlungsverlauf zu **Ibrutinib-Resistenz**. In diesen Fällen werden oft die Ibrutinib-Bindung verhindernde BTK-Mutationen oder aktivierende Mutationen in der distal gelegenen Signaltransduktionskomponente Phospholipase-C$\gamma$2 gefunden. Kanagal-Shamana et al. [99] wiesen in einer 29 Patienten umfassenden Untersuchung darauf hin, dass auch andere Resistenzmechanismen von Bedeutung sind. Bei 23 Patienten lag zum Zeitpunkt der Ibrutinib-Resistenz eine Progression der chronischen lymphatischen Leukämie und bei 6 eine Richter-Transformation vor. Bei 70% der Patienten mit CLL-Progression wurde eine BTK-Mutation gefunden. Meist lagen ≥2, in einem Fall 5 voneinander unabhängige BTK-Mutationen vor. In keinem einzigen Fall war die BTK-Mutation vor Beginn der Ibrutinib-Therapie nachweisbar. Gleichzeitige Mutationen in anderen Genen waren selten. Bei Ibrutinib-Resistenz durch eine erworbene BTK-Mutation war das Intervall zwischen Therapiebeginn und Resistenzentwicklung lang (40 Monate). Bei 30% der Patienten mit CLL-Progression lagen Mutationen in anderen Genen vor, insbesondere TP53, SF3B1 und CARD11. Die Autoren vermuten, dass diese Mutationen bereits vor Beginn der Ibrutinib-Behandlung bestanden. Das Intervall zwischen Therapiebeginn und Resistenzentwicklung war deutlich kürzer (23 Monate). Bei Patienten mit Richter-Syndrom fanden sich in 50% der Fälle subklonale BTK-Mutationen. Gleichzeitig lagen Mutationen in anderen Genen vor (67% SF3B1). Hier war das Intervall zwischen Therapiebeginn und Resistenzentwicklung am kürzesten (13 Monate).

Die für die chronische lymphatische Leukämie empfohlene **Ibrutinib-Dosis** liegt bei 420 mg täglich. Hiermit wird eine fast vollständige Sättigung der Bruton-Tyrosinkinase erreicht. Frühere Studien zeigten, dass die Menge des von der Zelle produzierten BTK-Proteins im Laufe der Ibrutinib-Therapie sinkt. Ursache ist eine Hemmung des NFκB-Signalwegs, der die Bildung von BTK induziert. Vor diesem Hintergrund prüften Chen et al. [36] die Möglichkeit, die Ibrutinib-Dosis im Therapieverlauf zu senken. Sie behandelten 9 Patienten im ersten 28-tägigen Therapiezyklus mit 420 mg, im zweiten mit 280 mg und im dritten mit 140 mg täglich. Selbst bei einer Dosis von 140 mg war BTK zu >95% gesättigt. Die 3 Dosierungen senkten die Phosphorylierung distal gelegener Signaltransduktionskomponenten in ähnlichem Maße – ein Hinweis auf eine erfolgreiche Hemmung der BTK-Funktion. Auch die Plasmakonzentration der Chemokine CCL3 und CCL4, die als Biomarker der Ibrutinib-Wirkung verwendet werden, wurde in gleichem Ausmaß gesenkt. Eine wesentliche Nebenwirkung von Ibrutinib ist eine Störung der Thrombozytenfunktion. Diese war bei niedrigen Ibrutinib-Dosen geringer ausgeprägt als bei hohen.

> **Wertung**
>
> Die Daten bestätigen die klinische Erfahrung, dass die Ibrutinib-Dosis im Verlauf oft ohne erkennbaren Wirkungsverlust gesenkt werden kann. Dies führt zu einer Verringerung der Nebenwirkungen. Wichtig ist, dass die Behandlung mit 420 mg täglich begonnen wird, da diese Dosis erforderlich ist, um die BTK-Neubildung zu reduzieren. Während eine Dosisreduktion offensichtlich keinen wesentlichen Einfluss auf die Wirksamkeit hat, gehen Therapieunterbrechungen >8 Tage mit einer Verschlechterung der Behandlungsergebnisse einher. Nach Absetzen von Ibrutinib kommt es zu einem starken BTK-Anstieg, der die Vermehrung der Leukämiezellen begünstigt.

**Komorbiditäten** verschlechtern die Ergebnisse der Chemoimmuntherapie. Ursache hierfür sind unter anderem Dosisreduktionen und Therapieunterbrechungen. Gordon et al. [76] prüften in einer 145 Patienten umfassenden Studie, ob dies auch für die Behandlung mit Ibrutinib gilt. Das mediane Alter betrug 70 Jahre, 60% hatten einen Cumulative-Illness-Rating-Scale(CIRS)-Score ≥7. Bei hohem CIRS-Score war das ereignisfreie Überleben kürzer als bei niedrigem (median 24 versus 37 Monate), auch war der Anteil 2 Jahre überlebender Patienten geringer (79% versus 100%). Obwohl Komorbiditäten häufig zu Dosisreduktionen, Therapiepausen und vorzeitiger Therapiebeendigung führten, schien die inkonsequente Therapiedurchführung nicht die Ursache für das schlechte Behandlungsergebnis zu sein. Möglicherweise waren die Komorbiditäten selbst hierfür verantwortlich.

Ibrutinib hemmt die Kollagen-induzierte Thrombozytenaggregation mit der Folge vermehrter **Blutungsneigung**. Üblicherweise werden leichte und schwere Blutungen unterschieden. Als schwer gilt jede Blutung Grad ≥3 (unter anderem definiert als hämodynamische Instabilität, Transfusionsnotwendigkeit, symptomatischer Blutverlust in Körperhöhlen) und jede zentralnervöse Blutung. Das Ausmaß der Blutungsneigung unter Ibrutinib wurde von Brown et al. [24] in einer Metaanalyse von 15 Studien (1768 Patienten) mit der Blutungsneigung im Kontrollarm der Studien (756 Patienten) verglichen. Leichte Blutungen wurden unter Ibrutinib wesentlich häufiger beobachtet als im Kontrollarm (35% versus 15%). Schwere Blutungen waren numerisch ebenfalls häufiger (4,4% versus 2,8%), nach Berücksichtigung der längeren Ibrutinib-Exposition bestand jedoch kein wesentlicher Unterschied (3,2% versus 3,1% pro 1000 Personen-Monate). Allerdings wurden unter Ibrutinib gehäuft zentralnervöse Blutungen beobachtet (0,9% versus 0%), insbesondere subdurale Hämatome. Das Auftreten leichter Blutungen bedeutete kein erhöhtes Risiko für schwere Blutungen (schwere Blutung mit oder ohne vorherige leichte Blutung 4,4% versus 3,9%). Durch Thrombozytenaggregationshemmer und plasmatische Gerinnungsinhibitoren wurde die Blutungsneigung unter Ibrutinib gesteigert. Dies war allerdings in ähnlichem Maße auch in den Kontrollarmen der Studien zu beobachten (1,9- versus 2,4-fach gesteigertes Risiko). Interessant war das unterschiedliche ärztliche Verhalten im Falle einer schweren Blutung (unveränderte Therapiefortführung 26%, Dosisreduktion 1%, Therapiepause 31%, Therapiebeendigung 25%).

### Wertung

Unter Berücksichtigung der Expositionszeit ist das Risiko schwerer Blutungen unter Ibrutinib nicht erhöht. Es werden allerdings bevorzugt zentralnervöse Blutungen beobachtet, die nicht selten tödlich verlaufen. Der gleichzeitige Einsatz von Thrombozytenaggregationshemmern und Antikoagulanzien führt zu einer geringgradigen Steigerung des Blutungsrisikos. Zur Minimierung der Blutungsgefahr bei einer Operation sollte Ibrutinib perioperativ 3–7 Tage pausiert werden.

### 2.3.3 Primärtherapie – Venetoclax

Im Gegensatz zu Ibrutinib und Idelalisib kommt es bei Anwendung des BCL2-Antagonisten Venetoclax nicht zu einer vermehrten Ausschwemmung von CLL-Zellen ins Blut. Das Erreichen einer kompletten Remission mit MRD-Negativität wird dadurch erleichtert. Cramer et al. [46] setzten **Venetoclax** in der **CLL2-BAG-Studie** in Verbindung mit **Obinutuzumab** und **Bendamustin** bei 34 unbehandelten und 29 refraktären oder rezidivierten CLL-Patienten ein. Zur Verhinderung eines Tumorlysesyndroms wurden bei großer Tumormasse (Lymphozyten ≥25/nl und/oder Lymphknotendurchmesser ≥5 cm; 71% der Patienten) zunächst 2 Zyklen Bendamustin (70 mg/m$^2$ Tag 1 und 2, Wiederholung Tag 29) verabreicht. Anschließend erhielten die Patienten einen Zyklus Obinutuzumab (100 mg Tag 1, 900 mg Tag 2, 1000 mg Tag 8 und 15), an den sich 5 weitere 28-tägige Zyklen mit 1-maliger Obinutuzumab-Gabe (1000 mg Tag 1) und eine Erhaltungstherapie mit vierteljährlichen Infusionen anschlossen. Mit Beginn des zweiten Obinutuzumab-Zyklus begann die Venetoclax-Behandlung mit einer 5-wöchigen Dosiseskalation (20, 50, 100, 200, 400 mg täglich p.o.). Die Behandlung mit Venetoclax und Obinutuzumab wurde bis zum Erreichen von MRD-Negativität fortgesetzt, maximal 24 Monate. Nach einer medianen Beobachtungszeit von 16 Monaten betrug die Gesamtansprechrate bei zuvor unbehandelten Patienten 100%, mit einem Anteil kompletter Remissionen mit oder ohne vollständige Knochenmarkerholung von 9% beziehungsweise 41% und MRD-Negativität bei 91%. Nach 15 Monaten betrugen das progressionsfreie Überleben und Gesamtüberleben jeweils 100%. Bei refraktären und rezidivierten Patienten waren die Behandlungsergebnisse nur geringfügig schlechter (Gesamtansprechrate 90%, MRD-Negativität 83%, progressionsfreies Überleben nach 15 Monaten 83%, Gesamtüberleben 90%). Bei 29% der Patienten lag eine TP53-Anomalie vor. Hier

**2. LINIE** — VENCLYXTO® + RITUXIMAB

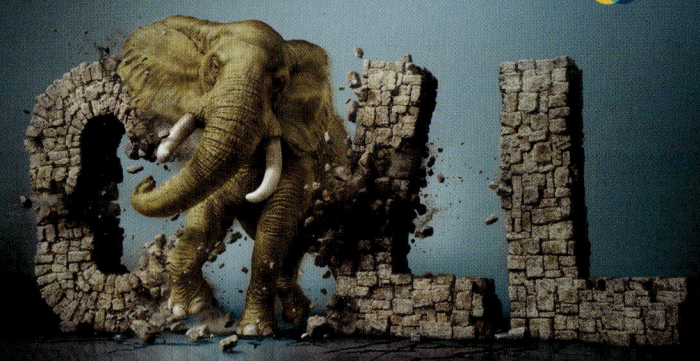

# WEGWEISEND WIRKSAM
## IN DER THERAPIE DER CLL

- Erste chemofreie Kombinationstherapie mit begrenzter Behandlungsdauer in der CLL mit begrenzter Behandlungsdauer von 2 Jahren[1]
- Verlängert signifikant das progressionsfreie Überleben (PFS) gegenüber BR[1]
- Tiefes Ansprechen (MRD$_{neg}$) bei Therapieende ist assoziiert mit langem PFS nach dem Absetzen der VenR Therapie[2]
- Wirksamkeit unabhängig von relevanten Risikofaktoren (z. B. dem zytogenetischen Status)[1]

www.haematologie-fokus.de

---

1. Fachinformation VENCLYXTO® (Venetoclax) 10 mg, 50 mg und 100 mg Filmtabletten, Stand Juni 2019. 2. Kater AP et al. Fixed Duration of Venetoclax-Rituximab in Relapsed/Refractory Chronic Lymphocytic Leukemia Eradicates Minimal Residual Disease and Prolongs Survival: Post-Treatment Follow-Up of the MURANO Phase III Study. J Clin Oncol. 2018. doi: 10.1200/JCO.18.01580.

**Venclyxto 10 mg/50 mg/100 mg Filmtabletten**
▼ Dieses Arzneimittel unterliegt einer zusätzlichen Überwachung. Angehörige von Gesundheitsberufen sind aufgefordert, jeden Verdachtsfall einer Nebenwirkung zu melden. **Bezeichnung des Arzneimittels:** Venclyxto 10 mg/50 mg/100 mg Filmtabletten. **Wirkstoffe:** Venetoclax **Zusammensetzung:** Jede Filmtablette enthält 10 mg/50 mg/100 mg Venetoclax. **Sonstige Bestandteile:** Tablettenkern: Copovidon (K-Wert 28), Hochdisperses Siliciumdioxid (E551), Polysorbat 80 (E433), Natriumstearylfumarat, Calciumhydrogenphosphat (E341 (ii)); Überzug 10 mg/100 mg: Eisen(III)-hydroxid-oxid x H$_2$O (E172), Polyvinylalkohol (E1203), Titandioxid (E171), Macrogol 3350 (E1521), Talkum (E553b), Überzug 50 mg: Eisen(III)-hydroxid-oxid x H$_2$O (E172), Eisen(III)oxid (E172), Eisen(II,III)oxid (E172), Polyvinylalkohol (E1203), Titandioxid (E171), Macrogol 3350 (E1521), Talkum (E553b). **Anwendungsgebiete:** Venclyxto in Kombination mit Rituximab wird angew. z. Behandl. erw. Pat. mit chronischer lymphatischer Leukämie (CLL), die mind. e. vorherige Therapie erhalten haben. Venclyxto wird als Monotherapie angew. b. Erw. z. Behandl. e. CLL, die e. 17p Deletion oder TP53-Mutation aufweisen u. die für e. Behandl. m. e. Inhibitor d. B Zell-Rezeptor-Signalwegs nicht geeignet sind o. e. Ther. versagen zeigten oder d. keine 17p Deletion oder TP53-Mutation aufw. u. bei denen sowohl u. e. Chemoimmunther. als auch unter e. Inhibitor des B Zell-Rezeptor-Signalwegs e. Ther.versagen auftrat. **Gegenanzeigen:** Überempfindl. gg. d. Wirkstoff o. sonst. Bestandteile. Gleichzeit. Anw. m. starken CYP3A-Inhibitoren zu Beginn u. während d. Aufdosierungsphase. Gleichzeit. Anw. v. Präparaten, die Johanniskraut enth. **Nebenwirkungen:** *sehr häufig:* Pneumonie, Infekt. d. oberen Atemwege, Neutropenie, Anämie, Lymphopenie, Hyperkaliämie, Hyperphosphatämie, Hypokalzämie, Durchfall, Erbrechen, Übelkeit, Verstopfung, Fatigue; *häufig:* Sepsis, , Harnwegsinfektion, febrile Neutropenie, Tumorlysesyndrom, Hyperurikämie, Kreatininkonz. i. Blut erhöht. **Verschreibungspflichtig. Stand:** Juni 2019. **Pharmazeut. Untern.:** AbbVie Deutschland GmbH & Co. KG, Knollstraße, 67061 Ludwigshafen, Deutschland

abbvie

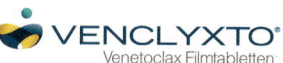

betrug die Gesamtansprechrate 94%, mit einem Anteil MRD-negativer Patienten von 76%. Sowohl unter Bendamustin als auch unter Obinutuzumab-Venetoclax waren Neutropenien (11% beziehungsweise 44%) und Infektionen (6% beziehungsweise 14%) die wesentlichen Grad-3/4-Nebenwirkungen. 5 Patienten mit refraktärer oder rezidivierter Leukämie starben während der Behandlung (3 Septikämien, 2 Richter-Transformationen). Klinische Tumorlysesyndrome wurden nicht beobachtet. Der Anteil MRD-negativer Patienten war doppelt so hoch wie unter FCR.

Die Häufigkeit kompletter Remissionen mit MRD-Negativität macht eine zeitliche Begrenzung der Venetoclax-Therapie attraktiv. Fischer et al. [64] verglichen in der **CLL14-Studie** bei 432 älteren Patienten mit Komorbidität (CIRS-Score ≥7) oder eingeschränkter Nierenfunktion (Kreatinin-Clearance <70 ml/min) eine Kombination aus **Obinutuzumab** (Zyklus 1: 100 mg Tag 1, 900 mg Tag 2, 1000 mg Tag 8 und 15; Zyklus 2–6: 1000 mg Tag 1) und **Venetoclax** (ab Tag 22 von Zyklus 1 Dosiseskalation von 20 mg auf 400 mg täglich über 5 Wochen, 12 je 28-tägige Zyklen) mit dem bisherigen Erstlinien-Standard **Chlorambucil** (0,5 mg/kg Tag 1 und 15, Wiederholung Tag 29; 12 Zyklen) und Obinutuzumab (wie im Venetoclax-Arm). Bei 14% lag eine TP53-Anomalie, bei 60% ein unmutierter IGHV-Status vor. Nach einer medianen Beobachtungszeit von 28 Monaten ergab sich ein deutlicher Vorteil für Venetoclax-Obinutuzumab im Hinblick auf die Gesamtansprechrate (85% versus 71%), die Rate kompletter Remissionen (50% versus 23%), die Rate an MRD-Negativität in Blut (76% versus 35%) und Knochenmark (57% versus 17%) und das progressionsfreie Überleben nach 2 Jahren (88% versus 64%). Das Gesamtüberleben war unter beiden Therapien vergleichbar (92% versus 93%). Beide Behandlungen erwiesen sich als gut durchführbar (vollständiges Durchlaufen des Protokolls 78% versus 75%). Die Grad-3/4-Nebenwirkungen zeigten keine wesentlichen Unterschiede (Neutropenie 53% versus 48%; febrile Neutropenie 5% versus 4%; Infektion 18% versus 15%). Tumorlysesyndrome beschränkten sich auf Laborwertveränderungen, sie ereigneten sich nur zu Beginn der Obinutuzumab-Therapie (3 versus 5 Episoden). Die therapieassoziierte Mortalität erschien unter Venetoclax-Obinutuzumab etwas erhöht (8% versus 4%).

### Wertung

Bei guter Durchführbarkeit und vergleichbarer Toxizität ist die zeitlich begrenzte Behandlung mit Venetoclax und Obinutuzumab dem bisherigen Standard Chlorambucil-Obinutuzumab in fast allen Endpunkten überlegen. Die therapieassoziierte Mortalität erscheint allerdings etwas höher, ein Einfluss auf das Gesamtüberleben ist nicht erkennbar. Zur endgültigen Beurteilung der Studienergebnisse (Heilungen?) ist eine längere Nachbeobachtung erforderlich.

Jain et al. [95] beschrieben erste Ergebnisse einer Erstlinientherapie mit **Ibrutinib** (420 mg täglich, 12 Wochen als Monotherapie, dann in Kombination) und **Venetoclax** (wöchentliche Steigerung von 20 mg auf 400 mg täglich ab Woche 13, Fortführung der Kombination über 24 je 28-tägige Zyklen) bei 80 CLL-Hochrisikopatienten. Hochrisiko war als 17p-Deletion (18%), TP53-Mutationen (14%), unmutierter IGHV-Status (83%) oder 11q-Deletion (25%) definiert. Die Kombination von Ibrutinib und Venetoclax ist aufgrund nicht überlappender Toxizität und komplementärer Wirkmechanismen sinnvoll. Die wesentliche Wirkung von Ibrutinib besteht in einer Freisetzung der Leukämiezellen aus ihrer protektiven Umgebung mit Ausschwemmung ins Blut, wo sie über noch unbekannte Mechanismen verenden. Venetoclax wirkt dagegen über eine Hemmung der anti-apoptotischen Wirkung von BCL2. Ibrutinib verstärkt die pro-apoptotische Wirkung von Venetoclax, da es zu einer Vermehrung des pro-apoptotischen BIM- und einer Verminderung des anti-apoptotischen MCL1-Proteins führt, das die Funktion von BCL2 bei Blockade durch Venetoclax übernehmen kann. Die 12-wöchige Ibrutinib-Vorphase sollte das unter Venetoclax bestehende Risiko eines Tumorlysesyndroms senken. Vor Therapiebeginn wurde das Risiko bei 15% der Patienten als niedrig, bei 72% als intermediär und bei 13% als hoch eingestuft. Zu Beginn der Kombinationsbehandlung war es bei 54% niedrig, bei 48% intermediär und bei 3% hoch. Durch die Ibrutinib-Vorphase gelang also eine Risikoreduktion um 48% in der intermediären und 80% in der Hochrisikogruppe. Klinische Tumorlysesyndrome traten nicht auf. Unter der Ibrutinib-Monotherapie erreichten 1% der Patienten eine komplette und 96% eine partielle Remission. Nach 12 Kombinationszyklen lag die Rate kompletter Remissionen bei 88%, mit MRD-Negativität im Knochenmark bei 61%. Nach 18 Kombinationszyklen stieg die komplette Remissionsrate auf 96%, mit MRD-Negativität bei 69%. Zum Zeitpunkt der Publikation hatten erst 3 Patienten die im Protokoll vorgesehenen 24 Zyklen komplett durchlaufen. Sie befanden sich ausnahmslos in MRD-negativer kompletter Remission. Bei 14% wurde die Behandlung vorzeitig beendet, bei 44% erfolgte eine Dosisreduktion von Ibrutinib, bei 24% von Venetoclax. Wesentliche Gründe hierfür waren Nebenwirkungen. Grad-3/4-Neutropenien wurden bei 48%, Grad-3-Thrombozytopenien bei 2% der Patienten beobachtet. Bei 15% trat Vorhofflimmern auf.

### Wertung

Die Studie beeindruckt durch eine sehr hohe Rate MRD-negativer kompletter Remissionen (zum Vergleich FCR: komplette Remission 40%, MRD-Negativität [Blut] 74%; Ibrutinib-Monotherapie: Gesamtansprechrate 87%, komplette Remission selten). Unter Ibrutinib und Venetoclax dürften fast alle Patienten nach 2-jähriger Behandlung eine komplette Remission erreichen, mit MRD-Negativität bei mindestens zwei Dritteln. Sind diese Patienten geheilt?

## 2.3.4 Primärtherapie – Chemoimmuntherapie

**Bendamustin** wird bei der chronischen lymphatischen Leukämie üblicherweise mit Rituximab kombiniert. Stilgenbauer et al. [170] prüften in der 158 Patienten umfassenden **GREEN-Studie**, ob sich als Kombinationspartner auch **Obinutuzumab** eignet. Bei 8% der Patienten lag eine 17p-Deletion, bei 68% ein unmutierter IGHV-Status vor. In Abhängigkeit vom Allgemeinzustand erhielten die Patienten Bendamustin in einer Dosis von 70 oder 90 mg/m$^2$ (Tag 1 und 2, Wiederholung Tag 29; 6 Zyklen). Zur Vermeidung eines Tumorlysesyndroms wurde Obinutuzumab bei der Erstgabe sehr niedrig dosiert (Zyklus 1: 25 mg Tag 1, 975 mg Tag 2, 1000 mg Tag 8 und 15; Zyklus 2–6: 1000 mg Tag 1). Nach einer medianen Beobachtungszeit von 33 Monaten lag die Gesamtansprechrate bei 81%, mit einem Anteil kompletter Remissionen von 35%. MRD-Negativität wurde bei 60% der Patienten im peripheren Blut und bei 28% im Knochenmark erreicht. Das progressionsfreie Überleben betrug nach 2 Jahren 82%. Wesentliche Grad-3/4-Nebenwirkungen betrafen Neutropenie (49%), Thrombozytopenie (12%), febrile Neutropenie (11%) und Infektion (20%). Zu einer Infusionsreaktion kam es bei 17%, zu einem Tumorlysesyndrom (1 letaler Verlauf) bei 8% der Patienten. Die hohe Rate an MRD-Negativität war von ausgeprägter Toxizität begleitet.

Jeder fünfte CLL-Patient wird erstmalig nach dem 80. Lebensjahr behandlungsbedürftig. In diesem Alter liegen häufig eingeschränkte Organreserven und Komorbiditäten vor. Unter 3572 Teilnehmern der deutschen CLL-Studien fanden sich lediglich 152 (4%) im **Alter >80 Jahre** [4]. Die häufigsten Komorbiditäten waren arterielle Hypertonie, Niereninsuffizienz, Herzinsuffizienz und Erkrankungen des Bewegungsapparates. Etwa 90% der verwendeten Therapieprotokolle enthielten Chlorambucil, entweder allein oder in Kombination mit Rituximab oder Obinutuzumab. Ein kleinerer Teil der Patienten erhielt Fludarabin, Fludarabin-Cyclophosphamid, Fludarabin-Cyclophosphamid-Rituximab oder Bendamustin-Rituximab. Die Gesamtansprechrate betrug 77%, die Rate kompletter Remissionen 13%, das mediane progressionsfreie Überleben 17 Monate und das mediane Gesamtüberleben 48 Monate. Häufige Nebenwirkungen waren Infektionen der oberen Atemwege (24%) und Pneumonien (28%). Haupttodesursachen waren therapiebedingte Nebenwirkungen (22%; vor allem Infektionen und Zweitmalignome) und die chronische lymphatische Leukämie selbst (16%). Gegenüber der altersadjustierten Allgemeinbevölkerung war die Sterblichkeit verdoppelt.

> **Wertung**
>
> Bei beschränkter Wirksamkeit und Verträglichkeit bleiben die Ergebnisse der Chemoimmuntherapie bei CLL-Patienten jenseits des 80. Lebensjahres unbefriedigend.

### 2.3.5 Rezidivtherapie – Ibrutinib

Aufgrund der Umverteilung der Leukämiezellen vom Gewebe ins Blut sind komplette Remissionen unter **Ibrutinib** selten. Burger et al. [27] prüften in einer 208 Patienten umfassenden randomisierten Studie, ob die Ergebnisse durch **Rituximab** verbessert werden können. Die meisten Patienten hatten refraktäre oder rezidivierte Erkrankungen mit median 1-maliger Vorbehandlung, ein kleiner Teil unvorbehandelter Patienten war durch TP53-Anomalien gekennzeichnet. Die Patienten erhielten entweder Ibrutinib allein (420 mg täglich) oder Ibrutinib in Verbindung mit Rituximab (Zyklus 1: 4 wöchentliche Gaben à 375 mg/m$^2$; Zyklus 2–6: 375 mg/m$^2$ Tag 1). Nach einer medianen Beobachtungszeit von 36 Monaten bestanden zwischen den beiden Therapiearmen keine Unterschiede im Hinblick auf die Gesamtansprechrate (92% versus 92%), die Rate kompletter Remissionen (20% versus 26%), das progressionsfreie Überleben nach 3 Jahren (86% versus 87%) und das Gesamtüberleben (92% versus 89%). Auch die Toxizität war vergleichbar. Die Geschwindigkeit des Ansprechens war unter Ibrutinib allein jedoch langsamer als bei Zusatz von Rituximab (Zeit bis zu Leukozyten <4/nl: 11 versus 6 Monate; Zeit bis zur kompletten Remission: 22 versus 12 Monate). Ähnlich wie in der Primärtherapie [191] gelang es auch im Rezidiv nicht, die Behandlungsergebnisse von Ibrutinib durch Rituximab zu verbessern.

### 2.3.6 Rezidivtherapie – Venetoclax

In der **MURANO-Studie** konnte durch **Venetoclax** und **Rituximab** eine eindrucksvolle Verlängerung des progressionsfreien Überlebens im Vergleich zu **Bendamustin** und **Rituximab** erreicht werden. Kater et al. [101] stellten die Langzeitergebnisse von 389 Patienten unter besonderer Berücksichtigung der minimalen Resterkrankung vor. Die Patienten erhielten per Randomisierung entweder 24 Monate Venetoclax (Zieldosis 400 mg täglich) und 6 Monate Rituximab (6 Dosen à 375 mg/m$^2$) oder 6 Zyklen Bendamustin (90 mg/m$^2$ Tag 1 und 2, Wiederholung Tag 29) in Verbindung mit Rituximab (375 mg/m$^2$ Tag 1). Nach einer medianen Beobachtungszeit von 36 Monaten und einem medianen therapiefreien Intervall von 10 Monaten bestand ein deutlicher Vorteil zugunsten von Venetoclax-Rituximab im Hinblick auf das progressionsfreie Überleben (nach

3 Jahren 71% versus 15%). Numerisch war auch das Gesamtüberleben erhöht (nach 3 Jahren 88% versus 80%). Der Therapieerfolg beruhte auf einer deutlichen Steigerung des Anteils MRD-negativer Patienten bei Therapieende (62% versus 13%). Bei den meisten mit Venetoclax-Rituximab behandelten Patienten (98%) hielt die MRD-Negativität in der therapiefreien Zeit an. Bei nachweisbarer Resterkrankung korrelierte das Ausmaß der MRD-Last mit der Länge des progressionsfreien Überlebens.

> **Wertung**
>
> Das Ziel der Behandlung mit Venetoclax sollte MRD-Negativität sein. Wird dies erreicht, kann die Therapie nach 2 Jahren beendet werden. Ob dies einer Heilung entspricht, wird die Zukunft zeigen. Bei persistierender MRD-Positivität sollte die Behandlung fortgeführt werden.

Stilgenbauer et al. [169] berichteten über die Langzeitergebnisse der **Venetoclax**-Zulassungsstudie für Patienten mit **TP53-Anomalie**. Es handelte sich um 158 median 2-fach vorbehandelte Patienten mit 17p-Deletion, von denen 71% zusätzlich eine TP53-Mutation aufwiesen. Die Behandlung mit Venetoclax (Zieldosis 400 mg täglich) wurde bis zu Krankheitsprogression oder Auftreten intolerabler Nebenwirkungen fortgeführt. Die Gesamtansprechrate betrug 77%, mit einer medianen Ansprechdauer von 33 Monaten. Die mediane Zeit bis zum Erreichen einer kompletten Remission (20% der Patienten) lag bei 10 Monaten. Bei 30% trat nach einem medianen Intervall von 14 Monaten MRD-Negativität ein. Die Tiefe der Remission nahm mit fortschreitender Therapiedauer zu. Nach 2 Jahren lag das progressionsfreie Überleben bei 54%. Eine Vorbehandlung mit Kinase-Inhibitoren hatte keinen negativen Einfluss auf das Therapieergebnis. Wesentliche Grad-3/4-Nebenwirkungen betrafen Neutropenie (40%), Thrombozytopenie (15%), Anämie (15%) und Infektion (25%). Bei 5% der Patienten gaben die Laborwerte Hinweise auf ein Tumorlysesyndrom. Klinische Tumorlysesyndrome wurden nicht beobachtet. Die Hälfte der Patienten brach die Behandlung mit Venetoclax im Verlauf ab. Wesentliche Gründe hierfür waren CLL-Progression (23%), Richter-Transformation (13%) und Nebenwirkungen (11%).

Rogers et al. [155] prüften in einer Phase-I-Studie die Kombinierbarkeit von **Obinutuzumab**, **Ibrutinib** und **Venetoclax** bei 12 median 1-fach vorbehandelten CLL-Patienten. Im ersten 28-tägigen Therapiezyklus erhielten die Patienten ausschließlich Obinutuzumab (100 mg Tag 1, 900 mg Tag 2, 1000 mg Tag 8 und 15). Anschließend folgten 7 weitere Obinutuzumab-Zyklen (1000 mg Tag 1). Ab Zyklus 2 erhielten die Patienten zusätzlich Ibrutinib (420 mg täglich). Ab Zyklus 3 wurde Venetoclax in steigender Dosierung eingesetzt. Dosislimitierende Toxizitäten traten nicht auf. Die empfohlene Venetoclax-Dosis für die Phase II war

400 mg. Die Kombinationstherapie wurde über insgesamt 12 Zyklen fortgeführt. Hierunter wurden eine Gesamtansprechrate von 92%, eine Rate kompletter Remissionen (mit oder ohne inkomplette Knochenmarkregeneration) von 42% und eine Rate MRD-negativer Patienten von 50% erreicht. Grad-3/4-Neutropenien traten bei 33% der Patienten auf. Tumorlysesyndrome wurden nicht beobachtet. Die Studie schafft die Voraussetzung für den gemeinsamen Einsatz der 3 wichtigsten Medikamente zur Behandlung der chronischen lymphatischen Leukämie. Ob die Dreier-Kombination besser ist als eine Zweier-Kombination oder Monotherapie, müssen nachfolgende Studien zeigen.

### 2.3.7 Rezidivtherapie – Duvelisib

Der PI3Kδ-Inhibitor Idelalisib ist in Verbindung mit Rituximab zur Behandlung der rezidivierten chronischen lymphatischen Leukämie zugelassen. Duvelisib hemmt nicht nur die δ-, sondern auch die γ-Isoform der **Phosphoinositid-3-Kinase**, die in T-Zellen und Makrophagen des Tumorstromas exprimiert wird. Die Beeinflussung dieser Zellen könnte einen weiteren Wirkungsmechanismus darstellen. Nach einer erfolgreichen Phase-I-Studie prüften Flinn et al. [65] in der **DUO-Studie Duvelisib** (2-mal 25 mg p.o., bis zu 18 je 28-tägige Zyklen) im Vergleich zu **Ofatumumab** (12 Infusionen über 7 Zyklen) bei 319 median 2-fach vorbehandelten CLL-Patienten. Bei einem Drittel lag eine TP53-Anomalie, bei zwei Dritteln ein unmutierter IGHV-Status vor. Nach einer medianen Beobachtungszeit von 22 Monaten war Duvelisib Ofatumumab im Hinblick auf die Gesamtansprechrate (74% versus 45%), das progressionsfreie Überleben in der Gesamtpopulation (median 13 versus 10 Monate) und das progressionsfreie Überleben bei Patienten mit TP53-Anomalie (13 versus 9 Monate) signifikant überlegen. Die komplette Remissionsrate (1% versus 1%) und das Gesamtüberleben nach 12 Monaten (86% versus 86%) waren in beiden Studienarmen gleich. Möglicherweise beruhte dies auf der Tatsache, dass 57% der Ofatumumab-Patienten nach Therapieversagen mit Duvelisib behandelt wurden, während dies umgekehrt bei nur 5% der Fall war. Nebenwirkungen wurden unter Duvelisib häufiger beobachtet als unter Ofatumumab, wobei die längere Expositionsdauer zu berücksichtigen ist. Wesentliche Grad-3/4-Nebenwirkungen betrafen Diarrhö (15% versus 1%; Auftreten nach median 4 Monaten), Kolitis (12% versus 1%; Auftreten nach median 7 Monaten), Pneumonie (14% versus 1%), Neutropenie (30% versus 17%), Anämie (13% versus 6%) und Thrombozytopenie (8% versus 2%). Schwere immunologische Toxizitäten wurden nur im Duvelisib-Arm beobachtet (Kolitis 12%, Pneumonitis 3%, Hepatitis 3%). Bei 13% der Patienten musste die Behandlung vorzeitig beendet werden.

> **Wertung**
>
> Duvelisib ist eine neue Therapieoption bei der CLL. Die Behandlung ist allerdings komplikationsreich. Infektionsprophylaxen (einschließlich Pneumocystis jirovecii) sind immer, Dosisreduktionen und Therapiepausen häufig erforderlich.

### 2.3.8 Rezidivtherapie – CAR-T-Zellen

Gegen CD19 gerichtete CAR-T-Zellen können bei zahlreichen B-Zell-Neoplasien eingesetzt werden, unter anderem bei der chronischen lymphatischen Leukämie. Im Vergleich zu anderen Erkrankungen sind die Ergebnisse mit anhaltenden Remissionen bei nur 26% der Patienten enttäuschend. Bei der Untersuchung von 41 mit CAR-T-Zellen behandelten CLL-Patienten kamen Fraietta et al. [69] zu dem Schluss, dass das Therapieergebnis in hohem Maße von der **Proliferationsfähigkeit der transduzierten Zellen** abhängt. Die Proliferationsfähigkeit wird ihrerseits vom zellulären Differenzierungsgrad bestimmt. Das Ausmaß der bei der Herstellung beobachteten Ex-vivo-Expansion lässt bereits vermuten, welche Zellpräparate auch in vivo eine starke Proliferation zeigen werden. Prinzipiell korreliert das Ausmaß der CAR-T-Zell-Expansion in vivo mit dem Therapieansprechen. Anhaltende Remissionen werden bei monatelangem CAR-T-Zellnachweis im Blut beobachtet. Ein klinischer Hinweis auf CAR-T-Zell-Persistenz sind anhaltend niedrige Immunglobulin-Konzentrationen (B-Zell-Aplasie).

Zur Klärung der Frage, ob die Transduktion unterschiedlicher T-Zell-Populationen für die klinischen Unterschiede verantwortlich waren, verglichen Fraietta et al. [69] die zur Reinfusion vorgesehenen CAR-T-Zell-Produkte von Patienten mit gutem und schlechtem Ansprechen. Bei gutem Ansprechen fand sich durchgehend der Phänotyp einer **langlebigen frühen Gedächtnis-T-Zelle** (CD27+ CD45RO- CD8+). Bei schlechtem Ansprechen fanden sich dagegen ausdifferenzierte späte Gedächtnis- oder Effektor-T-Zellen. Besonders gute Ergebnisse wurden erzielt, wenn die transduzierten Zellen den Checkpoint-Rezeptor PD-1 nicht exprimierten. Angesichts des Aufwands, der Komplikationen, der Kosten und der psychischen Belastung einer CAR-T-Zelltherapie schlagen die Autoren vor, die Verwendung der Produkte von ihrer zellulären Zusammensetzung abhängig zu machen. Bei Fehlen günstiger Merkmale ist mit einem schlechten Therapieergebnis zu rechnen. Schlechte Produkte können möglicherweise durch Ex-vivo-Manipulationen verbessert werden.

## 2.4 Besondere Manifestationsformen

### 2.4.1 Richter-Syndrom

Unter einer Anthrazyklin- oder Platin-haltigen Chemotherapie erreichen etwa 30% der Patienten mit Richter-Syndrom eine komplette Remission. Das Gesamtüberleben ist mit median 8 Monaten kurz. Visentin et al. [182] berichteten über ihre Erfahrungen mit der immunmodulatorischen Substanz **Lenalidomid** oder den Kinase-Inhibitoren **Ibrutinib** und **Idelalisib** bei 11 median 2-fach vorbehandelten Patienten mit diffusem großzelligen B-Zell-Lymphom auf dem Boden einer chronischen lymphatischen Leukämie. Alle Patienten hatten zuvor R-CHOP erhalten. 5 erhielten Lenalidomid und je 4 Ibrutinib beziehungsweise Idelalisib-Rituximab, wobei 2 Patienten nach Auftreten von Ibrutinib-Resistenz erfolgreich mit Idelalisib-Rituximab behandelt wurden. Nach einer medianen Beobachtungszeit von 6 Monaten bestanden zwischen Lenalidomid und den Kinase-Inhibitoren deutliche Unterschiede im Hinblick auf die Gesamtansprechrate (0% versus 63%), die mediane Zeit bis zur Lymphomprogression (3 versus 14 Monate) und das Gesamtüberleben nach 6 Monaten (20% versus 60%). Ähnliche Erfahrungen waren bereits zuvor berichtet worden. Die Autoren folgern, dass Lenalidomid beim Richter-Syndrom unwirksam ist, mit Ibrutinib und Idelalisib-Rituximab hingegen Ansprechraten von etwa 50% erreicht werden können.

Younes et al. [193] wählten zur Behandlung von 20 Richter-Syndrom-Patienten eine Kombination aus **Ibrutinib** (560 mg täglich) und **Nivolumab** (3 mg/kg alle 2 Wochen). Die Gesamtansprechrate betrug 65%, die mediane Ansprechdauer 7 Monate. Die Ergebnisse bestätigen die Wirksamkeit von Ibrutinib, klären aber nicht die Rolle von Nivolumab im Behandlungskonzept. Früher publizierte Erfahrungen weisen darauf hin, dass Checkpoint-Inhibitoren auch als Monotherapie beim Richter-Syndrom wirksam sind.

### 2.4.2 Blutbahninfektionen

Etwa ein Drittel der CLL-Patienten stirbt an Infektionen. Anhand dänischer Krebs- und Mikrobiologie-Registerdaten beschrieben Andersen et al. [5] die Häufigkeit und den Verlauf von Blutbahninfektionen. Einschlusskriterium war eine **positive Blutkultur**. Die Studie umfasste 3677 unbehandelte und 1020 behandelte CLL-Patienten. In 145 Fällen wurden gram-positive Bakterien nachgewiesen, vor allem Streptococcus pneumoniae (22%) und Staphylococcus aureus (21%). In 166 Fällen ließen sich gram-negative Erreger nachweisen, insbesondere Escherichia coli (46%) und Pseudomonas aeruginosa (6%). In 6 Fällen lag eine Candidämie vor. Gegenüber der Allgemeinbevölkerung war die Häufigkeit von Infektionen bei unbehandelten CLL-Patienten um das 9- bis 22-Fache, bei behandelten

Patienten um das 47- bis 53-Fache erhöht. In der ersten Gruppe blieb die Infektionsinzidenz im Krankheitsverlauf konstant, in der zweiten traten Infektionen insbesondere innerhalb der ersten 6 Monate nach Therapiebeginn auf. Bei 24% der unbehandelten und 32% der behandelten Patienten verliefen die Blutbahninfektionen innerhalb von 30 Tagen tödlich. Ein tödlicher Verlauf wurde bei 25% der Infektionen mit gram-positiven, 29% der Infektionen mit gram-negativen Bakterien (circa 40% bei Pseudomonas aeruginosa und Klebsiella) und bei 83% der Candida-Infektionen beobachtet. Das Risiko schwerwiegender Infektionen mit positiver Blutkultur ist bei der chronischen lymphatischen Leukämie sehr hoch. Die Autoren weisen auf die Notwendigkeit der Pneumokokken-Impfung hin (Wiederholung alle 5 Jahre) und empfehlen die jährliche Grippeimpfung. Um sowohl gram-positive als auch gram-negative Bakterien von vornherein zu erfassen, empfehlen sie für Skandinavien eine intravenöse Primärtherapie mit Piperacillin/Tazobactam und Gentamicin. Bei oraler Behandlung bietet sich Ciprofloxacin in Verbindung mit Amoxicillin/Clavulansäure und Linezolid an. Bei einer Pilzinfektion bevorzugen die Autoren Echinocandine.

## 3 Lymphoplasmozytisches Lymphom (Morbus Waldenström)

### 3.1 Pathogenese

Bei 90%–95% der Patienten mit Morbus Waldenström findet sich eine MYD88-, bei 30%–40% zusätzlich eine CXCR4-Mutation. In einer 265 Patienten umfassenden Studie wiesen Gustine et al. [79] darauf hin, dass Mutationen von **TP53** selten sind (2%). Bei 4 Patienten lag eine biallelische Inaktivierung des TP53-Locus vor. Überraschenderweise waren bei allen Patienten mit TP53-Mutation sowohl MYD88- als auch CXCR4-Mutationen nachweisbar. Das gemeinsame Auftreten aller 3 Mutationen könnte durch genomische Instabilität begünstigt werden. TP53-mutierte Erkrankungen sprachen schlecht auf die Chemotherapie an. Bessere Resultate wurden mit Ibrutinib erzielt.

### 3.2 Therapie

Die Behandlung des Morbus Waldenström ist nicht standardisiert. Buske et al. [28] gaben einen Überblick über die **Behandlungspraxis in Europa** vor Einführung von Ibrutinib. Im Rahmen der Studie wurden Krankenhäuser und Praxen in 10 europäischen Ländern aufgefordert, ihre zwischen 2000 und 2013 behandelten Waldenström-Patienten retrospektiv zu dokumentieren. Dies erbrachte Daten von 454 Patienten. Hauptindikationen für eine Behandlung waren Anämie (72%), Allgemeinsymptome (58%) und IgM-abhängige Symptome (54%; zum Beispiel Hyperviskosität). In der Erstlinie wurde bei 43% der Patienten eine Monotherapie (Chlorambucil 27%, Rituximab 6%, Fludarabin 5%), bei 36% eine komplexe Chemoimmuntherapie (R-CHOP 11%, Dexamethason-Rituximab-Cyclophosphamid 6%, Bendamustin-Rituximab 5%, Fludarabin-Cyclophosphamid-Rituximab 5%) und bei 21% eine Antikörper-freie komplexe Therapie eingesetzt (Cyclophosphamid-Vincristin-Prednison 6%, Fludarabin-Cyclophosphamid 5%). Nach einer medianen Beobachtungszeit von 87 Monaten betrug das mediane progressionsfreie Überleben 29 Monate. Das Gesamtüberleben lag nach 10 Jahren bei 69%. Besonders kurze progressionsfreie Überlebenszeiten wurden bei Hochrisikopatienten, unter Monotherapie und bei Behandlung in einer Universitätsklinik beobachtet. Im ersten Rezidiv erhielten 60% der Patienten eine komplexe Chemoimmuntherapie, 27% eine Monotherapie und 11% eine Antikörper-freie Zytostatikakombination.

> **Wertung**
>
> Trotz des nachgewiesenen Nutzens der Chemoimmuntherapie werden Patienten mit Morbus Waldenström weiterhin häufig mit einer einzigen Substanz, insbesondere Chlorambucil, behandelt. Ein wesentlicher Grund könnte die einfache Therapiedurchführung sein.

Die Behandlung mit Rituximab als Monotherapie ist in Europa unüblich (6% der Patienten). In den USA erhalten dagegen 50%–60% der Patienten eine derartige Behandlung. Da beim Morbus Waldenström meist eine aktivierende MYD88-Mutation vorliegt und die hiervon ausgehenden Signale unter anderem über den B-Zell-Rezeptor-Signalweg geleitet werden, bietet sich eine Behandlung mit Ibrutinib an. Deren Wirksamkeit hatte sich in einer vor einigen Jahren durchgeführten Studie bei rezidivierten Patienten bestätigt. Treon et al. [177] behandelten nun 30 Patienten mit 420 mg **Ibrutinib** täglich in der **Erstlinie**. Nach einer medianen Beobachtungszeit von 15 Monaten lag die Gesamtansprechrate (inklusive Minor Response) bei 100%, die Major-Response-Rate bei 83% und das progressionsfreie Überleben nach 18 Monaten bei 92%. Unter Ibrutinib stieg der Hämoglobin-Wert von median 10,3 g/dl auf 13,9 g/dl. Gleichzeitig gingen die IgM-Konzentration von 44 g/l auf 15 g/l und die Knochenmarkinfiltration von 65% auf 20% zurück. Wie in der vorhergehenden Studie korrelierte das Ausmaß des Ansprechens mit dem Mutationsstatus von CXCR4. CXCR4-vermittelte Signale werden nicht über den B-Zell-Rezeptor-, sondern über den MEK/ERK- und

AKT-Signalweg weitergeleitet. Daher kann Ibrutinib die Signalkette nicht unterbrechen. Patienten mit CXCR4-Mutation sprachen später auf Ibrutinib an als Patienten, die den Wildtyp des Rezeptors exprimierten (7 versus 2 Monate), und die Major-Response-Rate war geringer (71% versus 94%). Im Vergleich verschiedener Erstlinientherapien schien Ibrutinib wirksamer zu sein als Rituximab als Monotherapie (Zeit bis zum Ansprechen 3–4 Monate, Gesamtansprechrate 40%–60%). Unter Rituximab-haltigen Chemoimmuntherapien werden Gesamtansprechraten von 80%–95% erreicht. Als Folge der Chemotherapie kommt es nicht selten zu protrahierten Anämien.

Um den Einfluss der CXCR4-Mutation zu minimieren, kombinierten Dimopoulos et al. [54] **Ibrutinib** (420 mg fortlaufend) in der randomisierten **iNNOVATE-Studie** mit **Rituximab**. Die Zweier-Kombination wurde mit einer Rituximab-Monotherapie verglichen, die in den USA einen Behandlungsstandard darstellt. Die Behandlung mit Rituximab sah 2 4-wöchige Blöcke mit wöchentlicher Gabe von 375 mg/m$^2$ vor (Woche 1–4 und 17–20). Nach einer medianen Beobachtungszeit von 27 Monaten fand sich ein deutlicher Vorteil zugunsten der Zweier-Kombination im Hinblick auf die Gesamtansprechrate (92% versus 47%), die Major-Response-Rate (72% versus 32%) und das progressionsfreie Überleben nach 30 Monaten (82% versus 28%). Das Gesamtüberleben war in beiden Gruppen vergleichbar (94% versus 92%). CXCR4-Mutationen hatten keinen Einfluss auf die Überlebenszeiten. Unter Ibrutinib und Rituximab traten Vorhofflimmern (12% versus 1%) und arterielle Hypertonie (13% versus 4%) häufiger auf als unter Rituximab allein. Umgekehrt waren Infusionsreaktionen (1% versus 16%) und initiale IgM-Anstiege (IgM Flare) seltener. Leichte Blutungen wurden unter Ibrutinib-Rituximab öfter beobachtet als unter Rituximab allein (51% versus 21%), schwere Blutungen waren in beiden Therapiearmen gleich häufig (4% versus 4%).

> **Wertung**
>
> Rituximab ist in Verbindung mit Ibrutinib beim Morbus Waldenström wesentlich wirksamer als Rituximab allein. Der Wert der Studie wird durch die Tatsache eingeschränkt, dass Rituximab als Monotherapie beim Morbus Waldenström in Deutschland selten eingesetzt wird. Ob Ibrutinib-Rituximab der bei uns üblichen Chemoimmuntherapie überlegen ist, ist nicht bekannt.

## 3.3 Besondere Manifestationsformen

Als **Bing-Neel-Syndrom** wird ein Befall des Hirnparenchyms oder der Hirnhäute durch einen Morbus Waldenström bezeichnet. Es tritt bei etwa 1% der Patienten auf. Nach Castillo et al. [32] kann zur Behandlung **Ibrutinib** eingesetzt werden (420 mg oder 560 mg täglich). Von 28 mit Ibrutinib behandelten Patienten hatten einige zuvor eine intrathekale Chemotherapie, intravenöses Methotrexat, Bendamustin oder eine Bestrahlung erhalten. Bei 61% war Ibrutinib vor Auftreten des Bing-Neel-Syndroms zur Behandlung des Morbus Waldenström eingesetzt worden. Unter Ibrutinib erreichten 85% der Patienten innerhalb von 3 Monaten eine symptomatische (Beschwerdefreiheit 18%), 83% eine radiologische und 47% eine zytologische Besserung. Zwischen 420 mg und 560 mg Ibrutinib bestanden keine Unterschiede. Nach einer medianen Beobachtungszeit von 12 Monaten lag das ereignisfreie 2-Jahres-Überleben bei 80% und das Gesamtüberleben bei 81%.

## 4 Haarzell-Leukämie

Die behandlungsbedürftige Haarzell-Leukämie wird üblicherweise mit Cladribin und/oder Rituximab behandelt. Die für die Erkrankung charakteristische **BRAF-Mutation** (V600E) ermöglicht auch eine zielgerichtete Therapie. Caeser et al. [30] berichteten über einen Patienten, der nach 3-jähriger Vemurafenib-Therapie eine Resistenz entwickelte. Ursächlich waren multiple Mutationen in KRAS und MAP2K1 (MEK), die unterschiedlichen Subklonen zuzuordnen waren. Gemeinsames Merkmal aller Mutationen war die Reaktivierung des MEK/ERK-Signalwegs. Unter Einsatz des **MEK-Inhibitors** Cobimetinib (20–60 mg p.o. täglich) kam es zu einer Normalisierung der vorbestehenden Zytopenien und einer Reduktion der Knochenmarkinfiltration. Unter laufender Behandlung hält der Therapieerfolg seit 12 Monaten an.

Die Haarzell-Leukämie zeichnet sich durch starke Expression von CD22 aus, das sich daher als Ansatzpunkt für zielgerichtete Therapien eignet. Kreitman et al. [106] behandelten 80 median 3-fach vorbehandelte Haarzell-Leukämie-Patienten mit dem **CD22-Immuntoxin Moxetumomab-Pasudotox** (40 µg/kg i.v. Tag 1, 3 und 5, Wiederholung Tag 29; bis zu 6 Zyklen). Pasudotox ist Teil eines Pseudomonas-Exotoxins. Die Gesamtansprechrate lag bei 75%, die Rate kompletter Remissionen bei 41% und die Rate mehr als 180 Tage anhaltender kompletter Remissionen bei 30%. Letztere waren in 85% der Fälle durch MRD-Negativität gekennzeichnet. Die wichtigsten Nebenwirkungen waren Ödeme (39%), Übelkeit (35%), Fatigue (34%), Kopfschmerzen (33%), hämolytisch-urämische (8%) und Capillary-Leak-Syndrome (5%). Die beiden letztgenannten Nebenwirkungen waren aus der vorhergehenden Phase-I-Studie bekannt und erwiesen sich in allen Fällen als reversibel.

# 5 Monoklonale Gammopathie unbestimmter Signifikanz

## 5.1 Epidemiologie

Das Risiko einer monoklonalen Gammopathie unbestimmter Signifikanz (MGUS) steigt mit dem Alter. Oberhalb des 70. Lebensjahres haben mehr als 5% der Bevölkerung ein MGUS. Mehrere Studien weisen darauf hin, dass die **MGUS-Prävalenz bei Verwandten von Myelom-Patienten** erhöht sein könnte. Zur Klärung der Frage sammelten Clay-Gilmour et al. [40] Serumproben von 1179 über 40-jährigen Verwandten ersten Grades von 430 Myelom-Patienten. Die MGUS-Prävalenz war mit 5,8% gegenüber der Normalbevölkerung auf das 2,4-Fache erhöht. Wie in der Allgemeinbevölkerung stieg sie mit zunehmendem Alter an (40–49 Jahre: 1,9%; ≥80 Jahre: 13,8%). Im Hinblick auf Alter, Geschlecht, MGUS-Isotyp und zytogenetische Veränderungen bestand zwischen den Myelom-Patienten und ihren Verwandten keine Korrelation. Das Vorliegen eines MGUS bei einem Verwandten hatte keinen Einfluss auf den Verlauf des Myeloms. Ob sich die Transformationsrate in ein multiples Myelom bei MGUS-Trägern mit oder ohne Verwandte mit multiplem Myelom unterscheidet, ist nicht bekannt.

## 5.2 Diagnostik

Nach den Vorgaben der International Myeloma Working Group wird die monoklonale Gammopathie unbestimmter Signifikanz in Abhängigkeit von der Anzahl ungünstiger Faktoren (Nicht-IgG-Isotyp, M-Gradient ≥15 g/l, abnormer Leichtkettenquotient) in 4 Risikogruppen unterteilt. Bei Vorliegen mindestens 1 ungünstigen Faktors wird zum Ausschluss eines multiplen Myeloms eine Knochenmarkuntersuchung empfohlen. Da vor der Punktion unbekannt ist, ob eine MGUS oder ein multiples Myelom vorliegt, erfolgt bei dieser Gelegenheit häufig eine FISH-Untersuchung. Bei einer Untersuchung von 382 MGUS-Patienten wiesen Lakshman et al. [110] auf die prognostische Bedeutung der in den Plasmazellen vorgefundenen **zytogenetischen Anomalien** hin. Häufig (28%) waren die Plasmazellen nicht beurteilbar, wahrscheinlich aufgrund sehr geringer Zahl. Mit absteigender Häufigkeit fanden sich in den anderen Fällen folgende Veränderungen: Trisomien (22%), die häufig nur ein einziges Chromosom betrafen, Deletion 13q (20%), normaler Karyotyp (19%), Translokation t(11;14) (16%), Translokation t(4;14) (2%) und Deletion 17p (1%). Die zytogenetischen Veränderungen gingen

**Tabelle 2:** *Zytogenetisches Risikomodell der monoklonalen Gammopathie unbestimmter Signifikanz. Adaptiert nach [110].*

| Risikogruppe | FISH-Zytogenetik | Patienten | Progression (5 Jahre) | Progression (10 Jahre) |
|---|---|---|---|---|
| Hoch | Deletion 17p, Translokation t(4;14) | 3% | 100% | 100% |
| Intermediär | Trisomien ohne Translokationen | 18% | 13% | 38% |
| Standard | Translokationen außer t(4;14) mit oder ohne Trisomien oder Anomalien von Chromosom 13 | 32% | 11% | 11% |
| Niedrig | Normaler FISH-Karyotyp oder unzureichendes Material | 47% | 5% | 9% |

*Untersuchung an 382 Patienten*

mit unterschiedlichen Risiken des Übergangs in ein multiples Myelom einher (Tab. 2). Am häufigsten wurden Transformationen bei einer Deletion 17p oder einer Translokation t(4;14), am seltensten bei normalem Karyotyp oder unzureichendem Material beobachtet. Auffällig war die hohe Transformationsrate bei Trisomien, die beim multiplen Myelom als prognostisch günstig gelten. Wahrscheinlich verbringen Plasmazellerkrankungen mit Trisomie weniger Zeit in der MGUS- und mehr Zeit in der Myelom-Phase. Die zytogenetische Risikoeinteilung ergänzt die oben genannten klinischen Faktoren zur Abschätzung des Übergangs eines MGUS in ein multiples Myelom.

In einer 155 MGUS-Patienten umfassenden **FISH-Studie** wurden die Ergebnisse von Lakshman et al. [110] von Merz et al. [129] bestätigt. Die Verteilung der einzelnen Anomalien war ähnlich wie in der zuvor genannten Arbeit. Fälle mit Deletion 17p oder Translokation t(4;14) gingen rasch in ein multiples Myelom über.

## 5.3 Besondere Manifestationsformen

Die **monoklonale Immunglobulin-Ablagerungskrankheit** betrifft meist die Niere. Sie ist durch lineare Ablagerungen entlang der tubulären und glomerulären Basalmembran gekennzeichnet. Im Gegensatz zur Amyloidose lassen sich die Ablagerungen nicht mit Kongorot färben. Ähnlich wie bei der Amyloidose können im Prinzip alle Organe befallen werden. Mit der Einführung des freien Leichtketten-Assays und des Proteasom-Inhibitors Bortezomib haben sich die diagnostischen und therapeutischen Möglichkeiten bei der monoklonalen Immunglobulin-Ablagerungskrankheit deutlich verbessert. Joly et al. [96] untersuchten die Eigenschaften und den Verlauf der Erkrankung von 255 Patienten. Am häufigsten lag eine reine Leichtketten-Ablagerung (60%), seltener eine reine Schwerketten- (9%) oder gleichzeitige Leicht- und Schwerketten-Ablagerung vor (8%). In 23% der Fälle zeigte die Nierenbiopsie gleichzeitig eine Cast-Nephropathie mit Verstopfung der Tubuli. Im Gegensatz zur chronisch verlaufenden Ablagerungskrankheit bestand hier ein akutes Nierenversagen. Ursache der Immunglobulin-Ablagerung war in 64% der Fälle eine monoklonale Gammopathie unbestimmter Signifikanz und in 34% ein multiples Myelom. Im Gegensatz zur Amyloidose, bei der meist Lambda-Leichtketten vorliegen, war die monoklonale Immunglobulin-Ablagerungskrankheit in den meisten Fällen (79%) durch Kappa-Leichtkettenrestriktion gekennzeichnet. Die Knochenmarkinfiltration war meist gering (5%–32%). Bei Fehlen einer begleitenden Cast-Nephropathie dominierte bei der fast immer vorhandenen Nierenbeteiligung ein glomerulärer Schaden mit Proteinurie (median 2,4 g/24 Stunden). Gleichzeitig lag eine Niereninsuffizienz vor (mediane glomeruläre Filtrationsrate 21 ml/min/1,73 $m^2$). Extrarenale Manifestationen waren bei 35% der Patienten klinisch und/oder histologisch nachweisbar. Am häufigsten waren die Leber (17%) und das Herz (12%), seltener die Nerven (9%), Speicheldrüsen (7%), der Gastrointestinaltrakt (4%), die Lungen (2%) und die Haut (2%) betroffen. Die Leberbeteiligung äußerte sich als Hepatomegalie, manchmal mit Erhöhung der Leberenzyme. Die Herzbeteiligung hatte ähnliche Eigenschaften wie die Herz-Amyloidose. Die Behandlung erfolgte nach den Prinzipien des multiplen Myeloms, insbesondere kamen Bortezomib-haltige Protokolle zum Einsatz. Der Wert der Hochdosistherapie war aufgrund erhöhter Morbidität und Mortalität nicht klar zu definieren. Zur Verlaufsbeurteilung eignete sich das freie Leichtketten-Assay. Bei 67% der Patienten wurde ein mindestens partielles Ansprechen, bei 52% ein sehr gutes partielles oder komplettes Ansprechen verzeichnet. Bei gut der Hälfte der Patienten mit hämatologischem Ansprechen verbesserte sich im weiteren Verlauf die Nierenfunktion. Wegen einer terminalen Niereninsuffizienz erfolgte bei 23 Patienten eine Nierentransplantation. Nach einer medianen Beobachtungszeit von 7 Jahren war die Nierenfunktion bei 70% der Transplantierten ausreichend. Ähnlich wie bei der Amyloidose ist das Ziel der Behandlung der monoklonalen Immunglobulin-Ablagerungskrankheit, ein sehr gutes partielles oder komplettes hämatologisches Ansprechen zu erreichen. Bei sehr gut kontrollierter Krankheit sind Patienten mit terminaler Niereninsuffizienz Kandidaten für eine Nierentransplantation.

# 6 Leichtketten-Amyloidose

## 6.1 Diagnostik

### 6.1.1 Stadieneinteilung

Unter Führung der Mayo-Klinik wurden in den vergangenen 15 Jahren mehrere Stadieneinteilungen der Amyloidose entwickelt, deren Ziel die Vorhersage des Gesamtüberlebens ist. Letzteres wird im Wesentlichen vom Ausmaß der Herzbeteiligung bestimmt, die bei 70% der Amyloidose-Patienten vorliegt. Dementsprechend beruhte die erste Stadieneinteilung (**Mayo 2004**) ausschließlich auf den kardialen Markern NT-proBNP (hohes Risiko ≥332 ng/l) und Troponin T (≥0,035 µg/l), ersatzweise Tropinin I (≥0,1 µg/l). Anhand der Grenzwerte wurden 3 Risikogruppen mit Vorliegen keines, eines oder zweier Risikofaktoren definiert. Im Jahre 2015 wurde das Stadium III der Mayo-2004-Einteilung von europäischen Amyloidose-Forschern weiter unterteilt (**Euro 2015**; Stadium IIIB: NT-proBNP >8500 ng/l). Diese ausschließlich auf Herzmarkern beruhenden Einteilungen stehen dem **Mayo-2012**-Konzept gegenüber, in dem neben NT-proBNP (Hochrisiko ≥1800 ng/l) und Troponin T (≥0,025 µg/ml) auch die freie Leichtkettenmasse, ausgedrückt als Differenz zwischen der involvierten und nicht involvierten freien Leichtkette, berücksichtigt wurde (Hochrisiko ≥180 mg/l). In Abhängigkeit von der Anzahl der Risikofaktoren ergaben sich in dieser Einteilung 4 Risikogruppen.

Muchtar et al. [139] zeigten in einer 1005 Amyloidose-Patienten umfassenden Untersuchung die **Gleichwertigkeit** der drei Staging-Systeme auf. Die Euro-15-Einteilung sagte die Sterblichkeit innerhalb des ersten Jahres am besten voraus. Hierdurch wurden Hochrisikopatienten identifiziert, die für die üblichen Amyloidose-Studien ungeeignet sind. Die Mayo-2012-Einteilung sagte dagegen den Verlauf von Patienten am besten voraus, die die ersten 3 Jahre nach Diagnosestellung überlebten. Diese Einteilung war für die Abschätzung der Langzeitprognose am besten geeignet.

Der Herzmarker NT-proBNP wird von Krankenhauslaboratorien oft nicht angeboten. Dies erschwert die Anwendung der genannten Staging-Systeme. Lilleness et al. [117] modifizierten das Mayo-2004- und das Euro-2015-System, indem sie in einer 249 Patienten umfassenden Studie NT-proBNP durch **BNP** ersetzten. Beide Proteine stammen vom gleichen Vorläuferprotein ab. BNP ist das aktive Hormon, NT-proBNP ist biologisch inaktiv und hat eine längere Halbwertzeit. Der beste BNP-Schwellenwert zur Erkennung von Hochrisikopatienten war >81 pg/ml. Zur Definition von Ultrahochrisikopatienten im Stadium IIIB wurde ein BNP-Schwellenwert >700 pg/ml ermittelt. Als Partner für BNP wählten die Autoren **Troponin I**, das häufiger angeboten wird als Troponin T (Schwellenwert

>0,1 µg/l). Mit dem ursprünglichen und dem revidierten Staging-System wurden 89% der Patienten der gleichen Risikogruppe zugeordnet. Die Anwendung des neuen Systems auf eine unabhängige, 592 Amyloidose-Patienten umfassende Kohorte ergab in den Stadien I–IIIB Gruppengrößen von 15%–44% und mediane Gesamtüberlebenszeiten, die sich von Stadium zu Stadium schrittweise von >10 Jahre auf 1 Jahr verschlechterten.

> **Wertung**
>
> Das Boston University Biomarker Scoring System ermöglicht die Anwendung der etablierten Mayo-2004- und Euro-2015-Einteilungen unter Verwendung von BNP und Troponin I.

### 6.1.2 Response-Kriterien

Nach einem hämatologischen Ansprechen wird bei einem Teil der Amyloidose-Patienten eine Verbesserung der Organfunktion beobachtet. Das **Organansprechen** wurde bisher nicht abgestuft, sondern lediglich als vorhanden oder nicht vorhanden angegeben. Ein kardiales, renales und hepatisches Ansprechen wurde durch eine >30%ige Reduktion der Konzentration von NT-proBNP, der Proteinurie beziehungsweise der Aktivität der alkalischen Phosphatase definiert. In einer 414 Amyloidose-Patienten umfassenden Studie wiesen Muchtar et al. [138] darauf hin, dass eine **Abstufung des therapeutischen Ansprechens** bei allen genannten Organen mit der Überlebensdauer korreliert. Hierzu wurden 4 Ansprechkategorien definiert: Kein Ansprechen (≤30% Reduktion der oben genannten Marker), partielles Ansprechen (31%–60% Reduktion), tiefes, auch als sehr gutes partielles Ansprechen bezeichnet (>60% Reduktion, aber kein komplettes Ansprechen) und komplettes Ansprechen (Herz: NT-proBNP ≤400 ng/l; Niere: Proteinurie ≤200 mg / 24 Stunden; Leber: alkalische Phosphatase ≤2-mal untere Normgrenze). Am besten war die Korrelation zwischen Ansprechen und Überleben bei der kardialen Amyloidose. Etwa ein Drittel der auf die Therapie ansprechenden renalen oder kardialen Amyloidosen verliefen im späteren Verlauf progredient. Die abgestufte Angabe des therapeutischen Ansprechens könnte sich dazu eignen, Patienten für zusätzliche Therapiemaßnahmen zu identifizieren.

## 6.2 Therapie

Milani et al. [130] berichten über die Behandlungsergebnisse von 122 Amyloidose-Patienten mit **Bendamustin** (60–90 mg/m$^2$ Tag 1 und 2, Wiederholung Tag 29; zusätzlich Prednison 100 mg Tag 1–4; bei IgM-Amyloidose zusätzlich Rituximab

375 mg/m² Tag 1; maximal 6, median 3 Zyklen). Fast alle Patienten waren vorbehandelt, median mit 2 vorherigen Therapielinien. Bei 86 Patienten lag ein Nicht-IgM-, bei 36 ein IgM-Paraprotein vor. Nach einer medianen Beobachtungsdauer von 31 Monaten betrug die Gesamtansprechrate 35%, die Rate kompletter und sehr guter partieller Remissionen 10%, das mediane progressionsfreie Überleben 9 Monate und das mediane Gesamtüberleben 21 Monate. Bei 12% stellte sich ein kardiales, bei 31% ein renales Ansprechen ein. Bei Bortezomib-, Imid- oder Bortezomib- und Imid-refraktären Patienten war die Gesamtansprechrate niedriger (24% versus 21% versus 13%). Während Nicht-IgM-Amyloidosen nur in 28% der Fälle auf Bendamustin ansprachen, war dies bei IgM-Amyloidosen (in Kombination mit Rituximab) in 58% der Fall. Das Therapieregime eignet sich daher insbesondere für Amyloidosen mit monoklonaler IgM-Gammopathie.

Für die Primärtherapie von Leichtketten-Amyloidosen werden meist Bortezomib-haltige Protokolle oder Melphalan-Dexamethason verwendet. Im Rezidiv kommen Imide oder Ixazomib zum Einsatz. Die Ansprechraten bei refraktären oder rezidivierten Patienten liegen bei 40%–60%, die Therapiedurchführung wird durch Myelosuppression erschwert. Vor diesem Hintergrund behandelten Khouri et al. [102] 20 median 3-fach vorbehandelte Amyloidose-Patienten mit **Daratumumab** als Monotherapie (16 mg/kg zunächst 8-mal in wöchentlichen, dann 8-mal in 2-wöchentlichen Abständen, anschließend 4-wöchentliche Erhaltungstherapie; median 17 Infusionen). Nach einer medianen Beobachtungszeit von 10 Monaten lag die Gesamtansprechrate bei 86%, mit einem Anteil kompletter Remissionen von 33% und sehr guter partieller Remissionen von 53%. Die Rate 10 Monate überlebender Patienten betrug 80%. Daratumumab scheint bei der Amyloidose wirksamer zu sein als beim multiplen Myelom, bei dem sich die Ansprechrate der Monotherapie bei refraktären oder rezidivierten Patienten auf 30% beschränkt. Gegenwärtig wird eine Phase-III-Studie durchgeführt, in der neu diagnostizierte Amyloidose-Patienten eine Standardbehandlung mit Cyclophosphamid, Bortezomib und Dexamethason mit oder ohne Daratumumab erhalten.

Die Erfahrungen von Khouri et al. [102] wurden in einer retrospektiven Studie von Abeykoon et al. [1] bestätigt. Die Studie umfasste 44 median 3-fach vorbehandelte Amyloidose-Patienten (52% nach Hochdosistherapie), die zu 61% eine Herz-, 50% eine Nieren- und 7% eine Leberbeteiligung aufwiesen. In je der Hälfte der Fälle wurde **Daratumumab** als Monosubstanz beziehungsweise in Kombination mit anderen Medikamenten (Lenalidomid, Pomalidomid, Bortezomib, Dexamethason) eingesetzt. Die Therapie orientierte sich an den beim Myelom etablierten Protokollen, median erhielten die Patienten 8 Daratumumab-Zyklen. Nach einer medianen Beobachtungszeit von 10 Monaten lag die Gesamtansprechrate bei 83%, mit einer Rate kompletter Remissionen von 17% und sehr guter partieller Remissionen von 63%. Das progressionsfreie Überleben und das

Gesamtüberleben betrug nach 10 Monaten 89% beziehungsweise 94%. Ein kardiales Ansprechen wurde bei 44% der Patienten gesehen, mit bestem Ansprechen nach median 14 Monaten. Die renale Ansprechrate betrug 27%. Die hepatische Amyloidose blieb von der Behandlung unbeeinflusst. Mono- und Kombinationstherapien schienen sich in ihrer Wirksamkeit nicht wesentlich zu unterscheiden, allerdings erfolgte das hämatologische Ansprechen bei einer Kombinationstherapie schneller, begleitet von größerer Toxizität. Die Autoren betonen die gute Verträglichkeit von Daratumumab bei fortgeschrittenen Organschäden.

## 6.3 Spezielle Manifestationsformen

Bei etwa 5%–7% der Leichtketten-Amyloidosen liegt eine IgM-Gammopathie vor. Bei einer Knochenmarkinfiltration ≥10% liegt definitionsgemäß ein Morbus Waldenström vor. Zanwar et al. [195] beschrieben in einer retrospektiven Studie, wie sich der **Morbus Waldenström** mit begleitender Amyloidose vom Morbus Waldenström ohne Amyloidose und von der Amyloidose mit Nicht-IgM-Paraprotein unterscheidet. Eine begleitende Amyloidose lag bei 8% der Patienten mit Morbus Waldenström vor. Ein Risikofaktor für ihre Entwicklung war ein Leichtkettenquotient ≥10. Bei je der Hälfte der 75 von einer Amyloidose betroffenen Waldenström-Patienten wurde die Amyloidose gleichzeitig mit dem Morbus Waldenström oder erst im weiteren Verlauf diagnostiziert. Zur Behandlung kamen Rituximab in Kombination mit Alkylanzien (70%), Bortezomib-haltige Protokolle (30%) und die Hochdosistherapie mit autologer Blutstammzelltransplantation (20%) zum Einsatz. Bei je 29% der Patienten wurden sehr gute partielle oder partielle Remissionen erreicht. Ein kardiales oder renales Ansprechen war bei 12% beziehungsweise 25% der Patienten zu beobachten. Nach einer medianen Beobachtungszeit von 9 Jahren lag das mediane Gesamtüberleben bei 2,5 Jahren. Es unterschied sich nicht von der Nicht-IgM-Amyloidose (2,4 Jahre), wohl aber vom Morbus Waldenström ohne Amyloidose (12 Jahre).

> **Wertung**
>
> Die Entwicklung einer Amyloidose bedeutet beim Morbus Waldenström eine deutliche Verschlechterung der Prognose.

Die Behandlung der Amyloidose mit IgM-Gammopathie ist nicht standardisiert. Sie orientiert sich an den Therapieprinzipien der Nicht-IgM-Amyloidose und des Morbus Waldenström. Monotherapien mit Alkylanzien, Purinanaloga oder Ibrutinib sind enttäuschend. Gute Ergebnisse werden dagegen mit Rituximab und

Bortezomib erzielt (Gesamtansprechrate 78%). Aufgrund fortgeschrittenen Alters sind nur wenige Patienten für eine Hochdosistherapie geeignet. Manwani et al. [124] berichteten über ihre Erfahrungen mit Rituximab (375 mg/m$^2$ Tag 1) und Bendamustin (90 mg/m$^2$ Tag 1 und 2, Wiederholung Tag 29; maximal 8, median 5 Zyklen). Sie behandelten 27 überwiegend nicht vorbehandelte Patienten mit IgM-Amyloidose, die in je 63% eine Herz- beziehungsweise Nierenbeteiligung aufwiesen. Die Gesamtansprechrate lag bei 59%, mit einer Rate kompletter Remissionen von 11% und einer Rate sehr guter partieller Remissionen von 37%. Bei je 18% der Patienten verbesserte sich die Herz- beziehungsweise Nierenfunktion. Nach einer medianen Beobachtungszeit von 18 Monaten betrug das mediane progressionsfreie Überleben 34 Monate. Das mediane Gesamtüberleben war noch nicht erreicht. Gegenüber der ebenfalls sehr wirksamen Behandlung mit Rituximab-Bortezomib zeichnet sich das Rituximab-Bendamustin-Regime durch fehlende Neurotoxizität aus. Da Amyloidosen oft das periphere Nervensystem befallen (hier 22% der Patienten), stellt Rituximab-Bendamustin eine willkommene Alternative zu Bortezomib-haltigen Protokollen dar.

# 7 Multiples Myelom

## 7.1 Pathogenese

### 7.1.1 Genetik

Durch zytogenetische und molekulargenetische Untersuchungen konnten in den vergangenen Jahren zahlreiche Veränderungen beim multiplen Myelom identifiziert werden. Die Erkrankung zeichnet sich durch große inter- und intraindividuelle Heterogenität aus, die die Erkennung von Gemeinsamkeiten und die Klassifikation nach genetischer Ähnlichkeit erschwert. Die Ergebnisse mehrerer Arbeiten erweiterten die beobachtete biologische Vielfalt.

Walker et al. [185] unterzogen 1273 multiple Myelome einer **integrierten genetischen Analyse**, in der Kopienzahlveränderungen, chromosomale Translokationen, kurze Insertionen und Deletionen sowie Einzelnukleoidvarianten berücksichtigt wurden. Mit verschiedenen Methoden wurden 63 zum Teil noch unbekannte Treiber-Gene identifiziert. Die häufigsten waren KRAS (22%), NRAS (17%) und DIS3 (10%), dessen Genprodukt an der RNA-Prozessierung beteiligt ist. Je mehr Treiber-Gene vorlagen, desto aggressiver war der Verlauf. Klonales Auftreten wurde bei Onkogenen häufiger beobachtet als bei Tumorsuppressor-Genen, was als Hinweis auf die besondere Bedeutung von Onkogenen in der Pathogenese gewertet wurde. Ein wesentliches Ergebnis der Arbeit war die Er-

# IMNOVID® – Starker Partner in der Rezidivtherapie

**NEU!**
In Kombination auch mit Bortezomib und Dex[4]

Stimulieren, Attackieren, Kombinieren[1,2,3]

**Imnovid®** (Pomalidomid)

Wirksam nach REVLIMID® [5,6,7]

Höhere Effektivität in der 2. Linie[6]

**NEU:** IMNOVID® ist in Kombination mit Bortezomib und Dexamethason indiziert für die Behandlung des multiplen Myeloms bei erwachsenen Patienten, die mindestens eine vorausgegangene Therapie, darunter Lenalidomid, erhalten haben.

1 Quach H et al. Leukemia 2010; 24(1):22–32   2 Görgün G et al. Blood 2010; 116(17):3227–3237   3 Moreau P et al. Ann Oncol. 2017; 28 (suppl 4):iv52–iv61
4 Fachinformation IMNOVID®   5 San Miguel J et al. Lancet Oncol. 2013; 14(11):1055–1066   6 Dimopoulos MA et al. Blood 2018; 132 (suppl 1):3278
7 Richardson PG et al. Lancet Oncol. 2019; 20(6):781–794

**IMNOVID® 1 mg / 2 mg / 3 mg / 4 mg Hartkapseln. Wirkstoff:** Pomalidomid. **Zusammensetzung:** Jede Kapsel enth.: 1 mg / 2 mg / 3 mg / 4 mg Pomalidomid; sonst. Bestandteile: *Kapselinhalt:* Mannitol (E421), vorverkleisterte Stärke, Natriumstearylfumarat; *Kapselhülle:* Gelatine, Titandioxid (E171), Indigocarmin (E132), Eisen(III)-hydroxid-oxid x $H_2O$ (E172) (nur 1/2/3 mg), Erythrosin (E127) (nur 2 mg), Brillantblau FCF (E133) (nur 4 mg), weiße Farbe, schwarze Farbe (nur 1 mg); *weiße Druckfarbe:* Schellack, Titandioxid (E171), Simeticon, Propylenglycol (E1520), Ammoniak-Lösung (E527); *schwarze Druckfarbe:* Schellack, Eisen(II,III)-oxid (E172), Propylenglycol (E1520), Ammoniak-Lösung (E527). **Anwendungsgebiete:** IMNOVID® ist in Kombination mit Bortezomib u. Dexamethason indiziert für die Behandl. d. multiplen Myeloms bei erwachsenen Patienten, die mind. eine vorrausgegangene Therapie, darunter Lenalidomid, erhalten haben. IMNOVID® ist in Kombination mit Dexamethason indiziert für die Behandl. d. rezidivierten u. refraktären multiplen Myeloms bei erwachsenen Patienten, die mindestens zwei vorausgegangene Therapien, darunter Lenalidomid u. Bortezomib, erhalten u. unter d. letzten Therapie eine Progression gezeigt haben. **Gegenanzeigen:** Schwangerschaft; gebärfähige Frauen, außer alle Bed. d. Schwangerschaftsverhütungsprogramms werden eingehalten; männl. Pat., die nicht i. d. Lage sind, die erforderl. Verhütungsmaßn. zu befolgen o. einzuhalten; Überempf. gegen d. Wirkstoff o. einen d. sonst. Bestandteile. Informationen zu Gegenanzeigen von Arzneimitteln, die in Komb. mit Imnovid gegeben werden, sind der entspr. Fachinformation zu entnehmen. **Nebenwirkungen:** Schwerwiegende NW: Leukopenie; Thrombozytopenie; Sepsis, sept. Schock; Clostridium-difficile-Kolitis; venöse thromboembolische Ereignisse; Pneumonie, Herzmuskelschwäche, Lungenembolie; Angioödem; Plattenepithel- u. Basalzellkarzinom; Hepatitis-B-Reaktivierung. Sehr häufig: Dyspnoe; Pneumonie, Bronchitis; Infektion d. oberen Atemwege; Anämie; Hypokaliämie; Hyperglykämie; Appetitlosigkeit; Obstipation, Diarrhoe, Nausea; Erbrechen; Antriebslosigkeit; Einschlaf-, Durchschlafstörungen; Schwindel, Tremor; Muskelkrämpfe, Muskelschwäche; Knochen-, Rückenschmerzen; periphere sensorische Neuropathie; peripheres Ödem. Häufig: Sturz; intrakranielle Blutung; periphere sensomotorische Neuropathie; Parästhesien; Vertigo; Ödem; Urtikaria; Hautausschläge; Hautjucken; Gürtelrose; Vorhofflimmern; Myokardinfarkt; Brustschmerzen; Atemwegsinfektionen; Hypertonie; Panzytopenie; Lymphopenie; Hypomagnesiämie, Hypokalzämie; Hypophosphatämie; Hyperkalziämie; Hyperkaliämie; Hyponatriämie; Hyperurikämie; Hypotonie; Influenza; wunder Mund o. Mundtrockenheit; Geschmacksveränderungen; Bauchschmerzen, aufgeblähter Bauch; Verwirrtheit; Depression; Bewusstseinsverlust, Ohnmacht; Katarakt; Nierenschädigung; Harnverhalt; auffälliger Leberwert; Harnwegsinfektion, Unterleibsschmerzen; Gewichtsverlust. Gelegentlich: Schlaganfall; Hepatitis, Hyperbilirubinämie; Tumorlyse-Syndrom; Nicht bekannt: Arzneimittelreakt. mit Eosinophilie und system. Sympt. (DRESS), tox. epidermale Nekrolyse (TEN), Stevens-Johnson-Syndrom (SJS); bei Verdacht auf DRESS, TEN oder SJS Behandl. absetzen. **Warnhinweise:** Es ist zu erwarten, dass Pomalidomid dem ungeborenen Kind schadet. Bedingungen d. Schwangerschaftsverhütungsprogramms müssen erfüllt werden (männl. Pat.: Verwendung v. Kondomen; gebärf. Patientinnen: zuverl. Empfängnisverhütung; nicht-gebärf. Patientinnen: zuverl. Nachweis d. Nicht-Gebärfähigkeit). Stillen ggf. während der Behandl. unterbrechen. Erhöhtes Risiko f. venöse u. arterielle Thromboembolien. Pat. bzgl. sekundärer Primärmalignome (SPM) sorgfältig überwachen. Pat. mit schwerw. allerg. Reakt. i. d. Vorgeschichte unter Thalidomid o. Lenalidomid dürfen Pomalidomid nicht einnehmen. **Weitere wichtige Informationen entnehmen Sie der Zusammenfassung d. Merkmale d. Arzneimittels (Fachinformation). Für Arzneimittel, die in Komb. mit Imnovid gegeben werden, wird auf die entspr. Fachinformation verwiesen.** **Darreichungsform u. Packungsgröße:** IMNOVID® 1 mg / 2 mg / 3 mg / 4 mg Hartkapseln; Packung mit 14 oder 21 Kapseln. Verschreibungspflichtig. **Pharmaz. Untern.:** Celgene Europe B.V., Winthontlaan 6 N, 3526 KV Utrecht, Niederlande. **Stand d. Inf.:** Mai 2019

Celgene GmbH   info@celgene.de   www.celgene.de

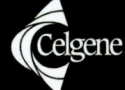

kenntnis, dass **genetische Veränderungen** überzufällig häufig in **starrer Kombination** auftreten. Bei Vorliegen einer Translokation t(4;14) lag fast immer (>90%) eine Deletion 13q vor. Außerdem waren Mutationen in den Genen FGFR3, DIS3 und PRKD2 häufig. Die Translokation t(11;14) war häufig mit CCND1- und IRF4-Mutationen vergesellschaftet. Manche Mutationen waren eng an das gleichzeitige Vorliegen bestimmter Translokationen oder Kopienzahlveränderungen geknüpft. Das pathogenetische Primärereignis schien die nachfolgenden Schritte vorherzubestimmen. Therapeutisch war die Beobachtung von Bedeutung, dass 27% der Treiber-Genprodukte medikamentös beeinflussbar waren. In erster Linie waren 4 Bereiche von Mutationen betroffen: Der MEK/ERK-Signalweg (50% der Fälle, 11 Treiber-Gene), der NFκB-Signalweg (14%, 5 Treiber-Gene), der G1/S-Zellzyklus-Übergang (5%, 4 Treiber-Gene) und die epigenetische Regulation (24%, 16 Treiber-Gene).

In einer ähnlichen, 418 Myelome umfassenden Untersuchung korrelierten Bolli et al. [16] die genetischen Veränderungen mit dem Krankheitsverlauf. Ein wesentliches Ergebnis war die Erkenntnis, dass **Translokationen** und **Kopienzahlveränderungen**, die in mehr als 99% der Fälle vorlagen, nicht nur die Prognose, sondern auch den Genotyp dominierten. Translokationen und Kopienzahlveränderungen (unter anderem Trisomien) scheinen die primären genetischen Ereignisse beim multiplen Myelom zu sein. Bei der Sequenzierung von 246 Genen wurden 106 sichere und 177 mögliche Treiber-Gene identifiziert. Die meisten mutierten Gene waren ohne prognostische Relevanz. Ausnahmen waren Mutationen von TP53 und DNAH11. Wichtiger für die **Prognose** als die Mutation einzelner Gene war die **Gesamtzahl** identifizierter **Treiber-Gene**. Auch in dieser Arbeit war die Kombination genetischer Ereignisse nicht zufällig. Die Translokation t(4;14) war fast immer mit einer Deletion 13q vergesellschaftet, bei Hyperdiploidie lag oft eine FAM46C-Mutation vor. Aufgrund zytogenetischer und molekulargenetischer Merkmale definierten die Autoren 4 Krankheitsgruppen mit unterschiedlichem Verlauf. Zum jetzigen Zeitpunkt ergeben sich hieraus keine klinischen Konsequenzen.

### 7.1.2 Klonale Evolution

In einer 10 Patienten umfassenden Studie stellten Dutta et al. [58] die Modellvorstellung infrage, dass die klonale Evolution des multiplen Myeloms auf dem Neuerwerb genetischer Veränderungen beruht. Die Autoren untersuchten die Erkrankungen sequenziell im Stadium des **MGUS** und des voll ausgebildeten **Myeloms** mit Hilfe der Exom-Sequenzierung. Bereits im Stadium des MGUS bestand eine ausgeprägte **intraklonale Heterogenität**, die im weiteren Verlauf nicht wesentlich zunahm. So wurden im Stadium der monoklonalen Gammopathie median 70 und im Stadium des multiplen Myeloms median 68 Kopienzahlveränderungen entdeckt. Wahrscheinlich waren sie genetische Primärereignisse. Als Sekundärereignis geltende Mutationen im MEK/ERK-Signalweg wurden bei 40% der monoklonalen Gammopathien und 70% der multiplen Myelome – meist subklonal – vorgefunden. Bei 7 von 10 Patienten nahm die Zahl der Mutationen im Krankheitsverlauf ab, dafür änderte sich das Spektrum mutierter Gene. Der Übergang vom MGUS zum multiplen Myelom war durch ein Größer- oder Kleinerwerden bereits bei der Erstuntersuchung vorhandener Subklone gekennzeichnet. Die Transformation schien in hohem Maße von **extrinsischen Faktoren** abhängig zu sein.

Corre et al. [43] untersuchten die klonale Evolution **behandlungsbedürftiger Myelome** an 43 Myelom-Patienten, die einheitlich mit Bortezomib-Thalidomid-Dexamethason, gefolgt von einer Hochdosis-Konsolidierung behandelt wurden. Ziel der Untersuchung war die Bestätigung der Annahme, dass eine einheitliche Therapie zu einheitlichen genetischen Sekundärveränderungen führt. Diese Erwartung wurde nicht erfüllt. Gegenüber den Anomalien bei Erstdiagnose blieben Translokationen stets und Kopienzahlveränderungen fast immer im Rezidiv unverändert bestehen. Ausnahmen waren der Hinzugewinn genetischen Materials am Chromosom 1q und Deletionen von 1p und 17p. Die Gesamtzahl an Mutationen blieb im Krankheitsverlauf konstant. Die klonale Evolution folgte 4 verschiedenen **Mustern**: Selektion eines vorbestehenden Subklons (zum Beispiel BRCA1- oder FAM46C-Mutation), Neumutation (zum Beispiel TP53), Verschwinden einer vorbestehenden Mutation (zum Beispiel DIS3) und klonale Stabilität. Offensichtlich hatte die Chemotherapie keine spezifische Wirkung auf die Krankheitsentwicklung, was durch die Verwendung von 4 verschiedenen Medikamenten mit unterschiedlichem Angriffspunkt begünstigt wurde. Die bei Primärdiagnose vorliegende klonale Heterogenität zeigte sich auch im Rezidiv. Jedes Myelom entwickelte seine eigene Strategie, um unter dem Druck der Therapie weiter zu bestehen.

Die genetische Charakterisierung des multiplen Myeloms erfolgte bisher überwiegend an vielzelligen Populationen. Eine Zuordnung bestimmter Merkmale zu einzelnen Zellen war oft nicht möglich. Ledergor et al. [112] entwickelten ein System, mit dem das **Transkriptom** durch RNA-Sequenzierung auf **Einzelzellniveau** dargestellt werden konnte, und untersuchten hiermit Plasmazellen von 99 Patienten mit multiplem Myelom und anderen Plasmazelldyskrasien und 11 gesunden Kontrollpersonen. Insgesamt wurden 20 586 Plasmazellen aus dem Knochenmark und 3540 Plasmazellen aus dem Blut analysiert. Plasmazellen gesunder Personen und gesunde Plasmazellen von Myelom-Patienten hatten ein charakteristisches Genexpressionsmuster, das sich von Mensch zu Mensch kaum unterschied. Demgegenüber wichen die Transkriptome der Plasmazellen verschiedener Myelom-Patienten stark voneinander ab. Trotz der beschränkten Zahl untersuchter Zellen wurde bei einem Drittel der Myelom-Patienten intraindividuelle Heterogenität beobachtet. Die abnorme Genexpression beruhte nur zum Teil auf Genmutationen. In vielen Fällen war sie Folge abnormer Genregulation. Plasmazellen mit den Genexpressionseigenschaften aktiver Myelome fanden sich bereits in asymptomatischen Stadien, sie blieben aber auch nach Abschluss der Therapie nachweisbar, wenn auch in sehr geringer Zahl. Die Autoren spekulieren, dass im zellarmen Stadium der minimalen Resterkrankung zielgerichtete Therapien von Nutzen sein könnten. Die Charakterisierung auf Einzelzellniveau könnte dazu beitragen, geeignete Medikamente auszuwählen.

## 7.2 Diagnostik

### 7.2.1 Bildgebende Verfahren

Für die Diagnose eines multiplen Myeloms ist eine Beckenkammbiopsie erforderlich, die ≥10% Plasmazellen zeigen muss. Die Genexpression der Myelomzellen des Beckenkamms unterscheidet sich oft von der Genexpression in Osteolysen. In einer Untersuchung von Rasche et al. [152] war die Genexpression in Osteolysen gegenüber dem Beckenkamm in 16 von 21 Fällen in Richtung eines höheren Progressionsrisikos verschoben. Auch fanden sich in den Osteolysen vermehrt Hochrisiko-Treiber-Mutationen. Zur Erfassung der räumlichen Heterogenität sind multiple Biopsien zur genetischen Charakterisierung der Tumorzellen nicht praktikabel. Das Vorliegen von **≥3 großen fokalen Läsionen** (Fläche >5 cm²) scheint nach Rasche et al. [152] ein guter Surrogat-Parameter für **genomische Heterogenität** zu sein. Die Herde wurden mit Hilfe der **diffusionsgewichteten Magnetresonanz-Tomographie** mit Hintergrundunterdrückung identifiziert. Bei Vorliegen von ≥3 großen fokalen Läsionen war das Hazard Ratio für das progressionsfreie Überleben und Gesamtüberleben um den Faktor 2–3 erhöht (medianes progressionsfreies Überleben 2,3 Jahre, Gesamtüberleben 3,6 Jahre). Das Vorliegen von ≥3 großen fokalen Läsionen war für die Prognose wichtiger als die Gesamtzahl der Läsionen. Weniger als 3 Läsionen beeinflussten den Krankheitsverlauf nicht ungünstig. Der prognostische Wert von ≥3 großen fokalen Läsionen war unabhängig vom revidierten International Staging System (ISS), von extramedullären Manifestationen und vom Genexpressionsrisiko-Score.

Für die Ausbreitungsdiagnostik und Therapiebewertung wird in zunehmendem Maße die **Positronen-Emissionstomographie** (PET) eingesetzt. Als Tracer wird in der Regel (18F)-Fluor-Desoxy-Glukose (FDG) verwendet. Im Vergleich zu Lymphomen ist die FDG-Anreicherung beim Myelom gering. Lapa et al. [111] vermuten, dass sich der Tracer **(11C)-Methionin** zur Darstellung der Myelomzellen besser eignet. (11C)-Methionin markiert Proteine, die von Myelomzellen im Übermaß gebildet werden. Bei der Untersuchung von 10 Myelom-Patienten mit nur geringer Knochenmarkinfiltration (≤40%) gelang es mit Hilfe der FDG-PET nicht, die Erkrankung bildlich darzustellen. Mit (11C)-Methionin war der Befund dagegen bei allen Patienten positiv. 3 Patienten wiesen <20, 7 ≥20 fokale Läsionen auf. Bei 1 Patienten mit rascher Progredienz konnten die Krankheitsherde 3 Monate später auch mit der FDG-PET nachgewiesen werden.

### 7.2.2 Prognosefaktoren bei Diagnosestellung

Der Erwerb einer 17p-Deletion ist ein spätes Ereignis in der Myelom-Pathogenese. Funktionell bedeutet die **17p-Deletion** einen – meist monoallelischen – Verlust des TP53-Gens, dessen Genprodukt p53 Voraussetzung für die Wirkung der Chemotherapie ist. Meist liegt die prognostisch ungünstige 17p-Deletion nur in einem Subklon vor. Wie groß dieser sein muss, um das Überleben zu verkürzen, ist nicht bekannt. Vor diesem Hintergrund untersuchten Thakurta et al. [172] 1273 neu diagnostizierte multiple Myelome mit einer FISH-Sonde für die Region 17p. Anschließend wurde der Anteil 17p-deletierter Myelomzellen mit dem Überleben der Patienten in Beziehung gesetzt. Bei dichotomer Aufteilung lag der beste Grenzwert zwischen niedrigem und hohem Risiko bei einer **Größe des Subklons** von 55% (progressionsfreies Überleben 23 versus 14 Monate, Gesamtüberleben 76 versus 32 Monate). Ähnliche Daten ergaben sich beim Nachweis des TP53-Verlusts mit Hilfe der Sequenzierung. Hier ging eine TP53-Deletion aber nur dann mit einer schlechten Prognose einher, wenn gleichzeitig das zweite TP53-Allel von einer Mutation betroffen war. TP53-Mutationen wurden fast ausschließlich bei Klongrößen ≥55% gefunden.

Die Quantifizierung TP53-deletierter Myelomzellen ist mit Hilfe der FISH-Technologie schwierig. Shah et al. [161] setzten zur Erkennung ein auf der **Polymerasekettenreaktion** basierendes Verfahren ein, mit dem 3 Exons des **TP53-Gens** amplifiziert wurden. Bei fehlender Amplifikation von ≥2 Exons wurde eine TP53-Deletion angenommen. Das Verfahren erlaubte auch eine Abschätzung der Größe des deletierten Subklons. Eine Lebenszeitverkürzung wurde bereits bei einer Klongröße von 10%–20% beobachtet. Bei einer Klongröße von 95%–100% fanden sich häufig zusätzliche Deletionen von 1p und 13q. Klinisch waren diese Fälle durch Thrombozytopenie und LDH-Erhöhung gekennzeichnet.

Unter **Immunparese** versteht man die Senkung der Konzentrationen der nicht involvierten, polyklonalen Immunglobuline unter den Normbereich. Unter 5826 englischen Studienpatienten wiesen 85% eine Immunparese auf [81]. Das Ausmaß der Immunparese korrelierte mit der Konzentration des monoklonalen Proteins und dem Myelom-Subtyp. Ausgeprägte Immunparesen wurden bei IgA-Myelomen häufiger beobachtet als bei IgG- oder Leichtketten-Myelomen, Myelome mit Lambda-Expression waren stärker betroffen als Myelome mit Kappa-Expression. Das Vorhandensein einer Immunparese war prognostisch ungünstig. Besonders ausgeprägt war dies bei einer Verminderung der IgM-Konzentration, bei der das Ausmaß der Suppression mit der Überlebenszeit korrelierte. Vermehrte Todesfälle durch Infektionen schienen hierfür nicht verantwortlich zu sein, da Patienten mit oder ohne IgM-Suppression in den ersten 6 Monaten, in denen Infektionen besonders häufig sind, einen ähnlichen Krankheitsverlauf zeigten. Bei einem Vergleich aufeinander folgender Studiengenerationen zeigte sich, dass der negative Einfluss der Immunparese in den letzten Jahren ausgeprägter war als in den 80er und 90er Jahren. Offensichtlich profitieren Patienten ohne Immunparese in höherem Maße von den modernen Therapieverfahren als Patienten mit Immunparese.

Das Behandlungsergebnis hängt nicht nur von den Eigenschaften des Tumors, sondern auch des Patienten ab. Cook et al. [42] entwickelten auf der Grundlage zweier Studien mit insgesamt 2372 nicht für eine Transplantation geeigneten Patienten (medianes Alter 74 Jahre) ein **Prognosemodell**, das es erlaubte, neben dem progressionsfreien **Überleben** und Gesamtüberleben auch die **Frühmortalität** innerhalb der ersten 60 Tage und die **Durchführbarkeit der Behandlung** abzuschätzen. Die in das Modell eingehenden Faktoren waren der Performance Status, das International Staging System, das Alter und die Konzentration des C-reaktiven Proteins. Mit Hilfe einer gänzlich unverständlichen Berechnung wurden Tertile mit niedrigem, intermediärem und hohem Risiko gebildet. Diese unterschieden sich im Hinblick auf das progressionsfreie Überleben (median 20 versus 17 versus 12 Monate), das Gesamtüberleben (60 versus 44 versus 25 Monate), die Frühmortalität (Standard versus 2,1- versus 4,8-fach erhöht) und die tatsächlich applizierte Medikamenten-Dosis (89% versus 80% versus 65%). Das Vorhersagemodell war unabhängig von den zur Behandlung eingesetzten Medikamenten und dem genetischen Risikoprofil des Myeloms.

> **Wertung**
>
> Die Abschätzung von Frühmortalität und Therapiedurchführbarkeit wäre für eine Individualisierung der Medikamentendosierung hilfreich. Leider blieb die Internet-Suche nach einer Online-Berechnung des Prognosemodells erfolglos.

Während in der Arbeit von Cook et al. [42] der Tod jeglicher Ursache als Endpunkt gewählt wurde, beschränkten Rodriguez-Otero et al. [154] ihr anhand von 490 Krankheitsverläufen entwickeltes **Vorhersagemodell** auf **Myelom-bedingte Todesfälle**. Ziel war die frühzeitige Identifikation nicht für eine Transplantation geeigneter Patienten (medianes Alter 73 Jahre) mit Myelom-bedingtem Tod innerhalb der ersten 2 Jahre. Im untersuchten Kollektiv starben 19% der Patienten innerhalb des ersten Jahres, 14% der Todesfälle waren Myelom-bedingt. Das in einer multivariablen Analyse entwickelte Vorhersagemodell beinhaltete 4 Faktoren mit unterschiedlicher Wichtung: LDH-Erhöhung (2 Punkte), ISS-Stadium III, zytogenetische Hochrisikoveränderungen (17p-Deletion, Translokation t[4;14] oder t[14;16]), Alter >75 Jahre (je 1 Punkt). Patienten mit 4 oder 5 Punkten hatten ein 56%iges Risiko, innerhalb von 2 Jahren zu sterben. Bei Patienten mit 1–3 Punkten reduzierte sich das Risiko auf 12%. Der praktische Wert des Vorhersagemodells ist begrenzt. Lediglich 4,4% der Patienten wurden der Hochrisikogruppe zugeordnet, und in dieser starb nur etwa die Hälfte innerhalb der ersten beiden Jahre.

Das Infektionsrisiko ist beim multiplen Myelom während der ersten Monate der Behandlung besonders groß. Die Immunsuppression durch die noch unzureichend behandelte Erkrankung wird durch die Therapie weiter verstärkt. Besonders hoch ist die Infektionsgefahr unter Dexamethason. Anhand der Daten der 1613 Patienten umfassenden FIRST-Studie, in der Lenalidomid und Dexamethason mit Melphalan, Thalidomid und Prednison verglichen wurden, entwickelten Dumontet et al. [56] ein **Vorhersagemodell** für das Auftreten von **Infektionen innerhalb der ersten 4 Monate**. In dieser Zeit traten 53% aller letalen Infektionen auf. In das Modell gingen der Performance Status, die $\beta_2$-Mikroglobulin-Konzentration, die LDH-Aktivität und die Hämoglobin-Konzentration ein. Die Berechnung war komplex, da die Faktoren LDH und Hämoglobin mit jeweils 1 Risikopunkt bedacht wurden, während beim Performance Status und bei der $\beta_2$-Mikroglobulin-Konzentration Abstufungen vorgenommen wurden (Performance Status 0: –1 Punkt, ≥2: 1 Punkt; $\beta_2$-Mikroglobulin ≤3 mg/l: –2 Punkte, ≥6 mg/l: 2 Punkte). Patienten mit –3 bis +1 Punkt wurden der Niedrigrisiko-, Patienten mit 2–5 Punkten der Hochrisikogruppe zugeordnet (Infektionsrisiko innerhalb der ersten 4 Monate 7% versus 24%). Welche Konsequenzen aus der Kenntnis eines erhöhten Infektionsrisikos zu ziehen sind, ist nicht bekannt. In der FIRST-Studie erhielten 70% der Patienten eine antiinfektive Prophylaxe. Ob diese Maßnahme die Infektionsgefahr senkte, geht aus der Arbeit nicht hervor.

### 7.2.3 Prognosefaktoren nach der Therapie

Mehrere Arbeiten des vergangenen Jahres deuteten auf die überragende prognostische Bedeutung des **langfristigen Ansprechens** auf die Therapie hin. In der oben genannten Studie von Rodriguez-Otero et al. [154] war eine Ansprechdauer ≤6 Monate mit einem 4-fach erhöhten Risiko verbunden, innerhalb von 2 Jahren an der Erkrankung zu sterben.

In einer retrospektiven Untersuchung von Sidana et al. [165] erreichten 351 von 1654 unterschiedlich behandelten Myelom-Patienten (22%) eine komplette Remission. Bei 177 Patienten (56%) hielt diese mindestens 2 Jahre an. Bei mehr als **2 Jahre anhaltender kompletter Remission** betrug das mediane Gesamtüberleben 150 Monate, bei kürzerer Remission dagegen nur 81 Monate. Dies war unabhängig von Alter, R-ISS-Stadium und Hochdosis- oder Erhaltungstherapie. Der **Verlust der kompletten Remission** konnte sich auf unterschiedliche Weise äußern. Im einfachsten Fall (51% der Patienten) fanden sich geringgradige serologische Veränderungen, die die Kriterien eines Krankheitsrückfalls nicht erfüllten. Ein biochemischer Rückfall (25%) ohne begleitende Symptomatik erforderte einen Anstieg des Paraproteins um 25% (absoluter Anstieg ≥0,5 g/dl), eine freie Leichtketten-Differenz (Konzentrationsunterschied zwischen der involvierten und nicht involvierten Leichtkette) ≥100 mg/l oder den Nachweis einer monoklonalen Bande bei zuvor negativer Immunfixation. Bei einem symptomatischen Rückfall (24%) lagen Myelom-bedingte Beschwerden oder Organeinschränkungen vor. Bei 116 Patienten wurde die Rezidivbehandlung bereits bei biochemischem Rückfall eingeleitet, bei 88% erst bei Myelom-bedingter Symptomatik. Die Behandlung im biochemischen Rückfall ging mit einer deutlichen Verlängerung des Gesamtüberlebens einher (125 versus 81 Monate vom Beginn der ersten Therapie). Bei 13 Patienten wurde erst bei Eintreten Myelom-bedingter Komplikationen behandelt, weil man im biochemischen Rückfall eine Behandlung für verzichtbar hielt. Auch hier ergab sich ein deutlicher Überlebensvorteil zugunsten der Behandlung im Stadium des biochemischen Rückfalls (125 versus 81 Monate vom Beginn der ersten Therapie).

### Wertung

Ob die Behandlung eines biochemischen Rückfalls vor Auftreten Myelom-bedingter Komplikationen (zum Beispiel CRAB-Kriterien) gegenüber einem abwartenden Verhalten von Vorteil ist, wurde beim multiplen Myelom nicht systematisch untersucht. Die vorliegende retrospektive Studie legt den Schluss nahe, dass die frühzeitige Behandlung eines biochemischen Rückfalls die Überlebenszeit verlängert. Bei asymptomatischen Patienten steht einem möglichen Überlebensvorteil die zeitliche, physische und psychische Belastung durch die Therapie gegenüber.

Helm-Petersen et al. [82] untersuchten anhand des dänischen Myelom-Registers die Bedeutung des **Frührezidivs** (≤18 Monate nach Hochdosistherapie) bei 575 Patienten, die in der Erstlinie eine Hochdosistherapie erhielten. Die Untersuchung umfasste den Zeitraum von 1994–2014. Im Hinblick auf die in der Induktion verwendeten Medikamente wurde der Zeitraum in 3 Perioden unterteilt. Während in den ersten beiden Perioden (bis 2008) überwiegend Cyclophosphamid verwendet wurde, kamen danach Bortezomib-haltige Protokolle zum Einsatz. Insgesamt erlitten 29% der Patienten ein Frührezidiv, wobei die Häufigkeit von Periode zu Periode sank (43% versus 34% versus 26%). Das mediane progressionsfreie Überleben (10 versus 44 Monate) und Gesamtüberleben (35 versus 127 Monate) war bei früh rezidivierten Patienten deutlich kürzer als bei anderen Patienten. Eine Verbesserung der Prognose des Frührezidivs wurde im untersuchten Zeitraum nicht beobachtet. Neben einer vermehrten Rekrutierung älterer Patienten für die Hochdosistherapie dürfte dies auf der zunehmenden Verbesserung der Behandlung beruhen. Der Anteil sehr ungünstiger Myelome stieg in der immer kleiner werdenden Frührezidiv-Gruppe kontinuierlich an.

Die Behandlungsergebnisse haben sich beim multiplen Myelom deutlich verbessert. Dadurch werden die üblichen Studienendpunkte (progressionsfreies Überleben, Gesamtüberleben) erst spät erreicht. Perrot et al. [146] bestätigten in einer 509 Patienten umfassenden Studie, dass sich die **minimale Resterkrankung** als **Surrogat-Parameter** für die **Überlebenszeit** eignet. Die Patienten wurden in einer randomisierten Studie behandelt, in der 8 Zyklen Bortezomib, Lenalidomid und Dexamethason (VRd) mit 5 VRd-Zyklen plus Melphalan-Hochdosistherapie verglichen wurden. Im Anschluss erfolgte eine 12-monatige Lenalidomid-Erhaltungstherapie. Vor Beginn und nach Ende der Erhaltungstherapie wurden Knochenmarkproben zur MRD-Bestimmung mit Hilfe des Next Generation Sequencing gewonnen. Die Grenze nachweisbarer Myelomzellen lag bei $<10^{-6}$ (1 Myelomzelle in 1 Million Knochenmarkzellen). Als MRD-Marker wurde das Myelom-spezifische Immunglobulin-Gen-Rearrangement verwendet. Insgesamt erreichten 25% der Patienten vor und/oder nach der Erhaltungstherapie MRD-Negativität. Nach einer medianen Beobachtungszeit von 50 Monaten war das progressionsfreie Überleben (Hazard Ratio 0,22) und Gesamtüberleben (Hazard Ratio 0,24) bei MRD-negativen Patienten deutlich länger als bei MRD-positiven. Die Aussagekraft der minimalen Resterkrankung war unabhängig von prätherapeutischen Risikofaktoren und der gewählten Behandlung. Allerdings erreichten Patienten im Hochdosis-Arm häufiger MRD-Negativität als ausschließlich mit VRd behandelte Patienten (30% versus 20%). Die Korrelation zwischen MRD-Negativität und herkömmlichen, überwiegend auf serologischen Markern beruhenden Remissionskriterien war locker. So waren nur 40% der Patienten mit kompletter Remission MRD-negativ. Umgekehrt wiesen 31% der Patienten mit sehr guter partieller Remission, bei denen nach herkömmlichen Kriterien von einer messbaren Resterkrankung ausgegangen wird, MRD-Negativität auf. Bei Vorliegen einer Translokation t(4;14) bestand bei 40%, bei einer Deletion 17p bei 11% MRD-Negativität.

### Wertung

Die bei Erstdiagnose vorgenommene Prognoseabschätzung muss beim multiplen Myelom im Behandlungsverlauf aktualisiert werden. Der negative Einfluss ungünstiger zytogenetischer Veränderungen wird von MRD-Negativität partiell aufgehoben.

## 7.3 Therapie

### 7.3.1 Primärtherapie – konventionell dosierte Therapie

Beim rezidivierten multiplen Myelom führte die Hinzunahme von Daratumumab zu einer deutlichen Verbesserung der mit Imid- oder Proteasom-Inhibitor-basierten Standardregimen erzielten Ergebnisse. Am eindrucksvollsten war die Therapieverbesserung beim Lenalidomid-Dexamethason-Protokoll. Facon et al. [61] verglichen **Daratumumab**, **Lenalidomid** und **Dexamethason** (Daratumumab 16 mg/kg 8-mal wöchentlich, dann 8-mal 2-wöchentlich, danach 4-wöchentlich; Lenalidomid 25 mg Tag 1–21, Wiederholung Tag 29; Dexamethason 40 mg [Alter >75 Jahre 20 mg] wöchentlich) in der Primärtherapie mit dem bisherigen Standard Lenalidomid und Dexamethason (Dosierungen wie im Daratumumab-Arm). Die **MAIA-Studie** umfasste 737 nicht für eine Transplantation geeignete Patienten in medianem Alter von 73 Jahren, von denen 86% der zytogenetischen Standard- und 14% der Hochrisikogruppe angehörten. Nach einer medianen Beobachtungszeit von 28 Monaten ergab sich ein deutlicher Vorteil zugunsten der Daratumumab-haltigen Kombination im Hinblick auf die Gesamtansprechrate (93% versus 81%), die Rate kompletter Remissionen (48% versus 25%), die Rate MRD-negativer Patienten (24% versus 7%) und das progressionsfreie Überleben nach 30 Monaten (71% versus 56%) (Abb. 2). Der Vorteil betraf alle wesentlichen Subgruppen. Hinsichtlich des Gesamtüberlebens bestand ein statistisch nicht signifikanter Trend zu einer Verbesserung (Hazard Ratio 0,78). Wesentliche Grad-3/4-Nebenwirkungen umfassten Neutropenie (50% versus 35%), Anämie (12% versus 20%), Infektion (32% versus 23%) und Pneumonie (14% versus 8%).

> **Wertung**
>
> Daratumumab verbessert die mit Lenalidomid und Dexamethason erzielten Erstlinien-Ergebnisse bei nur geringer Zunahme der Nebenwirkungen. Ein vermehrter zeitlicher Aufwand besteht nur in den ersten 6 Monaten. Danach erfolgen die Daratumumab-Infusionen ausschließlich zu Zeitpunkten, an denen ohnehin ein Arztbesuch erforderlich wäre. Für viele ältere Myelom-Patienten dürfte die Behandlung mit Daratumumab, Lenalidomid und Dexamethason einen neuen Erstlinien-Standard darstellen.

Wegen seiner myelosuppressiven Wirkung, der Induktion myeloischer Neoplasien und der Beeinträchtigung der Stammzellsammlung ist Melphalan bei vielen Onkologen unbeliebt. Dies betrifft auch die Standardtherapie des Myeloms mit Bortezomib, Melphalan und Prednison, die – ähnlich wie Lenalidomid und Dexamethason – durch Daratumumab weiter verbessert werden kann. Yimer et al. [192] prüften in der **LYRA-Studie** bei 86 neu diagnostizierten Myelom-Patienten in medianem Alter von 64 Jahren eine Kombination aus **Daratumumab** (16 mg/kg

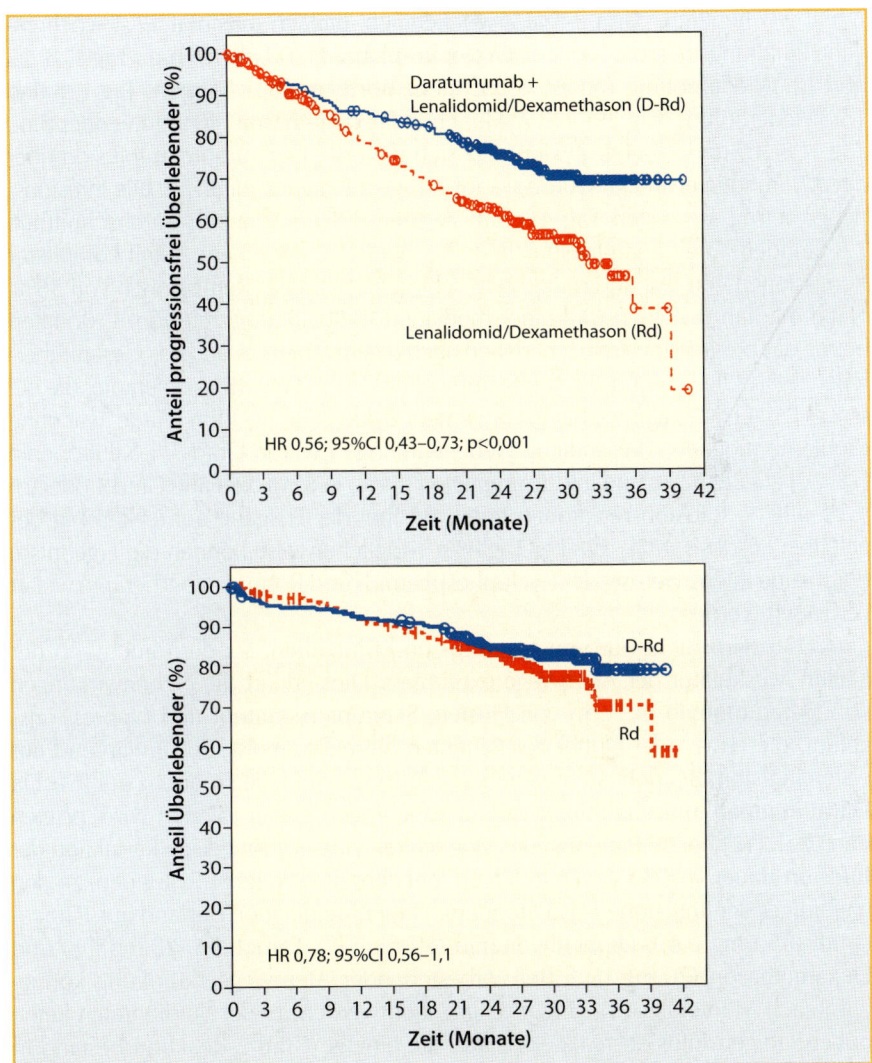

**Abbildung 2:** *Progressionsfreies Überleben (oben) und Gesamtüberleben (unten) älterer Patienten mit erstmalig behandlungsbedürftigem multiplen Myelom unter Daratumumab, Lenalidomid und Dexamethason versus Lenalidomid und Dexamethason allein (MAIA-Studie). Adaptiert nach [61].*

8-mal wöchentlich, dann 8-mal 2-wöchentlich, danach maximal 12 4-wöchentliche Erhaltungstherapie-Zyklen), **Cyclophosphamid** (300 mg/m$^2$ p.o., Tag 1, 8, 15 und 22, Wiederholung Tag 29; 4–8 Zyklen), **Bortezomib** (1,5 mg/m$^2$ Tag 1, 8 und 15, Wiederholung Tag 29; 4–8 Zyklen) und **Dexamethason** (40 mg i.v. oder p.o., Tag 1, 8, 15 und 22; 4–8 Zyklen). Da sich die erste Daratumumab-Infusion über circa 7 Stunden erstreckt, wurde sie auf 2 Tage à 8 mg/kg aufgeteilt. Die Infusionsdauer betrug am ersten Tag 4,5, am zweiten 3,8 und danach durchschnittlich 1,5 Stunden. Die Gesamtansprechrate lag bei 81%, mit einem Anteil kompletter Remissionen von 9% und mindestens sehr guter partieller Remissionen von 56%. Nach median 8 Zyklen und einer medianen Beobachtungszeit von 8 Monaten betrug das progressionsfreie Überleben nach einem Jahr 87% und das Gesamtüberleben 99%. Die Gewinnung von Stammzellen für eine Hochdosistherapie, die bei einem Drittel der Patienten nach 4 oder mehr Zyklen durchgeführt wurde, war ohne Probleme möglich. Wesentliche Nebenwirkungen waren Grad-3/4-Neutropenie (12%), Fatigue (62%) und Infusionsreaktion (54%, in 52% der Fälle Grad 1 oder 2). Wesentliche Infusionsreaktionen traten nur bei der Erstgabe auf (erster Tag der geteilten Erstdosis 49%, zweiter Tag 4%). Möglicherweise können die Ergebnisse durch eine Intensivierung der Cyclophosphamid- und Bortezomib-Therapie weiter verbessert werden.

CD38 wird nicht nur von Myelom- und Blutzellen, sondern auch von der glatten Muskulatur der Atemwege exprimiert. Dies erklärt die Nebenwirkungen von Daratumumab in Form von Husten, Schnupfen, Luftnot und Oppressionsgefühl, die etwa zwei Drittel der Patienten betreffen, meist (96%) während der ersten Infusion. Bei den nachfolgenden Infusionen sinkt die Frequenz auf 7%. Da **Daratumumab** im Behandlungsverlauf zunehmend besser toleriert wird, prüften Barr et al. [12] bei 28 Patienten die Möglichkeit einer schrittweisen Reduktion der **Infusionsdauer** von der ersten (6,5 Stunden) über die zweite (4,5 Stunden) zu den nachfolgenden Infusionen (1,5 Stunden). Die Prämedikation bestand aus Paracetamol (650 mg p.o.), Diphenhydramin (50 mg i.v.), Famotidin (20 mg i.v.) und Dexamethason (20 mg i.v.). Bei vorbestehender Atemwegserkrankung konnte zusätzlich Montelukast (10 mg p.o.) gegeben werden. In der Studie traten keine höhergradigen Infusionsreaktionen auf, die einzige Grad-2-Reaktion bestand in Volumen-bedingter Hypertonie. Nach guter Toleranz der ersten Infusionen könnte eine Prämedikation mit Dexamethason ausreichen. Dies käme der Mobilität der Patienten entgegen (eingeschränkte Fahrtüchtigkeit unter Antihistaminika).

> **Wertung**
>
> Bei guter Toleranz kann die Infusionsdauer von Daratumumab nach den ersten beiden Infusionen auf 90 Minuten reduziert werden (bei einem Gesamtvolumen von 500 ml in den ersten 30 Minuten 100 ml und in den folgenden 60 Minuten 400 ml infundieren).

### 7.3.2 Primärtherapie – Hochdosistherapie

Vor der Hochdosistherapie werden meist 3–4 konventionell dosierte Therapiezyklen verabreicht. Wie viele **Zyklen** für ein **optimales Ergebnis** erforderlich sind, wurde nicht systematisch untersucht. Vor diesem Hintergrund unterschieden Chakraborty et al. [34] in einer 596 Patienten umfassenden retrospektiven Studie Induktionstherapien von weniger (51%) und mehr als 4-monatiger Dauer (49%). Zur Induktion wurden überwiegend Zweier- und Dreier-Kombinationen aus Lenalidomid, Bortezomib, Cyclophosphamid und Dexamethason verwendet. Nach einer medianen Beobachtungszeit von 55 Monaten ergab sich zwischen den beiden Therapiegruppen kein Unterschied im Hinblick auf die Rate in der Induktion erzielter mindestens sehr guter partieller Remissionen (48% versus 42%), das mediane progressionsfreie Überleben (28 versus 26 Monate) und das Gesamtüberleben nach 5 Jahren (74% versus 72%). Dies galt für alle klinischen und zytogenetischen Risikogruppen und für unterschiedliche Postinduktionsremissionsergebnisse.

> **Wertung**
>
> Das Ergebnis einer 4-monatigen Induktion ist durch eine Verlängerung der Induktionszeit bei den meisten Patienten nicht zu verbessern. Ob eine Verlängerung der Induktion oder ein Wechsel auf ein alternatives Therapieregime bei unbefriedigendem Ansprechen von Vorteil ist, wurde nicht untersucht.

Der Remissionsstatus nach der Induktion ist ein guter Indikator für das Gesamtergebnis eines Hochdosiskonzepts. Eines der wirksamsten in der Induktion eingesetzten Regime ist das VRd-Protokoll (Bortezomib 1,3 mg/m² s.c., Tag 1, 4, 8 und 11, Wiederholung Tag 22; Lenalidomid 25 mg, Tag 1–14; Dexamethason 20 mg, Tag 1, 2, 4, 5, 8, 9, 11 und 12), mit dem komplette Remissionsraten von 6%–23% erzielt werden. Um die Effizienz weiter zu steigern, prüften Manasanch et al. [121] in einer Phase-I-Studie eine Kombination von **VRd** mit dem Histon-Deacetylase-Inhibitor **Panobinostat**. Dosislimitierende Toxizitäten waren Thrombozytopenie und Diarrhö. Die maximal tolerierte Dosis war 10 mg (Tag 1, 3, 5, 8, 10 und 12), die bei insgesamt 45 Patienten getestet wurde. Nach 4–8 Induktionszyklen betrug die Gesamtansprechrate 96%, die Rate kompletter Remissionen 22% und die Rate mindestens sehr guter partieller Remissionen 42%. Stammzellsammlungen waren bei allen Patienten möglich. Wesentliche Grad-3/4-Nebenwirkungen betrafen Thrombozytopenie (41%), Neutropenie (8%), Diarrhö (9%), Myalgie (9%) und Fatigue (14%). Das Ziel einer Steigerung der kompletten Remissionsrate wurde durch Erweiterung des VRd-Protokolls um Panobinostat nicht erreicht. Schwere Thrombozytopenien waren häufig.

Ergebnisse randomisierter Studien zum Vergleich der **einfachen** und **doppelten Hochdosistherapie** liegen nur aus der Zeit vor der Zulassung von Imiden und Proteasom-Inhibitoren vor. In der 3-armigen **BMT-CTN-0702-Studie** wurde der Vergleich von Stadtmauer et al. [168] erneut angestellt, wobei der dritte Arm eine einfache Melphalan-Hochdosistherapie (200 mg/m$^2$) gefolgt von 4 3-wöchigen VRd-Konsolidierungszyklen umfasste (Bortezomib 1,3 mg/m$^2$ Tag 1, 4, 8 und 11; Lenalidomid 15 mg Tag 1–14; Dexamethason 40 mg Tag 1, 8 und 15). Anschließend erfolgte eine Lenalidomid-Erhaltungstherapie (10–15 mg täglich), die bis zum Progress oder Auftreten intolerabler Nebenwirkungen fortgeführt wurde. Die Induktion war nicht standardisiert, da die Zentren die Patienten unter laufender Therapie für die Studie melden konnten. Bei 55% der Patienten wurde in der Induktion VRd, bei 14% VCd eingesetzt. Bei 73% kamen Dreier-Kombinationen zum Einsatz. Nach der Induktion erreichten 18% der Patienten eine komplette und 47% eine sehr gute partielle Remission. Nach 1-jähriger Behandlung bestanden keine Unterschiede im Ansprechen zwischen einer einfachen, doppelten oder einfachen Hochdosistherapie mit VRd-Konsolidierung (komplette Remission 47% versus 51% versus 58%; mindestens sehr gute partielle Remission 76% versus 80% versus 82%). Nach einer Beobachtungszeit von 38 Monaten bestanden auch keine Unterschiede im Anteil progressionsfrei (54% versus 59% versus 58%) oder insgesamt überlebender Patienten (84% versus 82% versus 85%). Die Therapie-assoziierte Mortalität war bei einfacher Hochdosistherapie etwas geringer als in den anderen Studienarmen (1 versus 4 versus 3 Patienten). Auch bei zytogenetischen Hochrisikopatienten waren keine überzeugenden Unterschiede zwischen den Therapiearmen zu verzeichnen (progressionsfreies Überleben nach 38 Monaten 58% versus 63% versus 62%). Damit unterschied sich die Studie von einer bisher nur auf Kongressen vorgestellten europäischen Studie, in der die doppelte Hochdosistherapie das Überleben zytogenetischer Hochrisikopatienten verbesserte. Möglicherweise beruht der Unterschied auf der Verwendung von VRd in der Induktion, das dem in der europäischen Studie eingesetzten VCd-Regime überlegen sein könnte.

Unter **Clonal Hematopoiesis of Indeterminate Potential** (CHIP) versteht man den Erwerb klonaler Mutationen, die üblicherweise bei myeloischen Neoplasien beobachtet werden, ohne dass eine derartige Neoplasie vorliegt. CHIP ist eine Alterserscheinung des Knochenmarks, aus der sich bei einigen Patienten eine Myelodysplasie oder akute myeloische Leukämie entwickelt. Nach Chemotherapien wird CHIP vermehrt beobachtet. So wiesen 29% der Patienten mit Lymphomen vor einer Hochdosistherapie CHIP-typische genetische Veränderungen in den Knochenmarkzellen auf. Nach einer von Chitre et al. [39] durchgeführten Analyse der Apheresate von 161 Myelom-Patienten beläuft sich hier die Inzidenz auf lediglich 5% (Grenzwert der varianten Allelfrequenz ≥5%). Am häufigsten waren die Gene DNMT3A, TET2, IDH1, IDH2, ETV6 und CBL betroffen. Klinische Korrelate waren leichtgradige Anämie (5 von 8 Patienten) oder Neutropenie (1 Patient). Bei 2 Patienten waren zuvor Chemotherapien für ein Mammakarzinom beziehungsweise Hodgkin-Lymphom durchgeführt worden. Nur bei 1 Patienten, dessen CHIP durch eine subklonale TP53-Mutation gekennzeichnet war, entwickelte sich nach 3 Jahren eine Myelodysplasie. Eine Korrelation zwischen CHIP und zuvor eingesetzen Medikamenten konnte nicht hergestellt werden.

### Wertung

Im Gegensatz zu Lymphomen (29%) ist CHIP im Stammzell-Apheresat von Myelomen (5%) selten.

### 7.3.3 Erhaltungstherapie

Jackson et al. [94] bestätigten den Wert der **Lenalidomid**-Erhaltungstherapie nach konventionell dosierter Behandlung oder Hochdosistherapie in der 1971 Patienten umfassenden **Myeloma XI-Studie**. Bei nicht für eine Hochdosistherapie geeigneten Patienten umfasste die Induktion mehrere altersadaptierte Zyklen Cyclophosphamid, Thalidomid und Dexamethason oder Cyclophosphamid, Lenalidomid und Dexamethason. Patienten mit nachfolgender Hochdosistherapie erhielten die vorgenannten Protokolle oder Carfilzomib, Cyclophosphamid, Lenalidomid und Dexamethason als Induktion. Nach Abschluss der Induktion mit oder ohne Hochdosistherapie wurden Patienten mit mindestens minimalem Ansprechen zwischen therapiefreier Beobachtung versus Lenalidomid-Erhaltungstherapie randomisiert (10 mg Tag 1–21, Wiederholung Tag 29; bis zu Progression oder intolerablen Nebenwirkungen, median 18 Zyklen). Nach einer medianen Beobachtungszeit von 31 Monaten ergab sich in der Gesamtgruppe ein signifikanter Vorteil der Lenalidomid-Erhaltungstherapie im Hinblick auf das progressionsfreie Überleben (median 39 versus 20 Monate). Das Gesamtüberleben war in beiden Studienarmen vergleichbar (nach 3 Jahren 79% versus 76%). Der progressionsfreie Überlebensvorteil setzte sich im Rezidiv nach der Salvage-Therapie fort (64 versus 45 Monate). Die Salvage-Therapie litt also nicht an den Folgen der vorangegangenen Behandlung mit Lenalidomid. In Subgruppenanalysen war die Lenalidomid-Erhaltungstherapie nach einer Hochdosistherapie (Abb. 3) und bei Vorliegen zytogenetischer Hochrisikoveränderungen besonders wirksam, mit einer signifikanten Verlängerung des Gesamtüberlebens (3-Jahres-Gesamtüberleben bei konventionell behandelten Patienten 67% versus 70%, Hochdosistherapie 88% versus 80%; zytogenetisches Standardrisiko 86% versus 81%, Hochrisiko 75% versus 64%, Höchstrisiko [≥2 Hochrisikoveränderungen] 63% versus 44%). Wesentliche Grad-3/4-Nebenwirkungen im Lenalido-

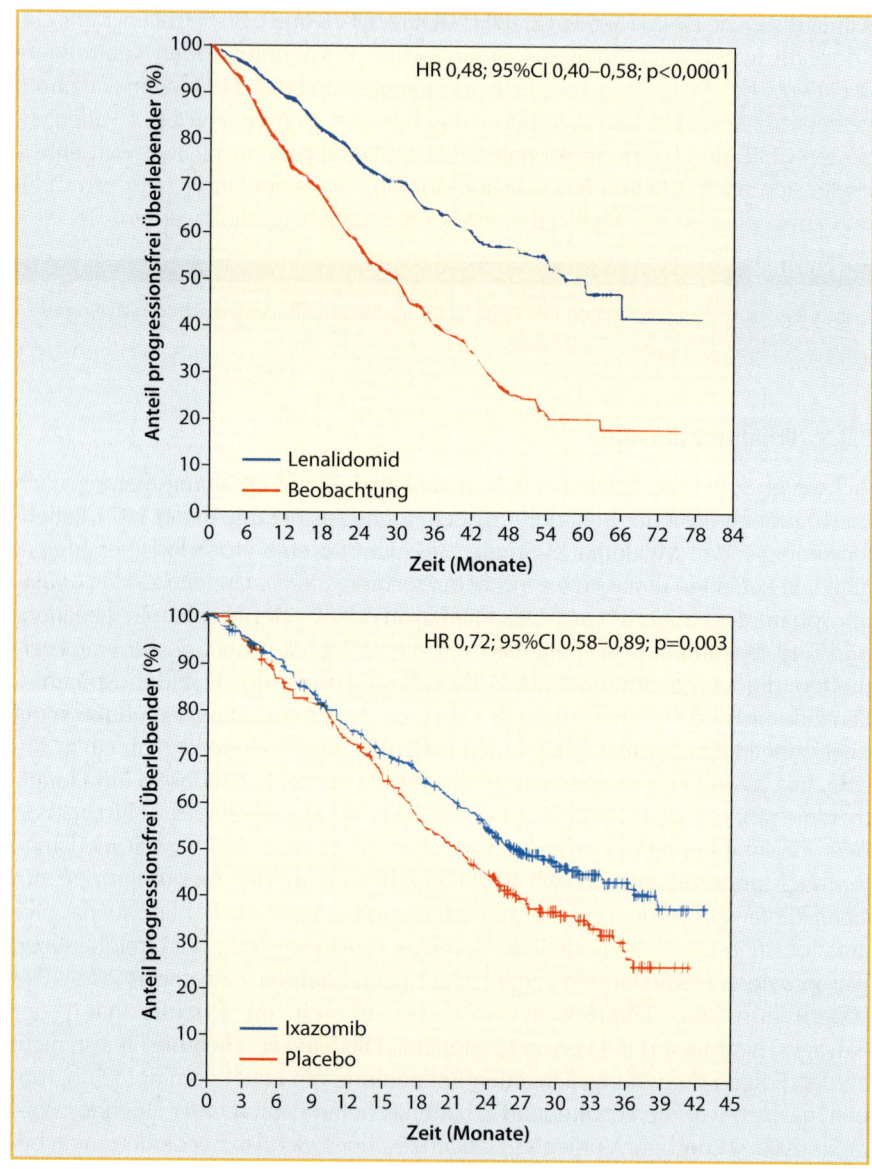

**Abbildung 3:** *Progressionsfreies Überleben bei jüngeren Patienten mit multiplem Myelom. (Oben) Unter einer Erhaltungstherapie mit Lenalidomid versus therapiefreier Beobachtung (Myeloma XI-Studie; adaptiert nach [94]). (Unten) Unter einer Erhaltungstherapie mit Ixazomib versus Placebo (TOURMALINE-MM3-Studie; adaptiert nach [53]), jeweils nach vorhergegangener Hochdosistherapie.*

mid-Arm umfassten Neutropenie (33%), Thrombozytopenie (7%) und Anämie (4%). Die Zweitmalignom-Rate war nach 3 Jahren geringfügig erhöht (5% versus 3%). In einer Metaanalyse, in die 3179 Patienten verschiedener Studien eingingen, ergab sich ein statistisch signifikanter Vorteil der Lenalidomid-Erhaltungstherapie nicht nur für das progressionsfreie, sondern auch für das Gesamtüberleben.

> **Wertung**
>
> Die Erhaltungstherapie mit Lenalidomid ist beim multiplen Myelom unabhängig von der gewählten Behandlung eine Standardkomponente der Primärbehandlung.

Der orale Proteasom-Inhibitor **Ixazomib** zeichnet sich gegenüber Bortezomib durch geringere Neurotoxizität aus. Dimopoulos et al. [53] prüften in der 656 Patienten umfassenden, Placebo-kontrollierten **TOURMALINE-MM3-Studie** die Eignung als Erhaltungstherapie nach einer Melphalan-Hochdosistherapie (Ixazomib 3 mg Tag 1, 8 und 15, Wiederholung Tag 29; bei guter Toleranz Steigerung auf 4 mg ab Zyklus 5; maximal 26 Zyklen). Die Behandlung wurde innerhalb von 3 Monaten nach Erholung von der Hochdosistherapie begonnen. Nach einer medianen Beobachtungszeit von 31 Monaten fand sich ein statistisch signifikanter Vorteil bezüglich des progressionsfreien Überlebens (median 27 versus 21 Monate; Abb. 3). Eine Verlängerung des Gesamtüberlebens war nicht erkennbar. Die Behandlung wurde ausgezeichnet toleriert, Neuropathien traten unter Ixazomib nur geringfügig häufiger auf als im Placebo-Arm (19% versus 15%). Zweitmalignome wurden nicht beobachtet. Gegenüber der Erhaltungstherapie mit Lenalidomid ist die Verlängerung des progressionsfreien Überlebens mit Ixazomib deutlich geringer ausgeprägt (6 versus 27 Monate) [93]. Therapieabbrüche sind unter Ixazomib jedoch seltener (7% versus 29%). In der Erhaltungstherapie könnte sich Ixazomib daher insbesondere für Patienten eignen, die Lenalidomid nicht tolerieren. Gegenwärtig wird geprüft, ob Ixazomib in Kombination mit Lenalidomid einer Erhaltungstherapie mit einer der beiden Substanzen allein überlegen ist.

### 7.3.4 Rezidivtherapie

Bei progredientem oder rezidiviertem multiplen Myelom empfehlen die gegenwärtigen Leitlinien einen Wechsel auf andere Medikamente oder die Ergänzung der laufenden Therapie um eine weitere Substanz. Selbst unter Daratumumab sind Rezidive nicht selten. Die Gesamtansprechrate auf die Monotherapie liegt bei nur 30%, das mediane progressionsfreie Überleben bei 4 Monaten. Oostvogels et al. [143] wiesen in einer 35 Patienten umfassenden retrospektiven Studie daraufhin, dass eine **Retherapie** mit Imiden oder Proteasom-Inhibitoren nach einer Daratumumab-Monotherapie durchaus erfolgreich sein kann. Die Daratumumab-Behandlung wurde median 2–3 Monate nach Auftreten von Imid- oder Proteasom-Inhibitor-Resistenz eingeleitet. Median 1 Monat nach Auftreten von Daratumumab-Resistenz erhielten die Patienten erneut ein Imid- oder Proteasom-Inhibitor-haltiges Protokoll. Hierbei wurden zum Teil andere Wirkstoffe oder Kombinationen eingesetzt als in der vorherigen Therapie. Die Gesamtansprechrate auf die erneute Therapie betrug bei Imid-refraktären Patienten 52% und bei Proteasom-Inhibitor-refraktären Patienten 67%. Das mediane progressionsfreie Überleben lag bei 3 beziehungsweise 4 Monaten. Der ungewöhnlich gute Behandlungserfolg könnte dadurch begünstigt werden, dass Daratumumab mindestens 6 Monate im Körper persistiert, so dass de facto eine Kombinationstherapie mit Daratumumab vorlag. Aufgrund der guten Verträglichkeit der vorangegangenen Daratumumab-Therapie befanden sich die Patienten in gutem Allgemeinzustand, was die Durchführbarkeit der nachfolgenden Therapie erleichterte. Die Dominanz einzelner Subklone wechselt im Krankheitsverlauf des Myeloms. Möglicherweise hatte zum Zeitpunkt der Reexposition gegenüber Imiden oder Proteasom-Inhibitoren erneut ein Klon die Vorherrschaft erlangt, der früher auf die Substanzen gut ansprach.

> **Wertung**
>
> Der erneute Einsatz von Substanzen, die im früheren Krankheitsverlauf ihre Wirksamkeit verloren haben, ist beim multiplen Myelom manchmal erfolgreich.

Zur Behandlung Imid- und Proteasom-Inhibitor-refraktärer Myelom-Patienten kommen unter anderem die Antikörper Daratumumab und Elotuzumab in Frage. Letzteres bindet an den SLAMF7-Rezeptor, der nicht nur von Myelom-, sondern auch von natürlichen Killerzellen exprimiert wird. Der wesentliche Wirkmechanismus von Elotuzumab besteht in der Markierung von Myelomzellen zur Elimination durch aktivierte Killerzellen. Eine weitere Substanz für Lenalidomid- und Bortezomib-refraktäre Patienten ist Pomalidomid, mit Remissionen bei etwa einem Drittel der Patienten. Dimopoulos et al. [52] prüften in der 117 median 3-fach vorbehandelte Patienten umfassenden **ELOQUENT-3-Studie**, ob die Dreier-Kombination aus **Elotuzumab**, **Pomalidomid** und **Dexamethason** der Zweier-Kombination aus Pomalidomid und Dexamethason überlegen ist (Pomalidomid 4 mg Tag 1–21, Wiederholung Tag 29; Dexamethason 40 mg [Alter >75 Jahre 20 mg] Tag 1, 8, 15 und 22; Elotuzumab Zyklus 1 und 2: 10 mg/kg Tag 1, 8, 15 und 22; ab Zyklus 3: 20 mg/kg Tag 1). Bei 70% der Patienten bestand Refraktärität gegenüber Lenalidomid und Proteasom-Inhibitoren. Nach einer medianen Beobachtungszeit von mehr als 9 Monaten erwies sich die Dreier-Kombination der Zweier-Kombination im Hinblick auf die Gesamtansprechrate (53%

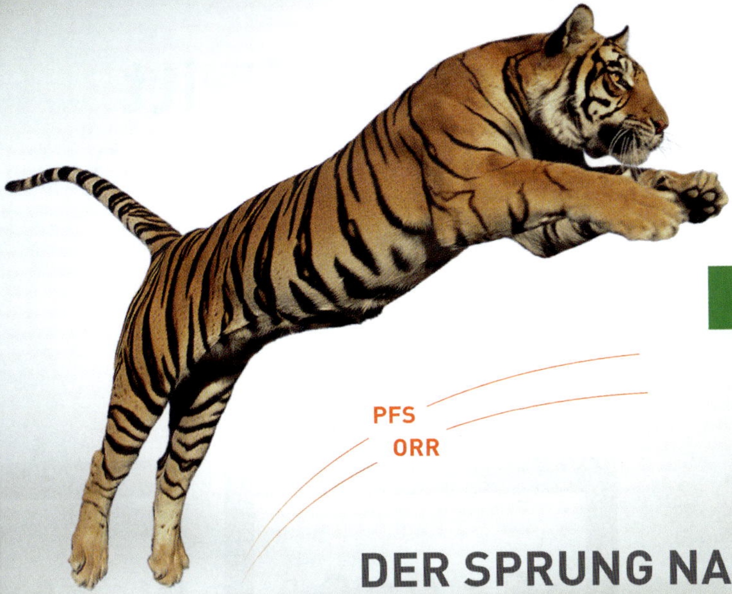

**JETZT NEU** – Hochwirksam in Kombination mit Pomalidomid[1,*]

PFS
ORR

# DER SPRUNG NACH VORN IN PUNKTO WIRKSAMKEIT.

## EMPLICITI® – für Ihre mit Lenalidomid und einem Proteasominhibitor vorbehandelten Patienten[2,*]:

- **Verdopplung** des PFS (10,3 vs. 4,7 Monate)[2,#]
- **Verdopplung** der ORR (53% vs. 26%)[2,#]
- **Überzeugende** Verträglichkeit bei einfacher Anwendung[1,2]

**Empowering Pd**

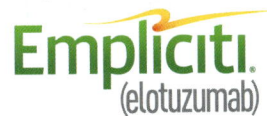

 Bristol-Myers Squibb

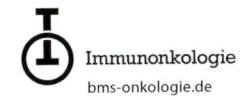 Immunonkologie
bms-onkologie.de

\* EMPLICITI® ist in Kombination mit Pomalidomid und Dexamethason zur Behandlung des rezidivierten und refraktären Multiplen Myeloms bei Erwachsenen indiziert, die mindestens zwei vorausgegangene Therapien, darunter Lenalidomid und einen Proteasominhibitor, erhalten haben und unter der letzten Therapie eine Progression gezeigt haben.
\# im Vergleich zu Pd alleine
1. EMPLICITI®, aktuelle Fachinformation
2. Dimopoulos MA, et al. N Engl J Med 2018; 379: 1811–22

EMPLICITI® 300 mg / 400 mg Pulver für ein Konzentrat zur Herstellung einer Infusionslösung. **Wirkstoff:** Elotuzumab. **Sonst. Bestandteile:** Sucrose, Natriumcitrat, Citronensäuremonohydrat, Polysorbat 80. **Anwendungsgebiete:** EMPLICITI® ist in Kombination mit Lenalidomid und Dexamethason zur Behandlung des Multiplen Myeloms bei Erwachsenen indiziert, welche mindestens eine vorangegangene Therapie erhalten haben. EMPLICITI® ist in Kombination mit Pomalidomid und Dexamethason zur Behandlung des rezidivierten und refraktären Multiplen Myeloms bei Erwachsenen indiziert, die mindestens zwei vorausgegangene Therapien, darunter Lenalidomid und einen Proteasom-Inhibitor, erhalten haben und unter der letzten Therapie eine Progression gezeigt haben. **Gegenanzeigen:** Überempfindlichkeit gegen den Wirkstoff oder einen der sonstigen Bestandteile. **Nebenwirkungen: Sehr häufig:** Nasopharyngitis, Pneumonie, Infekt der oberen Atemwege, Lymphopenie, Kopfschmerzen, Husten, Diarrhoe, Fatigue, Fieber, Gewichtsverlust. **Häufig:** Herpes Zoster, Leukopenie, Hypersensitivität, Stimmungsschwankungen, Hypoästhesie, tiefe Venenthrombose, oropharyngeale Schmerzen, Nachtschweiß, Schmerzen in der Brust, infusionsbedingte Reaktionen. **Gelegentlich:** Anaphylaktische Reaktion. Weitere Hinweise siehe Fachinformation. Verschreibungspflichtig. Dieses Arzneimittel unterliegt einer zusätzlichen Überwachung. Angehörige von Gesundheitsberufen sind aufgefordert, jeden Verdachtsfall einer Nebenwirkung über das nationale Meldesystem anzuzeigen. **Pharmazeutischer Unternehmer:** Bristol-Myers Squibb Pharma EEIG, Plaza 254, Blanchardstown Corporate Park 2, Dublin 15, D15 T867, Irland. **Stand des Textes:** v3 aktuelle Fachinformation.

# Ihr Internet-Auftritt
## im Responsive Design

User-freundliche Aufbereitung, Suchmaschinen-taugliche Programmierung

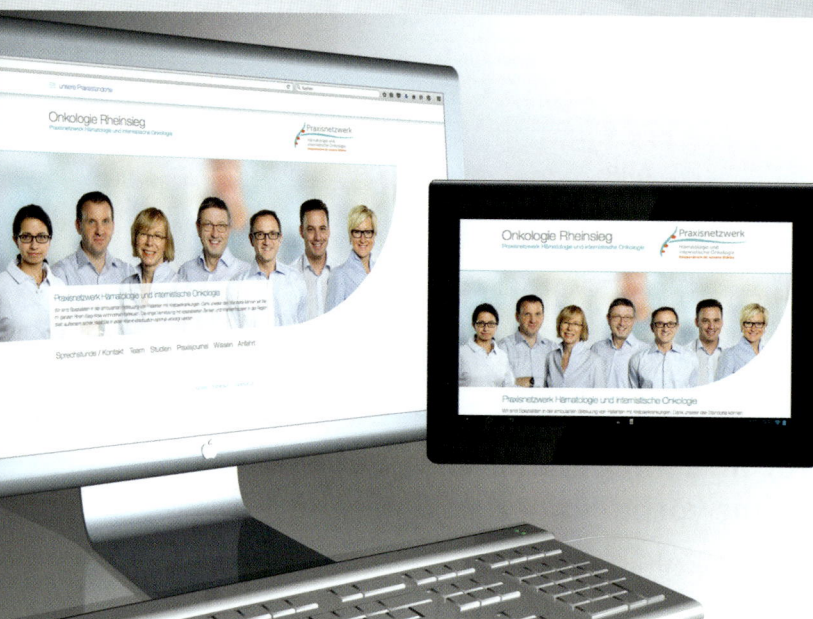

Computer          Tablet          Smartphone

**Sie wollen** eine elektronische Visitenkarte im Internet, die auch auf Smartphones und Tablet-PCs eine gute Figur macht?

**Sie möchten** regelmäßig medizinischen Content auf Ihrer Website veröffentlichen?

**Sie möchten** Ihren Praxisalltag durch elektronische Kommunikation vereinfachen?

**Sie möchten** all das unkompliziert mit jemandem besprechen, der Ihre Bedürfnisse als Praxisinhaber kennt und „Ihre Sprache" spricht?

**Dann sollten Sie sich mit uns in Verbindung setzen.**

Wir besprechen mit Ihnen eine mögliche Struktur, besuchen Sie bei Bedarf in Ihrer Praxis und stehen für technische wie inhaltliche Fragen persönlich zur Verfügung.

Machen Sie den ersten Schritt. Schicken Sie uns eine E-Mail an **praxiswebsite@Lukon.de**. Sie erhalten dann ein ausführliches Info-Paket.

Oder rufen Sie uns an. Ihre Fragen beantworten wir telefonisch unter 089–820 737–0.

Landsberger Str. 480 a
81241 München
www.Lukon.de

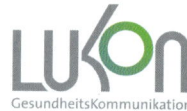

versus 26%) und das progressionsfreie Überleben (median 10 versus 5 Monate) signifikant überlegen. Auch für das Gesamtüberleben bestand ein Trend zu höherer Wirksamkeit (Hazard Ratio 0,62). Wegen besserer Tumorkontrolle konnte die Elotuzumab-haltige Therapie länger durchgeführt werden als die Behandlung mit Pomalidomid und Dexamethason allein (median 9 versus 5 Zyklen). Die Grad-3/4-Toxizität wurde durch Elotuzumab nicht gesteigert (Neutropenie 13% versus 27%; Anämie 10% versus 20%; Infektion 13% versus 22%).

> **Wertung**
>
> Durch Elotuzumab kann die Aktivität von Pomalidomid und Dexamethason gesteigert werden. Ob dies auch für die in der Praxis meist verwendete Kombination aus Pomalidomid, Cyclophosphamid und Dexamethason gilt, ist nicht bekannt.

Als Induktion wird in der Erstlinie in zunehmendem Maße das VRd-Protokoll eingesetzt. Garderet et al. [72] schlugen vor, im ersten Rezidiv nach VRd mit **Pomalidomid**, **Cyclophosphamid** und **Dexamethason** (**PCD**) zu behandeln (Pomalidomid 4 mg Tag 1–21, Wiederholung Tag 29; Cyclophosphamid 300 mg p.o. Tag 1, 8, 15 und 22; Dexamethason 40 mg Tag 1–4 und Tag 15–18). Die PCD-Rezidivtherapie wurde in eine Studie eingebettet, in der VRd mit oder ohne Melphalan-Hochdosistherapie die Primärtherapie darstellte. Im Rezidiv erhielten die Patienten zunächst einheitlich 4 Zyklen PCD. Bei bereits in der Erstlinie erfolgter Hochdosistherapie schlossen sich 5 weitere PCD-Zyklen mit anschließender Pd-Erhaltungstherapie an (Pomalidomid 4 mg Tag 1–21, Wiederholung Tag 29; Dexamethason 20 mg Tag 1, 8, 15 und 22; kein Cyclophosphamid). Bei Patienten, die in der Erstlinie noch keine Hochdosistherapie erhalten hatten, wurde diese jetzt nachgeholt. Im Anschluss erhielten sie 2 Zyklen PCD und eine Pd-Erhaltungstherapie. Die Gesamtansprechrate nach den ersten 4 Zyklen betrug 85%, mit einem Anteil kompletter Remissionen von 1%, sehr guter partieller Remissionen von 33% und einer medianen Ansprechdauer von 34 Monaten. Nach einer medianen Beobachtungszeit von 34 Monaten lag der Anteil 3 Jahre progressionsfrei überlebender Patienten bei 46% und der Anteil insgesamt überlebender Patienten bei 84%. Die Hochdosistherapie wurde von 94% der hierfür vorgesehenen Patienten realisiert. Dosisreduktionen von Pomalidomid oder Cyclophosphamid waren bei etwa einem Drittel der Patienten erforderlich. Wichtige Grad-3/4-Toxizitäten betrafen Neutropenie (51%) und Infektion (9%). Ein Vorteil des Regimes ist die Praxisbesuche minimierende orale Einnahme. Nach Ansicht der Autoren sollte im Rezidiv nach VRd vorzugsweise mit PCD/Pd behandelt werden.

**Carfilzomib** ist ein hochaktiver irreversibler Proteasom-Inhibitor mit zwei wesentlichen Nachteilen: Die Infusion erfolgt an zwei aufeinander folgenden

Tagen pro Woche, was eine Einschränkung der Lebensqualität bedeuten kann, und die Substanz steigert den Blutdruck, was eine Selektion geeigneter Patienten und Überwachungsmaßnahmen zur Vermeidung kardiovaskulärer Komplikationen erforderlich macht. Zur Vereinfachung der Verabreichung führten Moreau et al. [132] die 478 median 2- bis 3-fach vorbehandelte Patienten umfassende **A.R.R.O.W.-Studie** durch, in der die **1-mal wöchentliche** Gabe von Carfilzomib (70 mg/m$^2$ über 30 Minuten, Tag 1, 8 und 15, Wiederholung Tag 29) mit der **2-mal wöchentlichen** Gabe verglichen wurde (27 mg/m$^2$ über 10 Minuten, Tag 1, 2, 8, 9, 15 und 16, Wiederholung Tag 29). In der ersten Woche betrug die Carfilzomib-Dosis in beiden Armen 20 mg/m$^2$. Zusätzlich wurde Dexamethason eingesetzt (Zyklus 1–9: 40 mg Tag 1, 8, 15 und 22; ab Zyklus 10: 40 mg Tag 1, 8 und 15). Nach einer medianen Beobachtungszeit von 12 Monaten fand sich kein Nachteil für die 1-mal wöchentliche Applikation im Hinblick auf die Gesamtansprechrate (63% versus 41%), die Rate mindestens sehr guter partieller Remissionen (34% versus 13%), das progressionsfreie Überleben (median 11 versus 8 Monate) und das Gesamtüberleben (nach 12 Monaten 77% versus 72%). Grad-3/4-Nebenwirkungen traten mit vergleichbarer Häufigkeit auf (68% versus 62%; Herzversagen 3% versus 4%). Auch die therapieassoziierte Mortalität war vergleichbar (2% versus 1%).

> **Wertung**
>
> In Kombination mit Dexamethason führt die 1-mal wöchentliche Gabe von Carfilzomib in einer Dosierung von 70 mg/m$^2$ zu ähnlichen Ergebnissen wie die 2-mal wöchentliche Gabe von 27 mg/m$^2$. Leider wurde die in Deutschland zugelassene Dosis für die 2-mal wöchentliche Gabe von 56 mg/m$^2$ in der A.R.R.O.W.-Studie nicht untersucht. Ob 1-mal 70 mg/m$^2$ pro Woche 2-mal 56 mg/m$^2$ pro Woche ebenbürtig ist, ist nicht bekannt.

Die Dreier-Kombination aus Lenalidomid, Bortezomib und Dexamethason (VRd) ist eines der wirksamsten Behandlungsprotokolle für die Primärtherapie des multiplen Myeloms. Bringhen et al. [20] prüften in einer 57 1- bis 3-fach vorbehandelte Patienten umfassenden Phase-I/II-Studie, ob die Zweitgenerationspräparate **Carfilzomib** (Tag 1, 8 und 15, Wiederholung Tag 29; 8 Zyklen), **Pomalidomid** (4 mg Tag 1 bis 21) und **Dexamethason** (20 mg Tag 1, 8, 15 und 22) im Rezidiv zu ähnlich guten Ergebnissen führen. Im Anschluss an 8 Induktionszyklen erhielten die Patienten eine Erhaltungstherapie mit dem gleichen oder einem auf Pomalidomid und Dexamethason reduzierten Protokoll. Während der Phase I ereigneten sich 2 Todesfälle (Herzversagen, unbekannte Ursache). Die maximal tolerierte Carfilzomib-Dosis lag bei 1-mal 27 mg/m$^2$ pro Woche. Von den mit der maximal tolerierten Dosis behandelten 47 Patienten beendeten 53% die gesamte Induktion. Nach einer medianen Beobachtungszeit von 13 Monaten lag die Gesamtansprechrate bei 62%, die Rate kompletter Remissionen bei 2%, die Rate sehr guter partieller Remissionen bei 21%, das mediane progressionsfreie Überleben bei 10 Monaten und der Anteil 1 Jahr insgesamt überlebender Patienten bei 67%. Wesentliche Grad-3/4-Nebenwirkungen betrafen Neutropenie (64%), Thrombozytopenie (13%), Anämie (11%), Infektion (11%) und kardiovaskuläre Ereignisse (9%). Weitere Todesfälle wurden nicht beobachtet. Gegenüber den etablierten Zweier-Kombinationen aus Pomalidomid und Dexamethason beziehungsweise Carfilzomib und Dexamethason waren die Gesamtansprechrate (62% versus 20%–30%) und das mediane progressionsfreie Überleben (10 versus 4–5 Monate) deutlich verbessert.

Das Cyclophosphamid, Bortezomib und Dexamethason enthaltende CyBorD-Protokoll existiert in verschiedenen Varianten. Es wird sehr gut toleriert und ist beim Myelom und bei der Amyloidose sowohl in der Erstlinie als auch im Rezidiv gut wirksam. Ein Nachteil sind wöchentliche Praxisbesuche zur Bortezomib-Verabreichung. Kumar et al. [107] prüften in einer 73 1- bis 3-fach vortherapierte Patienten umfassenden Studie, ob Bortezomib durch den oralen Proteasom-Inhibitor **Ixazomib** (4 mg Tag 1, 8 und 15) ersetzt werden kann. Die 28-tägigen Therapiezyklen enthielten außerdem **Cyclophosphamid** (300 mg/m$^2$ p.o. Tag 1, 8 und 15) und **Dexamethason** (40 mg p.o. Tag 1, 8, 15 und 22; median 12 Zyklen). Nach einer medianen Beobachtungszeit von 15 Monaten lag die Gesamtansprechrate bei 48%, die Rate mindestens sehr guter partieller Remissionen bei 16% und das mediane progressionsfreie Überleben bei 14 Monaten. Grad-3/4-Nebenwirkungen waren selten und umfassten Neutropenie (13%), Anämie (10%) und Neuropathie (1%). Bemerkenswert war die Tatsache, dass das Protokoll jenseits des 65. Lebensjahres bessere Ergebnisse lieferte als bei jüngeren Patienten (Gesamtansprechrate 64% versus 32%; medianes progressionsfreies Überleben 19 versus 12 Monate).

> **Wertung**
>
> Cyclophosphamid, Ixazomib und Dexamethason dürften insbesondere für ältere Patienten mit rezidiviertem Myelom eine attraktive Behandlungsoption darstellen.

### 7.3.5 Neue Therapieansätze

Das Protein Exportin 1 ist für den Transport von Makromolekülen aus dem Zellkern zuständig. Hierzu gehören unter anderem Tumorsuppressorproteine, die ihre Funktion oft im Zellkern ausüben, und mRNA-Transkripte für Onkogene, die im Zytoplasma in aktive Onkoproteine translatiert werden. Exportin 1 wird von vielen Tumoren überexprimiert, da es das Tumorwachstum fördert. Der Exportin-1-Inhibitor **Selinexor** wirkt dagegen antineoplastisch, da er den Verbleib der

Tumorsuppressorproteine im Kern gewährleistet und die Translation von Onkogen-mRNA in Onkoproteine verhindert. In der Vergangenheit wurde Selinexor mit recht gutem Erfolg als Monotherapie und in Kombination mit Dexamethason getestet. Aufgrund eines Synergismus mit Proteasom-Inhibitoren setzten Bahlis et al. [10] die Substanz in Kombination mit **Bortezomib** und **Dexamethason** in einer Phase-I-Studie ein. Die Autoren untersuchten unterschiedliche Applikationsschemata mit unterschiedlichen Selinexor-Dosierungen. Das für die Phase II empfohlene Protokoll bestand aus Selinexor (100 mg p.o. Tag 1, 8, 15, 22 und 29; Wiederholung Tag 36), Bortezomib (1,3 mg/m$^2$ s.c. Tag 1, 8, 15 und 22) und Dexamethason (40 mg Tag 1, 8, 15, 22 und 29). Bei der Behandlung von 42 median 3-fach vorbehandelten Patienten betrug die Gesamtansprechrate 63%, die Rate kompletter Remissionen 8%, die Rate sehr guter partieller Remissionen 23% und das mediane progressionsfreie Überleben 9 Monate. Bei Proteasom-Inhibitor-refraktären Patienten waren die Ergebnisse schlechter (Gesamtansprechrate 43% versus 84%; medianes progressionsfreies Überleben 6 versus 18 Monate). Wesentliche Grad-3/4-Nebenwirkungen betrafen Thrombozytopenie (45%), Neutropenie (24%), Fatigue (14%) und Anämie (12%). Für die langfristige Akzeptanz der Substanz möglicherweise wichtigere Nebenwirkungen betrafen gastrointestinale Störungen, die meist nur Grad 1 oder 2 erreichten: Übelkeit (62%), Appetitlosigkeit (60%), Fatigue (60%), Diarrhö (43%), Erbrechen (31%), Gewichtsverlust (19%). Als Prophylaxe erhielten 89% der Patienten Medikamente gegen Übelkeit und Erbrechen und 21% appetitanregende Substanzen.

Bereits für die Myelom-Behandlung zugelassene Immuntherapeutika betreffen Antiköper gegen die Oberflächenmerkmale CD38 (Daratumumab) und SLAMF7 (Elotuzumab). Ein weiteres vielversprechendes Oberflächenmerkmal ist das B-Cell Maturation Antigen (BCMA), das der Zelle Überlebens- und Differenzierungssignale zuleitet. BCMA wird von B-Zellen und Myelomzellen exprimiert. Lösliches BCMA soll für die Unterdrückung der polyklonalen Immunglobulin-Bildung (Immunparese) verantwortlich sein. Trudel et al. [179] berichteten über die Ergebnisse einer 73 intensiv vortherapierte Patienten umfassenden Phase-I/II-Studie (BMA117159) mit dem **BCMA-Immuntoxin** GSK2857916. Das Konstrukt enthielt einen afukosylierten Antikörper mit gesteigerter Antikörper-abhängiger zellulärer Zytotoxizität, an den das Toxin Monomethyl-Auristatin F gekoppelt ist. Im Gegensatz zu dem in Brentuximab-Vedotin enthaltenen neuro- und pneumotoxischen Monomethyl-Auristatin E zeichnet sich Monomethyl-Auristatin F durch Hornhauttoxizität und Thrombozytopenie aus. In der Eskalationsphase wurde keine dosislimitierende Toxizität beobachtet. Die empfohlene Dosis für die Phase II war 3,4 mg/kg (alle 3 Wochen, maximal 16 Zyklen). Nach median 5 Infusionen und 7-monatiger Beobachtungszeit fand sich bei Einsatz der Phase-II-Dosis eine Gesamtansprechrate von 60%, eine Rate kompletter Remissionen von

9%, eine Rate sehr guter partieller Remissionen von 43% und ein medianes progressionsfreies Überleben von 8 Monaten. Wesentliche Grad-3/4-Nebenwirkungen betrafen Thrombozytopenie (34%) und Anämie (15%). Hornhautnebenwirkungen stellten sich bei 63% der Patienten ein. Subjektiv klagten die Patienten über Verschwommensehen, trockene Augen und Lichtempfindlichkeit. Objektiv wurden Keratitiden, Stromaödeme und Hornhauttrübungen festgestellt. Die Veränderungen traten nach median 23 Tagen auf und hielten median 30 Tage an. Bei 43% der Patienten musste die Therapie verschoben, bei 40% die Dosis reduziert werden. 2 Patienten (3%) mussten die Behandlung abbrechen.

> **Wertung**
>
> Ob die Hornhautnebenwirkungen die Weiterentwicklung der Substanz beeinträchtigen werden, bleibt abzuwarten. Die Wirksamkeit des BCMA-Immuntoxins (Gesamtansprechrate 60%, medianes progressionsfreies Überleben 8 Monate) war wesentlich größer als die Wirksamkeit der im Myelom-Rezidiv bereits zugelassenen Medikamente (Elotuzumab, Panobinostat: keine Aktivität als Einzelsubstanz; Pomalidomid, Carfilzomib, Daratumumab: Gesamtansprechrate 30%, progressionsfreies Überleben 4–6 Monate).

**BCMA** wird auch als Zielstruktur für **CAR-T-Zellen** verwendet. Brudno et al. [25] berichteten über die erste BCMA-CAR-T-Zell-Studie, in der ein Vektor mit Verwendung von **CD28** als kostimulatorischer Domäne eingesetzt wurde. Die Autoren behandelten 16 median 10-fach vorbehandelte Myelom-Patienten mit 9-mal $10^6$/kg genetisch modifizierten T-Zellen. Um optimale Bedingungen für die CAR-T-Zell-Expansion zu schaffen, erhielten die Patienten zuvor eine Konditionierung mit Cyclophosphamid (300 mg/m$^2$ Tag 1–3) und Fludarabin (30 mg/m$^2$ Tag 1–3). Die Expansion der CAR-T-Zellen im Blut erreichte nach 7–14 Tagen ihren Höhepunkt. Das Ausmaß der CAR-T-Zell-Expansion korrelierte mit dem Ansprechen auf die Behandlung. Die Gesamtansprechrate war mit 81% sehr hoch, die Rate mindestens sehr guter partieller Remissionen lag bei 63%. Bei Erreichen einer kompletten oder partiellen Remission lag ausnahmslos MRD-Negativität vor. Das mediane ereignisfreie Überleben betrug 8 Monate. Zum Zeitpunkt der Veröffentlichung hielten 38% der Remissionen an. Die Nebenwirkungen waren nicht unerheblich. Bei 38% der Patienten kam es zu einem Cytokine Release Syndrome Grad 3 oder 4, welches sich durch Fieber, Blutdruckabfall, Hypoxie, Tachykardie, Delir und Verwirrtheit ausdrückte. Da das Cytokine Release Syndrome insbesondere bei starker Plasmazellinfiltration des Knochenmarks auftrat, wurde der Studieneinschluss auf Patienten mit einem Infiltrationsgrad <30% beschränkt. Neurologische Auffälligkeiten wurden nur im Rahmen des Cytokine Release Syndrome beobachtet. Bei einigen Patienten kam es zu lang anhaltenden Zytopenien.

In einer ähnlichen **BCMA-CAR-T-Zell**-Studie verwendeten Raje et al. [151] ein Konstrukt, das anstelle von CD28 **CD137 (4-1BB)** als kostimulatorische Domäne enthielt. Die Studie umfasste 33 median 7-fach vorbehandelte Myelom-Patienten, von denen 97% zuvor autolog transplantiert worden waren. Die CAR-T-Zell-Herstellung war in allen Fällen erfolgreich. Vor der Reinfusion erhielten die Patienten eine Konditionierung mit Cyclophosphamid (300 mg/m² Tag 1–3) und Fludarabin (30 mg/m² Tag 1–3). In der Phase I der Studie wurde die am besten geeignete CAR-T-Zell-Dosis ermittelt, die bei 150–450 mal $10^6$ CAR-T-Zellen lag. Der Höhepunkt der CAR-T-Zell-Expansion wurde am Tag 11 beobachtet, das Ausmaß der Expansion korrelierte mit dem therapeutischen Ansprechen. Zirkulierende CAR-T-Zellen konnten mehr als 1 Jahr nach der Reinfusion nachgewiesen werden. Die Gesamtansprechrate lag bei 85%, die Rate kompletter Remissionen bei 45%, mit einem Anteil mehr als 12 Monate anhaltender kompletter Remissionen von 27%. Insgesamt zeigte die Hälfte der in der Phase II behandelten Patienten zum Zeitpunkt der Publikation eine anhaltende Remission. Nach einer medianen Beobachtungszeit von 11 Monaten betrug das mediane progressionsfreie Überleben 12 Monate. Als Nebenwirkung entwickelten 76% der Patienten ein Cytokine Release Syndrome, das nur in 6% der Fälle den Grad 3 erreichte. Zu neurologischen Nebenwirkungen kam es bei 42% der Patienten, sie waren jedoch nur bei 3% höhergradig. Bei einigen Patienten wurde eine verzögerte Erholung von der konditionierungsbedingten Zytopenie beobachtet.

### Wertung

Im Vergleich zu anderen Salvage-Therapien zeichnen sich BCMA-CAR-T-Zellen durch sehr hohe Ansprechraten und ein langes progressionsfreies Überleben aus.

## 7.4 Besondere Manifestationsformen

### 7.4.1 Niereninsuffizienz

Etwa 20% der Myelom-Patienten haben bei Diagnosestellung eine Niereninsuffizienz, 5% sind dialysepflichtig. Ursache der Niereninsuffizienz ist in >90% der Fälle eine **Cast-Nephropathie** durch Verstopfen der Tubuli mit Leichtketten. Vor Einführung der Proteasom-Inhibitoren erreichten weniger als 25% der Patienten Dialysefreiheit. Zur Behandlung steht seit einigen Jahren neben der konventionellen Hämodialyse die **High-Cut-off-Hämodialyse** zur Verfügung, die Dialysemembranen mit hoher Permeabilität für freie Leichtketten verwendet. Durch die High-Cut-off-Hämodialyse soll die Konzentration der freien Leichtketten im Serum rasch gesenkt werden, was die Erholung der Nierenfunktion beschleunigen könnte. Hutchison et al. [89] prüften diese Frage in der **EuLITE-Studie**, in der 90 neu diagnostizierte Myelom-Patienten mit dialysepflichtiger Niereninsuffizienz unter randomisierten Bedingungen entweder eine High-Cut-off- oder eine konventionelle Hämodialyse erhielten. In beiden Gruppen wurde umgehend eine Chemotherapie nach einem modifizierten PAD-Protokoll eingeleitet (Bortezomib 1 mg/m$^2$ Tag 1, 4, 8 und 11, Wiederholung Tag 22; Doxorubicin 9 mg/m$^2$ Tag 1–4; Dexamethason 40 mg, Zyklus 1: Tag 1–4, 8–11 und 15–18, Zyklus 2–8: Tag 1–4; maximal 8 Zyklen). Die High-Cut-off-Dialyse dauerte durchschnittlich 7, die konventionellen Dialyse 4 Stunden. Es ergaben sich keine Hinweise auf eine Überlegenheit der High-Cut-off-Dialyse. Dies betraf die Dialysefreiheit nach 90 Tagen (High-Cut-off- versus konventionelle Dialyse: 56% versus 51%), die Dialysefreiheit während der Laufzeit der Studie (58% versus 66%), die mediane Zeit bis zu Dialysefreiheit (51 versus 61 Tage), den Anteil an Patienten mit vorzeitigem Studienabbruch (21% versus 4%) sowie Infektionen (26 versus 13 Episoden) und Pneumonien in den ersten 90 Tagen (14 versus 3 Episoden). Eine vermehrte Elimination freier Leichtketten war nur bei der ersten Dialyse nachweisbar (Kappa-Leichtkette 77% versus 20%; Lambda-Leichtkette 72% versus 7%). Anschließend verhinderte die Unterdrückung der Leichtkettenbildung durch die Chemotherapie das Fortbestehen eines Vorteils der High-Cut-off-Dialyse. Beide Verfahren führten zu einer Reduktion der freien Leichtketten-Konzentrationen um etwa 90% innerhalb von 3 Wochen. Das Myelom war unter der High-Cut-off-Hämodialyse tendenziell schlechter kontrolliert als unter der konventionellen Hämodialyse (Gesamtansprechrate nach 6 Monaten 63% versus 72%, nach 12 Monaten 42% versus 68%; Sterblichkeit nach 2 Jahren 37% versus 19%).

> **Wertung**
>
> Bei Einsatz einer Bortezomib-haltigen Therapie ist die High-Cut-off-Hämodialyse der konventionellen Hämodialyse bei dialysepflichtigen Myelom-Patienten nicht überlegen. Infektionen, insbesondere Pneumonien werden unter der High-Cut-off-Hämodialyse häufiger beobachtet, das Ergebnis der Myelombehandlung ist tendenziell schlechter.

Mit zunehmender Krankheitsdauer steigt der Anteil an Patienten mit eingeschränkter Nierenfunktion an. Dimopoulos et al. [51] zeigten in der 81 median 4-fach vorbehandelte Patienten umfassenden **MM-013-Studie**, dass eine Behandlung mit **Pomalidomid** (4 mg Tag 1–21, Wiederholung Tag 29) und **Dexamethason** (40 mg [Alter >75 Jahre 20 mg] Tag 1, 8, 15 und 22) bei Vorliegen einer Niereninsuffizienz eine gute Therapieoption darstellt. Die Niereninsuffizienz wurde in moderat (glomeruläre Filtrationsrate 30–45 ml / min / 1,73 m$^2$), schwer (<30 ml / min / 1,73 m$^2$) und dialysepflichtig eingeteilt. Die Gesamtansprechrate auf die Therapie lag in diesen Gruppen bei 39% versus 32% versus

14%, die mediane Ansprechdauer bei 15 versus 5 Monaten versus nicht errechenbar und der Anteil an Patienten mit mindestens stabiler Erkrankung (Disease Control) bei 100% versus 79% versus 79%. Nach einer medianen Beobachtungszeit von 9 Monaten lag das mediane progressionsfreie Überleben bei 7 versus 4 versus 2 Monaten und das Gesamtüberleben bei 16 versus 12 versus 5 Monaten. Bei moderater Niereninsuffizienz kam es bei 18% der Patienten zur vollständigen Erholung der Organfunktion. Wichtige Grad-3/4-Nebenwirkungen umfassten Neutropenie (53%), Anämie (36%), Thrombozytopenie (27%) und Infektion (32%). Der Vorteil von Pomalidomid gegenüber Lenalidomid ist die Unabhängigkeit seiner Elimination von der Nierenfunktion. Durch die Hämodialyse wird Pomalidomid zum erheblichen Teil entfernt, was die enttäuschenden Therapieergebnisse bei dialysepflichtigen Patienten erklärt. Pomalidomid sollte daher stets nach der Dialyse eingenommen werden.

In der 929 1- bis 3-fach vortherapierte Patienten umfassenden **ENDEAVOR-Studie** erwies sich **Carfilzomib** (56 mg/m$^2$ Tag 1, 2, 8, 9, 15 und 16, Wiederholung Tag 29) in Verbindung mit **Dexamethason** (20 mg Tag 1, 2, 8, 9, 15, 16, 22 und 23) der Behandlung mit **Bortezomib** (1,3 mg/m$^2$ Tag 1, 4, 8 und 11, Wiederholung Tag 22) in Verbindung mit **Dexamethason** (20 mg Tag 1, 2, 4, 5, 8, 9, 11 und 12) bezüglich des progressionsfreien Überlebens und Gesamtüberlebens überlegen. Da Carfilzomib und Bortezomib nicht renal eliminiert werden, wurden niereninsuffiziente Patienten, sofern sie nicht dialysepflichtig waren, in die Studie eingeschlossen. Dimopoulous et al. [50] legten eine Subgruppenanalyse für Patienten mit fortgeschrittener Niereninsuffizienz (Kreatinin-Clearance 15–50 ml/min), leichter Niereninsuffizienz (50–80 ml/min) und normaler Nierenfunktion vor (>80 ml/min). Das Ergebnis der Gesamtstudie bestätigte sich in den durch die Nierenfunktion definierten Subgruppen (Gesamtansprechrate unter Carfilzomib versus Bortezomib bei fortgeschrittener und leichter Niereninsuffizienz beziehungsweise normaler Nierenfunktion 74% versus 50%, 79% versus 70% beziehungsweise 77% versus 63%; medianes progressionsfreies Überleben 15 versus 7 Monate, 19 versus 9 Monate beziehungsweise nicht erreicht versus 12 Monate; Gesamtüberleben 42 versus 24 Monate, 43 versus 33 Monate beziehungsweise nicht erreicht versus 42 Monate). Grad-3/4-Nebenwirkungen wurden unter Carfilzomib häufiger beobachtet als unter Bortezomib (87% versus 79%, 84% versus 72% beziehungsweise 77% versus 66%).

### 7.4.2 Primäre Plasmazell-Leukämie

Bei einer Anzahl zirkulierender Plasmazellen >2/nl oder einem Anteil >20% an der Gesamtleukozytenzahl liegt eine Plasmazell-Leukämie vor. Vor Einführung der Hochdosistherapie und der neuen Substanzklassen lag das mediane Gesamtüberleben unter 12 Monaten. Mina et al. [131] beschrieben die Behandlungsergebnisse von 38 Patienten, die mit den heute zur Verfügung stehenden Mitteln behandelt wurden. Das mediane Alter lag bei 58 Jahren, 34% der Patienten hatten zytogenetische Hochrisikoanomalien. Zur Behandlung wurden **Proteasom-Inhibitor**-basierte Protokolle eingesetzt. Bei 95% wurde Bortezomib mit einem **Imid** kombiniert, bei 74% erfolgte eine **Hochdosistherapie** und 61% erhielten eine **Erhaltungstherapie**. Nach einer medianen Beobachtungszeit von 88 Monaten lag die Gesamtansprechrate bei 87%, die Rate kompletter Remissionen bei 45%, das mediane progressionsfreie Überleben bei 20 Monaten und das mediane Gesamtüberleben bei 33 Monaten. Die Hochdosistherapie führte zu einer Verbesserung des progressionsfreien Überlebens (median 25 versus 6 Monate) und Gesamtüberlebens (36 versus 26 Monate). Dies galt auch für die Erhaltungstherapie (progressionsfreies Überleben 27 versus 11 Monate; Gesamtüberleben 38 versus 22 Monate). Im Rezidiv lag bei 13% der Patienten eine zentralnervöse Beteiligung vor. Das progressionsfreie Überleben nach der ersten Salvage-Therapie war kurz (median 6 Monate).

> **Wertung**
>
> Die primäre Plasmazell-Leukämie wird nach den gleichen Prinzipien behandelt wie das multiple Myelom. Die Patienten profitieren von neuen Substanzen, von der Hochdosistherapie und von der Erhaltungstherapie. Die Behandlungsergebnisse sind deutlich schlechter als beim multiplen Myelom.

### 7.4.3 Solitäres Plasmozytom

Solitäre Plasmozytome sind selten. Sie können **medullär** und **extramedullär** vorkommen und im weiteren Verlauf in ein multiples Myelom übergehen. Anhand eines Plasmozytom-Registers beschrieben Goyal et al. [77] den Verlauf bei 5056 Patienten mit solitärem Plasmozytom. Bei 13% erfolgte lediglich eine Resektion, bei 77% eine Bestrahlung mit einer medianen Dosis von 45 Gy und bei 10% keine Behandlung. Vom Knochen ausgehende Plasmozytome waren häufiger als extramedulläre Plasmozytome (70% versus 30%). Letztere manifestierten sich in der Hälfte der Fälle im Bereich der oberen Atemwege, seltener im Binde- und Weichgewebe. Das Gesamtüberleben war bei Knochen-Plasmozytomen schlechter als bei extramedullären Plasmozytomen (median 85 versus 132 Monate). Bei letzteren verliefen vom Binde- und Weichgewebe ausgehende Formen ungünstig (Gesamtüberleben 82 Monate). Risikofaktoren für das Gesamtüberleben waren Alter >65 Jahre, Lokalisation im Knochen und Strahlendosis <40 Gy.

## 8 Marginalzonen-Lymphom

Das **splenische Marginalzonen-Lymphom** ist eine chronische Erkrankung mit oft jahrzehntelangem Verlauf, die insbesondere bei Auftreten von Zytopenien behandlungsbedürftig wird. Eine einfache therapeutische Maßnahme ist die Splenektomie, die das Problem der Zytopenie und etwaiger Allgemeinbeschwerden rasch und langfristig beseitigt. Der Verlust der Milz bedeutet aber eine vermehrte Empfänglichkeit für schwere Infektionen. Kalpadakis et al. [98] wiesen in einer 108 Patienten umfassenden Studie darauf hin, dass die Behandlung mit **Rituximab** als **Monotherapie** (6 wöchentliche Dosen à 375 mg/m² mit oder ohne 1- bis 2-jährige 2-monatliche Erhaltungstherapie) eine gute Alternative darstellt (Tab. 3). Die 6-wöchige Induktionstherapie führte zu einer Gesamtansprechrate von 92%, mit einem Anteil kompletter Remissionen von 65%. Nach der Erhaltungstherapie wiesen 88% der Patienten eine komplette Remission auf. Dies war unabhängig von der Dauer der Erhaltungstherapie (1 versus 2 Jahre). Nach einer medianen Beobachtungszeit von 57 Monaten blieben 71% der Patienten 5 Jahre progressionsfrei. Das Gesamtüberleben nach 5 und 10 Jahren betrug 93% beziehungsweise 85%. Die Erhaltungstherapie wirkte sich günstig auf die Dauer der Progressionsfreiheit aus, hatte jedoch keinen Einfluss auf das Gesamtüberleben. Für die Primärtherapie des splenischen Marginalzonen-Lymphoms schlagen die

**Tabelle 3:** *Rituximab-Monotherapie beim splenischen Marginalzonen-Lymphom – Ansprechraten und Überleben in Abhängigkeit von der Durchführung einer Erhaltungstherapie. Adaptiert nach [98].*

|  | Nach der Induktion | Nach der Erhaltung | Ohne Erhaltung |
|---|---|---|---|
| Patientenzahl | 108 | 76 | 22 |
| Gesamtansprechrate | 92% | 98% | n.z. |
| Komplette Remission | 44% | 70% | n.z. |
| Unbestätigte komplette Remission[1] | 21% | 18% | n.z. |
| Partielle Remission[2] | 27% | 10% | n.z. |
| Progressionsfreiheit nach 9 oder 10 Jahren | 64% | 76% | 42% |
| Gesamtüberleben nach 10 Jahren | 85% | 89% | 92% |

[1] keine Knochenmarkbiopsie; [2] 64% der Patienten mit partieller Remission erreichten nach der Erhaltungstherapie eine komplette oder unbestätigte komplette Remission; *n.z.* nicht zutreffend

Autoren eine Rituximab-Monotherapie mit oder ohne Erhaltungstherapie vor. Splenektomie oder Chemoimmuntherapie sollten nur bei ausbleibendem Therapieerfolg oder kurzfristigem Rückfall erwogen werden.

Iannitto et al. [91] prüften in der **BRISMA-Studie** bei 56 Patienten mit splenischem Marginalzonen-Lymphom **Rituximab** (375 mg/m² Tag 1) und **Bendamustin** (90 mg/m² Tag 1 und 2, Wiederholung Tag 29) in der Erstlinie. Bei Erreichen einer kompletten Remission nach 3 Zyklen (12% der Patienten) beschränkte sich die Therapiedauer auf 4 Zyklen. Ansonsten erhielten die Patienten 6 Zyklen ohne Erhaltungstherapie. Nach einer medianen Beobachtungszeit von 32 Monaten lag die Gesamtansprechrate bei 91%, die Rate kompletter Remissionen bei 73%, das progressionsfreie Überleben nach 3 Jahren bei 90% und das Gesamtüberleben bei 96%. Fast alle Remissionen (93%) hielten mindestens 3 Jahre an. Wichtige Grad-3/4-Nebenwirkungen waren Neutropenie (43%), Thrombozytopenie (16%) und Anämie (9%). Nach Ansicht der Autoren stellt das Rituximab-Bendamustin-Protokoll die erste Wahl für symptomatische Patienten mit splenischem Marginalzonen-Lymphom dar. Sie räumen aber ein, dass Rituximab allein ebenfalls gute Ergebnisse liefert. Randomisierte Studien zur besten Vorgehensweise liegen für das splenische Marginalzonen-Lymphom nicht vor.

# 9 Follikuläres Lymphom

## 9.1 Diagnostik

### 9.1.1 Genetik

Mit den heute zur Verfügung stehenden Möglichkeiten liegt die mediane Lebenserwartung von Patienten mit follikulärem Lymphom bei etwa 20 Jahren. Ereignet sich allerdings innerhalb der ersten 2 Jahre nach der Primärtherapie ein Rückfall (Progression of Disease within 24 Months, **POD24**), so reduziert sich die Lebenserwartung auf 5 Jahre. Die sichere Erkennung von POD24-Patienten wäre wünschenswert, da sie Kandidaten für andere Therapieformen sind (autologe oder allogene Transplantation, CAR-T-Zellen, innovative Verfahren). Mit den herkömmlichen Prognoseinstrumenten (FLIPI, FLIPI-2) werden POD24-Patienten nicht sicher erkannt. Dies erklärt die Suche nach **besseren Prognoseinstrumenten**.

Vor einigen Jahren wurde der m7-FLIPI entwickelt, der neben klinischen Faktoren den Mutationsstatus von 7 Genen berücksichtigte. Qu et al. [150] wählten zur Abschätzung der Prognose nicht Mutationen, sondern **Verluste** (Deletionen) und **Zugewinne** im Genom, die mit Hilfe der Array-Technologie erkannt wurden.

Zusätzlich konnte ein **Verlust der Heterozygotie** (Loss of Heterozygosity, LOH) erkannt werden, bei dem auf den beiden homologen Chromosomen nicht die von Mutter und Vater ererbten verschiedenen, sondern 2 Kopien des gleichen Allels vorgehalten werden. Die Untersuchung umfasste 246 Patienten mit follikulärem Lymphom, die in der SWOG-S0016-Studie mit R-CHOP oder CHOP plus Radioimmuntherapie behandelt wurden. Chromosomale Verluste betrafen insbesondere die Regionen 6q (38%), 1p (23%) und 10q (20%). Zugewinne wurden auf Chromosom 18 (30%), X (25%), 7 (24%), 2p (24%) und 1q (24%) verzeichnet. Ein Verlust der Heterozygotie lag oft in den Chromosomenbereichen 1p (30%), 16p (25%) und 6p (20%) vor. Mit zunehmender Anzahl genetischer Veränderungen verkürzte sich das progressionsfreie Überleben. Wenn <5 Kopienzahlveränderungen vorlagen, lag der Anteil an POD24-Patienten bei 16%, bei 6–11 Veränderungen bei 19% und bei ≥12 Veränderungen bei 33%. Neben der Gesamtzahl veränderter Regionen spielte auch ihre Lokalisation eine Rolle. Zugewinne oder ein Verlust der Heterozygotie in 2p sowie Verluste in 9p und 15q gingen mit einem erhöhten Progressionsrisiko einher. Frühzeitiger Tod korrelierte mit einem Zugewinn der Gene VRK2 und FANCL in 2p und einem Verlust der Gene CREBBP in 16p und TP53 in 17p. Die genannten Veränderungen wurden oft bei POD24-, aber auch bei vielen anderen Patienten gefunden. Da bei den meisten Veränderungen weniger als die Hälfte der Patienten innerhalb von 2 Jahren nach der Erstlinientherapie einen Rückfall erlitten, ist der praktische Wert der genetischen Prognoseabschätzung beschränkt.

### 9.1.2 Bildgebende Verfahren

Mit den gegenwärtigen Therapiemöglichkeiten liegt das mediane progressionsfreie Überleben beim follikulären Lymphom bei etwa 10 Jahren. Für einen raschen therapeutischen Fortschritt ist der Endpunkt progressionsfreies Überleben daher nicht geeignet. Trotman et al. [178] wiesen anhand der **GALLIUM-Studie** auf die Bedeutung der **Postinduktions-PET** als Surrogat-Endpunkt für Medikamentenstudien hin. In der GALLIUM-Studie wurden 1202 erstmals behandlungsbedürftige Patienten mit verschiedenen Chemotherapie-Protokollen in Verbindung mit Rituximab oder Obinutuzumab behandelt. An die 6–8 Zyklen umfassende Induktion schloss sich eine 2-jährige Erhaltungstherapie mit den gleichen Antikörpern an. Bei 595 Patienten wurde nach der Induktion eine Abschluss-PET durchgeführt. Die Aufnahmen wurden entweder nach den Kriterien des International Harmonization Projects (IHP) oder nach den Lugano-Kriterien mit Hilfe der Deauville-Skala ausgewertet. Vereinfachend ausgedrückt gilt nach den IHP-Kriterien jede Stoffwechselaktivität oberhalb der umgebenden physiologischen Aktivität als pathologisch. Demgegenüber werden nach den Lugano-Krite-

**Tabelle 4:** *Prognostische Aussage der Postinduktionsuntersuchung beim follikulären Lymphom – Vergleich von Computertomographie und Positronen-Emissionstomographie mit Auswertung nach Kriterien des International Harmonization Project oder nach Deauville-Kriterien. Adaptiert nach [178].*

|  | CT | | PET – IHP | | PET – Deauville | |
|---|---|---|---|---|---|---|
|  | CR | Non-CR | CR | Non-CR | CMR | Non-CMR |
| Patientenanteil | 32% | 68% | 73% | 27% | 88% | 12% |
| Progressionsfreies Überleben (30 Monate) | 91% | 80% | 88% | 72% | 87% | 55% |
| Gesamtüberleben (30 Monate) | 98% | 94% | 97% | 91% | 97% | 84% |

*CT* Computertomographie; *PET* Positronen-Emissionstomographie; *IHP* International Harmonization Project (PET negativ: Lymphomaktivität ≤physiologische Hintergrundaktivität); *CR* komplette Remission; *non-CR* keine komplette Remission; *CMR* komplette metabolische Remission (Deauville Stadium 1-3, Lymphomaktivität <Leberaktivität); *non-CMR* keine komplette metabolische Remission; Untersuchung an 508–564 Patienten

rien nur Befunde mit einer Restaktivität oberhalb der physiologischen Aktivität der Leber als pathologisch gewertet (Deauville-Stadium 4 oder 5). Neben der PET-Befundung erfolgte auch eine Auswertung der **Postinduktions-Computertomographie**(CT)-Untersuchung nach den hierfür vorgesehenen Regeln. Die komplette Remissionsrate stieg von der CT-basierten Auswertung über die nach IHP-Kriterien erfolgte PET-Auswertung zur PET-Befundung nach den Deauville-Kriterien kontinuierlich an (32% versus 73% versus 88%). Dies korrelierte mit zunehmenden Unterschieden im progressionsfreien Überleben und Gesamtüberleben zwischen Patienten mit kompletter oder nicht kompletter Remission (Tab. 4). Bei Anwendung der Deauville-Kriterien bestand nicht nur ein statistisch signifikanter Unterschied im progressionsfreien Überleben, sondern auch im Gesamtüberleben (Abb. 4). Das Problem der CT-basierten Befundung – und in geringerem Maße auch der PET-Befundung nach den IHP-Kriterien – bestand in der Tatsache, dass Patienten mit eigentlich gutem Ansprechen aufgrund geringer morphologischer oder metabolischer Restbefunde, die möglicherweise Abräumreaktionen entsprachen, als Therapieversager klassifiziert wurden. Mit den Deauville-Kriterien gelang es besser, Responder und Non-Responder voneinander zu unterscheiden. Um die Strahlenbelastung gering zu halten, schlagen die Autoren vor, die Postinduktions-PET/CT in Low-Dose-Technik durchzuführen. Eine ergänzende diagnostische CT sollte nur diskutiert werden, wenn bei einem PET-positiven Restbefund eine Bestrahlung erwogen wird.

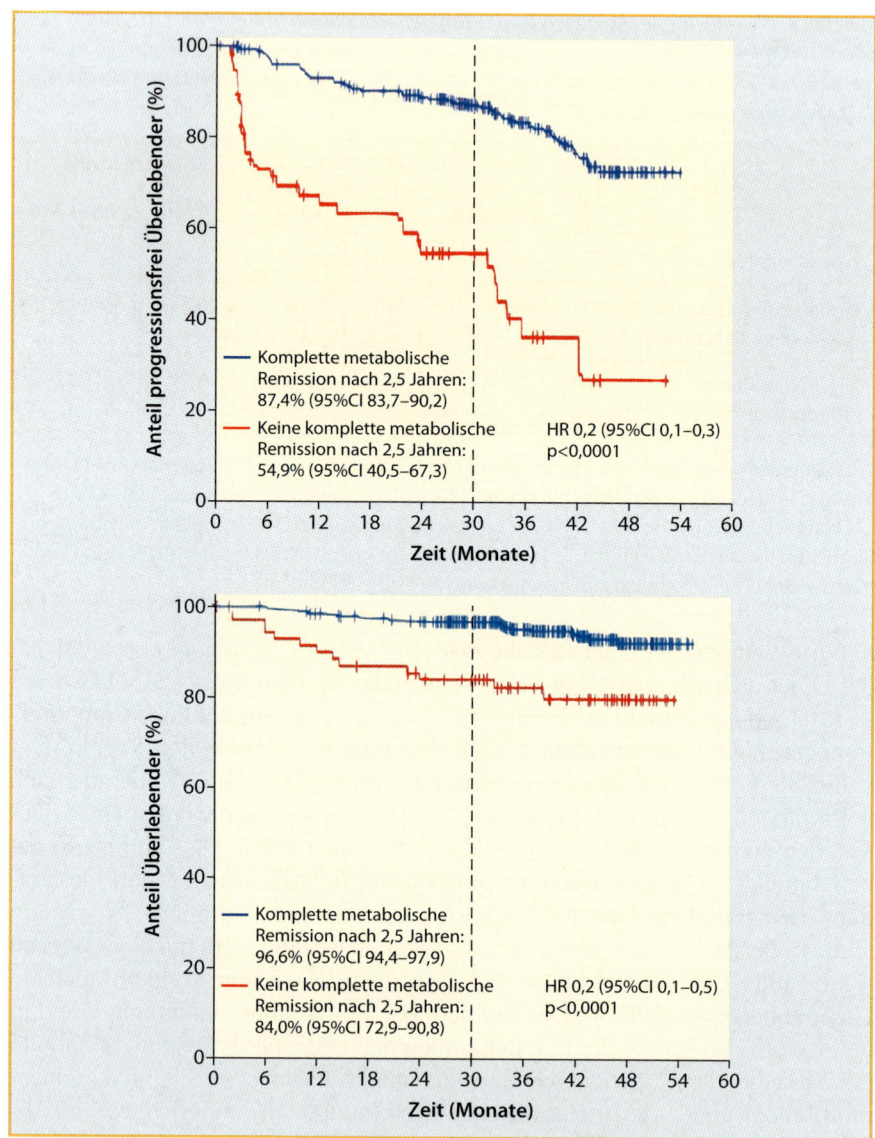

**Abbildung 4:** Progressionsfreies Überleben und Gesamtüberleben bei Patienten mit follikulärem Lymphom nach Chemoimmun-Induktion und Antikörper-Erhaltung in Abhängigkeit vom Befund der Postinduktions-PET (Deauville-Kriterien; GALLIUM-Studie). Adaptiert nach [178].

> **Wertung**
>
> Die Postinduktions-PET/CT gibt beim follikulären Lymphom prognostisch relevante Hinweise auf die Qualität des Therapieergebnisses. Sie sollte nach den Deauville-Kriterien befundet werden. Obwohl die therapeutischen Konsequenzen eines positiven PET-Befunds nicht gut definiert sind, ist die Kenntnis des Therapieergebnisses und der damit verbundenen Prognose für die Lebensplanung der Patienten von großem Wert. Eine Übernahme der PET/CT-Kosten durch die gesetzlichen Krankenkassen wäre wünschenswert.

Neben patientenbezogenen (zum Beispiel Alter, Komorbidität, soziales Umfeld) und tumorbezogenen Eigenschaften (zum Beispiel genetische Veränderungen, Genexpression, Microenvironment) ist die **Tumormasse** bei Erstdiagnose von überragender prognostischer Bedeutung. Die meisten in klinische Prognose-Scores eingehenden Faktoren (zum Beispiel Ann-Arbor-Stadium, Anzahl befallener Regionen, größter Lymphknotendurchmesser, Extranodalbefall, LDH) sind Surrogat-Parameter für die Tumormasse. Diese lässt sich mit Hilfe der Ausgangs-PET/CT mit überschaubarem Aufwand relativ genau bestimmen. Cottereau et al. [44] zeigten in einer 159 Patienten umfassenden Studie, dass das vor Therapiebeginn ermittelte **totale metabolische Tumorvolumen** in Verbindung mit dem nach der Therapie ermittelten **Remissionsstatus** eine gute Vorhersage des Krankheitsverlaufs erlaubt, die sich möglicherweise auch für die Erkennung von POD24-Patienten eignet. Die Patienten entstammten 3 prospektiven Therapiestudien, 81% erhielten R-CHOP ohne Erhaltungstherapie. Das totale metabolische Tumorvolumen wurde mit Hilfe der 41%-Schwellenwert-Methode ermittelt (bester Grenzwert zwischen prognostisch günstigen und ungünstigen Patienten: 510 cm$^3$). Das Therapieergebnis wurde anhand der Deauville-Skala festgelegt (Stadium 1–3: komplettes metabolisches Ansprechen; Stadium 4 und 5: ungenügendes Ansprechen). Bei 28% der Patienten lag eine große Tumormasse, bei 16% ein ungenügendes Ansprechen vor. Der Anteil 5 Jahre progressionsfrei überlebender Patienten unterschied sich bei kleinem versus großem metabolischen Tumorvolumen (63% versus 31%) und bei gutem versus schlechtem Ansprechen (60% versus 27%). Aus der Kombination der Befunde wurde ein Risikomodell ermittelt, das Patientengruppen mit 0 (64% der Patienten), 1 (27%) und 2 Risikofaktoren (8%) unterschied. Dies korrelierte nicht nur mit deutlichen Unterschieden im progressionsfreien Überleben nach 5 Jahren (67% versus 33% versus 23%), sondern auch nach 2 Jahren (90% versus 61% versus 46%). Mehr als die Hälfte der 8% umfassenden Patienten mit großer Tumormasse und schlechtem Therapieansprechen erfüllte damit die POD24-Kriterien.

## 9.1.3 Klinische Prognose-Scores

Die gängigen klinischen Prognose-Scores sind der in der Prä-Rituximab-Ära entwickelte FLIPI und der FLIPI-2, bei dem 59% der Patienten mit Rituximab behandelt wurden. Der FLIPI umfasst die Faktoren Alter, Hämoglobin, Ann-Arbor-Stadium, Anzahl befallener Regionen und LDH. Der FLIPI-2 besteht aus den Faktoren Alter, Hämoglobin, Knochenmarkinfiltration, Durchmesser des größten Lymphknotens und $\beta_2$-Mikroglobulin. Die Score-Berechnung ist mühsam, da insbesondere die Anzahl befallener Regionen und der Durchmesser des größten Lymphknotens eine gezielte CT-Auswertung erfordern. Bachy et al. [9] bestätigten in der 1135 Patienten umfassenden Kohorte der PRIMA-Studie die Aussagekraft von **FLIPI** und **FLIPI-2**. Die Studie hatte unter randomisierten Bedingungen gezeigt, dass eine Rituximab-Erhaltungstherapie das progressionsfreie Überleben verlängert. In der jetzt publizierten Auswertung besaß der auf die Faktoren $\beta_2$-Mikroglobulin und Knochenmarkinfiltration beschränkte **PRIMA-Index** eine ähnliche Aussagekraft wie FLIPI und FLIPI-2. Der Score enthielt 3 Kategorien: niedriges Risiko (34% der Patienten) war durch eine $\beta_2$-Mikroglobulin-Konzentration ≤3 mg/l bei fehlender Knochenmarkinfiltration gekennzeichnet. In der intermediären Gruppe (34%) lag bei einer $\beta_2$-Mikroglobulin-Konzentration ≤3 mg/l eine Knochenmarkinfiltration vor. Die Hochrisikogruppe (32%) umfasste Patienten mit einer $\beta_2$-Mikroglobulin-Konzentration >3 mg/l. Das progressionsfreie 5-Jahres-Überleben betrug in den 3 Gruppen 69% versus 55% versus 37%, das Gesamtüberleben 93% versus 93% versus 84%. Bei 25% der in der PRIMA-Studie behandelten Patienten kam es innerhalb von 2 Jahren zur Krankheitsprogression (POD24). Der Anteil 5 Jahre überlebender Patienten betrug bei Fehlen von POD24 92%, bei Vorhandensein dagegen nur 63%. POD24-Patienten waren sowohl im FLIPI als auch im PRIMA-Index prinzipiell in allen, präferenziell aber in der Hochrisikogruppe enthalten (Anteil an POD24-Patienten in FLIPI versus PRIMA-Index: niedriges Risiko 16% versus 14%, intermediäres Risiko 21% versus 21%, Hochrisiko 31% versus 38%)

**Wertung**

Der PRIMA-Index hat eine ähnliche Aussagekraft wie FLIPI und FLIPI 2. Die Berechnung ist wesentlich einfacher und die erforderlichen Daten sind kaum untersucherabhängig. Der PRIMA-Index ähnelt damit dem International Staging System des multiplen Myeloms, das ebenfalls auf objektiven Laborwerten (unter Verzicht auf subjektiv erhobene Daten) beruht.

## 9.2 Therapie

### 9.2.1 Primärtherapie – limitierte Stadien

Disseminierte follikuläre Lymphome gelten als unheilbar. In limitierten Stadien (Ann-Arbor-Stadium I und II) kann dagegen in kurativer Intention eine **Strahlentherapie** durchgeführt werden. Bei Definition des limitierten Stadiums mit der CT bleiben etwa 60% der Patienten 5 Jahre rezidivfrei. Das Gesamtüberleben beträgt nach 5 Jahren etwa 80%. Mit der PET/CT lässt sich das Ausbreitungsstadium besser definieren als mit der CT allein. Bei vielen Patienten werden außerhalb der computertomographisch definierten Befallsregion weitere Manifestationen erkannt, die das kurative Potenzial einer auf die ursprüngliche Region beschränkten Bestrahlung zunichte machen. Mit der **PET/CT** werden die „wahrhaft lokalisierten" Erkrankungen besser definiert als mit der CT. Nach Brady et al. [18] müsste dies zu einer Verbesserung der Ergebnisse der Strahlentherapie führen. Zur Bestätigung ihrer Hypothese untersuchten die Autoren retrospektiv 512 Patienten, von denen sich laut PET/CT 80% im Stadium I befanden. Die durchschnittliche Strahlendosis betrug 30 Gy, wobei kleinere Strahlenfelder (Involved Site, Involved Node) ähnlich gute Ergebnisse erbrachten wie die in 71% der Fälle angewendete Involved-Field-Bestrahlung. Nach einer medianen Beobachtungszeit von 52 Monaten bestand bei 69% der Patienten nach 5 Jahren Rezidivfreiheit, das Gesamtüberleben betrug 96%. Patienten im Stadium I blieben häufiger rezidivfrei als Patienten im Stadium II (74% versus 49%), ohne Unterschiede im 5-Jahres-Gesamtüberleben (96% versus 96%). Nur 1,6% der Patienten rezidivierten innerhalb des Strahlenfeldes, bei weiteren 0,8% lag das Rezidiv im Randbereich. Hieraus ergab sich eine lokale Kontrollrate von 97,6%. Die Daten bestätigen die Verbesserung der Strahlentherapie-Ergebnisse durch Beschränkung der Maßnahme auf PET/CT-definierte „wahrhaft lokalisierte" Erkrankungen. Drei Viertel der Patienten im Stadium I und die Hälfte der Patienten im Stadium II können möglicherweise geheilt werden. Da die Bestrahlung sehr gut toleriert wurde, hinterfragen die Autoren den Wert einer therapiefreien Beobachtung in limitierten Stadien des follikulären Lymphoms.

Aufgrund guter lokaler Kontrolle entwickeln sich Rezidive meist außerhalb des Strahlenfeldes. Eine zusätzliche Chemo- und/oder Immuntherapie könnte die Rezidivgefahr senken, was zu einer Verlängerung des progressionsfreien Überlebens führen müsste. Vor diesem Hintergrund führten MacManus et al. [120] die randomisierte **TROG 99.03-Studie** durch, in der 150 Patienten im Stadium I oder II des follikulären Lymphoms entweder eine Strahlentherapie allein (30 Gy mit 6 Gy Boost auf Lymphome >5 cm) oder eine **Strahlentherapie** gefolgt von einer **Chemo(immun)therapie** erhielten (6 Zyklen Cyclophosphamid-Vincristin-Prednison [CVP], bei etwa der Hälfte zusätzlich Rituximab). Nach einer medianen Beobachtungszeit von 10 Jahren ergab sich für die kombinierte Radio-Chemotherapie ein signifikanter Vorteil bezüglich des progressionsfreien Überlebens (59% versus 41%), tendenziell auch für das Gesamtüberleben (95 versus 87%). Auch wurden Transformationen unter der kombinierten Behandlung seltener beobachtet als unter Bestrahlung allein (4 versus 10 Patienten). Der Vorteil im progressionsfreien Überleben war bei kombinierter Behandlung nur statistisch signifikant, wenn zusätzlich zu CVP Rituximab gegeben wurde. Bei Kontraindikationen gegen eine Chemotherapie kann die medikamentöse Behandlung daher auf Rituximab beschränkt werden. Die vor einigen Jahren in Deutschland durchgeführte einarmige MIR-Studie sah grundsätzlich eine Rituximab-Monotherapie als Ergänzung zur Strahlentherapie vor (4 wöchentliche Rituximab-Gaben, 5-wöchige Pause, 4 wöchentliche Rituximab-Gaben mit gleichzeitiger Strahlentherapie).

### 9.2.2 Primärtherapie - Chemoimmuntherapie

In der randomisierten italienischen FOLL05-Studie zeichnete sich R-CHOP gegenüber R-CVP durch ein längeres progressionsfreies Überleben und gegenüber Rituximab-Fludarabin-Mitoxantron (R-FM) durch eine geringere Inzidenz von Zweitmalignomen aus. R-CHOP schien damit am besten für die Primärtherapie follikulärer Lymphome geeignet. Watanabe et al. [187] berichteten über das Langzeitergebnis der randomisierten **JCOG0203-Studie**, in der 300 Patienten mit R-CHOP in 21-tägigen oder 14-tägigen Intervallen behandelt wurden. Bei 5% der Patienten lag ein histologischer Grad 3b vor, der üblicherweise den aggressiven Lymphomen zugeordnet wird. Nach einer medianen Beobachtungszeit von 11 Jahren ergab sich zwischen **R-CHOP21** und **R-CHOP14** bezüglich des Anteils 10 Jahre progressionsfrei überlebender Patienten (33% versus 39%) und insgesamt überlebender Patienten (81% versus 85%) kein statistisch signifikanter Unterschied. Die Transformationsrate in ein aggressives Lymphom betrug nach 3 Jahren 3,2%, nach 8 Jahren 8,5% und nach 10 Jahren 9,3%. Nach 10 Jahren hatten 8,1% der Patienten eine Zweitneoplasie (2,9% hämatologische Neoplasien) entwickelt, ohne Unterschied zwischen R-CHOP21 und R-CHOP14. Ohne die heute übliche Erhaltungstherapie blieb ein Drittel der Patienten 10 Jahre progressionsfrei. Gegenüber der Prä-Rituximab-Ära schien die Transformationsfrequenz deutlich reduziert (nach 10 Jahren 20%–30% versus 9,3%). Mit Rituximab und Bendamustin liegt die Zweitmalignomrate nach 10 Jahren doppelt so hoch, was möglicherweise Folge einer lang anhaltenden T-Zell-Verminderung ist.

> **Wertung**
>
> Wegen geringer Langzeitrisiken ist R-CHOP eine sehr gute Option für die Erstlinientherapie follikulärer Lymphome.

Flinn et al. [67] berichteten über das endgültige Ergebnis der **BRIGHT-Studie**, in der 436 Patienten mit indolenten (follikuläres Lymphom 70%) oder Mantelzell-Lymphomen (17%) mit **Rituximab** und **Bendamustin** oder **R-CHOP/R-CVP** behandelt wurden. Bei 45% erfolgte im Anschluss eine Rituximab-Erhaltungstherapie. Nach einer medianen Beobachtungszeit von 65 Monaten ergab sich ein statistisch signifikanter Vorteil zugunsten Rituximab-Bendamustin im Hinblick auf das progressionsfreie Überleben (nach 5 Jahren 66% versus 56%). Das Gesamtüberleben war in beiden Studienarmen gleich (82% versus 85%). Im Hinblick auf Zweitmalignome (19% versus 11%) erschien die Behandlung mit R-CHOP/R-CVP günstiger. Die Zweitmalignome betrafen in erster Linie Hauttumoren (Basaliom, Plattenepithelkarzinom, Melanom) und solide Tumoren. Bis zu ihrem Eintreten vergingen median 30 Monate. Auch letal verlaufende kardiopulmonale Störungen (10 versus 2 Patienten) und Infektionen (6 versus 3 Patienten) waren unter R-CHOP/R-CVP seltener. Wegen der insbesondere beim Mantelzell-Lymphom eindrucksvollen Verlängerung des progressionsfreien Überlebens halten die Autoren Rituximab-Bendamustin dennoch für eine gute Erstlinien-Option. Ob das vermehrte Auftreten von Zweitmalignomen, kardiovaskulären und infektiösen Todesfällen Bendamustin oder nachfolgenden Therapien anzulasten war, wurde nicht untersucht.

In der 1202 follikuläre Lymphom-Patienten umfassenden **GALLIUM-Studie** ergab der Ersatz von Rituximab durch Obinutuzumab in der Erstlinie eine Verlängerung des progressionsfreien Überlebens bei unverändertem Gesamtüberleben. Dieses Ergebnis wurde nach einer verlängerten Nachbeobachtungszeit von 41 Monaten bestätigt (progressionsfreies Überleben nach 3 Jahren 83% versus 79%; Gesamtüberleben 94 versus 92%) [83]. Der Vorteil von Obinutuzumab im Hinblick auf das progressionsfreie Überleben war unabhängig von der gewählten Chemotherapie. Im Vergleich zu Rituximab wurden unter Obinutuzumab vermehrt Infusionsreaktionen, Neutropenien, Thrombozytopenien und Infektionen beobachtet. Der Chemotherapie-Partner wurde von den teilnehmenden Zentren ausgewählt. Bei 399 Patienten kam **CHOP**, bei 117 **CVP** und bei 686 **Bendamustin** zum Einsatz. Im Hinblick auf die FLIPI-Hochrisikogruppe (CHOP versus CVP versus Bendamustin: 47% versus 35% versus 40%) und Bulky Disease (52% versus 40% versus 40%) wurden die Patienten ungleich auf die Chemotherapie-Protokolle verteilt. Mit CHOP behandelte Patienten hatten häufiger fortgeschrittene Erkrankungen, Bendamustin-Patienten dagegen mehr Komorbiditäten und ein höheres Alter. Todesfälle ereigneten sich am häufigsten unter Bendamustin (5% versus 8% versus 10%), insbesondere während der Erhaltungstherapie. Bei Patienten <70 Jahre war der Sterblichkeitsunterschied gering, bei Patienten jenseits des 70. Lebensjahres dagegen ausgeprägt (CHOP versus Bendamustin: 2% versus 13%). Obwohl während der Induktion unter CHOP am häufigsten Zytopenien auftraten, wurden Infektionen vor allem unter Bendamustin beobachtet (Grad 3–5: 12% versus 13% versus 23%). Auch Zweitmalignome traten am häufigsten unter Bendamustin auf (4% versus 3% versus 5%), vor allen Dingen Basaliome und Plattenepithelkarzinome der Haut. Das vermehrte Auftreten von Infektionen, infektionsbedingten Todesfällen und Zweitmalignomen unter Bendamustin korrelierte mit einem >18 Monate anhaltenden schweren T-Zell-Defekt, der vor allem CD4-positive T-Helferzellen betraf. In einem Editorial zog Friedberg [70] seine persönlichen **Schlussfolgerungen** aus der GALLIUM-Studie:

1. Bendamustin ist der wirksamste Chemotherapie-Partner für CD20-Antikörper. In Anbetracht der Langzeitrisiken (Infektionen, Zweitmalignome, Tod) würde er nach Bendamustin-Induktion keine Erhaltungstherapie geben.
2. Der zwischen Obinutuzumab und Rituximab bestehende Unterschied im progressionsfreien Überleben ist klein, Unterschiede im Gesamtüberleben bestehen nicht. Da Nebenwirkungen unter Obinutuzumab häufiger auftreten als unter Rituximab, würde er Rituximab für die Erstlinien-Behandlung des follikulären Lymphoms vorziehen.
3. Bei den meisten Patienten würde er auf eine Erhaltungstherapie verzichten. Die Wiederaufnahme der Antikörpertherapie bei ersten Anzeichen eines Krankheitsrückfalls ist möglicherweise genauso wirksam wie eine durchgehende Erhaltungstherapie.

Martinez-Calle et al. [126] beschrieben in einer 295 Patienten umfassenden retrospektiven Studie das Ausmaß und den Verlauf der durch **Bendamustin** induzierten **Lymphopenie**, insbesondere der Verminderung CD4-positiver **Helferzellen**. Je ein Drittel der Patienten erhielt Bendamustin in Verbindung mit Rituximab zur Behandlung eines follikulären Lymphoms, eines Marginalzonen-/lymphoplasmozytischen Lymphoms oder einer chronischen lymphatischen Leukämie. Unmittelbar nach Therapieende betrug die Gesamtlymphozytenzahl median 0,5/nl. Bei 70% der Patienten lag die Zahl CD4-positiver Helferzellen nach einem Jahr unter 0,2/nl. Nach einer medianen Beobachtungszeit von 24 Monaten mussten 16% der Patienten nach Therapieabschluss wegen einer Infektion stationär aufgenommen werden. Bis zur Erholung der Gesamtlymphozyten ≥1/nl dauerte es median 26 Monate, bis zur Erholung der Helferzellen ≥0,2/nl 24 Monate. Risikofaktoren für eine verzögerte Helferzell-Erholung auf

≥0,2/nl waren 6 voll dosierte Zyklen Bendamustin, Gesamtlymphozyten ≤0,4/nl bei Therapieende und CD4-positive Helferzellen <0,1/nl ein Jahr nach Therapieende. Bei mehr als 3 Jahre andauernder Helferzell-Verminderung <0,2/nl bestand ein mehr als 3-fach gesteigertes Risiko für Grad-3/4-Infektionen.

### Wertung

Nach einer Behandlung mit einem CD20-Antikörper und Bendamustin sollte die Zahl CD4-positiver Helferzellen in regelmäßigen Abständen kontrolliert werden. Bei andauernder Verminderung <0,2/nl ist das Infektionsrisiko groß.

Durch **Rituximab** konnte das Überleben von Patienten mit follikulärem Lymphom deutlich verlängert werden. In einer 1654 Patienten umfassenden Studie aus 2 französischen und 2 amerikanischen Behandlungszentren belief sich das 10-Jahres-Gesamtüberleben in Frankreich auf 80% und in den USA auf 77% [157]. Unabhängig vom Alter war die **Haupttodesursache** Lymphomprogression (10%), gefolgt von Therapienebenwirkungen (3%), Zweitmalignomen (3%), anderen Ursachen (2%) und unbekannten Gründen (3%). Lymphom-bedingte Todesfälle betrafen in erster Linie Patienten mit ungünstigem Ausgangsrisiko (FLIPI 3–5 versus 0–1: 27% versus 4%), unzureichendem Therapieansprechen (POD24 versus andere Patienten: 36% versus 7%) oder Transformation (46% versus 8%). Die Transformation war für die meisten Lymphom-bedingten Todesfälle verantwortlich (55%). Therapiebedingte Todesfälle umfassten Infektionen (48%), Myelodysplasie und akute myeloische Leukämie (29%) sowie kardiovaskuläre Ereignisse (14%).

### 9.2.3 Primärtherapie – Lenalidomid

Ein wesentlicher Mechanismus von Rituximab besteht in der Rekrutierung zytotoxischer und phagozytärer Zellen, die Antikörper-beladene B-Zellen eliminieren. Die für diese Reaktion notwendigen Effektorzellen, insbesondere natürliche Killerzellen, werden durch Lenalidomid aktiviert. Diese Synergie begründet den gemeinsamen Einsatz von Rituximab und Lenalidomid bei B-Zell-Lymphomen. Morschhauser et al. [133] verglichen in der 1030 Patienten umfassenden **RELEVANCE-Studie** eine 120 Wochen umfassende Behandlung mit **Rituximab** und **Lenalidomid** mit einer ebenso langen Rituximab-haltigen **Chemoimmuntherapie**. In der Induktionsphase wurde Rituximab (375 mg/m$^2$) im ersten 28-tägigen Zyklus 1-mal pro Woche, in den darauffolgenden 5 Zyklen 1-mal alle 4 Wochen und anschließend alle 8 Wochen gegeben. Die Initialdosis von Lenalidomid betrug 20 mg (Tag 1–21, Wiederholung Tag 29; mindestens 6 Zyklen) mit Reduktion auf 10 mg bei Erreichen einer kompletten Remission. Nach insgesamt 18 Rituximab-Lenalidomid-Zyklen schloss sich eine 44 Wochen umfassende Rituximab-Erhaltungstherapie an (375 mg/m² alle 8 Wochen). Im Chemoimmuntherapie-Arm konnten wahlweise R-CHOP (72% der Patienten, 6 Zyklen mit 2 Extradosen Rituximab), Rituximab und Bendamustin (23%, 6 Zyklen) oder R-CVP eingesetzt werden (5%, 8 Zyklen). Anschließend wurde Rituximab bis zum Ende der 120-wöchigen Therapie alle 8 Wochen als Erhaltungstherapie verabreicht. Nach einer medianen Beobachtungszeit von 38 Monaten fand sich im Hinblick auf komplette Remissionen (48% versus 53%), das progressionsfreie Überleben (nach 3 Jahren 77% versus 78%) und das Gesamtüberleben (94% versus 94%) kein wesentlicher Unterschied zwischen Rituximab-Lenalidomid und Rituximab-Chemotherapie. Grad-3/4-Neutropenien wurden häufiger unter Chemotherapie (32% versus 50%), Grad-3/4-Hautreaktionen unter Lenalidomid beobachtet (7% versus 1%). Die therapieassoziierte Mortalität war in beiden Studienarmen gleich (1%).

### Wertung

Die Publikation im New England Journal of Medicine stellt die Behandlungsergebnisse von Rituximab-Lenalidomid und Rituximab-Chemotherapie als gleichwertig dar. Die RELEVANCE-Studie war jedoch auf den Nachweis von Überlegenheit angelegt, indem bei der Fallzahlberechnung davon ausgegangen wurde, dass der primäre Endpunkt, die Rate kompletter Remissionen nach 120 Wochen, von 60% unter Rituximab-Chemotherapie auf 72% unter Rituximab-Lenalidomid ansteigen würde. Diese Erwartung wurde nicht erfüllt. Zum Nachweis von Gleichwertigkeit hätten andere Annahmen gemacht werden müssen, die mit großer Wahrscheinlichkeit zu einer deutlichen Fallzahlsteigerung geführt hätten. Aus der RELEVANCE-Studie kann daher nicht der Schluss gezogen werden, dass Rituximab-Lenalidomid dem bisherigen Standard Rituximab-Chemotherapie ebenbürtig ist.

Tilly et al. [175] prüften in einer 80 Patienten umfassenden Phase-II-Studie den möglichen Nutzen des Zusatzes von **Lenalidomid** (25 mg Tag 1–14) zu 6 Zyklen **R-CHOP21**. Anschließend erhielten die Patienten eine 2-jährige Rituximab-Erhaltungstherapie. Nach der Induktion betrug die Gesamtansprechrate 94%, mit einem Anteil kompletter Remissionen von 74%. Nach der Erhaltungstherapie befanden sich 69% in kompletter Remission. Nach einer medianen Beobachtungszeit von 45 Monaten lag das progressionsfreie 3-Jahres-Überleben bei 79% und das Gesamtüberleben bei 95%. Während Grad-3/4-Thrombozytopenien in den ersten 3 Therapiezyklen bei weniger als 5% der Patienten auftraten, war dies im letzten Zyklus bei 32% der Fall. Bei 65% der Patienten kam es zu Grad-4-Neutropenien, bei 34% zu vorübergehendem Hautausschlag Grad 1 oder 2. Das Studienziel, eine Erhöhung der kompletten Remissionsrate auf 80%, konnte nicht erreicht werden. Ein Quervergleich mit dem Chemotherapie-Arm der RELEVANCE-Studie macht eine Verbesserung von R-CHOP durch Lenalidomid fraglich (Anteil 3 Jahre progressionsfrei überlebender Patienten im Chemotherapie-Arm der RELEVANCE-Studie 78%, nach 6 Zyklen R-CHOP mit Lenalidomid 79%).

### 9.2.4 Rezidivtherapie

Die **GADOLIN-Studie** prüfte den Nutzen von Obinutuzumab bei Rituximab-refraktären Patienten mit indolentem Non-Hodgkin-Lymphom. Von den 413 median 2-fach vorbehandelten Patienten litten 81% an einem follikulären, 12% an einem Marginalzonen- und 7% an einem lymphozytischen Lymphom. Rituximab-Refraktärität war als fehlendes Ansprechen auf eine Rituximab-haltige Behandlung oder Krankheitsprogression innerhalb von 6 Monaten nach der letzten Rituximab-Gabe definiert. Da man davon ausging, dass diese Definition tatsächlich einer Rituximab-Resistenz entsprach, wurde der Antikörper beim Vergleich mit Obinutuzumab nicht eingesetzt. Die Patienten erhielten per Randomisation entweder 6 Zyklen einer Kombination aus **Obinutuzumab** (Zyklus 1: 1000 mg Tag 1, 8 und 15; Zyklus 2–6: 1000 mg Tag 1) und **Bendamustin** (90 mg/m$^2$ Tag 1 und 2, Wiederholung Tag 29) oder 6 Zyklen einer etwas höher dosierten **Bendamustin-Monotherapie** (120 mg/m$^2$ Tag 1 und 2, Wiederholung Tag 29). In einer Aktualisierung der Studienergebnisse wiesen Cheson et al. [37] auf einen statistisch signifikanten Unterschied im Gesamtüberleben hin. Die Gesamtansprechrate (69% versus 63%) und die Rate kompletter Remissionen (11% versus 12%) unterschieden sich zwischen den beiden Behandlungsarmen kaum. Nach einer medianen Beobachtungszeit von 32 Monaten ergab sich jedoch ein signifikanter Vorteil für Obinutuzumab-Bendamustin im Hinblick auf das progressionsfreie Überleben (median 26 versus 14 Monate) und das Gesamtüberleben (Hazard Ratio 0,67). Auch die Zeit bis zu erneuter Therapiebedürftigkeit war unter Obinutuzumab-Bendamustin signifikant verlängert (41 versus 19 Monate). Die Autoren betonen, dass Obinutuzumab-Bendamustin das einzige Therapieprotokoll ist, das bei rezidivierten indolenten Non-Hodgkin-Lymphomen einen Überlebensvorteil gezeigt hat. Im Vergleich zu einer zielgerichteten Therapie mit dem PI3Kδ-Inhibitor Idelalisib ist das progressionsfreie Überleben deutlich verlängert (median 26 versus 11 Monate). Die Ergebnisse der Gesamtstudie waren auf die Subgruppe der follikulären Lymphome übertragbar.

Im Rezidiv eines follikulären Lymphoms wird in den USA oft eine Rituximab-Monotherapie eingeleitet. Leonard et al. [116] prüften in der **AUGMENT-Studie**, ob die Ergebnisse durch Lenalidomid verbessert werden können. Die Studie umfasste 348 median 1-fach vorbehandelte Patienten mit follikulärem Lymphom (82%) oder Marginalzonen-Lymphom (18%), die per Randomisierung entweder **Rituximab** (375 mg/m², Zyklus 1: Tag 1, 8, 15 und 22; Zyklus 2–5: Tag 1) in Verbindung mit **Lenalidomid** (20 mg Tag 1–21, Wiederholung Tag 29; 12 Zyklen) oder Placebo erhielten. Nach einer medianen Beobachtungszeit von 28 Monaten erwies sich der Rituximab-Lenalidomid-Arm im Hinblick auf die Gesamtansprechrate (78% versus 53%), die Rate kompletter Remissionen (34% versus 18%), das mediane progressionsfreie Überleben (39 versus 14 Monate) und das progressionsfreie 2-Jahres-Überleben (58% versus 36%) signifikant überlegen. Der Unterschied im Gesamtüberleben (93% versus 87%) war statistisch nicht signifikant. Erwartungsgemäß waren Nebenwirkungen unter Rituximab-Lenalidomid häufiger als unter Rituximab-Placebo (Infektion 63% versus 49%, Hautreaktion 32% versus 12%, Grad-3/4-Neutropenie 50% versus 13%). Überraschenderweise war die Verbesserung der Therapieergebnisse auf das follikuläre Lymphom beschränkt. Bei Marginalzonen-Lymphomen wurde keine Verlängerung des progressionsfreien Überlebens beobachtet. Dies lässt vermuten, dass Lenalidomid nicht nur die Aktivität natürlicher Killer-Zellen steigert, sondern auch andere Wirkungen entfaltet, die speziell das follikuläre Lymphom betreffen.

> **Wertung**
>
> Die Rituximab-Monotherapie kann durch Lenalidomid in Bezug auf die Ansprechrate und das progressionsfreie Überleben verbessert werden. Ob Rituximab-Lenalidomid der im Rezidiv follikulärer Lymphome etablierten Rituximab-Chemotherapie ebenbürtig oder überlegen ist, ist nicht bekannt.

Der Typ-II-CD20-Antikörper Obinutuzumab zeichnet sich gegenüber Rituximab durch stärkere direkte und stärkere Antikörper-abhängige zelluläre Zytotoxizität aus. Morschhauser et al. [135] prüften in der **GALEN-Studie**, ob **Obinutuzumab** (1000 mg, Zyklus 1: Tag 8, 15 und 22; Zyklus 2–6: Tag 1) mit **Lenalidomid** (10–25 mg Tag 1–21, Wiederholung Tag 29; 6 Zyklen) kombiniert werden kann. Die Studie umfasste 19 median 2-fach vorbehandelte Patienten mit follikulärem Lymphom. Da in der Phase I bei einer Lenalidomid-Dosis von 25 mg bei allen Patienten schwere Neutropenien auftraten, wurde für die Phase II eine Dosis von 20 mg täglich festgelegt. Nach einer medianen Beobachtungszeit von 38 Monaten betrug die Gesamtansprechrate 63%, die Rate kompletter Remissionen 58%, das progressionsfreie 3-Jahres-Überleben 52% und das Gesamtüberleben 73%. Bei 47% der Patienten wurden Grad-3/4-Neutropenien beobachtet. Die CD20-Expression blieb im Behandlungsverlauf konstant. Dies war eine wichtige Beobachtung, da frühere Studien eine Verminderung der CD20-Expression unter Lenalidomid nahelegten. Für die Weiterentwicklung ist eine Verlängerung der Behandlung in Anlehnung an die RELEVANCE-Studie vorgesehen (6-monatige

Induktion mit Obinutuzumab und Lenalidomid, 12-monatige Fortführung in niedrigerer Dosierung, 12-monatige Obinutuzumab-Erhaltungstherapie).

Der BTK-Inhibitor **Ibrutinib** zeichnet sich durch hohe Wirksamkeit bei der chronischen lymphatischen Leukämie und beim Mantelzell-Lymphom aus. Beim rezidivierten follikulären Lymphom lagen die Ansprechraten in kleineren Studien zwischen 25% und 63%. Gopal et al. [75] setzten die Substanz in der **DAWN-Studie** bei 110 median 3-fach vorbehandelten Patienten in einer Dosierung von 560 mg täglich unter der Annahme ein, das eine Gesamtansprechrate von 30% erreicht werden könne. Dies bestätigte sich nicht. Die Gesamtansprechrate betrug 21%, mit einer medianen Ansprechdauer von 19 Monaten und einer Rate kompletter Remissionen von 11%. Nach einer medianen Beobachtungszeit von 28 Monaten lag das mediane progressionsfreie Überleben bei 5 Monaten. Das Gesamtüberleben betrug nach 30 Monaten 61%. Bei 67% der Patienten kam es unter der Therapie zu einer Besserung Lymphom-bedingter Beschwerden. Bei nur geringem Ansprechen scheint Ibrutinib für die Monotherapie des rezidivierten follikulären Lymphoms nicht geeignet. Ein kleiner Teil der Patienten sprach allerdings längerfristig auf die Behandlung an und viele Patienten profitierten durch einen Rückgang der Allgemeinsymptomatik.

### 9.2.5 Autologe und allogene Transplantation

Das 5-Jahres-Überleben von **POD24**-Patienten liegt beim follikulären Lymphom bei etwa 50%. Zur Behandlung des Rückfalls kann eine **autologe** oder **allogene** Blutstammzelltransplantation durchgeführt werden. Smith et al. [166] berichteten über das Schicksal von 440 in der **CIBMTR**-Datenbank registrierten Patienten. Die Zeit zwischen Primärdiagnose und Transplantation betrug median 2 Jahre. Bei 240 Patienten wurde eine autologe, bei 200 eine allogene Transplantation durchgeführt. Von den letzteren erhielten 105 ein Transplantat von einem Geschwister- und 95 von einem nicht verwandten Spender. Allogen transplantierte Patienten hatten ein geringeres Alter, eine weiter fortgeschrittene Erkrankung und mehr Vortherapien als autolog transplantierte Patienten. Mit myeloablativer und intensitätsreduzierter Konditionierung wurden ähnliche Ergebnisse erzielt. Nach einer medianen Beobachtungszeit von 69 Monaten lag der Anteil 5 Jahre überlebender Patienten nach autologer Transplantation bei 70%, nach allogener Transplantation mit Geschwister-Spender bei 73% und nach allogener Transplantation mit nicht verwandtem Spender bei 49% (Tab. 5). In Bezug auf nicht rezidivbedingte Mortalität zeigte sich ein deutlicher Vorteil zugunsten der autologen, in Bezug auf das Rezidivrisiko zugunsten der allogenen Transplantation, insbesondere bei Verwendung eines nicht verwandten Spenders. Bei der allogenen Transplantation zeichnete sich nach 7 Jahren ein Plateau beim progressionsfreien

**Tabelle 5:** *Autologe versus allogene Transplantation mit Geschwister- oder Fremdspender beim follikulären Lymphom mit frühem Rezidiv nach der ersten Chemoimmuntherapie. Adaptiert nach [166].*

|  | Autolog | Allogen – MSD | Allogen – MUD |
|---|---|---|---|
| Patientenzahl | 240 | 105 | 95 |
| Progressionsfreies Überleben (5 Jahre) | 38% | 52% | 43% |
| Gesamtüberleben (5 Jahre) | 70% | 73% | 49% |
| Nicht-rezidivbedingte Mortalität (5 Jahre) | 5% | 17% | 33% |
| Rückfallrate (5 Jahre) | 58% | 31% | 23% |

MSD Matched Sibling Donor (Geschwisterspender); MUD Matched Unrelated Donor (Fremdspender)

Überleben ab. Bei der Beurteilung der Transplantationsergebnisse ist zu beachten, dass die Studie nur Patienten berücksichtigte, die tatsächlich transplantiert wurden. Aufgrund von Refraktärität, großer Tumormasse und schlechtem Allgemeinbefinden erreichen viele Patienten den Transplantationszeitpunkt nicht.

> **Wertung**
>
> Die autologe und allogene Transplantation mit einem Geschwister-Spender sind gute Therapieoptionen bei frühzeitigem Rückfall eines follikulären Lymphoms. Wegen hoher nicht rezidivbedingter Mortalität sollte die Transplantation mit einem nicht verwandten Spender erst nach Ausschöpfen anderer Möglichkeiten in Betracht gezogen werden.

## 9.3 Spezielle Manifestationsformen

Nach älteren Untersuchungen beträgt das Risiko der **Transformation** eines follikulären Lymphoms in ein aggressives Lymphom etwa 2%–3% pro Jahr. Das mediane Gesamtüberleben transformierter Patienten lag unter 2 Jahren. Neuere Studien lassen vermuten, dass das Risiko der Transformation durch **Rituximab** gesenkt wird. Federico et al. [63] gingen dieser Frage in der **ARISTOTLE-Studie** nach, indem sie bei 8116 Patienten aus 11 europäischen Institutionen die histologisch nachgewiesene Transformation mit der vorangegangenen Therapie in Beziehung setzten. Von 509 Transformationen entsprachen 96% einem diffusen großzelligen B-Zell-Lymphom, 3% einen follikulärem Lymphom Grad 3b und <1% einem Burkitt-Lymphom. Transformationen ereigneten sich im Krankheitsverlauf früher als Rezidive ohne Transformation (median 19 versus 36 Monate). Nach einer medianen Beobachtungszeit von 87 Monaten betrug das Transformationsrisiko nach 10 Jahren 7,7%. Ohne Rituximab-Vortherapie lag es bei 8,7%, mit Rituximab dagegen bei nur 5,2%. Patienten, die Rituximab sowohl als Induktions- als auch als Erhaltungstherapie erhalten hatten, hatten ein niedrigeres Transformationsrisiko als Patienten, bei denen Rituximab nur in der Induktion gegeben wurde (3,6% versus 5,9%). Die Daten wurden in einer multivariablen Analyse bestätigt. Risikofaktoren für eine Transformation waren Verzicht auf Rituximab, hohes FLIPI-Stadium (3–5 ungünstige Faktoren) und initiale therapiefreie Beobachtung. Gegenüber der Therapie eines Rezidivs ohne Transformation war der Behandlungserfolg bei Vorliegen einer Transformation deutlich schlechter (5-Jahres-Gesamtüberleben 71% versus 43%). Besonders ungünstig waren Transformationen innerhalb des ersten Jahres (5-Jahres-Gesamtüberleben 34%). Auf welche Weise Rituximab das Transformationsrisiko senkt, wurde nicht diskutiert. Die Prognose transformierter follikulärer Lymphome ist immer noch schlecht, insbesondere bei früher Transformation.

# 10 Mantelzell-Lymphom

## 10.1 Diagnostik

Neben dem **klassischen**, mit Lymphknotenvergrößerungen einhergehenden Mantelzell-Lymphom existiert ein **nicht-nodales leukämisches Mantelzell-Lymphom**, das zunächst ähnlich wie eine chronische lymphatische Leukämie verläuft und oft mit einer Milzvergrößerung einhergeht. Die Unterscheidung der beiden Formen ist wichtig, da das nicht-nodale Mantelzell-Lymphom oft über lange Zeit therapiefrei beobachtet werden kann. Zytologisch sind die Formen nicht unterscheidbar. Vor diesem Hintergrund entwickelten Clot et al. [41] einen auf der Expression von 16 Genen beruhenden **Klassifikator**, der in den meisten Fällen eine sichere Zuordnung erlaubte. Der Klassifikator wurde anhand leukämischer Blutproben entwickelt, die von 7 Patienten mit nicht-nodalem und 12 Patienten mit klassischem Mantelzell-Lymphom stammten. 13 Gene zeichneten sich durch starke Expression beim klassischen und schwache Expression beim nicht-nodalen Mantelzell-Lymphom aus (zum Beispiel SOX11), bei 3 Genen war die Expression im nicht-nodalen Mantelzell-Lymphom stärker. Die Anwendung des Klassifikators auf 70 andere leukämisch verlaufende Mantelzell-Lymphome ergab bei 56% eine Zuordnung zum klassischen und bei 37% zum nicht-nodalen Mantelzell-Lymphom. 7 Fälle blieben ohne klare Zuordnung. Die klassischen Mantelzell-Lymphome waren durch LDH-Erhöhung (37% der Patienten), unmutierte

IGHV-Gene (87%) und median 10 genomische Kopienzahlveränderungen gekennzeichnet. Bei nicht-nodalen Mantelzell-Lymphomen fehlte dagegen die LDH-Erhöhung, fast immer (83%) lagen mutierte IGHV-Gene vor und median wurde nur 1 Kopienzahlveränderung gefunden. Anhand der Anzahl an Kopienzahlveränderungen konnten bei beiden Formen Gruppen mit unterschiedlicher Überlebenswahrscheinlichkeit definiert werden. Beim klassischen, aber nicht beim nicht-nodalen Mantelzell-Lymphom waren hierbei insbesondere Deletionen von 17p (TP53) und 9p (CDKN2A) von Bedeutung. Voraussetzung für die Anwendung der Methode an Blutproben ist ein Lymphomzellgehalt von ≥60%. Bei Unterschreiten dieses Wertes müssen die Mantelzellen angereichert werden.

## 10.2 Therapie

### 10.2.1 Primärtherapie – konventionelle Dosierung

Robak et al. [153] berichteten über die Langzeitdaten der **LYM-3002-Studie**, in der 487 nicht für eine Transplantation geeignete Mantelzell-Lymphom-Patienten in der Erstlinie per Randomisierung entweder 6–8 21-tägige **VR-CAP**-Zyklen oder 6–8 **R-CHOP**-Zyklen erhielten. Im VR-CAP-Protokoll wird das im CHOP-Protokoll enthaltene Vincristin durch Bortezomib (1,3 mg/m² Tag 1, 4, 8 und 11) ersetzt. Die Dosierung der anderen Medikamente ist in beiden Protokollen gleich. Für die Aktualisierung der Daten wurde der Vitalstatus durch vierteljährliche Gespräche mit den Patienten oder ihren behandelnden Ärzten überprüft. Nach einer medianen Beobachtungszeit von 82 Monaten fand sich eine statistisch signifikante Verlängerung des Gesamtüberlebens im VR-CAP-Arm (91 versus 56 Monate). Nach 6 Jahren betrug das Gesamtüberleben 57% versus 42% (Abb. 5). Die Hämatotoxizität war unter VR-CAP stärker als unter R-CHOP, die therapieassoziierte Mortalität war in beiden Armen vergleichbar (3% versus 2%). Ob VR-CAP R-CHOP auch überlegen ist, wenn sich an die Induktion eine Rituximab-Erhaltungstherapie anschließt, ist nicht bekannt.

> **Wertung**
>
> Das VR-CAP-Protokoll wird in Deutschland bei älteren Mantelzell-Lymphom-Patienten nur selten eingesetzt. Der jetzt geführte Nachweis eines deutlichen Überlebensvorteils macht das Protokoll attraktiv.

Ruan et al. [156] berichteten über die Langzeitdaten einer Chemotherapie-freien, unter ambulanten Bedingungen durchführbaren Erstlinien-Behandlung mit **Lenalidomid** (Zyklus 1–12: 20 mg Tag 1–21, Wiederholung Tag 29; ab Zyklus 13:

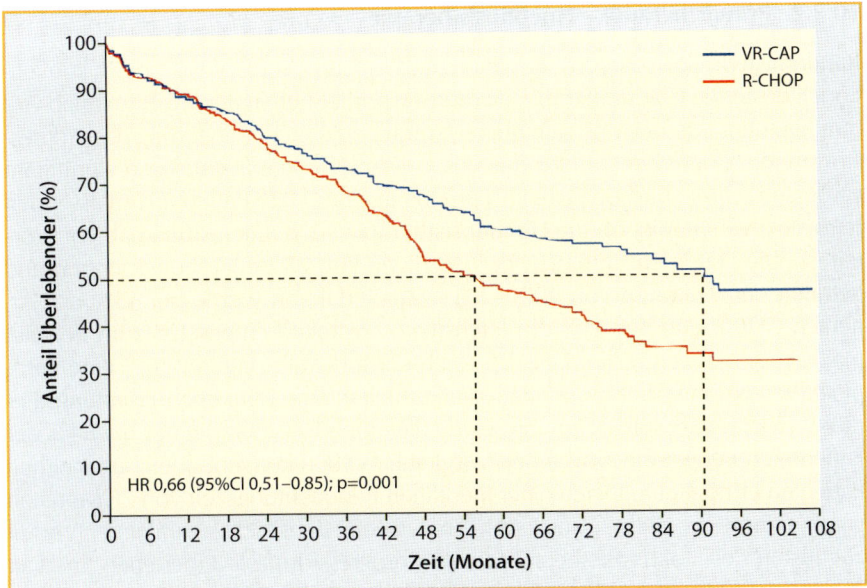

**Abbildung 5:** *Gesamtüberleben älterer Patienten mit Mantelzell-Lymphom nach Behandlung mit VR-CAP versus R-CHOP (LYM-3002-Studie). Adaptiert nach [153].*

15 mg) und **Rituximab** (375 mg/m², Zyklus 1: Tag 1, 8, 15 und 22; danach: Tag 1 von jedem zweiten Zyklus). Die Behandlung wurde bis zu Progression oder intolerablen Nebenwirkungen fortgeführt. Bei Erreichen einer Remission konnte sie nach 3 Jahren beendet werden. Die Studie umfasste 36 bisher unbehandelte Patienten in medianem Alter von 65 Jahren. Die 1-jährige Induktion wurde von 92% der Patienten komplett durchlaufen. Die Erhaltungstherapie wurde von 75% über mehr als 3 Jahre und von 44% über mehr als 6 Jahre fortgeführt. Nach einer medianen Beobachtungszeit von 64 Monaten lag die Gesamtansprechrate bei 92%, die Rate kompletter Remissionen bei 64%, das progressionsfreie 5-Jahres-Überleben bei 64% und das Gesamtüberleben bei 77%. Von 10 Patienten in kompletter Remission waren 8 MRD-negativ. Wesentliche Grad-3/4-Nebenwirkungen betrafen Neutropenie (42%), Thrombozytopenie (5%) und Anämie (5%). Bei 6% der Patienten wurden Zweitmalignome diagnostiziert, insbesondere Hauttumoren unterschiedlicher Histologie.

### Wertung

Rituximab und Lenalidomid stellen aufgrund ambulanter Durchführbarkeit eine attraktive Alternative für ältere Patienten mit Mantelzell-Lymphom dar.

## 10.2.2 Primärtherapie – Hochdosistherapie

Randomisierte Studien zum Vergleich der Hochdosistherapie mit einer konventionell dosierten Chemotherapie wurden ausschließlich in der Prä-Rituximab-Ära durchgeführt. Hierbei fand sich übereinstimmend eine Verlängerung des progressionsfreien Überlebens, ohne das das Gesamtüberleben statistisch signifikant verbessert wurde. Gerson et al. [73] prüften in einer 1029 Patienten umfassenden retrospektiven Studie, ob die **Hochdosistherapie** auch unter **Rituximab** von Vorteil ist. Die Daten entstammten den Archiven von 25 Behandlungszentren und betrafen den Zeitraum von 2000–2015. Zur Induktion wurde bei 43% der Patienten CHOP und bei 44% ein intensiveres Protokoll eingesetzt (zum Beispiel maxiCHOP, HyperCVAD, DHAP). Nach der Induktion lag bei 76% eine komplette Remission vor. 30% der Patienten erhielten eine Rituximab-Erhaltungstherapie. Trotz prinzipieller Eignung wurde die Hochdosistherapie nur bei 64% der Patienten durchgeführt, was einen Vergleich mit den konventionell behandelten Patienten ermöglichte. Nach einer medianen Beobachtungszeit von 76 Monaten ergab sich in der nicht adjustierten Analyse ein statistisch signifikanter Vorteil zugunsten der Hochdosistherapie für das progressionsfreie Überleben (median 75 versus 44 Monate) und das Gesamtüberleben (147 versus 115 Monate). Unter Berücksichtigung von Störfaktoren blieb der positive Einfluss der Hochdosistherapie auf das progressionsfreie Überleben bestehen, eine günstige Wirkung auf das Gesamtüberleben war jedoch nur noch als Trend erkennbar. Die Größe des Patientenkollektivs erlaubte eine Homogenisierung (ähnliches Ausgangsrisikoprofil) der Gruppen mit Hilfe einer Propensity-score-weighted Analyse. Der positive Einfluss der Hochdosistherapie auf das progressionsfreie Überleben blieb bestehen (78 versus 49 Monate), der Einfluss auf das Gesamtüberleben war dagegen marginal (147 versus 138 Monate). Die Autoren erklären den fehlenden Einfluss auf das Gesamtüberleben mit der Einführung neuer Medikamente, die die Lebenszeit beim Mantelzell-Lymphom deutlich verlängert haben.

## 10.2.3 Rezidivtherapie

Der Proteasom-Inhibitor Bortezomib zeichnet sich beim Mantelzell-Lymphom durch hohe Wirksamkeit aus. Ein Nachteil ist seine Neurotoxizität, die das Zweitgenerationspräparat Carfilzomib nicht aufweist. Lee et al. [113] setzen **Carfilzomib** als Monosubstanz (56 mg/m² Tag 1, 2, 8, 9, 15 und 16, Wiederholung Tag 29) bei 4 Patienten mit median 6-fach vorbehandeltem Mantelzell-Lymphom ein. Bei den ersten beiden Patienten war die Erkrankung nach Zyklus 1, bei den zweiten beiden nach Zyklus 2 progredient. Wesentliche Nebenwirkungen waren Hämatotoxizität und Hypertonie. Ob Carfilzomib beim Mantelzell-Lymphom tatsächlich unwirksam ist, müsste in einer größeren Studie untersucht werden.

Das Mantelzell-Lymphom ist durch eine Deregulation des Zell-Zyklus gekennzeichnet, die medikamentös beeinflussbar ist. Martin et al. [125] setzten in einer 27 median 1-fach vorbehandelte Patienten umfassenden Phase-I-Studie den **CDK4/6-Inhibitor Palbociclib** in Kombination mit **Ibrutinib** ein. Keiner der Patienten war zuvor mit Ibrutinib behandelt worden. Ziel der Studie war die Steigerung der Ansprechrate einer Ibrutinib-Monotherapie, die durch primäre Resistenzen bei etwa einem Drittel der Patienten beschränkt ist. Durch alternierende Dosiseskalation des einen oder anderen Medikaments ließ sich die maximal tolerierte Dosis ermitteln (Ibrutinib 560 mg täglich, Palbociclib 100 mg p.o. Tag 1–21, Wiederholung Tag 29). Die dosislimitierende Toxizität war Hautausschlag. Nach Verabreichung von median 15 Zyklen und einer medianen Beobachtungszeit von 26 Monaten lag die Gesamtansprechrate bei 67%, die Rate kompletter Remissionen bei 37%, der Anteil 2 Jahre progressionsfrei überlebender Patienten bei 59% und der Anteil insgesamt überlebender Patienten bei 61%. Als wesentliche Grad-3/4-Nebenwirkungen traten Neutropenie (41%), Thrombozytopenie (30%), febrile Neutropenie (15%) und Hypertonie (15%) auf. Das Ergebnis war enttäuschend, da es sich von einer Ibrutinib-Monotherapie nicht unterschied.

# 11 Diffuses großzelliges B-Zell-Lymphom

## 11.1 Pathogenese

Das diffuse großzellige B-Zell-Lymphom ist die häufigste lymphatische Neoplasie im Erwachsenenalter. Der Verlauf ist variabel, die genetischen Veränderungen sind heterogen. Chapuy et al. [35] klassifizierten 304 primäre diffuse großzellige B-Zell-Lymphome nach ihren genetischen Eigenschaften (Strukturvarianten, Kopienzahlveränderungen, Mutationen) und korrelierten die so definierten Gruppen mit dem klinischen Verlauf. In Bezug auf Punktmutationen fanden sich 3 pathogenetisch verschiedene Formen. Am häufigsten (80%) waren Altersveränderungen, die durch C>T-Transition gekennzeichnet waren. Andere Mutationen zeigten das typische Muster der bei der Keimzentrumsreaktion exprimierten Activation-Induced Cytidine Deaminase (AID) mit C>T/G-Ersatz. Als Ursache war aberrante somatische Hypermutation anzunehmen. Die dritte Gruppe, als AID2 bezeichnet, war durch T>A/C/G-Substitution gekennzeichnet. In den Lymphomen fanden sich durchschnittlich 17 genetische Veränderungen. Anhand **struktureller Veränderungen**, **Kopienzahlveränderungen** und **Mutationen** ließen sich **5 Gruppen** unterschiedlicher Prognose definieren. **Cluster 1** war durch strukturelle Veränderungen von BCL6 und NOTCH2-Mutationen gekennzeichnet, darüber hinaus fanden sich häufig Mutationen im NFκB-Signalweg (zum Beispiel BCL10, A20), inaktivierende Mutationen in immunologisch wichtigen Genen (zum Beispiel $\beta_2$-Mikroglobulin, CD70, FAS) und strukturelle Varianten im PD-L1/L2-Locus. Das Mutatationsspektrum, nicht jedoch die Morphologie erinnerte an Veränderungen, die für das Marginalzonen-Lymphom typisch sind. Die Genexpression entsprach meist dem aktivierten B-Zell(ABC)-Typ, die Prognose war günstig. Das **Cluster 2** war durch biallelische TP53-Inaktivierung, häufig auch durch Verlust der Chromosomenregion 9p (Tumorsuppressor-Gen CDKN2A) und ausgeprägte genomische Instabilität gekennzeichnet. Die Genexpression entsprach in einigen Fällen dem ABC-, in anderen dem Keimzentrums(GCB)-Typ. Die Prognose war sehr schlecht, ein Plateau in der Überlebenskurve war nicht erkennbar. Das **Cluster 3** war durch BCL2-Translokationen und Mutationen in Chromatin-modifizierenden Enzymen (zum Beispiel KMT2D, CREBBP, EZH2) gekennzeichnet. In dieser Gruppe fanden sich die meisten Double-Hit-Lymphome mit gleichzeitiger Translokation von BCL2 und MYC. Die Genexpression folgte fast immer dem GCB-Typ, die Prognose war schlecht. Das **Cluster 4** zeichnete sich durch Mutationen in Histon- und Immunevasionsgenen sowie Genen des RAS/RAF- und JAK/STAT-Signalwegs aus. Hier lag meist ein GCB-Genexpressionstyp vor, die Prognose war gut. Das **Cluster 5** enthielt typischerweise Mutationen in CD79B und MYD88, daneben lag häufig ein Zugewinn von 18q (BCL2) vor. Die genetischen Veränderungen ähnelten den Befunden bei primär zerebralen und primär testikulären Lymphomen, es bestand ein Tropismus für extranodale Lokalisationen. Die Genexpression folgte fast immer dem ABC-Typ, die Prognose war schlecht. Als **Cluster 0** wurde eine nur 12 Lymphome umfassende Gruppe bezeichnet, die keine genetischen Treiber-Veränderungen aufwies. Morphologisch lag häufig ein T-Zell-/Histiozyten-reiches großzelliges B-Zell-Lymphom vor. Die Prognose war gut.

### Wertung

Die Klassifikation bildet eine Grundlage für die zielgerichtete Behandlung genetischer Unterformen des diffusen großzelligen B-Zell-Lymphoms.

Der BTK-Inhibitor Ibrutinib unterbricht die Signaltransduktion vom B-Zell-Rezeptor zum NFκB-Signalweg. Bei aktivierenden Mutationen von CD79A, welches proximal von BTK im Signaltransduktionsweg liegt, hat Ibrutinib eine hohe Wirksamkeit. Überraschenderweise ist diese noch größer, wenn neben CD79A auch MYD88 mutiert ist, welches auf einem anderen Signalweg liegt. Phelan et al. [147] klärten die Zusammenhänge. Der B-Zell-Rezeptor-Komplex wird physiologischerweise von der Plasmamembran zum Endolysosom transloziert. Wird er aktiviert, so kommt es zur Bildung eines **Superkomplexes**, bestehend aus dem B-Zell-Rezeptor-Komplex, dem Toll-Like-Rezeptor 9 und dem auf diesem Signalweg liegenden Protein MYD88. Der Superkomplex interagiert seinerseits mit dem mTOR- und dem CBM-Komplex (CARD11-BCL10-MALT1). Folge der Interaktion ist eine Aktivierung des PI3K- und NFκB-Signalwegs. Für die Funktion von normalen B-Zellen und Lymphomzellen vom GCB-Typ ist die Bildung des Superkomplexes nicht erforderlich. Für viele **ABC**-Lymphome ist seine Bildung dagegen essenziell. Da Ibrutinib die Signaltransduktion vom B-Zell-Rezeptor und damit die Superkomplex-Bildung hemmt, sprechen ABC-Lymphome mit Superkomplex-Abhängigkeit besonders gut auf Ibrutinib an.

Patienten mit myeloproliferativen Neoplasien (MPN), insbesondere Myelofibrose, entwickeln im Laufe der Erkrankung nicht selten eine monoklonale Gammopathie. Porpaczy et al. [149] fanden bei **myeloproliferativen Neoplasien** in etwa 15% der Fälle eine **klonale B-Zell-Population** im Knochenmark. Unter der Behandlung mit Ruxolitinib und anderen **JAK1/2-Inhibitoren** entwickelte sich bei 4 von 69 Patienten (5,8%) mit primärer oder sekundärer Myelofibrose ein **aggressives B-Zell-Lymphom**, meist mit Knochenmarkinfiltration, leukämischem Verlauf und Extranodalbefall. In einer Kontrollgruppe von 557 MPN-Patienten, die nicht mit JAK1/2-Inhibitoren behandelt wurden, betrug die Lymphominzidenz lediglich 0,36%. Eine ähnliche Beobachtung wurde in einer zweiten Kohorte gemacht, in der 57 MPN-Patienten mit und 872 ohne JAK1/2-Inhibitoren behandelt wurden (Lymphominzidenz 3,51% versus 0,23%). Bei Beschränkung der Analyse auf primäre Myelofibrosen stieg der Anteil unter JAK1/2-Inhibitoren auftretender Lymphome auf 9,7% (versus 0,54% in der MPN-Kontrollgruppe). Die Zeit zwischen dem Beginn der JAK1/2-Inhibitor-Behandlung und dem Auftreten des Lymphoms betrug 25 Monate. Die zum Zeitpunkt der MPN-Diagnose entnommene Knochenmarkbiopsie zeigte bei allen untersuchten Lymphom-Patienten ein klonales B-Zell-Rezeptor-Rearrangement, das mit dem Rearrangement des Lymphoms übereinstimmte. In einem Fall war die Knochenmarkbiopsie 70 Monate vor der Lymphomdiagnose entnommen worden. Im Gegensatz zu den zugrunde liegenden myeloproliferativen Neoplasien trugen die Lymphome die MPN-typische JAK2-V617F-Mutation nicht. Der zeitliche Ablauf lässt vermuten, dass etwa 15% der MPN-Patienten eine klonale JAK2-V617F-negative B-Zell-Population haben. In seltenen Fällen kann sich diese zu einem Lymphom weiter entwickeln. Unter dem Selektionsdruck von JAK1/2-Inhibitoren wird die Lymphom-Entstehung begünstigt, möglicherweise als Folge der immunsuppressiven Wirkung. Die beim Menschen beobachteten Zusammenhänge ließen sich in einem STAT1-Knockout-Mausmodell reproduzieren.

## 11.2 Diagnostik

### 11.2.1 Zirkulierende Tumor-DNA

Aus sterbenden Tumorzellen freigesetzte DNA kann im Blut nachgewiesen werden (Circulating Tumor DNA, **ctDNA**). Aufgrund des einfachen Zugangs könnte sich ctDNA zur Diagnose, zur Abschätzung der Tumormasse und zur Beurteilung des Therapieerfolgs eignen. Kurtz et al. [108] wendeten diese Methode bei 217 Patienten mit diffusem großzelligen B-Zell-Lymphom an. In einem als Cancer Personalized Profiling by Deep Sequencing (CAPP-Seq) genannten Verfahren wurden die zirkulierenden DNA-Moleküle sequenziert und anhand charakteristischer Mutationen dem Lymphom zugeordnet. Bei 98% der Patienten war zum Diagnosezeitpunkt ctDNA nachweisbar. In 99% der Fälle fanden sich ≥1, in 95% >5 und in 50% >100 Lymphom-typische Mutationen. Anhand des Anteils Mutationen tragender DNA-Moleküle an der Gesamtmenge zirkulierender DNA ließ sich die ctDNA quantifizieren und mit klinischen Parametern in Beziehung setzen. Die vor Therapie nachweisbare ctDNA-Menge korrelierte mit der **Tumormasse** (totales metabolisches Tumorvolumen, International Prognostic Index). Bei kleiner ctDNA-Menge war der Krankheitsverlauf besser als bei großer (Grenzkonzentration: 316 haploide Genom-Äquivalente/ml). Unter der Behandlung wurde meist ein rascher Abfall der ctDNA-Konzentration beobachtet. Als frühes molekulares **Ansprechen** wurde ein Abfall um das 100-Fache nach dem ersten, als major molekulares Ansprechen ein Abfall um das 316-Fache nach dem zweiten Therapiezyklus definiert. Bei frühem molekularen Ansprechen war der Anteil 2 Jahre ereignisfrei überlebender Patienten sowohl in der Erstlinie (83% versus 50%) als auch im Rezidiv (100% versus 13%) deutlich höher als bei nur geringem ctDNA-Rückgang. Ähnliches galt für das molekulare Ansprechen nach dem zweiten Zyklus (ereignisfreies 2-Jahres-Überleben in der Erstlinie 82% versus 46%). Die Aussagekraft der ctDNA-Veränderungen waren unabhängig vom International Prognostic Index und vom Ansprechen in der Interim-PET. Bei Kombination der Informationen der ctDNA und des Interim-PET ließen sich 3 prognostische Gruppen mit unterschiedlichem Krankheitsverlauf definieren.

### 11.2.2 Zentralnervöser Rückfall

Bei etwa 2% der Patienten mit diffusem großzelligen B-Zell-Lymphom kommt es nach meist kurzem Intervall zu einem prognostisch ungünstigen zentralnervösen Rezidiv. Zur Erkennung eines erhöhten Rückfallrisikos eignet sich der CNS-IPI, der die 5 Faktoren des International Prognostic Index und einen Befall von Niere und/oder Nebenniere beinhaltet. Bei einer Untersuchung von 1418 in der GOYA-Studie behandelten Patienten wurden 0,8% der Niedrigrisiko- (0–1 un-

**Tabelle 6:** *Risiko eines zentralnervösen Rückfalls beim diffusen großzelligen B-Zell-Lymphom in Abhängigkeit vom CNS-IPI, der Lymphom-Ursprungszelle oder beiden Faktoren in Kombination. Adaptiert nach [104].*

|  | Patientenanteil | ZNS-Rezidivrate (2 Jahre) |
|---|---|---|
| **CNS-IPI[1]** | | |
| Niedriges Risiko (0–1 Faktor) | 21% | 1,4% |
| Intermediäres Risiko (2–3 Faktoren) | 62% | 2,2% |
| Hohes Risiko (4–6 Faktoren) | 17% | 9,6% |
| **Ursprungszelle** | | |
| GCB[2] | 58% | 1,3% |
| Nicht klassifizierbar | 16% | 4,8% |
| ABC[3] | 26% | 6,9% |
| **Kombinierter Score[4]** | | |
| Niedriges Risiko (0 Risikofaktor) | 48% | 0,5% |
| Intermediäres Risiko (1 Risikofaktor) | 44% | 4,4% |
| Hohes Risiko (2 Risikofaktoren) | 8% | 15,2% |

[1]*CNS-IPI* International Prognostic Index für zentralnervösen Rückfall (Risikofaktoren Alter, Allgemeinzustand, Ann-Arbor-Stadium, Extranodalbefall, LDH-Aktivität, Nebennieren-/ Nierenbefall); [2]*GCB* Germinal-Center B-Cell (Keimzentrumszelle); [3]*ABC* Activated B-Cell (aktivierte B-Zelle); [4]Risikofaktoren hohes CNS-IPI-Risiko, nicht klassifizierbare oder ABC-Ursprungszelle; Untersuchung an 933 Patienten

günstige Faktoren), 1,9% der intermediären (2–3) und 8,9% der Hochrisikogruppe (4–6) zugeordnet [104]. Die GOYA-Studie prüfte Obinutuzumab versus Rituximab als Kombinationspartner für CHOP. Nach einer medianen Beobachtungszeit von 29 Monaten betrug die Gesamtrate zentralnervöser Rückfälle 2,7%. In einer multivariablen Analyse korrelierte nicht nur der **CNS-IPI**, sondern auch die **Lymphom-Ursprungszelle** mit dem Auftreten eines zentralnervösen Rezidivs. Bei GCB-Lymphomen lag die Inzidenz bei 1,3%, bei unklassifizierbaren Lymphomen bei 4,8% und bei ABC-Lymphomen bei 6,9%. Unklassifizierbare und ABC-Lymphome wurden gemeinsam als ungünstig eingruppiert. Aus den Informationen der Ursprungszell-Klassifikation und des CNS-IPI wurde ein 3-stufiges **Risikomodell** entwickelt, in dem die ZNS-Rückfallrate nach 2 Jahren zwischen 0,5% und 15,2% variierte (Tab. 6). Das kombinierte Modell zeichnete sich gegenüber dem CNS-IPI und der Ursprungszell-Klassifikation allein durch eine bessere Trennung des Rückfallrisikos aus. Im Laufe der Studie erhielten 10% der Patienten prophylaktisch Methotrexat und/oder Cytarabin intrathekal. Unabhängig von der Zugehörigkeit zu einer der genannten Risikogruppen hatte diese Maßnahme keinen Einfluss auf die Häufigkeit zentralnervöser Rückfälle.

### 11.2.3 Intervall zwischen Diagnose und Behandlung

Aggressiv verlaufende Erkrankungen bedürfen einer raschen Therapie. Da der Einschluss in klinische Studien die Dokumentation zahlreicher Daten erfordert, sind Patienten mit aggressiven Erkrankungen in klinischen Studien unterrepräsentiert. Maurer et al. [127] überprüften in zwei 986 beziehungsweise 1444 Patienten umfassenden Kohorten aus den USA und Frankreich systematisch den Zusammenhang zwischen dem **Intervall** zwischen Diagnosestellung und Therapiebeginn und dem **Ergebnis der Therapie**. In der amerikanischen Kohorte betrug das mediane Intervall 15 Tage, mit einer Spannbreite von 0–155 Tagen. Patienten mit einem Therapiebeginn zwischen 0–14 Tagen zeichneten sich durch ungünstige klinische Eigenschaften aus (LDH-Erhöhung, schlechter Allgemeinzustand, Tumorallgemeinsymptomatik, hohe IPI-Gruppe). Der Anteil 2 Jahre ereignisfrei überlebender Patienten war bei frühzeitigem Therapiebeginn wesentlich kleiner als bei einem Therapieaufschub (Abb. 6). Die Patienten in der amerikanischen Kohorte wurden unter Alltags-, die in der französischen unter Studienbedingungen behandelt. Das mediane Intervall zwischen Diagnose und Therapiebeginn

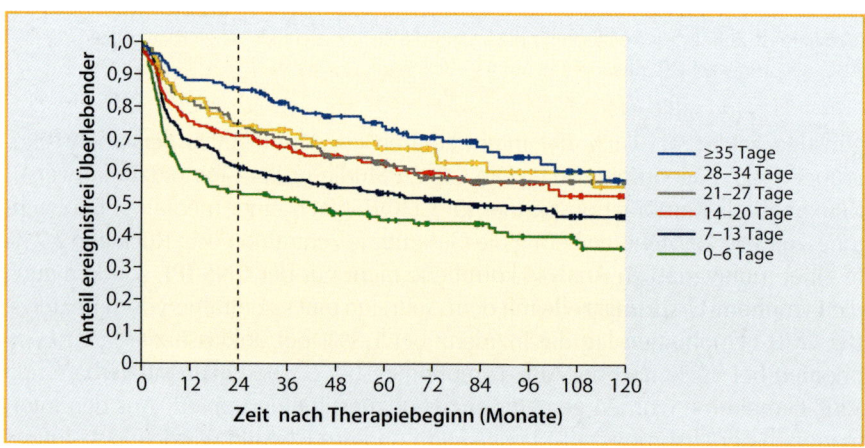

**Abbildung 6:** *Ereignisfreies Überleben beim diffusen großzelligen B-Zell-Lymphom in Abhängigkeit vom Intervall zwischen Diagnose und Therapiebeginn. Adaptiert nach [127].*

betrug 23 Tage, mit einer Spannbreite von 0–215 Tagen. Auch hier fand sich ein deutlicher Unterschied im ereignisfreien Überleben zuungunsten der Patienten, bei denen die Therapie früh eingeleitet werden musste. Das Risiko, innerhalb des 2-jährigen Beobachtungszeitraums ein Ereignis (Progression, Rückfall, neue Therapie, Tod) zu erleiden, sank in der amerikanischen Kohorte um 20% und in der französischen Kohorte um 10% pro Woche der Therapieverzögerung. Die prognostische Aussagekraft des Intervalls zwischen Diagnose und Therapiebeginn war unabhängig vom International Prognostic Index.

> **Wertung**
>
> Das Intervall zwischen Diagnose und Therapiebeginn wird durch die Aggressivität der Erkrankung bestimmt. Bei rasch progredienter Erkrankung ist es kurz, bei langsamem Fortschreiten lang. Ohne Kenntnis des Intervalls zwischen Diagnose und Therapiebeginn sind Studien nicht vergleichbar. Klinische Studien sollten so angelegt sein, dass auch Patienten mit rasch progredienter Erkrankung eingeschlossen werden können.

Anhand der Daten von 130 549 im amerikanischen Krebsregister registrierten Patienten untersuchten Olszewski et al. [142] die Bedeutung des **Intervalls** zwischen Diagnose und Therapiebeginn nicht nur beim **diffusen großzelligen B-Zell-Lymphom**, sondern auch beim **Burkitt-, Mantelzell-** und **peripheren T-Zell-Lymphom**. Endpunkt war das Gesamtüberleben nach 3 Jahren. Bei einem Vergleich von Patienten, die innerhalb der ersten 7 Tage oder erst jenseits des 30. Tages behandelt wurden, ergab sich für alle Entitäten ein Nachteil für die frühzeitig behandelten Patienten (Gesamtüberleben nach 3 Jahren beim diffusen großzelligen B-Zell-Lymphom 56% versus 64%; Burkitt-Lymphom 57% versus 71%; Mantelzell-Lymphom 45% versus 75%; peripheres T-Zell-Lymphom 37% versus 55%). In klinischen Studien erfolgt die Behandlung oft mehr als 2 Wochen nach Diagnosestellung. Wenn die innerhalb der ersten 2 Wochen behandelten Patienten beim diffusen großzelligen B-Zell-Lymphom unberücksichtigt blieben, verbesserte sich das mediane Überleben von 8,7 auf 9,7 Jahre.

> **Wertung**
>
> Das günstige Risikoprofil von Patienten mit langem Therapieaufschub könnte erklären, warum Double-Hit-Lymphome in klinischen Studien günstiger laufen als in populationsbasierten Untersuchungen. Es könnte auch für den Erfolg von CAR-T-Zellen verantwortlich sein, bei denen das Zellprodukt oft erst nach Wochen zur Verfügung steht.

## 11.2.4 Studienendpunkte

Der beste Endpunkt, um den Erfolg einer Behandlung zu beurteilen, ist das Gesamtüberleben. Bei gut behandelbaren Erkrankungen, wie dem diffusen großzelligen B-Zell-Lymphom, wird dieser Endpunkt jedoch erst spät erreicht (medianes Überleben >8 Jahre). Dies verlangsamt den Erkenntnisgewinn und die Entwicklung neuer Medikamente. Shi et al. [164] prüften an den Daten von 7507 Patienten aus 13 randomisierten Studien, ob die Wirkung einer Therapie auf das **Gesamtüberleben** durch die Wirkung auf das **progressionsfreie Überleben** vorhergesagt werden kann. Unterhalb eines Hazard Ratio von 0,89 zwischen den in der Studie verglichenen Therapiearmen war dies der Fall. Bei Betrachtung der Studien ohne Berücksichtigung von Einzeldaten war die Korrelation zwischen dem progressionsfreien Überleben zum Zeitpunkt 24 Monate und dem Gesamtüberleben nicht sehr stark. Bei Berücksichtigung individueller Patientendaten zeigte sich jedoch auch hier eine gute Korrelation. Wenn durch eine Behandlung die Wahrscheinlichkeit, nach 24 Monaten noch progressionsfrei zu sein, gegenüber einer anderen Behandlung um das ≥1,5-Fache stieg, konnte auch von einem Effekt auf das Gesamtüberleben ausgegangen werden. Die Daten bestätigen, dass das progressionsfreie Überleben im Allgemeinen und wahrscheinlich auch der Anteil progressionsfreier Patienten zum Stichpunkt 24 Monate gute Surrogat-Endpunkte für das Gesamtüberleben sind.

Auf der Grundlage von 5101 auswertbaren Patienten aus 14 randomisierten Studien verglichen Maurer et al. [128] den Krankheitsverlauf von Patienten mit diffusem großzelligen B-Zell-Lymphom in Abhängigkeit vom Erreichen von **Progressionsfreiheit nach 24 Monaten** mit den **Überlebensdaten der Allgemeinbevölkerung**. Bei 28% der Patienten kam es innerhalb der ersten 24 Monate nach Beginn der Primärbehandlung zur Krankheitsprogression oder zu einem Krankheitsrückfall. Das mediane Gesamtüberleben beschränkte sich auf 7 Monate, nach 5 Jahren lebten noch 19% der Patienten. Gegenüber der Allgemeinbevölkerung war das Risiko zu sterben um den Faktor 32 erhöht. 72% der Patienten blieben nach 24 Monaten progressionsfrei. Das 5-Jahres-Gesamtüberleben lag bei 88%, gegenüber der Allgemeinbevölkerung war nur eine minimal erhöhte Sterblichkeit zu verzeichnen (1,2-fach). So betrug das Gesamtüberleben im Vergleich zur Normalbevölkerung nach 3 Jahren 93% versus 94%, nach 5 Jahren 88% versus 90% und nach 7 Jahren 80% versus 84%. Die Daten zeigen, dass sich prognoserelevante Rückfälle fast immer innerhalb der ersten beiden Jahre ereignen. Der Zusammenhang zwischen Progressionsstatus nach 24 Monaten und Langzeitüberleben wurde bisher nur für die Erstlinientherapie gezeigt.

Die Daten von Maurer et al. [128] bezogen sich auf Patienten, die in klinischen Studien behandelt wurden. Van der Galien et al. [181] zeigten in einer

558 Patienten umfassenden retrospektiven Studie, dass der Zusammenhang zwischen **Progressionsfreiheit nach 24 Monaten** und **Gesamtüberleben** unabhängig vom Alter auch für Patienten gilt, die **nicht in Studien** behandelt werden. Bei 67% der Patienten trat in den ersten 24 Monaten kein Rückfall auf. Das Überleben dieser Patienten unterschied sich nur unwesentlich vom Überleben rezidivfrei bleibender Studienpatienten und vom Überleben der Allgemeinbevölkerung (nach 3 Jahren: 91% versus 93% versus 94%; nach 5 Jahren: 86% versus 88% versus 90%; nach 7 Jahren: 72% versus 80% versus 84%). Gegen Ende des 7-jährigen Beobachtungszeitraums schien die Sterblichkeit etwas zuzunehmen. Haupttodesursachen waren das diffuse großzellige B-Zell-Lymphom (19%), kardiovaskuläre Erkrankungen (23%) und Zweitmalignome (25%). Die letztgenannten Störungen wurden möglicherweise durch die Lymphomtherapie begünstigt.

## 11.3 Therapie

### 11.3.1 Primärtherapie – limitierte Stadien

Nach den Ergebnissen der MInT-Studie stellen junge Patienten ohne IPI-Risikofaktor oder Bulky Disease (Durchmesser ≤7,5 cm) eine prognostisch günstige Subgruppe des diffusen großzelligen B-Zell-Lymphoms mit einem progressionsfreien Überleben von 95% nach 3 Jahren dar. In diesem Kollektiv prüfte die **FLYER-Studie** die Möglichkeit einer **Therapieverkürzung**. Pöschel et al. [148] behandelten 588 <60-jährige Patienten ohne die genannten Risikofaktoren mit 4 je 21-tägigen Zyklen R-CHOP und 2 zusätzlichen Gaben Rituximab im Vergleich zu der bisherigen Standardtherapie 6-mal R-CHOP21. Nach einer medianen Beobachtungszeit von 66 Monaten bestanden zwischen den beiden Gruppen keine signifikanten Unterschiede im Hinblick auf das progressionsfreie Überleben (nach 3 Jahren 96% versus 94%), das ereignisfreie Überleben (89% versus 89%) und das Gesamtüberleben (99% versus 98%). Der Zyklusreduktion entsprechend sank die Toxizität um etwa ein Drittel.

> **Wertung**
> Der neue Standard für Patienten unterhalb des 60. Lebensjahres ohne IPI-Risikofaktoren oder Bulk besteht in 4 Zyklen R-CHOP21 mit 2 zusätzlichen Gaben Rituximab. Ob ältere Patienten gleichen Risikoprofils oder Patienten mit anderweitig definierter geringer Tumormasse ebenfalls von einer Therapieverkürzung profitieren, ist nicht bekannt.

## 11.3.2 Primärtherapie – fortgeschrittene Stadien

Als Standard der Behandlung aggressiver B-Zell-Lymphome gelten in vielen Ländern 8 Zyklen R-CHOP21. In der Praxis wird die Behandlung allerdings häufig auf 6 Zyklen reduziert. Eine randomisierte Studie, die **6-mal R-CHOP21** mit **8-mal R-CHOP21** vergleicht, liegt nicht vor. Wästerlid et al. [186] identifizierten in den dänischen und schwedischen Lymphom-Registern 1170 Patienten mit diffusem großzelligen B-Zell-Lymphom, von denen 87% mit 6 und 13% mit 8 Zyklen R-CHOP behandelt wurden. Das Gesamtüberleben nach 5 Jahren war in beiden Gruppen vergleichbar (74% versus 72%). Dies wurde in einer multivariablen Analyse unter Einschluss des International Prognostic Index und des Geschlechts bestätigt. Zur weiteren Absicherung der Ergebnisse wurden die Gruppen im Zuge einer Matched-Pair-Analyse homogenisiert (2-mal 157 Patienten). Auch hier fand sich kein Nachteil für die Beschränkung der Behandlung auf 6 Zyklen R-CHOP21 (Gesamtüberleben nach 5 Jahren 76% versus 72%). Das Gleiche galt für alters- und risikoabhängige Subgruppenanalysen (Alter ≤70 versus >70 Jahre, International Prognostic Index 0–2 versus 3–5).

In der **PETAL-Studie** wurden Patienten mit aggressiven Lymphomen anhand des Interim-PET-Ergebnisses nach 2 Zyklen R-CHOP stratifiziert. Patienten mit schlechtem Ansprechen erhielten per Randomisierung weiter R-CHOP14 oder ein intensives Burkitt-Lymphom-Protokoll, Patienten mit gutem Ansprechen erhielten 4 weitere Zyklen **R-CHOP14 mit oder ohne 2 zusätzliche Gaben Rituximab**. In der kleinen Gruppe Interim-PET-positiver Patienten konnten die Ergebnisse durch Umstellung auf das Burkitt-Lymphom-Protokoll nicht verbessert werden. In der Subgruppe diffuser großzelliger B-Zell-Lymphome hatten 90% der Patienten einen günstigen Interim-PET-Befund [90]. Zwischen einer Behandlung mit insgesamt 6 Zyklen R-CHOP oder 6 Zyklen R-CHOP mit 2 zusätzlichen Gaben Rituximab ergaben sich keine statistisch signifikanten Unterschiede im Hinblick auf die Gesamtansprechrate (95% versus 94%), die Rate kompletter Remissionen (69% versus 74%), das progressionsfreie Überleben (nach 2 Jahren 78% versus 81%) und das Gesamtüberleben (87% versus 89%). Geschlechts-, alters- und risikoabhängige Subgruppenanalysen ergaben keinen Hinweis auf eine Subgruppen-spezifische Therapieverbesserung durch 2 zusätzliche Gaben Rituximab. Bei Frauen im Alter von 50–60 Jahren bestand ein Trend zu schlechterem Überleben bei verlängerter Rituximab-Exposition. Ursache waren in erster Linie Infektionen.

In der Mega-CHOEP-Studie wurden bei jungen Hochrisikopatienten (altersadjustierter IPI 2–3) mit 8 Zyklen CHOEP und 6 Dosen Rituximab sehr gute Ergebnisse erzielt. Friedrichs et al. [71] prüften in einer 77 Patienten umfassende Studie, ob die Ergebnisse durch Verdoppelung der Rituximab-Gaben weiter verbessert werden können. Die Daten der **DENSE-R-Mega-CHOEP-Studie** wurden mit den historischen Daten der Mega-CHOEP-Studie verglichen. Zum raschen Erreichen hoher Serumspiegel wurden die ersten 7 Rituximab-Dosen innerhalb der ersten 3 Zyklen verabreicht. Nachfolgend erfolgte eine Gabe pro Zyklus. Bei 56% der Patienten wurde im Anschluss an die Chemoimmuntherapie eine Bestrahlung durchgeführt. Nach einer medianen Beobachtungszeit von 24 Monaten gab es zwischen **12** und **6 Dosen Rituximab** keine Unterschiede in der Rate kompletter Remissionen (77% versus 79%) sowie im ereignisfreien Überleben (nach 2 Jahren 69% versus 71%), progressionsfreien Überleben (76% versus 75%) und Gesamtüberleben (82% versus 85%). Wenngleich das Ziel der Verbesserung der Behandlungsergebnisse durch Rituximab-Verdoppelung nicht erreicht wurde, so gelang es doch, die ausgezeichneten Behandlungsergebnisse junger Hochrisikopatienten mit 8 Zyklen R-CHOEP zu bestätigen.

> **Wertung**
>
> Wenngleich eine randomisierte Prüfung von 6 versus 8 Dosen Rituximab bei Gabe von 6 Zyklen CHOP für die Gesamtgruppe diffuser großzelliger B-Zell-Lymphome nicht existiert, lassen die vorliegenden Ergebnisse keinen Zweifel daran, dass 6 Zyklen R-CHOP ohne weitere Rituximab-Gaben ausreichend sind.

Das DA-EPOCH-R-Protokoll wurde mit dem Ziel entwickelt, das R-CHOP-Protokoll weiter zu verbessern. Die Substanzen Etoposid (200 mg/m$^2$), Vincristin (1,6 mg/m$^2$) und Doxorubicin (40 mg/m$^2$) werden hierbei kontinuierlich über 96 Stunden infundiert. Angesicht des Transmembrantransports der Zytostatika vom Intra- in den Extrazellulärraum soll die kontinuierliche Infusion dazu beitragen, die intrazelluläre Konzentration auf einem hohen Niveau zu halten. Das zweite Prinzip des DA-EPOCH-R-Protokolls ist die kontinuierliche Anpassung der Dosis von Etoposid, Doxorubicin und Cyclophosphamid an die im vorhergehenden Zyklus beobachtete Hämatotoxizität. Bei Nicht-Erreichen der vorgegebenen Grenzen wird die Dosis von Zyklus zu Zyklus um 20% gesteigert. Hierdurch können außerordentlich hohe Dosierungen erreicht werden, die von den meisten Patienten überraschend gut toleriert werden. In der 491 Patienten umfassenden **Alliance/CALGB-50303-Studie** verglichen Bartlett et al. [13] 6 Zyklen des 21-tägigen **DA-EPOCH-R**-Protokolls mit 6 Zyklen **R-CHOP**. Bei 25% der Patienten konnten die DA-EPOCH-R-Dosen nicht gesteigert werden, bei 20% wurde die Dosisstufe 2, bei 25% die Stufe 3, bei 16% die Stufe 4 und bei 14% die Stufe ≥5 erreicht. Nach einer medianen Beobachtungszeit von 62 Monaten fanden sich zwischen den beiden Therapiearmen keine statistisch signifikanten Unterschiede im Hinblick auf die Gesamtansprechrate (87% versus 88%), die Rate kompletter Remissionen (59% versus 60%), das progressionsfreie Überleben (nach 2 Jahren 79% versus 76%) und das Gesamtüberleben (87% versus 86%). In der IPI-Hochrisikogruppe (3–5 Faktoren) fand sich eine Verbesserung des progressionsfreien Überlebens, die ohne Auswirkung auf das Gesamtüberleben blieb. Unter DA-EPOCH-R wurden wesentlich häufiger Grad-3/4-Nebenwirkungen beobachtet. Diese betrafen Infektionen (17% versus 11%), febrile Neutropenie (35% versus 18%), Mukositis (8% versus 2%) und Neuropathie (19% versus 3%). Die therapieassoziierte Mortalität war in beiden Studienarmen gleich (2%). Unter den gegebenen Bedingungen war DA-EPOCH-R nicht in der Lage, die Behandlungsergebnisse von R-CHOP zu verbessern.

ABC-Lymphome zeichnen sich durch eine Aktivierung des NFκB-Signalwegs aus, der durch Proteasom-Inhibitoren unterbrochen werden kann. Vor diesem Hintergrund konzipierten Davies et al. [49] die **REMoDL-B-Studie**, in der 918 Patienten per Randomisierung entweder mit 6 je 3-wöchigen Zyklen R-CHOP oder mit 6 Zyklen R-CHOP in Verbindung mit Bortezomib (ab Zyklus 2: 1,3 mg/m$^2$ i.v. beziehungsweise 1,6 mg/m$^2$ s.c. Tag 1 und 8) behandelt wurden. Im ersten Zyklus erhielten alle Patienten einheitlich R-CHOP. Die Zeit des ersten Zyklus wurde genutzt, um die Lymphome anhand ihrer Genexpression dem ABC-, GCB- oder unklassifizierbaren Typ zuzuordnen. Vor dem zweiten Zyklus erfolgte innerhalb jeder Genexpressionsgruppe die Randomisierung zwischen **R-CHOP** und **RB-CHOP**. Nach einer medianen Beobachtungszeit von 30 Monaten bestand in der Gesamtstudie kein Unterschied zwischen den beiden Therapien im Hinblick auf den Anteil 30 Monate progressionsfrei (70% versus 74%) und insgesamt überlebender Patienten (83% versus 84%). Dies galt auch für die molekular definierten Untergruppen (progressionsfreies Überleben nach 30 Monaten bei ABC-Lymphomen 65% versus 73%; GCB-Lymphome 74% versus 77%; unklassifizierbare Lymphome 74% versus 69%). Die Hämatotoxizität wurde durch Bortezomib nicht wesentlich erhöht, dagegen waren Grad-3/4-Neuropathien etwas häufiger (2% versus 4%). Die Studie zeigt, dass eine Stratifikation anhand molekularer Lymphomeigenschaften innerhalb von Studien möglich ist. Selbst bei ABC-Lymphomen, bei denen der Einsatz von Proteasom-Inhibitoren rational begründbar ist, ergab sich durch Bortezomib keine Therapieverbesserung.

Ein nur am Rande erwähntes Ergebnis der REMoDL-B-Studie könnte dennoch von Bedeutung sein [49]. Unter den Teilnehmern fanden sich 35 Patienten mit **Double-Hit-Lymphom**, die fast ausschließlich dem GCB-Typ zuzuordnen waren und je zur Hälfte mit **R-CHOP** oder **RB-CHOP** behandelt wurden. Das progressionsfreie Überleben nach 30 Monaten betrug unter R-CHOP 39%, bei Zusatz von Bortezomib dagegen 59%. Angesichts der kleinen Patientenzahl war das Ergebnis statistisch nicht signifikant. Dennoch ist es möglich, dass Bortezomib die Behandlungsergebnisse bei Double-Hit-Lymphomen verbessert.

Mit Ibrutinib können bei rezidivierten ABC-Lymphomen Remissionen erzielt werden, insbesondere wenn CD79A und MYD88 mutiert sind [147]. Vor diesem

Hintergrund untersuchten Younes et al. [194] in der 838 Patienten umfassenden **PHOENIX-Studie**, ob die Behandlungsergebnisse von R-CHOP (6–8 Zyklen) durch Zusatz von Ibrutinib (560 mg täglich) verbessert werden können. Zur Anreicherung genexpressionsanalytisch definierter ABC-Lymphome wurden nur Patienten zugelassen, deren Lymphome immunhistochemisch dem Non-GCB-Typ entsprachen (Hans-Klassifikation). Zu einem späteren Zeitpunkt wurde die Genexpression auch auf mRNA-Niveau untersucht. Etwa drei Viertel (76%) der Lymphome entsprachen dem ABC-Typ. Nach einer medianen Beobachtungszeit von 35 Monaten ergaben sich zwischen **Ibrutinib-R-CHOP** und **Placebo-R-CHOP** keine Unterschiede im Hinblick auf die Gesamtansprechrate (89% versus 93%), die Rate kompletter Remissionen (67% versus 68%) und das ereignisfreie Überleben (Hazard Ratio 0,934). Auch bei Beschränkung der Analyse auf molekular definierte ABC-Lymphome war das ereignisfreie Überleben in beiden Behandlungsgruppen vergleichbar (Hazard Ratio 0,949). Überraschenderweise fanden sich jedoch deutliche Unterschiede in den Ergebnissen bei Patienten unterhalb und oberhalb des 60. Lebensjahres. Bei jungen Patienten bestand ein statistisch signifikanter Vorteil für Ibrutinib im ereignisfreien (nach 3 Jahren 75% versus 65%), progressionsfreien (77% versus 66%) und Gesamtüberleben (93% versus 81%; Abb. 7). Wesentliche Unterschiede in Grad-3/4-Nebenwirkungen (88% versus 86%), nebenwirkungsbedingten Therapieabbrüchen (12% versus 8%) und der Verabreichung von ≥6 Therapiezyklen (93% versus 93%) wurden nicht beobachtet. Patienten jenseits des 60. Lebensjahres zeigten dagegen unter Ibrutinib tendenziell schlechtere Ergebnisse (ereignisfreies Überleben nach 3 Jahren 66% versus 70%; progressionsfreies Überleben 67% versus 70%; Gesamtüberleben 77% versus 82%; Abb. 7). Hier bestanden deutliche Unterschiede in Grad-3/4-Nebenwirkungen (91% versus 88%), nebenwirkungsbedingten Therapieabbrüchen (35% versus 15%) und der Verabreichung von ≥6 Therapiezyklen (74% versus 89%).

### Wertung

Bei jungen Patienten mit Non-GCB-Lymphomen führt die Erweiterung des R-CHOP-Protokolls um Ibrutinib zu einer statistisch signifikanten Verlängerung des Überlebens. Bei alten Patienten wird der Vorteil von Ibrutinib durch Nebenwirkungen konterkariert. Die Zulassung von Ibrutinib wurde angesichts des Ergebnisses der Gesamtstudie abgelehnt.

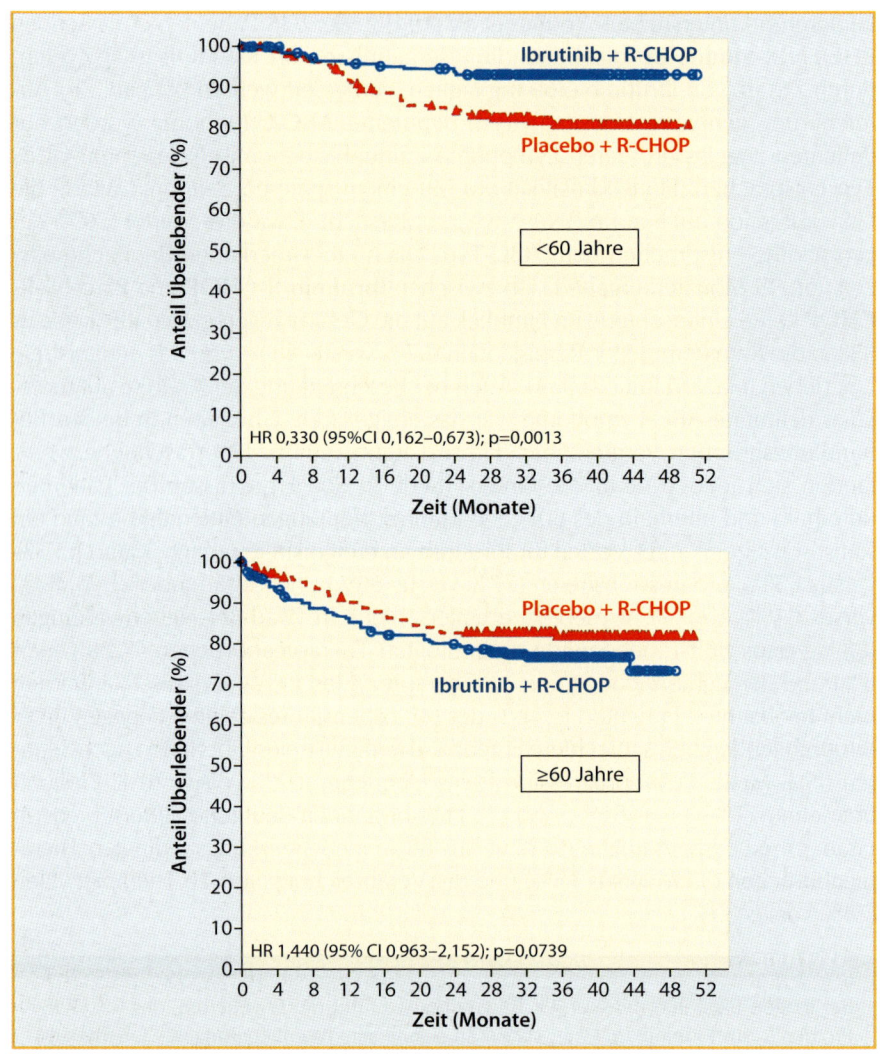

**Abbildung 7:** Gesamtüberleben bei Patienten mit diffusem großzelligen B-Zell-Lymphom unter einer Primärtherapie mit R-CHOP plus Ibrutinib versus R-CHOP allein in Abhängigkeit vom Alter (PHOENIX-Studie). Adaptiert nach [194].

### 11.3.3 Rezidivtherapie – konventionell dosierte Therapie

Monotherapien mit Lenalidomid oder Obinutuzumab führen beim refraktären oder rezidivierten diffusen großzelligen B-Zell-Lymphom zu Ansprechraten von 28%. Da Lenalidomid die für die Wirkung von Obinutuzumab wichtigen Killerzellen in ihrer Aktivität steigert, bietet sich ein gemeinsamer Einsatz an. Houot et al. [87] behandelten in der **GALEN-Studie** 71 median 2-fach vorbehandelte Patienten mit einer 6-monatigen Induktions- und 2-jährigen Erhaltungstherapie. In der Induktion erhielten die Patienten 6 Zyklen **Lenalidomid** (20 mg Tag 1–21, Wiederholung Tag 29) und **Obinutuzumab** (1000 mg, Zyklus 1: Tag 8, 15 und 22; Zyklus 2–6: Tag 1). Im ersten Jahr der Erhaltungstherapie wurden 12 Zyklen Lenalidomid (10 mg Tag 1–21, Wiederholung Tag 29) und 8-wöchige Obinutuzumab-Infusionen verabreicht. Im zweiten Jahr wurde die Erhaltungstherapie auf Obinutuzumab beschränkt. Primärer Endpunkt war die Gesamtansprechrate nach der Induktion, von der angenommen wurde, dass sie sich von 28% auf 48% verbessern würde. Diese Erwartung wurde nicht erfüllt. Nach einer medianen Beobachtungszeit von 30 Monaten betrug die Gesamtansprechrate 35%, die Rate kompletter Remissionen 18%, das mediane progressionsfreie Überleben 4 Monate und das mediane Gesamtüberleben 11 Monate. Besser waren die Therapieergebnisse bei Patienten, die gegenüber Rituximab oder der vorhergehenden Therapie nicht refraktär waren (Gesamtansprechrate 61%, komplette Remission 33%, medianes progressionsfreies Überleben 12 Monate). Wesentliche Grad-3/4-Nebenwirkungen waren Neutropenie (50%) und Thrombozytopenie (14%). In der Primärtherapie diffuser großzelliger B-Zell-Lymphome fand sich in der GOYA-Studie kein Vorteil von Obinutuzumab gegenüber Rituximab. Ob dies auch im Rezidiv zutrifft, ist nicht bekannt.

In einer kleinen Phase-II-Studie sprachen 4 von 11 Patienten mit rezidiviertem oder refraktärem diffusen großzelligen B-Zell-Lymphom auf **Nivolumab** an (3 mg/kg alle 2 Wochen bis zur Progression). Dies veranlasste Ansell et al. [8], die PD1-Checkpoint-Blockade bei 87 median 3-fach vorbehandelten Patienten zu untersuchen. Je die Hälfte der Patienten war für eine Hochdosistherapie nicht geeignet beziehungsweise nach der Hochdosistherapie rezidiviert. Nach einer medianen Beobachtungszeit von 9 Monaten blieben die Ergebnisse enttäuschend. Für eine Hochdosistherapie nicht geeignete Patienten erhielten median 3 Infusionen. Dies führte zu einer Gesamtansprechrate von 3%, einem medianen progressionsfreien Überleben von 1 Monat und einem medianen Gesamtüberleben von 6 Monaten. Patienten mit Rezidiv nach Hochdosistherapie erhielten median 4 Nivolumab-Infusionen. Die Gesamtansprechrate betrug 10%, das mediane progressionsfreie Überleben 2 Monate und das mediane Gesamtüberleben 12 Monate. 3 Patienten erreichten eine komplette Remission, die unter fortlaufender

Therapie über >11–17 Monate aufrechterhalten wurde. Bei 9% der Lymphome bestand eine nachweisbare PD-L1-Membranexpression, bei 16% fanden sich vermehrte Kopien des PD-L1/L2-Lokus. Eine strenge Korrelation zwischen diesen Befunden und dem Ansprechen auf Nivolumab wurde nicht beobachtet.

### Wertung

Die Wahrscheinlichkeit, dass ein refraktäres oder rezidiviertes diffuses großzelliges B-Zell-Lymphom auf Checkpoint-Inhibitoren anspricht, ist gering.

### 11.3.4 Rezidivtherapie – Hochdosistherapie

Zur Induktion und Stammzellgewinnung vor Hochdosistherapie wird häufig das R-ICE-Protokoll verwendet. Es sieht eine 72-stündige Infusion von Ifosfamid vor, die einen stationären Aufenthalt erforderlich macht. Für die Entwicklung einer ambulant verabreichbaren Variante ersetzten Budde et al. [26] in einer Phase-I/II-Studie Ifosfamid durch Bendamustin. Eine dosislimitierende Toxizität wurde nicht beobachtet. Das **TREC-Protokoll** umfasste **Bendamustin** (Treanda®, 120 mg/m$^2$ Tag 1 und 2), **Rituximab** (375 mg/m$^2$, Tag 1), **Etoposid** (100 mg/m$^2$, Tag 1–3) und **Carboplatin** (AUC5, maximal 800 mg, Tag 1; Wiederholung Tag 22) mit nachfolgender G-CSF-Stimulation. Die Studie umfasste 48 median 1-fach vorbehandelte Patienten, von denen 20 an einem diffusen großzelligen B-Zell-Lymphom und 21 an einem Hodgkin-Lymphom (Verzicht auf Rituximab) litten. Die Gesamtansprechraten betrugen 65% beziehungsweise 85%, mit einem Anteil kompletter Remissionen von 40% beziehungsweise 70%. Nach einer medianen Beobachtungszeit von 20 Monaten lag das mediane progressionsfreie Überleben bei 12 Monaten. Die Stammzellsammlung war bei 94% der Patienten erfolgreich. Wesentliche Grad-3/4-Nebenwirkungen umfassten Thrombozytopenie (62%) und Neutropenie (49%). Die Autoren beschreiben das Protokoll als sehr gut verträglich und betonen die hohe Ansprechrate nach lediglich 2 Zyklen.

### Wertung

Das TREC-Protokoll könnte sich insbesondere für Patienten mit erhöhtem Risiko einer Ifosfamid-Psychose eignen.

### 11.3.5 CAR-T-Zellen

Etwa 10%–15% der diffusen großzelligen B-Zell-Lymphome sind primär Chemotherapie-refraktär. Bei 20%–35% kommt es nach Erreichen einer Remission zu einem Rückfall, meist innerhalb der ersten beiden Jahre. Auf die Salvage-Therapie sprechen 40%–60% der Patienten an. Die Hälfte ist für eine Hochdosistherapie mit autologer Blutstammzelltransplantation geeignet. Das progressionsfreie 3-Jahres-Überleben beträgt nach dieser Maßnahme 30%–40%. Bei Patienten ohne Option der Hochdosistherapie liegt das Gesamtüberleben nach 1 Jahr bei 23% und nach 2 Jahren bei 16%. Primär refraktäre Erkrankungen oder Rückfälle nach Hochdosistherapie sind selten erfolgreich behandelbar. Die Gesamtansprechrate liegt bei 26%, die Rate kompletter Remissionen bei 7% und das mediane Gesamtüberleben bei 6 Monaten. Zum gegenwärtigen Zeitpunkt sind insbesondere die letztgenannten Patienten Kandidaten für eine CAR-T-Zell-Therapie.

Das CAR-T-Zell-Präparat **Axicabtagen-Ciloleucel** ist zur Behandlung diffuser großzelliger B-Zell-Lymphome, transformierter follikulärer Lymphome und primär mediastinaler B-Zell-Lymphome nach 2 vorangegangenen Therapielinien zugelassen. Locke et al. [118] aktualisierten die Daten der **ZUMA-1-Zulassungsstudie** nach einer medianen Beobachtungszeit von 27 Monaten. Von den 119 in die Studie aufgenommenen Patienten erhielten 108 (91%) das Präparat. Die Langzeitdaten bezogen sich auf 101 Patienten. Die Konditionierung bestand aus Cyclophosphamid (300 mg/m$^2$ Tag 1–3) und Fludarabin (30 mg/m$^2$ Tag 1–3), an die sich nach 2-tägigem Intervall die Infusion von 2-mal 10$^6$ CAR-T-Zellen/kg anschloss. Die Gesamtansprechrate lag bei 83%, die Rate kompletter Remissionen bei 58%. Das Ansprechen auf die Therapie war unabhängig von der Art der behandelten Erkrankung. Auch Double-Hit-Lymphome sprachen gut auf die Therapie an. Bis zum Ansprechen verging median 1 Monat, die meisten kompletten Remissionen entwickelten sich innerhalb der ersten 6 Monate. Die mediane Ansprechdauer lag bei 11 Monaten. Das mediane progressionsfreie Überleben betrug 6 Monate, das mediane Gesamtüberleben war noch nicht erreicht. Nach 2 Jahren lag das Gesamtüberleben bei 51%. Zum Zeitpunkt der Veröffentlichung zeigten 39% der Patienten ein anhaltendes Ansprechen, meist als komplette Remission (37%). Das Ausmaß der in den ersten Wochen stattfindenden CAR-T-Zell-Expansion korrelierte mit der Qualität des Ansprechens. Die wesentlichen Grad-3/4-Nebenwirkungen betrafen das Cytokine Release Syndrome (11%) und Neurotoxizität (32%). Die therapieassoziierte Mortalität lag bei 2% (Herzstillstand, hämophagozytische Lymphohistiozytose). Dem Wirkmechanismus der Elimination CD19-positiver Zellen entsprechend entwickelte sich eine vollständige B-Zell-Aplasie. Nach Maßgabe des behandelnden Arztes erhielten 44% intravenöse Immunglobuline. Mit zunehmendem Abstand von der CAR-T-Zell-Infusion wurden zirkulierende B-Zellen wieder nachweisbar (nach 3 Monaten bei 17% der Patienten; nach 9 Monaten bei 61%; nach 24 Monaten bei 75%). Offensichtlich war die nachlassende Wirkung der CAR-T-Zellen, kenntlich an der Erholung des B-Zell-Systems, mit einer Aufrechterhaltung des Therapieerfolgs vereinbar. Die Autoren betonen das weitgehende Fehlen spät eintretender Nebenwirkungen. Darüber hinaus weisen sie darauf hin, dass die erfolgreiche Produktherstellung bei Axicabtagen-Ciloleucel (91%) in höherem Maße gewährleistet ist als bei dem Konkurrenz-Präparat Tisagen-Lecleucel (67%) und dem in Zulassung befindlichen Präparat Lisocabtagen-Maraleucel (85%).

In einer Post-hoc-Auswertung der ZUMA-1-Studie korrelierten Locke et al. [119] das Therapieansprechen und das Auftreten von Nebenwirkungen mit der Anzahl zuvor applizierter **Chemotherapielinien** und der **Tumormasse**. Letztere wurde zweidimensional durch die Summe der Produkte der Durchmesser der Lymphommanifestationen bestimmt. Die Ansprechrate verringerte sich erst bei ≥5 vorangegangenen Therapielinien (1–2 versus 3 versus 4 versus ≥5 Linien: 91% versus 94% versus 80% versus 38%). Eine erhöhte Inzidenz an Grad-3/4-Cytokine-Release-Syndrome (16% versus 9% versus 10% versus 15%) und neurologischen Grad-3/4-Nebenwirkungen (28% versus 33% versus 20% versus 54%) war ebenfalls erst ab ≥5 Therapielinien erkennbar. Die Gesamtansprechrate war von der Tumormasse unabhängig (1.–4. Quartil der Tumormasse: 89% versus 81% versus 74% versus 88%). Mit zunehmender Tumormasse sank jedoch der Anteil >1 Jahr anhaltender Remissionen (67% versus 44% versus 30% versus 27%), gleichzeitig stiegen die Grad-3/4-Nebenwirkungen (Cytokine Release Syndrome 4% versus 19% versus 11% versus 12%; Neurotoxizität 7% versus 30% versus 56% versus 31%).

> **Wertung**
>
> Die CAR-T-Zell-Therapie ist bei geringer Tumormasse wirksamer und nebenwirkungsärmer als bei großer Tumormasse.

Schuster et al. [159] berichteten über die Ergebnisse der **JULIET-Zulassungsstudie** von **Tisagen-Lecleucel**. Die Studie umfasste 165 Patienten mit rezidiviertem oder refraktärem diffusen großzelligen B-Zell-Lymphom, von denen 67% CAR-T-Zellen erhielten. Die Veröffentlichung bezog sich auf 93 tatsächlich behandelte Patienten mit ausreichender Nachbeobachtungszeit. Zwischen der für die Herstellung erforderlichen Leukapherese und der median 54 Tage später stattfindenden Reinfusion erhielten 92% der Patienten im Protokoll nicht festgelegte Brückentherapien. Bei 93% erfolgte wenige Tage vor der CAR-T-Zell-Reinfusion eine Konditionierung mit Fludarabin-Cyclophosphamid oder Bendamustin. Nach einer medianen Beobachtungszeit von 14 Monaten lag die Gesamtansprechrate bei 52%, die Rate kompletter Remissionen bei 40% und das 1-Jahres-Gesamtüberleben bei 49%. Eine ≥6 Monate anhaltende Remission wurde bei 38%, eine ≥6 Monate anhaltende komplette Remission bei 33% der tatsächlich behandelten Patienten gesehen. Bezogen auf die insgesamt in die Studie eingeschlossenen Patienten betrug die Gesamtansprechrate 34% und das Gesamtüberleben nach

12 Monaten 40%. Zwischen der CAR-T-Zell-Expansion und dem Ansprechen auf die Therapie bestand keine Beziehung. Bei 22% der Patienten entwickelte sich nach median 3 Tagen ein median 7 Tage anhaltendes Cytokine Release Syndrome Grad 3 oder 4. Ein Viertel der Patienten musste auf die Intensivstation verlegt werden. Bei 12% kam es nach einem medianen Intervall von 6 Tagen zu einer median 14 Tage anhaltenden Grad-3/4-Neurotoxizität. Zytopenien von >28-tägiger Dauer wurden bei 32%, Grad-3/4-Infektionen bei 20% der Patienten beobachtet. Immunglobulin-Infusionen erfolgten bei 30%. Todesfälle traten nicht auf. Das Ansprechen auf die CAR-T-Zellen war in allen untersuchten Subgruppen inklusive Double Hit-Lymphomen ähnlich. Zwei Gruppen schienen allerdings weniger von der Maßnahme zu profitieren: Refraktärität gegenüber der vorhergehenden Chemotherapie, totales metabolisches Tumorvolumen ≥100 cm³.

Axicabtagen-Ciloleucel und Tisagen-Lecleucel unterscheiden sich in der kostimulatorischen Domäne für die T-Zell-Aktivierung. Im erstgenannten Präparat wird CD28, im letztgenannten CD137 (4-1BB) verwendet. In dem von Hirayama et al. [84] verwendeten Konstrukt wurde neben CD137 auch ein trunkierter EGF-Rezeptor exprimiert, der es erlaubte, die CAR-T-Zellen durchflusszytometrisch nachzuweisen. Die Autoren behandelten 48 median 4-fach vorbehandelte Patienten nach unterschiedlich intensiver Lymphodepletion mit 2-mal $10^6$ CAR-T-Zellen/kg. Die Gesamtansprechrate lag bei 51%, die Rate kompletter Remissionen bei 40%. Das mediane progressionsfreie Überleben lag in der Gesamtgruppe bei 3 Monaten, bei Erreichen einer kompletten Remission bei 20 Monaten. Der Anteil 2 Jahre progressionsfrei überlebender Patienten betrug 46%, der Anteil insgesamt überlebender Patienten 72%. Das wesentliche Ziel der Arbeit war die Erkennung von Faktoren, die mit dem **Therapieergebnis** korrelierten. Eine erhöhte LDH-Aktivität, die eine aggressivere Erkrankung mit größerer **Tumormasse** widerspiegelt, war ungünstig. Dagegen waren eine hohe MCP-1-Konzentration am Tage vor und eine hohe Interleukin-7-Konzentration nach der Infusion günstig. Das **Zytokinmilieu** korrelierte mit der Intensität der Konditionierung mit Cyclophosphamid und Fludarabin. Möglicherweise lässt sich das Milieu durch Zufuhr exogener Zytokine, zum Beispiel Interleukin 7, gezielt verbessern.

## 11.4 Besondere Manifestationsformen

### 11.4.1 Double-Hit- und Double-Expressor-Lymphome

Lymphome mit gleichzeitiger Translokation von MYC und BCL2 werden als Double-Hit-, Lymphome mit gleichzeitiger Expression von MYC und BCL2 als Double-Expressor-Lymphome bezeichnet. Double-Hit-Lymphome gelten als ungünstiger als Double-Expressor-Lymphome.

Double-Hit-Lymphome machen nur etwa 5% der aggressiven B-Zell-Lymphome aus. Sie gehören fast ausnahmslos der GCB-Genexpressionsgruppe an. Ennishi et al. [60] fanden bei Vorliegen einer Double-Hit-Translokation ein charakteristisches, 104 Gene betreffendes Genexpressionsmuster. Dieses fand sich nicht nur bei Double-Hit-Lymphomen, sondern auch bei anderen diffusen großzelligen B-Zell-Lymphomen und der Mehrzahl der nicht weiter spezifizierten High-Grade-B-Zell-Lymphome ohne Double-Hit-Translokation. Unter 157 GCB-Lymphomen zeigten 27% die **Double-Hit-Signatur**. Genetisch waren diese Fälle durch MYC-, BCL2-, CREBBP-, EZH2-, KMT2D-, TP53- und DDX3X-Mutationen gekennzeichnet. Die Genexpression ließ vermuten, dass die betroffenen Zellen der Intermediärzone des Keimzentrums entstammten. Der Krankheitsverlauf von Patienten mit Lymphomen mit Double-Hit-Signatur war schlecht (Progressionsfreiheit nach 5 Jahren unter R-CHOP 57% versus 81%). Durch Reduktion der Signatur auf 30 Gene entwickelten die Autoren ein Assay, das auf der NanoString-Plattform eingesetzt werden kann (Lymph3Cx).

In einem ähnlichen Ansatz wendeten Sha et al. [160] einen zuvor entwickelten Molecular High-Grade (MHG) Classifier auf die Lymphome der REMoDL-B-Studie an. Der MHG-Klassifikator entsprach der Genexpression diffuser großzelliger B-Zell-Lymphome mit Eigenschaften von Burkitt-Lymphomen. Unter 928 Lymphomen zeigten 9% eine **MHG-Signatur**. 90% gehörten zur GCB-Gruppe, 49% wiesen eine MYC- und 36% eine Double-Hit-Translokation auf. Im Genom fanden sich häufig MYC-, BCL2- und KMT2D-Mutationen, die möglicherweise durch aberrante somatische Hypermutation entstanden waren. Unter Behandlung mit R-CHOP war der Krankheitsverlauf von Lymphomen mit MHG-Signatur schlechter als der Verlauf anderer Lymphome (progressionsfreies 3-Jahres-Überleben 37% versus 72%). Bortezomib schien das Behandlungsergebnis zu verbessern (progressionsfreies 3-Jahres-Überleben 58%). Double-Hit-Lymphome verliefen nur bei Expression einer MHG-Signatur ungünstig. Die meisten Lymphome mit MHG-Signatur hatten keine Double-Hit-Translokation. Hier waren andere Faktoren für die abnorme Genexpression verantwortlich.

### Wertung

Die Behandlung von Double-Hit-Lymphomen und B-Zell-Lymphomen mit Double-Hit- oder MHG-Signatur kann möglicherweise durch Bortezomib verbessert werden.

Aufgrund retrospektiver Daten werden für Double-Hit-Lymphome intensive Therapien, zum Beispiel DA-EPOCH-R- oder Burkitt-Lymphom-Protokolle empfohlen. Dunleavy et al. [57] prüften das **DA-EPOCH-R**-Protokoll bei 53 Patienten, von denen alle eine MYC-, 46% eine BCL2- und 16% eine BCL6-Translokation aufwiesen. Das DA-EPOCH-R-Protokoll wurde über 6 Zyklen in der oben beschriebenen Art verabreicht, zusätzlich erhielten die Patienten eine intrathekale Methotrexat-Prophylaxe (12 mg Tag 1 und 5 in Zyklus 3–6). Die Dosisstufe 1 wurde von 36%, die Stufen 2 und 3 von je 26% und die Stufen 4 und ≥5 von je 6% der Patienten erreicht. Nach einer medianen Beobachtungszeit von 56 Monaten betrug die Gesamtansprechrate 87%, die Rate kompletter Remissionen 74%, das ereignisfreie Überleben nach 4 Jahren 71% und das Gesamtüberleben 77%. Grad-4-Neutro- und -Thrombozytopenien traten in 53% beziehungsweise 13% der Therapiezyklen auf. Die therapieassoziierte Mortalität lag bei 6% (Infektionen). Im Vergleich zu den Daten retrospektiver Studien sind die mit dem DA-EPOCH-R-Protokoll erzielten Ergebnisse sehr gut. Nach den Erfahrungen der REMoDL-B-Studie stellt sich die Frage, ob die Wirksamkeit durch Bortezomib weiter gesteigert werden kann.

Dodero et al. [55] verglichen in einer 114 Patienten umfassenden retrospektiven Studie **DA-EPOCH-R** und **R-CHOP** (jeweils 6 Zyklen). Die Lymphome zeichneten sich durch **MYC-** und **BCL2-Doppelexpression** aus, bei der Häfte lagen auch entsprechende Translokationen vor. Von 51 Patienten, die mit DA-EPOCH-R behandelt wurden, erreichten 73% Dosisstufe 3. Ältere Patienten blieben jedoch fast immer auf Stufe 1. Die Gesamtansprechrate und die Rate kompletter Remissionen zwischen DA-EPOCH-R- und R-CHOP unterschieden sich kaum (80% versus 76% beziehungsweise 73% versus 71%). Nach einer medianen Beobachtungszeit von 20 Monaten fand sich ein Vorteil zugunsten des DA-EPOCH-R-Protokolls im Hinblick auf das progressionsfreie Überleben (62% versus 54%) und das 2-Jahres-Gesamtüberleben (85% versus 70%). Nach Homogenisierung im Rahmen einer Propensity-score-weighted Analyse waren die Überlebensunterschiede in der Gesamtgruppe nicht mehr signifikant (progressionsfreies 2-Jahres-Überleben 57% versus 51%; Gesamtüberleben 90% versus 67%). Bei Patienten unterhalb des 65. Lebensjahres zeigte sich jedoch ein statistisch signifikanter Vorteil zugunsten DA-EPOCH-R (progressionsfreies 2-Jahres-Überleben 82% versus 43%; Gesamtüberleben 90% versus 62%). Die Autoren vermuten, dass die Überlegenheit von DA-EPOCH-R vor allem auf der Dosissteigerung beruht. Da diese bei alten Patienten nicht möglich ist, sind die Behandlungsergebnisse mit DA-EPOCH-R nicht besser als mit R-CHOP. In einer weiteren Subgruppenanalyse zeigte sich, dass DA-EPOCH-R nur bei Double-Hit-, nicht dagegen bei Double-Expressor-Lymphomen ohne Double-Hit-Translokation überlegen war. Bei letzteren waren die Behandlungsergebnisse von DA-EPOCH-R und R-CHOP gleich.

### 11.4.2 Alte Patienten

Die eingeschränkte Organreserve alter Patienten erschwert die Chemotherapie in voller Dosierung. Bei reduzierter Dosierung von R-CHOP werden die Therapieergebnisse schlechter, bei voller Dosierung drohen tödliche Nebenwirkungen. Vor diesem Hintergrund prüften Shen et al. [163] das **R-GemOx**-Protokoll bei 60 Patienten in medianem Alter von 75 Jahren (Rituximab 375 mg/m² Tag 1; Gemcitabin 1 g/m² Tag 1; Oxaliplatin 100 mg/m² Tag 1, Wiederholung Tag 15; maximal 6, median 5 Zyklen). Nach einer medianen Beobachtungszeit von 45 Monaten betrug die Gesamtansprechrate 75%, die Rate kompletter Remissionen 47%, das progressionsfreie Überleben nach 3 Jahren 49% und das Gesamtüberleben 65%. Grad-3/4-Nebenwirkungen waren selten (Neutropenie 15%, Thrombozytopenie 8%, Anämie 7%, Übelkeit 8%, Erbrechen 5%). Wesentliche Neuropathien traten nicht auf. Im Studienquervergleich ähnelten die Behandlungsergebnisse dem R-miniCHOP-Protokoll. In einer laufenden Studie wird R-GemOx mit R-miniCHOP randomisiert verglichen. Ein Vorteil von R-GemOx ist das Fehlen von Anthrazyklinen, das einen Einsatz bei herzinsuffizienten Patienten erlaubt.

Unter metronomischer Chemotherapie versteht man die häufige, regelmäßige Einnahme kleiner Zytostatikadosen mit dem Ziel, adäquate Konzentrationen ohne größere Nebenwirkungen über eine lange Zeit aufrechtzuerhalten. Zur Behandlung hinfälliger Patienten mit aggressiven Lymphomen entwickelten Cox et al. [45] das **DEVEC**-Protokoll, dessen Prinzip aufeinander folgende Therapieblöcke mit sukzessiver Medikamentenreduktion sind. Die Induktion bestand aus 6 je 4-wöchigen Zyklen mit den Medikamenten Prednison (25 mg p.o. Tag 1, 3 und 5, Woche 1–4), Etoposid (50 mg p.o. Tag 1–14), Vinorelbin (30 mg p.o. Tag 1, 3 und 5, Woche 1–3) und Cyclophosphamid (50 mg p.o. Tag 1–21). Patienten mit CD20-positiven Lymphomen erhielten in den ersten 4 Zyklen zusätzlich je 1 Gabe Rituximab (375 mg/m²). Die aus 6 Zyklen bestehende Erhaltungsphase beinhaltete das gleiche Regime, aber Prednison wurde nur noch an Tag 1 und 5 jeder Woche verabreicht und auf Etoposid wurde verzichtet. Die anschließende Post-Erhaltungsphase wurde ad infinitum fortgeführt. Im Vergleich zur Erhaltungsphase wurde hier zusätzlich auf Cyclophosphamid verzichtet. Das Regime war nicht untoxisch. Bei 60% der Patienten kam es zu Grad-3/4-Neutropenien, bei 6% zu Grad-3/4-Anämien. Nach einer medianen Beobachtungszeit von 18 Monaten lag die Gesamtansprechrate bei 67%, die Rate kompletter Remissionen bei 35%, das mediane progressionsfreie Überleben bei 11 Monaten und das Gesamtüberleben bei 13 Monaten.

### Wertung

Die Autoren propagieren das Regime für hinfällige Patienten. Es ist allerdings selbst für einen Spezialisten nicht leicht zu verstehen.

Aus chirurgischen Fächern ist der Zusammenhang zwischen der **Größe** und Erfahrung eines **Behandlungszentrums** und dem **Behandlungsergebnis** gut bekannt.

Huntington et al. [88] prüften in einer 8247 Patienten umfassenden Studie, ob dies auch für die Behandlung alter Patienten mit diffusem großzelligen B-Zell-Lymphom gilt. Hierzu wurden aus Krankenkassenunterlagen alle Patienten jenseits des 65. Lebensjahres mit diffusem großzelligen B-Zell-Lymphom identifiziert und ihren initial behandelnden Ärzten zugeordnet. Diese wurden nach der Anzahl im vorherigen Jahr behandelter Patienten 3 Gruppen zugeordnet: 0, 1–2 oder ≥3 intravenöse Chemotherapien bei alten Lymphom-Patienten. Zur Auswertung wurden 4 Endpunkte gewählt: Erhalt einer Chemotherapie, Erhalt von Anthrazyklinen, Notfallhospitalisierung innerhalb von 30 Tagen nach der Chemotherapie, Gesamtüberleben. Insgesamt erhielten 75% der Patienten eine Chemotherapie und 71% ein Anthrazyklin. Notfallkrankenhausaufnahmen waren bei 26% erforderlich. Die Behandlung in einer Institution mit großem Patientenaufkommen (≥3 intravenöse Lymphom-Behandlungen bei alten Patienten im vergangenen Jahr) ging mit 1,5-fach gesteigerter Wahrscheinlichkeit des Erhalts einer Chemotherapie, 1,3-fach gesteigerter Wahrscheinlichkeit des Erhalts von Anthrazyklinen, 20% geringerer Wahrscheinlichkeit einer Notfallhospitalisierung und 15% gesteigerter Überlebenswahrscheinlichkeit einher.

### Wertung

Alte Patienten lassen sich gern von einem Arzt in ihrer Nachbarschaft behandeln. In den USA ist eine adäquate Behandlung mit befriedigendem Therapieergebnis in großen Behandlungseinrichtungen besser gewährleistet.

## 12 Primär mediastinales B-Zell-Lymphom

### 12.1 Diagnostik

#### 12.1.1 Genexpression

Primär mediastinale B-Zell-Lymphome sind morphologisch oft schwer von diffusen großzelligen B-Zell-Lymphomen zu unterscheiden. Wichtig für die richtige Einordnung ist die Kenntnis, dass das Lymphom im Mediastinum lokalisiert ist. Mottok et al. [137] entwickelten einen auf der Expression von 58 Genen beruhenden **Klassifikator**, mit dem primär mediastinale B-Zell-Lymphome von diffusen großzelligen B-Zell-Lymphomen auch ohne Kenntnis der klinischen Lokalisation unterschieden werden können. Zur Entwicklung des Klassifikators wurden 20 primär mediastinale und 48 diffuse großzellige B-Zell-Lymphome verwendet. Der hiermit etablierte Klassifikator wurde anschließend an 88 primär mediastinalen und 70 diffusen großzelligen B-Zell-Lymphomen validiert. Die Fehlklassifikationsrate gegenüber der morphologisch-klinischen Beurteilung lag bei 4%. Untersuchungen in 2 verschiedenen Laboratorien ergaben eine 100%ige Konkordanz. Der Klassifikator wurde anschließend in die Lymph3Cx-NanoString-Plattform integriert. Von den im Klassifikator enthaltenen Genen dienten 30 der Unterscheidung zwischen primär mediastinalem und diffusem großzelligem B-Zell-Lymphom (24 im primär mediastinalen B-Zell-Lymphom überexprimierte, 6 unterexprimierte Gene) und 15 der Unterscheidung des ABC- und GCB-Typs diffuser großzelliger B-Zell-Lymphome. 13 Haushaltsgene dienten der Standardisierung der Genexpression.

### 12.1.2 Bildgebende Verfahren

Etwa 90% der Patienten mit primär mediastinalem B-Zell-Lymphom werden durch eine adäquate Primärtherapie geheilt. Die verbleibenden 10% haben eine ungünstige Prognose, da sie auf Rezidivtherapien oft nicht ansprechen. Möglicherweise lässt sich die Prognose verbessern, wenn die Behandlung zum frühestmöglichen Zeitpunkt umgestellt wird. Vor diesem Hintergrund untersuchten Ceriani et al. [33] die **Ausgangs-PET**-Scans von 103 Patienten mit primär mediastinalem B-Zell-Lymphom auf ihre Vorhersagekraft für das progressionsfreie Überleben. Neben der **Total Lesion Glykolysis** (TLG), einem aus dem totalen metabolischen Tumorvolumen und mittleren Standardized Uptake Value (SUV) errechneten Parameter, erwies sich die **metabolische Heterogenität** (MH) als prognosebestimmend. Unter MH versteht man Unterschiede in der FDG-Aufnahme in verschiedenen Tumorarealen. Nicht nur beim primär mediastinalen B-Zell-Lymphom, sondern auch bei soliden Tumoren korreliert dieser Parameter mit Chemotherapie-Resistenz. Zur Entwicklung eines Vorhersagemodells wurden die bei TLG und MH gemessenen Werte im Hinblick auf die Erkennung von Patienten mit günstigem oder ungünstigem Verlauf dichotomisiert. In dem 3-stufigen Modell zeigten 44% der Patienten Niedrigrisikowerte sowohl für TLG als auch MH. Das progressionsfreie 5-Jahres-Überleben betrug in dieser Gruppe 100%. Bei 47% der Patienten war einer der beiden Messparameter der Niedrigrisiko-, der andere der Hochrisikogruppe zuzuordnen. Hier lag das progressionsfreie Überleben bei 90%. Bei 9% zeigten sowohl TLG als auch MH ein hohes Risiko für Progression oder Tod an. Das progressionsfreie 5-Jahres-Überleben lag bei nur 11%. Die PET-basierte Methode scheint gut geeignet, um Hochrisikopatienten mit primär mediastinalem B-Zell-Lymphom zu einem sehr frühen Zeitpunkt, nämlich unmittelbar nach Diagnosestellung, zu erkennen.

## 12.2 Therapie

Nach einer Publikation im New England Journal of Medicine gilt das DA-EPOCH-R-Protokoll mit PET-abhängiger Radiotherapie in vielen Ländern als Behandlungsstandard des primär mediastinalen B-Zell-Lymphoms. Das Gesamtüberleben lag bei 97%, nur 4% der Patienten bedurften einer Mediastinalbestrahlung. Einige Jahre später wurde aus England berichtet, dass ähnliche Ergebnisse mit dem R-CHOP14-Protokoll erzielt werden können. Allerdings wurden 58% der Patienten mediastinal bestrahlt. Hüttmann et al. [90] berichteten über das Schicksal von 42 Patienten, die im Rahmen der **PETAL-Studie** behandelt wurden. Bei 37 Patienten lag nach 2 Zyklen R-CHOP ein günstiger, bei 5 ein ungünstiger Interim-PET-Befund vor. Patienten mit günstigem PET-Befund erhielten insgesamt 6 Zyklen **R-CHOP14** mit oder ohne 2 zusätzliche Gaben Rituximab. Patienten mit ungünstigem PET-Befund erhielten 8 Zyklen R-CHOP oder 2 Zyklen R-CHOP gefolgt von 6 Blöcken eines Burkitt-Lymphom-Protokolls. Aufgrund des Befundes der Interim- und Abschluss-**PET**-Untersuchung erhielten 3 Patienten nach Chemotherapieende eine **Bestrahlung** (7%). Nach einer medianen Beobachtungszeit von 52 Monaten lag das 5-Jahres-Gesamtüberleben in der Gesamtgruppe bei >95%.

> **Wertung**
>
> Zur Behandlung des primär mediastinalen B-Zell-Lymphoms ist R-CHOP14 hervorragend geeignet. In einer englischen Studie erbrachte R-CHOP14 bessere Ergebnisse als R-CHOP21. Die Indikation zur Bestrahlung, die nur bei wenigen Patienten erforderlich ist, sollte mit Hilfe der PET/CT gestellt werden.

# 13 Lymphome des zentralen Nervensystems

Das Überleben von Patienten mit diffusem großzelligen B-Zell-Lymphom wurde durch Rituximab um 15%–20% verbessert. Unter physiologischen Bedingungen ist Rituximab kaum liquorgängig (0,1% der Serum-Konzentration), bei Erkrankungen der Meningen werden jedoch 3%–4% der Serum-Konzentration im Liquor erreicht. Ob **Rituximab** die Behandlungsergebnisse des primär zerebralen B-Zell-Lymphoms verbessert, wurde von Bromberg et al. [23] in der 199 Patienten umfassenden **HOVON105/ALLGNHL24-Studie** in der **Erstline** randomisiert geprüft. Die Patienten im Alter von 18–70 Jahren erhielten zwei 28-tägige Zyklen des MBVP-Protokolls (Methotrexat 3 g/m² Tag 1 und 15; Carmustin 100 mg/m² Tag 4; Teniposid 100 mg/m² Tag 2 und 3; Prednison 60 mg/m² Tag 1–5) mit oder ohne Rituximab (375 mg/m², Zyklus 1: Tag 0, 7, 14 und 21; Zyklus 2: Tag 0 und 14). Bei Erreichen einer kompletten oder partiellen Remission schloss sich 1

Konsolidierungszyklus mit hochdosiertem Cytarabin an (2-mal 2 g/m² Tag 1 und 2). Patienten unterhalb des 60. Lebensjahres erhielten eine Strahlentherapiekonsolidierung mit 30 Gy (mit Boost von 10 Gy auf die Tumorregion bei fehlender kompletter Remission). Nach einer medianen Beobachtungszeit von 33 Monaten fanden sich zwischen MBVP und R-MBVP keine Unterschiede in Bezug auf die Gesamtansprechrate nach der Induktion (86% versus 86%), die Rate 1 Jahr ereignisfrei überlebender Patienten (49% versus 52%), die Rate 1 Jahr progressionsfrei überlebender Patienten (58% versus 65%), die komplette Remissionsrate nach Abschluss der Gesamttherapie (66% versus 68%), das Gesamtüberleben nach 1 Jahr (79% versus 79%) und das Gesamtüberleben nach 3 Jahren (61% versus 58%). Grad-3/4-Nebenwirkungen waren gleich verteilt (58% versus 64%), insbesondere bezüglich Hämatotoxizität (15% versus 12%) und Infektion (24% versus 21%). Auch die therapieassoziierte Mortalität war vergleichbar (5% versus 3%). In einer nicht geplanten Subgruppenanalyse fanden sich überraschenderweise deutliche Hinweis auf **altersabhängige Effekte**. Bei Patienten unterhalb von 60 Jahren ergab sich ein statistisch nicht signifikanter Trend für eine Verlängerung des ereignisfreien Überlebens (median 20 versus 60 Monate) und Gesamtüberlebens (27 Monate versus nicht erreicht) zugunsten des Rituximab-haltigen Regimes. Bei Patienten oberhalb des 60. Lebensjahres wurde dies nicht beobachtet (medianes ereignisfreies Überleben 8 versus 4 Monate; Gesamtüberleben 49 versus 35 Monate). Die Autoren vermuten, dass die bei jungen Patienten durchgeführte Hirnbestrahlung zu einer Öffnung der Bluthirnschranke führt, die eine verspätete Rituximab-Wirkung ermöglicht. Nach Therapieende ist der Antikörper mindestens 9 Monate lang in recht hoher Konzentration im Serum nachweisbar. Wie diese Beobachtung nachfolgende Studienkonzepte beeinflusst, bleibt abzuwarten.

### Wertung

Der Zusatz von Rituximab zu einem Standardprotokoll für primär zerebrale Lymphome führte in dieser großen randomisierten Studie nicht zu einer Therapieverbesserung.

Insbesondere bei älteren Patienten führt die Strahlentherapie des Gehirns häufig zu kognitiven Einschränkungen. Jüngere Patienten tolerieren die Bestrahlung besser. Houillier et al. [86] prüften in der 140 jüngere Patienten (≤60 Jahre) umfassenden **PRECIS-Studie**, ob die **Strahlentherapie** (40 Gy) durch eine **Hochdosistherapie** mit autologer Blutstammzelltransplantation ersetzt werden kann (Thiotepa 250 mg/m² Tag -9 bis -7, Busulfan kumulativ 8 mg/m² Tag -6 bis -4, Cyclophosphamid 60 mg/m² Tag -3 und -2). Die Induktion bestand in beiden Patientengruppen aus 2 Zyklen eines modifizierten R-MBVP-Protokolls (Rituximab 375 mg/m² Tag 1; Methotrexat 3 g/m² Tag 1 und 15; Etoposid 100 mg/m²

Tag 2; Carmustin 100 mg/m² Tag 3; Prednison 60 mg/m² Tag 1–5). Anschließend wurden 2 Konsolidierungszyklen mit Rituximab (375 mg/m² Tag 1) und Cytarabin (3 g/m² Tag 1 und 2) verabreicht. Nach einer medianen Beobachtungszeit von 33 Monaten fand sich kein statistisch signifikanter Unterschied zwischen der Ganzhirnbestrahlung und der Hochdosistherapie (Gesamtansprechrate 76% versus 64%; komplette Remission 49% versus 38%; progressionsfreies Überleben nach 2 Jahren 63% versus 83%; Gesamtüberleben 75% versus 66%; Abb. 8). Die Ganzhirnbestrahlung war bei 80%, die Hochdosistherapie dagegen bei nur 67% der Patienten möglich. Die therapieassoziierte Mortalität war im Hochdosistherapie-Arm höher (1 versus 5 Patienten). Im Hinblick auf kognitive Funktionen war die Hochdosistherapie der Ganzhirnbestrahlung überlegen. Bei letzterer verschlechterten sich die Testergebnisse nach der Behandlung bei >50% der Patienten. Bei der Hochdosistherapie wurden die Testergebnisse dagegen bei >50% besser.

### Wertung

Beim primär zerebralen Lymphom eignen sich sowohl die Bestrahlung als auch die Hochdosistherapie zur Konsolidierung der Induktion. Die Tumorkontrolle und der Erhalt kognitiver Funktionen gelingen unter der Hochdosistherapie besser. Die Hochdosistherapie-assoziierte Mortalität (11%) ist allerdings hoch.

Primär zerebrale Lymphome sind meist diffuse großzellige B-Zell-Lymphome vom ABC-Typ. Häufig liegen aktivierende Mutationen von CD79B und MYD88 vor, die mit gutem Ansprechen auf Ibrutinib korrelieren [147]. Grommes et al. [78] prüften **Ibrutinib** (560 oder 840 mg) in Kombination mit **Rituximab** (500 mg/m² Tag 1 und 15) und **Methotrexat** (3,5 g/m² Tag 1 und 15, Wiederholung Tag 29; 4 Zyklen) bei 15 median 1-fach vorbehandelten Patienten mit refraktärem oder rezidiviertem primär zerebralem Lymphom oder zerebralem **Rezidiv** eines systemischen B-Zell-Lymphoms. Beginnend mit dem Tag der Methotrexat-Infusion wurde die Ibrutinib-Einnahme für jeweils 5 Tage unterbrochen. Im Phase-I-Teil der Studie wurde 840 mg Ibrutinib als empfohlene Dosis für die Phase II festgelegt. Nach einer medianen Beobachtungszeit von 20 Monaten lag die Gesamtansprechrate bei 80%, die mediane Ansprechdauer bei 13 Monaten, die Rate kompletter Remissionen bei 53%, das mediane progressionsfreie Überleben bei 15 Monaten und das Gesamtüberleben nach 1 Jahr bei 71%. Das Ansprechen war unabhängig vom CD79B- oder MYD88-Mutationsstatus. Ob Ibrutinib die Behandlungsergebnisse von Rituximab und Methotrexat verbesserte, ließ sich aus der Studie nicht ableiten.

Lenalidomid ist liquorgängig und bei ABC-Lymphomen oft wirksam. Die Nachfolgesubstanz, Pomalidomid, zeigt eine noch bessere Penetration ins Ner-

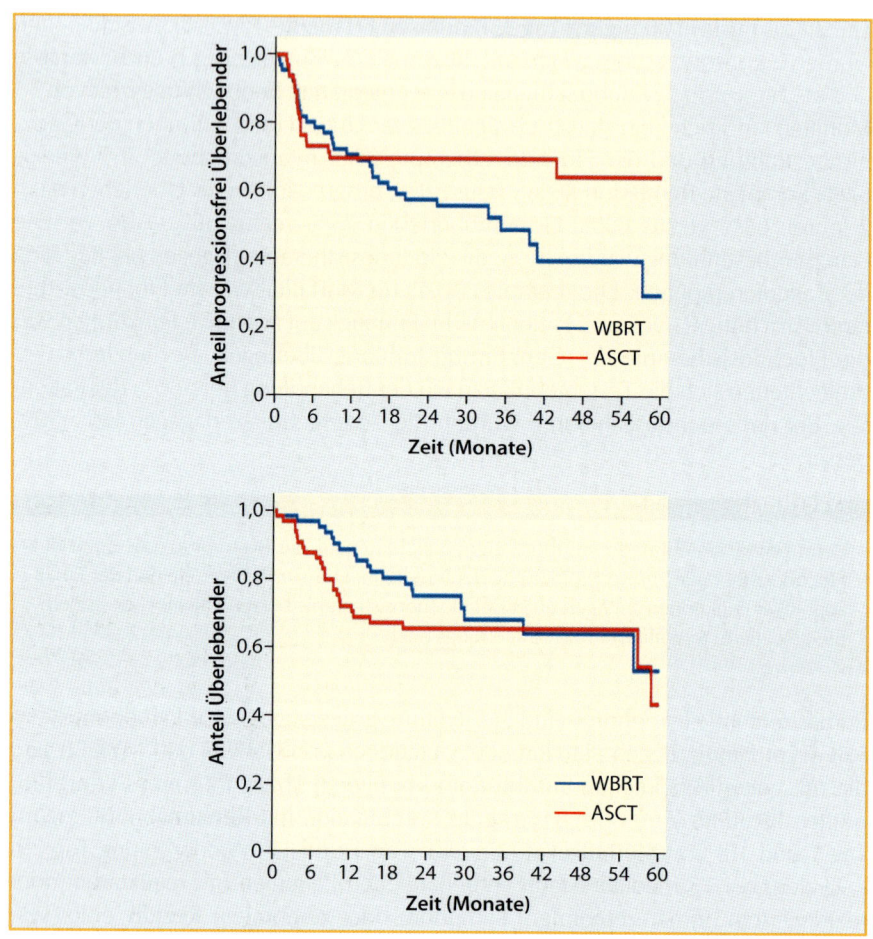

**Abbildung 8:** *Progressionsfreies Überleben und Gesamtüberleben bei Patienten mit primär zerebralem Lymphom nach Induktion mit R-MBVP/R-AraC und Konsolidierung mit Ganzhirnbestrahlung (WBRT) versus Hochdosistherapie mit autologer Blutstammzelltransplantation (ASCT; PRECIS-Studie). Adaptiert nach [86].*

venwasser. Tun et al. [180] behandelten 25 median 3-fach vorbehandelte Patienten mit primär zerebralem Lymphom in einer Phase-I-Studie mit **Pomalidomid** (3–10 mg Tag 1–21, Wiederholung Tag 29; Fortführung bis zu Progression oder intolerablen Nebenwirkungen) und **Dexamethason** (40 mg Tag 1, 8, 15 und 22; 2 Zyklen). Bei einer Pomalidomid-Dosis von 3 mg betrug die Konzentration im Liquor cerebrospinalis 18% der Serum-Konzentration. Die maximal tolerierte Dosis war 5 mg. Dosislimitierende Toxizitäten betrafen Thrombozytopenie und

Dyspnoe. Die Patienten erhielten median 4, in 1 Fall >37 Zyklen. Nach einer medianen Beobachtungszeit von 17 Monaten betrug die Gesamtansprechrate 48%, die mediane Ansprechdauer 5 Monate, die Rate kompletter Remissionen 32% und das mediane progressionsfreie Überleben 5 Monate. Wichtige Grad-3/4-Nebenwirkungen waren Neutropenie (21%), Thrombozytopenie (8%) und Anämie (8%).

### Wertung

Die Kombination aus Pomalidomid und Dexamethason ist eine neue Alternative für die Behandlung rezidivierter primär zerebraler Lymphome.

# 14 Periphere T-Zell-Lymphome

## 14.1 Therapie

### 14.1.1 Primärtherapie – konventionell dosierte Therapie

Die Expression von CD30 beträgt bei anaplastischen großzelligen Lymphomen 100%, bei anderen T-Zell-Lymphomen etwa 50%. CD30 ist die Zielstruktur für das Immuntoxin **Brentuximab-Vedotin**, das zur Behandlung rezidivierter anaplastisch großzelliger Lymphome und Hodgkin-Lymphome zugelassen ist. Fanale et al. [62] untersuchten bei 26 Patienten mit CD30-positiven T-Zell-Lymphomen (ALK-positives beziehungsweise ALK-negatives anaplastisches großzelliges Lymphom: 3 beziehungsweise 16 Patienten) den Einsatz von Brentuximab-Vedotin (1,8 mg/kg i.v. Tag 1, Wiederholung Tag 22) in Verbindung mit **Cyclophosphamid**, **Doxorubicin** und **Prednison** in den vom CHOP-Protokoll bekannten Dosierungen. Wegen überlappender Neurotoxizität wurde auf Vincristin verzichtet. Nach 6 Therapiezyklen schloss sich eine Erhaltungstherapie mit 10 Brentuximab-Vedotin-Gaben in 3-wöchigen Abständen an. Median erhielten die Patienten 13 Therapiezyklen. Nach einer medianen Beobachtungszeit von 60 Monaten lag die Gesamtansprechrate bei 100%, die Rate kompletter Remissionen bei 92%, das progressionsfreie 5-Jahres-Überleben bei 52% und das Gesamtüberleben bei 80%. Hinsichtlich der Überlebensdaten ergaben sich keine Unterschiede zwischen anaplastischen großzelligen und anderen T-Zell-Lymphomen. Bei 73% der Patienten kam es zu Neuropathien, die bei 8% Grad 3 erreichten. Bis zum Beginn der Neuropathie vergingen median 3 Monate, bis zur Besserung nach Therapieende 4 Monate. Fazit der Studie war die Erkenntnis, dass der Ersatz von Vincristin durch Brentuximab-Vedotin anhaltende Remissionen bei etwa 50% CD30-positiver T-Zell-Lymphome erwarten lässt.

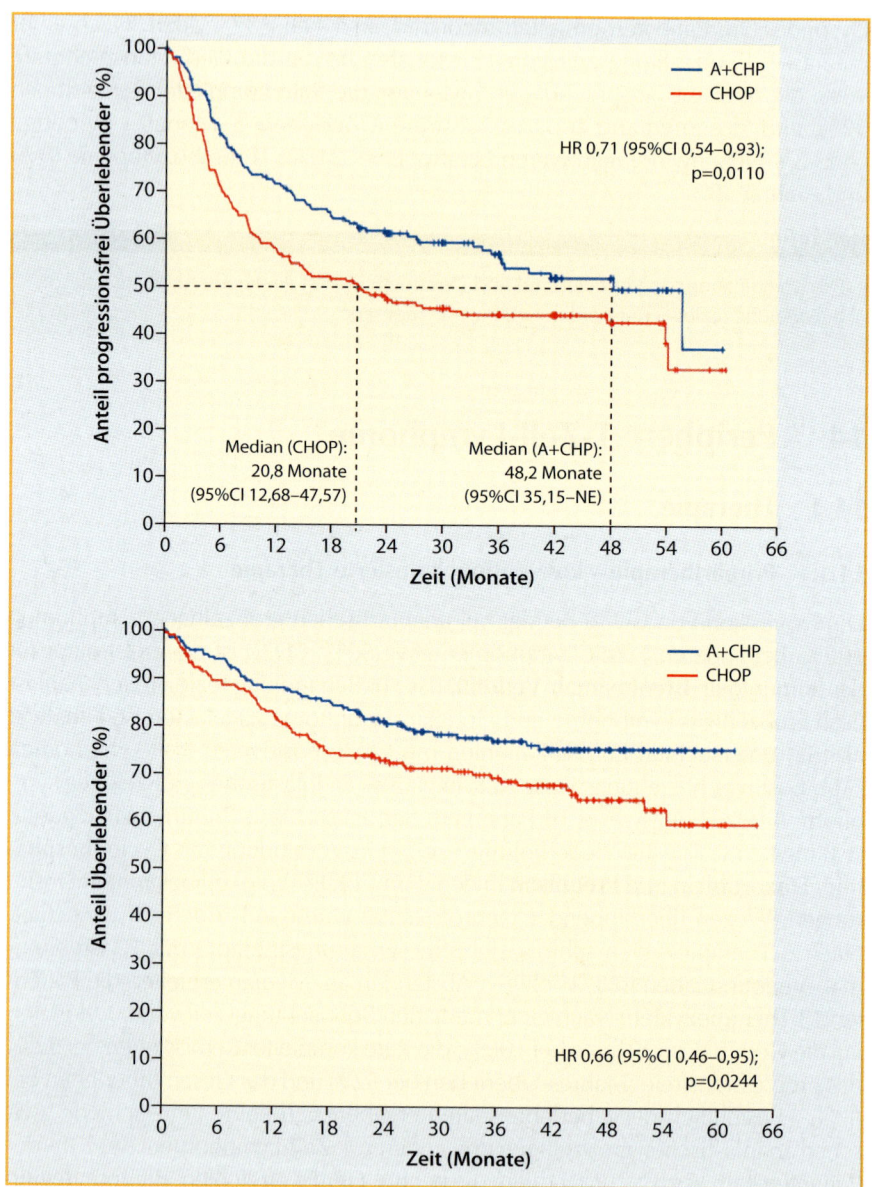

**Abbildung 9:** *Progressionsfreies Überleben und Gesamtüberleben bei Patienten mit CD30-positiven peripheren T-Zell-Lymphomen nach Primärtherapie mit Brentuximab-Vedotin (A) plus CHP versus CHOP (ECHELON-2-Studie). Adaptiert nach [85].*

Auf diesen Ergebnissen aufbauend konzipierten Horwitz et al. [85] die **ECHELON-2-Studie**, in der 452 Patienten mit CD30-positiven T-Zell-Lymphomen per Randomisierung mit der Brentuximab-Vedotin-haltigen CHOP-Variante **A-CHP** oder dem ursprünglichen **CHOP**-Protokoll behandelt wurden. Je nach Präferenz des Behandlungszentrums wurden 6 oder 8 Zyklen verabreicht. Auf eine Erhaltungstherapie mit Brentuximab-Vedotin wurde verzichtet. Nach Maßgabe der behandelnden Ärzte erhielten 22% beziehungsweise 17% der Patienten im Anschluss eine konsolidierende Hochdosistherapie. Nach einer medianen Beobachtungszeit von 36 Monaten fand sich ein statistisch signifikanter Vorteil zugunsten A-CHP in Bezug auf die Gesamtansprechrate (83% versus 72%), die Rate kompletter Remissionen (68% versus 56%), das mediane progressionsfreie Überleben (48 versus 21 Monate) und das Gesamtüberleben (Hazard Ratio 0,66; Abb. 9). Das progressionsfreie 3-Jahres-Überleben betrug 57% versus 44%. Unter den Patienten litten 22% an einem ALK-positiven und 48% an einem ALK-negativen anaplastischen großzelligen Lymphom, 16% an einem nicht weiter spezifizierten peripheren T-Zell-Lymphom und 12% an einem angioimmunoblastischen T-Zell-Lymphom. In einer Subgruppenanalyse betraf die Verlängerung des progressionsfreien Überlebens in erster Linie das ALK-positive, weniger ausgeprägt auch das ALK-negative anaplastische großzellige Lymphom. Bei CD30-positiven nicht weiter spezifizierten peripheren T-Zell-Lymphomen erschien der Vorteil von A-CHP gegenüber CHOP gering, bei angioimmunoblastischen T-Zell-Lymphomen war kein Vorteil erkennbar. Unterschiede in der Verträglichkeit der Protokolle bestanden nicht (Neuropathie jeglichen Grades 52% versus 55%, febrile Neutropenie 18% versus 15%, therapieassoziierte Mortalität 3% versus 4%).

> **Wertung**
>
> Der Ersatz von Vincristin durch Brentuximab-Vedotin im CHOP-Protokoll führt zu einer statistisch signifikanten Verlängerung des progressionsfreien Überlebens und Gesamtüberlebens von Patienten mit CD30-positiven T-Zell-Lymphomen. Am eindrucksvollsten ist der Effekt bei anaplastischen großzelligen Lymphomen. Ob auch Patienten mit anderen CD30-positiven T-Zell-Lymphomen von Brentuximab-Vedotin profitieren, ist den Daten der ECHELON-2-Studie nicht zu entnehmen.

### 14.1.2 Primärtherapie – Hochdosistherapie

Der Wert der Remissionskonsolidierung durch eine Hochdosistherapie mit autologer Blutstammzelltransplantation ist bei T-Zell-Lymphomen umstritten. Eine vor 2 Jahren publizierte retrospektive Analyse zeigte für Patienten in kompletter oder partieller Remission keinen Vorteil gegenüber therapiefreier Beobachtung. Dies wird durch Daten der **COMPLETE-Studie** bestätigt, einer Registerstudie, in die

Patienten mit T-Zell-Lymphomen prospektiv aufgenommen und im Verlauf dokumentiert werden. Die Auswertung von Park et al. [144] umfasste 119 Patienten mit ALK-negativem anaplastischem großzelligen, angioimmunoblastischem oder nicht weiter spezifiziertem peripheren T-Zell-Lymphom, die unter der Induktion eine komplette Remission erreicht hatten. Nach Maßgabe des behandelnden Arztes erfolgte bei 36 Patienten eine **Hochdosistherapie** (meist BEAM) mit autologer Blutstammzelltransplantation und bei 83 Patienten eine **therapiefreie Beobachtung**. Hochdosistherapie-Patienten waren im Median jünger als therapiefrei beobachtete Patienten (58 versus 65 Jahre). Nach einer medianen Beobachtungszeit von 34 Monaten fand sich kein statistisch signifikanter Unterschied zwischen Hochdosis-Konsolidierung und therapiefreier Beobachtung im Hinblick auf das mediane progressionsfreie Überleben (58 versus 48 Monate), das Gesamtüberleben (nicht erreicht versus 58 Monate) und das Gesamtüberleben zum Zeitpunkt 2 Jahre (88% versus 70%). Subgruppenanalysen wiesen auf einen möglichen Vorteil der Hochdosistherapie für fortgeschrittene Krankheitsstadien und hoch-intermediäres/hohes IPI-Risiko hin. Auch Patienten mit angioimmunoblastischem T-Zell-Lymphom schienen von der Hochdosistherapie zu profitieren. Um definitive Aussagen zum Wert der Hochdosiskonsolidierung bei peripheren T-Zell-Lymphomen zu machen, ist eine prospektive randomisierte Studie erforderlich.

### 14.1.3 Rezidivtherapie

Die Behandlung von Rezidiven peripherer T-Zell-Lymphome ist meist nicht erfolgreich. Etwa ein Drittel der Patienten spricht auf eine Salvage-Monotherapie mit Gemcitabin (1000 mg/m$^2$ Tag 1, 8 und 15, Wiederholung Tag 28), Romidepsin (Histon-Deacetylase-Hinhibitor, 14 mg/m$^2$ Tag 1, 8 und 15, Wiederholung Tag 28) oder Pralatrexat an (Folsäureantagonist, 30 mg/m$^2$ Tag 1, 8, 15, 22, 29, 36, Wiederholung Tag 50). Das Enzym Aurora-A-Kinase spielt eine wichtige Rolle in der Mitose. Es wird bei peripheren T-Zell-Lymphomen oft überexprimiert. Vor diesem Hintergrund führten O'Connor et al. [141] die randomisierte **LUMIERE-Studie** durch, in der eine Behandlung mit dem **Aurora-A-Kinase-Inhibitor Alisertib** (2-mal 50 mg p.o. Tag 1–7, Wiederholung Tag 22) unter randomisierten Bedingungen mit einer der o. g. **Standardtherapien** verglichen wurde. Der primäre Endpunkt, eine gegenüber der Vergleichstherapie verbesserte Gesamtansprechrate, wurde nicht erreicht (Gesamtansprechrate unter Alisertib versus Vergleichstherapie: 33% versus 45%). Das mediane progressionsfreie Überleben betrug 115 versus 104 Tage, das Gesamtüberleben lag nach 2 Jahren in beiden Studienarmen bei 35%. Alisertib weist eine gewisse Aktivität bei rezidivierten T-Zell-Lymphomen auf, es ist allerdings nicht wirksamer als bereits verfügbare Medikamente.

## 14.2 Besondere Manifestationsformen

### 14.2.1 Angioimmunoblastisches T-Zell-Lymphom

Bei angioimmunoblastischen T-Zell-Lymphomen mit RHOA-Mutation liegt oft eine **Clonal Hematopoiesis of Indeterminate Potential** (CHIP) vor, die die Entwicklung des Lymphoms möglicherweise begünstigt. Tiacci et al. [174] berichteten über einen 45-jährigen Patienten mit angioimmunoblastischem T-Zell-Lymphom und RHOA-Mutation, bei dem CHIP-Mutationen von TET2 und ASXL1 sowohl im Lymphom als auch im Knochenmark nachgewiesen wurden. 1 Jahr später entwickelte sich eine akute myeloische Leukämie mit einer NPM1-Mutation. Auch in der Leukämie waren TET2- und ASXL1-Mutationen nachweisbar. Ob die von den Autoren ausgesprochene Empfehlung, Patienten mit angioimmunoblastischem T-Zell-Lymphom, RHOA-Mutation und CHIP engmaschig im Hinblick auf myeloische Zweitneoplasien zu überwachen, sinnvoll ist, erscheint diskussionswürdig.

Beim angioimmunoblastischen T-Zell-Lymphom und bei anderen von follikulären Helfer-T-Zellen ausgehenden Lymphomen werden häufig Mutationen in TET2 (80%), DNMT3A (25%) und IDH2 (25%) beobachtet. Die Proteinprodukte dieser Gene regulieren die Methylierung und Hydroxymethylierung von Cytosin. Dies beeinflusst die Expression der von der epigenetischen Modifikation betroffenen Gene. Der Mutationsstatus von TET2, DNMT3A und IDH2 korreliert beim myelodysplastischen Syndrom mit dem Ansprechen auf Azacitidin. Vor diesem Hintergrund behandelten Lemonnier et al. [115] 12 Patienten mit median 2-fach vorbehandeltem angioimmunoblastischen T-Zell-Lymphom mit **Azacitidin** (75 mg/m² Tag 1–7, Wiederholung Tag 29; Fortführung bis zu Progression oder intolerablen Nebenwirkungen). 6 Patienten erhielten wegen einer gleichzeitig bestehenden Epstein-Barr-Virus-positiven Lymphoproliferation zusätzlich Rituximab. Bei 4 Patienten (33%) lag gleichzeitig eine chronische myelomonozytäre Leukämie vor, die beim angioimmunoblastischen T-Zell-Lymphom gehäuft als Zweitkrankheit auftritt. Alle Patienten wiesen zumindest eine TET2-, 58% zwei voneinander unabhängige TET2-, 33% eine DNMT3A-, 8% eine IDH2- und 41% eine RHOA-Mutation auf. Nach einer medianen Beobachtungszeit von 27 Monaten betrug die Gesamtansprechrate 75%, mit einem Anteil kompletter Remissionen von 50%. Das mediane progressionsfreie Überleben lag bei 15 Monaten, das mediane Gesamtüberleben bei 21 Monaten. Bei 2 Patienten hielt die komplette Remission >18 Monate nach Absetzen von Azacitidin an.

> **Wertung**
>
> Beim rezidivierten angioimmunoblastischen T-Zell-Lymphom sollte systematisch nach TET2-, DNMT3A- und IDH2-Mutationen gesucht werden. Der Nachweis einer Mutation eröffnet eine Behandlungsoption mit Azacitidin.

### 14.2.2 Extranodales (nasales) NK/T-Zell-Lymphom

Das extranodale NK/T-Zell-Lymphom liegt meist lokalisiert im Nasen-Rachenraum vor. Wichtigste therapeutische Maßnahme ist die Bestrahlung, durch die die Patienten oft geheilt werden. Bei disseminiertem Auftreten oder im Rezidiv ist die Prognose schlecht. Das mediane Gesamtüberleben liegt bei 6–12 Monaten. Auf der Grundlage von **CIBMTR**-Daten berichteten Kanate et al. [100] über die Ergebnisse der **allogenen Blutstammzelltransplantation**. Das mittlere Alter betrug 44 Jahre, 66% der Patienten waren kaukasischen Ursprungs. Zum Zeitpunkt der Transplantation befanden sie sich zu 45% in kompletter und zu 30% in partieller Remission. Bei 12% lag Refraktärität vor. Nach einer medianen Beobachtungszeit von 36 Monaten lag das progressionsfreie Überleben nach 3 Jahren bei 28%, das Gesamtüberleben bei 34%, die Rückfallrate bei 42% und die nicht-rezidivbedingte Mortalität bei 30%. Als möglicher Hinweis auf einen Transplantat-gegen-Lymphom-Effekt wurden jenseits von 2 Jahren keine Rückfälle beobachtet. Prädiktive Faktoren für ein Ansprechen auf die Transplantation ließen sich nicht ermitteln. Dies galt auch für den Remissionsstatus vor der Transplantation. Die Daten zeigen, dass etwa ein Drittel der Patienten mit fortgeschrittenem oder rezidiviertem extranodalen NK/T-Zell-Lymphom von einer allogenen Transplantation profitiert. Die hier beschriebenen Behandlungsergebnisse sind ähnlich wie die Ergebnisse bei Asiaten, bei denen das extranodale NK/T-Zell-Lymphom häufiger vorkommt als bei Kaukasiern.

### 14.2.3 Adulte T-Zell-Leukämie/Lymphom

Die adulte T-Zell-Leukämie/Lymphom wird durch das humane HTLV1-Retrovirus hervorgerufen. Die Erkrankung tritt vor allem in Japan, Afrika und der Karibik auf. Es werden fünf Subtypen unterschieden: akut, Lymphom, chronisch/ungünstig, chronisch/günstig und smoldering. Die drei erstgenannten Verlaufsformen sind prognostisch ungünstig und bedürfen umgehender Behandlung. Eine randomisierte Studie zeigte, dass das mLSG15-Protokoll, das verschiedene Blöcke mit den Substanzen Vincristin, Cyclophosphamid, Doxorubicin, Prednison, Ranimustin, Vindesin, Etoposid und Carboplatin beinhaltet, besser geeignet ist als CHOP. Die Ergänzung des mLSG15-Protokolls um den CCR4-Antikörper **Mogamulizumab** führte zu einer weiteren Steigerung der Remissionsrate. Ishida et al. [92] berichteten über die Langzeitergebnisse der 53 Patienten umfassenden randomisierten Studie. In Bezug auf das progressionsfreie Überleben nach 1 Jahr (47% versus 29%) und das Gesamtüberleben nach 3 Jahren (45% versus 50%) bestand zwischen dem Mogamulizumab-haltigen Protokoll und der Therapie mit mLSG15 allein kein signifikanter Unterschied. Im Rezidiv wurden einige Patienten allogen transplantiert. Bei Vorbehandlung mit Mogamulizumab stellte sich häufig eine schwere Transplantat-gegen-Wirt-Reaktion ein. Die Autoren empfehlen daher, bei geplanter allogener Transplantation auf den Antikörper zu verzichten.

## 15 Kutane Lymphome

### 15.1 Klassifikation

Die verschiedenen Einteilungsschemata kutaner Lymphome wurden im Jahre 2005 in der **WHO-EORTC-Klassifikation** zusammengeführt [190]. Willemze et al. [189] legten jetzt eine aktualisierte Version vor. Gegenüber der vorherigen Einteilung wurden mehrere provisorische Entitäten neu aufgenommen: das primär kutane akrale CD8-positive T-Zell-Lymphom, eine meist im Bereich des Ohrs lokalisierte Tumorbildung, neue Varianten der lymphomatoiden Papulose, das Epstein-Barr-Virus-positive mukokutane Ulkus, eine oft wie ausgestanzt wirkende Läsion der Haut, der Mundschleimhäute und des Gastrointestinaltrakts, und die Aufteilung des primär kutanen Marginalzonen-Lymphoms in zwei verschiedene Formen. Bei einigen Krankheiten änderten sich die Begriffe Lymphom beziehungsweise lymphoproliferative Erkrankung, was erkennen lässt, dass die neoplastische Natur der Veränderungen manchmal nicht eindeutig ist. Leider enthalten die aktualisierten Richtlinien keinerlei Hinweise auf die Behandlung. Hierzu sollte man auf die WHO-EORTC-Klassifikation aus dem Jahre 2005 zurückgreifen [190].

### 15.2 Therapie

Etwa zwei Drittel der kutanen T-Zell-Lymphome entfallen auf die Mycosis fungoides und das Sézary-Syndrom. In fortgeschrittenen Stadien (Tumorbildung, Erythrodermie, Lymphknoten- und Organbeteiligung) ist die Prognose dieser Erkrankungen ungünstig. Das mediane progressionsfreie Überleben liegt bei 5 Jahren. Neben Lokalmaßnahmen und extrakorporaler Photopherese kommen in fortgeschrittenen Stadien auch systemische Medikamente, zum Beispiel Bexaroten, Histon-Deacetylase-Inhibitoren, Chemotherapeutika und Brentuximab-Vedotin, zum Einsatz. Rezidive sind die Regel. Kim et al. [103] prüften in der 370 Mycosis-fungoides- und Sézary-Syndrom-Patienten umfassenden **MAVORIC-Studie** den CCR4-Antikörper **Mogamulizumab** (1,0 mg/kg, Zyklus 1: Tag 1, 8, 15 und 22, Wiederholung Tag 29; nachfolgende Zyklen: Tag 1 und 15) im Vergleich zu dem Histon-Deacetylase-Hemmstoff **Vorinostat** (400 mg p.o. täglich fortlaufend). Die Patienten waren median 3-fach vorbehandelt. Die Behandlung wurde in beiden Therapiearmen sehr gut toleriert, das Auftreten von Grad-3/4-Nebenwirkungen war vergleichbar (41% versus 41%). Nach einer medianen Beobachtungszeit von 17 Monaten ergab sich ein deutlicher Vorteil zugunsten Mogamulizumab in Bezug auf die Gesamtansprechrate (28% versus 5%), die Rate kompletter Remissionen (3% versus 0%), das mediane progressionsfreie Überleben (8 versus 3 Monate) und das mediane Gesamtüberleben (nicht erreicht versus 44 Monate). Auch im Hinblick auf die Zeit bis zum Ansprechen (median 3 versus 5 Monate) und die Ansprechdauer (Hautmanifestationen 21 versus 11 Monate) erwies sich Mogamulizumab Vorinostat überlegen. Nach Versagen von Vorinostat konnte mit Mogamulizumab behandelt werden. Die Ansprechrate lag bei 31%, das mediane progressionsfreie Überleben bei 9 Monaten. Besonders eindrucksvoll waren die Behandlungsergebnisse beim Sézary-Syndrom.

### Wertung

Mit dem CCR4-Antikörper Mogamulizumab ergibt sich für Patienten mit fortgeschrittener Mycosis fungoides und Sézary-Syndrom eine hochwirksame neue Therapieoption.

## 16 Hodgkin-Lymphom

### 16.1 Pathogenese

#### 16.1.1 Genetik

Die Erkennung rekurrenter Mutationen wird beim Hodgkin-Lymphom durch die Tatsache erschwert, dass weniger als 5% des Gewebes Tumorzellen sind. Der Tumor besteht zum größten Teil aus nicht-neoplastischen Immunzellen, die das Tumorwachstum in unterschiedlicher Weise beeinflussen. Vorherige Untersuchungen zeigten, dass der Verlust immunologisch wichtiger Proteine (zum Beispiel $β_2$-Mikroglobulin) und die Inaktivierung von Inhibitoren des NFκB-Signalwegs (zum Beispiel A20, NFKB1E) von großer pathogenetischer Bedeutung sind. Auch ergaben sich Hinweise auf eine abnorme Aktivierung des JAK-STAT-Signalwegs. Tiacci et al. [173] isolierten aus 34 Lymphknotenbiopsien mit Hilfe der **Mikrodissektion** 50 000 Hodgkin-/Hodgkin-Reed-Sternberg-Zellen (1200–1800

Tumorzellen pro Patient). Die genetische Analyse erfolgte durch Whole Exome Sequencing. Am häufigsten wurden aktivierende Mutationen von **STAT6** (32%) gefunden, gefolgt von Mutationen in GNA13 (24%), XPO1 (18%) und ITPKB (16%), das ein Enzym im PI3K-Signalweg kodiert. Aktivierende Mutationen von STAT6 waren häufig von inaktivierenden Mutationen in SOCS1 begleitet, dessen Proteinprodukt die Aktivität des STAT-JAK-Signalwegs hemmt. Insgesamt fand sich bei 87% der Patienten eine Deregulierung des JAK-STAT-Signalwegs mit aktivierenden Mutationen in JAK1, JAK2, STAT3, STAT5B und STAT6 und inaktivierenden Mutationen in SOCS1 oder PTPN1. Als Hinweis auf mögliche therapeutische Nutzbarkeit führte die Hemmung des abnorm aktivierten JAK-STAT-Signalwegs in Zell-Linien zur Apoptose. Therapeutisch nutzbar könnten auch aktivierende **XPO1**-Mutationen sein, die zu einem Verlust von Tumorsuppressorproteinen und vermehrter Translation von Onkogen-mRNA führen. Der XPO1-Inhibitor Selinexor induzierte in kultivierten Hodgkin-Zellen Apoptose.

Ähnlich wie bei anderen Tumoren findet sich auch beim Hodgkin-Lymphom zirkulierende Tumor-DNA (**ctDNA**) im Plasma. Die Sequenzierung erlaubt den einfachen Nachweis von Mutationen. Spina et al. [167] wendeten bei 80 neu diagnostizierten und 32 refraktären Hodgkin-Lymphomen das im Abschnitt „Diffuses großzelliges B-Zell-Lymphom" beschriebene CAPP-Seq-Verfahren [108] zur ctDNA-Charakterisierung an. Die Sequenzierung umfasste 77 häufig mutierte Gene. Insgesamt bestand eine gute Korrelation zwischen ctDNA und mikrodissezierten Hodgkin-Zellen. Die Sensitivität bezüglich der Erkennung von Mutationen betrug 88%. Am häufigsten waren STAT6- (40%), A20- (35%) und ITPKB-Mutationen (28%). Die am häufigsten durch Mutationen derangierten Signalwege waren NFκB (46%), PI3K/AKT (46%), JAK/STAT (38%) und NOTCH (20%). Gene mit Funktion in der immunologischen Überwachung waren in 28% der Fälle alteriert. Bei sequenzieller Untersuchung fanden sich übereinstimmende Mutationen bei Erstdiagnose und im Rezidiv, was den gemeinsamen Ursprung der Krankheiten bewies. Daneben lagen aber auch unterschiedliche Mutationen vor, was gegen eine lineare und für eine verästelte Weiterentwicklung aus einer gemeinsamen Ursprungszelle sprach. Ähnlich wie beim diffusen großzelligen B-Zell-Lymphom wurde unter der Primärtherapie (2 Zyklen ABVD) oft ein rascher ctDNA-Abfall beobachtet (≥100-fach). Dies korrelierte mit dem Erreichen einer kompletten Remission. Die Studie unterstreicht das Potenzial der ctDNA-Sequenzierung zur **genetischen Charakterisierung** und **Verlaufsbeurteilung** maligner Lymphome.

### 16.1.2 Microenvironment

Das Tumor-Microenviroment des Hodgkin-Lymphoms enthält überwiegend Lymphozyten. Der Erfolg der Checkpoint-Blockade durch Nivolumab oder Pembrolizumab lässt vermuten, dass diese prinzipiell zur Elimination der Tumorzellen in der Lage sind, durch Hodgkin-Reed-Sternberg-Zellen unter Vermittlung von PD-L1/L2 und PD-1 aber an ihrer Anti-Tumoraktivität gehindert werden. Im Genom der Hodgkin-Reed-Sternberg-Zellen wird das $\beta_2$-Mikroglobulin-Gen häufig deletiert. Da $\beta_2$-Mikroglobulin unabdingbare Voraussetzung für die Expression von MHC-Klasse I-Molekülen ist und letztere zur Erkennung der Zelle durch CD8-positive zytotoxische T-Zellen erforderlich sind, kann der Effekt der PD-1-Blockade nicht über zytotoxische T-Zellen vermittelt werden. Diese Annahme wurde von Cader et al. [29] bestätigt, die das **immunsuppressive Milieu** im Hodgkin-Lymphom mit Hilfe der **Massenzytometrie** genauer charakterisierten. Anders als bei der herkömmlichen Durchflusszytometrie werden die zur Erkennung von Proteinen verwendeten Antikörper bei der Massenzytometrie mit Metallen markiert, was den Einsatz zahlreicher Antikörper in einem einzigen Arbeitsgang ermöglicht. In der Untersuchung von Cader et al. [29] kamen 39 Isotop-konjugierte Antikörper zum Einsatz. Die Immunsuppression im Microenviroment erfolgte zum einen durch Expression von PD-1 in CD4-positiven Th1-Effektorzellen, zum anderen durch PD-1-negative regulatorische T-Zellen, die von den hemmenden PD-L1/L2-Signalen der Hodgkin-Reed-Sternberg-Zellen unbeeinträchtigt blieben. Der Mechanismus der Checkpoint-Blockade besteht in der Desinhibition PD-1 exprimierender Effektorzellen, die ihren Erschöpfungszustand nach Unterbrechung der PD-1-PD-L1/L2-Achse überwinden und die Tumorzellen über noch genauer zu definierende Mechanismen eliminieren.

## 16.2 Diagnostik

Zur Erkennung eines Knochenmarkbefalls wird beim Hodgkin-Lymphom üblicherweise eine Beckenkammbiopsie durchgeführt. Ist diese positiv, liegt ein fortgeschrittenes Stadium IV mit entsprechenden Konsequenzen für die Intensität der Behandlung vor. Voltin et al. [183] prüften an 832 in der HD16-, HD17- oder HD18-Studie behandelten Patienten, ob die **Knochenmarkbiopsie** durch die **Positronen-Emissionstomographie** ersetzt werden kann, mit der sich ein Knochenmarkbefall ebenfalls nachweisen lässt. Hierbei wurden nur fokale Veränderungen mit einer Stoffwechselaktivität >Leber als Knochenmarkbeteiligung gewertet. Eine diffuse FDG-Aufnahme, die bei 18% der Patienten vorlag, galt nicht als Knochenmarkbefall, sondern als Aktivierung normaler Knochenmarkzellen durch das Lymphom. Eine diffuse FDG-Aufnahme trat nie gemeinsam mit fokalen Veränderungen auf. Die Knochenmarkbiopsie war nur bei 20 Patienten (2,4%) positiv. Der bioptisch gesicherte Befall wurde zu 95% auch von der PET erkannt (Sensitivität 95%). Bei 702 von 703 PET-negativen Patienten war auch die Knochenmarkbiopsie negativ (negativer prädiktiver Wert der PET 99,9%). In 110 Fällen war die PET positiv, ohne dass die Beckenkammbiopsie einen Knochenmarkbefall zeigte. Bei 33% lag ein uni-, bei 13% ein bi-, bei 9% ein tri- und bei 45% ein multifokaler Befall vor. Unter der Therapie verschwand die pathologische FDG-Anreicherung, was bewies, dass sie tatsächlich einem Knochenmarkbefall entsprach. Offensichtlich wird das wahre Ausmaß des Knochenmarkbefalls durch die unilaterale Beckenkammbiopsie unterschätzt. Bei bilateraler Biopsie steigt der Anteil an Patienten mit Knochenmarkbefall um 20%. Mit Hilfe der PET lässt sich das gesamte Ausmaß erkennen.

### Wertung

Bei Vorliegen einer Ausgangs-PET ist eine Knochenmarkbiopsie beim Hodgkin-Lymphom nicht erforderlich. Wenn eine PET-positive Knochenmarkläsion zur Zuordnung zu einer höheren Risikogruppe führt, sollte eine bioptische Klärung erwogen werden. Diese kann am Beckenkamm, im Idealfall aber in der PET-positiven Läsion erfolgen.

Die nach 2 Therapiezyklen durchgeführte Interim-PET ist beim Hodgkin-Lymphom prädiktiv für den weiteren Krankheitsverlauf. Die hierzu durchgeführten Studien verwendeten überwiegend das ABVD-Protokoll. Daten zu eskaliertem BEACOPP (eBEACOPP) sind dürftig. Um die prognostische Aussage der **Interim-PET** auch unter **eBEACOPP** zu definieren, korrelierten Kobe et al. [105] das beim Interim-Staging erzielte Ergebnis anhand der Daten der HD18-Studie mit dem weiteren Verlauf. Zur Beurteilung der Interim-PET wurde die Deauville-Klassifikation herangezogen, bei der ein Stadium 3 eine Restaktivität >Mediastinum und ein Stadium 4 eine Restaktivität >Leber anzeigt. Von 1945 in die Studie eingeschlossenen Patienten wurden 52% einem Deauville-Stadium 1 oder 2 und je 24% einem Deauville-Stadium 3 oder 4 zugeordnet. Bei Fokussierung auf 722 einheitlich mit 6 Zyklen eBEACOPP behandelte Patienten zeigte sich im Deauville-Stadium 1 oder 2 ein progressionsfreies Überleben nach 3 Jahren von 92%, im Stadium 3 von 96% und im Stadium 4 von nur 88%. Die entsprechenden Prozentsätze im 3-Jahres-Gesamtüberleben waren 98% versus 99% versus 97%. Bei multivariabler Analyse, die auch prätherapeutische Risikofaktoren beinhaltete, korrelierte nur das Vorliegen eines Deauville-Stadiums 4 mit einem schlechten Therapieergebnis. Die Autoren empfehlen daher, bei Behandlung mit eBEACOPP das Deauville-Stadium 4 als Grenze zwischen prognostisch günstigen und günstigen Verläufen zu verwenden.

Die HD18-Studie hatte gezeigt, dass die Therapie im Deauville-Stadium 1 oder 2 der Interim-PET auf **4 eBEACOPP-Zyklen** reduziert werden kann. Da sich das Therapieergebnis im **Deauville-Stadium 3** nicht vom Ergebnis im Deauville-Stadium 1 oder 2 unterscheidet, empfehlen Kobe et al. [105], die Therapiereduktion auf 4 Zyklen auch bei Vorliegen eines Deauville-Stadiums 3 vorzunehmen. Dies bedeutet, dass bei etwa 75% der Patienten die Behandlungsintensität deutlich verringert werden kann. Allerdings wurde die Gleichwertigkeit von 4 und 6 Zyklen eBEACOPP im Deauville-Stadium 3 in der HD18-Studie nicht explizit geprüft. Patienten im Deauville-Stadium 3 sollten daher bei einer Reduktion von eBEACOPP auf 4 Zyklen besonders sorgfältig überwacht werden.

## 16.3 Therapie

Das Hodgkin-Lymphom ist bei den meisten Patienten heilbar. An der Wahl des Behandlungsprotokolls werden die Patienten kaum beteiligt. Bröckelmann et al. [21] untersuchten in einer internationalen Studie, durch welche Faktoren die **Wahl des Therapieprotokolls** auf Seiten der **Patienten** und ihrer **Ärzte** beeinflusst wird. Die in die Studie eingeschlossenen Patienten befanden sich entweder vor oder bis zu 2 Jahre nach der Behandlung. Sie kamen aus Frankreich (n=102), Deutschland (n=102) und England (n=85). Die Ärzte waren Hämatoonkologen mit Erfahrung in der Behandlung von Hodgkin-Lymphomen (Frankreich 96, Deutschland 92, England 93). Im Zuge einer Online-Befragung wurden den Patienten und Ärzten 5 Modellpatienten vorgestellt, die sich in Alter, Geschlecht und anderen Eigenschaften unterschieden. Für jedes Patientenprofil musste entschieden werden, welcher Endpunkt für die Behandlung am wichtigsten war. Hieraus ergaben sich Konsequenzen für die Wahl der Therapie. Die 6 möglichen Endpunkte waren das progressionsfreie Überleben, das Gesamtüberleben sowie das Risiko von Neuropathien, Lungenschäden, Infertilität und Hospitalisierung aufgrund von Komplikationen. Zur Wahl standen 3 Therapieprotokolle: ABVD, AAVD (Ersatz von Bleomycin durch Brentuximab-Vedotin) und eBEACOPP. Unabhängig vom Profil der Modellpatienten war für die befragten Patienten progressionsfreies Überleben das wichtigste Ziel (24%), gefolgt von Gesamtüberleben (19%). Die Ärzte richteten ihre Therapiewahl an den Lebensbedingungen der Modellpatienten aus. Bei Männern und jungen Frauen ohne Kinderwunsch war es das wichtigste Ziel, das Gesamtüberleben zu erhalten, gefolgt von progressionsfreiem Überleben. Bei jungen Frauen mit unklarem Kinderwunsch war der Erhalt der Fertilität ausschlaggebend für die Wahl des Therapieprotokolls, gefolgt von progressionsfreiem Überleben. Bei alten Patienten wurde die Wahl der Therapie in erster Linie durch die Vermeidung stationärer Notfallaufnahmen beeinflusst. In Deutschland und Frankreich ist das eBEACOPP-Protokoll verbreitet; hier war für die meisten Ärzte das progressionsfreie Überleben das wichtigste Therapieziel. In England wird zur Behandlung des Hodgkin-Lymphoms meist ABVD verwendet; hier war bei der ärztlichen Entscheidung der Erhalt der Fertilität von großer Bedeutung.

Die Ergebnisse prospektiver Studien sind wegen der mit der Teilnahme verbundenen Patientenselektion nicht immer auf die Allgemeinbevölkerung übertragbar. Vor diesem Hintergrund beschrieben Biccler et al. [14] anhand der dänischen, norwegischen und schwedischen Krebsregister den Krankheitsverlauf von 2562 **Hodgkin-Lymphom**-Patienten im Alter von 18–49 Jahren, die von 2000–2013 mit ABVD, eBEACOPP oder anderen Protokollen behandelt wurden. Im Vergleich zur **Allgemeinbevölkerung** zeichnete sich die Hodgkin-Lymphom-Kohorte durch einen durchschnittlichen Verlust von 45 Lebenstagen (Stadium I–IIA 23 Tage; Stadium IIB–IV 67 Tage) in den anschließenden 5 Jahren aus. Das Gesamtüberleben betrug nach 5 Jahren 95%, das Rückfallrisiko 13%. Bei Patienten, die 24 Monate ereignisfrei überlebten, reduzierte sich der durchschnittliche Verlust an Lebenstagen in den darauffolgenden 5 Jahren auf 13 Tage (Stadium I–IIA 2 Tage; Stadium IIB–IV 23 Tage). Das Rezidivrisiko für die nächsten 5 Jahre betrug 5%. Bei einem ereignisfreien Überleben von 5 Jahren ergab sich für die nachfolgenden 5 Jahre lediglich ein Rückfallrisiko von 1%. Der durchschnittliche Verlust an Überlebenszeit beschränkte sich für die kommenden 5 Jahre auf 8 Tage. Das Rückfallrisiko war bei Diagnosestellung in fortgeschrittenen Stadien höher als in limitierten Stadien. Bei anhaltender Rezidivfreiheit über 3 Jahre wurde zwischen frühen und fortgeschrittenen Stadien kein wesentlicher Unterschied mehr gesehen. Die populationsbasierten Daten bestätigen die **hervorragende Prognose** des Hodgkin-Lymphoms. Rezidive ereignen sich überwiegend innerhalb der ersten beiden Jahre.

### 16.3.1 Primärtherapie – frühe Stadien

Drei in den vergangenen Jahren durchgeführte randomisierte Studien zeigten übereinstimmend, dass die nach 2 Zyklen ABVD durchgeführte Interim-PET prädiktiv für den weiteren Krankheitsverlauf ist und möglicherweise zur Therapiesteuerung herangezogen werden kann. Bei Interim-PET-negativen Patienten wurde unter randomisierten Bedingungen geprüft, ob auf die in frühen Stadien übliche Bestrahlung ohne Wirkungsverlust verzichtet werden kann. Dies war in keiner Studie der Fall. Bei schlechterem progressionsfreien Überleben ergab sich allerdings im Gesamtüberleben kein Unterschied, da Patienten im Rezidiv erneut erfolgreich behandelt wurden (nachgezogene Bestrahlung, Hochdosistherapie). Straus et al. [171] publizierten die Ergebnisse der nicht randomisierten **CALGB-50604-Studie**, in der 149 Patienten im Stadium I oder II ohne Bulk nach 2 Zyklen ABVD eine **Interim-PET**-Untersuchung erhielten und nach Maßgabe des Befundes unterschiedlich behandelt wurden. Die Interim-PET wurde anhand der Deauville-Kriterien ausgewertet, wobei ein Stadium 1–3 einen negativen und ein Stadium 4 und 5 einen positiven Befund anzeigte. Patienten mit negativer Interim-PET erhielten 2 weitere Zyklen ABVD ohne **Bestrahlung**. Patienten mit positiver Interim-PET erhielten 2 Zyklen **eBEACOPP**, gefolgt von einer Involved-Field-Bestrahlung mit 30,6 Gy. Ziele der Studie waren eine progressionsfreie 3-Jahres-Überlebensrate im Interim-PET-negativen Arm >85% und eine Verbesserung des progressionsfreien Überlebens Interim-PET-positiver Patienten mit Annäherung an die Überlebensdaten Interim-PET-negativer Patienten. Die Aussagekraft der Studie wurde durch die Tatsache eingeschränkt, dass 91% der Patienten Interim-PET-negativ und nur 9% Interim-PET-positiv waren. Nach einer medianen Beobachtungszeit von 46 Monaten lag die Rate kompletter Remissionen und 3 Jahre progressionsfrei überlebender Patienten in der Interim-PET-negativen Kohorte bei 97% beziehungsweise 91%. Bei Interim-PET-positiven Patienten waren die Behandlungsdaten schlechter (komplette Remission 85%; progressionsfreies Überleben nach 3 Jahren 66%). Aufgrund ihrer eigenen Daten und der oben genannten Studien glauben die Autoren, bei der Behandlung von Patienten in frühen Hodgkin-Lymphom-Stadien mit negativer Interim-PET auf eine Bestrahlung verzichten zu können. Das Ergebnis der Behandlung Interim-PET-positiver Patienten war trotz Umstellung auf eBEACOPP und Bestrahlung unbefriedigend.

Frühe Hodgkin-Lymphom-Stadien sind meist zervikal oder mediastinal lokalisiert. Sasse et al. [158] fanden bei 223 von 2903 in der HD13- und HD14-Studie behandelten Patienten (8%) eine **infradiaphragmale** Lokalisation. Gegenüber der supradiaphragmalen Lokalisation waren die Patienten häufiger männlich (70% versus 52%), sie waren älter (median 47 versus 35 Jahre) und befanden sich oft in eingeschränktem Allgemeinzustand. Der histologische Subtyp der nodulären Sklerose wurde seltener diagnostiziert (30% versus 55%). Nach einer medianen Beobachtungszeit von 51 Monaten war das Überleben bei infradiaphragmaler Lokalisation schlechter als bei supradiaphragmaler (progressionsfreies Überleben nach 5 Jahren 80% versus 92%; Gesamtüberleben 91% versus 98%). In den Studien wurden verschiedene Therapieintensitäten verglichen. Bei der höchsten Intensität (HD13: 2-mal ABVD; HD14: 2-mal ABVD plus 2-mal eBEACOPP) bestand zwischen infra- und supradiaphragmaler Lokalisation kein Überlebensunterschied.

### 16.3.2 Primärtherapie – fortgeschrittene Stadien

Mit der in Deutschland üblichen Standardtherapie eBEACOPP werden hohe Ansprechraten und ein langes progressionsfreies Überleben erzielt. Ob die Wirkung langfristig anhält oder Zweitmalignome den Behandlungserfolg beeinträchtigen, muss durch **Langzeituntersuchungen** geklärt werden. Nach einer medianen Beobachtungszeit von 141 beziehungsweise 97 Monaten aktualisierten von Tresckow et al. [184] die Daten der **HD9**-Studie, in der 8 Zyklen COPP/ABVD mit 8 Zyklen BEACOPP in Basis- oder eskalierter Dosierung verglichen wurden,

**Tabelle 7:** *Langzeitdaten der HD9- und HD12-Studien für fortgeschrittene Stadien des Hodgkin-Lymphoms. Adaptiert nach [184].*

| | Studie HD9 | | |
|---|---|---|---|
| | 8 x COPP/ABVD | 8 x bBEACOPP | 8 x eBEACOPP |
| Progressionsfreies Überleben (15 Jahre) | 57% | 67% | 74% |
| Gesamtüberleben (15 Jahre) | 72% | 75% | 81% |
| Sekundärmalignome (15 Jahre) | 7% | 13% | 11% |
| MDS/AML (15 Jahre) | 1 Fall | 8 Fälle | 15 Fälle |
| | Studie HD12 | | |
| | 8 × eBEACOPP | 4 × eBEACOPP + 4 x bBEACOPP | Radiatio[1] | Keine Radiatio[1] |
| Progressionsfreies Überleben (10 Jahre) | 83% | 81% | 90% | 83% |
| Gesamtüberleben (10 Jahre) | 87% | 87% | 94% | 90% |
| Sekundärmalignome (10 Jahre) | 9% | 6% | 8% | 8% |

[1]Subgruppe (37% der Patienten) mit initialem Bulk oder Restmanifestation nach Chemotherapie, die zwischen Bestrahlung und Verzicht auf Bestrahlung randomisiert wurden; *bBEACOPP* Basisdosierung von BEACOPP; *eBEACOPP* eskalierte Dosierung von BEACOPP; Untersuchung an 1196 (HD9) beziehungsweise 1574 (HD12) Patienten

und der **HD12**-Studie, in der 8 Zyklen BEACOPP in eskalierter Dosierung mit 4 Zyklen BEACOPP in eskalierter gefolgt von 4 Zyklen BEACOPP in Basisdosierung verglichen wurden. In HD12 wurde darüber hinaus die Notwendigkeit einer Bestrahlung bei persistierenden Lymphknotenvergrößerungen hinterfragt. Für die Langzeitauswertung von HD9 standen 1196, für die Auswertung von HD12 1574 Patienten zur Verfügung. In HD9 wurde das progressionsfreie Überleben und Gesamtüberleben durch eBEACOPP gegenüber COPP/ABVD signifikant verbessert (Tab. 7). Bei Anwendung des intensiveren Protokolls kam es jedoch zu einer leichten Zunahme an Sekundärmalignomen (7% versus 11%), insbesondere Myelodysplasien und akuten myeloischen Leukämien (4,0% nach 15 Jahren). Im Vergleich zur deutschen Allgemeinbevölkerung war die Krebsinzidenz verdoppelt. Dies führte auch zu erhöhter Sterblichkeit. In HD12 war die weniger intensive BEACOPP-Therapie der Standardbehandlung mit 8-mal eBEACOPP nicht unterlegen. Die Zweitmalignomrate war in beiden Studienarmen vergleichbar. Der Verzicht auf Bestrahlung residueller Manifestationen führte zu einer deutlichen Verschlechterung des progressionsfreien Überlebens (83% versus 90%) und des Gesamtüberlebens (90% versus 94%) nach 10 Jahren (Tab. 7). In beiden Studien war die progressionsfreie Überlebenszeit nach Auftreten eines Rezidivs kurz (progressionsfreies 5-Jahres-Überleben nach einem Rezidiv in HD9: 39%; HD12: 47%).

> **Wertung**
>
> Trotz leicht gesteigerter Zweitmalignomrate bleibt der Vorteil von eBEACOPP hinsichtlich des progressionsfreien Überlebens und Gesamtüberlebens auch nach 10–15 Jahren bestehen.

Aufgrund der Ergebnisse der HD18-Studie erfolgt die Behandlung fortgeschrittener Hodgkin-Lymphom-Stadien Interim-PET-gesteuert. Bei negativer Interim-PET nach 2 Zyklen eBEACOPP erhalten die Patienten 2 weitere Zyklen eBEACOPP. Bei positiver Interim-PET erhalten sie 4 weitere Zyklen. Abschluss-PET-positive Restläsionen werden bestrahlt. Ein Nachteil der HD18-Studie war die Definition der positiven Interim-PET als Deauville-Stadium 3–5. Nur die Stadien 1 und 2 galten als negativ. Die französische **AHL2011-Studie** verfolgte wie die HD18-Studie das Ziel, die Therapieintensität bei gutem Ansprechen auf die ersten beiden Zyklen eBEACOPP zu reduzieren [31]. Ein negativer **Interim-PET**-Befund wurde hier als Deauville-Stadium 1–3, ein positiver als Stadium 4 und 5 definiert. Die Studie umfasste 823 Patienten, die per Randomisierung entweder der Standardtherapie (6 Zyklen **eBEACOPP**) oder der Interim-PET-gesteuerten Therapie zugeordnet wurden (Interim-PET negativ: 4 Zyklen **ABVD**; positiv: 4 Zyklen eBEACOPP). Nach dem 4. Zyklus wurde sowohl im Standard- als auch im Interim-PET-gesteuerten Arm eine weitere PET-Untersuchung durchgeführt. Bei negativem Befund wurde die Behandlung protokollgemäß zu Ende geführt, bei positivem konnte eine Salvage-Therapie eingeleitet werden. Eine Bestrahlung war nicht vorgesehen. Im Interim-PET-gesteuerten Studienarm wiesen 87% der Patienten ein Deauville Stadium 1–3 (negativ) und 13% ein Deauville-Stadium 4–5 (positiv) auf. Nach einer medianen Beobachtungszeit von 50 Monaten ergaben sich zwischen der Standardtherapie und der Interim-PET-gesteuerten Therapie keine Unterschiede im Hinblick auf das progressionsfreie Überleben (nach 5 Jahren 86% versus 86%) und das Gesamtüberleben (95% versus 96%; Abb. 10). Unter der Standardtherapie wurden häufiger Grad-3/4-Nebenwirkungen beob-

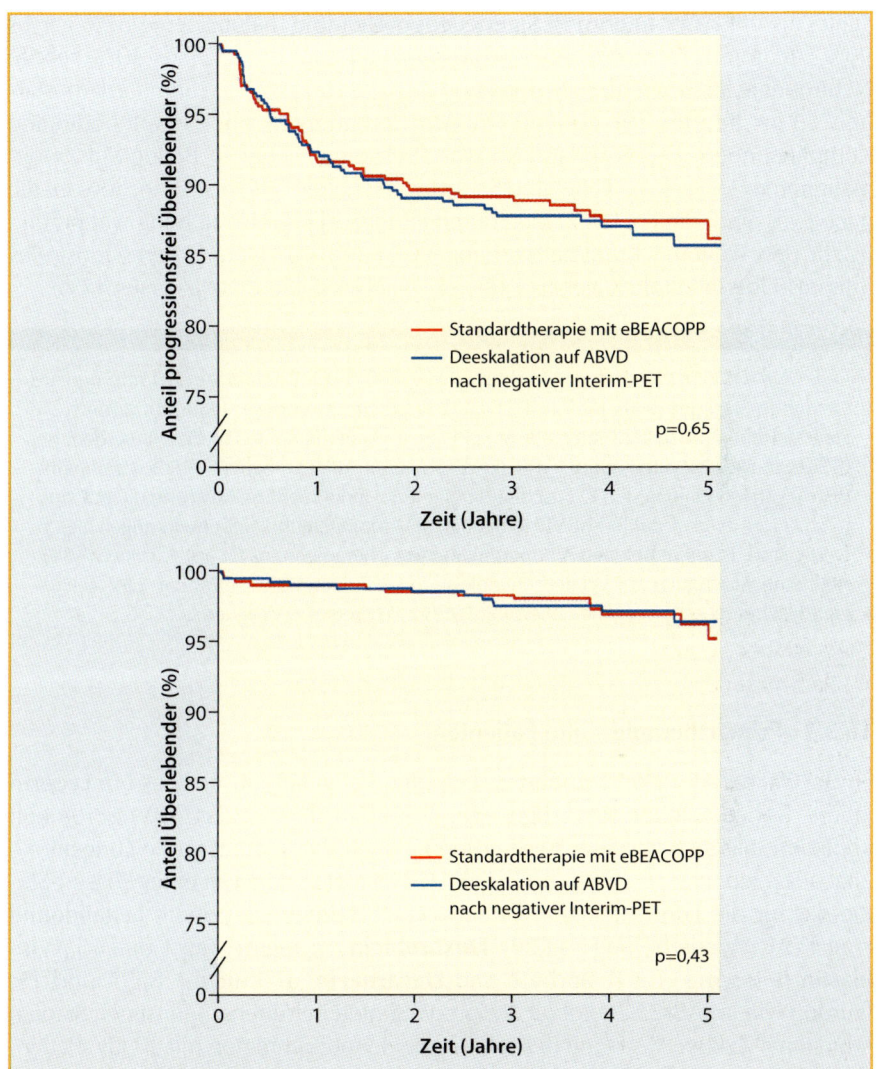

**Abbildung 10:** *Progressionsfreies Überleben und Gesamtüberleben in fortgeschrittenen Stadien des Hodgkin-Lymphoms mit Deeskalation von eBEACOPP auf ABVD bei negativer Interim-PET versus Standardtherapie mit eBEACOPP (AHL2011-Studie). Adaptiert nach [31].*

achtet als unter der Interim-PET-gesteuerten Therapie (Neutropenie 87% versus 90%, Anämie 69% versus 28%, Thrombozytopenie 66% versus 40%, febrile Neutropenie 35% versus 23%, Infektion 22% versus 11%). Im Standardarm starben 6, im Interim-PET-gesteuerten Arm 2 Patienten an therapiebedingten Komplikationen. Der Standardarm war auch ungünstiger in Bezug auf Zweitmalignome (10 versus 5 Fälle) und Schwangerschaften (28 versus 45). Sowohl die nach 2 als auch die nach 4 Zyklen durchgeführte PET-Untersuchung war prädiktiv für den weiteren Krankheitsverlauf (PET nach 2 Zyklen: progressionsfreies 5-Jahres-Überleben 89% versus 71%; PET nach 4 Zyklen: 90% versus 47%).

### Wertung

Die AHL2011-Studie hat gegenüber HD18 den Vorteil, dass auch Patienten im Deauville-Stadium 3 als Interim-PET-negativ gewertet wurden. Dadurch konnte die Standdardtherapie mit 6 Zyklen eBEACOPP auf 13% der Patienten reduziert werden. Bei 87% war nach 2 Zyklen eBEACOPP ein Wechsel auf ABVD möglich. Ob die bei Interim-PET-negativen Patienten in Deutschland üblichen 2 Zyklen eBEACOPP und die in Frankreich favorisierten 4 Zyklen ABVD in Bezug auf Wirkungen und Nebenwirkungen gleichwertig sind, ist nicht bekannt. Die Reduktion der Therapieintensität auf 4 Zyklen ABVD stellt eine Alternative zur Weiterbehandlung mit 2 Zyklen eBEACOPP dar. Der Zeitaufwand ist bei diesem Vorgehen allerdings größer (16 versus 6 Wochen).

### 16.3.3 Primärtherapie – alte Patienten

Etwa 30% der Hodgkin-Lymphome betreffen Patienten jenseits des 60. Lebensjahres. Bei ausreichendem Allgemeinzustand wird meist das ABVD-Protokoll appliziert, das sich in dieser Altersgruppe jedoch durch recht große Lungentoxizität auszeichnet (5%–20%). Böll et al. [15] ersetzten daher in einer Phase-I-Studie das für die Lungentoxizität verantwortliche Bleomycin durch **Lenalidomid** (Tag 1–21, Wiederholung Tag 29). **Doxorubicin** (25 mg/m² Tag 1 und 15), **Vinblastin** (6 mg/mg² Tag 1 und 15) und **Dacarbazin** (375 mg/m² Tag 1 und 15) wurden wie im ABVD-Protokoll dosiert. Patienten in frühen ungünstigen Stadien erhielten 4 Zyklen ALVD mit Bestrahlung der Lymphomregion mit 30 Gy. Patienten in fortgeschrittenen Stadien erhielten 6–8 Zyklen ALVD mit Bestrahlung PET-positiver Restmanifestationen. Das Behandlungsprotokoll erwies sich als recht toxisch, mehrfach wurden dosislimitierende Toxizitäten beobachtet. Die für die Phase II empfohlene Lenalidomid-Dosis betrug 20 mg. Nach einer medianen Beobachtungszeit von 36 Monaten lag die Gesamtansprechrate bei 80%, die Rate kompletter Remissionen bei 76%, das progressionsfreie Überleben nach 3 Jahren bei 70% und das Gesamtüberleben bei 84%. Grad-3/4-Toxizitäten betrafen Neutropenie (92%), Infektion (12%) und Phlebothrombose trotz Antikoagulation

(12%). Therapiebedingte Todesfälle wurden nicht beobachtet. Das ALVD-Protokoll ist bei alten Patienten mit Hodgkin-Lymphom hochwirksam, aber nebenwirkungsreich. Aufgrund seiner Myelotoxizität ist AVD nicht der ideale Partner für Lenalidomid.

### 16.3.4 Rezidivtherapie – konventionell dosierte Therapie

Die Checkpoint-Inhibitoren Nivolumab und Pembrolizumab wurden beim Hodgkin-Lymphom aufgrund von Phase-II-Daten zugelassen. Ein Vergleich mit **konventionellen Behandlungsformen** erfolgte nicht. Um die mit den **Checkpoint-Inhibitoren** erzielten Ergebnisse besser einordnen zu können, stellten Bröckelmann et al. [22] die Behandlungsdaten von 69 Patienten im dritten oder höheren Rezidiv eines Hodgkin-Lymphoms zusammen. Bei 83% war bereits eine Strahlentherapie und bei 73% eine Hochdosistherapie durchgeführt worden. Die Behandlung in der vierten Linie erfolgte fast immer in palliativer Intention. Nach einer medianen Beobachtungszeit von 63 Monaten lag das progressionsfreie Überleben nach 1 Jahr bei 51% und das Gesamtüberleben bei 73%. Unter Nivolumab oder Pembrolizumab wurden 1-Jahres-Überlebensraten von 92% beziehungsweise 96% beobachtet. Die Checkpoint-Inhibitoren scheinen bei der Behandlung mehrfach rezidivierter Hodgkin-Lymphome wirkungsvoller zu sein als herkömmliche Maßnahmen.

Die Behandlung mit **Checkpoint-Inhibitoren** wird in der Regel bis zu Tumorprogression oder Auftreten intolerabler Nebenwirkungen fortgeführt. Manson et al. [123] berichteten über den Krankheitsverlauf von 11 mehrfach rezidivierten Hodgkin-Lymphom-Patienten, bei denen Nivolumab **vorzeitig abgesetzt** wurde. Bei 7 Patienten wurde die Behandlung nach median 28 Infusionen und 14-monatiger Therapiedauer nach Erreichen einer kompletten Remission beendet. Bei 4 Patienten erfolgte der vorzeitige Abbruch nach durchschnittlich 2 Infusionen aufgrund von Toxizität. 1 der behandelten Patienten starb an einer Transplantat-gegen-Wirt-Reaktion nach allogener Blutstammzelltransplantation. Von den übrigen 10 befanden sich 8 nach einer medianen Beobachtungszeit von 21 Monaten in anhaltender kompletter Remission (längste Remission 30 Monate).

### 16.3.5 Rezidivtherapie – Hochdosistherapie

Das Ergebnis der Hochdosistherapie mit autologer Blutstammzelltransplantation hängt in entscheidendem Maße vom Remissionsstatus vor der Transplantation ab. Das Ziel der Salvage-Therapie sollte daher das Erreichen einer kompletten Remission sein. Mit Brentuximab-Vedotin allein wird nach 4 Zyklen eine Gesamtansprechrate von 68% und eine Rate kompletter Remissionen von 35% erzielt.

LaCasce et al. [109] kombinierten **Brentuximab-Vedotin** (1,8 mg/kg Tag 1) bei 53 erstmals rezidivierten Hodgkin-Lymphom-Patienten mit **Bendamustin** (90 mg/m$^2$ Tag 1 und 2, Wiederholung Tag 22). Nach frühestens 2 Zyklen hatten die Patienten die Option der Hochdosistherapie. Falls diese nicht wahrgenommen wurde, konnte die Behandlung über insgesamt 6 Zyklen fortgeführt werden. Im Anschluss an die Induktion mit oder ohne Hochdosiskonsolidierung konnte Brentuximab-Vedotin als Monosubstanz über maximal 16 je 3-wöchige Zyklen fortgeführt werden. Nach 2 Induktionszyklen betrug die Gesamtansprechrate 93% und die Rate kompletter Remissionen 74%. Bei 40 Patienten (75%) wurde eine Hochdosistherapie durchgeführt. Nach einer medianen Beobachtungszeit von 23 Monaten lag das progressionsfreie Überleben in dieser Gruppe nach 2 Jahren bei 70% und das Gesamtüberleben bei 95%. Bei 13 Patienten wurde auf eine Hochdosistherapie verzichtet. Hier betrug das progressionsfreie 2-Jahres-Überleben 63% und das Gesamtüberleben 94%. Die Stammzellgewinnung war unter Brentuximab-Vedotin und Bendamustin bei 95% der Patienten erfolgreich. Die Autoren weisen auf schwere, manchmal verzögert (>24 Stunden) einsetzende Infusionsreaktionen hin, insbesondere während des 2. Zyklus. Zur Prophylaxe wurden Prednison und Diphenhydramin eingesetzt.

> **Wertung**
>
> Die Kombination aus Brentuximab-Vedotin und Bendamustin stellt ein hoch aktives Salvage-Protokoll für erstmals rezidivierte Hodgkin-Lymphom-Patienten dar. Es kann ambulant verabreicht werden.

In der **AETHERA-Studie** wurden Patienten mit refraktärem oder rezidiviertem Hodgkin-Lymphom und hohem Rückfallrisiko nach der Hochdosistherapie per Randomisierung mit **Brentuximab-Vedotin** (1,8 mg/kg alle 3 Wochen, 16 Infusionen, Beginn 30–45 Tage nach der Transplantation) oder **Placebo** behandelt. Ein hohes Rückfallrisiko lag bei Refraktärität gegenüber der Primärtherapie, einem Rückfall innerhalb von 12 Monaten nach Ende der Primärtherapie oder extranodalen Manifestationen zum Zeitpunkt des Rezidivs vor. Moskowitz et al. [136] berichteten über die Langzeitdaten der Studie. Nach einer medianen Beobachtungszeit von 60 Monaten ergab sich ein signifikanter Vorteil zugunsten Brentuximab-Vedotin im Hinblick auf das progressionsfreie Überleben nach 5 Jahren (59% versus 41%), die Notwendigkeit einer Drittlinientherapie (32% versus 54%) und die Durchführung von ≥2 Nachfolgetherapie innerhalb von 5 Jahren (36% versus 46%). Der Vorteil der Brentuximab-Vedotin-Erhaltungstherapie betraf insbesondere Patienten mit 2 oder 3 Risikofaktoren. Eine häufige Nebenwirkung war die Entwicklung einer Polyneuropathie, die sich nach Therapieende in 90% der Fälle nach median 9 Monaten wieder besserte. Eine vollständige Erholung wurde bei 73% der Patienten beobachtet. Daten zum Gesamtüberleben sollen erst in einigen Jahren veröffentlicht werden.

> **Wertung**
>
> Die Erhaltungstherapie mit Brentuximab-Vedotin senkt das Rückfallrisiko von Hochrisikopatienten (Refraktärität, Rezidiv ≤12 Monate, Extranodalbefall) nach Hochdosistherapie.

### 16.3.6 Langzeitnebenwirkungen der Behandlung

Trotz besserer Ergebnisse des eBEACOPP-Protokolls wird für fortgeschrittene Hodgkin-Lymphom-Stadien in vielen Ländern das ABVD-Protokoll bevorzugt. Ein wesentlicher Grund ist die Vorstellung, dass **ABVD** die **Fertilität** im Gegensatz zu **eBEACOPP** nicht ungünstig beeinflusst. In einer 67 Patienten umfassenden Studie kamen Anderson et al. [6] zu einer differenzierteren Einschätzung der Gonadotoxizität der genannten Therapieprotokolle. Die in der RATHL-Studie behandelten Patientinnen wurden per Protokollvorgabe entweder mit ABVD (n=57) oder BEACOPP behandelt (n=10). Vor, während und in jährlichen Abständen nach der Therapie erfolgten Blutentnahmen zur Bestimmung des Anti-Müller- und Follikel-stimulierenden Hormons. Das **Anti-Müller-Hormon** (AMH) wird von wachsenden Ovarialfollikeln gebildet. Seine Serum-Konzentration ist nicht zyklusabhängig. Der im Blut gemessene Wert spiegelt das Ausmaß der Ovarialreserve wider. Das **Follikel-stimulierende Hormon** (FSH) zeigt bei hohen Werten eine Ovarialinsuffizienz an. Seine Serum-Konzentration ist zyklusabhängig. Unter der Behandlung mit ABVD und BEACOPP sank bei allen Patientinnen die AMH-Konzentration stark ab. 2 Jahre nach Beendigung der Behandlung mit BEACOPP zeigte sich nur eine geringe Erholung. Nach Behandlung mit ABVD war die Erholung altersabhängig. Bei Patientinnen im Alter von 18–34 Jahren kam es zu einer durchschnittlichen Erholung auf 127% der vor Behandlungsbeginn gemessenen AMH-Konzentration. Bei Patientinnen im Alter von 35–45 Jahren wurden dagegen nur durchschnittlich 37% erreicht. Als Hinweis auf eine – zumindest vorübergehende – Ovarialinsuffizienz stieg die FSH-Konzentration unter der Therapie bei allen Patientinnen stark an. Nach 2 Jahren erreichten 96% der mit ABVD behandelten Patientinnen wieder normale FSH-Werte (<25 U/l). Bis zum Erreichen des Normbereichs vergingen im Mittel 209 Tage. Nach Behandlung mit BEACOPP erreichten nur 67% der Patientinnen im Verlauf von 2 Jahren normale FSH-Konzentrationen. Die mediane Erholungszeit betrug hier 530 Tage. Die Fertilität der Patientinnen zeigte keine strenge Korrelation mit den im Blut gemessenen Hormonwerten. Nach ABVD kam es bei 17%, nach BEACOPP bei 13% der Patientinnen zu Schwangerschaften.

> **Wertung**
>
> Nach Behandlung mit BEACOPP ist das Risiko eingeschränkter Fertilität hoch. Nach Behandlung mit ABVD ist das Risiko jenseits des 35. Lebensjahres erhöht.

Die aus der RATHL-Studie stammenden Daten von Anderson et al. [6] werden durch **schwedische Registerdaten** relativiert. Anhand des schwedischen Krebs-, Geburts- und Bevölkerungsregisters verglichen Weibull et al. [188] die Häufigkeit von **Geburten** bei 449 Hodgkin-Lymphom-Patientinnen mit der Häufigkeit bei 2210 weiblichen Kontrollpersonen gleichen Alters. Die Patientinnen wurden im Zeitraum von 1992–2009 mit verschiedenen Chemotherapie-Protokollen behandelt. Voraussetzung für den Einschluss in die Studie war ein Alter von 18–40 Jahren bei Auftreten des Hodgkin-Lymphoms und eine Remissionsdauer von mindestens 9 Monaten. Von den Hodgkin-Lymphom-Patientinnen gebaren 22%, von den Kontrollpersonen 29% während des Untersuchungszeitraums ein Kind. Während die Geburtsrate bei Patientinnen, die zwischen 1992–1997 behandelt wurden, nur etwa halb so hoch war wie in der Allgemeinbevölkerung, bestand bei einer Behandlung zwischen 2004–2009 kein Unterschied mehr. Während der ersten 3 Jahre nach Therapieende ereigneten sich bei Patientinnen, die 6–8 Zyklen eBEACOPP oder eine intensive Chemotherapie mit Bestrahlung erhalten hatten, weniger Geburten als in der Allgemeinbevölkerung. Nach >3-jährigem Abstand zur Therapie bestanden keine Unterschiede mehr. Die Studie umfasste auch 45 Patientinnen mit einem Hodgkin-Lymphom-Rezidiv. Hier kam es in keinem einzigen Fall zu einer Geburt.

> **Wertung**
>
> Die Gebärfähigkeit von Hodgkin-Lymphom-Patientinnen hat sich in den vergangenen 25 Jahren deutlich verbessert. Nach 3-jährigem Intervall zur vorangegangenen Chemotherapie entspricht sie der Gebärfähigkeit der Allgemeinbevölkerung. Die Tatsache, dass nach einem Rezidiv keine Gebärfähigkeit mehr besteht, unterstreicht die Notwendigkeit, bereits mit der Primärtherapie eine Heilung zu erzielen.

In der Nachsorge klagen Krebs-Patienten häufig über nachlassende **kognitive Funktionen**. Trachtenberg et al. [176] objektivierten diese Beschwerden bei 51 Hodgkin-Lymphom-Patienten, die sich bis zu 5 Jahre nach Therapieende in kompletter Remission befanden. Das mediane Alter betrug 28 Jahre. Die Studie war in subjektive und objektive Befunderhebungen unterteilt. Für erstere erhielten die Patienten 5 Fragebögen, in denen Angaben zu Fatigue, Depression, Angst, Lebensqualität und kognitiven Funktionen erbeten wurden. Für die objektive Befunderhebung erfolgte eine neurokognitive Evaluation, in der Prozessgeschwindigkeit, Gedächtnis, Aufmerksamkeit, exekutive Funktionen und Intelligenz quantifiziert wurden. Die Ergebnisse der Hodgkin-Lymphom-Patienten wurden mit 14 Kontrollpersonen gleichen Alters und Bildungsstandes und den aus der Gesamtbevölkerung bekannten Testergebnissen verglichen. Wesentliche subjektive Beschwerden waren eine Verschlechterung der kognitiven Funktionen (40% der Patienten) und Fatigue (37%). Bei der neurokognitiven Evaluation fanden sich bei 30% der Patienten Einschränkungen in mindestens 2 Bereichen. Am häufigsten waren das Gedächtnis und exekutive Funktionen (Initiative, Planen, Umschalten, Anpassung des eigenen Handelns an eine Situation) betroffen. Die kognitiven Einschränkungen könnten auf einer Störung neurophysiologischer Funktionen durch die Chemotherapie beruhen. Doxorubicin, Cyclophosphamid und Cisplatin können die Blut-Hirn-Schranke partiell überwinden.

Das Auftreten einer Osteonekrose ist eine gefürchtete Komplikation der Behandlung der akuten lymphatischen Leukämie des Kindesalters. Betroffen sind in erster Linie Kinder und Jugendlich >10 Jahre. Borchmann et al. [17] wählten die Datenbank der Deutschen Hodgkin-Studiengruppe, um die Häufigkeit, die Lokalisation und die Risikofaktoren für **Osteonekrosen** beim Hodgkin-Lymphom zu ermitteln. Von 11 330 Patienten entwickelten 66 nach der Erstlinientherapie eine symptomatische Osteonekrose (0,6%). Bei 83% manifestierte sich diese innerhalb der ersten 3 Jahre. Bei frühen Hodgkin-Lymphom-Stadien betrug die Inzidenz 0,2%, bei fortgeschrittenen 1,0%. Bei 25% der Patienten war 1 Bereich, bei 52% waren 2 Bereiche und bei 23% 3 oder mehr Bereiche von der Osteonekrose betroffen. Am häufigsten traten Osteonekrosen im Femurkopf oder proximalen Femur (73%), nicht selten bilateral, auf. Seltener waren das Knie (18%) oder andere Lokalisationen (9%) betroffen. Zur Behandlung war in 56% der Fälle eine Operation notwendig, meist erfolgte ein kompletter Gelenkersatz. Risikofaktoren waren junges Alter, männliches Geschlecht und die kumulative Glukokortikosteroid-Dosis. Eine Verringerung der Glukokortikosteroid-Dosis in den Behandlungsprotokollen könnte einen Rückgang der – schon jetzt niedrigen – Inzidenz von Osteonekrosen zur Folge haben.

## 16.4 Besondere Manifestationsformen

Das **noduläre Lymphozyten-prädominante Hodgkin-Lymphom** macht etwa 5% der Hodgkin-Lymphome aus. Es ist typischerweise CD30-negativ und CD20-positiv und tritt bevorzugt supradiaphragmal in lokalisiertem Stadium ohne Mediastinalbeteiligung auf. Die Erkrankung ist gut behandelbar, neigt aber zu Spätrezidiven und zur Transformation in ein diffuses großzelliges B-Zell-Lymphom. Die Primärtherapie ist nicht standardisiert. In einer 99 Rezidiv-Patienten umfas-

**Tabelle 8:** *Rezidivbehandlung des nodulären Lymphozyten-prädominanten Hodgkin-Lymphoms. Adaptiert nach [59].*

| Behandlung | Patientenanteil | Progressionsfreies Überleben (5 Jahre) | Gesamtüberleben (5 Jahre) |
|---|---|---|---|
| Radiatio allein oder Rituximab allein | 38% | 74% | 97% |
| Chemotherapie ± Rituximab ± Radiatio | 27% | 68% | 78% |
| Hochdosistherapie | 31% | 85% | 90% |
| Keine Behandlung | 4% | k.A. | k.A. |

k.A. keine Angabe; Untersuchung an 99 Patienten

senden Studie von Eichenauer et al. [59] erhielten 20% in der Erstlinie eine Strahlentherapie, 74% eine Chemotherapie mit oder ohne nachfolgende Strahlentherapie und 6% eine Rituximab-Monotherapie. Das Intervall zwischen Erstdiagnose und Rückfall betrug median 44 Monate (Spannbreite 4 Monate bis 19 Jahre). Bei 37% der Patienten erfolgte im Rezidiv eine alleinige Strahlen- oder Rituximab-Therapie, bei 27% eine Chemotherapie mit oder ohne Rituximab mit oder ohne Bestrahlung und bei 31% eine Hochdosistherapie mit autologer Blutstammzelltransplantation. 4% erhielten keine Behandlung. Nach einer medianen Beobachtungszeit von 11 Jahren zeigten sich keine größeren Unterschiede zwischen den genannten Therapieformen (Tab. 8). Die Gesamtansprechrate nach 4 wöchentlichen Gaben Rituximab lag bei 94%. Die Daten zeigen, dass die Rezidivbehandlung nodulärer Lymphozyten-prädominanter Hodgkin-Lymphome nicht standardisierbar ist. Anders als beim klassischen Hodgkin-Lymphom ist eine Hochdosistherapie oft nicht erforderlich. Die Wahl der Therapie hängt von den zuvor eingesetzten Medikamenten und dem Intervall zwischen der vorherigen Therapie und dem Rezidiv ab. Die Prognose eines Rückfalls des nodulären Lymphozyten-prädominanten Hodgkin-Lymphoms ist meist gut.

# 17 Literatur

[1] Abeykoon JP, Zanwar S, Dispenzieri A, et al. (2019) Daratumumab-based therapy in patients with heavily-pretreated AL amyloidosis. Leukemia. 33(2):531–6
[2] Advani R, Flinn I, Popplewell L, et al. (2018) CD47 blockade by Hu5F9-G4 and rituximab in non-Hodgkin's lymphoma. N Engl J Med. 379(18):1711–21
[3] Ahn IE, Farooqui MZH, Tian X, et al. (2018) Depth and durability of response to ibrutinib in CLL: 5-year follow-up of a phase 2 study. Blood. 131(21):2357–66
[4] Al-Sawaf O, Bahlo J, Robrecht S, et al. (2018) Outcome of patients aged 80 years or older treated for chronic lymphocytic leukaemia. Br J Haematol. 183(5):727–35
[5] Andersen MA, Moser CE, Lundgren J, et al. (2019) Epidemiology of bloodstream infections in patients with chronic lymphocytic leukemia: a longitudinal nation-wide cohort study. Leukemia. 33(3):662–70
[6] Anderson RA, Remedios R, Kirkwood AA, et al. (2018) Determinants of ovarian function after response-adapted therapy in patients with advanced Hodgkin's lymphoma (RATHL): a secondary analysis of a randomised phase 3 trial. Lancet Oncol. 19(10):1328–37
[7] Andreotti G, Koutros S, Hofmann JN, et al. (2018) Glyphosate use and cancer incidence in the Agricultural Health Study. J Natl Cancer Inst. 110(5):509–16
[8] Ansell SM, Minnema MC, Johnson P, et al. (2019) Nivolumab for relapsed/refractory diffuse large B-cell lymphoma in patients ineligible for or having failed autologous transplantation: a single-arm, phase II study. J Clin Oncol. 37(6):481–9
[9] Bachy E, Maurer MJ, Habermann TM, et al. (2018) A simplified scoring system in de novo follicular lymphoma treated initially with immunochemotherapy. Blood. 132(1):49–58
[10] Bahlis NJ, Sutherland H, White D, et al. (2018) Selinexor plus low-dose bortezomib and dexamethasone for patients with relapsed or refractory multiple myeloma. Blood. 132(24):2546–54
[11] Baliakas P, Jeromin S, Iskas M, et al. (2019) Cytogenetic complexity in chronic lymphocytic leukemia: definitions, associations, and clinical impact. Blood. 133(11):1205–16
[12] Barr H, Dempsey J, Waller A, et al. (2018) Ninety-minute daratumumab infusion is safe in multiple myeloma. Leukemia. 32(11):2495–7
[13] Bartlett NL, Wilson WH, Jung SH, et al. (2019) Dose-adjusted EPOCH-R compared with R-CHOP as frontline therapy for diffuse large B-cell lymphoma: clinical outcomes of the phase III intergroup trial Alliance/CALGB 50303. J Clin Oncol. 37(21):1790–9
[14] Biccler JL, Glimelius I, Eloranta S, et al. (2019) Relapse risk and loss of lifetime after modern combined modality treatment of young patients with Hodgkin lymphoma: a Nordic Lymphoma Epidemiology Group study. J Clin Oncol. 37(9):703–13
[15] Böll B, Plütschow A, Bürkle C, et al. (2019) Doxorubicin, vinblastine, dacarbazine and lenalidomide for older Hodgkin lymphoma patients: final results of a German Hodgkin Study Group (GHSG) phase-I trial. Br J Haematol. 185(1):42–52
[16] Bolli N, Biancon G, Moarii M, et al. (2018) Analysis of the genomic landscape of multiple myeloma highlights novel prognostic markers and disease subgroups. Leukemia. 32(12):2604–16

[17] Borchmann S, Müller H, Haverkamp H, et al. (2019) Symptomatic osteonecrosis as a treatment complication in Hodgkin lymphoma: an analysis of the German Hodgkin Study Group (GHSG). Leukemia. 33(2):439–46

[18] Brady JL, Binkley MS, Hajj C, et al. (2019) Definitive radiotherapy for localized follicular lymphoma staged by (18)F-FDG PET-CT: a collaborative study by ILROG. Blood. 133(3):237–45

[19] Brierley CK, Jones FM, Hanlon K, et al. (2019) Impact of graft-versus-lymphoma effect on outcomes after reduced intensity conditioned-alemtuzumab allogeneic haematopoietic stem cell transplantation for patients with mature lymphoid malignancies. Br J Haematol. 184(4):547–57

[20] Bringhen S, Mina R, Cafro AM, et al. (2018) Once-weekly carfilzomib, pomalidomide, and low-dose dexamethasone for relapsed/refractory myeloma: a phase I/II study. Leukemia. 32(8):1803–7

[21] Bröckelmann PJ, McMullen S, Wilson JB, et al. (2019) Patient and physician preferences for first-line treatment of classical Hodgkin lymphoma in Germany, France and the United Kingdom. Br J Haematol. 184(2):202–14

[22] Bröckelmann PJ, Müller H, Kücüksarioglan E, et al. (2019) Outcomes of patients with the third or higher relapsed classical Hodgkin lymphoma: results from the German Hodgkin Study Group. Ann Oncol. 30(3):490–1

[23] Bromberg JEC, Issa S, Bakunina K, et al. (2019) Rituximab in patients with primary CNS lymphoma (HOVON 105/ALLG NHL 24): a randomised, open-label, phase 3 intergroup study. Lancet Oncol. 20(2):216–28

[24] Brown JR, Moslehi J, Ewer MS, et al. (2019) Incidence of and risk factors for major haemorrhage in patients treated with ibrutinib: an integrated analysis. Br J Haematol. 184(4):558–69

[25] Brudno JN, Maric I, Hartman SD, et al. (2018) T cells genetically modified to express an anti-B-cell maturation antigen chimeric antigen receptor cause remissions of poor-prognosis relapsed multiple myeloma. J Clin Oncol. 36(22):2267–80

[26] Budde LE, Wu D, Martin DB, et al. (2018) Bendamustine with rituximab, etoposide and carboplatin (T(R)EC) in relapsed or refractory aggressive lymphoma: a prospective multicentre phase 1/2 clinical trial. Br J Haematol. 183(4):601–7

[27] Burger JA, Sivina M, Jain N, et al. (2019) Randomized trial of ibrutinib vs ibrutinib plus rituximab in patients with chronic lymphocytic leukemia. Blood. 133(10):1011–9

[28] Buske C, Sadullah S, Kastritis E, et al. (2018) Treatment and outcome patterns in European patients with Waldenström's macroglobulinaemia: a large, observational, retrospective chart review. Lancet Haematol. 5(7):e299–e309

[29] Cader FZ, Schackmann RCJ, Hu X, et al. (2018) Mass cytometry of Hodgkin lymphoma reveals a CD4(+) regulatory T-cell-rich and exhausted T-effector microenvironment. Blood. 132(8):825–36

[30] Caeser R, Collord G, Yao WQ, et al. (2019) Targeting MEK in vemurafenib-resistant hairy cell leukemia. Leukemia. 33(2):541–5

[31] Casasnovas RO, Bouabdallah R, Brice P, et al. (2019) PET-adapted treatment for newly diagnosed advanced Hodgkin lymphoma (AHL2011): a randomised, multicentre, non-inferiority, phase 3 study. Lancet Oncol. 20(2):202–15

[32] Castillo JJ, Itchaki G, Paludo J, et al. (2019) Ibrutinib for the treatment of Bing-Neel syndrome: a multicenter study. Blood. 133(4):299–305
[33] Ceriani L, Milan L, Martelli M, et al. (2018) Metabolic heterogeneity on baseline 18FDG-PET/CT scan is a predictor of outcome in primary mediastinal B-cell lymphoma. Blood. 132(2):179–86
[34] Chakraborty R, Muchtar E, Kumar SK, et al. (2018) Impact of duration of induction therapy on survival in newly diagnosed multiple myeloma patients undergoing upfront autologous stem cell transplantation. Br J Haematol. 182(1):71–7
[35] Chapuy B, Stewart C, Dunford AJ, et al. (2018) Molecular subtypes of diffuse large B cell lymphoma are associated with distinct pathogenic mechanisms and outcomes. Nat Med. 24(5):679–90
[36] Chen LS, Bose P, Cruz ND, et al. (2018) A pilot study of lower doses of ibrutinib in patients with chronic lymphocytic leukemia. Blood. 132(21):2249–59
[37] Cheson BD, Chua N, Mayer J, et al. (2018) Overall survival benefit in patients with rituximab-refractory indolent non-Hodgkin lymphoma who received obinutuzumab plus bendamustine induction and obinutuzumab maintenance in the GADOLIN study. J Clin Oncol. 36(22):2259–66
[38] Chihara D, Oki Y, Fanale MA, et al. (2019) Stage I non-Hodgkin lymphoma: difference in survival outcome by primary extranodal site of involvement. Br J Haematol. 185(2):334–8
[39] Chitre S, Stölzel F, Cuthill K, et al. (2018) Clonal hematopoiesis in patients with multiple myeloma undergoing autologous stem cell transplantation. Leukemia. 32(9):2020–4
[40] Clay-Gilmour AI, Kumar S, Rajkumar SV, et al. (2019) Risk of MGUS in relatives of multiple myeloma cases by clinical and tumor characteristics. Leukemia. 33(2):499–507
[41] Clot G, Jares P, Gine E, et al. (2018) A gene signature that distinguishes conventional and leukemic nonnodal mantle cell lymphoma helps predict outcome. Blood. 132(4):413–22
[42] Cook G, Royle KL, Pawlyn C, et al. (2019) A clinical prediction model for outcome and therapy delivery in transplant-ineligible patients with myeloma (UK Myeloma Research Alliance Risk Profile): a development and validation study. Lancet Haematol. 6(3):e154–e66
[43] Corre J, Cleynen A, Robiou du Pont S, et al. (2018) Multiple myeloma clonal evolution in homogeneously treated patients. Leukemia. 32(12):2636–47
[44] Cottereau AS, Versari A, Luminari S, et al. (2018) Prognostic model for high-tumor-burden follicular lymphoma integrating baseline and end-induction PET: a LYSA/FIL study. Blood. 131(22):2449–53
[45] Cox MC, Musuraca G, Battistini R, et al. (2018) Aggressive lymphomas of the elderly: the DEVEC metronomic chemotherapy schedule fits the unfit. Br J Haematol. 183(5):819–22
[46] Cramer P, von Tresckow J, Bahlo J, et al. (2018) Bendamustine followed by obinutuzumab and venetoclax in chronic lymphocytic leukaemia (CLL2-BAG): primary endpoint analysis of a multicentre, open-label, phase 2 trial. Lancet Oncol. 19(9):1215–28

[47] Criado I, Blanco E, Rodriguez-Caballero A, et al. (2018) Residual normal B-cell profiles in monoclonal B-cell lymphocytosis versus chronic lymphocytic leukemia. Leukemia. 32(12):2701–5

[48] Davids MS, Kim HT, Nicotra A, et al. (2019) Umbralisib in combination with ibrutinib in patients with relapsed or refractory chronic lymphocytic leukaemia or mantle cell lymphoma: a multicentre phase 1-1b study. Lancet Haematol. 6(1):e38–e47

[49] Davies A, Cummin TE, Barrans S, et al. (2019) Gene-expression profiling of bortezomib added to standard chemoimmunotherapy for diffuse large B-cell lymphoma (REMoDL-B): an open-label, randomised, phase 3 trial. Lancet Oncol. 20(5): 649–62

[50] Dimopoulos M, Siegel D, White DJ, et al. (2019) Carfilzomib vs bortezomib in patients with multiple myeloma and renal failure: a subgroup analysis of ENDEAVOR. Blood. 133(2):147–55

[51] Dimopoulos M, Weisel K, van de Donk N, et al. (2018) Pomalidomide plus low-dose dexamethasone in patients with relapsed/refractory multiple myeloma and renal impairment: results from a phase II trial. J Clin Oncol. 36(20):2035–43

[52] Dimopoulos MA, Dytfeld D, Grosicki S, et al. (2018) Elotuzumab plus pomalidomide and dexamethasone for multiple myeloma. N Engl J Med. 379(19):1811–22

[53] Dimopoulos MA, Gay F, Schjesvold F, et al. (2019) Oral ixazomib maintenance following autologous stem cell transplantation (TOURMALINE-MM3): a double-blind, randomised, placebo-controlled phase 3 trial. Lancet. 393(10168):253–64

[54] Dimopoulos MA, Tedeschi A, Trotman J, et al. (2018) Phase 3 trial of ibrutinib plus rituximab in Waldenström's macroglobulinemia. N Engl J Med. 378(25): 2399–410

[55] Dodero A, Guidetti A, Tucci A, et al. (2019) Dose-adjusted EPOCH plus rituximab improves the clinical outcome of young patients affected by double expressor diffuse large B-cell lymphoma. Leukemia. 33(4):1047–51

[56] Dumontet C, Hulin C, Dimopoulos MA, et al. (2018) A predictive model for risk of early grade >/= 3 infection in patients with multiple myeloma not eligible for transplant: analysis of the FIRST trial. Leukemia. 32(6):1404–13

[57] Dunleavy K, Fanale MA, Abramson JS, et al. (2018) Dose-adjusted EPOCH-R (etoposide, prednisone, vincristine, cyclophosphamide, doxorubicin, and rituximab) in untreated aggressive diffuse large B-cell lymphoma with MYC rearrangement: a prospective, multicentre, single-arm phase 2 study. Lancet Haematol. 5(12):e609–e17

[58] Dutta AK, Fink JL, Grady JP, et al. (2019) Subclonal evolution in disease progression from MGUS/SMM to multiple myeloma is characterised by clonal stability. Leukemia. 33(2):457–68

[59] Eichenauer DA, Plütschow A, Schröder L, et al. (2018) Relapsed and refractory nodular lymphocyte-predominant Hodgkin lymphoma: an analysis from the German Hodgkin Study Group. Blood. 132(14):1519–25

[60] Ennishi D, Jiang A, Boyle M, et al. (2019) Double-hit gene expression signature defines a distinct subgroup of germinal center B-cell-like diffuse large B-cell lymphoma. J Clin Oncol. 37(3):190–201

[61] Facon T, Kumar S, Plesner T, et al. (2019) Daratumumab plus lenalidomide and dexamethasone for untreated myeloma. N Engl J Med. 380(22):2104–15

[62] Fanale MA, Horwitz SM, Forero-Torres A, et al. (2018) Five-year outcomes for frontline brentuximab vedotin with CHP for CD30-expressing peripheral T-cell lymphomas. Blood. 131(19):2120–4

[63] Federico M, Caballero Barrigon MD, Marcheselli L, et al. (2018) Rituximab and the risk of transformation of follicular lymphoma: a retrospective pooled analysis. Lancet Haematol. 5(8):e359–e67

[64] Fischer K, Al-Sawaf O, Bahlo J, et al. (2019) Venetoclax and obinutuzumab in patients with CLL and coexisting conditions. N Engl J Med. 380(23):2225–36

[65] Flinn IW, Hillmen P, Montillo M, et al. (2018) The phase 3 DUO trial: duvelisib vs ofatumumab in relapsed and refractory CLL/SLL. Blood. 132(23):2446–55

[66] Flinn IW, Miller CB, Ardeshna KM, et al. (2019) DYNAMO: A phase II study of duvelisib (IPI-145) in patients with refractory indolent non-Hodgkin lymphoma. J Clin Oncol. 37(11):912–22

[67] Flinn IW, van der Jagt R, Kahl B, et al. (2019) First-line treatment of patients with indolent non-Hodgkin lymphoma or mantle-cell lymphoma with bendamustine plus rituximab versus R-CHOP or R-CVP: results of the BRIGHT 5-year follow-up study. J Clin Oncol. 37(12):984–91

[68] Forero-Torres A, Ramchandren R, Yacoub A, et al. (2019) Parsaclisib, a potent and highly selective PI3Kdelta inhibitor, in patients with relapsed or refractory B-cell malignancies. Blood. 133(16):1742–52

[69] Fraietta JA, Lacey SF, Orlando EJ, et al. (2018) Determinants of response and resistance to CD19 chimeric antigen receptor (CAR) T cell therapy of chronic lymphocytic leukemia. Nat Med. 24(5):563–71

[70] Friedberg JW (2018) Progress in advanced-stage follicular lymphoma. J Clin Oncol. 36(23):2363–5

[71] Friedrichs B, Nickelsen M, Ziepert M, et al. (2019) Doubling rituximab in high-risk patients with aggressive B-cell lymphoma -results of the DENSE-R-MegaCHOEP trial. Br J Haematol. 184(5):760–8

[72] Garderet L, Kuhnowski F, Berge B, et al. (2018) Pomalidomide, cyclophosphamide, and dexamethasone for relapsed multiple myeloma. Blood. 132(24):2555–63

[73] Gerson JN, Handorf E, Villa D, et al. (2019) Survival outcomes of younger patients with mantle cell lymphoma treated in the rituximab era. J Clin Oncol. 37(6):471–80

[74] Ghione P, Genuardi E, Rossi D, et al. (2018) Progressive telomere shortening is part of the natural history of chronic lymphocytic leukaemia and impacts clinical outcome: evidences from long term follow-up. Br J Haematol. 181(5):693–5

[75] Gopal AK, Schuster SJ, Fowler NH, et al. (2018) Ibrutinib as treatment for patients with relapsed/refractory follicular lymphoma: results from the open-label, multicenter, phase II DAWN study. J Clin Oncol. 36(23):2405–12

[76] Gordon MJ, Churnetski M, Alqahtani H, et al. (2018) Comorbidities predict inferior outcomes in chronic lymphocytic leukemia treated with ibrutinib. Cancer. 124(15):3192–200

[77] Goyal G, Bartley AC, Funni S, et al. (2018) Treatment approaches and outcomes in plasmacytomas: analysis using a national dataset. Leukemia. 32(6):1414–20

[78] Grommes C, Tang SS, Wolfe J, et al. (2019) Phase 1b trial of an ibrutinib-based combination therapy in recurrent/refractory CNS lymphoma. Blood. 133(5):436–45

[79] Gustine JN, Tsakmaklis N, Demos MG, et al. (2019) TP53 mutations are associated with mutated MYD88 and CXCR4, and confer an adverse outcome in Waldenstrom macroglobulinaemia. Br J Haematol. 184(2):242–5
[80] Hallek M, Cheson BD, Catovsky D, et al. (2018) iwCLL guidelines for diagnosis, indications for treatment, response assessment, and supportive management of CLL. Blood. 131(25):2745–60
[81] Heaney JLJ, Campbell JP, Iqbal G, et al. (2018) Characterisation of immunoparesis in newly diagnosed myeloma and its impact on progression-free and overall survival in both old and recent myeloma trials. Leukemia. 32(8):1727–38
[82] Helm-Petersen S, Sorrig R, Klausen TW, et al. (2018) Early relapsed disease of multiple myeloma following up-front HDM-ASCT: a study based on the Danish Multiple Myeloma Registry in the period 2005 to 2014. Leukemia. 32(9):2054–7
[83] Hiddemann W, Barbui AM, Canales MA, et al. (2018) Immunochemotherapy with obinutuzumab or rituximab for previously untreated follicular lymphoma in the GALLIUM study: influence of chemotherapy on efficacy and safety. J Clin Oncol. 36(23):2395–404
[84] Hirayama AV, Gauthier J, Hay KA, et al. (2019) The response to lymphodepletion impacts PFS in patients with aggressive non-Hodgkin lymphoma treated with CD19 CAR T cells. Blood. 133(17):1876–87
[85] Horwitz S, O'Connor OA, Pro B, et al. (2019) Brentuximab vedotin with chemotherapy for CD30-positive peripheral T-cell lymphoma (ECHELON-2): a global, double-blind, randomised, phase 3 trial. Lancet. 393(10168):229–40
[86] Houillier C, Taillandier L, Dureau S, et al. (2019) Radiotherapy or autologous stem-cell transplantation for primary CNS lymphoma in patients 60 years of age and younger: results of the intergroup ANOCEF-GOELAMS randomized phase II PRECIS study. J Clin Oncol. 37(10):823–33
[87] Houot R, Cartron G, Bijou F, et al. (2019) Obinutuzumab plus Lenalidomide (GALEN) for the treatment of relapse/refractory aggressive lymphoma: a phase II LYSA study. Leukemia. 33(3):776–80
[88] Huntington SF, Hoag JR, Zhu W, et al. (2018) Oncologist volume and outcomes in older adults diagnosed with diffuse large B cell lymphoma. Cancer. 124(21):4211–20
[89] Hutchison CA, Cockwell P, Moroz V, et al. (2019) High cutoff versus high-flux haemodialysis for myeloma cast nephropathy in patients receiving bortezomib-based chemotherapy (EuLITE): a phase 2 randomised controlled trial. Lancet Haematol. 6(4):e217–e28
[90] Hüttmann A, Rekowski J, Müller SP, et al. (2019) Six versus eight doses of rituximab in patients with aggressive B cell lymphoma receiving six cycles of CHOP: results from the "Positron Emission Tomography-Guided Therapy of Aggressive Non-Hodgkin Lymphomas" (PETAL) trial. Ann Hematol. 98(4):897–907
[91] Iannitto E, Bellei M, Amorim S, et al. (2018) Efficacy of bendamustine and rituximab in splenic marginal zone lymphoma: results from the phase II BRISMA/IELSG36 study. Br J Haematol. 183(5):755–65
[92] Ishida T, Jo T, Takemoto S, et al. (2019) Follow-up of a randomised phase II study of chemotherapy alone or in combination with mogamulizumab in newly diagnosed aggressive adult T-cell leukaemia-lymphoma: impact on allogeneic haematopoietic stem cell transplantation. Br J Haematol. 184(3):479–83

[93] Italiano A, Soria JC, Toulmonde M, et al. (2018) Tazemetostat, an EZH2 inhibitor, in relapsed or refractory B-cell non-Hodgkin lymphoma and advanced solid tumours: a first-in-human, open-label, phase 1 study. Lancet Oncol. 19(5):649–59

[94] Jackson GH, Davies FE, Pawlyn C, et al. (2019) Lenalidomide maintenance versus observation for patients with newly diagnosed multiple myeloma (Myeloma XI): a multicentre, open-label, randomised, phase 3 trial. Lancet Oncol. 20(1):57–73

[95] Jain N, Keating M, Thompson P, et al. (2019) Ibrutinib and venetoclax for first-line treatment of CLL. N Engl J Med. 380(22):2095–103

[96] Joly F, Cohen C, Javaugue V, et al. (2019) Randall-type monoclonal immunoglobulin deposition disease: novel insights from a nationwide cohort study. Blood. 133(6): 576–87

[97] Jurczak W, Zinzani PL, Gaidano G, et al. (2018) Phase IIa study of the CD19 antibody MOR208 in patients with relapsed or refractory B-cell non-Hodgkin's lymphoma. Ann Oncol. 29(5):1266–72

[98] Kalpadakis C, Pangalis GA, Sachanas S, et al. (2018) Rituximab monotherapy in splenic marginal zone lymphoma: prolonged responses and potential benefit from maintenance. Blood. 132(6):666–70

[99] Kanagal-Shamanna R, Jain P, Patel KP, et al. (2019) Targeted multigene deep sequencing of Bruton tyrosine kinase inhibitor-resistant chronic lymphocytic leukemia with disease progression and Richter transformation. Cancer. 125(4):559–74

[100] Kanate AS, DiGilio A, Ahn KW, et al. (2018) Allogeneic haematopoietic cell transplantation for extranodal natural killer/T-cell lymphoma, nasal type: a CIBMTR analysis. Br J Haematol. 182(6):916–20

[101] Kater AP, Seymour JF, Hillmen P, et al. (2019) Fixed duration of venetoclax-rituximab in relapsed/refractory chronic lymphocytic leukemia eradicates minimal residual disease and prolongs survival: post-treatment follow-up of the MURANO phase III study. J Clin Oncol. 37(4):269–77

[102] Khouri J, Kin A, Thapa B, et al. (2019) Daratumumab proves safe and highly effective in AL amyloidosis. Br J Haematol. 185(2):342–4

[103] Kim YH, Bagot M, Pinter-Brown L, et al. (2018) Mogamulizumab versus vorinostat in previously treated cutaneous T-cell lymphoma (MAVORIC): an international, open-label, randomised, controlled phase 3 trial. Lancet Oncol. 19(9):1192–204

[104] Klanova M, Sehn LH, Bence-Bruckler I, et al. (2019) Integration of cell of origin into the clinical CNS International Prognostic Index improves CNS relapse prediction in DLBCL. Blood. 133(9):919–26

[105] Kobe C, Goergen H, Baues C, et al. (2018) Outcome-based interpretation of early interim PET in advanced-stage Hodgkin lymphoma. Blood. 132(21):2273–9

[106] Kreitman RJ, Dearden C, Zinzani PL, et al. (2018) Moxetumomab pasudotox in relapsed/refractory hairy cell leukemia. Leukemia. 32(8):1768–77

[107] Kumar SK, Grzasko N, Delimpasi S, et al. (2019) Phase 2 study of all-oral ixazomib, cyclophosphamide and low-dose dexamethasone for relapsed/refractory multiple myeloma. Br J Haematol. 184(4):536–46

[108] Kurtz DM, Scherer F, Jin MC, et al. (2018) Circulating tumor DNA measurements as early outcome predictors in diffuse large B-cell lymphoma. J Clin Oncol. 36(28): 2845–53

[109] LaCasce AS, Bociek RG, Sawas A, et al. (2018) Brentuximab vedotin plus bendamustine: a highly active first salvage regimen for relapsed or refractory Hodgkin lymphoma. Blood. 132(1):40–8
[110] Lakshman A, Paul S, Rajkumar SV, et al. (2018) Prognostic significance of interphase FISH in monoclonal gammopathy of undetermined significance. Leukemia. 32(8):1811–5
[111] Lapa C, Schreder M, Lückerath K, et al. (2018) [$^{11}$C]Methionine emerges as a new biomarker for tracking active myeloma lesions. Br J Haematol. 181(5):701–3
[112] Ledergor G, Weiner A, Zada M, et al. (2018) Single cell dissection of plasma cell heterogeneity in symptomatic and asymptomatic myeloma. Nat Med. 24(12):1867–76
[113] Lee HJ, Badillo M, Romaguera J, et al. (2019) A phase II study of carfilzomib in the treatment of relapsed/refractory mantle cell lymphoma. Br J Haematol. 184(3):460–2
[114] Leeksma AC, Taylor J, Wu B, et al. (2019) Clonal diversity predicts adverse outcome in chronic lymphocytic leukemia. Leukemia. 33(2):390–402
[115] Lemonnier F, Dupuis J, Sujobert P, et al. (2018) Treatment with 5-azacytidine induces a sustained response in patients with angioimmunoblastic T-cell lymphoma. Blood. 132(21):2305–9
[116] Leonard JP, Trneny M, Izutsu K, et al. (2019) AUGMENT: A phase III study of lenalidomide plus rituximab versus placebo plus rituximab in relapsed or refractory indolent lymphoma. J Clin Oncol. 37(14):1188–99
[117] Lilleness B, Ruberg FL, Mussinelli R, et al. (2019) Development and validation of a survival staging system incorporating BNP in patients with light chain amyloidosis. Blood. 133(3):215–23
[118] Locke FL, Ghobadi A, Jacobson CA, et al. (2019) Long-term safety and activity of axicabtagene ciloleucel in refractory large B-cell lymphoma (ZUMA-1): a single-arm, multicentre, phase 1-2 trial. Lancet Oncol. 20(1):31–42
[119] Locke FL, Ghobadi A, Lekakis LJ, et al. (2018) Outcomes by prior lines of therapy (LoT) in ZUMA-1, the pivotal phase 2 study of axicabtagene ciloleucel (Axi-Cel) in patients (Pts) with refractory large B-cell lymphoma. J Clin Oncol. 36 (suppl. 15):3039
[120] MacManus M, Fisher R, Roos D, et al. (2018) Randomized trial of systemic therapy after involved-field radiotherapy in patients with early-stage follicular lymphoma: TROG 99.03. J Clin Oncol. 36(29):2918–25
[121] Manasanch EE, Shah JJ, Lee HC, et al. (2018) Bortezomib, lenalidomide, and dexamethasone with panobinostat for front-line treatment of patients with multiple myeloma who are eligible for transplantation: a phase 1 trial. Lancet Haematol. 5(12):e628–e40
[122] Manso BA, Zhang H, Mikkelson MG, et al. (2019) Bone marrow hematopoietic dysfunction in untreated chronic lymphocytic leukemia patients. Leukemia. 33(3):638–52
[123] Manson G, Herbaux C, Brice P, et al. (2018) Prolonged remissions after anti-PD-1 discontinuation in patients with Hodgkin lymphoma. Blood. 131(25):2856–9
[124] Manwani R, Sachchithanantham S, Mahmood S, et al. (2018) Treatment of IgM-associated immunoglobulin light-chain amyloidosis with rituximab-bendamustine. Blood. 132(7):761–4
[125] Martin P, Bartlett NL, Blum KA, et al. (2019) A phase 1 trial of ibrutinib plus palbociclib in previously treated mantle cell lymphoma. Blood. 133(11):1201–4

[126] Martinez-Calle N, Hartley S, Ahearne M, et al. (2019) Kinetics of T-cell subset reconstitution following treatment with bendamustine and rituximab for low-grade lymphoproliferative disease: a population-based analysis. Br J Haematol. 184(6):957–68

[127] Maurer MJ, Ghesquieres H, Link BK, et al. (2018) Diagnosis-to-treatment interval is an important clinical factor in newly diagnosed diffuse large B-cell lymphoma and has implication for bias in clinical trials. J Clin Oncol. 36(16):1603–10

[128] Maurer MJ, Habermann TM, Shi Q, et al. (2018) Progression-free survival at 24 months (PFS24) and subsequent outcome for patients with diffuse large B-cell lymphoma (DLBCL) enrolled on randomized clinical trials. Ann Oncol. 29(8):1822–7

[129] Merz M, Hielscher T, Hoffmann K, et al. (2018) Cytogenetic abnormalities in monoclonal gammopathy of undetermined significance. Leukemia. 32(12):2717–9

[130] Milani P, Schönland S, Merlini G, et al. (2018) Treatment of AL amyloidosis with bendamustine: a study of 122 patients. Blood. 132(18):1988–91

[131] Mina R, Joseph NS, Kaufman JL, et al. (2019) Survival outcomes of patients with primary plasma cell leukemia (pPCL) treated with novel agents. Cancer. 125(3):416–23

[132] Moreau P, Mateos MV, Berenson JR, et al. (2018) Once weekly versus twice weekly carfilzomib dosing in patients with relapsed and refractory multiple myeloma (A.R.R.O.W.): interim analysis results of a randomised, phase 3 study. Lancet Oncol. 19(7):953–64

[133] Moreno C, Greil R, Demirkan F, et al. (2019) Ibrutinib plus obinutuzumab versus chlorambucil plus obinutuzumab in first-line treatment of chronic lymphocytic leukaemia (iLLUMINATE): a multicentre, randomised, open-label, phase 3 trial. Lancet Oncol. 20(1):43–56

[134] Morschhauser F, Fowler NH, Feugier P, et al. (2018) Rituximab plus lenalidomide in advanced untreated follicular lymphoma. N Engl J Med. 379(10):934–47

[135] Morschhauser F, Salles G, Le Gouill S, et al. (2018) An open-label phase 1b study of obinutuzumab plus lenalidomide in relapsed/refractory follicular B-cell lymphoma. Blood. 132(14):1486–94

[136] Moskowitz CH, Walewski J, Nademanee A, et al. (2018) Five-year PFS from the AETHERA trial of brentuximab vedotin for Hodgkin lymphoma at high risk of progression or relapse. Blood. 132(25):2639–42

[137] Mottok A, Wright G, Rosenwald A, et al. (2018) Molecular classification of primary mediastinal large B-cell lymphoma using routinely available tissue specimens. Blood. 132(22):2401–5

[138] Muchtar E, Dispenzieri A, Leung N, et al. (2018) Depth of organ response in AL amyloidosis is associated with improved survival: grading the organ response criteria. Leukemia. 32(10):2240–9

[139] Muchtar E, Therneau TM, Larson DR, et al. (2019) Comparative analysis of staging systems in AL amyloidosis. Leukemia. 33(3):811–4

[140] Nastoupil LJ, Lunning MA, Vose JM, et al. (2019) Tolerability and activity of ublituximab, umbralisib, and ibrutinib in patients with chronic lymphocytic leukaemia and non-Hodgkin lymphoma: a phase 1 dose escalation and expansion trial. Lancet Haematol. 6(2):e100–e9

[141] O'Connor OA, Özcan M, Jacobsen ED, et al. (2019) Randomized phase III study of alisertib or investigator's choice (selected single agent) in patients with relapsed or refractory peripheral T-cell lymphoma. J Clin Oncol. 37(8):613–23

[142] Olszewski AJ, Ollila T, Reagan JL (2018) Time to treatment is an independent prognostic factor in aggressive non-Hodgkin lymphomas. Br J Haematol. 181(4):495–504
[143] Oostvogels R, Jak M, Raymakers R, et al. (2018) Efficacy of retreatment with immunomodulatory drugs and proteasome inhibitors following daratumumab monotherapy in relapsed and refractory multiple myeloma patients. Br J Haematol. 183(1):60–7
[144] Park SI, Horwitz SM, Foss FM, et al. (2019) The role of autologous stem cell transplantation in patients with nodal peripheral T-cell lymphomas in first complete remission: Report from COMPLETE, a prospective, multicenter cohort study. Cancer. 125(9):1507–17
[145] Parker PA, Banerjee SC, Matasar MJ, et al. (2018) Efficacy of a survivorship-focused consultation versus a time-controlled rehabilitation consultation in patients with lymphoma: A cluster randomized controlled trial. Cancer. 124(23):4567–76
[146] Perrot A, Lauwers-Cances V, Corre J, et al. (2018) Minimal residual disease negativity using deep sequencing is a major prognostic factor in multiple myeloma. Blood. 132(23):2456–64
[147] Phelan JD, Young RM, Webster DE, et al. (2018) A multiprotein supercomplex controlling oncogenic signalling in lymphoma. Nature. 560(7718):387–91
[148] Poeschel V, Held G, Ziepert M, et al. (2018) Excellent outcome of young patients (18–60 years) with favourable-prognosis diffuse large B-cell lymphoma (DLBCL) treated with 4 cycles CHOP plus 6 applications of rituximab: results of the 592 patients of the Flyer Trial of the DSHNHL/GLA. Blood. 132(Suppl 1):781
[149] Porpaczy E, Tripolt S, Hoelbl-Kovacic A, et al. (2018) Aggressive B-cell lymphomas in patients with myelofibrosis receiving JAK1/2 inhibitor therapy. Blood. 132(7):694–706
[150] Qu X, Li H, Braziel RM, et al. (2019) Genomic alterations important for the prognosis in patients with follicular lymphoma treated in SWOG study S0016. Blood. 133(1):81–93
[151] Raje N, Berdeja J, Lin Y, et al. (2019) Anti-BCMA CAR T-cell therapy bb2121 in relapsed or refractory multiple myeloma. N Engl J Med. 380(18):1726–37
[152] Rasche L, Angtuaco EJ, Alpe TL, et al. (2018) The presence of large focal lesions is a strong independent prognostic factor in multiple myeloma. Blood. 132(1):59–66
[153] Robak T, Jin J, Pylypenko H, et al. (2018) Frontline bortezomib, rituximab, cyclophosphamide, doxorubicin, and prednisone (VR-CAP) versus rituximab, cyclophosphamide, doxorubicin, vincristine, and prednisone (R-CHOP) in transplantation-ineligible patients with newly diagnosed mantle cell lymphoma: final overall survival results of a randomised, open-label, phase 3 study. Lancet Oncol. 19(11):1449–58
[154] Rodriguez-Otero P, Mateos MV, Martinez-Lopez J, et al. (2018) Early myeloma-related death in elderly patients: development of a clinical prognostic score and evaluation of response sustainability role. Leukemia. 32(11):2427–34
[155] Rogers KA, Huang Y, Ruppert AS, et al. (2018) Phase 1b study of obinutuzumab, ibrutinib, and venetoclax in relapsed and refractory chronic lymphocytic leukemia. Blood. 132(15):1568–72
[156] Ruan J, Martin P, Christos P, et al. (2018) Five-year follow-up of lenalidomide plus rituximab as initial treatment of mantle cell lymphoma. Blood. 132(19):2016–25
[157] Sarkozy C, Maurer MJ, Link BK, et al. (2019) Cause of death in follicular lymphoma in the first decade of the rituximab era: a pooled analysis of French and US cohorts. J Clin Oncol. 37(2):144–52

[158] Sasse S, Goergen H, Plütschow A, et al. (2018) Outcome of patients with early-stage infradiaphragmatic Hodgkin lymphoma: a comprehensive analysis from the German Hodgkin Study Group. J Clin Oncol. 36(25):2603–11
[159] Schuster SJ, Bishop MR, Tam CS, et al. (2019) Tisagenlecleucel in adult relapsed or refractory diffuse large B-cell lymphoma. N Engl J Med. 380(1):45–56
[160] Sha C, Barrans S, Cucco F, et al. (2019) Molecular high-grade B-cell lymphoma: defining a poor-risk group that requires different approaches to therapy. J Clin Oncol. 37(3):202–12
[161] Shah V, Johnson DC, Sherborne AL, et al. (2018) Subclonal TP53 copy number is associated with prognosis in multiple myeloma. Blood. 132(23):2465–9
[162] Shanafelt TD, Wang V, Kay NE, et al. (2018) A randomized phase III study of ibrutinib (PCI-32765)-based therapy versus standard fludarabine, cyclophosphamide, and rituximab (FCR) chemoimmunotherapy in untreated younger patients with chronic lymphocytic leukemia (CLL): a trial of the ECOG-ACRIN cancer research group (E1912). Blood. 132(Suppl. 1):LBA-4.
[163] Shen QD, Zhu HY, Wang L, et al. (2018) Gemcitabine-oxaliplatin plus rituximab (R-GemOx) as first-line treatment in elderly patients with diffuse large B-cell lymphoma: a single-arm, open-label, phase 2 trial. Lancet Haematol. 5(6):e261–e9
[164] Shi Q, Schmitz N, Ou FS, et al. (2018) Progression-free survival as a surrogate end point for overall survival in first-line diffuse large B-cell lymphoma: an individual patient-level analysis of multiple randomized trials (SEAL). J Clin Oncol. 36(25):2593–602
[165] Sidana S, Tandon N, Dispenzieri A, et al. (2019) Relapse after complete response in newly diagnosed multiple myeloma: implications of duration of response and patterns of relapse. Leukemia. 33(3):730–8
[166] Smith SM, Godfrey J, Ahn KW, et al. (2018) Autologous transplantation versus allogeneic transplantation in patients with follicular lymphoma experiencing early treatment failure. Cancer. 124(12):2541–51
[167] Spina V, Bruscaggin A, Cuccaro A, et al. (2018) Circulating tumor DNA reveals genetics, clonal evolution, and residual disease in classical Hodgkin lymphoma. Blood. 131(22):2413–25
[168] Stadtmauer EA, Pasquini MC, Blackwell B, et al. (2019) Autologous transplantation, consolidation, and maintenance therapy in multiple myeloma: results of the BMT CTN 0702 trial. J Clin Oncol. 37(7):589–97
[169] Stilgenbauer S, Eichhorst B, Schetelig J, et al. (2018) Venetoclax for patients with chronic lymphocytic leukemia with 17p deletion: results from the full population of a phase II pivotal trial. J Clin Oncol. 36(19):1973–80
[170] Stilgenbauer S, Leblond V, Foa R, et al. (2018) Obinutuzumab plus bendamustine in previously untreated patients with CLL: a subgroup analysis of the GREEN study. Leukemia. 32(8):1778–86
[171] Straus DJ, Jung SH, Pitcher B, et al. (2018) CALGB 50604: risk-adapted treatment of nonbulky early-stage Hodgkin lymphoma based on interim PET. Blood. 132(10):1013–21
[172] Thakurta A, Ortiz M, Blecua P, et al. (2019) High subclonal fraction of 17p deletion is associated with poor prognosis in multiple myeloma. Blood. 133(11):1217–21
[173] Tiacci E, Ladewig E, Schiavoni G, et al. (2018) Pervasive mutations of JAK-STAT pathway genes in classical Hodgkin lymphoma. Blood. 131(22):2454–65

[174] Tiacci E, Venanzi A, Ascani S, et al. (2018) High-risk clonal hematopoiesis as the origin of AITL and NPM1-mutated AML. N Engl J Med. 379(10):981–4
[175] Tilly H, Morschhauser F, Casasnovas O, et al. (2018) Lenalidomide in combination with R-CHOP (R2-CHOP) as first-line treatment of patients with high tumour burden follicular lymphoma: a single-arm, open-label, phase 2 study. Lancet Haematol. 5(9):e403–e10.
[176] Trachtenberg E, Mashiach T, Ben Hayun R, et al. (2018) Cognitive impairment in hodgkin lymphoma survivors. Br J Haematol. 182(5):670–8
[177] Treon SP, Gustine J, Meid K, et al. (2018) Ibrutinib monotherapy in symptomatic, treatment-naive patients with Waldenström macroglobulinemia. J Clin Oncol. 36(27):2755–61
[178] Trotman J, Barrington SF, Belada D, et al. (2018) Prognostic value of end-of-induction PET response after first-line immunochemotherapy for follicular lymphoma (GALLIUM): secondary analysis of a randomised, phase 3 trial. Lancet Oncol. 19(11):1530–42
[179] Trudel S, Lendvai N, Popat R, et al. (2018) Targeting B-cell maturation antigen with GSK2857916 antibody-drug conjugate in relapsed or refractory multiple myeloma (BMA117159): a dose escalation and expansion phase 1 trial. Lancet Oncol. 19(12):1641–53
[180] Tun HW, Johnston PB, DeAngelis LM, et al. (2018) Phase 1 study of pomalidomide and dexamethasone for relapsed/refractory primary CNS or vitreoretinal lymphoma. Blood. 132(21):2240–8
[181] van der Galien HT, Hoogendoorn M, Kibbelaar RE, et al. (2019) Progression-free survival at 24 months (PFS24) and subsequent outcome for patients with diffuse large B-cell lymphoma (DLBCL) in the real-world setting. Ann Oncol. 30(1):151–2
[182] Visentin A, Imbergamo S, Scomazzon E, et al. (2019) BCR kinase inhibitors, idelalisib and ibrutinib, are active and effective in Richter syndrome. Br J Haematol. 185(1):193–7
[183] Voltin CA, Goergen H, Baues C, et al. (2018) Value of bone marrow biopsy in Hodgkin lymphoma patients staged by FDG PET: results from the German Hodgkin Study Group trials HD16, HD17, and HD18. Ann Oncol. 29(9):1926–31
[184] von Tresckow B, Kreissl S, Goergen H, et al. (2018) Intensive treatment strategies in advanced-stage Hodgkin's lymphoma (HD9 and HD12): analysis of long-term survival in two randomised trials. Lancet Haematol. 5(10):e462–e73
[185] Walker BA, Mavrommatis K, Wardell CP, et al. (2018) Identification of novel mutational drivers reveals oncogene dependencies in multiple myeloma. Blood. 132(6):587–97
[186] Wästerlid T, Biccler JL, Brown PN, et al. (2018) Six cycles of R-CHOP-21 are not inferior to eight cycles for treatment of diffuse large B-cell lymphoma: a Nordic Lymphoma Group Population-based Study. Ann Oncol. 29(8):1882–3
[187] Watanabe T, Tobinai K, Wakabayashi M, et al. (2018) Outcomes after R-CHOP in patients with newly diagnosed advanced follicular lymphoma: a 10-year follow-up analysis of the JCOG0203 trial. Lancet Haematol. 5(11):e520–e31
[188] Weibull CE, Johansson ALV, Eloranta S, et al. (2018) Contemporarily treated patients with Hodgkin lymphoma have childbearing potential in line with matched comparators. J Clin Oncol. 36(26):2718–25
[189] Willemze R, Cerroni L, Kempf W, et al. (2019) The 2018 update of the WHO-EORTC classification for primary cutaneous lymphomas. Blood. 133(16):1703–14

[190] Willemze R, Jaffe ES, Burg G, et al. (2005) WHO-EORTC classification for cutaneous lymphomas. Blood. 105(10):3768–85
[191] Woyach JA, Ruppert AS, Heerema NA, et al. (2018) Ibrutinib regimens versus chemoimmunotherapy in older patients with untreated CLL. N Engl J Med. 379(26):2517–28
[192] Yimer H, Melear J, Faber E, et al. (2019) Daratumumab, bortezomib, cyclophosphamide and dexamethasone in newly diagnosed and relapsed multiple myeloma: LYRA study. Br J Haematol. 185(3):492–502
[193] Younes A, Brody J, Carpio C, et al. (2019) Safety and activity of ibrutinib in combination with nivolumab in patients with relapsed non-Hodgkin lymphoma or chronic lymphocytic leukaemia: a phase 1/2a study. Lancet Haematol. 6(2):e67–e78
[194] Younes A, Sehn LH, Johnson P, et al. (2019) Randomized phase III trial of ibrutinib and rituximab plus cyclophosphamide, doxorubicin, vincristine, and prednisone in non-germinal center B-cell diffuse large B-cell lymphoma. J Clin Oncol. 37(15):1285–95
[195] Zanwar S, Abeykoon JP, Ansell SM, et al. (2019) Primary systemic amyloidosis in patients with Waldenström macroglobulinemia. Leukemia. 33(3):790–4

# Auch Tumorpatienten können genießen.

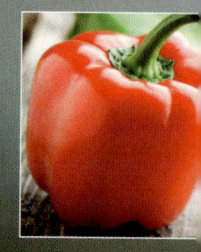

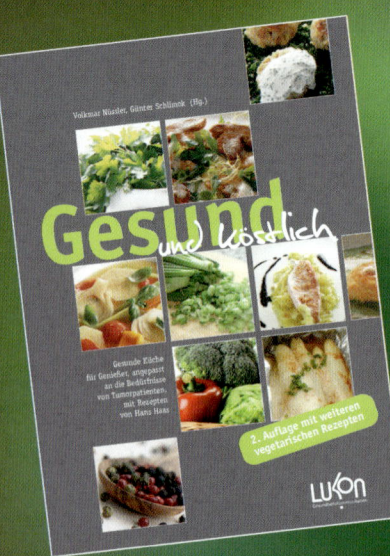

Hans Haas verwöhnt als *Chef de cuisine* im Münchner Sternelokal Tantris seine Gäste. In diesem Buch, das in Kooperation mit dem Tumorzentrum München und der Bayerischen Krebsgesellschaft entstand, hat er 31 seiner Rezepte den besonderen Belangen von Krebspatienten angepasst.

Ob Spargel mit Spinat-Crêpes, Kürbis-Orangensuppe, Lachs mit marinierten Gurkennudeln oder auch Ente mit Kartoffel-Spinat-Gemüse und Waldpilzen – immer wird deutlich:

Gesunde Ernährung kann man in vollen Zügen genießen.

Hans Haas, Volkmar Nüssler, Günter Schlimok

## Gesund und köstlich

Gesunde Küche für Genießer, angepasst an die Bedürfnisse von Tumorpatienten, mit Rezepten von Hans Haas

ISBN 978-3-933012-25-8
62 Seiten, Spiralheftung, Lukon Verlag,
München 2014, 13,90 Euro [D] / 14,30 Euro [A]

Diesen Titel erhalten Sie im Buchhandel oder direkt beim LUKON Verlag
Landsberger Straße 480 a · 81241 München
Fon: 089-820 737-0 · info@lukon.de

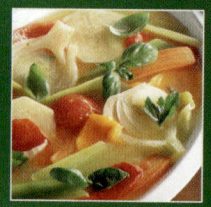

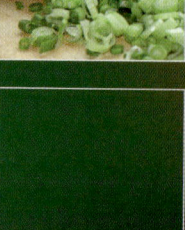
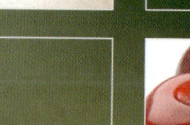
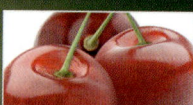

# Weichgewebesarkome

*Bernd Kasper*

| | | |
|---|---|---|
| **1** | **Zusammenfassung** | 222 |
| **2** | **Einleitung** | 222 |
| **3** | **Neue Substanzentwicklungen und ausgewählte klinische Studien für Patienten mit fortgeschrittenen Weichgewebesarkomen** | 224 |
| 3.1 | Olaratumab | 226 |
| 3.2 | Eribulin | 227 |
| 3.3 | Aldoxorubicin | 227 |
| 3.4 | Palbociclib, Abemaciclib und Selinexor | 228 |
| 3.5 | Carotuximab | 228 |
| 3.6 | Immuntherapeutische Ansätze | 229 |
| **4** | **Neoadjuvante Behandlungsstrategien für Patienten mit lokalisierten Weichgewebesarkomen** | 230 |
| **5** | **Neue therapeutische Optionen bei fortgeschrittenen Gastrointestinalen Stromatumoren (GIST)** | 232 |
| **6** | **Key Points** | 233 |
| **7** | **Literatur** | 234 |

# 1 Zusammenfassung

Weichgewebesarkome sind mit etwa 1% aller malignen Erkrankungen seltene Tumoren des mesenchymalen Gewebes, deren Therapie über Jahrzehnte auf wenige zugelassene Medikamente wie Doxorubicin oder Ifosfamid beschränkt blieb. Zahlreiche klinische Studien und neue Substanzentwicklungen wie Trabectedin, Pazopanib und Eribulin haben jedoch das therapeutische Spektrum in der Behandlung von Patienten mit lokal fortgeschrittenen und/oder metastasierten Weichgewebesarkomen in den letzten Jahren bereichert und die Prognose der Patienten signifikant verbessert. Sie sollen in der folgenden Übersicht zusammen mit neuesten Ergebnissen von der ASCO-Jahrestagung 2019 dargestellt werden.

# 2 Einleitung

Weichgewebesarkome sind seltene Tumoren des mesenchymalen Gewebes und machen circa 1% aller Tumorerkrankungen im Erwachsenenalter aus; die Inzidenz liegt bei 5–6 Fällen/100 000 Einwohner pro Jahr. Sie sind durch eine Vielzahl unterschiedlicher histologischer Subtypen mit spezifischen Eigenschaften und klinischen Charakteristika gekennzeichnet. Die derzeit gültige WHO-Klassifikation von 2013 wurde entscheidend durch die Beschreibung molekularer Merkmale einzelner Subtypen ergänzt [13]. Das Rückgrat in der systemischen Therapie für Patienten mit lokal fortgeschrittenen und/oder metastasierten Weichgewebesarkomen bildet nach wie vor eine konventionelle Chemotherapie bestehend aus Doxorubicin und/oder Ifosfamid, als Monotherapie, sequenziell oder in Kombination.

Seit den frühen 1980er-Jahren wurde in zahlreichen klinischen Studien versucht, durch Doxorubicin-basierte Kombinationstherapien das Gesamtüberleben der Patienten zu verbessern; allerdings konnte keine der Studien eine statistisch signifikante Verlängerung des Gesamtüberlebens der Patienten nachweisen. Auch die große Studie der European Organisation for Research and Treatment of Cancer (EORTC)/Soft Tissue and Bone Sarcoma Group (STBSG) 62012, die eine Kombinationschemotherapie aus Doxorubicin und hochdosiertem Ifosfamid mit einer Standard-Doxorubicin-Monotherapie randomisiert verglich, konnte den primären Endpunkt, Verlängerung des Gesamtüberlebens, nicht erreichen (14,3 Monate für die Kombination versus 12,8 Monate für Doxorubicin alleine), auch wenn die Kombination aus Doxorubicin plus Ifosfamid die Ansprechrate nahezu verdoppelte (27% versus 14%) und das mittlere progressionsfreie Über-

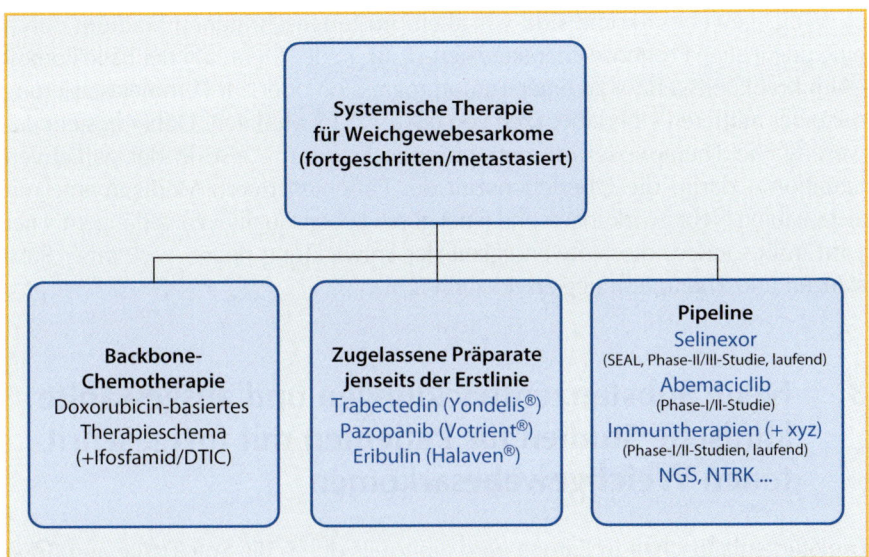

**Abbildung 1:** *Vereinfachte schematische Darstellung der aktuellen Therapieoptionen beim lokal fortgeschrittenen beziehungsweise metastasierten Weichgewebesarkom. NGS next generation sequencing, NTRK neurotrophic receptor tyrosine kinase.*

leben (PFS) signifikant verlängerte (7,4 versus 4,6 Monate), allerdings bei deutlich höherer Toxizität im Arm der Kombinationschemotherapie [23].

Nach mehr als 40 Jahren Doxorubicin-Monotherapie wurde in 2016 die Erstlinientherapie durch die Neuzulassung des Anti-PDGFR-alpha-Antikörpers Olaratumab bereichert. Olaratumab konnte in einer Phase-Ib/II-Studie in Kombination mit Doxorubicin zu einer Verlängerung des Gesamtüberlebens der Patienten um nahezu 1 Jahr führen [40]. Leider konnten diese vielversprechenden Ergebnisse in der Phase-III-Studie (ANNOUNCE) nicht reproduziert werden (siehe 3.1).

In der Zweit- und Drittlinientherapie stehen mit Trabectedin [7], Pazopanib [44] und Eribulin [36] drei Zulassungen mit signifikanter Aktivität und guter Verträglichkeit bei Subtypen von Weichgewebesarkomen zur Verfügung. Darüber hinaus werden weitere Substanzen bei bestimmten histologischen Subtypen eingesetzt wie beispielsweise Taxane bei Angiosarkomen oder Dacarbazin vorzugsweise bei Leiomyosarkomen [12]. Erst in jüngster Zeit wurden Daten zu innovativen Therapiekonzepten beispielsweise zu Angiogenese-Inhibitoren vorgelegt [39]. Abbildung 1 zeigt eine vereinfachte schematische Darstellung der aktuellen Therapieoptionen für Patienten mit fortgeschrittenen beziehungsweise metastasierten Weichgewebesarkomen.

Weichgewebesarkome sind vor allem im fortgeschrittenen Stadium durch eine ungünstige Prognose charakterisiert [1, 6]. In der Mehrzahl der Fälle kommt es im Krankheitsverlauf zu einer Tumorprogression oder zur Fernmetastasierung mit einer mittleren Überlebenszeit von etwa 12–15 Monaten. Daher besteht das wesentliche Therapieziel im metastasierten Stadium – also in der palliativen Situation – darin, die Überlebenszeit der Patienten durch Medikamente mit akzeptablen Nebenwirkungen und einer guten Lebensqualität zu verlängern. Hier wird insbesondere die Notwendigkeit der Entwicklung neuer, wirksamer Substanzen und Therapiestrategien deutlich [29].

## 3   Neue Substanzentwicklungen und ausgewählte klinische Studien für Patienten mit fortgeschrittenen Weichgewebesarkomen

Die Studienlandschaft in Europa wird einerseits durch die Soft Tissue and Bone Sarcoma Group (STBSG) der European Organisation for Research and Treatment of Cancer (EORTC) geprägt (http://www.eortc.org/research_field/soft-tissue-bone/). Darüber hinaus haben sich in Europa zahlreiche nationale Sarkom-Studiengruppen herausgebildet und eigene Aktivitäten und Studienprotokolle entwickelt. In Deutschland sind mit der Arbeitsgemeinschaft für Weichteilsarkome und Knochentumoren der Arbeitsgemeinschaft Internistische Onkologie in der Deutschen Krebsgesellschaft e.V. (AIO) (http://www.aio-portal.de/index.php/ueber-uns-294.html) sowie der German Interdisciplinary Sarcoma Group (GISG) (www.gisg.de) zwei nationale Studiengruppen aktiv.

Zwei AIO-Studien befassten sich mit dem Einsatz von Systemtherapien in der Patientenpopulation ≥60 Jahre. Neben der Untersuchung von Trofosfamid wurde in der AIO-Studie 010 / GISG-05 (EPAZ) der Einsatz von Pazopanib gegenüber der Standard-Behandlung mit Doxorubicin mono bei Patienten im Alter von mindestens 60 Jahren getestet [24]. 39 Patienten wurden mit Doxorubicin (75 mg/m$^2$ alle 3 Wochen) und 81 Patienten mit Pazopanib (800 mg oral täglich) behandelt (medianes Alter 71 Jahre [Range: 60–88]; ECOG 0-2). Der primäre Endpunkt der Studie, PFS, zeigte sich für Pazopanib statistisch nicht unterlegen (Doxorubicin Arm 5,3 versus Pazopanib Arm 4,4 Monate; HR 1,00; 95%CI 0,65–1,53; p=0,993). Das Gesamtüberleben lag bei 14,3 Monaten für den Doxorubicin-Arm und bei 12,3 Monaten für den Pazopanib Arm (HR 1,083; 95%CI 0,68–1,72; p=0,735). Pazopanib stellt somit eine probate Alternative mit einem differenten Toxizitätsprofil in der Erstlinienbehandlung älterer Patienten (≥60 Jahre) mit fortgeschrittenen beziehungsweise metastasierten Weichgewebesarkomen dar [18].

In der Studie AIO-STS 003 wurden 40 Patienten mit Doxorubicin (60–75 mg/m² alle 3 Wochen) und 80 Patienten mit Trofosfamid oral (300 mg oral Tag 1–7, dann 150 mg täglich kontinuierlich) behandelt (medianes Alter 70 Jahre [Range: 60–89]; ECOG 0–2). Es zeigten sich keine statistisch signifikanten Unterschiede hinsichtlich der Ansprechrate (7,7% versus 6,6%; p=0,99), des PFS (4,3 versus 2,8 Monate; p=0,8354) und des Gesamtüberlebens (9,8 versus 12,3 Monate; p=0,4971). Der primäre Endpunkt der Studie wurde mit einer PFS-Rate nach 6 Monaten von 28% im Trofosfamid-Arm erreicht. Grad-3/4-Nebenwirkungen traten im Trofosfamid-Arm seltener (38,2%) als im Doxorubicin-Arm (61,5%; p=0,01) auf [19].

Fragestellungen mit vorwiegend interdisziplinärem Charakter werden von der German Interdisciplinary Sarcoma Group (GISG) in zahlreichen frühen Phasen der klinischen Testung evaluiert. Das Portfolio an GISG-Studien umfasst unterschiedliche Aspekte in der Erforschung und Behandlung dieser seltenen Erkrankung. Beispielsweise wurde aufgrund der geringen verfügbaren Evidenz zur Therapie von Patienten mit Desmoidtumoren die Behandlungsoption mit Imatinib geprüft (GISG-01 DESMOID [25, 26]). Kombinationstherapien wurden in Phase-I-Konzepten evaluiert (GISG-02 GEMYON [27]). Aufgrund der Seltenheit der Erkrankung wurden radiologische Charakteristika und das radiologische Tumoransprechen analysiert (GISG-08 Y-IMAGE [3]). Aufgrund des interdisziplinären Charakters der GISG sind sogenannte Cross-border-Studien über mehrere Fachdisziplinen hinweg, wie beispielsweise die Kombination von Radiotherapie und Angiogenese-Inhibitoren, von großem Interesse (GISG-03 SUNRASE [22] und GISG-04 NOPASS [33]).

Die gezielte Therapie von Angiosarkomen durch die Kombination von Taxanen und Pazopanib wurde in einer binationalen Studie in Deutschland und Österreich evaluiert: 12 von 26 (46%) Patienten zeigten nach 6 Monaten Progressionsfreiheit (GISG-06 EVA [30]). Projekte zur Evaluierung der Lebensqualität in dieser Patientengruppe – hier gibt es bisher mehr oder weniger keine Daten – erfreuen sich großem Interesse (GISG-11 PazoQoL und GISG-12 YonLife [43]). Eine Studie zur Etablierung eines geriatrischen Assessments in der Patientenpopulation der ≥60-Jährigen unter Behandlung mit Trabectedin in der Erstlinientherapie – bei nicht möglicher Verabreichung einer Doxorubicin-Standardtherapie („unsuited") – rekrutiert derzeit (GISG-13 E-TRAB). In dieser Studie wird ein umfangreiches geriatrisches Assessment durchgeführt: Instrumental Activities of Daily Living (IADL), Mini Nutritional Assessment (MNA), Charlson Comorbidity Index (CCI), Geriatric Depression Scale, Time Up & Go. Der prädiktive Wert zweier unterschiedlicher geriatrischer Screening-Instrumente (G8, CARG Prediction Tool) hinsichtlich ungeplanter Hospitalisierung, des Auftretens von Grad-4-Toxizitäten und des frühzeitigen Todes während der ersten sechs Monate werden darüber hinaus untersucht [21]. Zusätzlich erfolgt eine explorative Analyse zu Patient Reported Outcomes (PRO) mittels des Fragebogens EORTC QLQ-C30 sowie ausgewählten Themenbereichen der PRO-CTCAE-Fragen direkt an die Patienten [11].

Neben einer retrospektiven Analyse von mit Trabectedin behandelten Patienten (GISG-14 ReTraSarc) untersucht NiTraSarc (GISG-15) die Kombination von Nivolumab plus Trabectedin bei Anthrazyklin-vorbehandelten Patienten. Die GISG entwickelt eigene Therapieprotokolle, beteiligt sich aber auch an internationalen Studien und nutzt internationale Verbindungen zu Forschungs- und Studiennetzwerken. GISG-13 profitiert beispielsweise als D/A/CH-Projekt von der Einbeziehung von Zentren und Patienten aus Deutschland, Österreich und der deutschsprachigen Schweiz.

In großen multizentrischen, internationalen Zulassungsstudien wurden in den letzten Jahren eine Reihe neuer Substanzen entwickelt, die teilweise auch eine Zulassung in der Indikation Weichgewebesarkome erzielen konnten. Zudem können einige dieser Substanzen unter Umständen das therapeutische Spektrum in naher Zukunft bereichern.

## 3.1 Olaratumab

Olaratumab, ein vollständig humaner, gegen PDGFRalpha gerichteter monoklonaler Antikörper, wurde in einer Phase-Ib/II-Studie in Kombination mit Doxorubicin in der Erstlinientherapie fortgeschrittener Weichgewebesarkome getestet (n=133). Olaratumab konnte in Kombination mit Doxorubicin eine Verlängerung des Gesamtüberlebens um 11,8 Monate (26,5 versus 14,7 Monate) in einem randomisierten Setting erzielen. Der primäre Endpunkt der Studie, die Verlängerung des PFS, wurde mit 6,6 Monaten für den Kombinationsarm Doxorubicin plus Olaratumab versus 4,1 Monate für den Doxorubicin Monotherapiearm erreicht (HR 0,67; p=0,0615) [40]. Aufgrund dieser Daten erteilte die Europäische Zulassungsbehörde (EMA) in einem beschleunigten Verfahren in 2016 ein conditional approval für Olaratumab.

Die weltweite, randomisierte Phase-III-Studie zu Olaratumab, ANNOUNCE (NCT02451943), wurde auf der ASCO-Jahrestagung 2019 in der Plenary Session präsentiert. Leider konnte die Studie den primären Endpunkt einer Verlängerung des Gesamtüberlebens weder in der Gesamtpopulation (20,4 versus 19,7 Monate für Doxorubicin plus Olaratumab versus Doxorubicin plus Placebo; HR 1,05; 95%CI 0,84–1,30; p=0,69) noch in der Subpopulation der Leiomyosarkome (21,6 versus 21,9 Monate für Doxorubicin plus Olaratumab versus Doxorubicin plus Placebo; HR 0,95; 95%CI 0,69–1,31; p=0,76) erreichen. Das mediane PFS war in der Patientengruppe, die die Kombination aus Doxorubicin plus Olaratumab erhielt, verkürzt (5,4 versus 6,8 Monate; HR 1,23; 95%CI 1,01–1,50; p=0,04), ebenso in der Subgruppe der Leiomyosarkome (4,3 versus 6,9 Monate; HR 1,22; 95%CI 0,92–1,63; p=0,17). Gleichermaßen war die Ansprechrate im experimentellen Arm reduziert (14% versus 18,3%) [41]. ANNOUNCE konnte somit nicht bestätigen, dass Olaratumab in Kombination mit Doxorubicin, gefolgt von einer Olaratumab Monotherapie, gegenüber Doxorubicin alleine das Gesamtüberleben der Patienten mit fortgeschrittenen Weichgewebesarkomen verbessern kann. Der Standardarm mit Doxorubicin zeigte das längste jemals in einer randomisierten Studie erreichte Gesamtüberleben.

## 3.2 Eribulin

In einer multizentrischen Phase-III-Studie wurden Aktivität und Sicherheit von Eribulin versus Dacarbazin (DTIC) an 450 Patienten mit vorbehandelten, fortgeschrittenen Leiomyosarkomen und adipozytischen Sarkomen geprüft. Der primäre Endpunkt der Studie war das Gesamtüberleben, das durch Eribulin signifikant um 2 Monate verbessert werden konnte (13,5 versus 11,5 Monate). Aufgrund des Vorteils in der Subgruppe der Liposarkome mit einem medianen Überleben von 15,6 Monaten für Eribulin versus 8,4 Monaten für DTIC (HR 0,511; p=0,0006) erfolgte in 2016 die EMA-Zulassung von Eribulin ausschließlich für diese Subgruppe von Weichgewebesarkomen [36]. Der Phase-III- ging eine Phase-II-Studie innerhalb der EORTC/STBSG voraus, die eine Aktivität von Eribulin bei Leiomyosarkomen und Liposarkomen zeigte und somit die Grundlage für die Auswahl dieser beiden Subtypen in der Phase-III-Studie bildete [38].

## 3.3 Aldoxorubicin

Aldoxorubicin, an einen Linker gekoppeltes Doxorubicin, konnte in einer Phase-II-Studie in der Erstlinientherapie ein verlängertes PFS gegenüber konventionellem Doxorubicin mit 5,6 versus 2,7 Monaten demonstrieren (p=0,02). Ebenso war die 6-Monats-PFS-Rate für Aldoxorubicin signifikant höher (46% versus 23%; p=0,02) [5]. Die Phase-III-Studie (NCT02049905) untersuchte Aldoxorubicin allerdings in einem anderen Setting in der Zweitlinientherapie gegenüber Investigator's Choice (Dacarbazin, Pazopanib, Gemcitabin plus Docetaxel, Doxorubicin, Ifosfamid). Aldoxorubicin zeigte gegenüber Investigator's Choice im Gesamtkollektiv (n=433) keinen signifikanten Unterschied hinsichtlich des primären Endpunkts PFS (4,1 versus 2,9 Monate; p=0,087). Lediglich in der Gruppe der L-Sarkome (Leiomyosarkome plus Liposarkome = 57,5%) konnte Aldoxorubicin das PFS (5,3 versus 2,9 Monate; p=0,007) und die Krankheitskontrolle (41,7% versus 27%; p=0,016) statistisch signifikant verbessern. Von Interesse ist vor allem die Abwesenheit der Kardiotoxizität bei der Administration von Aldoxorubicin im Vergleich zu konventionellem Doxorubicin [35].

### 3.4 Palbociclib, Abemaciclib und Selinexor

Bei gut differenzierten und dedifferenzierten Liposarkomen wurden Palbociclib, ein selektiver CDK4/6-Inhibitor, und DS-3032b, ein MDM2-Inhibitor, in Phase-I- beziehungsweise -II-Studien untersucht [9, 10]. Selinexor, ein Nuclear Exportin Protein Inhibitor mit einem innovativen Wirkmechanismus, konnte in Phase I vielversprechende Ergebnisse in der Gruppe der dedifferenzierten Liposarkome zeigen [15]. Daher wird Selinexor derzeit in einer kombinierten seamless Phase-II/III-Studie (SEAL, NCT02606461) bei dedifferenzierten Liposarkomen (Phase III: n=222) gegenüber Placebo untersucht. Die Ergebnisse der Phase-II-Studie (n = 56) zeigten eine Verlängerung des PFS für Selinexor mit 5,6 Monaten im Vergleich zu 1,8 Monaten für Placebo, wenn auch statistisch nicht signifikant (p=0,21) [14]. Die Phase-III-Studie rekrutiert derzeit unter Beteiligung europäischer Zentren.

Der neuere und potentere CDK4/6-Inhibitor Abemaciclib wurde in einer Phase-II-Studie ebenfalls in der Subgruppe der dedifferenzierten Liposarkome bei 30 Patienten untersucht. Der primäre Endpunkt der Studie wurde mit einer PFS-Rate von 76% nach 12 Wochen erreicht; das mediane PFS lag bei 30,4 Wochen. Grad-3/4-Toxizitäten umfassten vor allem Anämie (37%), Neutropenie (20%) und Thrombopenie (17%) [8]. Eine weitere Testung in Phase III ist hier sicherlich notwendig.

### 3.5 Carotuximab

Carotuximab (TRC105) ist ein monoklonaler Antikörper gegen Endoglin (CD105), das auf Tumorzellen bei Angiosarkomen exprimiert und durch VEGF-Inhibition hochreguliert wird. Carotuximab inhibiert somit die Angiogenese und komplementiert die Aktivität von beispielsweise Bevacizumab oder Multi-Tyrosinkinase-Inhibitoren wie Pazopanib [34]. Der Einsatz von Carotuximab in Kombination mit Pazopanib könnte daher zu einer effektiveren Inhibition der Angiogenese und somit zu einer Steigerung der klinischen Aktivität im Vergleich zur alleinigen Behandlung mit Pazopanib führen. In einer Phase-Ib/II-Studie (NCT01975519) wurde die Kombination von Carotuximab plus Pazopanib

800 mg täglich getestet und konnte bei 5 Patienten mit Angiosarkomen zu einer Tumorreduktion führen; 2 dieser Patienten zeigten zuvor eine Krankheitsprogression auf eine alleinige Pazopanib-Gabe. Das mediane PFS lag bei 12,9 Monaten und 2 von 3 Patienten mit kutanen Angiosarkomen erreichten stabile komplette Remissionen gemäß RECIST.

Die Phase-III-Studie (TAPPAS, NCT02979899 [32]) zur Evaluierung der Sicherheit und Effektivität der Kombination von Carotuximab plus Pazopanib bei Angiosarkom-Patienten musste allerdings frühzeitig nach der Rekrutierung von 120 Patienten aufgrund einer ausbleibenden erhöhten Wirksamkeit der Kombinationstherapie im Vergleich zur Monotherapie mit Pazopanib gestoppt werden.

## 3.6 Immuntherapeutische Ansätze

Die bisher größte klinische Phase-II-Studie zur Immuntherapie bei Weichgewebesarkomen wurde von der amerikanischen Studiengruppe Sarcoma Alliance for Research Through Collaboration (SARC) durchgeführt. 80 Patienten mit Knochen- und Weichgewebesarkomen wurden an 12 teilnehmenden SARC-Zentren mit dem Checkpoint-Inhibitor Pembrolizumab behandelt. Primärer Endpunkt der Studie war die objektive Ansprechrate. Bei den 40 Patienten mit Weichgewebesarkomen zeigte sich eine Ansprechrate von 18% über alle Subtypen hinweg. Vielversprechende Ergebnisse konnten insbesondere für die Subgruppe der pleomorphen, undifferenzierten Sarkome mit einer Ansprechrate von 40% erreicht werden, die Liposarkome zeigten eine Ansprechrate von 20%. Der primäre Endpunkt hinsichtlich des Ansprechens wurde allerdings für keine der Kohorten erreicht [42]. Der zusätzliche Einschluss von jeweils 30 Patienten in diese beiden Kohorten führte zu einer Ansprechrate von 23% (9/40) für undifferenzierte Sarkome und 10% (4/39) für die Liposarkome. Das mediane PFS lag für die Subgruppe der pleomorphen, undifferenzierten Sarkome bei 3 Monaten beziehungsweise bei 2 Monaten für die Liposarkome [4]. Weitere Untersuchungen sind hier sicherlich notwendig; zudem erscheint es unwahrscheinlich, dass eine Monotherapie mit einem Checkpoint-Inhibitor alleine eine ausreichende Wirkung bei Sarkomen erzielen kann. Daher werden derzeit Kombinationen wie beispielsweise Nivolumab plus Sunitinib (IMMUNOSARC [28]) oder Doxorubicin plus Pembrolizumab getestet [31].

Zukünftige Ansätze müssen die Selektion der Patienten sowie optimale Kombinationen von Checkpoint-Inhibitoren mit Chemotherapie, Radiotherapie oder zielgerichteten Substanzen evaluieren. Auch in Deutschland werden derzeit immuntherapeutische Ansätze untersucht: MEDISARC (AIO-STS-0415 [17]) evaluiert die Kombination von Durvalumab plus Tremelimumab versus Doxorubicin in der Erstlinienbehandlung von Patienten mit fortgeschrittenen Weichgewebesarkomen. NiTraSarc (GISG-15) untersucht die Kombination von Nivolumab plus Trabectedin bei Anthrazyklin-vorbehandelten Patienten.

## 4 Neoadjuvante Behandlungsstrategien für Patienten mit lokalisierten Weichgewebesarkomen

Eine grundlegende akademische Fragestellung in der Behandlung retroperitonealer Weichgewebesarkome lautet: Kann die Addition einer präoperativen Strahlentherapie als Ergänzung eines chirurgischen Eingriffs in kurativer Intention im Sinne einer multiviszeralen Resektion die Prognose dieser Patientengruppe verbessern? Hierzu hat die EORTC/Soft Tissue and Bone Sarcoma Group (STBSG) in Kooperation mit der EORTC/Radiation Oncology Group (ROG) eine akademische, randomisierte Phase-III-Studie initiiert (STRASS, EORTC 62092-22092), in der eine präoperative Strahlentherapie in Kombination mit einem chirurgischen Eingriff im Vergleich zur alleinigen Chirurgie bei insgesamt 266 Patienten mit primär operablem, retroperitonealem Weichgewebesarkom getestet wird. Die Behandlung beinhaltet die präoperative Strahlentherapie, die innerhalb von acht Wochen nach Randomisierung beginnt (28 Fraktionen von jeweils 1,8 Gy mit einer Gesamtdosis von 50,4 Gy), die erneute Beurteilung der Operabilität nach Abschluss der Bestrahlung sowie die anschließende multiviszerale En-bloc-Resektion des Tumors mit dem Ziel einer potenziell kurativen Resektion (R0) innerhalb von 4–8 Wochen nach Abschluss der Strahlentherapie.

266 Patienten wurden im Zeitraum Januar 2012 bis April 2017 rekrutiert; davon hatten 198 Patienten (75%) ein Liposarkom. Der primäre Endpunkt der Studie ist das abdominelle rückfallfreie Überleben, das nach 3 Jahren bei 60,4 % in der Radiotherapie plus Chirurgie Gruppe versus 58,7 % in der Gruppe mit alleiniger Operation lag: HR 1,01; 95%CI 0,71–1,44; p=0,954). Auch die Sensitivitätsanalyse, die Patienten mit lokaler Progression unter Radiotherapie bei dennoch erfolgter kompletter chirurgischer Resektion nicht ausschloss, zeigte keinen statistisch signifikanten Unterschied: 66% versus 58,7%; HR 0,84; 95%CI 0,58–1,21; p=0,340. In der Subgruppe der Liposarkome zeigte sich hingegen ein statistisch signifikanter Unterschied: 71,6% versus 60,4%; HR 0,64; 95%CI 0,40–1,01; p=0,049. STRASS konnte somit in der Gesamtpopulation keinen Benefit einer präoperativen Radiotherapie bei Patienten mit retroperitonealen Weichgewebesarkomen demonstrieren [2].

Der Stellenwert einer perioperativen Chemotherapie bei lokalisierten Weichgewebesarkomen ist aufgrund konträrer Studiendaten umstritten. In der finalen

Auswertung der europäischen EuroSARC-Studie (ISG-STS 1001, NCT01710176) unter Federführung der Italian Sarcoma Group führte eine neoadjuvante Chemotherapie, bestehend aus einem Anthrazyklin plus Ifosfamid zu einem signifikanten Überlebensvorteil der Hochrisiko-Patienten (Größe ≥5 cm; Grad 3) mit Weichgewebesarkomen der Extremitäten oder des Körperstamms. Die Studie verglich die Standard-Kombinationschemotherapie mit einem an der jeweiligen Histologie ausgerichteten spezifischen Chemotherapieregime. In die multizentrische Studie wurden zwischen Mai 2011 und Mai 2016 287 Patienten mit fünf unterschiedlichen histologischen Subtypen rekrutiert. Der primäre Endpunkt war das krankheitsfreie Überleben. Die Patienten wurden 1:1 randomisiert entweder für 3 Zyklen Epirubicin (120 mg/m$^2$) plus Ifosfamid (9 g/m$^2$) oder 3 Zyklen einer Histologie-spezifischen Chemotherapie:

- Gemcitabin plus Docetaxel bei undifferenzierten pleomorphen Sarkomen (n=97),
- Trabectedin bei myxoiden Liposarkomen (n=65),
- prolongiertes hochdosiertes Ifosfamid bei Synovialsarkomen (n=70),
- Etoposid plus Ifosfamid bei malignen peripheren Nervenscheidentumoren (n=27) sowie
- Gemcitabin plus Dacarbazin bei Leiomyosarkomen (n=28).

Alle Chemotherapieregime wurden präoperativ verabreicht. Nach einem medianen Follow-up von 51,75 Monaten zeigten die Patienten im Standardarm mit Epirubicin plus Ifosfamid ein statistisch nicht signifikant verlängertes krankheitsfreies Überleben zum Zeitpunkt 5 Jahre (0,55 versus 0,47; p=0,323), hingegen ein statistisch signifikant verlängertes Gesamtüberleben: 0,76 versus 0,66; p=0,018) [16]. Damit ist ein Anthrazyklin plus Ifosfamid im Falle einer (neo)adjuvanten Chemotherapie bei lokalisierten Hochrisiko-Weichgewebesarkomen zweifelsohne das Therapieregime der Wahl. Auch wenn die Studie insgesamt keinen Vorteil eines Histologie-spezifischen Chemotherapieregimes demonstrieren konnte, zeigte die Subgruppenanalyse, dass Patienten mit myxoiden Liposarkomen unter Therapie mit Trabectedin ein vergleichbares progressionsfreies Überleben und Gesamtüberleben hatten wie die Patienten, die mit Epirubicin plus Ifosfamid behandelt wurden.

Die grundlegende Frage, ob eine neoadjuvante Chemotherapie vorteilhafter ist im Vergleich zu keiner präoperativen Behandlung, kann durch diese Studie allerdings weiterhin nicht beantwortet werden, da sie keinen Kontrollarm ohne Chemotherapie vorsah. Um diese Fragestellung abschließend bewerten zu können, plant die EORTC/STBSG derzeit eine weltweite, randomisierte Phase-III-Studie (n=250) zur Evaluierung des Stellenwerts einer neoadjuvanten Chemotherapie bei retroperitonealen Hochrisiko-Liposarkomen und Leiomyosarkomen, die Anfang 2020 mit der Rekrutierung starten soll (EORTC 1809, STRASS 2).

# 5 Neue therapeutische Optionen bei fortgeschrittenen Gastrointestinalen Stromatumoren (GIST)

Gastrointestinale Stromatumoren (GIST) sind die häufigsten mesenchymalen Tumoren des Gastrointestinaltrakts. Patienten mit fortgeschrittenen GIST werden nahezu ausnahmslos mit Tyrosinkinase-Inhibitoren behandelt; die meisten Patienten entwickeln allerdings Resistenzen im Laufe ihrer Erkrankung. Die interessanteste bei der ASCO-Jahrestagung 2019 vorgestellte GIST-Studie ist sicherlich die EORTC 1317 (CaboGIST, NCT02216578) zur Evaluierung der Sicherheit und Effektivität von Cabozantinib bei Patienten mit Krankheitsprogression unter Imatinib und Sunitinib. In dieser multizentrischen, offenen, einarmigen Phase-II-Studie erhielten metastasierte GIST-Patienten in der Drittlinie 60 mg Cabozantinib oral täglich. Der primäre Endpunkt der Studie war die PFS-Rate zum Zeitpunkt Woche 12. Die Studie ist positiv zu bewerten, wenn mindestens 21 von 41 auswertbaren Patienten progressionsfrei zum Zeitpunkt Woche 12 sind.

Von Februar 2017 bis August 2018 wurden insgesamt 50 Patienten innerhalb der CaboGIST-Studie behandelt. 24 von 41 Patienten waren in Woche 12 progressionsfrei; in der Gesamtpopulation erfüllten 60% der Patienten den primären Endpunkt. Sieben Patienten erreichten eine partielle Remission (14%) und 33 Patienten eine stabile Erkrankung (66%); nur neun Patienten (18%) zeigten eine Krankheitsprogression. Die Krankheitskontrolle lag somit bei insgesamt 80% (40 Patienten). Das mediane PFS betrug 6 Monate. Die häufigsten Cabozantinib-assoziierten ≥Grad-3-Nebenwirkungen waren Diarrhöen (74%), Hand-Fuß-Syndrom (58%), Fatigue (46%), Hypertension (46%), Gewichtsverlust (38%) und orale Mukositis (28%). Zusammenfassend erreichte die EORTC-1317-CaboGIST-Studie ihren primären Endpunkt mit einer PFS-Rate von 24/41 Patienten (58,5%) zum Zeitpunkt Woche 12. Die Ergebnisse der Studie bestätigen präklinische Untersuchungen. Cabozantinib sollte daher im Rahmen einer möglichen Phase-III-Studie bei Patienten mit fortgeschrittenen GIST weiter untersucht werden [37].

Zudem wurde ein Update der Ergebnisse der Phase-I-Studie NAVIGATOR (NCT02508532) zur Wirksamkeit von Avapritinib bei Patienten mit fortgeschrittenen GIST präsentiert. Die Ansprechrate der Patienten in der mindestens 4. Behandlungslinie (n=111) lag für Avapritinib bei 22% mit zusätzlichen 52 Patienten mit stabilen Erkrankungen und einer medianen Dauer des Ansprechens von 10,2 Monaten. In der Kohorte der 62 Patienten mit Mutationen im PDGFRalpha-Exon 18 (56 Patienten mit D842V; 6 Patienten mit non-D842V) lag die Ansprechrate sogar bei 86% und weiteren 5 Patienten mit stabilen Erkrankungen. Damit konnte Avapritinib sowohl die Ansprechrate als auch die Dauer des Ansprechens im Vergleich zu bisherigen zugelassenen Zweit- und Drittlinientherapien deutlich verbessern und zeigt eine beispiellose Aktivität bei D842V und anderen Exon-18-mutierten PDGFRalpha-GIST. Diese Ergebnisse legen nahe, dass Avapritinib in naher Zukunft die therapeutischen Optionen fortgeschrittener GIST-Patienten verändern wird [20].

# 6 Key Points

- Diagnostik und Therapie von Patienten mit Weichgewebesarkomen und GIST sollten nur an erfahrenen Zentren mit entsprechender Expertise erfolgen.
- In Deutschland etablieren sich derzeit zertifizierte „Sarkom Zentren" als Modul eines bestehenden Onkologischen Zentrums gemäß den Richtlinien der Deutschen Krebsgesellschaft e.V. (DKG). Auf europäischer Ebene besteht EURACAN als Europäisches Referenznetzwerk (ERN) für seltene solide Tumoren im Erwachsenenalter, innerhalb dessen eine Domain für Sarkome besteht.
- Der Standard in der Erstlinientherapie von Patienten mit fortgeschrittenen und/oder metastasierten Weichgewebesarkomen bleibt eine Doxorubicin-basierte Chemotherapie.
- Mit Trabectedin, Pazopanib und Eribulin stehen jenseits der Erstlinientherapie wirksame und gut verträgliche Medikamente in der metastasierten Situation zur Verfügung.
- Weitere Substanzentwicklungen (Abemaciclib, Selinexor, Immuntherapien, etc.) und neue Therapiekonzepte werden im Rahmen von klinischen Studien geprüft.
- Die Addition einer präoperativen Strahlentherapie zur kurativen Chirurgie retroperitonealer Weichgewebesarkome konnte keinen signifikanten Unterschied hinsichtlich des rückfallfreien Überlebens der Patienten demonstrieren.
- Ein Anthrazyklin plus Ifosfamid sollte das Therapieregime der Wahl sein, wenn eine neoadjuvante Chemotherapie bei lokalisierten Hochrisiko-Weichgewebesarkomen erfolgt.
- Cabozantinib und Avapritinib können das therapeutische Spektrum metastasierter GIST-Patienten in naher Zukunft bereichern.
- Wann immer möglich, sollten Patienten in ein laufendes Studienprotokoll eingeschlossen werden. Hier bestehen zudem zahlreiche Möglichkeiten für internationale Kooperationen.

# 7 Literatur

[1] Blay JY, van Glabbeke M, Verweij J, et al. (2003) Advanced soft-tissue sarcoma: a disease that is potentially curable for a subset of patients treated with chemotherapy. Eur J Cancer 39: 64–69

[2] Bonvalot S, Gronchi A, Le Pechoux C, et al. (2019) STRASS (EORTC 62092): A phase III randomized study of preoperative radiotherapy plus surgery versus surgery alone for patients with retroperitoneal sarcoma. J Clin Oncol 37 (suppl; abstr 11001)

[3] Buonadonna A, Benson C, Casanova J, Kasper B, et al. (2017) A noninterventional, multicenter, prospective phase IV study of trabectedin in patients with advanced soft tissue sarcoma. Anticancer Drugs 28: 1157–1165

[4] Burgess MA, Bolejack V, Schuetze S, et al. (2019) Clinical activity of pembrolizumab (P) in undifferentiated pleomorphic sarcoma (UPS) and dedifferentiated/pleomorphic liposarcoma (LPS): Final results of SARC028 expansion cohorts. J Clin Oncol 37 (suppl; abstr 11015)

[5] Chawla SP, Papai Z, Mukhametshina G, et al. (2015) First-Line Aldoxorubicin vs Doxorubicin in Metastatic or Locally Advanced Unresectable Soft-Tissue Sarcoma: A Phase 2b Randomized Clinical Trial. JAMA Oncol 1: 1272–1280

[6] Clark MA, Fisher C, Judson I, et al. (2005) Soft-tissue sarcomas in adults. N Engl J Med 353: 701–711

[7] Demetri GD, Chawla SP, von Mehren M, et al. (2009) Efficacy and safety of trabectedin in patients with advanced or metastatic liposarcoma or leiomyosarcoma after failure of prior anthracyclines and ifosfamide: results of a randomized phase II study of two different schedules. J Clin Oncol 27: 4188–4196

[8] Dickson MA, Koff A, D'Angelo SP, et al. (2019) Phase 2 study of the CDK4 inhibitor abemaciclib in dedifferentiated liposarcoma. J Clin Oncol 37 (suppl; abstr 11004)

[9] Dickson MA, Schwartz GK, Keohan ML, et al. (2016) Progression-Free Survival Among Patients With Well-Differentiated or Dedifferentiated Liposarcoma Treated With CDK4 Inhibitor Palbociclib: A Phase 2 Clinical Trial. JAMA Oncol 2: 937–940

[10] Dickson MA, Tap WD, Keohan ML, et al. (2013) Phase II trial of the CDK4 inhibitor PD0332991 in patients with advanced CDK4-amplified well-differentiated or dedifferentiated liposarcoma. J Clin Oncol 31: 2024–2028

[11] Dueck AC, Mendoza TR, Mitchell SA, et al. (2015) Validity and Reliability of the US National Cancer Institute's Patient-Reported Outcomes Version of the Common Terminology Criteria for Adverse Events (PRO-CTCAE). JAMA Oncol 1: 1051–1059

[12] Casali PG, Abecassis N, Aro HT, et al. (2018) Soft tissue and visceral sarcomas: ESMO-EURACAN Clinical Practice Guidelines for diagnosis, treatment and follow-up. Ann Oncol 29 (Supplement 4): iv268–iv269

[13] Fletcher CDM, Bridge JA, Hogendoorn P, et al. (2013) WHO Classification of Tumours of Soft Tissue and Bone (IARC WHO Classification of Tumours), 4th edition, 2013

[14] Gounder MM, Somaiah N, Attia S, et al. (2018) Phase 2 results of selinexor in advanced de-differentiated (DDLS) liposarcoma (SEAL) study: A phase 2/3, randomized, double blind, placebo controlled cross-over study. J Clin Oncol 36 (suppl; abstr 11512)

[15] Gounder MM, Zer A, Tap WD, et al. (2016) Phase IB Study of Selinexor, a First-in-Class Inhibitor of Nuclear Export, in Patients with Advanced Refractory Bone or Soft Tissue Sarcoma. J Clin Oncol 34: 3166–3174

[16] Gronchi A, Palmerini E, Quagliuolo V, et al. (2019) Neoadjuvant chemotherapy in high-risk soft tissue sarcomas: Final results of a randomized clinical trial from the Italian Sarcoma Group, the Spanish Sarcoma Group (GEIS), the French Sarcoma Group (FSG), and the Polish Sarcoma Group (PSG). J Clin Oncol 37 (suppl; abstr 11000)

[17] Grünwald V, Bauer S, Hermes B, et al. (2019) A randomized phase II study of durvalumab and tremelimumab compared to doxorubicin in patients with advanced or metastatic soft tissue sarcoma (MEDISARC, AIO-STS 0415). J Clin Oncol 37 (suppl; abstr TPS11075)

[18] Grünwald V, Kunitz A, Schuler M, et al. (2018) Randomized comparison of pazopanib (PAZ) and doxorubicin (DOX) in the first line treatment of metastatic soft tissue sarcoma (STS) in elderly patients (pts) – results of a phase II study (EPAZ). J Clin Oncol 36 (suppl; abstr 11506)

[19] Hartmann JT, Kopp HG, Grünwald V, et al. (2018) Randomized phase II trial of doxorubicin (DOX) vs. trofosfamide (TRO) in elderly patients (pts) with previously untreated metastatic soft tissue sarcoma (STS). J Clin Oncol 36 (suppl; abstr 11507)

[20] Heinrich MC, Jones RL, von Mehren M, et al. (2019) Clinical activity of avapritinib in ≥ fourth-line (4L+) and PDGFRA Exon 18 gastrointestinal stromal tumors (GIST). J Clin Oncol 37 (suppl; abstr 11022)

[21] Hentschel L, Rentsch A, Lenz F, et al. (2016) A questionnaire study to assess the value of the vulnerable elders survey, G8, and predictors of toxicity as screening tools for frailty and toxicity in geriatric cancer patients. Oncol Res Treat 39: 210–216

[22] Jakob J, Simeonova A, Kasper B, et al. (2016) Combined sunitinib and radiation therapy for preoperative treatment of soft tissue sarcoma: results of a phase I trial of the German Interdisciplinary Sarcoma Group (GISG-03). Radiat Oncol 11: 77

[23] Judson I, Verweij J, Gelderblom H, et al. (2014) Doxorubicin alone versus intensified doxorubicin plus ifosfamide for first-line treatment of advanced or metastatic soft-tissue sarcoma: a randomised controlled phase 3 trial. Lancet Oncol 15: 415–423

[24] Karch A, Koch A, Grünwald V, et al. (2016) A phase II trial comparing pazopanib with doxorubicin as first-line treatment in elderly patients with metastatic or advanced soft tissue sarcoma (EPAZ): study protocol for a randomized controlled trial. Trials 17: 312

[25] Kasper B, Gruenwald V, Reichardt P, et al. (2017) Imatinib induces sustained progression arrest in RECIST progressive desmoid tumors – final results of a phase II study of the German Interdisciplinary Sarcoma Group (GISG). Eur J Cancer 76: 60–67

[26] Kasper B, Gruenwald V, Reichardt P, et al. (2016) Correlation of CTNNB1 Mutation Status with Progression Arrest Rate in RECIST Progressive Desmoid-Type Fibromatosis Treated with Imatinib: Translational Research Results from a Phase 2 Study of the German Interdisciplinary Sarcoma Group (GISG-01). Ann Surg Oncol 23: 1924–1927

[27] Kasper B, Reichardt P, Pink D, et al. (2015) Combination of trabectedin and gemcitabine for advanced soft tissue sarcomas: results of a phase I dose escalating trial of the German Interdisciplinary Sarcoma Group (GISG). Mar Drugs 13: 379–388

[28] Martin Broto J, Hindi N, Redondo A, et al. (2018) IMMUNOSARC: A collaborative Spanish (GEIS) and Italian (ISG) Sarcoma Groups phase I/II trial of sunitinib plus

nivolumab in selected bone and soft tissue sarcoma subtypes – results of the phase I part. J Clin Oncol 36 (suppl; abstr 11515)
[29] Nagar SP, Mytelka DS, Candrilli SD, et al. (2018) Treatment Patterns and Survival among Adult Patients with Advanced Soft Tissue Sarcoma: A Retrospective Medical Record Review in the United Kingdom, Spain, Germany, and France. Sarcoma Article ID 5467057
[30] Pink D, Bauer S, Brodowicz T, et al. (2018) Treatment of angiosarcoma with pazopanib and paclitaxel: Results of the phase II trial of the German Interdisciplinary Sarcoma Group (GISG-06 EVA) study. J Clin Oncol 36 (suppl; abstr 11570)
[31] Pollack S, Redman MW, Wagner M, et al. (2019) A phase I/II study of pembrolizumab (Pem) and doxorubicin (Dox) in treating patients with metastatic/unresectable sarcoma. J Clin Oncol 37 (suppl; abstr 11009)
[32] Ravi V, Brohl AS, Chawla AP, et al. (2018) TAPPAS: An adaptive enrichment phase 3 trial of TRC105 and pazopanib versus pazopanib alone in patients with advanced angiosarcoma. J Clin Oncol 36 (suppl; abstr TPS11590)
[33] Ronellenfitsch U, Karampinis I, Dimitrakopoulou-Strauss A, et al. (2019) Preoperative pazopanib in high-risk soft tissue sarcoma: phase II window-of-opportunity study of the German Interdisciplinary Sarcoma Group (NOPASS/GISG-04). Ann Surg Oncol 26: 1332–1339
[34] Rosen LS, Gordon MS, Robert F, Matei DE. (2014) Endoglin for targeted cancer treatment. Curr Oncol Rep 16: 365
[35] Sankhala KK, Jones RL, Chua VS, et al. (2018) Lack of cardiac toxicity in patients treated with aldoxorubicin with doxorubicin equivalent doses beyond 1000 mg/m$^2$. J Clin Oncol 36 (suppl; abstr 11585)
[36] Schöffski P, Chawla S, Maki RG, et al. (2016) Eribulin versus dacarbazine in previously treated patients with advanced liposarcoma or leiomyosarcoma: a randomised, open-label, multicentre, phase 3 trial. Lancet 387: 1629–1637
[37] Schöffski P, Mir O, Kasper B, et al. (2019) Activity and safety of cabozantinib in patients with gastrointestinal stromal tumor after failure of imatinib and sunitinib: EORTC phase II trial 1317 CaboGIST. J Clin Oncol 37 (suppl; abstr 11006)
[38] Schöffski P, Ray-Coquard IL, Cioffi A, et al. (2011) Activity of eribulin mesylate in patients with soft-tissue sarcoma: a phase 2 study in four independent histological subtypes. Lancet Oncol 12: 1045–1052
[39] Sleijfer S, Ray-Coquard I, Papai Z, et al. (2009) Pazopanib, a multikinase angiogenesis inhibitor, in patients with relapsed or refractory advanced soft tissue sarcoma: a phase II study from the European Organisation for Research and Treatment of Cancer – Soft Tissue and Bone Sarcoma Group (EORTC Study 62043). J Clin Oncol 27: 3126–3132
[40] Tap WD, Jones RL, Van Tine BA, et al. (2016) Olaratumab and doxorubicin versus doxorubicin alone for treatment of soft-tissue sarcoma: an open-label phase 1b and randomised phase 2 trial. Lancet 388: 488–497
[41] Tap WD, Wagner AJ, Papai Z, et al. (2019) ANNOUNCE: A randomized, placebo (PBO)-controlled, double-blind, phase (Ph) III trial of doxorubicin (dox) + olaratumab versus dox + PBO in patients (pts) with advanced soft tissue sarcomas (STS). J Clin Oncol 37 (suppl; abstr LBA3)

[42] Tawbi HA, Burgess M, Bolejack V, et al. (2017) Pembrolizumab in advanced soft-tissue sarcoma and bone sarcoma (SARC028): a multicentre, two-cohort, single-arm, open-label, phase 2 trial. Lancet Oncol 18: 1493–1501

[43] Trautmann F, Hentschel L, Hornemann B, et al. (2016) Electronic real-time assessment of patient-reported outcomes in routine care-first findings and experiences from the implementation in a comprehensive cancer center. Support Care Cancer 24: 3047–2056

[44] Van der Graaf WT, Blay JY, Chawla SP, et al. (2012) Pazopanib for metastatic soft-tissue sarcoma (PALETTE): a randomised, double-blind, placebo-controlled phase 3 trial. 379: 1879-1886

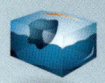

# Das Plus an Wirkung.*
# Für ein Mehr an Zukunft.

**53%** | 4-Jahres-Überleben[1]

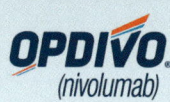 **+**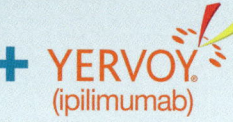

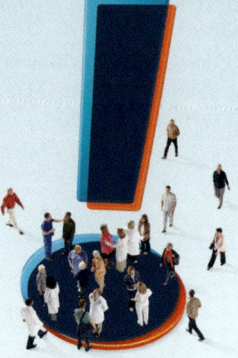

**Zugelassen für Patienten mit fortgeschrittenem Melanom**[#,2]

- Signifikant verbessertes Ansprechen[1]
- Unübertroffenes 4-Jahres-Gesamtüberleben[1]

Jetzt OPDIVO®[2] **FIX Q4W** in Erhaltungsphase und Monotherapie

\* Vs. Vergleichstherapie in der Zulassungsstudie Melanom First-Line: Ipilimumab[1]

 Bristol-Myers Squibb

bms-onkologie.d

OPDIVO® 10 mg/ml Konzentrat zur Herstellung einer Infusionslösung. **Wirkstoff:** Nivolumab. **Sonst. Bestandteile:** Natriumcitratdihydrat, Natriumchlorid, Mannitol, Pentsäure, Polysorbat 80, Natriumhydroxid, Salzsäure und Wasser für Injektionszwecke. YERVOY® 5 mg/ml Konzentrat zur Herstellung einer Infusionslösung. **Wirkstc** Ipilimumab. **Sonst. Bestandteile:** Trometamolhydrochlorid, Natriumchlorid, Mannitol, Pentetsäure, Polysorbat 80, Natriumhydroxid, Salzsäure und Wasser für Injektic zwecke. **Anwendungsgebiet: OPDIVO®/ YERVOY®** ist in Kombination mit Ipilimumab/Nivolumab bei Erwachsenen für die Behandlung des fortgeschrittenen (nicht resezbaren oder metastasierten) Melanoms indiziert. Im Vergleich zur Nivolumab Monotherapie wurde in der Kombination Nivolumab mit Ipilimumab nur bei Patienten niedriger Tumor PD-L1-Expression ein Anstieg des progressionsfreien Überlebens (PFS) und des Gesamtüberlebens (OS) gezeigt. **OPDIVO®/ YERVOY®** ist in Kombination Ipilimumab/Nivolumab für die Erstlinientherapie des fortgeschrittenen Nierenzellkarzinoms bei Erwachsenen mit intermediärem/ungünstigem Risikoprofil indiziert. **Geg anzeigen:** Überempfindlichkeit gegen den Wirkstoff oder einen der sonstigen Bestandteile. **Nebenwirkungen: Sehr häufig:** Hypothyreose, Hyperthyreose, verminde Appetit, Kopfschmerzen, Dyspnoe, Kolitis, Diarrhoe, Erbrechen, Übelkeit, Bauchschmerzen, Hautausschlag, Juckreiz, Muskel- und Skelettschmerzen, Arthralgie, Fatigue, rexie, AST-Anstieg, ALT-Anstieg, Anstieg des Gesamt-Bilirubins, Anstieg der alkalischen Phosphatase, Lipase-Anstieg, Amylase-Anstieg, Kreatinin-Anstieg, Hyperglykäm Hypoglykämie, Lymphopenie, Leukopenie, Neutropenie, Thrombozytopenie, Anämie, Hyperkalzämie, Hypokalzämie, Hyperkaliämie, Hypokaliämie, Hypomagnesiäm Hyponatriämie. **Häufig:** Pneumonie, Infektionen der oberen Atemwege, Konjunktivitis, Eosinophilie, infusionsbedingte Reaktion, Hypersensibilität, Nebennierensuffizie Hypophyseninsuffizienz, Hypophysitis, Thyroiditis, Diabetes mellitus, Dehydrierung, Hepatitis, periphere Neuropathie, Schwindelgefühl, Uveitis, verschwommenes Se Tachykardie, Hypertonie, Pneumonitis, Pleuraerguss, Lungenembolie, Husten, Stomatitis, Pankreatitis, Obstipation, trockener Mund, Vitiligo, trockene Haut, Erythem, A pezie, Urtikaria, Arthritis, Muskelspasmen, muskuläre Schwäche, Nierenversagen (einschließlich akutem Nierenversagen), Ödeme (einschließlich peripheres Ödem), Schm zen, Schmerzen in der Brust, Schüttelfrost, Hypermagnesiämie, Hypernatriämie, Gewichtsverlust. **Gelegentlich:** Bronchitis, aseptische Meningitis, Sarkoidose, diabetis Ketoazidose, metabolische Azidose, Guillain Barré-Syndrom, Polyneuropathie, Neuritis, Peroneuslähmung, autoimmune Neuropathie (einschließlich Gesichtsnerv- und duzensparese), Myasthenia gravis, Enzephalitis, Arrhythmie (einschließlich ventrikulärer Arrhythmie), Vorhofflimmern, Myokarditis, Darmperforation, Gastritis, Duoden Psoriasis, Stevens-Johnson-Syndrom, Erythema multiforme, Spondyloarthropathie, Sjögren-Syndrom, Myopathie, Polymyalgia rheumatica, Myositis (einschließlich P myositis), Rhabdomyolyse, tubulointerstitielle Nephritis. **Selten:** Toxische epidermale Nekrolyse. **Nicht bekannt:** Abstoßung eines soliden Organtransplantats, Hypoparreoidismus, Tumorlyse-Syndrom, Vogt-Koyanagi-Harada-Syndrom, perikardiale Erkrankungen. Weitere Hinweise siehe jeweilige Fachinformation. Verschreibungspflich OPDIVO® unterliegt einer zusätzlichen Überwachung. Angehörige von Gesundheitsberufen sind aufgefordert, jeden Verdachtsfall einer Nebenwirkung über das natior Meldesystem anzuzeigen. Pharmazeutischer Unternehmer: Bristol-Myers Squibb Pharma EEIG, Plaza 254, Blanchardstown Corporate Park 2, Dublin 15, D15 T867, Irla Stand des Textes: V5.

# OPDIVO®/ YERVOY® ist in Kombination mit Ipilimumab/Nivolumab bei Erwachsenen für die Behandlung des fortgeschrittenen (nicht resezierbaren oder metastasierten) Melanoms indiziert. Im Vergleich zur Nivolumab Monotherapie wurde in der Kombination Nivolumab mit Ipilimumab nur bei Patienten mit niedriger Tumor PD-L1-Expression ein Anstieg des progressionsfreien Überlebens (PFS) und des Gesamtüberlebens (OS) gezeigt.

§ OPDIVO® kann als Monotherapie und in der Erhaltungsphase der Kombinationstherapie wahlweise als 2- oder 4-wöchige Therapie gegeben werden. Weitere Details siehe OPDIVO®-Fachinformation.

1. Hodi FS et al. Lancet Oncol. 2018; 19(11): 1480–92. Im Vergleich zur Ipilimumab-Monotherapie
2. OPDIVO®- oder YERVOY®-Fachinformation, aktueller Stand

© Bristol-Myers Squibb, 06/2019.1506DE19SD01503-01

# Malignes Melanom

*Christoffer Gebhardt*

| | | |
|---|---|---|
| **1** | **Therapie des nicht resektablen metastasierten Melanoms** | 240 |
| 1.1 | Zielgerichtete Therapie | 240 |
| 1.2 | Immuntherapie | 242 |
| **2** | **Neue Kombinationen** | 244 |
| **3** | **Adjuvante Therapie des malignen Melanoms** | 245 |
| **4** | **Literatur** | 249 |

In diesem Kapitel werden die wichtigsten Studienergebnisse referiert, die auf den großen Kongressen der vergangenen 12 Monate vorgestellt wurden: Kongress der Europäischen Gesellschaft für Medizinische Onkologie (ESMO-Kongress 2018), Jahrestagung der amerikanischen Vereinigung für Krebsforschung (AACR-Jahrestagung 2019) und Jahrestagung der amerikanischen Gesellschaft für klinische Onkologie (ASCO-Jahrestagung 2019).

# 1 Therapie des nicht resektablen metastasierten Melanoms

## 1.1 Zielgerichtete Therapie

Seit 2015 sind die BRAF-Inhibitor-/MEK-Inhibitor-Kombinationen **Vemurafenib plus Cobimetinib** sowie **Dabrafenib plus Trametinib** zugelassen zur Erstlinientherapie des nicht resektablen metastasierten Melanoms. Im Herbst 2018 wurde die neue Kombination **Encorafenib plus Binimetinib** zugelassen. Das Nebenwirkungsspektrum ist für alle drei Kombinationen distinkt.

Zusammengefasste Daten aus zwei randomisierten Phase-III-Studien, COMBI-d [11] und COMBI-v [15], mit der Kombination aus dem BRAF-Inhibitor Dabrafenib und dem MEK-Inhibitor Trametinib zeigten eine 5-Jahres-Gesamtüberlebensrate von 34% bei 563 auswertbaren Patienten mit inoperablem oder metastasiertem Melanom und Nachweis einer BRAF-V600E/K-Mutation [13]. Das progressionsfreie 5-Jahres-Überleben erreichten 19% der Patienten. Somit bietet die Dabrafenib/Trametinib-Kombination in der Erstlinienbehandlung eine nachhaltige Kontrolle für Patienten mit BRAF-V600-mutiertem metastasiertem Melanom – so das Ergebnis der auf der ASCO-Jahrestagung 2019 vorgestellten Analyse [13].

Patienten mit kompletter Remission hatten die besten Chancen, einen langfristigen Nutzen zu erzielen. Die Analyse beinhaltet den größten Datensatz und die längste Nachbeobachtungszeit von zuvor unbehandelten Patienten mit BRAF-V600-mutiertem inoperablem oder metastasiertem Melanom, die mit BRAF- und MEK-Inhibitoren behandelt wurden. In der Studie COMBI-d waren es 423 Patienten, die randomisiert entweder Dabrafenib plus Trametinib (n=211) oder Dabrafenib plus Placebo (n=212) erhielten [11]. In der randomisierten Studie COMBI-v [15] erhielten 704 Patienten entweder Dabrafenib plus Trametinib (n=352) oder Vemurafenib mono (n=352).

Die bereits bekannten Baseline-Prädiktoren „normwertige LDH" und eine „geringe (<3) Anzahl beteiligter Organe" korrelierten beide mit günstigerem OS und PFS. Bei Patienten mit normwertiger LDH und weniger als 3 metastasierten

Organen lag das 4-Jahres-PFS bei 33% und ging nach 5 Jahren auf 31% zurück. Das 4- beziehungsweise 5-Jahres-OS betrug 58% beziehungsweise 55%. Die Kombination aus Dabrafenib und Trametinib erreichte bei 68% der Patienten ein objektives Ansprechen, einschließlich einer kompletten Remission (CR) bei 19%. Patienten mit CR hatten ein 4-Jahres-PFS von 52% und ein 5-Jahres-PFS von 49%. Das 4-Jahres-OS in dieser Gruppe lag bei 76%, das 5-Jahres-OS bei 71%. Patienten mit partieller Remission (PR) beziehungsweise Krankheitsstabilisierung (SD) erreichten ein 4-Jahres-OS von 35% beziehungsweise 18%. Das 5-Jahres-OS lag bei 32% für Patienten mit PR und 16% für Patienten mit SD [16].

Seit Herbst 2018 gibt es mit dem BRAF-Inhibitor **Encorafenib und dem MEK-Inhibitor Binimetinib** eine dritte ab Erstlinie zugelassene Therapieoption für Patienten mit metastasiertem inoperablem Melanom mit BRAF-V600E/K-Mutation. In einer aktualisierten Analyse der randomisierten, offenen, dreiarmigen, zweigeteilten Phase-III-Studie COLUMBUS hatten Patienten, die der Kombination Encorafenib/Binimetinib zugeordnet waren, ein medianes OS von 33,6 Monaten (95%CI 24,4–39,2) gegenüber 23,5 Monaten für Encorafenib (95%CI 19,6–33,6) und 16,9 Monaten für Vemurafenib (95%CI 14,0–24,5) bei einer medianen Nachbeobachtungszeit von 48,8 Monaten [7]. Im Vergleich zu Vemurafenib führte die Kombination von Encorafenib und Binimetinib zu einer 39%igen Reduzierung des Sterberisikos (HR 0,61; 95%CI 0,48–0,79). Darüber hinaus zeigten die aktualisierten Ergebnisse, dass das mediane PFS im zentralen Review 14,9 Monate (95%CI 11,0–20,2) mit Encorafenib/Binimetinib, 9,6 Monate (95%CI 7,4–14,8) mit Encorafenib allein und 7,3 Monate (95%CI 5,6–7,9) mit Vemurafenib betrug. Das mediane PFS für die Kombination von Encorafenib und Binimetinib war im Vergleich zu Vemurafenib (HR 0,51; 95%CI 0,39–0,67) signifikant verlängert.

Encorafenib ist ein hochselektiver ATP-kompetitiver BRAF-Hemmer mit erhöhter Wirksamkeit gegen BRAF-V600-Mutationen, wie in präklinischen Modellen nachgewiesen wurde. Binimetinib ist ein selektiver allosterischer, ATP-unkompetitiver MEK-1/2-Inhibitor. Die mittlere Exposition gegenüber der Studienbehandlung betrug 51, 31 und 26 Wochen für Encorafenib/Binimetinib, Encorafenib und Vemurafenib. Grad-3/4-Nebenwirkungen (AEs) wurden bei 68%, 68% beziehungsweise 66% der Patienten in den drei Armen beobachtet. Es gab keine weiteren Sicherheitsbedenken im Vergleich zur vorherigen Auswertung. Bei 16% des Kombinationsarms, 15% des Encorafenib-Arms und 17% des Vemurafenib-Arms war ein Behandlungsabbruch aufgrund von Nebenwirkungen erforderlich, und bei 55%, 71% beziehungsweise 62% waren Dosisreduzierungen oder -unterbrechungen erforderlich. Das Gesamtüberleben unter BRAF-/MEK-Hemmer-Kombinationstherapie erreichte ein Plateau bei etwa 40%, was darauf hindeutet, dass eine Teilmenge der behandelten Patienten ein Langzeitansprechen erreicht.

## 1.2 Immuntherapie

Nachdem mit der Zulassung des Anti-CTLA-4-Antikörpers Ipilimumab für die Therapie des nicht resektablen Melanoms im Jahr 2011 in Deutschland die rasante Entwicklung der Immunonkologie begonnen hatte, sind die im Jahr 2015 zugelassenen Anti-PD-1 Antikörper Pembrolizumab und Nivolumab als Monotherapie zum Standard in der Erstlinientherapie des nicht resektablen, insbesondere des nicht BRAF-mutierten Melanoms geworden. Im Jahr 2017 folgte dann die Zulassung der Kombination aus Ipilimumab und Nivolumab (Ipi plus Nivo) für dieselbe Indikation. Die Dosierung der ersten 4 Kombinationsgaben ist die folgende: Ipilimumab 3mg/kg Körpergewicht Q3W und Nivolumab 1 mg/kg Körpergewicht Q3W; anschließend erhalten die Patienten Nivolumab 480 mg Q4W beziehungsweise 240 mg Q2W als Dauertherapie. Dieser Zulassung zugrunde lag die dreiarmige, randomisierte, doppelblinde Studie **CheckMate 067**.

Beim ESMO-Kongress 2019 wurde zu dieser Studie das 5-Jahres-Update vorgestellt [6a]. Nach 5 Jahren ist im Arm A (Ipi/Nivo-Kombination) das mediane OS noch nicht erreicht. Die 5-Jahres-Gesamtüberlebensrate beträgt im Arm A 52% versus 44% im Arm B (Nivolumab-Monotherapie) und 26% im Arm C (Ipilimumab-Monotherapie). Die 5-Jahres-PFS-Rate erreichte ein klares Plateau mit 36% im Arm A, 29% im Arm B und 8% im Arm C.

74% der Patienten im Arm A waren zum Zeitpunkt der 5-Jahres-Auswertung bereits ohne Therapie; in den Armen B und C waren es 56% beziehungsweise 45%. Dieses beeindruckende Langzeitansprechen ist allerdings mit relativ hoher Toxizität erkauft: Im Ipi/Nivo-Kombinationarm erlitten 59% der Patienten Grad-3/4-Nebenwirkungen, im Nivo-Mono-Arm 23% und im Ipi-Mono-Arm 28%.

Ebenfalls auf der ESMO-Jahrestagung 2019 vorgestellt wurde die in Deutschland durchgeführte **IMMUNED-Studie**, die erste prospektive, randomisierte, Placebo-kontrollierte, doppelblinde Studie mit Melanom-Patienten im Stadium IV (AJCC, 8. Auflage) mit no evidence of disease (NED) nach kompletter Resektion und/oder Radiotherapie [15a].

In die drei Studienarme wurden jeweils mehr als 50 Patienten eingeschlossen und über im Median 28 Monate verfolgt. Patienten in Arm A erhielten Nivo plus Ipi, in Arm B Nivo und in Arm C Placebo. Der Anteil rezidivfrei Überlebender betrug im Arm A 70%, im Arm B 42% und im Placebo-Arm C 14% mit einer Hazard Ratio zwischen Arm A und B von 0,40. Das mediane rezidivfreie Überleben wurde im Arm A (Nivo plus Ipi) bislang nicht erreicht. Im Arm B (Nivo) betrug es 12,4 Monate und im Arm C (Placebo) 6,4 Monate. Ferne Rezidive fanden sich im Arm A bei 14% der Patienten, im Arm B bei 39% und im Arm C bei 44%. Grad-3/4-Nebenwirkungen tragen im Arm A bei 69,1% und im Arm B bei 25% der Patienten auf.

Bemerkenswert ist, dass im Arm A 50% der Patienten nicht mehr als 2 Kombinations-Gaben Ipi plus Nivo erhalten haben; die Diskontinuitäts-Rate betrug insgesamt 79%. Die Kombination aus Ipi plus Nivo stellt deshalb für diese Patientengruppe eine wichtige, neue Behandlungsoption dar.

Hirnmetastasen sind eine der Hauptursachen für Morbidität und Mortalität beim Melanom. Mehr als die Hälfte der Patienten mit metastasierendem Melanom wird im Laufe der Erkrankung ≥1 Hirnmetastasierung erleiden. Historisch gesehen haben diese Patienten ein schlechtes medianes OS. Strategien zur Behandlung von Hirnmetastasen waren auf Strahlung und Operation beschränkt. Bei Patienten mit asymptomatischen Hirnmetastasen, die keine Steroide benötigen, hat sich die Immuntherapie als verträglich und von signifikantem klinischem Nutzen erwiesen: die ORR für eine Nivolumab-Monotherapie bei Patienten mit intrakraniellen Läsionen beträgt 16% [9].

CheckMate 204 war eine multizentrische Phase-II-Studie, die durchgeführt wurde, um die Wirksamkeit und Sicherheit von Nivolumab in Kombination mit Ipilimumab bei Patienten mit Melanomen und Hirnmetastasen zu untersuchen. Eine aktuelle Auswertung wurde auf der ASCO-Jahrestagung 2019 vorgestellt [19]. Voraussetzung für die Teilnahme waren ≥1 messbare, nicht bestrahlte Hirnmetastasen von 0,5–3,0 cm Größe. Eine vorherige Bestrahlung war erlaubt, solange sie an <3 Stellen stattgefunden hatte und solange eine Läsion unbestrahlt blieb. Eine vorherige Behandlung mit BRAF-/MEK-Hemmung war zulässig, aber keine mit Checkpoint-Inhibitoren. Die Kombination von Nivolumab und Ipilimumab führte zu dauerhaften intrakraniellen Reaktionen bei Patienten mit metastasiertem Melanom und asymptomatischen Hirnmetastasen. Das Langzeit-Follow-up der Kombination zeigte eine objektive Ansprechrate (ORR) von 54% und eine klinische Nutzenrate (CBR) von 58% bei einem medianen Follow-up von 20,6 Monaten bei Patienten mit asymptomatischen Hirnmetastasen. Das mediane progressionsfreie Überleben (PFS) und das Gesamtüberleben (OS) waren in der asymptomatischen Gruppe (Kohorte A) noch nicht erreicht. In einer symptomatischen Kohorte von Patienten mit Hirnmetastasen (Kohorte B), die der Studie hinzugefügt wurde, lagen ORR und CBR jeweils bei 22%, und das mediane PFS für Patienten mit intrakraniellen Läsionen betrug 1,2 Monate.

Was die Sicherheit betrifft, so lagen die Raten der behandlungsbedingten Grad-3/4-Nebenwirkungen (TRAEs) bei 54% in Kohorte A und 56% in Kohorte B, übereinstimmend mit Beobachtungen bei Patienten ohne Hirnmetastasen. Behandlungsbedingte Grad-3/4-Nebenwirkungen des Nervensystems traten bei 7% (Kohorte A) beziehungsweise 17% (Kohorte B) der Patienten auf und führten zu einem Studienabbruch bei 2% beziehungsweise 0%. Insgesamt führten TRAEs bei 19% der Kohorte A und 0% der Kohorte B zum Abbruch.

## 2    Neue Kombinationen

Die Behandlung mit einer gezielten Therapie hat die Ergebnisse bei Patienten mit BRAF-mutiertem, inoperablem oder metastasiertem Melanom verbessert; viele Patienten erleben jedoch ein Fortschreiten der Erkrankung, und neue Behandlungsstrategien sind notwendig, um ihre Ergebnisse weiter zu verbessern. Die Kombination von Anti-PD-1-Antikörpern mit BRAF- und MEK-Inhibitoren könnte die Progression bei Patienten mit BRAF-V600-mutiertem Melanom verzögern, da eine potenzielle synergistische Aktivität zwischen BRAF-Inhibition und Anti-PD-1-Therapie vorliegt. Frühere klinische Studien haben eine Verbesserung der Ansprechraten durch Zugabe von Spartalizumab (Anti-PD-1) zu Dabrafenib (BRAF-Inhibitor) und Trametinib (MEK-Inhibitor) im Vergleich zur Dublette ohne Spartalizumab gezeigt.

Eine gepoolte Analyse von Teil 1 (Run-in-Kohorte) und Teil 2 (Biomarker-Kohorte) der dreiteiligen COMBI-i-Studie wies für das Triplett aus dem PD-1-Inhibitor Spartalizumab, dem BRAF-Inhibitor Dabrafenib und dem MEK-Inhibitor Trametinib bei mehr als 40% der Patienten mit bisher unbehandeltem fortgeschrittenem BRAF-V600-mutiertem Melanom eine Komplettremission (CR) aus [8].

Bei insgesamt 36 Patienten (9 von Teil 1 und 27 von Teil 2) war die Erstlinienbehandlung mit dem Triplett mit einer ORR von 78% und einer CR in 42% bei einem medianen Follow-up von 19,9 Monaten verbunden. Zum Zeitpunkt der Auswertung betrug das mediane PFS 23,7 Monate und das Gesamtüberleben (OS) war nicht auswertbar. 8 (22%) der 36 Patienten waren gestorben. An der Datengrenze, von den 15 Patienten mit CR, wurde die CR in 10 (66,7%) fortgesetzt. Von den Patienten mit einer CR hatten 20% (n=3) einen erhöhten LDH-Spiegel. Die 12-Monats-PFS-Rate betrug 66,7%. Von den 15 Patienten mit einem erhöhten LDH-Spiegel zu Studienbeginn betrug der Median des PFS 10,7 Monate, mit Progressionsereignissen bei 10 der 15 (66,7%) Patienten.

Der mediane PFS-Wert bei Patienten mit M1c-Erkrankung im Stadium IV betrug 12,9 Monate. Das mediane OS war bei Patienten mit erhöhtem LDH zu Studienbeginn nicht auswertbar, mit 7 (47%) Todesfällen in dieser Gruppe. Die mediane Ansprechdauer (DOR) betrug 20,7 Monate. Die 12-Monats-DOR-Rate lag bei 80,3%. Die mediane DOR war bei Patienten mit erhöhten LDH-Basiswerten oder bei Patienten mit M1c-Erkrankung im Stadium IV nicht auswertbar.

Alle Patienten erlebten mindestens 1 unerwünschtes Ereignis (AE) eines beliebigen Grades, und schwere AEs traten bei 64% auf. Pyrexie war das häufigste AE und trat bei 32 (89%) Patienten auf. Die häufigsten schweren AEs waren Pyrexie (n=8) und Pankreatitis, Cellulite, Lungenentzündung und eine Abnahme der Auswurffraktion (n=2 für jeden). Unerwünschte Ereignisse führten zur Einstellung eines Studienmedikaments bei 17 (47%) Patienten und zur Einstellung aller drei Studienmedikamente bei 6 (17%) Patienten. Diese AEs umfassten ein erhöhtes Niveau an Gamma-Glutamyltransferase, ein erhöhtes Niveau an AST oder ALT, Dermatitis, Hyperkaliämie, Parästhesie, immunvermittelte Hepatitis und interstitielle Lungenerkrankung. Unerwünschte Ereignisse, die zu Dosisanpassungen oder Unterbrechungen führten, traten zu 100% auf. Es gab keine behandlungsbedingten Todesfälle.

Korrelative Daten aus der Biomarker-Kohorte wurden separat vorgestellt [2]. Alle Patienten hatten einen stetigen und signifikanten Anstieg der T-Zell-Genexpressions-Signaturen von der Baseline bis zur Biopsie nach 2–3 Wochen. Die Heatmap-Analyse zeigte, dass diejenigen mit einem PFS-Ereignis vor 12 Monaten zu Studienbeginn relativ „kalte" Tumoren hatten, gekennzeichnet durch niedrige Tumormutationslast-Werte, niedrige T-Zell-Genexpressions-Signaturen oder hohe Werte an immunsuppressiven Tumormikroumgebungs(TME)-Signaturen im Vergleich zu Patienten ohne PFS-Ereignis. Diese Ergebnisse deuten darauf hin, dass die Behandlung mit Spartalizumab in Kombination mit Dabrafenib und Trametinib einen frühen Einfluss auf Tumorzellen und die TME hat und die Antitumoraktivität potenziell fördert.

In den nächsten 12 Monaten werden Daten aus den beiden großen Phase-III-Studien zur sogenannten Triplett-Kombination (Anti-PD-1-Antikörper kombiniert mit BRAF- und MEK-Inhibitoren) als Erstlinientherapie bei Patienten mit BRAF-V600-mutiertem Melanom erwartet: **COMBI-i** (Dabrafenib plus Trametinib plus Spartalizumab) und **Trilogy** (Vemurafenib plus Cobimetinib plus Atezolizumab).

## 3  Adjuvante Therapie des malignen Melanoms

Durch die Zulassung von gleich 3 Therapien (Dabrafenib plus Trametinib-Kombination, Nivolumab und Pembrolizumab) für die adjuvante Behandlung des vollständig resezierten, metastasierten Melanoms im Stadium III im Jahr 2018 hat sich das Behandlungsarmamentarium für diese Erkrankungssituation entscheidend erweitert [3, 5, 20]. Die Therapien werden über ein Jahr gegeben. Dabrafenib plus Trametinib wird oral verabreicht, Nivolumab alle 2 Wochen intravenös und Pembrolizumab alle 3 beziehungsweise alle 6 Wochen intravenös. Eine große Herausforderung stellt die Auswahl der individuell geeignetsten Behandlung dar, das heißt, ohne direkte Vergleichsdaten zwischen Immuntherapie und gezielter Therapie zu wählen. Hier wird empfohlen, den Patienten die relativen Vorzüge und Risiken beider Optionen zu kommunizieren und eine gemeinsame Entscheidung zu treffen.

Die neuen adjuvanten Therapien lösen damit Interferon-alpha ab, das nur noch im Stadium II des Melanoms sinnvoll erwogen werden kann. Nota bene: Für die Stadien IIB und IIC rekrutiert gerade die Studie KEYNOTE-716 Studie (Pembrolizumab adjuvant). In der Zulassungsstudie COMBI-AD wurden Dabrafenib und Trametinib in BRAF-V600-mutierten Melanomen getestet [5]. Die Rekrutierung war auf Patienten mit reseziertem Melanom im Stadium III beschränkt, von denen 20% im Stadium IIIA waren mit einem Mindestdurchmesser der Lymphknotenmetastase von 1 mm. Die RFS-Rate betrug 59% gegenüber 40% nach 3 Jahren für Dabrafenib plus Trametinib gegenüber Placebo und 54% gegenüber 38% nach 4 Jahren (HR 0,49; 95%CI 0,40–0,59).

Die Zulassungsstudie CheckMate-238 verglich Nivolumab mit Ipilimumab im resezierten Melanom Stadium III (ohne IIIA) oder IV NED (No Evidence of Disease) [20]. Die 12-monatige RFS-Rate betrug 70,5% für Nivolumab gegenüber 60,8% für Ipilimumab (HR 0,65; 97,56%CI 0,51–0,83; p <0,001). Darüber hinaus waren die Grad-3/4-AEs für Nivolumab signifikant niedriger als für Ipilimumab: 14,4% gegenüber 45,9%.

Die KEYNOTE-054-Studie verglich adjuvantes Pembrolizumab mit Placebo im Melanom-Stadium IIIA mit einem Mindestdurchmesser der Lymphknotenmetastase von 1 mm sowie Patienten im Stadium IIIB und Stadium IIIC [3]. Die 18-monatige RFS-Rate betrug 71,4% für Pembrolizumab gegenüber 53,2% für Placebo (HR 0,56; 98,4%CI 0,43–0,74; p <0,0001). Darüber hinaus waren die Grad-3/4-AEs für Pembrolizumab wie erwartet signifikant höher als für Placebo: 14,7% gegenüber 3,4%.

Ein Blick auf die Toxizitäten und den Abbruch der Studie bei COMBI-AD und CheckMate-238 beziehungsweise KEYNOTE 054 war aufschlussreich, obwohl die Patientenpopulationen unterschiedlich waren. Die Toxizitätsraten sind bei der Immuntherapie niedriger, aber der Charakter der Toxizität ist anders, das heißt, irreversible Nebenwirkungen finden sich demnach offensichtlich nur bei der Immuntherapie. Grad-3/4-Ereignisse erlebten 31% für eine gezielte Therapie gegenüber 14,4% beziehungsweise 14,7% für eine Immuntherapie. Zusätzlich war der Abbruch wegen Toxizität bei der Immuntherapie geringer als bei der gezielten Therapie (9,7% versus 26% versus 13,8%).

Im Zusammenhang mit den neuen adjuvanten Therapien ist auf die **achte Auflage des Tumorklassifikationssystems** des American Joint Committee on Cancer (AJCC) hinzuweisen, das eine größere Trennung zwischen den Stufen IIIA–IIID bietet. Im Stadium IIIA sind nun alle T1b-Tumoren enthalten, die bisher als Stadium IIIB eingestuft wurden. Auch die 5-Jahres-Überlebensrate nach den Kriterien der AJCC-Richtlinie hat sich geändert. Die Stadium-IIIA-Melanom-spezifische 5-Jahres-Überlebensrate liegt bei 93% im Vergleich zu 78% in der siebten Auflage. Im Stadium IIIC liegt die Zahl bei 69% für die aktualisierte Version gegenüber 40% in der vorhergehenden. Das Stadium IIID wurde für T4b-Tumoren mit einer Beteiligung von N3-Knoten neu eingeführt, die zuvor als Stadium IIIC klassifiziert wurden. Die 5-Jahres-Überlebensrate für das Stadium IIID nach AJCC-Richtlinien beträgt 32%.

Trotz lokaler Therapie treten bei vielen Patienten mit lokalem Melanomrezidiv während oder nach der adjuvanten Anti-PD-1-Therapie wieder Rückfälle auf. Darüber hinaus ist der Nutzen der sekundären adjuvanten Behandlung bei dieser Patientengruppe unklar. Patienten mit einem entfernten Rezidiv während oder nach der adjuvanten Anti-PD-1-Therapie sind wahrscheinlich resistent gegenüber der Behandlung mit Checkpoint-Inhibitoren und erfordern eine Änderung der Therapie. Die Anti-PD-1-Therapie kann jedoch auch bei Patienten mit spätem Rezidiv wirksam sein, wie die Ergebnisse von Carina Owen auf der ASCO-Jahrestagung 2019 zeigen [14]. In einer retrospektiven, multizentrischen Analyse untersuchten die Forscher Daten von 136 Patienten mit reseziertem Melanom im Stadium III/IV der Haut, die in 16 internationalen Melanomzentren in Australien behandelt wurden und die immer wieder einen PD-1-Inhibitor im adjuvanten Setting erhielten [14]. Die 136 Patienten stellen schätzungsweise 17% der Patienten dar, die in diesen Kliniken mit der adjuvanten Anti-PD-1-Therapie begonnen haben. Dies ist niedriger als die Rezidivrate, die man nach einem Jahr in den klinischen Zulassungsstudien beobachten konnte, da die Nachbeobachtungszeit in jener Kohorte kürzer ist.

In der Analyse erhielten drei Viertel der Patienten eine adjuvante Behandlung in einer klinischen Studie, darunter einige mit dem CTLA-4-Inhibitor Ipilimumab. Das mittlere Alter betrug 57 Jahre, und 50% hatten eine BRAF-V600-Mutation. Die Tumorklassifikation (AJCC, 8. Auflage) ergab im Stadium IIIC 49% der Patienten, in IIIB 31%, in IV 12%, in IIID 4% und in IIIA 4% der Patienten. Die Zeit bis zum anfänglichen Rezidiv seit Beginn der adjuvanten Anti-PD-1-Behandlung betrug im Median 4,6 Monate. Zusätzlich hatten 29% ein Rezidiv, nachdem sie den Checkpoint-Inhibitor gestoppt hatten. 10% der Patienten absolvierten 12 Monate der Behandlung und hatten anschließend ein Rezidiv; 18% hörten vor Ablauf des Jahres wegen inakzeptabler Toxizität auf. Das Muster des anfänglichen Rezidivs war nur bei 43% der Patienten lokoregionär, bei 57% entwickelten sich Fernmetastasen. Von den 48 Patienten mit lokalem erstem Rezidiv wurden alle mit Resektion ihres Rezidivs behandelt, und 11 erhielten auch eine adjuvante systemische Zweitlinientherapie in Form einer BRAF-/MEK-Inhibition oder Anti-PD-1-Therapie.

Bei einer medianen Nachbeobachtung von 8,3 Monaten waren von den 48 Patienten mit resezierbarem lokoregionärem Rezidiv 56% anschließend wieder aufgetreten, 38% mit Fernmetastasen. Es gab zwei Todesfälle. 72 Patienten, die ein anfängliches Fernrezidiv hatten, erhielten eine systemische Therapie. Bei Betrachtung dieser 72 Patienten und der 11 Patienten mit lokoregionärem Rezidiv, die eine adjuvante systemische Therapie erhielten und die später ein entferntes Rezidiv entwickelten (n = 83), war die erste Wahl der systemischen Therapie die Ipilimumab-basierte Therapie bei 42%, eine BRAF-/MEK-Inhibitor-Kombination bei 39%, eine Anti-PD-1-Monotherapie bei 13% und eine Anti-PD-1-/Anti-CTLA-4-Therapie bei 6% der Patienten.

Die meisten Patienten (86%) wiederholten eine adjuvante Anti-PD-1-Therapie. Von den Patienten, die bei einem Fernrezidiv eine Immuntherapie erhielten, hatten 40%–49% eine M1a/b-Krankheit im Stadium IV. In der Gruppe der Patienten, die eine gezielte Therapie erhielten, waren 32% in M1a/b im Stadium IV. Die erste Wahl der systemischen Therapie bei den 47 Patienten mit BRAF-mutiertem Melanom war eine gezielte Therapie bei 68% und eine Immuntherapie bei 32%. Bei den 16 Patienten mit BRAF-mutiertem Melanom im Stadium IV M1c war die erste Wahl die gezielte Therapie bei 75% dieser Patienten und die Immuntherapie bei 25%. Bei den 10 Patienten mit erhöhtem LDH-Spiegel war die erste Wahl die gezielte Therapie bei 90% und die Immuntherapie bei 10% der Patienten.

Die Reaktionen auf die Erst- und Folgetherapie wurden bei 92 auswertbaren Patienten untersucht. Bei denjenigen, die sich in der adjuvanten Anti-PD-1-Therapie wiederfanden, betrug die objektive Ansprechrate (ORR) 24% bei der Ipilimumab-basierten Therapie (8/33 Patienten), 78% bei der BRAF-/MEK-Hemmer-Kombinationstherapie (18/23), 11% bei der Anti-PD-1-Therapie plus einem neuartigen Wirkstoff im Rahmen einer klinischen Studie (1/9) und 0% bei fortgesetzter Anti-PD-1-Monotherapie (0/6).

Unter denjenigen, die von der adjuvanten Anti-PD-1-Behandlung zurückkehrten, war die ORR zur Ipilimumab-basierten Therapie 40% (2/5 Patienten), 90% zur BRAF-/MEK-Hemmung (9/10) und 0% zur Anti-PD-1-Therapie plus einem neuartigen Wirkstoff (0/1). Bei der Untersuchung der gesamten Gruppe von 83 Patienten, die eine systemische Therapie erhielten, hatten 29% eine nachfolgende Progression, und 20 (24%) Patienten starben. Bei einem medianen Follow-up von 7,2 Monaten betrug das mediane Gesamtüberleben nach der ersten systemischen Therapie 21,3 Monate.

Eingedenk der begrenzten Patientenzahl lässt sich aus dieser Studie ableiten, dass Patienten ohne BRAF-Mutation mit einem Rezidiv unter adjuvanter Anti-PD-1-Therapie demnach eine prognostisch besonders benachteiligte Patientengruppe darstellen; wohingegen Patienten mit einer BRAF-Mutation in derselben Situation mit einer zielgerichteten Therapie wirksam therapiert werden können.

# 4  Literatur

[1] Atkins MB, Kirkwood JM, Wolchok JD et al. (2019) Long-term follow-up of CA209-004: A phase I dose-escalation study of combined nivolumab (NIVO) and ipilimumab (IPI) in patients with advanced melanoma. J Clin Oncol 37(Suppl 15):9533

[2] Dummer R, Gusenleitner D, Campbell CD et al. (2019) Tumor microenvironment (TME), longitudinal biomarker changes, and clinical outcome in patients (pts) with advanced BRAF V600–mutant melanoma treated with first-line spartalizumab (S) + dabrafenib (D) + trametinib (T). J Clin Oncol 37(Suppl 15):9515

[3] Eggermont AMM, Blank CU, Mandala M et al. (2018) Adjuvant Pembrolizumab versus Placebo in Resected Stage III Melanoma. N Engl J Med 378(19):1789–801

[4] Eggermont AM, Chiarion-Sileni V, Grob JJ et al. (2016) Prolonged Survival in Stage III Melanoma with Ipilimumab Adjuvant Therapy. N Engl J Med 375(19):1845–55

[5] Hauschild A, Dummer R, Schadendorf D et al. (2018) Longer Follow-Up Confirms Relapse-Free Survival Benefit With Adjuvant Dabrafenib Plus Trametinib in Patients With Resected BRAF V600–Mutant Stage III Melanoma. J Clin Oncol 36(35):3441–9

[6] Kluger HM, Chiang V, Mahajan A et al. (2019) Long-Term Survival of Patients With Melanoma With Active Brain Metastases Treated With Pembrolizumab on a Phase II Trial. J Clin Oncol 37(1):3752–60

[6a] Larkin J, Chiarion-Sileni V, Gonzalez R, et al. (2019) Five-Year Survival with Combined Nivolumab and Ipilimumab in Advanced Melanoma. N Engl J Med, Sep 28, DOI: 10.1056/NEJMoa1910836

[7] Liszkay G, Gogas H, Mandalà M et al. (2019) Update on overall survival in COLUMBUS: A randomized phase III trial of encorafenib (ENCO) plus binimetinib (BINI) versus vemurafenib (VEM) or ENCO in patients with BRAF V600-mutant melanoma. J Clin Oncol 37(Suppl 15):9512

[8] Long GV, Lebbe C, Atkinson V et al. (2019) The anti–PD-1 antibody spartalizumab (S) in combination with dabrafenib (D) and trametinib (T) in previously untreated patients (pts) with advanced BRAF V600–mutant melanoma: Updated efficacy and safety from parts 1 and 2 of COMBI-i. J Clin Oncol 37(Suppl 15):9531

[9] Long GV, Atkinson V, Lo S et al. (2018) Combination nivolumab and ipilimumab or nivolumab alone in melanoma brain metastases: a multicentre randomised phase 2 study. Lancet Oncol 19(5):672–81

[10] Long GV, Weber JS, Infante JR et al. (2016) Overall Survival and Durable Responses in Patients With BRAF V600-Mutant Metastatic Melanoma Receiving Dabrafenib Combined With Trametinib. J Clin Oncol 2016;34(8):871–8

[11] Long GV, Stroyakovskiy D, Gogas H et al. (2014) Combined BRAF and MEK Inhibition versus BRAF inhibition alone in melanoma. N Eng J Med 371(20):1877–88

[12] Margolin K, Emstoff MS, Hamid O et al. (2012) Ipilimumab in patients with melanoma and brain metastases: an open-label, phase 2 trial. Lancet Oncol 13(5):459–65

[13] Nathan PD, Robert C, Grob JJ et al. (2019) Five-year analysis on the long-term effects of dabrafenib plus trametinib (D + T) in patients with BRAF V600-mutant unresectable or metastatic melanoma. J Clin Oncol 37(Suppl 15):9507

[14] Owen CN, Larkin JMG, Shoushtari AN et al. (2019) A multicenter analysis of melanoma recurrence following adjuvant anti-PD1 therapy. J Clin Oncol 37(Suppl 15):9502

[15] Robert C, Karaszewska B, Schachter J et al. (2015) Improved overall survival in melanoma with combined dabrafenib and trametinib. N Engl J Med 372(1):30–39

[15a] Schadendorf D, Hassel JC, Fluck M, et al. (2019) Adjuvant immunotherapy with nivolumab (NIVO) alone or in combination with ipilimumab (IPI) versus placebo in stage IV melanoma patients with no evidence of disease (NED): A randomized, double-blind phase II trial (IMMUNE). LBA 67 ESMO 2019

[16] Schadendorf D, Long GV, Strojakovski D et al. (2017) Three-year pooled analysis of factors associated with clinical outcomes across dabrafenib and trametinib combination therapy phase 3 randomised trials. Eur J Cancer 82:45–55

[17] Tawbi HA-H, Forsyth PAJ, Hodi FS et al. (2019) Efficacy and safety of the combination of nivolumab (NIVO) plus ipilimumab (IPI) in patients with symptomatic melanoma brain metastases (CheckMate 204). J Clin Oncol 37(Suppl 15):9501

[18] Tawbi HA, Forsyth PA, Algazu A et al. (2018) Combined Nivolumab and Ipilimumab in Melanoma Metastatic to the Brain. N Engl J Med 379(8):722–30

[19] Warner AB, Palmer JS, Shoushtari AN et al. (2019) Responders to anti-PD1 therapy: Long-term outcomes and responses to retreatment in melanoma (mel). J Clin Oncol 37(Suppl 15):9513

[20] Weber J, Mandala M, Del Vecchio M et al. (2017) Adjuvant Nivolumab versus Ipilimumab in Resected Stage III or IV Melanoma. N Engl J Med 377(19):1824–35

# Ihr Internet-Auftritt
## im Responsive Design

User-freundliche Aufbereitung, Suchmaschinen-taugliche Programmierung

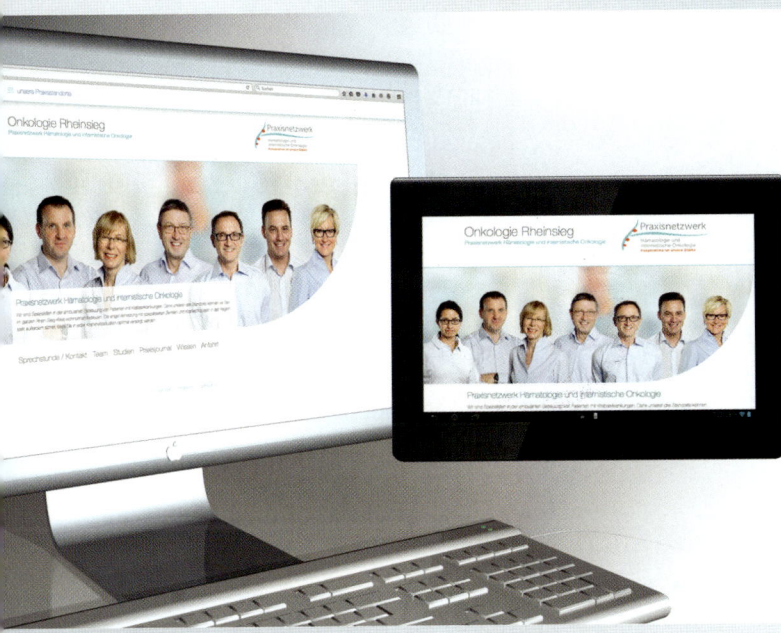

Computer     Tablet     Smartphone

**Sie wollen** eine elektronische Visitenkarte im Internet, die auch auf Smartphones und Tablet-PCs eine gute Figur macht?

**Sie möchten** regelmäßig medizinischen Content auf Ihrer Website veröffentlichen?

**Sie möchten** Ihren Praxisalltag durch elektronische Kommunikation vereinfachen?

**Sie möchten** all das unkompliziert mit jemandem besprechen, der Ihre Bedürfnisse als Praxisinhaber kennt und „Ihre Sprache" spricht?

**Dann sollten Sie sich mit uns in Verbindung setzen.**

Wir besprechen mit Ihnen eine mögliche Struktur, besuchen Sie bei Bedarf in Ihrer Praxis und stehen für technische wie inhaltliche Fragen persönlich zur Verfügung.

Machen Sie den ersten Schritt. Schicken Sie uns eine E-Mail an **praxiswebsite@Lukon.de**. Sie erhalten dann ein ausführliches Info-Paket.

Oder rufen Sie uns an. Ihre Fragen beantworten wir telefonisch unter 089–820 737–0.

Landsberger Str. 480 a
81241 München
www.Lukon.de

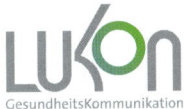

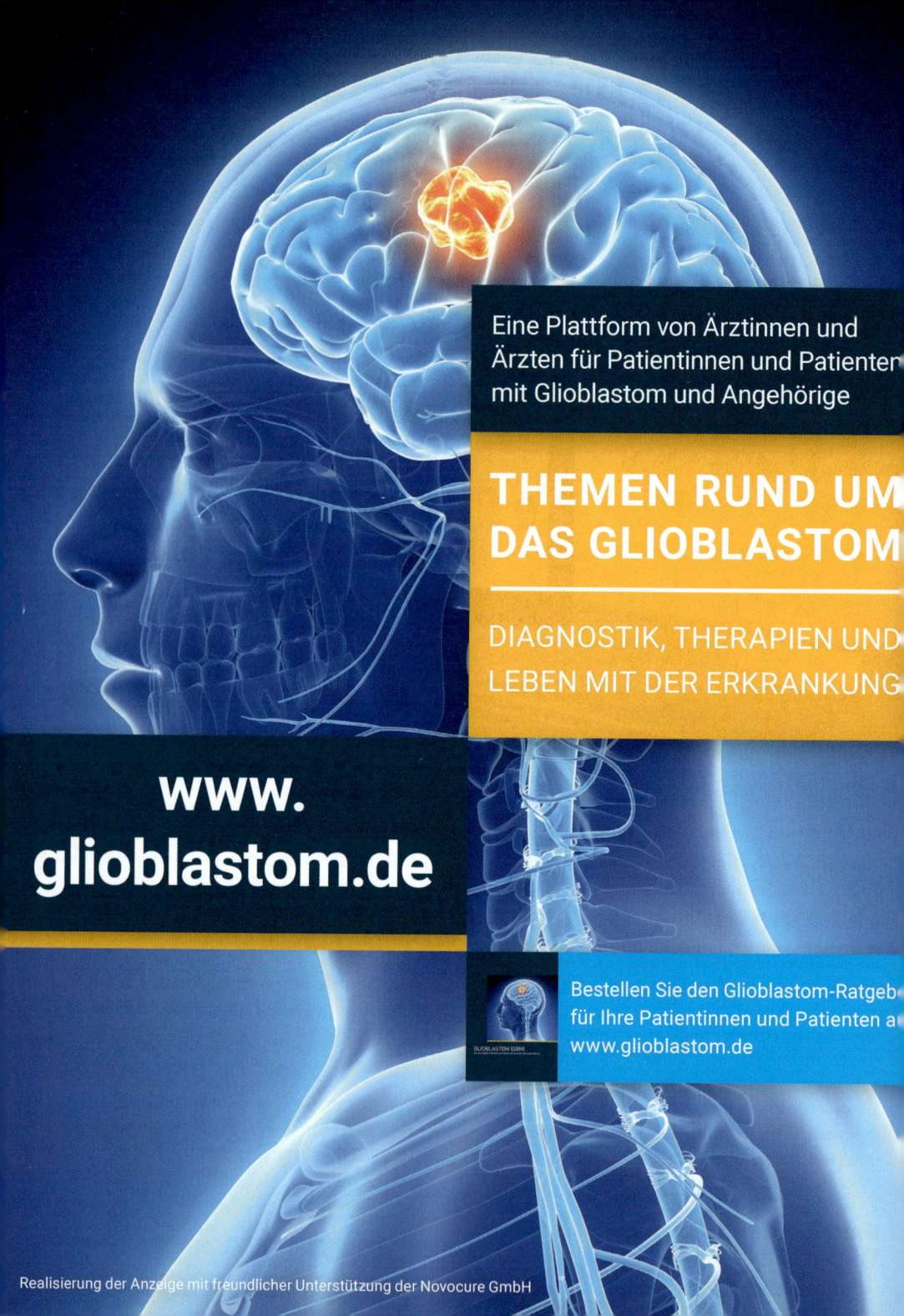

# Tumoren des Nervensystems

*Martin Glas*

| | | |
|---|---|---|
| **1** | **Gliome** | 254 |
| 1.1 | Status quo 2019 | 254 |
| 1.2 | Glioblastom | 257 |
| 1.3 | Gliome WHO-Grad II und III | 259 |
| **2** | **Meningeome** | 261 |
| **3** | **Hirnmetastasen** | 262 |
| **4** | **Literatur** | 262 |

# 1 Gliome

## 1.1 Status quo 2019

Die Behandlung von Patienten mit malignen Gliomen hat in den letzten Jahren dank einiger positiver randomisierter Phase-III-Studien große Fortschritte gemacht und kann mittlerweile sehr beachtliche und auch zählbare Erfolge nachweisen. So ist es zum Beispiel im Rahmen der CeTeG-/NOA-09-Studie bei Patienten mit einem MGMT-Promotor-methylierten Glioblastom gelungen, durch eine Kombinationschemotherapie (CCNU plus Temozolomid) während und nach der Strahlentherapie das Überleben dieser Patienten um knapp 17 Monate im Vergleich zur konventionell mit Temozolomid radiochemotherapeutisch behandelten Gruppe zur verlängern [12]. Etwa jeder 2. Patient schaffte es im experimentellen Arm, 4 Jahre und länger zu überleben.

Darüber hinaus liegen weitere Subgruppenanalysen der EF-14-Studie vor, die den zusätzlichen Einsatz von elektrischen Wechselfeldern (sogenannten TTFields) im Rahmen der adjuvanten Temozolomid-Therapie bei Glioblastom-Patienten untersucht haben [12, 24]. Es liegen Hinweise vor, dass eine höhere Tragerate von elektrischen Wechselfeldern zu einer weiteren Verlängerung des Gesamtüberlebens führen könnte [24], wobei die Evidenzlage diesbezüglich sicherlich noch nicht zufriedenstellend ist. Fast jeder 3. Patient mit einer Tragerate von mindestens 90% überlebte in der Studie 5 Jahre und länger. Im Standardarm ohne TTFields war das nur jeder 20. Patient. Die Daten sind allerdings nur im Rahmen einer Subgruppenanalyse erhoben worden, und nur wenige Patienten schaffen solche Trageraten im normalen klinischen Setting.

Bei Grad-II- und III-Gliomen konnten durch die Berücksichtigung der revidierten WHO-Klassifikation [16] und die Kombination aus Strahlen- und Chemotherapie ebenfalls deutliche Überlebensverlängerungen erzielt werden [3, 4, 28, 29]. So konnte zum Beispiel durch die Hinzunahme einer PCV-Chemotherapie zur Strahlentherapie das progressionsfreie Überleben von Patienten mit einem anaplastischen Oligodendrogliom um fast 9 Jahre [3] und durch eine ähnliche Strategie bei Patienten mit einem WHO-II-Gliom und dem Nachweis von Risikofaktoren das Gesamtüberleben um fast 6 Jahre verlängert werden [28]. Insbesondere die Betrachtungsweise bei den anaplastischen Oligodendrogliomen ist aufgrund der Subgruppenanalyse und der recht kleinen Fallzahl noch zurückhaltend zu interpretieren, aber in der Zusammenschau mit den Daten einer parallel durchgeführten ähnlichen Studie dennoch recht vielversprechend [29]. Diese Studiendaten zu den WHO-Grad-II- und -III-Gliomen wurden zwar bereits vor einigen Jahren publiziert, werden aber vor dem Hintergrund der revidierten WHO-Klassifikation und einer mittlerweile deutlich stärkeren Rolle der molekularen Diagnostik nun diesbezüglich in der Routine konsequenter umgesetzt. Molekulare Parameter, wie zum Beispiel eine 1p/19q-Codeletion und der IDH-Mutations-Status sind basierend auf den aktuellen Studiendaten entscheidend für die Auswahl eines der mittlerweile als Standardtherapie angesehenen Schemata. Dies, in Kombination mit der Berücksichtigung des MGMT-Promotormethylierungs-Status bei Glioblastom-Patienten, stellt damit den Einzug der personalisierten Hirntumortherapie in die klinische Routine dar (siehe unten).

### 1.1.1 Molecular Targeted Therapy

Zu den personalisierten Konzepten gehört im weiteren Sinne auch eine vermehrte Wiederaufnahme von zielgerichteten Therapiestrategien, die die tatsächlichen Eigenschaften des Patiententumors analysieren und diese für die Therapieplanung berücksichtigen. Eine Reihe von Studien beschäftigt sich derzeit mit dieser Thematik und entwickelt die vor circa 10–15 Jahren aufgetretene Welle der Molecular Targeted Therapy, damals noch zum Teil ohne Nachweis der relevanten Zielstrukturen vor Beginn der Therapie, deutlich weiter [30]. Eines der Ziele ist hierbei nach wie vor, eine Alternative zum Temozolomid für diejenigen Patienten zu finden, die aufgrund eines nicht methylierten MGMT-Promotors mutmaßlich nicht von einer alkylierenden Chemotherapie wie zum Beispiel Temozolomid profitieren.

Die gezielte Analyse und therapeutische Nutzung von Oberflächenstrukturen der Tumorzellen spielen hier ebenfalls eine Rolle. Allerdings ist nicht nur der Einsatz von Rindopepimut (Vakzine gegen vIII-Variante des EGFR), sondern auch der Einsatz von ABT-414 (Depatux-M) in der Therapie bislang gescheitert. Bei ABT-414 handelt es sich um ein Antibody Drug Conjugate (ADC), das aus einem Antikörper gegen aktivierten EGFR und einem Toxin, dem Monomethylauristatin F, besteht. Nach ersten – wenngleich fraglichen – Wirksamkeitshinweisen der Substanz im ersten GBM-Rezidiv (EORTC-1410-Phase-II-Studie) wurden nun auch die Resultate der Interimsanalyse der INTELLANCE-1-Phase-III-Studie im Rahmen einer Pressemitteilung der Firma bekanntgegeben. ABT-414 zeigte dabei in der Primärtherapie von Glioblastom-Patienten mit amplifiziertem EGFR keinen Überlebensbenefit zusätzlich zur Radiochemotherapie mit Temozolomid.

### 1.1.2 Angiogenese-Hemmung

Der Stellenwert der Angiogenese-Hemmung insbesondere mit Bevacizumab ist nach einer Vielzahl von Studien mit negativen Resultaten oder Studienergebnissen, die lediglich eine Verlängerung des progressionsfreien Überlebens zeigen konnten, weiter rückläufig [5, 8, 12]. Die Studiendaten von Bevacizumab in

Kombination mit CCNU (Lomustin) im Glioblastomrezidiv wie auch der zusätzliche Einsatz von Bevacizumab in Kombination mit Temozolomid im Rezidiv von Grad-II/III-Gliomen ohne 1p/19q-Verlust konnten ebenfalls keine Wirksamkeit dieser Therapie belegen [27, 32]. In Deutschland wird Bevacizumab derzeit jedoch weiterhin in der fortgeschrittenen Therapiesituation beim Glioblastom im Rahmen eines individuellen Heilversuchs und nach Kostenzusage durch die Krankenkassen eingesetzt. Letzteres ist allerdings aufgrund des ablehnenden Bescheids des Bundessozialgerichts zur Kostenerstattung vor einigen Jahren deutlich seltener der Fall.

### 1.1.3 Immuntherapie

Im Fokus sowohl der klinisch-experimentellen als auch grundlagenwissenschaftlichen Forschung in der Neuroonkologie stehen derzeit, wie auch in der gesamten Onkologie, immuntherapeutische Ansätze der Gliomtherapie. Die wissenschaftlich sicherlich hochspannenden Ansätze zeigten bislang leider negative Studiendaten oder wurden zunächst nur in Phase-I-Studien evaluiert.

Die Übertragung der vielversprechenden Ergebnisse der Checkpoint-Inhibitoren aus anderen onkologischen Gebieten in die Neuroonkologie scheint bisher nicht so ohne weiteres zu klappen. So sind zum Beispiel die vorliegenden Studiendaten zu Nivolumab im Glioblastomrezidiv (CheckMate 143) und bei neu diagnostiziertem Glioblastom mit unmethyliertem MGMT-Promotor (CheckMate 498) negativ. Die Daten für die neudiagnostizierten Glioblastom-Patienten mit methyliertem MGTM-Promotor stehen noch aus. Grundsätzlich wird die unspezifische Immuntherapie mit dem Ziel einer generellen Aktivierung des Immunsystems derzeit allerdings zunehmend kritisch gesehen und in modernen Studienkonzepten eher als Teil einer Kombinationstherapie eingesetzt.

Die derzeitigen immun(neuro)onkologischen Konzepte fokussieren mehr auf eine Gliom-spezifische Vorgehensweise. Hier werden zum Beispiel monovalente (etwa IDH-Peptidvakzinierung, NOA-16-Phase-I-Studie) oder polyvalente (Vakzinierung mit nicht mutierten GBM-assoziierten und Neoepitopen) [13] Immunisierungsstrategien in frühen klinischen Studien analysiert. Darüber hinaus wird nach einer Reihe von nicht randomisierten Analysen nun auch das Konzept einer Immuntherapie mit dendritischer Zellvakzinierung und Tumorlysaten im Rahmen einer randomisierten Phase-II-Studie beim Glioblastom untersucht (GlioVax) [18].

## 1.2 Glioblastom

Seit der Etablierung der kombinierten Radiochemotherapie mit Temozolomid im Jahre 2005 [21] wurden circa 20 randomisierte Phase-III-Studien mit einer Fallzahl von jeweils >100 neu diagnostizierten Glioblastom-Patienten durchgeführt. Primäres Ziel dieser Studien war es, das Gesamtüberleben der Patienten im Vergleich zur jeweiligen Standardtherapie zu verbessern. Bei „jüngeren" Patienten (Alter <65–70 Jahre) wurde als Kontrollarm meist die derzeitige Standardtherapie, bestehend aus einer kombinierten Radiochemotherapie mit einer begleitenden adjuvanten Temozolomid-Therapie, über 6 Zyklen eingesetzt. In dieser Patientenpopulation ist es nur bei zwei Studien gelungen, das Gesamtüberleben im Vergleich zur Standardtherapie zu verbessern [12, 20].

Bei der CeTeG-Studie (NOA-09) handelte es sich um eine randomisierte Phase-III-Studie, die die kombinierte Radiochemotherapie mit Temozolomid mit einer Kombinationschemotherapie aus CCNU (Lomustin) und Temozolomid zusätzlich zur Strahlentherapie und adjuvant bei Patienten mit einem MGMT-Promotor-methylierten Glioblastom verglichen hat. Die Studie rekrutierte von 2011 bis 2014 insgesamt 141 Patienten in 17 deutschen Zentren und war die erste in Deutschland öffentlich geförderte Glioblastom-Studie (BMBF). Primärer Endpunkt der Studie war das Gesamtüberleben in der Modified-intention-to-treat-Population. Diese Population beinhaltete alle Patienten, die tatsächlich mit der Chemotherapie begonnen haben. Der präspezifizierte Test für diese Überlebensanalyse war ein nach Zentrum und der prognostisch relevanten RPA-Klasse (Recursive Partition Analysis Class) stratifizierter Log-Rank-Test. Das mediane Gesamtüberleben im experimentellen Arm verlängerte sich signifikant von 31,4 auf 48,1 Monate. Fast die Hälfte der Patienten überlebte 4 Jahre und länger (Kontrollarm: 31,4%). Die Kombination aus CCNU und Temozolomid zeigte eine recht gute Verträglichkeit. Dennoch war im Vergleich zur alleinigen Temozolomid-Therapie die Toxizität erwartungsgemäß etwas höher. So fanden sich zum Beispiel leicht erhöhte Neutropenieraten (Grad 3/4: 12% versus 6%), mehr leichtgradige Thrombozytopenien, Übelkeit und Hirnödeme. Es fanden sich jedoch keine Toxizitäten, die dazu geführt hätten, dass dieses Therapieschema nicht weiterverfolgt werden kann. Bei allem Optimismus hinsichtlich dieser sehr positiven Studiendaten gibt es jedoch auch kritische Punkte. Die Fallzahl der Studie war mit <200 Patienten recht klein, und die progressionsfreie Überlebenszeit war zwischen beiden Therapiearmen nicht signifikant unterschiedlich. Dennoch haben diese Studiendaten nachvollziehbarerweise dazu geführt, dass in einigen Zentren MGMT-Promotor-methylierte „jüngere" Patienten mit einer Kombinationschemotherapie aus CCNU und Temozolomid behandelt werden.

Die zweite positive randomisierte Phase-III-Studie untersuchte bei Glioblastom-Patienten den zusätzlichen Einsatz von elektrischen Wechselfeldern (Tumortherapiefelder, TTFields) im Rahmen der adjuvanten Temozolomid-Therapie (EF-14 Studie) [20]. Der Einsatz von elektrischen Wechselfeldern wird weltweit sehr kontrovers diskutiert. Dennoch bleibt festzuhalten, dass diese Behandlungsmethode für Glioblastom-Patienten mittlerweile recht flächendeckend außerhalb von klinischen Studien als zusätzliche Therapieoption zum Einsatz kommt. Der antitumorale beziehungsweise antimitotische Effekt ist in zahlreichen grundlagenwissenschaftlichen Arbeiten recht gut gezeigt, wenngleich detaillierte Zielstrukturen und Mechanismen noch Gegenstand der aktuellen Forschung sind.

In der EF-14-Studie wurde bei 695 Patienten formal eine signifikante Verlängerung des progressionsfreien und des Gesamtüberlebens durch die Hinzunahme der elektrischen Wechselfelder zur adjuvanten Standard-Temozolomid-Therapie gezeigt. Die 4-Jahres-Überlebensrate konnte durch die Hinzunahme von TTFields von 5% auf 20% gesteigert werden. Die Lebensqualität der Studienpatienten unter einer TTFields-Therapie war im Wesentlichen, abgesehen von Hautjucken, nicht signifikant schlechter als im Standard-Temozolomid-Arm [22].

Schwächen der Studien sind allerdings unter anderem die fehlende Placebo-Kontrolle und die etwas intensivere Betreuung der Patienten im TTFields-Arm durch technische Mitarbeiter der Firma. Ob dies ausreicht, die doch deutliche Steigerung der Überlebensraten zu erklären, ist zu bezweifeln. Erwähnenswert ist sicherlich auch, dass in vielen neuroonkologischen Studien keine Placebo-Kontrolle eingesetzt wird.

Beim Einsatz von TTFields ist dies sicherlich überwiegend ein technisches, aber auch ein ethisches Problem. Der Einsatz des Gerätes erfordert eine Kopfrasur und erzeugt etwas Wärme. Die Studienergebnisse haben dazu geführt, dass in den meisten deutschen Zentren Glioblastom-Patienten über diese Therapieoption aufgeklärt werden und diese Therapieoption mittlerweile recht häufig eingesetzt wird. Darüber hinaus wird in einigen Zentren versucht, die Behandlung mit elektrischen Wechselfeldern weiter zu erforschen. So findet derzeit zum Beispiel im Rahmen einer Phase-I-Studie (PriCo) die Analyse eines frühen Einsatzes von TTFields bereits vor und während der Strahlentherapie statt [9].

Darüber hinaus wird im Rahmen einer multizentrischen, nicht interventionellen Studie an 81 deutschen Zentren die TIGER-Studie durchgeführt [2], Therapiewirksamkeit und Lebensqualität von in der klinischen Routine mit TTFields behandelten Patienten untersucht. Die Studie analysiert interessanterweise auch Patienten, die sich gegen eine Therapie mit elektrischen Wechselfeldern entschieden haben. Insgesamt ist der Einschluss von 1000 Patienten geplant.

Zur Behandlung des Glioblastomrezidivs gibt es nun ebenfalls Daten einer randomisierten Phase-II-Studie [15]. In der REGOMA-Studie wurde Regorafenib, ein oraler Multityrosinkinase-Inhibitor (u. a. VEGFR, BRAF, fraglich FGFR und PDGFR etc.), im Rezidiv nach Standardtherapie mit einer CCNU-Monotherapie verglichen. Die Therapie mit Regorafenib führte zu einem signifikant längeren Überleben verglichen mit der CCNU-Therapie (7,4 versus 5,6 Monate). Dieser mediane Überlebensbenefit ist allerdings, wenngleich signifikant, nur als moderat einzuordnen. Interessanter erscheint daher die deutlich höhere 1-Jahres-Überlebensrate (38,9% versus 15%) unter Regorafenib.

Die Verträglichkeit von Regorafenib wird von den Patienten sehr unterschiedlich wahrgenommen. In der Studie kam es bei jeweils 10% der Patienten unter Regorafenib zu einer Grad-III-Erhöhung der Lipase, des Bilirubins und zu einem Hand-Fuß-Syndrom. In zwei kürzlich erschienenen kleinen Beobachtungsserien konnte beim Einsatz von Regorafenib im Rahmen individueller Heilversuche und jenseits des ersten Glioblastomrezidivs beziehungsweise bei Rezidiven von anaplastischen Astrozytomen keine zufriedenstellende Wirkung der Substanz beobachtet werden. Es bleibt daher abzuwarten, welche Ergebnisse die geplante Phase-III-Studie bringen wird. Im Moment ist Regorafenib aufgrund der positiven prospektiven Phase-II-Daten jedoch sicherlich eine Therapieoption im Glioblastomrezidiv [14, 25].

## 1.3 Gliome WHO-Grad II und III

In die Behandlung der Grad-II- und -III-Gliome kam in den letzten 5–6 Jahren durch die neuen Studienergebnisse und die Anwendung der neuen WHO-Klassifikation 2016 recht viel Bewegung. Prinzipiell wird bei diesen Tumoren (bei Grad-II-Gliomen beim Nachweis von Risikofaktoren, Alter >40 Jahre, Resttumor) eine Kombination aus Radio- und Chemotherapie eingesetzt und einer reinen Monotherapie vorgezogen [3, 28, 29]. Bei 1p/19-codeletierten Tumoren und damit Oligodendrogliomen ist die Wahl des Therapieregimes recht einfach und besteht aus einer Strahlentherapie und einer Chemotherapie nach dem PCV-Schema. Ob Vincristin bei fehlender Blut-Hirn-Schranken-Gängigkeit weggelassen werden kann, ist eine Diskussion, die schon viele Jahre geführt wird, allerdings nie ausreichend untersucht wurde. Bei anaplastischen Astrozytomen (ohne 1p/19q-Codeletion) ist nach der ersten Interimsanalyse der CATNON-Studie zumindest die Kombination aus einer Strahlentherapie, gefolgt von 12 Zyklen Temozolomid indiziert. Einige Zentren setzen hier allerdings auch das Glioblastom-Schema mit einer konkomitanten und 6 Zyklen adjuvanten Temozolomid-Therapie ein. Die Datenlage ist diesbezüglich allerdings deutlich unsicherer.

Unbeantwortet sind derzeit unter anderem folgende Fragen:
- Wie sollen IDH-mutierte Astrozytome WHO-Grad II ohne 1p/19q-Codeletion therapiert werden? Für rein histologisch gesicherte astrozytäre Tumoren konnte in der Subgruppenanalyse der RTOG-9802-Studie formal kein signifikanter Überlebensbenefit für die Kombination aus Strahlentherapie und PCV-Chemotherapie gezeigt werden [30], sodass in einigen Zentren diese Tumoren analog zu den Grad-III-Tumoren und dem CATNON-Studienschema (siehe oben) oder sogar nach dem Standard-Glioblastom-Schema behandelt werden.
- Welchen Nutzen hat die konkomitante Temozolomid-Therapie bei der Behandlung von Grad-III-Astrozytomen mit fehlendem Nachweis einer 1p/19q-Codeletion? In der ersten Interimsanalyse der CATNON-Studie wurde bisher nur der Nutzen einer adjuvanten Temozolomid-Therapie belegt [31].
- Wie sollen Gliome mit fehlendem Nachweis einer IDH-Mutation therapiert werden? Diese Tumoren haben eine dem Glioblastom vergleichbare Prognose. Ob nun die Bestimmung des MGMT-Promotormethylierungs-Status alleinig über den zusätzlichen Einsatz einer Chemotherapie zur Strahlentherapie entscheiden sollte oder ob diese Tumoren per se wie Glioblastome oder aufgrund der fehlenden 1p/19q-Deletion analog zur CATNON-Studie therapiert werden sollen, ist unklar.

Neu in diesem Feld sind unter anderem folgende Erkenntnisse:
- In einer kürzlich publizierten Arbeit wurden folgende Paramater als Surrogatmarker für eine Höherstufung eines IDH-Wildtyp-Astrozytoms WHO-Grad II oder III zum Glioblastom untersucht: EGFR-Amplifikation, Kombination aus Chromosom-7-Zugewinn und Chromosom-10-Verlust (sogenannte 7/10-Signatur) sowie der Nachweis einer TERT-Promotor-Mutation. EGFR-Amplifikation und die 7/10-Signatur scheinen im Gegensatz zur TERT-Promotor-Mutation starke Glioblastom-Surrogatmarker zu sein. Die Kombination von zwei der drei Parameter ist hochspezifisch für ein Glioblastom-IDH-Wildtyp, die Kombination aus allen drei Parametern wird ausschließlich bei Glioblastomen mit fehlender IDH-Mutation nachgewiesen. Ob diese Paramater nun bereits in der Routine bestimmt werden sollen und welche Rolle diese bei der Wahl der Therapie hat, ist derzeit noch unklar [19].
- Auf dem diesjährigen Meeting der ASCO wurden die Daten der zweiten Interimsanalyse der CATNON-Studie (Phase-III-Studie zur Analyse einer konkomitanten und adjuvanten Temozolomid-Therapie bei anaplastischen Gliomen ohne 1p/19q-Codeletion) vorgestellt [26]. In der gesamten Studienkohorte konnte kein Benefit einer konkomitanten Temozolomid-Therapie gezeigt werden. Patienten mit einem IDH-mutierten Tumor profitieren sowohl von einer

adjuvanten als auch von einer konkomitanten Temozolomid-Therapie. Der Überlebensbenefit durch die zusätzliche konkomitante Temozolomid-Gabe bei Patienten, die adjuvant mit Temozolomid therapiert wurden, ist eher gering. Die Datenlage ist für eine sichere Aussage diesbezüglich aber aktuell noch zu unsicher. Patienten mit einem anaplastischen Astrozytom ohne IDH-Mutation profitieren weder von einer konkomitanten noch von einer adjuvanten Temozolomid-Therapie. Die Korrelation mit dem MGMT-Promotormethylierungs-Status muss allerdings noch durchgeführt werden.

➤ Auf dem ASCO-Meeting 2019 wurde darüber hinaus ein Update zum prädiktiven Wert molekularer Subgruppen der RTOG-9802-Studie vorgestellt (Phase-III-Studie zum Vergleich einer Strahlentherapie mit einer Kombination aus Strahlen- und PCV-Chemotherapie bei WHO-Grad-II-Gliomen mit Risikofaktoren) [1]. Bei 42% der Studienpatienten konnten der IDH-Mutations- und der 1p/19q-Co-Deletions-Status bestimmt werden. In den durchgeführten Subgruppenanalysen profitierten sowohl Patienten ohne als auch mit einer 1p/19q-Codeletion beim Nachweis einer IDH-Mutation von einer Hinzunahme der PCV-Chemotherapie zur Strahlentherapie mit einer Verlängerung des progressionsfreien und des Gesamtüberlebens. Patienten ohne Nachweis einer IDH-Mutation hatten von der Hinzunahme der PCV-Chemotherapie keinen Überlebensvorteil. Diese Daten werfen sicherlich die Frage auf, ob nun alle IDH-mutierten Grad-II-Gliome bei Nachweis eines Risikofaktors mit einer Kombination aus Strahlentherapie und PCV therapiert werden sollten. Bei molekularbiologisch gesicherten astrozytären Tumoren und IDH-Mutation (keine 1p/19q-Codeletion) wird in einigen Zentren analog zum CATNON-Studienschema oder kombiniert radiochemotherapeutisch analog zum Glioblastom behandelt.

## 2 Meningeome

Meningeome werden überwiegend neurochirurgisch und/oder strahlentherapeutisch behandelt [10]. Meist handelt es sich um Grad-I-Tumoren (circa 75%–80%). Bei circa einem Viertel der Patienten wird jedoch ein Grad-II- und bei circa 1%–6 % ein Grad-III-Meningeom nachgewiesen. Die Rolle einer Systemtherapie beim Rezidiv von Grad-II- und -III-Meningeomen ist bislang unklar. Die EORTC-1320-Studie untersuchte im Rahmen einer randomisierten Phase-II-Studie den Einsatz von Trabectedin bei diesen Tumoren. Trabectedin ist ein künstlich hergestelltes Zytostatikum, das ursprünglich aus der Seescheide (Ecteinascidia turbinata) – einem Meerestier – gewonnen wurde. In der Studie wurden 86 Patienten in 49 Zentren 2:1 in Trabectedin oder Local Standard of Care (zum Beispiel Bevacizumab, Hydroxyurea) randomisiert. Bei der ASCO-Jahrestagung 2019 wurden nun die Studienergebnisse vorgestellt [17]. Die Behandlung mit Trabectedin führte weder zu einer Verlängerung des progressionsfreien noch des Gesamtüberlebens. Die Studie ist daher negativ. Die Rolle der Systemtherapie im Rezidiv von Grad-II- und -III-Meningeomen bleibt daher nach wie vor unklar.

## 3 Hirnmetastasen

Die medikamentöse Behandlung von Hirnmetastasen ist durch den Einzug der Checkpoint-Inhibitoren in die Krebstherapie und durch molekular zielgerichtete Therapien in den letzten Jahren deutlich in den Fokus gerückt. Insbesondere beim metastasierten Melanom gibt es dazu mittlerweile einige vielversprechende Daten. So konnte zum Beispiel im Rahmen einer Phase-II-Studie (CheckMate 204) gezeigt werden, dass die Kombination aus Nivolumab und Ipilimumab wirksam gegen Hirnmetastasen eingesetzt werden kann (Response-Rate 56%, intrakranielles PFS nach 9 Monaten 59,5%) [23].

Es stellt sich daher eine Vielzahl von Fragen, die derzeit bearbeitet werden: Welche Rolle spielt die lokale Strahlentherapie im Vergleich zur Systemtherapie? Sollte eine Checkpoint-Inhibition mit einer stereotaktischen Strahlentherapie kombiniert werden und falls ja, in welcher Sequenz? Welche Systemtherapie sollte zuerst beim BRAF-mutierten Melanom mit Hirnmetastasen eingesetzt werden? Die Response-Raten unter einer BRAF/MEK-Inhibition sind mit >50% zwar ermutigend, jedoch die Response-Dauer recht kurz [6]. Darüber hinaus rückt die Rolle der Ganzhirnbestrahlung insbesondere bei bereits lokal behandelter Oligometastasierung immer weiter in den Hintergrund. Auf dem diesjährigen ASCO-Meeting wurden die Daten einer randomisierten Phase-III-Studie vorgestellt, die beim Nachweis von bis zu 3 Melanommetastasen und einer lokalen Vorbehandlung eine Ganzhirnbestrahlung mit einer Watch-and-wait-Strategie verglichen hat. Die adjuvante Ganzhirnbestrahlung führte nicht zu einer Verbesserung der intrakraniellen Kontrolle oder einer Steigerung des Überlebens [7].

Der Einsatz neuer Immuntherapeutika hat aber auch dazu geführt, dass in den letzten Jahren das Thema der immunvermittelten Neurotoxizität immer wichtiger wird und bereits Gegenstand zahlreicher Untersuchungen ist.

## 4 Literatur

[1] Bell EH, Won M, Feming JL et al. (2019) Updated predictive analysis of the WHO-defined molecular subgroups of low-grade gliomas within the high-risk treatment arms of NRG Oncology/RTOG 9802. J Clin Oncol 37(Suppl 15):2002

[2] Bähr O, Tabatabai G, Fietkau R et al. (2018) The use of TTFields for newly diagnosed GBM patients in Germany in routine clinical care (TIGER: TTFields in Germany in routine clinical care). Neuro-Oncology 20(Suppl 3):iii252
[3] Buckner JC, Shaw EG, Pugh SL et al. (2016) Radiation plus Procarbazine, CCNU, and Vincristine in Low-Grade Glioma. N Engl J Med 374(14):1344–55
[4] Cairncross G, Wang M, Shaw E et al. (2013) Phase III trial of chemoradiotherapy for anaplastic oligodendroglioma: long-term results of RTOG 9402. J Clin Oncol 31(3):337–43
[5] Chinot OL, Wick W, Mason W et al. (2014) Bevacizumab plus radiotherapy-temozolomide for newly diagnosed glioblastoma. N Engl J Med 370(8):709–22
[6] Davies MA, Saiag P, Robert C et al. (2017) Dabrafenib plus trametinib in patients with BRAF$^{V600}$-mutant melanoma brain metastases (COMBI-MB): a multicentre, multicohort, open-label, phase 2 trial. Lancet Oncol 18(7):863–73
[7] Fogarty G, Dolven-Jacobsen K, Morton RL et al. (2019) Phase 3 international trial of adjuvant whole brain radiotherapy (WBRT) or observation (Obs) following local treatment of 1-3 melanoma brain metastases (MBMs). J Clin Oncol 37 (Suppl 15):9500
[8] Gilbert MR, Dignam JJ, Armstrong TS et al. (2014) A randomized trial of bevacizumab for newly diagnosed glioblastoma. N Engl J Med 370(8):699–708
[9] Glas M, Scheffler B, Lazaridis L et al. (2018) PriCoTTF: a phase I/II trial of Tumor Treating Fields prior and concomitant to radiotherapy in newly diagnosed glioblastoma. Neuro-Oncology 20(Suppl 3):iii243–iii243
[10] Goldbrunner R, Minniti G, Preusser M et al. (2016) EANO guidelines for the diagnosis and treatment of meningiomas. Lancet Oncol 17(9):e383–91
[11] Herrlinger U, Tzaridis T, Mack F et al. (2019) Lomustine-temozolomide combination therapy versus standard temozolomide therapy in patients with newly diagnosed glioblastoma with methylated MGMT promoter (CeTeG/NOA-09): a randomised, open-label, phase 3 trial. Lancet 393(10172):678–88
[12] Herrlinger U, Schäfer N, Steinbach JP et al. (2016) Bevacizumab Plus Irinotecan Versus Temozolomide in Newly Diagnosed O6-Methylguanine-DNA Methyltransferase Nonmethylated Glioblastoma: The Randomized GLARIUS Trial. J Clin Oncol 34(14):1611–9
[13] Hilf N, Kuttruff-Coqui S, Frenzel K et al. (2019) Actively personalized vaccination trial for newly diagnosed glioblastoma. Nature 565(7738):240–5
[14] Kebir S, Rauschenbach L, Radbruch A et al. (2019) Regorafenib in patients with recurrent high-grade astrocytoma. J Cancer Res Clin Oncol 145(4):1037–42
[15] Lombardi G, De Salvo GL, Brandes AA et al. (2019) Regorafenib compared with lomustine in patients with relapsed glioblastoma (REGOMA): a multicentre, open-label, randomised, controlled, phase 2 trial. Lancet Oncol 20(1):110–9
[16] Louis DN, Perry A, Reifenberger G et al. (2016) The 2016 World Health Organization Classification of Tumors of the Central Nervous System: a summary. Acta Neuropathol 131(6):803–20
[17] Preusser M, Silvani A, Le Rhun E et al. (2019) Trabectedin for recurrent WHO grade II or III meningioma: A randomized phase II study of the EORTC Brain Tumor Group (EORTC-1320-BTG). J Clin Oncol 37(Suppl 15):2007
[18] Rapp M, Grauer OM, Kamp M et al. (2018) A randomized controlled phase II trial of vaccination with lysate-loaded, mature dendritic cells integrated into standard radio-

chemotherapy of newly diagnosed glioblastoma (GlioVax): study protocol for a randomized controlled trial. Trials 19(1):293
[19] Stichel D, Ebrahimi A, Reuss D et al. (2018) Distribution of EGFR amplification, combined chromosome 7 gain and chromosome 10 loss, and TERT promoter mutation in brain tumors and their potential for the reclassification of IDHwt astrocytoma to glioblastoma. Acta Neuropathol 136(5):793–803
[20] Stupp R, Taillibert S, Kanner A et al. (2017) Effect of Tumor-Treating Fields Plus Maintenance Temozolomide vs Maintenance Temozolomide Alone on Survival in Patients With Glioblastoma: A Randomized Clinical Trial. JAMA 318(23):2306–16
[21] Stupp R, Mason WP, van den Bent MJ et al. (2005) Radiotherapy plus concomitant and adjuvant temozolomide for glioblastoma. N Engl J Med 352(10):987–96
[22] Taphoorn MJB, Dirven L, Kanner AA et al. (2018) Influence of Treatment With Tumor-Treating Fields on Health-Related Quality of Life of Patients With Newly Diagnosed Glioblastoma: A Secondary Analysis of a Randomized Clinical Trial. JAMA Oncol 4(4):495–504
[23] Tawbi HA, Forsyth PA, Algazi A et al. (2018) Combined Nivolumab and Ipilimumab in Melanoma Metastatic to the Brain. N Engl J Med 379(8):722–30
[24] Toms SA, Kim CY, Nicholas G et al. (2019) Increased compliance with tumor treating fields therapy is prognostic for improved survival in the treatment of glioblastoma: a subgroup analysis of the EF-14 phase III trial. J Neurooncol 141(2):467–473
[25] Tzaridis T, Gepfner-Tuma I, Hirsch S et al. (2019) Regorafenib in advanced high-grade glioma: a retrospective bicentric analysis. Neuro Oncol pii: noz071 [Epub ahead of print]
[26] van den Bent M, Erridge S, Vogelbaum MA et al. (2019) Second interim and first molecular analysis of the EORTC randomized phase III intergroup CATNON trial on concurrent and adjuvant temozolomide in anaplastic glioma without 1p/19q codeletion. J Clin Oncol 37(Suppl 15):2000
[27] van den Bent MJ, Klein M, Smits M et al. (2018) Bevacizumab and temozolomide in patients with first recurrence of WHO grade II and III glioma, without 1p/19q co-deletion (TAVAREC): a randomised controlled phase 2 EORTC trial. Lancet Oncol 19(9):1170–9
[28] van den Bent MJ, Baumert B, Erridge SC et al. (2017) Interim results from the CATNON trial (EORTC study 26053-22054) of treatment with concurrent and adjuvant temozolomide for 1p/19q non-co-deleted anaplastic glioma: a phase 3, randomised, open-label intergroup study. Lancet 390(10103):1645–53
[29] van den Bent MJ, Brandes AA, Taphoorn MJ et al. (2013) Adjuvant procarbazine, lomustine, and vincristine chemotherapy in newly diagnosed anaplastic oligodendroglioma: long-term follow-up of EORTC brain tumor group study 26951. J Clin Oncol 31(3):344–50
[30] Weller M, Butowski N, Tran DD et al. (2017) Rindopepimut with temozolomide for patients with newly diagnosed, EGFRvIII-expressing glioblastoma (ACT IV): a randomised, double-blind, international phase 3 trial. Lancet Oncol 18(10):1373–85
[31] Wick W, Dettmer S, Berberich A et al. (2019) N2M2 (NOA-20) phase I/II trial of molecularly matched targeted therapies plus radiotherapy in patients with newly diagnosed non-MGMT hypermethylated glioblastoma. Neuro Oncol 21(1):95–105
[32] Wick W, Gorlia T, Bendszus M et al. (2017) Lomustine and Bevacizumab in Progressive Glioblastoma. N Engl J Med 377(20):1954–63

# Kopf-Hals-Tumoren

*Philippe Schafhausen*

| | | |
|---|---|---|
| **1** | **Therapie lokalisierter Stadien lokal fortgeschrittener Kopf-Hals-Plattenepithelkarzinome (LA-SCCHN)** | 266 |
| 1.1 | Induktionschemotherapie, gefolgt von Cetux-RT versus primäre RCT | 267 |
| 1.2 | Deeskalation der Chemotherapie nach primärer RCT bei HPV-positivem Oropharynxkarzinom | 269 |
| **2** | **Systemische Therapie (R/M-SCCHN)** | 273 |
| 2.1 | Systemische Erstlinientherapie (R/M-SCCHN) | 273 |
| 2.2 | Systemische Therapie (R/M-SCCHN) bei Platin-Resistenz | 279 |
| **3** | **Literatur** | 281 |

# 1 Therapie lokalisierter Stadien lokal fortgeschrittener Kopf-Hals-Plattenepithelkarzinome (LA-SCCHN)

Im lokal fortgeschrittenen und funktionell inoperablen Tumorstadium ist die kombinierte Radiochemotherapie (RCT) mit Cisplatin die allgemein akzeptierte Standardtherapie. Bezüglich der begleitenden Chemotherapie haben sich folgende Regime etabliert (alle während der Bestrahlung):
- Cisplatin 100 mg/m² Tage 1, 22, 43,
- Cisplatin (30–)40 mg/m² wöchentlich,
- Cisplatin 12–20 mg/m² + 5-FU 600 mg/m² DI Tage 1–5 und 29–33,
- Mitomycin C 10 mg/m² Tag 5, Tag 36 und 5-FU 600 mg/m² DI Tage 1–5,
- Carboplatin 70–75 mg/m² Tage 1 und 29 + 5-FU 1000 mg/m² CI Tage 1–4 und Tage 29–31.

Alternativ wird häufig die Radioimmuntherapie mit Cetuximab (Cetux-RT) bei Patienten eingesetzt, die für eine Chemotherapie und insbesondere für eine Platin-Gabe nicht geeignet sind.
- Cetuximab 400 mg/²m Tag 8 und 250 mg/m² wöchentlich 7-mal während der Bestrahlung.

Obwohl bisher kein direkter Vergleich mit dem aktuellen Standard der kombinierten Radiochemotherapie erfolgte, wird die Radioimmuntherapie mit Cetuximab allgemein als alternative Standardtherapie betrachtet. Der Stellenwert einer Therapie-Intensivierung durch eine vorangeschaltete Induktionschemotherapie vor der definitiven Bestrahlung mit oder ohne Chemotherapie konnte bisher nicht eindeutig geklärt werden, allerdings weisen Metaanalysen darauf hin, dass sich kein Vorteil, sondern eher eine erhöhte Toxizität durch die Induktionschemotherapie ergibt. Allerdings konnte zumindest eine geringere Fernmetastasierungsrate nach erfolgter Induktionschemotherapie im Vergleich zur alleinigen Radiochemotherapie beobachtet werden (siehe DeCIDE-Studie, Colloquium Onkologie 14, Seite 212).

## 1.1 Induktionschemotherapie, gefolgt von Cetux-RT versus primäre RCT

**GORTEC 2007-02, Phase-III-Studie: Eine Induktionschemotherapie, gefolgt von Cetuximab/Radiotherapie (3-mal TPF-Cetux-RT) ist einer primären (definitiven) Radiochemotherapie (RCT) mit Carboplatin/5-FU nicht überlegen [5]**

Die Studie wurde bereits auf dem ASCO 2016 vorgestellt und im Colloquium Onkologie 22, 2016, besprochen, ist nun aber im JCO vollpubliziert worden. Von 2009 bis 2013 wurden 370 Pateinten mit N2b, N2c oder N3 LA-SCCHN eingeschlossen. Die Induktionschemotherapie bestand aus 3 Zyklen TPF (Docetaxel 75 mg/m$^2$ Tag 1 plus Cisplatin 75 mg/m$^2$ Tag 1 plus FU 750 mg/m$^2$ Tage 1–5) mit GCS-F-Gabe und Ciprofloxacin-Prophylaxe. Bei CR, PR und stabiler Erkrankung nach 3 Zyklen erfolgte die Bestrahlung mit Cetuximab analog der Studie von Bonner et al.: Cetuximab 400 mg/m$^2$ 1 Woche vor RT, dann 250 mg/m$^2$ wöchentlich für 7 Gaben [1].

Patienten mit progredienter Erkrankung nach 3 Zyklen Induktion erhielten entweder eine kurative oder palliative RT oder Best Supportive Care. Die RCT wurde mit Carboplatin 70 mg/m$^2$ plus 5-FU 600 mg/m$^2$ als kontinuierliche Infusion Tag 1–5 und Tag 29–33 während der Bestrahlung durchgeführt. Im Induktionsarm hatten 108 Patienten (60%) und im RCT-Arm 123 Patienten (68%) ein Oropharynxkarzinom (OPC). Der p16-Status wurde bei 172 OPC-Patienten analysiert (59 unbekannt) und war bei 31% (RCT-Arm) beziehungsweise 21% (3-mal TPF-Cetux-RT-Arm) positiv.

- Während und nach der Induktion mit TPF wurden mehr Grad-3/4-Neutropenien und 6,6% behandlungsassoziierte Todesfälle beobachtet bei nur 0,6% Letalität unter RCT (p=0,0016).
- Es zeigte sich nach einem medianen Follow-up von 2,8 Jahren kein Unterschied im PFS (HR 0,93; 95%CI 0,73–1,20; p=0,58), für die lokoregionäre Kontrolle (HR 0,98; 95%CI 0,74–1,30; p=0,90) und für das Gesamtüberleben (HR 1,12; 95%CI 0,86–1,46; p=0,39) (Abb. 1).
- Diese Ergebnisse waren unabhängig vom p16-Status, allerdings ist dies aufgrund der geringen Fallzahl der Subgruppen mit Einschränkung zu werten. Insgesamt hatten p16-positive OPC ein besseres PFS als p16-negative OPC (p<0,001).
- Im Induktions-Arm wurde eine geringere distante Metastasierungsrate beobachtet: HR 0,62; 95%CI 0,40–0,95; p=0,03 (Abb. 1).

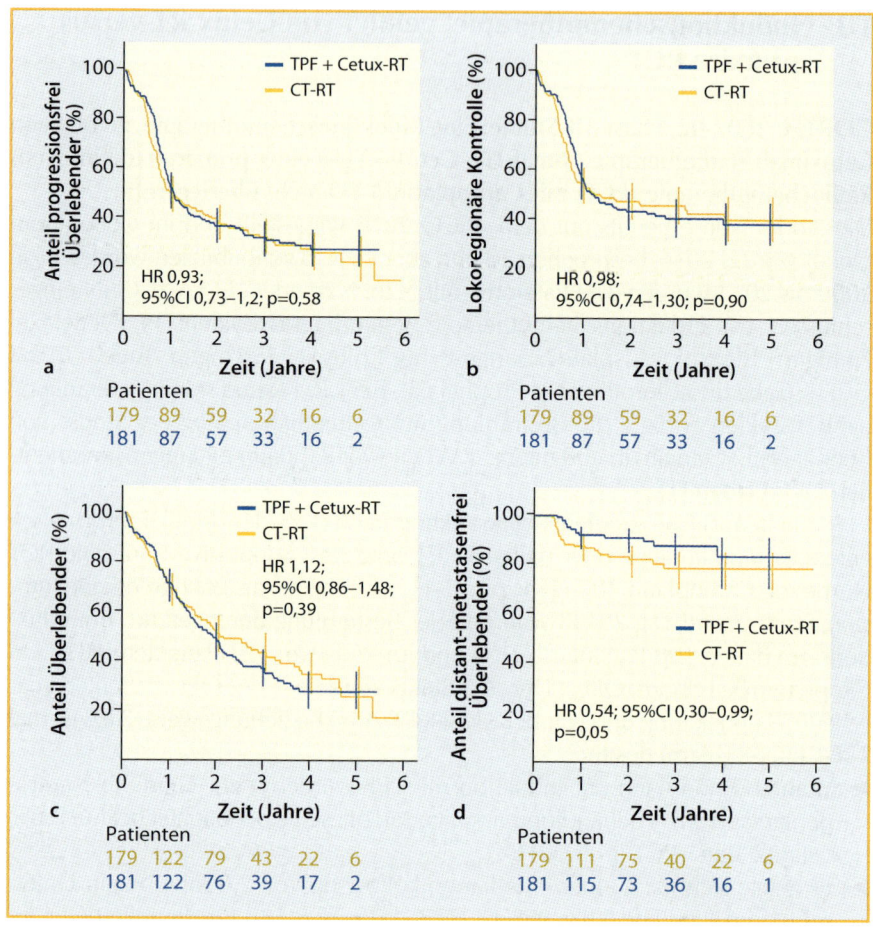

**Abbildung 1:** **a** PFS, **b** lokoregionäre Kontrolle, **c** Gesamtüberleben und **d** distante Metastasierungsrate in der Studie GORTEC 2007-02. Adaptiert nach [5].

### Wertung

Es bestätigt sich der Vorteil hinsichtlich des metastasenfreien Überlebens, aber in den wichtigen Endpunkten (Gesamtüberleben, PFS und lokoregionäre Kontrolle) konnte keine Verbesserung erreicht werden. Zudem zeigt sich unter der Induktion eine erhöhte Toxizität (Hämatotoxizität verbunden mit Infektionen) und eine erhöhte Frühmortalität. Somit bleibt die primäre RCT Standard bei LA-SCCHN.

## 1.2 Deeskalation der Chemotherapie nach primärer RCT bei HPV-positivem Oropharynxkarzinom

HPV-positive Oropharynxkarzinome (HPV+ OPC) werden aufgrund ihrer Epidemiologie und günstigen Prognose als distinkte Tumorentität innerhalb der SCCHN betrachtet. In frühen Stadien besteht die Behandlung in einer einzelnen Modalität (Chirurgie oder Bestrahlung) und bei fortgeschrittenen, aber noch lokalisierten Stadien (LA-OPC) in der Kombination mehrerer Modalitäten:
1. Bestrahlung mit Chemotherapie (RCT) oder mit Cetuximab (Cetux-RT);
2. Chirurgie mit adjuvanter Bestrahlung oder adjuvanter RCT im Falle positiver Resektionsränder (R1-Resektion) oder extrakapsulärer Ausbreitung (ECS/ENE).

Den Hauptfaktor für die Lebensqualität nach erfolgreicher Behandlung bildet die Ausprägung akuter und insbesondere später Toxizitäten und ihr vermehrtes Auftreten nach einer RCT mit Cisplatin. Daher gewinnen Strategien zur Vermeidung von Langzeittoxizitäten zunehmend an Bedeutung, vor allem in Zusammenhang mit der guten Langzeitprognose bei HPV+ OPC. Hierbei werden zwei unterschiedliche Strategien verfolgt:
1. Reduktion der Strahlentherapie-Gesamtdosis, teilweise in Abhängigkeit des Ansprechens auf eine Induktionschemotherapie;
2. Modifikation oder Weglassen der begleitenden Chemotherapie.

Aktuelle klinische Studien mit Fokussierung auf eine Modifikation der Chemotherapie gehen von der Hypothese aus, dass Cetuximab in Kombination mit Bestrahlung bei gleichbleibender Effektivität weniger Langzeittoxizität verursacht als Cisplatin und somit in einer besseren Lebensqualität resultiert. Zudem zeigte eine Subgruppenanalyse der Bonner-Studie, dass insbesondere junge Patienten mit einem guten Allgemeinzustand, niedrigem T- und eher fortgeschrittenem N-Stadium (also die typische HPV+ OPC-Patientenpopulation) besonders durch die Hinzugabe von Cetuximab zur Bestrahlung im Gegensatz zur alleinigen Bestrahlung profitieren [1]. Bestätigt wurde diese Beobachtung durch eine retrospektive Analyse der Bonner-Studie, in der der positive Effekt von Cetuximab bei den p16+OPC besonders ausgeprägt war [11]. Die Ergebnisse der zwei größten und wichtigsten Studien mit dieser Fragestellung wurden aktuell publiziert (Studiendesign siehe Abbildung 2).

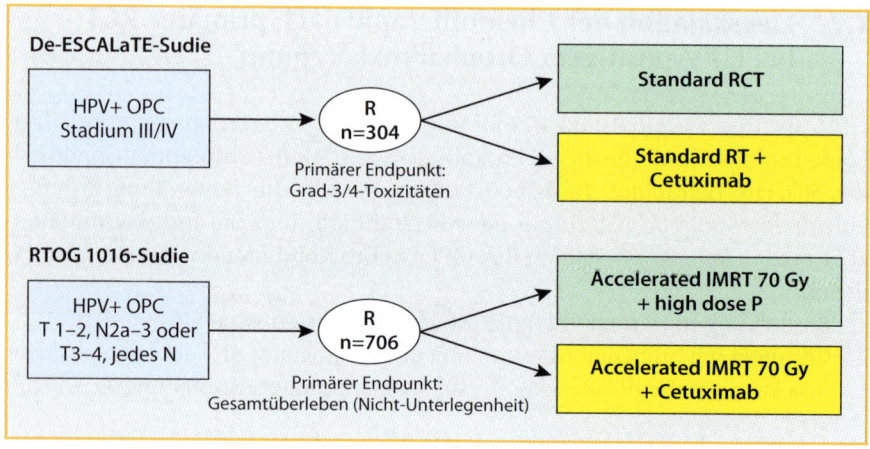

**Abbildung 2:** *De-ESCALaTE HPV und RTOG1016 Studiendesign. Adaptiert nach [6, 9].*

### Radiotherapie mit Cisplatin (Cis-RT) oder Cetuximab (Cetux-RT) bei HPV-assoziiertem Niedrigrisiko-OPC (De-ESCALaTE-HPV): randomisierte Phase-III-Studie [9]

Bei 32 teilnehmenden Zentren aus Irland, den Niederlanden und dem Vereinigten Königreich wurden 334 Patienten mit Niedrigrisiko-OPC (Nichtraucher oder Raucher mit lebenslang <10 Packyears) zwischen 2012 und 2016 rekrutiert. Die Randomisierung erfolgte 1:1 zwischen Cisplatin 100 mg/m² Tage 1, 22 und 43 oder Cetuximab 400 mg/m² 2 Woche vor RT, dann 250 mg/m² wöchentlich für 7 Gaben während der Bestrahlung, die in beiden Armen mit 70 Gy (35 Fraktionen) durchgeführt wurde (IMRT, 5 Fraktionen/Woche). Der primäre Endpunkt war schwere Toxizität (Grad 3–5) zum Zeitpunkt 24 Monate nach Beendigung der Therapie.

Zusammenfassend ergab sich nach 24 Monaten kein Unterschied: weder für die schwere Akut- und Langzeittoxizität (Grad 3–5) (mittlere Zahl an Ereignissen pro Patient 4,8 [95%CI 4,2–5,4] mit Cisplatin versus 4,8 [95%CI 4,2–5,4] mit Cetuximab; p=0,98) noch für die Gesamttoxizität. Es zeigte sich jedoch ein signifikanter Überlebensvorteil für die Cisplatin-Gruppe beim 2-Jahres-Überleben (97,5% versus 89,4%; HR 5,0; 95%CI 1,7–14,7; p=0,001) und bei der 2-Jahres-Rezidivrate (6,0% versus 16,1%; HR 3,4; 95%CI 1,6–7,2; p=0,0007) (Abb. 3).

### Radiotherapie plus Cetuximab (Cetux-RT) oder Cisplatin (Cis-RT) bei HPV+ OPC (NRG Oncology RTOG1016): eine randomisierte, multizentrische Nichtunterlegenheitsstudie [6]

Bei dieser wesentlich größeren, multizentrischen Studie mit 182 Zentren in den USA und Kanada wurden Patienten mit HPV+ OPC und T1–T2, N2a–N3 M0 oder T3–T4, N0–N3 M0 sowie ECOG 0–1 unabhängig vom Raucherstatus einbezogen.

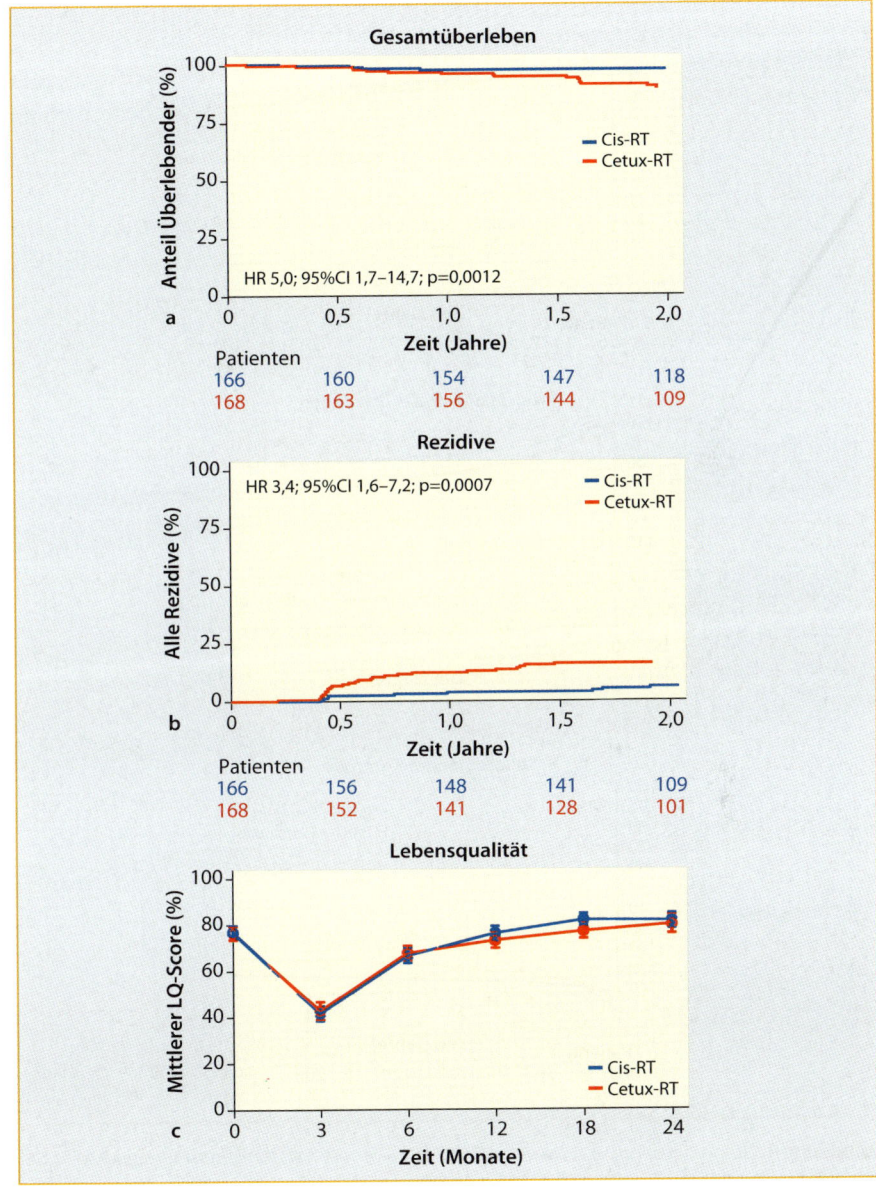

**Abbildung 3:** In der De-ESCALaTE-HPV-Studie zeigt sich nach relativ kurzer Nachbeobachtung (24 Monate) für die Cetux-RT im Vergleich zur Cis-RT ein vermindertes Gesamtüberleben (**a**), eine höhere Rezidivrate (**b**) und kein Unterschied in der globalen Lebensqualität (**c**). Adaptiert nach [9].

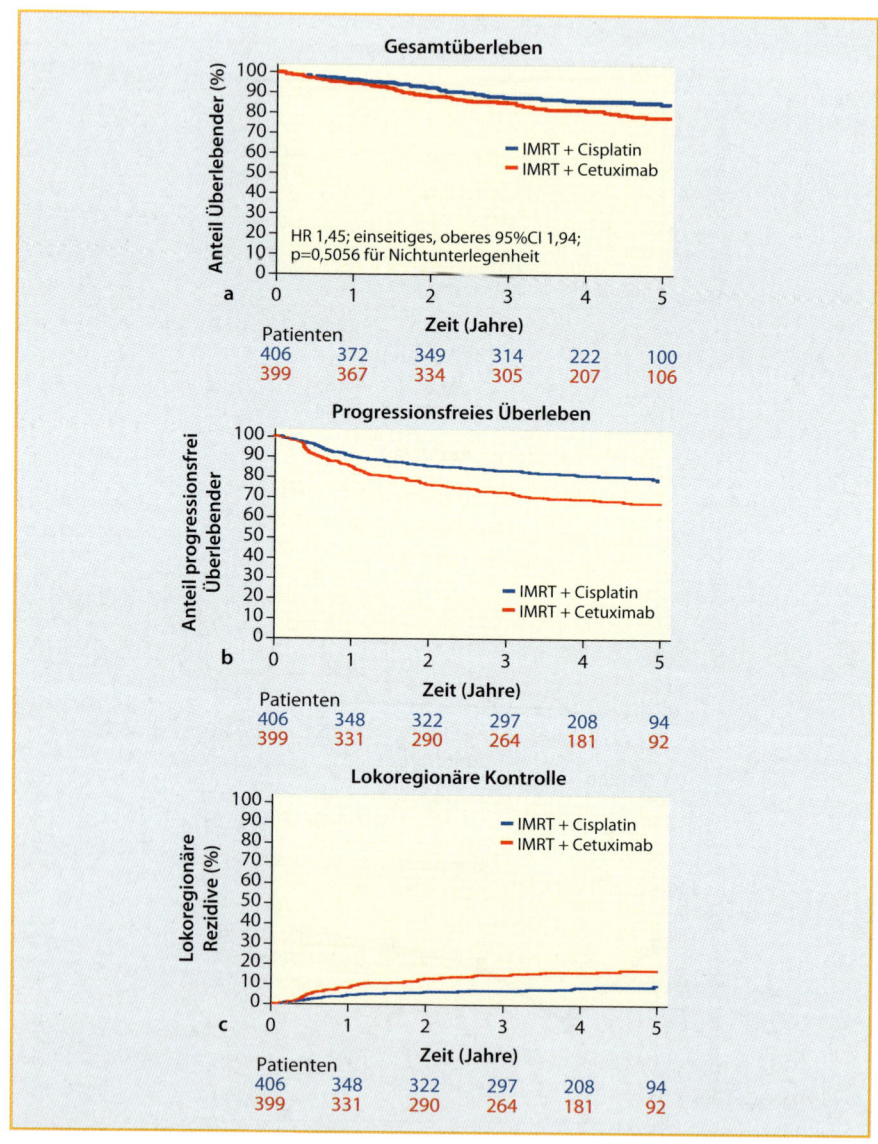

**Abbildung 4:** In der wesentlich größeren RTOG1016-Studie mit ähnlichem Design wie in der De-ESCALaTE-HPV-Studie (De-ESCALaTE HPV nur Niedrigrisiko-HPV- OPC), aber mit unterschiedlichem primärem Endpunkt (RTOG1016 Gesamtüberleben, De-ESCALaTE HPV Toxizität), zeigt sich ebenso ein vermindertes Gesamtüberleben, ein vermindertes progressionsfreies Überleben und eine höhere lokoregionäre Rezidivrate für Cetuximab im Vergleich zu Cisplatin in Kombination mit Strahlentherapie. Adaptiert nach [6].

Zwischen 2011 und 2014 konnten 987 Patienten rekrutiert und 849 von ihnen 1:1 zwischen Cisplatin (n=424) oder Cetuximab (n=425) in Kombination mit Bestrahlung randomisiert werden. Die Therapieschemata sind identisch mit denen in der De-ESCALaTE-HPV-Studie, nur dass in der RTOG1016-Studie alle Patienten eine akzelerierte, intensitäts-modulierte Bestrahlung (IMRT) über 6 Wochen erhielten (6 Fraktionen/Woche). Als wesentlicher Unterschied im Vergleich zur vorherigen Studie wurde das Gesamtüberleben als der primäre Endpunkt gewählt.

Nach einem medianen Follow-up von 4,5 Jahren zeigte sich für die Cetux-RT keine Nichtunterlegenheit hinsichtlich des Gesamtüberlebens (HR 1,45, einseitiges, oberes 95%CI 1,94; p=0,5056 für Nichtunterlegenheit; einseitiger Log-Rank p=0,0163). Das geschätzte 5-Jahres-Überleben betrug 77,9% (95%CI 73,4–82,5) in der Cetux-RT-Gruppe versus 84,6% (95%CI 80,6–88,6) in der Cis-RT-Gruppe. Auch das progressionsfreie Überleben war für die Cetux-RT-Gruppe signifikant schlechter und die lokoregionäre Rezidivrate lag signifikant höher als in der Cis-RT-Gruppe (Abb. 4). Die Toxizitätsraten (akut versus spät, moderat versus schwer) waren in beiden Behandlungsarmen vergleichbar.

### Wertung

Die Deeskalationsstrategie mit Cetuximab bei HPV+ OPC unterlag der irrtümlichen Hypothese, dass Cetuximab in Kombination mit Bestrahlung weniger toxisch sei als mit Cisplatin. Dies ist offensichtlich nicht der Fall und kann somit auch auf HPV-negative SCCHN beziehungsweise Nicht-OPC-SCCHN übertragen werden, bei denen eine Cetuximab-basierte statt einer Platin-basierten Bestrahlung erwogen wird. Zudem zeigt sich ein klarer Überlebensnachteil für Cetuximab, sodass hier weiterhin die RCT mit Platin den Standard außerhalb von Studien darstellen sollte. Es bleiben die Studienergebnisse mit Reduktion der Strahlendosis abzuwarten.

## 2 Systemische Therapie (R/M-SCCHN)

Definition R/M-SCCHN: Lokal rezidiviertes oder fernmetastasiertes und nicht mehr kurativ behandelbares SCCHN der Mundhöhle, des Oropharynx, Hypopharynx oder Larynx.

### 2.1 Systemische Erstlinientherapie (R/M-SCCHN)

**TPExtreme: randomisierte Studie TPEx versus Extreme [7]**
Nach den vielversprechenden Ergebnissen der Phase-II-Studie GORTEC TPEx wurde nun in einer großen 1:1 randomisierten Studie die Wirksamkeit und

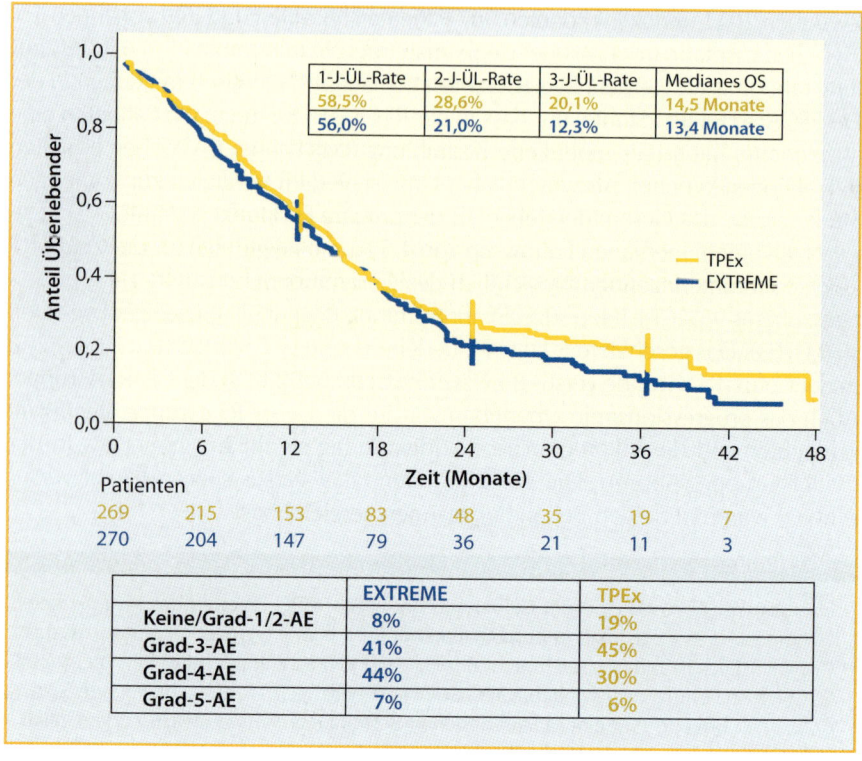

**Abbildung 5:** *Überleben (primärer Endpunkt) und Nebenwirkungen in der TPExtreme-Studie. Adaptiert nach [7].*

Sicherheit des Austausches von 5-FU durch Docetaxel und die Modifikation der Cisplatin-Dosis sowie die Reduktion auf 4 statt 6 Chemotherapiezyklen untersucht (TPEx versus EXTREME).

Es wurden 539 Patienten mit R/M-SCCHN und gutem Performance-Status (ECOG<2) einbezogen. Der Standardarm bestand in der Referenz: EXTREME-Regime, 6 Zyklen alle 3 Wochen (Q3W) mit 5-FU 1000 mg/m$^2$, Cisplatin 100 mg/m$^2$ und wöchentlich Cetuximab 400/250 mg/m$^2$ einschließlich Cetuximab-Erhaltung mit 250 mg/m$^2$ wöchentlich. Der experimentelle Arm (TPEx-Regime) wurde wie folgt verabreicht: 4 Zyklen Q3W Docetaxel 75 mg/m$^2$, Cisplatin 75 mg/m$^2$ und wöchentlich Cetuximab 400/250 mg/m$^2$ mit obligater G-CSF-Gabe, gefolgt von einer 2-wöchentlichen Cetuximab-Erhaltung (500 mg/m$^2$).

Bezüglich der geplanten Zyklen zeigte sich eine bessere Durchführbarkeit für das TPEx-Regime: 72% der Patienten erhielten alle 4 Zyklen, wohingegen nur 44% der Patienten im Standardarm die kompletten 6 Zyklen EXTREME erhielten.

Cisplatin musste bei diesen häufiger gegen Carboplatin ausgetauscht werden (34% versus 9%), und die Toxizität war beim TPEx-Regime niedriger: Grad≥4-AEs 36% versus 51%, p<0,001. Zudem haben weniger Patienten mit EXTREME als mit TPEx die Erhaltung begonnen: 53% versus 73%. Nach einem medianen Follow-up von 30 Monaten waren 406 Patienten gestorben. Hinsichtlich des primären Endpunktes (Überleben, ÜL) gab es keinen signifikanten Unterschied zwischen den beiden Behandlungsarmen: HR 0,87; 95%CI 0,71–1,05; p=0,15. Medianes ÜL 13,4 Monate für EXTREME versus 14,5 Monate für TPEx (Abb. 5). Die 2-Jahres-Überlebens-Rate betrug 21,0% (EXTREME) versus 28,6% (TPEx).

### Wertung

Das Taxan-basierte TPEx-Regime erfordert weniger Chemotherapiezyklen als das EXTREME-Regime und ist weniger toxisch bei gleicher Effektivität. Daher könnte TPEx in Zukunft EXTREME in der Erstlinientherapie von R/M-SCCHN ersetzen. Inwieweit der Einsatz in der Erstlinientherapie und bei welchen Patientengruppen in Betracht kommt, bleibt aufgrund der schon präsentierten Immun-(Kombinations-)Studie KEYNOTE-048 und der noch zu erwartenden Ergebnisse weiterer Studien (KESTREL, CheckMate-651) abzuwarten. Beachtenswert und diskussionswürdig ist das höher als erwartete mediane Überleben im Standardarm mit EXTREME (13,4 Monate versus 10,1 Monate in der ursprünglichen EXTREME-Studie), wodurch die statistische Trennschärfe für eine Überlegenheit des TPEx-Regimes erschwert wurde. Gleichzeitig liegt das beobachtete mediane Überleben im TEPx-Arm höher als in früheren Studien und auch als in Immuntherapie-Kombinationsstudien (KEYNOTE-048).

### KEYNOTE-048: randomisierte Phase-III-Studie Pembrolizumab Monotherapie gegen EXTREME (Platin, 5-FU, Cetuximab) und Pembrolizumab plus Chemotherapie (Platin + 5-FU) gegen EXTREME [2, 10]

Diese große Phase-III-Studie vergleicht in 3 Therapiearmen (n=882; 1:1:1 randomisiert) Pembrolizumab Monotherapie (P) gegen EXTREME (E) beziehungsweise Pembrolizumab plus Chemotherapie (P+C). Die Chemotherapie erfolgte jeweils für 6 Zyklen und Pembrolizumab sowohl im Monotherapie- als auch kombinierten Arm für bis zu 35 Zyklen (200 mg alle 3 Wochen) Die Cetuximab-Erhaltung im EXTREME-Arm erfolgte standardmäßig bis zum Progress. Die Haupteinschlusskriterien beinhalteten unter anderem das Vorliegen eines R/M-SCCHN (Definition siehe oben) und ECOG-PS 0–1. Die Stratifikation erfolgte nach PD-L1-Expression, p16-Status und ECOG-Performance-Status (0 versus 1). Kombinierter primärer Endpunkt: Gesamtüberleben (OS) und progressionsfreies Überleben (PFS) in den Untergruppen PD-L1 CPS≥20, PD-L1 CPS≥1 und in der gesamten Kohorte. Die zweite Interimsanalyse (IA2) wurde als LBA beim ESMO-Kongress 2018 (Data Cutoff 13. Juni 2018) mit folgenden Ergebnissen vorgestellt [2]:

Pembrolizumab Monotherapie versus EXTREME (Untergruppen PD-L1-CPS≥20 und -CPS≥1):
➤ Kein PFS-Vorteil, aber signifikant verlängertes Überleben;
➤ Nichtunterlegenheit in der gesamten Patientenpopulation;
➤ bessere Verträglichkeit.

Pembrolizumab plus Chemotherapie versus EXTREME (gesamte, unselektierte Kohorte):
➤ Vergleichbares PFS und signifikant verlängertes Gesamtüberleben in der gesamten Patientenpopulation;
➤ vergleichbare Verträglichkeit.

Aktuell wurde die Protokoll-spezifizierte finale Analyse von Danny Rischin [10] auf der ASCO-Jahrestagung 2019 mit nachfolgenden Ergebnissen präsentiert:

Pembrolizumab Monotherapie versus EXTREME, gesamte Kohorte. Anmerkung: Die statistische Signifikanzprüfung erfolgte nur bei der gesamten Kohorte. Bei den Untergruppen sind lediglich HR-Werte angegeben, da die statistische Signifikanz bereits im Rahmen der IA2 bestimmt worden war.
➤ CPS≥20: medianes OS 14,8 versus 10,7 Monate (HR 0,58; Abb. 6);
➤ CPS≥1: medianes OS 12,3 versus 10,3 Monate (HR 0,74);
➤ gesamte Kohorte: medianes OS 11,5 versus 10,7 Monate (HR 0,83; p=0,0199). Nichtunterlegenheit bestätigt, statistische Signifikanz für Überlegenheit verfehlt.

Pembrolizumab plus Chemotherapie versus EXTREME, Untergruppen PD-L1-CPS≥20, -CPS≥1. Anmerkung: Die statistische Signifikanzprüfung erfolgte ausschließlich bei den Untergruppen, für die gesamte Kohorte nicht, da diese bereits im Rahmen der IA2 vorgenommen worden war.
➤ CPS≥20: medianes OS 14,7 versus 11,0 Monate (HR 0,60; p=0,0004);
➤ CPS≥1: medianes OS 13,6 versus 10,4 Monate (HR 0,65; p<0,0001; Abb. 7);
➤ gesamte Kohorte: medianes OS 13,0 versus 10,7 Monate (HR 0,72).

Die Ansprechraten waren in den Kombinationsarmen (P+C und E) vergleichbar und lagen in Abhängigkeit des CPS bei circa 35,7%–42,9% (Tab. 1). Für die Monotherapie mit Pembrolizumab wurde das Ansprechen in der finalen Analyse nur für die Gesamtpopulation gezeigt und lag mit 16,9% Gesamtansprechrate deutlich unter den Kombinationen mit Chemotherapie.

In der zweiten Interimsanalyse zeigten Burtness et al. [2] beim ESMO-Kongress 2018 das Ansprechen für Pembrolizumab Mono in Abhängigkeit vom CPS-Score (Tab. 2).
➤ PD-L1-CPS≥20: 23,3% (versus 36,1% bei EXTREME)
➤ PD-L1-CPS≥1: 19,1% (versus 34,9% EXTREME)

Kopf-Hals-Tumoren 277

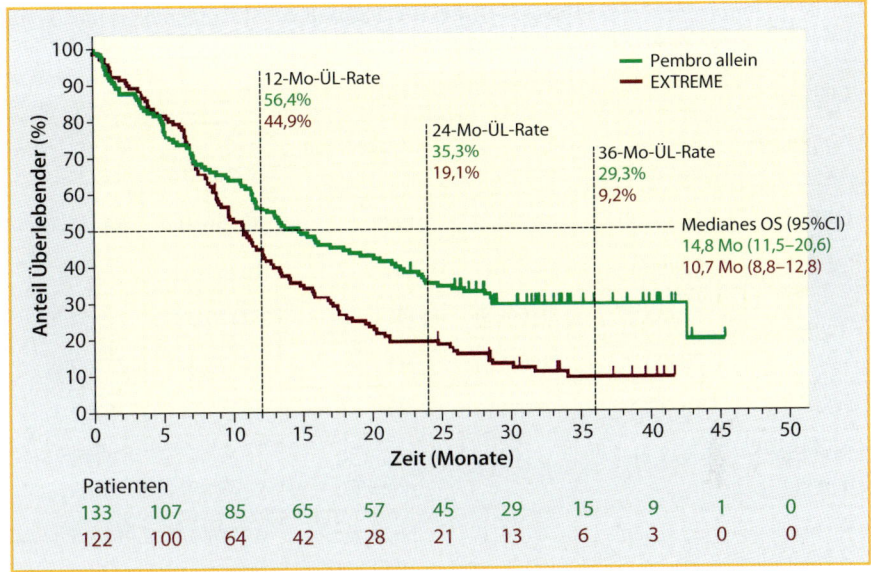

**Abbildung 6:** *Gesamtüberleben in KEYNOTE-48: Pembrolizumab Monotherapie versus EXTREME bei PD-L1-CPS≥20. Adaptiert nach [10].*

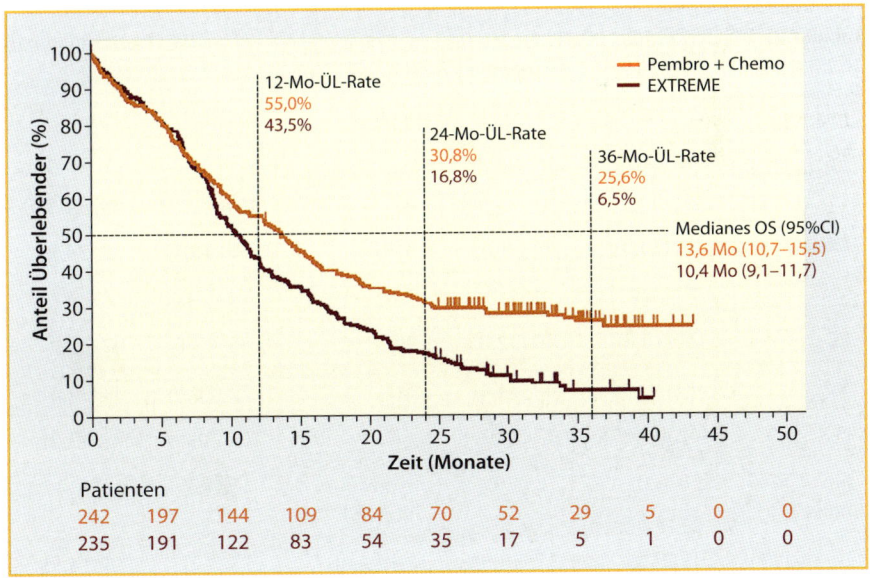

**Abbildung 7:** *Gesamtüberleben in KEYNOTE-48: Pembrolizumab plus Platin/5-FU versus EXTREME bei PD-L1-CPS≥1. Adaptiert nach [10].*

**Tabelle 1:** Ansprechraten in KEYNOTE-048 in Abhängigkeit vom CPS: Pembrolizumab plus Platin/5-FU (P+C) versus EXTREME (E). Adaptiert nach [10].

| CPS ≥20 | | | CPS≥1 | | |
|---|---|---|---|---|---|
| Ansprechen | P+C n=126 (%) | E n=110 (%) | Ansprechen | P+C n=242 (%) | E n=235 (%) |
| **ORR** | **54 (42,9)** | **42 (38,2)** | **ORR** | **88 (36,4)** | **84 (35,7)** |
| CR | 12 (9,5) | 4 (3,6) | CR | 16 (6,6) | 7 (3,0) |
| PR | 42 (33,3) | 38 (34,5) | PR | 72 (29,8) | 77 (32,8) |
| SD | 29 (23,0) | 38 (34,5) | SD | 64 (26,4) | 77 (32,8) |
| PD | 19 (15,1) | 9 (8,2) | PD | 42 (17,4) | 29 (12,3) |
| Non-CR/non-PD | 4 (3,2) | 5 (4,5) | Non-CR/non-PD | 11 (4,5) | 9 (3,8) |
| Nicht auswertbar oder bestimmt | 20 (15,9) | 16 (14,5) | Nicht auswertbar oder bestimmt | 37 (15,3) | 36 (15,3) |

**Tabelle 2:** Ansprechraten in KEYNOTE-048 in Abhängigkeit vom CPS: Pembrolizumab Mono (P) versus EXTREME (E). Adaptiert nach [2].

| CPS ≥20 | | | CPS≥1 | | |
|---|---|---|---|---|---|
| Ansprechen | P n=133 (%) | E n=122 (%) | Ansprechen | P n=257 (%) | E n=255 (%) |
| **ORR** | **31 (23,3)** | **44 (36,1)** | **ORR** | **49 (19,1)** | **89 (34,9)** |
| CR | 10 (7,5) | 4 (3,3) | CR | 14 (5,4) | 7 (2,7) |
| PR | 21 (15,8) | 40 (32,8) | PR | 35 (13,6) | 82 (32,2) |
| SD | 40 (30,1) | 42 (34,4) | SD | 72 (28,0) | 83 (32,5) |
| PD | 42 (31,6) | 13 (10,7) | PD | 100 (38,9) | 34 (13,3) |
| Non-CR/non-PD | 8 (6,0) | 6 (4,9) | Non-CR/non-PD | 11 (4,3) | 11 (4,3) |
| Nicht auswertbar oder bestimmt | 12 (9,0) | 17 (13,9) | Nicht auswertbar oder bestimmt | 25 (9,7) | 38 (14,9) |

### Wertung

Dies ist die erste positive Erstlinientherapie-Studie bei R/M-SCCHN seit EXTREME und wird die Therapieabfolge grundlegend verändern. Während ein hoher CPS-Score >20 für eine Monotherapie mit Pembrolizumab spricht, ist für fast alle anderen Patienten (CPS≥1 und ≤20, CPS<1?) in gutem Allgemeinzustand Pembrolizumab plus Platin/5-FU wahrscheinlich der neue Standard, wenngleich hier eine gezieltere Subgruppenanalyse zur besseren Interpretation der Ergebnisse wünschenswert wäre. Weitere Kriterien neben dem CPS-Score für die Therapieauswahl dürften die Ansprechraten sein, bei denen die Monotherapie mit Checkpoint-Inhibitoren (hier Pembrolizumab) deutlich unter denen der Kombinationstherapien mit Platin/5-FU liegen. Zudem müssen Tumorlast und Allgemeinzustand mit berücksichtigt werden.

## 2.2 Systemische Therapie (R/M-SCCHN) bei Platin-Resistenz

**EAGLE: randomisierte Phase-III-Studie Durvalumab mit oder ohne Tremelilumab gegen beste verfügbare Standardtherapie bei R/M-SCCHN und Platin-Resistenz [8]**
In diese Studie mit zu CheckMate-141 und KEYNOTE-040 vergleichbarem Studiendesign wurden Patienten 1:1:1 für Durvalumab (D) Monotherapie (n=240), Durvalumab und Tremelilumab (D+T) (n=247) und Standardtherapie (SOC) (n=249) randomisiert. Hinsichtlich der Standardtherapie waren Cetuximab, Methotrexat, Taxane oder Fluoropyrimidin-basierte Therapien erlaubt. Bezüglich des ECOG-Performance-Status gab es ein leichtes Ungleichgewicht zugunsten des SOC-Arms. Als Ergebnis zeigte sich für den primären Endpunkt mit zwei Fragestellungen (Gesamtüberleben D versus SOC: HR 0,88; 95%CI 0,72–1,08; p=0,20 und D+T versus SOC: HR 1,04; 95%CI 0,85–1,26; p= 0,76) statistisch kein signifikanter Unterschied (Abb. 8). Behandlungsassoziierte Grad≥3-AE wurden bei 10,1% Patienten für D, 16,3% für D+T und 24,2% für SOC beobachtet. Nachfolgend erhielten 2% der Patienten mit D, 5% der Patienten mit D+T und 15% der Patienten mit SOC eine Immuntherapie.

### Wertung

Zusammenfassend erreichte trotz der zuvor berichteten positiven Ergebnisse mit vergleichbaren PD-1-Inhibitoren der Studien CheckMate 141 und KEYNOTE-040 weder die Monotherapie mit dem PD-L1-Inhibitor Durvalumab noch die Kombination von Durvalumab und Tremelilumab ein statistisch signifikant verlängertes Überleben im Vergleich zur Standardtherapie (Tab. 3). Als Gründe werden unterschiedliche Wirksamkeit von PD-1- und PD-L1-Inhibitoren, die nachfolgende Immuntherapie und die häufiger im D- und D+T-Arm beobachteten frühen Todesfälle diskutiert.

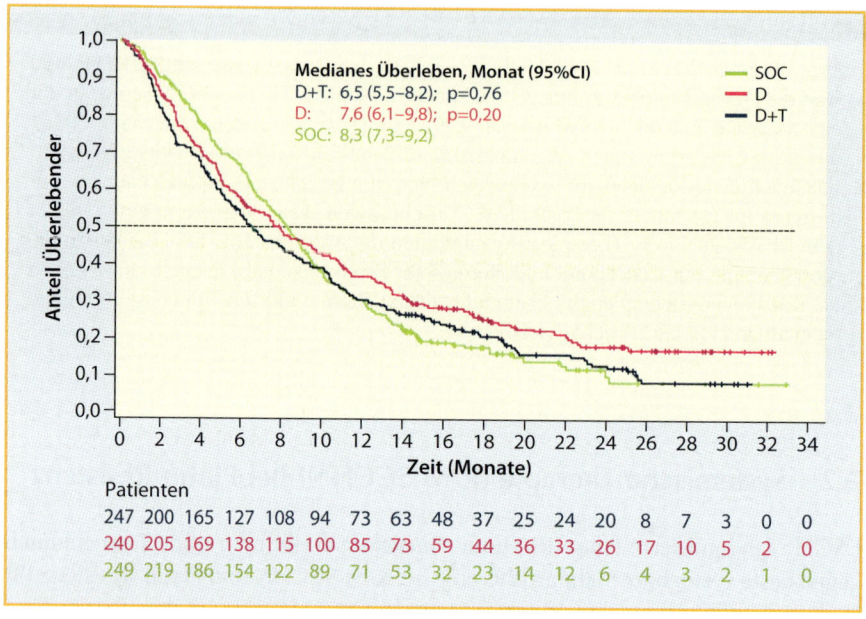

**Abbildung 8:** *Durvalumab (D) mit oder ohne Tremelilumab (T) gegen beste verfügbare Standardtherapie (SOC) bei R/M-SCCHN und Platin-Resistenz. Gesamtüberleben in der Studie EAGLE. Die Ansprechraten bewegten sich mit 17,9% (D), 18,2% (D+T) und 17,3% (SOC) in ähnlichen Bereichen. Adaptiert nach [8].*

**Tabelle 3:** *Vergleich der Überlebensdaten in EAGLE, CheckMate-141 und KEYNOTE-040. Adaptiert nach [3, 4, 8].*

| Studie | EAGLE (Durvalumab) | EAGLE (Durvalumab +Tremelimumab) | CheckMate-141 (Nivolumab) | KEYNOTE-40 (Pembrolizumab) |
|---|---|---|---|---|
| OS (Monate) | 7,6 vs. 8,3 | 6,5 vs. 8,3 | 7,5 vs. 5,1 | 8,4 vs 6,9 |
| HR (95%CI) | 0,88 (0,172–1,08) | 1,04 (0,85–1,26) | 0,70 (0,51–0,96) | 0,8 (0,65–0,98) |
| p-Wert | 0,20 | 0,76 | 0,01 | 0,0161 |
| ORR (IO vs. SOC) | 17,9% vs. 17,3% | 18,2% vs. 17,3% | 13,3% vs. 5,8% | 14,6% vs. 10,1% |

*IO* Immunonkologie, *SOC* Standard of Care

# 3 Literatur

[1] Bonner JA, Harari PM, Giralt J, et al. (2006) Radiotherapy plus cetuximab of squamous-cell carcinoma of the head and neck. N Engl J Med 354(6):67–578

[2] Burtness B, Harrington K, Greil R, et al. (2018) KEYNOTE-048: Phase 3 Study of First-Line Pembrolizumab for Recurrent/ Metastatic Head an Neck Squamous Cell Carcinoma (R/M HNSCC). LBA8_PR, ESMO 2018 Congress

[3] Cohen E, Soulières D, Le Tourneau C, et al. (2019) Pembrolizumab versus methotrexate, docetaxel, or cetuximab for recurrent or metastatic head-and-neck squamous cell carcinoma (KEYNOTE-040): a randomised, open-label, phase 3 study. Lancet 393(10167):156–167

[4] Ferris R, Blumenschein G, Fayette J, et al. (2016) Nivolumab for Recurrent Squamous-Cell Carcinoma of the Head and Neck. N Engl J Med 2016; 375:1856–1867

[5] Geoffrois L, Martin L, de Raucourt D, et al. (2018) Induction Chemotherapy Fol-lowed by Cetuximab Radiotherapy Is Not Superior to Concurrent Chemoradiotherapy for Head and Neck Carcinomas: Results of the GORTEC 2007-02 Phase III Randomized Trial. J. Clin. Oncol. JCO2017762591.

[6] Gillison ML, Trotti AM, Harris J, et al. (2019) Radiotherapy plus cetuximab or cisplatin in human papillomavirus-positive oropharyngeal cancer (NRG Oncology RTOG 1016): a randomised, multicentre, non-inferiority trial. Lancet 393: 40–50

[7] Guigay J, Fayette J, Mesia R, et al. (2019) TPExtreme randomized trial: TPEx versus Extreme regimen in 1st line recurrent/metastatic head and neck squamous cell carcinoma (R/M HNSCC). J Clin Oncol 37 (suppl; abstr 6002)

[8] Licitra LF, Haddad RI, Even C, et al. (2019) EAGLE: A phase 3, randomized, open-label study of durvalumab (D) with or without tremelimumab (T) in patients (pts) with recurrent or metastatic head and neck squamous cell carcinoma (R/M HNSCC). J Clin Oncol 37 (suppl; abstr 6012)

[9] Mehanna H, Robinson M, Hartley A, et al. (2019) Radiotherapy plus cisplatin or cetuximab in low-risk human papillomavirus-positive oropharyngeal cancer (De-ESCA-LaTE HPV): an open-label randomised controlled phase 3 trial. Lancet 393: 51–60

[10] Rischin D, Harrington KJ, Greil R, et al. (2019) Protocol-specified final analysis of the phase 3 KEYNOTE-048 trial of pembrolizumab (pembro) as first-line therapy for recurrent/metastatic head and neck squamous cell carcinoma (R/M HNSCC). J Clin Oncol 37 (suppl; abstr 6000)

[11] Rosenthal DI, Harari PM, Giralt J, et al. (2016) Association of Human Papillomavirus and p16 Status With Outcomes in the IMCL-9815 Phase III Registration Trial for Patients With Locoregionally Advanced Oropharyngeal Squamous Cell Carcinoma of the Head and Neck Treated With Radiotherapy With or Without Cetuximab. J Clin Oncol 34(12):1300–8

# Senologie
## begreifen

Das unverzichtbare, jährlich aktualisierte Handbuch für Ärztinnen und Ärzte, die sich der Betreuung von Frauen (und Männern) mit Brustkrebs widmen.

Herausgegeben von Michael Untch, Nadia Harbeck und Christoph Thomssen

**In der Diskussion: Liquid Biopsy**
*Tanja Fehm, Hans Neubauer, Malgorzata Banys-Paluchowski*

**Epidemiologie, Prävention und Pathologie**
*Jutta Engel, Hans H. Kreipe, Marcus Schmidt*

**Familiär gehäuft auftretende Mammakarzinome**
*Christine Mau, Nina Ditsch*

**Therapie beim frühen Mammakarzinom**
*Thorsten Kühn, Wilfried Budach, Christoph Thomssen, Nadia Harbeck, Volkmar Müller*

**Therapie beim fortgeschrittenen Mammakarzinom**
*Ingo Bauerfeind, Rachel Würstlein, Anton Scharl, Sibylle Loibl, Jens Huober, Oleg Gluz*

**Sonderformen des Mammakarzinoms**
*Achim Rody, Henriette Princk*

**Osteoonkologie, Supportive Maßnahmen und Komplementäre Verfahren**
*Ingo Diel, Karin Jordan, Gustav Dobos, Sherko Kümmel*

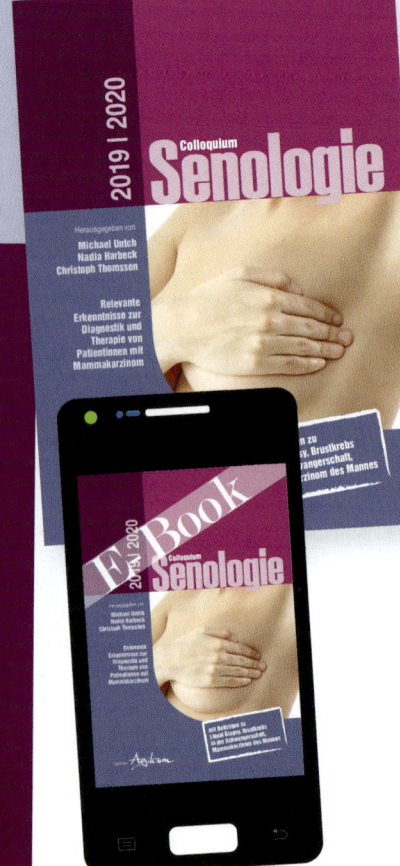

Erhältlich (auch als E-Book) im Fachbuchhandel oder direkt beim LUKON Verlag – Edition Agileum
Landsberger Straße 480 a
Fon: 089-820 737 0
www.Lukon.de/onlineshop

Die Ausgabe 2019/2020 erscheint nach dem ESMO-Kongress 2019. Kostenlose Leseprobe bestellen unter Senologie@Lukon.de

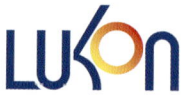

# Karzinome der Frau

*Anja Welt*

| | | |
|---|---|---|
| **1** | **Vorbemerkung** | 284 |
| **2** | **Mammakarzinom** | 284 |
| 2.1 | Allgemeines | 284 |
| 2.2 | Fettarme Diät | 284 |
| 2.3 | Biomarker und Gensignaturen für Prognose und Prädiktion | 285 |
| 2.4 | Tumorinfiltrierende Lymphozyten | 292 |
| 2.5 | PD-L1-Immunzell-Testung | 292 |
| **3** | **Neoadjuvante Therapiesituation** | 293 |
| 3.1 | Hormonrezeptor-positive Tumoren | 296 |
| 3.2 | HER2-positive Tumoren | 298 |
| 3.3 | Tripelnegative Tumoren | 302 |
| **4** | **Adjuvante Therapiesituation** | 310 |
| 4.1 | Strahlentherapie | 310 |
| 4.2 | Hormonrezeptor-positive Tumoren | 313 |
| 4.3 | HER2-positive Tumoren | 322 |
| 4.4 | Tripelnegative Tumoren | 328 |
| 4.5 | Chemotherapie | 331 |
| 4.6 | Osteoklastenhemmung | 335 |
| **5** | **Metastasierte Situation** | 338 |
| 5.1 | Hormonrezeptor-positive Tumoren | 338 |
| 5.2 | HER2-positive Tumoren | 364 |
| 5.3 | Tripelnegative Tumoren | 373 |
| 5.4 | Therapie bei BRCA1/2-Mutation | 383 |
| 5.5 | Innovative Substanzen | 389 |
| **6** | **Ovarialkarzinom** | 394 |
| 6.1 | Chemotherapie | 394 |
| 6.2 | Chemotherapie und Bevacizumab | 396 |
| 6.3 | PARP-Inhibition | 399 |
| 6.4 | Immuntherapie mit/ohne Kombinationspartner | 411 |
| 6.5 | Neue zielgerichtete Substanzen | 413 |
| **7** | **Endometriumkarzinom** | 414 |
| **8** | **Zervixkarzinom** | 415 |
| **9** | **Literatur** | 418 |

# 1 Vorbemerkung

Dieses Kapitel hat nicht den Anspruch eines Lehrbuchkapitels. Aufgeführt sind die wissenschaftlichen Neuigkeiten, die seit Erscheinen von Colloquium Onkologie 26 im Herbst 2018 bereits jetzt oder in naher Zukunft praxisrelevant erscheinen.

# 2 Mammakarzinom

## 2.1 Allgemeines

Die 2017 aktualisierte „S3-Leitlinie Diagnostik, Therapie und Nachsorge des Mammakarzinoms (Version 4.0, 2017)" ist online in der Version 4.1 verfügbar: www.leitlinienprogramm-onkologie.de/leitlinien/mammakarzinom. Ergänzend ist diese als Kurzversion und als Laienversion (Patientinnenleitlinie) erschienen. Einsehbar sind auch der Leitlinienreport zum Erstellungsprozess der Leitlinie und die entsprechenden Evidenztabellen.

## 2.2 Fettarme Diät

Der Frage, ob eine fettarme Diät die Brustkrebsmortalität senken könnte, widmete sich eine US-amerikanische Studie. Hierzu wurden 20-Jahres-Ergebnisse präsentiert, die darauf hindeuten, dass eine fettarme Diät mit viel Gemüse, Früchten und Ballaststoffen das Risiko bei postmenopausalen Frauen an Brustkrebs zu versterben, signifikant senkt. An der randomisierten Studie hatten fast 50 000 Frauen an 40 Zentren im Alter zwischen 59 und 79 Jahren, die noch nicht an Brustkrebs erkrankt waren und bei Studienstart einen Fettanteil in ihrer Ernährung von 32% aufwiesen, teilgenommen. Es erfolgte eine Randomisierung zur Fortsetzung der zuvor üblichen Ernährung oder einer fettreduzierten Diät (Senkung auf 20% der Energiezufuhr). Während der 8,5-jährigen Diätintervention wurden 8% weniger Brustkrebsfälle im interventionellen Arm beobachtet (HR 0,65), was sich auch bei weiterer Beobachtung (mediane Nachbeobachtung 16,1 Jahre) bestätigte. Nach Langzeitbeobachtung (mediane Bobachtung 19,6 Jahre) wurde weiterhin eine signifikante Reduktion von Todesfällen nach Brustkrebserkrankung (1011; HR 0,85) und eine ebenfalls signifikante Reduktion von Brustkrebs-bedingten Todesfällen (383 Todesfälle; HR 0,79) beobachtet [25].

## 2.3 Biomarker und Gensignaturen für Prognose und Prädiktion

Beim ESMO-Breast-Cancer-Kongress 2019 in Berlin wurden erste Ergebnisse einer Initiative der Breast International Group (BIG), genannt **AURORA**, zum **molekularen Screening** beim **metastasierten Mammakarzinom** (MBC) vorgestellt. Hintergrund ist die Tatsache, dass sich Brustkrebszellen bei Erstdiagnose und Metastasierung unterscheiden und zahlreiche Studien inzwischen auf typischen molekularen Tumorcharakteristika und entsprechenden Therapieversuchen basieren [9]. Es ist anzunehmen, dass sich durch Sequenzierung von Tumorgewebe und Plasma-DNA und entsprechend besseren Therapiemöglichkeiten zukünftig die Überlebenswahrscheinlichkeit von Patientinnen mit MBC erhöhen wird.

Ziel der AURORA-Initiative ist es, ein besseres Verständnis des MBC durch die integrierte Analyse von Biomarkern von Tumorgewebe und Blut zu gewinnen. Zum Beispiel sollen mögliche molekulare Veränderungen identifiziert werden, die insbesondere für Metastasierungspotenzial und Letalität verantwortlich sind. Auch ging es darum, möglichst eine Verbesserung der Infrastruktur bezüglich der Präzisionsmedizin zu erreichen. Ebenfalls sollten Driver-Alterationen in den Tumoren identifiziert werden, die für Biomarker-gestützte klinische Studien geeignet erscheinen.

Angestrebt wird die Teilnahme von insgesamt 1000 MBC-Patientinnen (davon 100 mit alleiniger Knochenmetastasierung) mit maximal 1 Vortherapie für die fortgeschrittene Erkrankung. Dabei erfolgt initial eine Gewebeanalyse von Primärtumor und einer Metastase sowie von Blut und Plasma/Serum in Korrelation mit der klinischen Information. Wenn die Erkrankung nach der ersten Behandlung ab Studienstart fortschreitet, erfolgen neuerliche Plasma-/Serum-Analysen auch im weiteren Verlauf. Sowohl die Analyseen des Gewebes als auch des Bluts erfolgen zentral und eine Rückmeldung erfolgt an die behandelnden Klinika mit einem entsprechenden Report.

Bisher haben 1388 Patientinnen eine Einverständniserklärung unterzeichnet, von denen 678 letztlich als geeignet identifiziert werden konnten. Zum Zeitpunkt der ersten Auswertung lagen Daten von 381 Patientinnen vor, bei denen Analysen an Frischgewebe von Primärtumor und Metastase sowie an Blutproben durchgeführt werden konnten.

Im Median waren die Patientinnen 56 Jahre alt, davon 70% postmenopausal, 77% bisher für die Metastasierung unbehandelt. Die biopsierten Metastasierungsorte waren Lymphknoten (25%), Leber (40%), Lunge (5,5%), Weichgewebe/Brust (9%) sowie weitere Lokalisationen (20,5%). Eine reine Knochenmetastasierung

lag bei 2,5% der eingeschlossenen Patientinnen vor. Als primärer Tumorsubtyp (bei Erstdiagnose) ergab sich folgende Verteilung:
1. Hormonrezeptor-positiv/HER2-negativ 60%,
2. TBNC 19%,
3. HER2-positiv 13%,
4. fehlende Angabe 8%.

Im Vergleich zum Primärtumor würden bei Analyse der Metastasen nur numerisch mehr Mutationen gefunden (ER+, n=150; p=0,003/TNBC n=57; p=0,025/ HER2+ n=38; p=0,05). Beim Vergleich von truncalen Mutationen fand sich diesbezüglich kein Unterscheid, jedoch eine Zunahme des Nachweises von Resistenzmechanismen sowie ESR1, PTEN und von MAPK-Signalweg-Genen. Dies wurde mit Einzelnukliotid-Varianten, basierend auf einer Sequenzierung des gesamten Genoms (TGS), analysiert.

Ebenso fanden sich Veränderungen der Kopiezahlen von Genen, die endokrine Resistenz begünstigen (KAT6A, MYC, RB1). Gleiches galt für Gene, die einen Zellzyklus-Arrest (MDM4) beziehungsweise eine Therapieresistenz durch DNA-Reparatur (AKT3) begünstigen. Auch hinsichtlich des Gens ARID1A, welches mit Mikrosateliteninstabilität und PD-L1-Expression korreliert ist, fanden sich Änderungen der Kopiezahlen.

Veränderungen, die jetzt oder zukünftig absehbar als potenziell angehbare molekulare Veränderungen anzusehen sind, wurden bei 57% (mindestens 1, gegebenenfalls mehrere) der Fälle detektiert. Bei 43% der Patientinnen fanden sich jedoch keine Veränderungen. Dabei dominierten PIK3CA-Mutationen (30%) und ERBB2-Amplifikationen (23%), gefolgt von ESR1- und AKT1-Mutationen (8% beziehungsweise 6%, Abb. 1) [5].

Obwohl eine molekulare Analyse von Tumorgewebe (und noch seltener von Blutproben) weit vom Standardvorgehen bisher in metastasierter Situation entfernt ist, ist dies zweifellos der Weg der Zukunft. Im klinischen Alltag ist es jedoch schwierig, die **Ergebnisse** zu **interpretieren** und gegebenenfalls eine Studie zu identifizieren, die für die Patientin infrage kommt. Ebenfalls können sich in Einzelfällen Veränderungen finden, die möglicherweise für eine Behandlung mit einem bereits für eine andere Entität zugelassenen Medikament qualifizieren, Off-Label-Use. Auch hier kann bisher keine klare Empfehlung zum Vorgehen mit solchen Ergebnissen ausgesprochen werden. Jedoch ist – je nach wissenschaftlicher Datenlage – die Beantragung einer Kostenübernahme durch die Krankenversicherung der Patientin in Einzelfällen in Erwägung zu ziehen. Eine Entscheidungshilfe für das weitere Vorgehen bietet hier die ESMO Scale for Clinical Actionability of molucular Target (**ESCAT**) [28, 109].

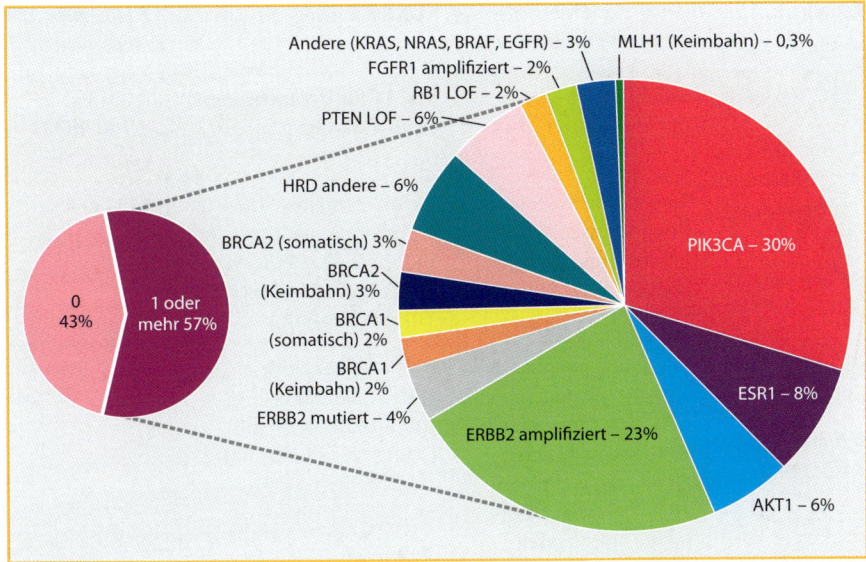

**Abbildung 1:** *Erste Ergebnisse des* **AURORA** *Trials zur Suche nach potenziell therapeutisch angehbaren Targets (n=381/1000). Adaptiert nach [5].*

Bei der AURORA-Analyse zeigten sich in knapp 40% der Fälle molekulare Veränderungen, die potenziell mit den heute verfügbaren Substanzen therapeutisch angehbar sind: ERBB2-Amplifikationen, Keimbahn-BRCA1/2-Mutationen, PIK3CA-Mutationen, Mikrosatelliten-Instabilität/MSI sowie TRK-Fusionen, die nach der ESCAT-Einteilung für eine Behandlung qualifizieren. Bei 17,5% der Fälle (n=66) fanden sich Veränderungen, die möglicherweise einen Benefit durch zielgerichtete Therapeutika versprechen, wo aber noch zusätzliche Daten benötigt werden (Tab. 1) [5].

### Wertung

Die AURORA-Initiative stellt ein Beispiel verschiedener Initiativen dar, die zum Ziel haben, die Behandlung der Patientinnen individualisiert zu optimieren, was zweifellos der Weg der Zukunft ist, aber noch zahlreiche Herausforderungen bereithält.

Das Tumorregister **PRAEGNANT** (NCT02338167) ist ein prospektives **Register** für Patientinnen mit metastasiertem Mammakarzinom mit Fokus auf Erfassung molekularer Biomarker, da neuere Behandlungsstrategien sich oft gegen spezifische Targets richten. Allerdings sind **BRCA-Mutationen** bisher einige der wenigen **Biomarker**, bei deren Nachweis sich aktuell therapeutische Konsequenzen er-

**Tabelle 1:** Übertragung der Ergebnisse des **AURORA** Trials auf die ESCAT-Einteilung der ESMO [109]. Der Anteil von Patientinnen in Tier I und Tier II beträgt 51,6%. Adaptiert nach [5].

| ESCAT-Ebene | Möglicher Einsatz in der klinischen Praxis | ESCAT für Veränderungen bei Brustkrebs | Prävalenz in der AURORA-Population |
|---|---|---|---|
| Tier I (IA, IB, IC) | Targets, die in klinische Routineentscheidungen implementiert werden können | ERBB2-Amplifikation (IA), Keimbahnmutationen von BRCA1/2 (IA) PIK3CA-Mutationen (IA), MSI (IC), TRK-Fusionen (IC) | 149 (39,4%) |
| Tier II (IIA, IIB) | In Prüfung befindliche Targets, mit denen sich möglicherweise Patienten selektieren lassen, die von einem zielgerichteten Medikament profitieren; aber zusätzliche Daten sind erforderlich | PTEN-Verlust (IIA), ESR1-Mutationen (IIA), AKT1-Mutationen (IIB), ERBB2-Mutationen (IIB) | 66 (17,5%) |
| Tier III (IIIA, IIIB) | Klinischer Benefit wurde zuvor in anderen Tumortypen oder für ähnliche molekulare Targets gezeigt | Somatische BRCA1/-2-Mutationen (IIIA), MDM2-Amplifikationen (IIIA), ERBB3-Mutationen (IIIB) | 13 (3,4%) |
| Tier IV (IVA, IVB) | Präklinische Evidenz für mögliche Weiterentwicklung (Actionability) vorhanden | ARID1A/B, ATM/ATR/PALB2, CDH1, IGF1R, INPP4B-Verlust, MAP2K4/MAP3K1, MT4, MYC, NF1, PIK3R1, RUNXB1/CBFB, SF3B1, TP53 (IVA) | 169 (44,7%) |
| Tier V | Evidenz für Co-targeting-Herangehensweise vorhanden | | |
| Tier X | Keine Evidenz für mögliche Weiterentwicklung (Actionability) | CCND1-Amplifikation, FGFR1-Amplifikation | 15 (4%) |

öffnen, insbesondere mit PARP-Inhibitoren wie zum Beispiel Olaparib. Zur prognostischen Aussagekraft von **BRCA-Keimbahnmutationen** (gBRCA1/2mt), über die bisher wenig bekannt ist, wurden nun Ergebnisse des Registers publiziert. Von 576/2932 PRAEGNANT-Patientinnen, die HER2-negative Tumoren aufwiesen und mit einer Erstlinienbehandlung für die Metastasierung starteten, lagen in 529 Fällen Ergebnisse einer gBRCA-Genotypisierung vor (Tab. 2). Insgesamt 24/529 Fälle wiesen eine gBRCA1/2-Mutation auf (4,5%). Bei den Hormonrezeptor-positiven Patientinnen betrug die Mutationsrate 3,9% (17/432), bei Hormonrezeptor-Negativität 7,2% (7/97).

Eine Chemotherapie als Erstlinie wurde bei 382/529 (72,2%) der Patientinnen verabreicht, davon am häufigsten Taxane (52%), gefolgt von Capecitabin (21%). Im multivariaten Cox-Regressionsmodell ergab sich ein adjustierter HR-Wert für gBRCAmt versus gBRCA-Wildtyp von 0,70 (95%CI, 0,43–1,15) hinsichtlich des PFS und von 0,41 (95%CI 0,18–0,83) für das OS [57].

### Wertung

Die Analyse der Population von Patientinnen mit BRCA-Mutationen im Tumorregister PRAEGNANT deutet darauf hin, dass diese ein besseres OS aufweisen als Patientinnen mit metastasiertem HER2-negativem Mammakarzinom ohne diese Keimbahmutation. Auch das PFS schien etwas verbessert (bisher nicht statistisch signifikant). Angesichts der noch kleinen Subpopulation von nur 24 Patientinnen ist eine vorsichtige Interpretation angezeigt.

Eine Phase-II-Studie an 164 Patientinnen mit HER2-positivem, nicht metastasiertem Mammakarzinom widmete sich der Frage der **Heterogenität** bei **HER2-positiven** Tumoren. Hintergrund ist das zum Teil schon in der ersten Behandlungslinie fehlende Ansprechen, obwohl ein positiver HER2-Status nachgewiesen wurde. So scheinen bei 10%–30% der Fälle mindestens 2 verschiedene Zellklone vorhanden zu sein. Bei einer hierzu durchgeführten einarmigen Studie bei Patientinnen im Stadium II und III war eine zentrale HER2-Testung verpflichtend. Es erfolgte eine präoperative Chemotherapie-freie Behandlung mit **T-DM1** plus **Pertuzumab** alle 3 Wochen über insgesamt 6 Zyklen. Danach erfolgte die definitive Operation. Als Definition einer Heterogenität wurde definiert
1. HER2-FISH-Positivität in >5% bis <50% der Tumorzellen,
2. Nachweis eines Tumorareals ohne HER2-Überexpression.

Vor Therapiestart wurden aus dem Tumor an zwei verschiedenen Lokalisationen Proben gewonnen und verblindet zentral ausgewertet. Nachdem 1 Patientin ihre Einverständniserklärung zurückzog, standen 163 Fälle zur Sicherheitsauswertung und nachdem bei einigen Fällen keine komplette HER2-Testung möglich

**Tabelle 2:** Charakteristika von Patientinnen mit und ohne BRCA-Mutation in der **PRAEGNANT**-Registerstudie. Adaptiert nach [57].

| Patientencharakteristika | | BRCA1/2-Wildtyp n=505 | BRCA1/2-Mutation n=24 |
|---|---|---|---|
| Mittleres Alter bei Studieneinschluss, Jahre | | 61,1 | 52,3 |
| BMI (kg/m$^2$) | | 25,6 | 25,7 |
| Hormonrezeptor-Status (HR), n (%) | HR-negativ | 90 (17,8) | 7 (29,9) |
| | HR-positiv | 415 (82,2) | 17 (70,8) |
| Tumorgrad, n (%) | 1 | 25 (5,0) | 1 (4,2) |
| | 2 | 300 (59,4) | 9 (37,5) |
| | 3 | 180 (35,6) | 14 (58,3) |
| Therapielinie, n (%) | 1 | 273 | 16 (66,7) |
| | 2 | 90 (17,8) | 3 (12,5) |
| | 3 | 86 (17,0) | 4 (16,7) |
| | 4 | 56 (11,1) | 1 (4,2) |
| ECOG, n (%) | 0 | 254 (50,3) | 13 (54,2) |
| | 1 | 201 (39,8) | 9 (37,5) |
| | 2+ | 50 (9,9) | 2 (8,3) |
| Lokalisation Metastasierung, n (%) | Gehirn | 78 (15,4) | 2 (8,3) |
| | Viszeral | 326 (64,6) | 18 (75,0) |
| | Nur Knochen | 30 (5,9) | 1 (4,2) |
| | Sonstiges | 71 (14,1) | 3 (12,5) |
| Begleiterkrankungen, n (%) | 0–1 | 265 (52,5) | 17 (70,8) |
| | 2–4 | 174 (34,5) | 5 (20,8) |
| | ≥5 | 66 (13,1) | 2 (8,3) |

war, letztlich 157 Patientinnen für die Effektivitätsanalyse zur Verfügung. Eine HER2-Überexpression mit immunhistochemisch (EHC) 3+ fand sich bei 121/163 Fällen (74,2%), eine IHC 2+ bei 40/163 (24,5%) und in 2 Fällen (1,2%) fehlte diese Angabe. Bei 16/157 (10%) der evaluierbaren Fälle wurde der Tumor als HER2-heterogen klassifiziert. Davon waren 13 Fälle (81%) Hormonrezeptor-positiv und 3 (19%) Hormonrezeptor-negativ.

Es zeigte sich, dass bei der Subgruppe mit nicht heterogenen HER2-positiven Tumoren (n=140) in 55% der Fälle eine pCR erreicht wurde, während dies in 0% der 16 heterogenen Fälle gelang (p<0,001). Damit hatte die Studie ihren primären Endpunkt – nämlich zu zeigen, dass ein klarer Zusammenhang zwischen HER2-Heterogenität und Wahrscheinlichkeit einer pCR besteht – erreicht. Bei Betrachtung des Hormonrezeptor-Status fiel auf, dass bei Hormonrezeptor-Negativität eine pCR-Rate von 65% (n=48) gegenüber 42% (n=109) bei Hormonrezeptor-Positivität erreicht wurde. Patientinnen, bei denen die HER2-Immunhistochemie lediglich zweifach positiv war (n=37), erreichten in 27% der Fälle eine pCR, während dies bei IHC 3+ (n=118) in 56% der Fälle (p=0,002) durch die Chemotherapie-freie Behandlung gelang [117].

### Wertung

Auch bei Adjustierung hinsichtlich des Hormonrezeptor-Status und der HER2-IHC (2+ versus 3+) blieb die Assoziation zwischen HER2-Heterogenität und Wahrscheinlichkeit einer pCR bestehen (p=0,002). Weitere translationale Forschungsprojekte schließen sich diesem Projekt an.

Tumorproben von Teilnehmerinnen der Phase-II-Studie TAMRAD, bei der eine Kombination von Tamoxifen und Everolimus erprobt wurde, ergaben Hinweise, dass der Nachweis von **p4EBP1-Expression auf dem Tumorgewebe** mit einem besseren Ansprechen auf Everolimus assoziiert zu sein scheint [184]. In der einarmigen prospektiven Studie **SAFIRTOR**, bei der der mTOR-Inhibitor **Everolimus** in Kombination mit **Exemestan** zum Einsatz kam, wurden prospektiv verschiedene Biomarker, unter anderem ESR1, PIK3CA, PTEN, und das Ausmaß einer p4EBP1-Expression (<6/≥6) auf ihre prognostische Bedeutung hin untersucht. In der multivariaten Analyse ergab sich eine prognostische Bedeutung hinsichtlich des PFS lediglich für die zuvor verabreichte Chemotherapie (Ja/n=30 versus Nein/n=77; HR 0,630; 95CI 0,41–0,98; p=0,04) und hinsichtlich des Scores für p4EBP1 (<6/n=60 versus ≥6/n=47; HR 0,591; 95%CI 0,40–0,89; p=0,01) [14].

> **Wertung**
>
> Diese prospektive Studie legt nahe, dass insbesondere bei Nachweis einer hohen p4EBP1-Expression ein Vorteil durch die Kombinationsbehandlung von Everolimus und Exemestan wahrscheinlich ist. Die Untersuchung erfolgte mittels IHC. Verschiedene weitere Marker wurden mittels NGS und CGH-Arrays untersucht.

## 2.4 Tumorinfiltrierende Lymphozyten

Tumorinfiltrierende Lymphozyten (TILs) sind CD8-positive T-Zellen, und ihre Anwesenheit scheint auf eine vorhandene Antitumor-Immunität hinzuweisen. Im Frühstadium des TNBC sind erhöhte Werte der TILs semiquantitativ nach H/E-Färbung in konventioneller Weise gemessen
➤ prognostisch für ein besseres Outcome inklusive längerem Gesamtüberleben,
➤ prädiktiv für höhere pCR-Raten bei neoadjuvanter Chemotherapie,
➤ assoziiert mit erhöhter PD-L1-Expression.

Stromale Level tumorinfiltrierender Lypmphozyten (**sTIL-Level**), quantifiziert an H/E-gefärbten Gewebeschnitten, stehen offensichtlich stellvertretend für die bestehende Antitumor-Immunität und können Patientinnen mit TNBC und einer höheren Wahrscheinlichkeit für das Ansprechen auf eine Monotherapie mit Pembrolizumab identifizieren: Auch für die Gesamtgruppe ließ sich dieser Effekt erhöhter sTIL-Level bestätigen: Mit jedem Anstieg des sTIL-Levels um 1% stieg die Wahrscheinlichkeit des Ansprechens um 2% (p=0,014) [96].

Die Bestimmung der TILs ist weiterhin nicht in der täglichen Routine etabliert. Derzeit wird sich jedoch um eine Standardisierung bemüht [36].

## 2.5 PD-L1-Immunzell-Testung

Die **IMpassion130-Studie** (siehe auch 5.3) hat einen Vorteil durch die Kombination von Atezolizumab zu nab-Paclitaxel gegenüber der alleinigen Behandlung mit nab-Paclitaxel für die Gruppe von Patientinnen gezeigt, die PD-L1-positive Immunzellen (IC+) aufwiesen [159]. Die Testung unterscheidet sich dabei vom Vorgehen, welches zum Beispiel bei nichtkleinzelligen Lungenkarzinomen angewendet wird. Hier wurde der VENTANA-PD-L1(SP142)-Assay, der auch zur Beurteilung von Urothelkarzinomen eingesetzt wird, durchgeführt und der Anteil von PD-L1-positiven Immunzellen im Tumorareal gemessen, wobei ein Cut-off-Wert von ≥1% festgelegt wurde. Hingegen wurde in der KEYNOTE-086-Studie mit einem anderen Test (Dako PD-L1 IHC 22C3 pharmaDx) ein kombinierter positiver Score (CPS) gebildet mit einem Cut-off von ≥1 [3, 4].

In klinischen Studien gibt es bisher keinen Head-to-head-Vergleich für die insgesamt vier kommerziell erhältlichen Assays zur PD-L1-Testung bei TNBC:
1. VENTANA-PD-L1(SP142)-Assay,
2. DAKO PD-L1 IHC 22C3 pharma Dx,
3. VENTANA-PD-L1(SP263)-Assay,
4. DAKO PD-L1 IHC 28-8 pharma Dx.

Diese **vier Tests** wurden mit 196 verfügbaren TNBC-Tumorproben hinsichtlich der Identifikation von PD-L1-positiven Tumoren verglichen. Dabei zeigte sich eine große Übereinstimmung der Tests SP263, 22C3 und 28-8. Der in der IMpassion130-Studie angewandte Test SP142 färbte hingegen etwas weniger Tumor- und Immunzellen an. Die Autoren schließen daraus, dass die Interpretation verschiedener Studienergebnisse, deren PD-L1-positive Populationen mit verschiedenen PD-L1-Assays beim TNBC identifiziert wurden, vorsichtig zu erfolgen habe. Der CPS ≥1-Cut-off in KEYNOTE-086 mit SP263 und 28-8 identifizierte eine ähnliche Population von Patientinnen wie 22C3, während in der IMpassion130-Studie die Zahl PD-L1-positiver Patientinnen (mit IC+ ≥1%) bei Anwendung der anderen Tests (SP263, 22C3, 28-8) um etwa 20% höher lag als bei Anwendung von SP142 [165].

### Wertung

Trotz weitgehender Übereinstimmung der Testsysteme zum Auffinden von PD-L1-positiven Tumoren bei Patientinnen mit TNBC scheint der in der IMpassion130-Studie angewandte Test VENTANA-PD-L1(SP142) etwa 20% weniger positive Fälle zu identifizieren, als dies bei anderen kommerziell verfügbaren Tests der Fall ist.

## 3 Neoadjuvante Therapiesituation

Adjuvante Therapiestudien benötigen eine sehr lange Nachbeobachtungsdauer und eine große Zahl von Patientinnen, um dann oft nur sehr kleine Vorteile aufzuzeigen. Eine neoadjuvante Chemotherapie (NACT) macht nicht nur eine brusterhaltende Operation wahrscheinlicher, sondern eröffnet auch die Möglichkeit, das Therapieansprechen insbesondere auf belastende Chemotherapien, aber auch den Einfluss auf verschiedene Tumorcharakteristika zu beobachten. Eine Metaanalyse mit der Frage nach Gleichwertigkeit von neoadjuvanter und adjuvanter Chemotherapie lag bisher nicht vor.

Die **EBCTCG** führte eine solche **Metaanalyse** durch mit Studien, die zwischen 1983 und 2002 durchgeführt worden waren und bei denen nun eine mediane Nachbeobachtung von 9 Jahren vorlag. Das Follow-up musste mindestens bis 2013 erfolgt sein. Zumeist waren Anthrazyklin-basierte Therapien eingesetzt worden (n=3838/4756; 81%). Mehr als zwei Drittel (n=1349/1947; 69%) der Frauen hatten nach NACT eine partielle oder komplette Remission erreicht. Während eine brusterhaltende OP (BET) bei 1504/2320 (65%) der Frauen nach NACT gelang, waren dies in den Vergleichsarmen 1135/2318 Fälle (49%), die eine adjuvante Chemotherapie erhalten hatten. Allerdings war die NACT mit einem etwas häufigeren Auftreten von Lokalrezidiven verbunden: Die 15-Jahres-Rückfallrate für Lokalrezidive betrug 21,4% für NACT versus 15,9% für adjuvante Chemotherapie (5,5% Steigerung; 95%CI 2,4–8,6) mit einer RR von 1,37 (95%CI 1,17–1,61; p=0,001).

Hinsichtlich des Auftretens einer Fernmetastasierung ergaben sich keine Unterschiede. Das 15-Jahres-Risiko betrug 38,2% für NACT gegenüber 38,0% für adjuvante Chemotherapie (RR 1,02; 95%CI 0,92–1,14; p=0,66). Auch hinsichtlich der Brustkrebsmortalität (34,4% versus 33,7%; RR 1,06; 95%CI 0,95–1,18; p=0,31) und des Mortalitätsrisikos mit oder ohne Brustkrebs (40,9% versus 41,2%; RR 1,04; 95%CI 0,94–1,15; p=0,45) ergab sich kein Unterschied [49].

> **Wertung**
>
> Insgesamt erscheinen adjuvante und neoadjuvante Chemotherapie (NACT) als gleichwertig. Allerdings wurde eine geringe Erhöhung der Lokalrezidivrate bei NACT berichtet, weshalb die Autoren empfehlen, bei der Wahl der Therapiestrategie auch Tumorlokalisationen und Eigenschaften zu berücksichtigen und im Anschluss eine optimale Strahlentherapie durchzuführen. Für die Interpretation ist zu berücksichtigen, dass insgesamt nur bei 1 von 10 Studien, die analysiert wurden, sowohl Anthrazykline als auch Taxane zum Einsatz gekommen waren (n=902), was nicht der aktuellen Behandlungsrealität in Deutschland entspricht.

Mit der Zulassung von Pertuzumab durch die US Food and Drug Administration (FDA) im Jahr 2013 wurde erstmals eine Substanz aufgrund eines positiven neoadjuvanten Therapieansatzes zugelassen. Trotzdem ist umstritten, ob das Erreichen einer **pCR** auch mit einem **Überlebensvorteil** korreliert.

In der gepoolten Analyse der Daten von fast 12 000 Patientinnen aus 12 Studien zeigte sich ein verlängertes ereignisfreies Überleben (EFS) und Gesamtüberleben (OS) für Patientinnen, wenn sowohl in Brust als auch Axilla eine pCR erreicht worden ist. Unter dieser Voraussetzung zeigte sich ein verlängertes EFS (HR 0,24; 95%CI 0,18–0,33) und OS (HR 0,16; 95%CI 0,11–0,25) für TNBC-Patientinnen. Die Daten belegten auch Langzeitvorteile für Patientinnen mit HER2-positiven Tumoren, die Trastuzumab erhalten hatten (HR für EFS: 0,15; 95%CI

0,09–0,27; HR für OS: 0,08; 95%CI 0,03–0,22), nicht aber in Hormonrezeptor-positiver Situation [29].

Berruti und Kollegen kommen in ihrer statistischen Analyse von insgesamt 29 Studien mit fast 15 000 Patientinnen ebenfalls zu dem Ergebnis, dass von dem Erreichen einer pCR nur teilweise auf ein verlängertes DFS oder OS geschlossen werden kann. Für diejenigen Studien, die im experimentellen Arm eine Dosisintensivierung testeten, konnte eine solche Korrelation allerdings gezeigt werden. Für das DFS: $R^2=0,79$; 95%CI 0,26–0,95; p=0,003. Für das OS: $R^2=0,57$; 95%CI 0,91–0,93; p=0,03 [20].

Der Frage nach der Übersetzbarkeit einer erhöhten pCR-Rate nach neoadjuvanter Therapie wurde inzwischen in einer weiteren **Metaanalyse** untersucht. Eine nordamerikanische Studiengruppe evaluierte Daten aus Studien, die zwischen 1999 und 2016 publiziert worden waren und mindestens 25 Patientinnen mit neoadjuvanter Chemotherapie behandelt hatten, hinsichtlich des Zusammenhangs von Erreichen einer pCR und Auftreten von Rückfällen sowie Mortalität, bezogen auf Brustkrebs-Subtypen und adjuvante Chemotherapie. Davon waren 51,1% randomisierte klinische Studien, 6,1% einarmige Studien und 42,8% retrospektive Studien. Die mediane Beobachtungsdauer betrug 49,9 Monate für das Gesamtüberleben und 48 Monate für die Rückfallwahrscheinlichkeit. Die pathologische Komplettremission wurde definiert als ypTN0 ypN0 oder ypT0/is ypN0. Studien, wo nur eine endokrine Therapie neoadjuvant verabreicht wurde oder Strahlentherapie neoadjuvant, wurden ausgeschlossen.

Insgesamt wurden 52 Studien mit 27 895 Patientinnen ausgewertet. In der Analyse der Gesamtpopulation zeigte sich, dass das Erreichen einer pCR sowohl ein verlängertes EFS (HR 0,39) mit 88% versus 67% als auch ein verlängertes OS (HR 0,22) mit 94% versus 75% zur Folge hatte. Bei dieser Analyse bestätigte sich dies für alle Brustkrebs-Subtypen (tripelnegativ, HER2-positiv und Hormonrezeptor-positiv/HER2-negativ). In der TNBC-Subgruppe war entsprechend die Wahrscheinlichkeit eines 5-Jahres-EFS bei pCR von 90% gegeben, während dies bei Nicht-Erreichen 57% betrug. Die geringste Differenz fand sich bei Hormonrezeptor-Positivität mit einem 5-Jahres-EFS von 97% versus 88%.

War nach Erreichen einer pCR noch zusätzlich eine adjuvante Chemotherapie durchgeführt worden, ergab sich kein wesentlicher Unterschied hinsichtlich des 5-Jahres-EFS (86% mit adjuvanter Chemotherapie; 88% ohne adjuvante Chemotherapie) [175].

> **Wertung**
>
> Auch diese aktuelle Metaanalyse bestätigte die prognostisch positive Bedeutung des Erreichens einer pCR: Wenn durch den Einsatz sehr wirksamer Substanzen eine höhere pCR-Rate erreicht wird, profitieren davon am ehesten TNBC-Patientinnen und solche mit HER2-positiven Tumoren im Sinne eines Überlebensvorteils. Für Patientinnen mit Hormonrezeptor-positiven Tumoren war dies bislang nicht belegbar. Bei dieser aktuellen Untersuchung traf dies jedoch auch auf die Hormonrezeptor-positiven Tumoren zu, wenn auch in geringerem Ausmaß als bei TNBC oder HER2-Überexpression. Unbestritten bleibt darüber hinaus für die neoadjuvanten Therapiestudien auch der Vorteil der frühen Identifikation vielversprechender Therapieansätze.

## 3.1 Hormonrezeptor-positive Tumoren

Nachdem Palbociclib inzwischen bei mehr als 100 000 Frauen im fortgeschrittenen Tumorstadium eingesetzt wurde, wurden Daten einer randomisierten Phase-II-Studie, einer Kooperation der UK- und NSABP-Kooperationsgruppen, präsentiert. Die **PALLET** ist die bisher größte Studie (n=307) zum neoadjuvanten Einsatz von **Palbociclib**. Die Rekrutierung erfolgte über 3 Jahre. Die Behandlung erfolgte parallel in Nordamerika und England bei postmenopausalen Patientinnen mit einem sonographisch mindestens 2 cm messenden Tumor ohne Nachweis einer Fernmetastasierung. Biopsien wurden vor Therapiestart sowie 2 Wochen später, vor Beginn des zweiten Medikaments (in den Gruppen B und C), und auch nach 14 Wochen, also zum Therapieende beziehungsweise bei Therapieunterbrechung/innerhalb von 48 Stunden nach letzter Dosis durchgeführt (Abb. 2). Letrozol wurde wie üblich mit 2,5 mg täglich und Palbociclib mit 125 mg täglich für 21 Tage, gefolgt von 7-tägiger Pause, dosiert. Eine Dosisreduktion von Palbociclib auf 100 mg oder 75 mg war möglich.

Co-primäre Endpunkte (Gruppe A versus Gruppe B+C+D) waren die Veränderung des Proliferationsmarkers Ki67 nach 14 Wochen sowie das klinische Ansprechen im Ultraschall nach 14 Wochen. Sekundäre Endpunkte waren der Effekt von Letrozol auf Ki67 nach 2 Wochen und der **zusätzliche Effekt von Palbociclib** von Woche 2 bis 14 (Gruppe B) und der Effekt von Palbociclib auf Ki67 nach 2 Wochen und der **zusätzliche Effekt von Letrozol** von Woche 2 bis 14 (Gruppe C). Ebenso wurden Sicherheit und Verträglichkeit als sekundäre Endpunkte geprüft. Als explorative Endpunkte wurden zusätzliche umfassende Biomarkeranalysen inklusive c-PARP (Apoptose-Marker) sowie unter anderem der komplette Stillstand des Zellzyklus (Ki67 ≤2,7%) nach 14 Wochen festgelegt.

Insgesamt waren von 90,8% der Patientinnen die Daten zum klinischen Ansprechen sowie von 62% prä- und posttherapeutische Blutproben für die

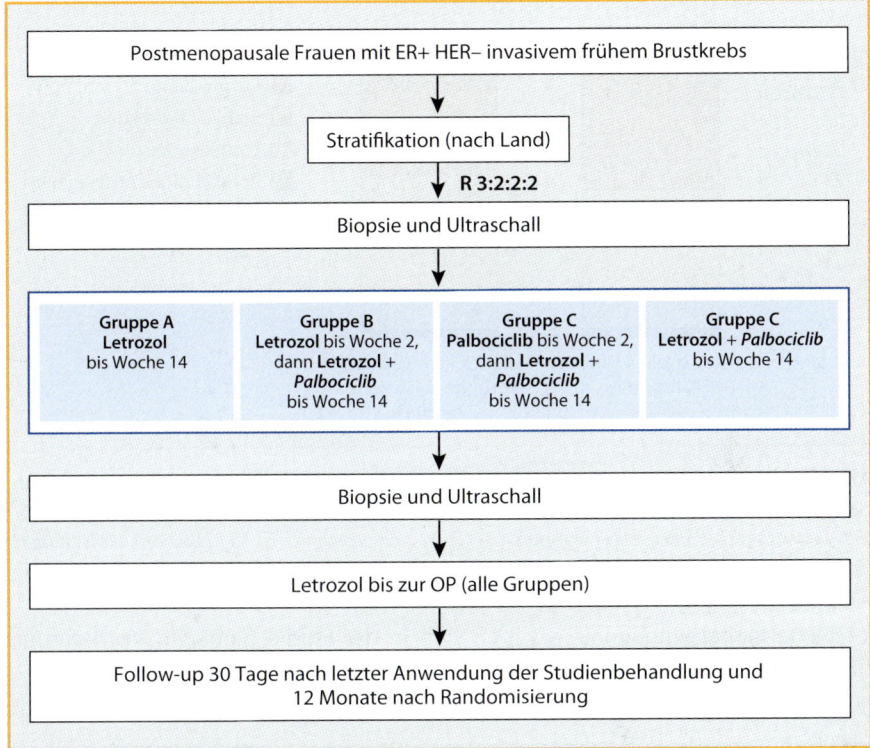

**Abbildung 2:** Design der Phase-II-Studie **PALLET**. Adaptiert nach [46].

Ki67-Analyse verfügbar. Die Patientencharakteristika waren in allen 4 Gruppen gut balanciert.

Die klinischen Ergebnisse unterschieden sich in den 4 Gruppen nicht wesentlich (Abb. 3). Die objektiven Ansprechraten im Arm A von 49,5% liegen im Vergleich zu Letrozol plus Palbociclib im Arm D bei 54,4% (p=0,20). Beim Vergleich des Letrozol-Arms (A) mit den anderen Palbociclib-haltigen Armen betrug die Veränderung des Ki67 88,5% mit Letrozol im Gegensatz zu 97,4% in den Kombinationsarmen. Bei 90% der Fälle in den Kombinationsarmen kam es zum kompletten Zellzyklus-Arrest (Ki67 ≤2,7%), während im Letrozol-Arm dies nur bei 59% der Fälle beobachtet wurde. Auch war der Abfall des Apoptose-Markers c-PARP deutlicher in den Kombinationsarmen (58,5% versus 90,4%; p<0,0001). Der Abfall von c-PARP ist konsistent mit der Beobachtung, dass der Abfall eines Proliferationssignals auch in einem Abfall der Apoptose resultiert, was möglicherweise die nicht verbesserte Ansprechrate erklären könnte.

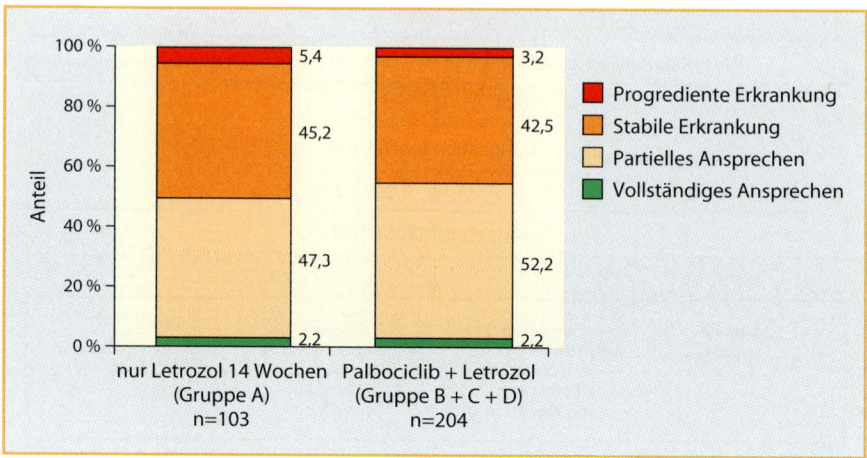

**Abbildung 3:** *Ergebnisse der Phase-II-Studie **PALLET**. Bezüglich der objektiven Ansprechrate (vollständiges plus partielles Ansprechen) gab es zwischen der Nur-Letrozol-Gruppe (A) und den Letrozol-plus-Palbociclib-Gruppen (B+C+D) keinen statistisch signifikanten Unterschied. Adaptiert nach [46].*

Neue Sicherheitssignale ergaben sich in der Studie nicht. Im Vordergrund stand Neutropenie, während Fatigue vermehrt im Monotherapiearm beobachtet wurden [46].

### Wertung

Die Kombination von Letrozol und Palbociclib verbessert die Suppression einer Proliferation der malignen Zellen (mit Ki67 gemessen) und erhöht den Anteil der Patientinnen, bei denen es zu einem kompletten Zellzyklus-Arrest kommt. Zu einer substanziellen Verbesserung der klinischen Ansprechrate führt dies jedoch nicht. Weitere sekundäre Biomarkeranalysen folgen.

Die Phase-III-Studie **ETNA** verglich den neoadjuvanten Einsatz **verschiedener Taxane** beim HER2-negativen Mammakarzinom (TNBC und Hormonrezeptor-positiv, siehe 3.3.1 [66]).

## 3.2 HER2-positive Tumoren

### 3.2.1 Pertuzumab

Die Phase-III-Studie **KRISTINE** verglich die neoadjuvante Anwendung von 6 Kursen nach dem **TCH**-Protokoll (Docetaxel, Carboplatin, Trastuzumab) plus **Pertuzumab**

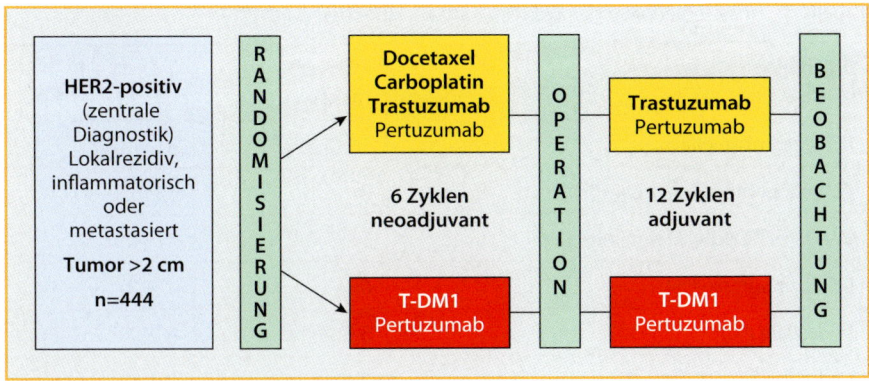

**Abbildung 4:** *Design der Phase-III-Studie **KRISTINE**. Adaptiert nach [77].*

(TCH + P) mit **T-DM1**, ebenfalls in Kombination mit Pertuzumab (T-DM1 + P) bei 444 Patientinnen mit Tumoren >2cm (Abb. 4). Primärer Endpunkt war die pCR-Rate betreffend ypT0/is, ypN0, der bekanntermaßen nicht erreicht wurde: Mit TCH plus P betrug die pCR-Rate 56% (123/221) gegenüber 44% (99/223) im experimentellen Arm mit T-DM1 plus P.

Auch unter Berücksichtigung der zentral bestimmten Hormonrezeptoren ergab sich das gleiche Bild einer Überlegenheit von TCH plus P (pCR-Raten bei Hormonrezeptor-Negativität 73% versus 54%; bei Hormonrezeptor-Positivität 44% versus 35%), und die Rate der Brusterhaltungen war mit 53% versus 42% höher. Lediglich das Nebenwirkungsprofil war erwartungsgemäß günstiger im Taxan-freien Arm. Die Ergebnisse liegen inzwischen als Vollpublikation vor [77].

Auch die erreichten pCR-Raten unter Berücksichtigung der zentral mit dem PAM50-Test ermittelten **intrinsischen Subtypen** waren schon berichtet worden. Die höchste Ansprechrate zeigte sich in beiden Armen für Tumoren vom HER2-enriched-Subtyp, wobei auch hier das TCH+P-Protokoll deutlich überlegen war (pCR 72% versus 62%). Immerhin 32% der HER2-enriched-Fälle waren auch im molekularpathologischen Test Hormonrezeptor-positiv und sprachen ähnlich gut auf die Behandlung an wie bei Hormonrezeptor-Negativität. Die Ki67-Prozent-Bestimmung war hier jedoch weniger hilfreich und das Erreichen einer pCR prognostisch weniger wichtig [140].

Nach einer Beobachtungsdauer von 37 Monaten wurden die finalen Ergebnisse der Phase-III-Studie KRISTINE präsentiert. Die Wahrscheinlichkeit eines 3-Jahres-EFS betrug mit TCH plus P 94,2% gegenüber 85,3% mit T-DM1 plus P (HR 2,61; 95%CI 1,36–4,98). Für das 3-Jahres-iDFS wurden korrespondierend 92,0% beziehungsweise 23,0% (HR 1,11; 95%CI 0,52–2,40) berichtet. Weitere

**Tabelle 3:** *Finale Ergebnisse der KRISTINE-Studie. Adaptiert nach [76].*

| Ergebnisse | TCH + P n=221 | T-DM1 + P n=223 |
|---|---|---|
| EFS, Ereignisse (%) | 13 (5,5) | 31 (13,9) |
| PD präoperativ, Ereignisse (%) | 0 | 15 (6,7) |
| Invasives Rezidiv, Ereignisse (%) | 11 (5,0) | 11 (4,9) |
| DCIS, Ereignisse (%) | 0 | 3 (1,3) |
| Todesfälle (%) | 5 (2,3) | 6 (2,7) |
| Tod ohne EFS-Ereignis (%) | 2 (0,9) | 2 (0,9) |
| **3-J-EFS** | **94,2%** | **85,3%** |
| HR 3-J-EFS (95%CI) | 2,61 (1,36–4,98) | |
| **3-J-iDFS** | **92,0%** | **93%** |
| HR 3-J-iDFS (95%CI) | 1,11 (0,52–2,40) | |
| 3-J-iDFS **mit pCR**, n (95%CI) | 97,5%, n=124 (94,7–100,0) | 96,7%, n=99 (93,0–100,0) |
| HR 3-J-iDFS mit pCR (95%CI) | 0,99 (0,20–4,96) | |
| 3-J-iDFS **ohne pCR**, n (95%CI) | 84,2%, n=90 (72,5–96,0) | 89,4%, n=105 (83,1–95,6) |
| HR 3-J-iDFS ohne pCR (95%CI) | 0,94 (0,38–2,33) | |
| pCR -> Senkung iDFS-Ereignisse, HR (95%CI) | 0,24 (0,09–0,60) | |
| Nebenwirkungen ≥Grad 3 | 148 (67,6) | 71 (31,8) |
| Nebenwirkungen -> Therapieabbruch | 24 (11) | 45 (20,2) |

*TCH+P* Docetaxel, Carboplatin, Trastuzmab + Pertuzumab *T-DM1+P* Trastuzumab-Emtansin + Pertuzumab

Ergebnisse sind in Tabelle 3 dargestellt. Insgesamt zeigte sich das Chemotherapie-haltige Protokoll deutlich überlegen. Entscheidend für das Erreichen eines 3-Jahres-iDFS war jedoch, ob eine **pCR** erreicht worden war oder nicht – völig unabhängig von angewandten Therapieregimen [76].

## Wertung

Patientinnen, die mit dem Chemotherapie-freien Regime eine pCR erreichen, haben eine exzellente 3-Jahres-iDFS-Rate, obwohl sich ansonsten das Chemotherapie-haltige Regime für die Gesamtgruppe eindeutig als überlegen erwiesen hat. Nicht unerwartet zeigte sich hinsichtlich der PROs ein Trend zugunsten von T-DM1 plus P, jedoch ohne klinisch bedeutende Unterschiede. Insgesamt war die Inzidenz von Nebenwirkungen ≥Grad 3 im Chemotherapie-Arm etwas höher, aber Therapieabbrüche wegen Nebenwirkungen wurden vermehrt vom T-DM1-plus-P-Arm berichtet. Zukünftig wird es eine der Herausforderungen sein, die Subgruppe von Patientinnen charakterisieren zu können, der eine neoadjuvante Chemotherapie bei HER2-positiver Erkrankung erspart werden kann. Dieses Vorgehen ist bisher für die klinische Praxis noch nicht geeignet, was sich auch daran zeigt, dass im T-DM1-Arm 15 Patientinnen unter T-DM1 einen primären Progress aufwiesen, der möglicherweise einer inzwischen viel diskutierten HER2-Heterogenität (siehe auch 2.3 [117]) geschuldet ist. Weiterhin ist in diesem Zusammenhang zu berücksichtigen, dass es auch nach Erreichen einer pCR beim HER2-positiven Mammakarzinom zu späten Rezidiven kommen kann.

Die randomisierte Phase-II-Studie **PREDIX HER2** prüfte bei 199 Patientinnen einen ähnlichen Ansatz, nämlich im Standardarm **Docetaxel** plus **Trastuzumab** subkutan plus **Pertuzumab** (6 Zyklen, Arm A) gegenüber 6 Zyklen **T-DM1** (Arm B). Postoperativ erfolgten im Arm B noch 4 Kurse nach dem EC-Protokoll, im Standardarm 2 Kurse. Im Anschluss wurde Trastuzumab subkutan 11-mal verabreicht, eine antihormonelle Therapie folgte wie üblich.

Eine pCR wurde im Arm A bei 46/99 Fällen (47%) und im Arm B mit T-DM1 bei 44/98 (45%) der Fälle erreicht (p=0,359). Bei Hormonrezeptor-Negativität, die in beiden Armen bei mindestens 33% der Fälle vorlag, ergaben sich mit 67% versus 59% (A versus B; p=0,502) ebenfalls keine Unterschiede. Gleiches galt für die Hormonrezeptor-positive Situation, jeweils circa 60% der Fälle, bei denen eine pCR in 24% beziehungsweise 21% (A versus B; p=0,929) erzielt wurde. Die Verträglichkeit war im T-DM1-Arm besser. Bei fehlendem Ansprechen war ein Switch in den jeweils anderen Therapiearm möglich. Dies erfolgte im Arm A mit Wechsel in Arm B in 18 Fällen, wobei dies in 14/18 wegen der Toxizität und nicht bei fehlendem Ansprechen erfolgte. Eine pCR wurde hier in 1 Fall berichtet. Ein Wechsel vom Arm B in den Chemotherapie-haltigen Arm A erfolgte in 9 Fällen (davon 2 Fälle wegen Toxizität). Auch hier konnte dann 1 Fall einer pCR beobachtet werden.

Als explorative Analyse erfolgte auch ein **FDG-PET** als Basisuntersuchung sowie zur Verlaufskontrolle nach 2 Kursen. Lediglich bei 2 Patientinnen wurde hier ein im Vergleich zur Ausgangsuntersuchung vermehrter Radionuklid-Uptake beobachtet. Ein hoher Abfall des FDG-Uptakes ging mit einer höheren Wahrscheinlichkeit einer pCR einher. So wurde bei einem Abfall um >81% eine pCR-Rate von 74%, bei einem Abfall <45% hingegen nur eine pCR-Rate von 19% beobachtet. Dieser Trend war statistisch signifikant, auch nach Adjustierung hinsichtlich des Behandlungsarms (jeweils p<0,001) [19].

## 3.3 Tripelnegative Tumoren

### 3.3.1 Chemotherapie

Die Phase-III-Studie **WSG-ADAPT-TN** verglich die Effektivität von 4 Kursen **nab-Paclitaxel/Gemcitabin** (nP-G) mit 4 Kursen **nab-Paclitaxel/Carboplatin** (nP-C) bei 336 Patientinnen mit TNBC (Abb. 5). Insgesamt 76% der eingeschlossenen Patientinnen waren postmenopausal, 56% hatten T2-Tumoren, 37% T1-Tumoren aufgewiesen. Der Ki67-Wert betrug im Median 75% im Gemcitabin- und 70% im Carboplatin-Arm. Eine SLNE war verpflichtend, falls vor der NACT klinisch ein nodalnegativer Status vorlag. Der häufigste Ausschlussgrund (49/385 gescreente Patientinnen) war der Nachweis von Fernmetastasen im Rahmen der Ausbreitungsdiagnostik. Primärer Endpunkt war die pCR-Rate, sekundäre Endpunkte waren Toxizität, ereignisfreies Überleben (EFS) und OS sowie die Korrelation von frühem Ansprechen und EFS in beiden Studienarmen. Frühansprechen nach 3 Wochen wurde definiert als ein Abfall der zentralbestimmten Ki67-Rate um mehr als 30%.

Im nabP/G-Arm waren häufiger Dosisreduktionen notwendig (20,6% versus 11,9%; p=0,04), therapiebedingte schwere Nebenwirkungen traten ebenfalls auf (11,1% versus 5,3%; p=0,07), Gleiches galt für Grad-3/4-Infektionen (7,2% ver-

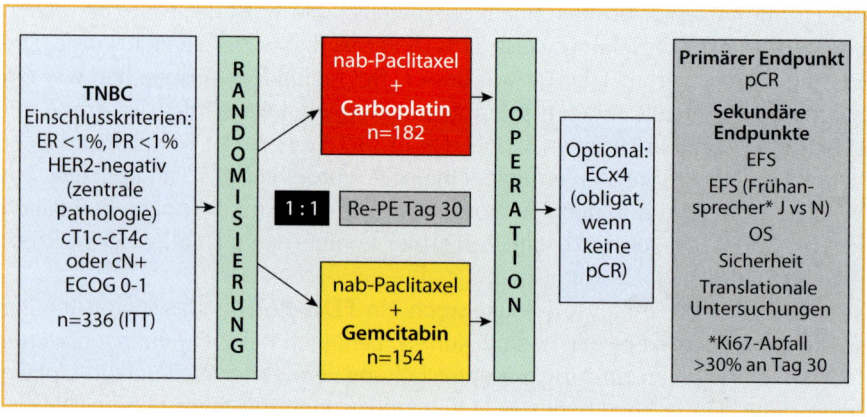

**Abbildung 5:** *Design der Studie WSG-ADAPT-TN. Adaptiert nach [67].*

sus 2,6%; p=0,07) sowie Grad-3/4-Transaminasenerhöhungen (11,7% versus 3,3%; p=0,1). Eine protokollgerechte Therapie gelang bei 86,6% mit nab-P/G und 90,9% mit nabP/C.

Die Studie erreichte ihren **primären Endpunkt** mit nahezu verdoppelter **pCR-Rate:** ypT0 ypN0 mit 28,7% versus 45,9% zugunsten des Carboplatin-Arms; p=0,02 (Abb. 6). Nach einer medianen Beobachtungsdauer von 3 Jahren waren im Arm mit nP-G 37 und mit nP-C 29 Rückfälle, beziehungsweise 24 und 23 Todesfälle eingetreten. Dabei ergab sich eine Rate für das ereignisfreie Überleben (EFS) nach 3 Jahren von 77,6% versus 80,8%. Eine zuvor erreichte pCR wirkte sich prognostisch deutlich positiv hinsichtlich des 3-Jahres-EFS aus (bei pCR 92% versus 71% ohne pCR; p<0,001). Die 3-Jahres-Gesamtüberlebensrate erwies sich mit 92,2% im nP-C-Arm gegenüber 84,7% im nP-G-Arm nur als numerisch verbessert. Auch hier war der Nachweis einer zuvor erreichten pCR prognostisch günstig (99,1% versus 81,6%); p<0,001) [67, 68].

Zu den sekundären Endpunkten gehörte auch, bestimmte Immunmarker und/oder Stroma-infiltrierende Lymphozyten (TILs) im Zusammenhang mit dem Erreichen einer pCR zu untersuchen. Hintergrund ist, dass höhere Ausgangswerte von TILs mit einer höheren Überlebenswahrscheinlichkeit bei kombiniert mit Anthrazyklin- und Taxan-behandelten Patientinnen (unabhängig vom Erreichen einer pCR) assoziiert sind [38]. Die prognostische Relevanz von **TILs bei Carboplatin**-Therapie von Patientinnen mit TNBC ist hingegen noch unklar. Im Rahmen der Studie **WSG-ADAPT-TN** wurde auch die prognostische Bedeutung des **PD-1-Status** und das Erreichen einer pCR hinsichtlich der Wahrscheinlichkeit des EFS überprüft. Hier schien die beste Prognose vorzuliegen, wenn eine pCR er-

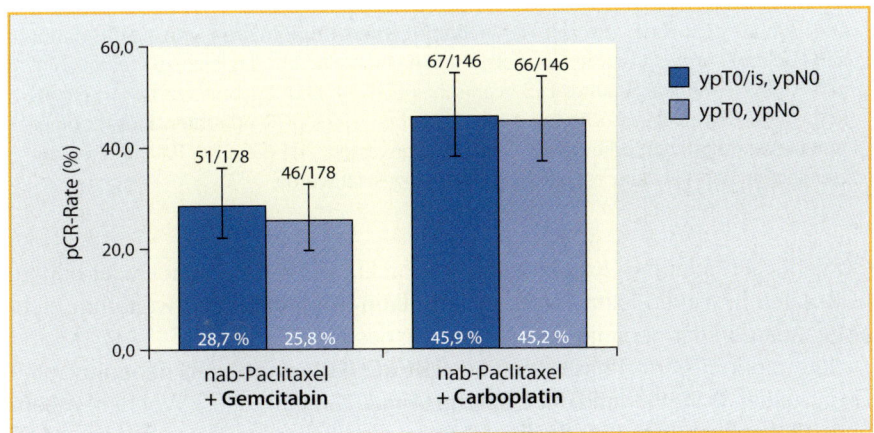

**Abbildung 6:** *Erreichte pCR-Raten in der Studie WSG-ADAPT-TN. Adaptiert nach [67].*

reicht und zuvor ein hoher PD-1-Status bestätigt wurde (n=60). War eine pCR erreicht worden, aber der initiale PD-1-Status niedrig, war die Prognose schlechter (p>0,001), aber besser als bei den Patientinnen, die keine pCR erreicht hatten. Für diese besonders ungünstige Gruppe war es unerheblich, ob initial ein hoher oder niedriger PD-1-Status vorgelegen hatte (p=0,6). Für diese Analyse konnten 306/336 TNBC-Patientinnen bei einer medianen Nachbeobachtung von 36 Monaten ausgewertet werden.

Bei den Patientinnen war postoperativ eine Behandlung mit einem standardisierten **Anthrazyklin-Protokoll** (4-mal EC) geplant. Hier schienen Patientinnen, die initial einen positiven PD-L1-Status aufgewiesen hatten, von der zusätzlichen Behandlung nicht zu profitieren. Diese Patientinnen wiesen eine 3-Jahres-EFS-Rate von 98% auf. Bei den Patientinnen, die bereits eine pCR nach 12 Wochen der NACT erreicht hatten, war die Durchführung des EC-Protokolls nicht obligat und wurde nicht in allen Fällen durchgeführt. Für diese Gruppe von Patientinnen wurde durch die Anthrazyklin-Zusatzbehandlung kein Vorteil hinsichtlich EFS und OS erreicht. Es zeigte sich lediglich ein statistisch nicht signifikanter Trend, dass von der Zusatzbehandlung nach Erreichen einer pCR – wenn überhaupt – die zuvor mit Gemcitabin behandelten Patientinnen profitiert hatten.

Warum sich die höhere pCR-Rate mit Carboplatin nicht auf ein verbessertes EFS im Vergleich zu dem Gemcitabin-enthaltenden Arm übersetzt, ist unklar. Möglicherweise liegt dies an der im Anschluss an die Studie erlaubte Therapie mit 4 Kursen nach dem EC-Protokoll. Da alle Patientinnen, die keine pCR erreicht hatten (also insbesondere nach nab-P/Gemcitabin), mit dem EC-Protokoll behandelt worden waren, spricht vieles dafür [67].

> **Wertung**
>
> Die höhere pCR-Rate, die mit der neoadjuvanten Kombination von Carboplatin/nab-Paclitaxel erreicht wurde, übersetzte sich nicht in eine im Vergleich zu Gemcitabin/nab-Paclitaxel höhere 5-Jahres-EFS-Wahrscheinlichkeit. Das Ergebnis wird wahrscheinlich durch den in der Studie bei Nicht-Erreichen eines pCR erlaubten Einsatz einer Anthrazyklin-basierten adjuvanten Therapie „verwässert", da diese bei Patientinnen mit Gemcitabin/nab-Paclitaxel deutlich häufiger eingesetzt wurde.

Obwohl Carboplatin in Kombination mit Paclitaxel oder nab-Paclitaxel höhere pCR-Raten bewirken kann [168], gelten **Platin-Kombinationen** weiterhin nicht als Standard in der neoadjuvanten Therapie des TNBC.

Die randomisierte Phase-II-Studie (**TBCRC 030**) prüfte den neoadjuvanten Einsatz einer Monotherapie mit **Cisplatin** (4-mal 75mg/m$^2$ alle 3 Wochen) gegenüber 12 Applikationen von **Paclitaxel** in wöchentlicher Dosierung. Postoperativ war eine adjuvante Chemotherapie nach Wahl des Behandlers vorgesehen. Im initial entnommenen Biopsiematerial erfolgte ein Test auf homologe Rekombinations-Defizienz (HRD-Assay), da die homologe rekombinante Reparaturstörung für eine Therapie mit Cisplatin prädisponieren könnte. Ziel der Studie war, einen Zusammenhang zwischen HRD und Effektivität der präoperativen Chemotherapie beim TNBC zu belegen. Insgesamt wurden 140 Patientinnen behandelt, davon waren 62% nodalnegativ.

Die retrospektive Analyse hinsichtlich einer Keimbahn-DNA-Reparaturstörung zeigte einen solchen Defekt bei 8 Patientinnen (5,8%). Von den 105/140 Patientinnen mit HRD-Resultanten wiesen für die Gesamtgruppe 75 (71,4%) HRD-positive Tumoren auf. Im Cisplatin-Arm waren dies 69,6% (39/56), im Paclitaxel-Arm 73,5% (36/49). Es fand sich dabei keine statistisch signifikante Assoziation zwischen HRD-Score und Ansprechen auf eine neoadjuvante Chemotherapie – weder mit Cisplatin noch mit Paclitaxel. Die pCR-Rate betrug 13,6% (19/140) mit 15,3% (11/72) für Cisplatin und 11,8% (8/68) für Paclitaxel [113].

### Wertung

Offensichtlich ist der Nachweis einer HRD-Positivität nicht prädiktiv für das Ansprechen auf eine Chemotherapie mit Cisplatin oder Paclitaxel. Mit diesen beiden Chemotherapeutika als Monotherapien wurden nur niedrige pCR-Raten (12%–15%) erreicht.

Derzeit ist nab-Paclitaxel für die perioperative Behandlung des frühen Mammakarzinoms nicht zugelassen und kommt in dieser Situation nur bei Allergie oder Kontraindikation gegen eine Prämedikation (zum Beispiel Kortikoide) infrage. Die Phase-III-Studie **ETNA** prüfte bei 695 Patientinnen mit **HER2-negativem** Tumor (TNBC oder Luminal B) randomisiert den neoadjuvanten Einsatz von **Paclitaxel** (P) wöchentlich gegenüber **nab-Paclitaxel** (nab-P) wöchentlich. In beiden Armen folgte danach ein Anthrazyklin-basiertes Regime (AC, EC oder FEC nach Wahl des Behandlers). Postoperativ erfolgte bei Hormonrezeptor-positiven Tumoren eine endokrine Therapie wie üblich. Beide Behandlungsarme waren gut balanciert (TNBC: je 31,5%; Luminal B mit Ki67 >20%: 54%; Luminal B mit Ki67 15%–20%: 14%; lokal fortgeschrittene Tumoren: 14%).

Die pCR-Rate war mit nab-P für die Gesamtgruppe wie auch für die biologischen Subtypen geringfügig höher (zum Beispiel **Luminal B** 10% versus 13,9% zugunsten von nab-P). Auch beim **TNBC** fand sich eine ähnliche Differenz (37,3% mit P versus 41,3% mit nab-P). Hinsichtlich des EFS ergaben sich keine relevanten Unterschiede (HR 0,83; 95%CI 0,60–1,14; p=0,245). Die 5-Jahres-OS-Rate betrug 87% für nab-P und 85% für P [66].

> **Wertung**
>
> Die Ergebnisse weichen ab von denen der Phase-III-Studie GEPARSEPTO, bei der sich eine deutlichere Verbesserung der pCR-Rate um 22% (von 26% auf 48%; p<0,001) beim TNBC durch den Einsatz von nab-Paclitaxel im Vergleich zu Paclitaxel für die Gesamtgruppe hatte erzielen lassen (87,1% versus 80,7% für die Gesamtgruppe aller Patientinnen; delta 6,4%; p=0,0044) [188, 189]. Für die Gesamtgruppe war in der GEPARSEPTO-Studie eine pCR-Rate von 29% (P) gegenüber 38% (nab-P) erzielt worden (delta 9%; p<0,001).

Eine Phase-II-Studie **NeoSTOP** prüfte ein Anthrazyklin-freies Regime (Arm B: 6-mal **Carboplatin/Docetaxel** 3-wöchentlich) gegenüber 12-mal **Paclitaxel** wöchentlich kombiniert mit **Carboplatin** 3-wöchentlich, gefolgt von 4 Kursen nach dem **AC-Protokoll** (Arm A) bei 100 Patientinnen im Stadium I–III mit TNBC bei Tumoren >1cm oder nodalpositiv. Hier zeigten sich nahezu identische pCR-Raten (54% in Arm A versus 52% in Arm B; p=0,84). Dabei zeigte sich eine bessere Verträglichkeit des Anthrazyklin-freien Arms B, wo 92% der Patientinnen (48/52) die komplette Therapie protokollgerecht erhalten konnten, während dies im Kontrollarm deutlich seltener gelang [167].

> **Wertung**
>
> Das Ergebnis dieser Studie korrespondiert mit den Ergebnissen der WSG-ADAPT-TN-Studie (s. o. [67]).

### 3.3.2 Chemotherapie und Immuntherapie

Da die Monotherapie mit dem PD-1-Inhibitor Pembrolizumab bei einem Teil der Patientinnen mit metastasiertem TNBC bei akzeptabler Toxizität wirksam war [3, 4, 126], erscheint der Einsatz in der neoadjuvanten Situation für diese Subgruppe naheliegend. In die Phase-Ib-Studie **KEYNOTE-173** wurden insgesamt 60 Patientinnen im medianen Alter von 48,5 Jahren gleichmäßig auf 6 Behandlungsarme verteilt. Allen Behandlungsarmen war gemeinsam, dass nach den ersten 5 **Taxan-basierten Therapiekursen** 4 Kurse nach dem **AC-Protokoll** folgten. Weiterhin wurde in allen 6 Behandlungsarmen von Beginn an mit **Pembrolizumab** in 3-wöchentlicher Dosierung über die insgesamt 9 verabreichten Chemotherapiekurse parallel behandelt. Die ersten 5 Therapiekurse erfolgten entweder mit nab-Paclitaxel allein (Kohorte A) oder **nab-Paclitaxel** plus **Carboplatin** in verschiedenen Dosisvarianten (Kohorten B, C und D) oder aber mit Carboplatin plus **Paclitaxel** in ebenfalls unterschiedlichen Dosierungen (Kohorten E und F). Ziel war die Erfassung von Sicherheit und Verträglichkeit und Etablierung einer Dosierungsempfehlung für die geplante Phase-II-Studie in Kombination mit Pembrolizumab.

Weiterhin sollte auch die Wirksamkeit von neoadjuvantem Pembrolizumab in Kombination mit Taxanen mit oder ohne Carboplatin, gefolgt von einer Anthrazyklin-basierten Chemotherapie beim TNBC evaluiert werden. Die höchsten pCR-Raten zeigten sich in den Kohorten B und C, wo jeweils Carboplatin, beginnend an Tag 1, kombiniert mit wöchentlichem nab-Paclitaxel verabreicht worden war. Die ungünstigste pCR-Rate mit 20% zeigte sich (ypT0 ypN0) in der Kohorte E (Paclitaxel/Carboplatin), wobei mit einer Dosisvariation eben dieser Kombination in der Kohorte F eine Ansprechrate von 50% erzielt wurde. Das mediane Follow-up betrug für alle Kohorten 19,6 Monate. Die EFS-Raten waren bei Kombination mit Carboplatin nach 12 und 24 Monaten numerisch höher als mit nab-Paclitaxel allein [162].

Insgesamt schien die Kombination von Pembrolizumab plus Chemotherapie hinsichtlich ihrer Effektivität und Verträglichkeit vielversprechend. Eine Patientin verstarb noch vor der definitiven Operation wegen eines Chemotherapie-bedingten septischen Schocks (nach Platin-Kombinationstherapie). Begleitende translationale Untersuchungen erfolgen. Erste explorative Analysen zeigten eine signifikante positive Korrelation bei Nachweis von TILs in Bezug auf pCR und ORR [162].

### Wertung

Die Ergebnisse stützen die laufende Studie KEYNOTE-522, die Pembrolizumab (versus Placebo) plus Chemotherapie als neoadjuvanten Ansatz, gefolgt von Pembrolizumab (versus Placebo) als adjuvante Therapie bei Patientinnen mit frühem Hochrisiko-TNBC prüft.

Die randomisierte Phase-II-Studie **GeparNuevo** prüfte den zusätzlichen Einsatz des PD-L1-Inhibitors Durvalumab zu einer **Anthrazyklin-** und **Taxan**-basierten Chemotherapie (nab-Paclitaxel 12-mal wöchentlich, gefolgt von 4 Kursen EC) bei 174 Patientinnen. Nach Randomisierung folgte zunächst eine 2-wöchentliche Behandlung mit **Durvalumab** (Fensterkohorte) beziehungsweise Placebo (Abb. 7).

Stratifiziert wurde hinsichtlich der Dichte von tumorinfiltrierenden T-Lymphozyten (TILs niedrig, mittel, hoch), und eine Tumorbiopsie erfolgte präoperativ nach 2 Wochen sowie nach 12 Wochen. Im Durvalumab-Arm (n=92) entwickelten 6 Patientinnen eine Hypothyreose, 7 Patientinnen eine Hyperthyreose. Im Placebo-Arm traten 2 Fälle einer Hypothyreose auf (53,4% versus 44,2%; OR 1,53; p=0,287).

Die Ergebnisse wurden inzwischen voll publiziert: Insgesamt 117/174 Patientinnen nahmen nach Randomisierung an der Fensterphase teil. Das mediane Alter betrug 49,5 Jahre (Spannweite 23–76), 47 Patientinnen (27%) waren jünger als 40 Jahre, 113 (65%) wiesen mindestens ein Stadium IIA auf; 25 (14%) hatten

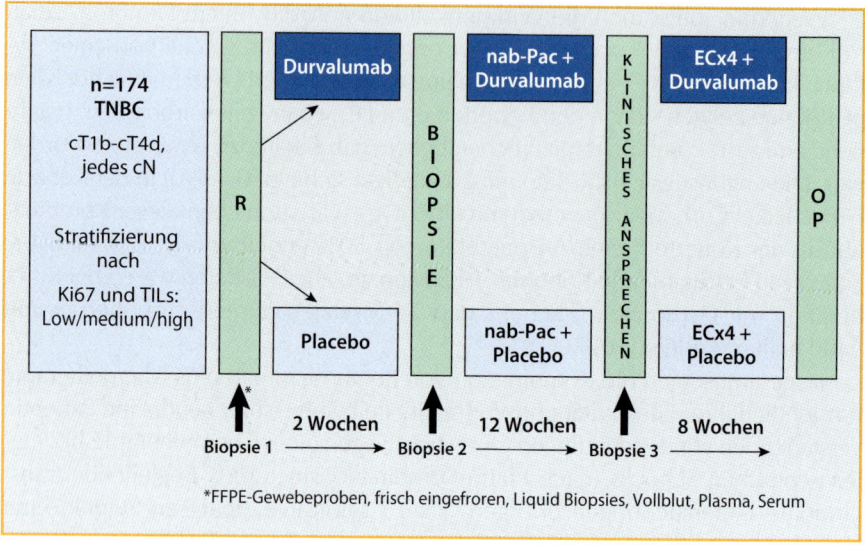

**Abbildung 7:** Design der Phase-II-Studie GeparNuevo. Adaptiert nach [101].

einen hohen Nachweis von Tumorstroma-infiltrierenden Lymphozyten (sTILs). Die pCR-Rate mit Durvalumab betrug 53,4% gegenüber Placebo mit 44,2% (korrespondierend OR 1,45; 95%CI 0,80–2,63; p=0,224). Somit wurde der primäre Endpunkt, die signifikante Steigerung der pCR-Rate lediglich nominell, jedoch nicht statistisch signifikant erreicht.

Der positive Durvalumab-Effekt wurde lediglich in der Fensterkohorte beobachtet, in der eine pCR von 61,0% versus 41,4% im konventionellen Arm erreicht wurde (OR 2,22; 95%CI 1,06–4,64; p=0,035; Interaktion p=0,048). In beiden Armen wurde ein höherer Anteil an pCR beobachtet (p<0,01), wenn eine **höhere sTIL**-Infiltration nachweisbar war. Eine höhere pCR-Rate wurde auch bei **PD-L1-positiven Tumoren** beobachtet, wenn diese mit Durvalumab behandelt worden waren (p=0,045); ebenso bei **PD-L1-positiven Immunzellen** im Placebo-Arm (p=0,040). Hinsichtlich der Nebenwirkungen, die der Immuntherapie zuzuschreiben waren, wurde am häufigsten eine Schilddrüsenfunktionsstörung mit 47% beobachtet [101].

Die pCR-Rate war signifikant höher in den vorgeplanten **Subgruppen** von Patientinnen im **Stadium ≥IIA** (55,4% versus 38,6%) und bei Patientinnen **<40 Jahre** (69,2% versus 42,9%) sowie bei Patientinnen, die mit **Durvalumab vor der Chemotherapie** (Fensterkohorte) starteten (61,0% versus 41,1%). Neue Sicherheitsaspekte ergaben sich bei insgesamt guter Verträglichkeit bisher nicht [100].

Weiterhin zeigte sich bei höherer Tumormutationslast (**TMB**) eine höhere pCR-Rate. Dies galt sowohl für die Gesamtgruppe (pCR bei TMB*low* 38% versus 58% bei TMB*high*; p=0,0067) als auch für die Behandlung im Durvalumab- (40% versus 63%; p=0,0284) beziehungsweise im Placebo-Arm (37% versus 52%; p=0,2320 / nicht signifikant) und war somit unabhängig vom Einsatz von Durvalumab. Besonders häufige genetische Veränderungen, die im Rahmen des translationalen Begleitprogramms mit verschiedenen Testsystemen bei den Patientinnen mit TNBC übereinstimmend detektiert wurden, betrafen TP53, c-MYC, PTEN [98].

Die PD-L1-Immunhistochemie erfolgte mit dem VENTANA-Test SP263. Die Evaluation der PD-L1-Expression in 158 Fällen wurde als Prozentsatz der Tumorzellen mit Membranfärbung und als Prozentsatz der sTILs mit Membran- oder Zytoplasma-Färbung (im Verhältnis zu den gesamten sTILs) angegeben. Eine Gensequenzierung konnte in der ersten Biopsie in 162, in der zweiten in 79 und in der dritten Biopsie in 31 Fällen erfolgreich durchgeführt werden. Der PD-L1-Status der sTILs, nicht jedoch der Tumorzellen war prädiktiv für das Erreichen einer pCR [170].

### Wertung

Eine einzige Durvalumab-Dosis führte bei manchen Patientinnen zu einem Anstieg der intratumoralen Lymphozyten. Dieser Effekt war mit einer höheren pCR assoziiert. Auf die gesamte Genexpression hatte die einzelne Durvalumab-Dosis hingegen nur einen geringen Effekt, während dieser unter Chemotherapie deutlicher war. Die Definition von ≥1% gefärbter Tumorzellen für PD-L1 (IHC) war prädiktiv für das Durvalumab-Ansprechen. Die einmalige Gabe von Durvalumab vor Start der Anthrazyklin-/Taxan-Chemotherapie erhöhte die pCR-Rate. Aktuell werden Phase-III-Studien mit Chemotherapie plus Atezolizumab beziehungsweise Pembrolizumab versus Chemotherapie plus Placebo als neoadjuvante Therapie, der sich eine adjuvante Behandlung mit Atezolizumab beziehungsweise Pembrolizumab (je nach Studie) versus Placebo beim TNBC anschließt, durchgeführt.

### 3.3.3 Chemotherapie und PARP-Inhibition

Eine Erhöhung der pCR-Rate durch zusätzliche Behandlungen mit Carboplatin beim TNBC wurde in den Studien GeparSixto, CALGB 40603 und **BrighTNess** beobachtet [97, 168, 200]. Weiterhin ist der PARPi **Veliparib** bei Patientinnen mit TNBC neoadjuvant bereits in Kombination mit **Carboplatin** zu einer Standardchemotherapie eingesetzt worden, wobei die Wertigkeit dieser Substanz in der dreiarmigen Studie noch unklar war: in der **BrighTNess**-Studie verbesserte die Hinzunahme von **Veliparib** und **Carboplatin** die pCR-Rate auf 53% im Vergleich zum Kontrollarm, wo 31% erzielt wurden; diese zusätzliche Kombination war jedoch nicht besser als die alleinige Hinzunahme von Carboplatin (pCR-Rate 53% versus 58%) zu Paclitaxel, gefolgt vom AC-Protokoll [97].

In der randomisierten Phase-II-Studie **GeparOLA** wurden 102/274 gescreente Patientinnen nach einer 2:1-Randomisierung entweder mit 12-mal **Paclitaxel** wöchentlich in Kombination mit dem PARPi **Olaparib** (PO; n=65) oder aber 12-mal Paclitaxel wöchentlich kombiniert mit **Carboplatin** AUC2 (PCb; n=37) neoadjuvant behandelt. Sowohl zum Screening als auch vor Beginn der nachfolgenden neoadjuvanten Chemotherapie nach dem **EC-Protokoll** erfolgten jeweils Tumorbiopsien. In der GeparOLA-Studie wurde im PO-Arm eine pCR-Rate von 55,1% erzielt, im pCb-Arm lag diese Rate mit 48,6% niedriger (delta 6,5%). Bei Hormonrezeptor-positiven Tumoren (n=29) fiel dieser Unterschied deutlicher aus (52,6% versus 20%; delta 32,6%). Bei Hormonrezeptor-Negativität (n=77) war hingegen der Carboplatin-haltige Kontrollarm mit 56% versus 59,3% besser (delta –3,3%). Bei Differenzierung nach Alter fand sich eine pCR-Rate für Patientinnen <40 Jahre (n=32) von 76,2% im PO-Arm, während dies bei 45,5% im pCb-Arm (delta 30,7%) gelungen war. Bei Patientinnen ≥40 Jahre (n=74) schien hingegen der Platin-haltige Arm etwas überlegen zu sein (45,8% versus 50,0%; delta –4,2) [57].

### Wertung

Ob im neoadjuvanten Setting bei Patientinnen mit BRCA1/2-Mutation oder hohem HRD-Score Olaparib oder Carboplatin überlegen ist, kann mit dieser Studie noch nicht beantwortet werden. In der Subgruppenanalyse – mit jedoch sehr kleiner Fallzahl – entstand der Eindruck, dass bei jüngerem Alter und Hormonrezeptor-Positivität Olaparib überlegen ist, was nicht zu der Subgruppenanalyse der Studie OlympiAD passen würde, wo insbesondere die Gruppe der Patientinnen mit TNBC in metastasierter Situation von Olaparib profitiert hatte.

## 4 Adjuvante Therapiesituation

### 4.1 Strahlentherapie

Es besteht weiterhin keine vollständige Einigkeit, welche lokoregionären Lymphknotenregionen postoperativ bestrahlt (**LK-RTX**) werden sollten, um bei möglichst geringer Strahlenbelastung – insbesondere zur Vermeidung von Spätfolgen – trotzdem die langfristige Heilungschance zu verbessern. Angesichts der verbesserten technischen Möglichkeiten ist anzunehmen, dass in neueren Studien zur Strahlentherapie der regionären Lymphknoten die Durchführung der Behandlung qualitativ besser war als in länger zurückliegender Zeit. Die **EBCTCG** führte eine

**Metaanalyse** mit den Daten von etwa 13 500 Patientinnen, die in 14 randomisierten Studien behandelt worden waren, durch. Davon waren in zwei Studien (n=652) die supraklavikulären LK-Stationen (SCF), in drei Studien (n=4683) die Lymphknoten der Mammaria-interna-Region (IMC) und in weiteren neun Studien (n=8069) sowohl SCF als auch IMC als auch die Axilla bestrahlt worden.

Acht Studien starteten im Zeitraum 1961–1978 mit einer medianen Beobachtungsdauer von 9,2 Jahren (Spannweite 3,4–17,5 Jahre). Bei diesen Studien war das Herz mit geschätzt >8 Gy mit bestrahlt und die geplante Dosis der Lymphknotenbestrahlung mit <85% erfolgt. In diesen Studien, an denen 2178 Patientinnen teilgenommen hatten, hatte die LK-RTX keinen günstigen Effekt auf Brustkrebsrückfall (RR=0,98; 95%CI 0,85–1,13; p=0,83) und auch nicht auf die Brustkrebssterblichkeit (RR=1,95; 95%CI 0,91–1,21; p=0,54). Andererseits hatte sich eine Erhöhung der nicht brustkrebsbedingten Sterblichkeit (RR=1,44; 95%CI 1,20–1,73; p<0,0001) ebenso wie ein Anstieg der Mortalität aus jeglichen Gründen (RR=1,18; 95%CI 1,06–1,32; p=0,004) gezeigt.

Sechs Studien aus jüngerer Zeit, die zwischen **1989 und 2003** starteten und mit einer medianen Beobachtungsdauer von 9,1 Jahren (Spannweite 7,0-11,0) zusammenfassend analysiert wurden, erreichten eine höhere Wahrscheinlichkeit der Verabreichung der geplanten Strahlendosis (≥85%), während die nicht erwünschte Bestrahlung des Herzens mit <8 Gy in den Strahlentherapie-Armen berechnet werden konnte. An diesen neueren Studien hatten insgesamt 10 954 Frauen teilgenommen. Hier wurde eine Senkung der **Brustkrebsrezidive** (RR=0,86; 95%CI 0,79–0,94; p=0,0006) ebenso wie eine Senkung der **Brustkrebsmortalität** (RR=0,81; 95%CI 0,78–0,90; p<0,0001) und auch eine Senkung der **Gesamtsterblichkeit** (RR=0,86; 95%CI 0,80–0,93; p=0,0002) erreicht.

Eine Erhöhung der allgemeinen Sterblichkeit wurde in den Strahlentherapie-Armen hingegen nicht verzeichnet (RR=0,96; 95%CI 0,79–1,18; p=0,71). Betrachtet man die Rückfallraten je nach bestrahlter Lymphknotenregion (Axilla/SCF/IMC) oder abhängig von einer durchgeführten respektive nicht durchgeführten adjuvanten Chemotherapie, so ergaben sich lediglich nicht signifikante Unterschiede.

In den neueren Studien konnte die 10-Jahres-Wahrscheinlichkeit, ein Rezidiv in jeglicher Form zu erleiden, um 3,2% gesenkt werden: Rezidiv-Wahrscheinlichkeit 23,1% mit RTX und 26,3% ohne RTX; RR=0,86; 95%CI 0,79–0,94; p=0,0005. Hinsichtlich der Wahrscheinlichkeit einer 10-Jahres-Brustkrebsmortalität ergab sich in neueren Studien durch die lokale Radiatio eine Verbesserung um 2,8% (RR 0,82; 95%CI 0,75–0,90; p=0,00006). Diese wurde nicht durch eine signifikante Änderung der Nicht-Brustkrebs-Mortalität „erkauft": Die nicht brustkrebsbedingte Mortalität betrug 4,8% bei Durchführung einer RTX versus 5,0% ohne RTX (RR 0,96; 95%CI 0,76–1,16; p=0,66) [42].

> **Wertung**
>
> Während ältere Studien (1961–1978) hinsichtlich der Brustkrebsmortalität wenig Effekt zeigten, stieg die 20-Jahres-Wahrscheinlichkeit eines nicht-brustkrebsbedingten Todesfalls um 5,8%, wenn eine Radiatio durchgeführt worden war (39,4% versus 33,6%; 95%CI 1,21–1,74; p=0,00006). Neuere Studien (ab 1989) zeigten hingegen einen positiven Effekt mit signifikant reduzierter Brustkrebsmortalität (10-Jahres-Wahrscheinlichkeit um 2,8% weniger) und ebenfalls reduzierter Gesamtmortalität (2,9% weniger). Je ausgeprägter der LK-Befall war, desto größer war der Vorteil durch die Radiatio. Dies entspricht auch dem Vorgehen in Deutschland, wo insbesondere bei mehr als 2 befallenen Lymphknoten eine regionäre Strahlentherapie erwogen wird [204].

Eine SLNE ist längst Standard bei der operativen Therapie des frühen Mammakarzinoms. Ob bei Nachweis eines befallenen Lymphknotens (LK) eine Strahlentherapie einer Operation gleichwertig ist, war Fragestellung der Phase-III-Studie **AMAROS**, bei der entweder eine **LK-Bestrahlung** (ART) oder **Axilladissektion** (ALND) bei **positiver SNLE** erfolgte. Im Median waren jeweils 17 Lymphknoten bei Patientinnen, die alle einen axillären Lymphknotenbefall aufgewiesen hatten, entfernt worden. Die lokale 5-Jahres-Rückfallrate betrug nur 0,5% [45].

Von 4806 teilnehmenden Patientinnen hatten 1425 einen positiven SNB aufgewiesen. Davon wurden 744 mit ALND und 681 mittels ART behandelt. Insgesamt 60% dieser Patientinnen wiesen Makrometastasen in den LK auf. Risikofaktoren waren in beiden Armen gleich verteilt. Im ALND-Arm betrug die 5-Jahres-Axillarezidivrate 0,41% und die **10-Jahres-Axillarezidivrate** 0,93%. In der Gruppe mit ART betrug die 5-Jahres-Axillarezidivrate 1,04% und die 10-Jahres-Axillarezidivrate 1,82% (HR 1,71; 95%CI 0,67–4,39; p=0,37). Sensitivitätsanalysen, die Todesfälle und Fernmetastasierungen als weitere Risikofaktoren berücksichtigten, erzielten konsistente Resultate. Auch gab es keine signifikanten Unterschiede hinsichtlich des **10-Jahres-OS** mit ALND 84,6% versus ART 81,4% (HR 1,17; 95%CI 0,89–1,52; p=0,26). Gleiches galt für das **Fernmetastasen-freie 10-Jahres-Überleben** mit 81,7% im ALND-Arm und 78,2% im ART-Arm (HR 1,18; 95%CI 0,92–1,50; p=0,19). Die **10-Jahres-Lokalrezidiv-Rückfallrate** betrug 3,59% (RLND) versus 4,07% (ART) und unterschied sich ebenfalls nicht signifikant (p=0,69). Allerdings wurden geringfügig mehr sekundäre Primärtumoren nach Radiatio beobachtet (75/681, davon 21 kontralaterale Mammakarzinome) im Vergleich zum Operationsarm (57/744, davon 11 kontralaterale Mammakarzinome), p=0,035.

> **Wertung**
>
> Die 10-Jahres-Ergebnisse der AMAROS-Studie bestätigten die Gleichwertigkeit von Axilladissektion und lokaler Radiatio hinsichtlich der Lokalrezidive, des Gesamtüberlebens und metastasenfreien Überlebens sowie der axillären Lymphknotenrezidive. Sekundäre Mammakarzinome traten selten auf, wurden aber etwas häufiger nach Strahlentherapie beobachtet [155].

## 4.2 Hormonrezeptor-positive Tumoren

### 4.2.1 Risikoeinschätzung und Therapieplanung

Die Ergebnisse der wichtigen Studie **TAILORx** (Abb. 8, Tab. 4, 5) liegen inzwischen als Vollpublikation vor. Mit der längeren Beobachtungsdauer von nun 9 Jahren wurden die bekannten Ergebnisse [171] für Patientinnen mit **niedrigem Risikoscore** (**RS 0–10**) bestätigt. Es zeigten sich erneut niedrige Fernrezidivraten mit 2%–3% bei alleiniger ET nach 9 Jahren. Für Patientinnen mit **hoher Risikokonstellation** (klinisch und **RS 25–100**) zeigten sich weiterhin signifikant höhere Ereignis-Raten trotz Chemotherapie und endokriner Therapie [172].

Die Ergebnisse bei Patientinnen mit **mittlerem genomischem Risikoscore**, der primären Zielpopulation der Studie (n=6711; **RS 11–25**), die nach Randomisie-

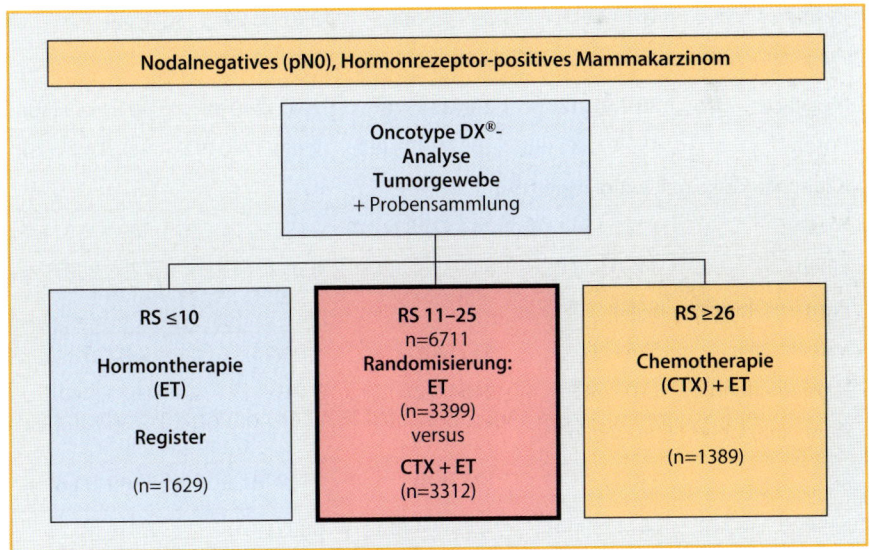

**Abbildung 8:** *Design der Studie TAILORx. Adaptiert nach [172]. RS Risikoscore*

**Tabelle 4:** *Patientencharakteristika in der **TAILORx**-Studie. Adaptiert nach [172].*

| Charakteristikum | RS ≤10 | RS 11–25 | | RS ≥26 |
|---|---|---|---|---|
| | ET | ET | CT→ET | CT→ET |
| Medianes Alter | 58 (25–75) | 55 (23–75) | 55 (25–75) | 56 (23–75) |
| Alter <50 Jahre, n (%) | 429 (26) | 1139 (34) | 1077 (33) | 409 (29) |
| Menopausenstatus, n (%) | | | | |
| prämenopausal | 478 (30) | 1212 (36) | 1203 (36) | 407 (29) |
| postmenopausal | 1141 (70) | 2187 (64) | 2109 (64) | 982 (71) |
| Tumorgröße, cm | | | | |
| Median (IQR) | 1,5 (1,2–2,0) | 1,5 (1,2–2,0) | 1,5 (1,2–2,0) | 1,7 (1,3–2,3) |
| Mittelwert | 1,74±0,76 | 1,71±0,81 | 1,71±0,77 | 1,88±0,99 |
| Tumorgrading (histologisch), n/Gesamtanzahl (%) | | | | |
| Niedrig | 530/1572 (34) | 959/3282 (29) | 934/3216 (29) | 89/1363 (7) |
| Mittel | 931/1572 (59) | 1884/3282 (57) | 1837/3216 (57) | 590/1363 (43) |
| Hoch | 111/1572 (7) | 439/3282 (13) | 445/3216 (14) | 681/1363 (50) |
| Östrogenrezeptor-Expression, n (%) | | | | |
| Negativ | 5 (<1) | 6 (<1) | 3 (<1) | 40 (3) |
| Positiv | 1614 (>99) | 3393 (>99) | 3309 (>99) | 1349 (97) |
| Progesteronrezeptor-Expression, n/Gesamtanzahl (%) | | | | |
| Negativ | 28/1583 (2) | 267/3339 (8) | 251/3240 (8) | 405/1353 (30) |
| Positiv | 1555/1583 (98) | 3072/3339 (92) | 2989/3240 (92) | 948/1353 (70) |
| Klinisches Risiko, n/Gesamtanzahl (%) | | | | |
| Niedrig | 1227/1572 (78) | 2440/3282 (74) | 2359/3214 (73) | 589/1359 (43) |
| Hoch | 345/1572 (22) | 842/3282 (26) | 855/3214 (27) | 770/1359 (57) |
| Primäre Chirurgie, n (%) | | | | |
| Mastektomie | 516 (32) | 935 (28) | 917 (28) | 368 (26) |
| Brusterhaltend | 1103 (68) | 2464 (72) | 2395 (72) | 1021 (74) |
| Adjuvante Chemotherapie, n (%) | | | | |
| Ja | 8 (0,5) | 185 (5,4) | 2704 (81,6) | 1300 (93,6) |
| Nein | 1611 (99,5) | 3214 (94,6) | 608 (18,4) | 89 (6,4) |

*RS* Risikoscore, *ET* Endokrine Therapie, *CT* Chemotherapie

**Tabelle 5:** Zu erwartende Überlebensraten bezüglich Risikogruppe und zugewiesenem Behandlungsarm in der **TAILORx**-Studie. Adaptiert nach [172].

| Endpunkt und Behandlungsgruppe nach Risikoscore (RS) | 5-Jahres-Rate | 9-Jahres-Rate |
|---|---|---|
| **Invasiv krankheitsfreies Überleben** (iDFS) | | |
| RS ≤ 10, endokrine Therapie | 95,1% | 87,4% |
| RS 11–15, endokrine Therapie | 95,1% | 85,7% |
| RS 11–15, CT→ET | 94,3% | 89,2% |
| RS 16–20, endokrine Therapie | 92,0% | 80,6% |
| RS 16–20, CT→ET | 94,7% | 89,6% |
| RS 21–25, endokrine Therapie | 86,3% | 79,2% |
| RS 21–25, CT→ET | 92,1% | 85,5% |
| RS ≥26, CT→ET | 86,4% | 80,3% |
| **Metastasenfreies Überleben** (DRF) | | |
| RS ≤ 10, endokrine Therapie | 99,7% | 98,5% |
| RS 11–15, endokrine Therapie | 98,8% | 97,2% |
| RS 11–15, CT→ET | 98,5% | 98,0% |
| RS 16–20, endokrine Therapie | 98,1% | 93,6% |
| RS 16–20, CT→ET | 98,9% | 95,2% |
| RS 21–25, endokrine Therapie | 93,2% | 86,9% |
| RS 21–25, CT→ET | 96,4% | 93,4% |
| RS ≥26, CT→ET | 91,1% | 88,7% |
| **Gesamtüberleben** (OS) | | |
| RS ≤ 10, endokrine Therapie | 100,0% | 98,6% |
| RS 11–15, endokrine Therapie | 99,3% | 96,8% |
| RS 11–15, CT-ET | 98,9% | 97,5% |
| RS 16–20, endokrine Therapie | 98,6% | 95,8% |
| RS 16–20, CT-ET | 99,8% | 96,1% |
| RS 21–25, endokrine Therapie | 98,2% | 92,7% |
| RS 21–25, CT-ET | 98,3% | 93,9% |
| RS ≥26, CT-ET | 95,6% | 92,4% |

CT→ET Chemotherapie, gefolgt von endokriner Therapie

rung entweder eine rein endokrine Therapie (ET) oder aber eine Chemotherapie (CTX), gefolgt von ET, erhalten hatten, unterschieden sich hiervon nicht wesentlich. Nach einer medianen Beobachtungsdauer von 90 Monaten erreichte die Studie mit dem Nachweis der Nicht-Unterlegenheit des ET-Arms (HR 1,08; 95%CI 0,94–1,26; p=0,26) ihren primären Endpunkt. Hinsichtlich des Fernmetastasen-freien (DRFI: HR 1,03; p=0,80) und rückfallfreien Intervalls (DRFI: HR 1,12; p=0,28) sowie des OS (HR 0,97; p=0,80) bestätigte sich dies. Die 9-Jahres-Raten für iDFS (83,3% versus 84,3%), DRFI (94,5% versus 95,0%), RFI (92,2% versus 92,9%) und OS (93,9% versus 93,8%) unterschieden sich ebenfalls nicht [172].

In einer explorativen Analyse, bei der das Alter der Patientinnen (maximal 50 Jahre: n=2216 versus >50 Jahre: n=4495) berücksichtigt wurde, zeigte sich jedoch ein Trend, dass die jüngeren Patientinnen mit mittlerem Risikoscore tendenziell doch von der Chemotherapie zu profitieren scheinen.

Um für **Patientinnen bis maximal 50 Jahre** genauer beurteilen zu können, welche zusätzlichen Faktoren eine bessere Einschätzung erlauben, ob eine ambulante Chemotherapie hilfreich sein könnte, wurden in einem statistischen Modell noch klinische Risikofaktoren mit der Kategorisierung hoch oder niedrig hinzugezogen. Definitionsgemäß wurden Tumoren wie folgt als klinisch mit niedrigem Risiko behaftet eingeschätzt:
1. Tumor bis maximal **1 cm** (dann auch hohes Grading erlaubt),
2. Tumor bis **2 cm** (dann maximal intermediäres Grading),
3. Tumor bis **3 cm** (dann nur niedriges Grading).

Sowohl bei einem RS von 16–20 als auch bei einem RS 21–25 wurde hiermit ein potenzieller Vorteil herausgearbeitet, wenn ein **hoher klinischer Risikoscore** vorlag (Tab. 6). Insgesamt scheinen die Ergebnisse interessant, aber diese Definition eines niedrigen Risikos weicht von den in Deutschland üblichen Kriterien ab. Außerdem sei nochmals darauf hingewiesen, dass die Subgruppenanalyse für Patientinnen bis 50 Jahre nicht statistisch signifikant ist, da die Gesamtstudie auf eine solche Subgruppenanalyse nicht gepowert war [173].

> **Wertung**
>
> Die Ergebnisse dieser Studie belegen eindrücklich (zusammen mit den Ergebnissen der MINDACT-Studie [23] und den Resultaten der WSG-Plan-B-Studie [127]; siehe auch Kapitel 4.5), dass auch bei Patientinnen mit mittlerer genomischer Risikokonstellation die Gesamtgruppe von einer zusätzlichen Chemotherapie nicht profitiert. Bei Patientinnen ≤50 Jahre scheint dies hingegen weniger sicher zu sein. Allerdings sind die Studienergebnisse für diese Subgruppe nur als Hinweis zu werten, da die TAILORx-Studie hierfür nicht statistisch gepowert war. Die Ergebnisse der wichtigen TAILORx-Studie wurden inzwischen in die neuen ASCO-Leitlinien für die adjuvante systemische Therapie des Mammakarzinoms integriert [74].

## 4.2.2 Antihormonelle Therapie >5 Jahre?

Eine 5-jährige adjuvante Therapie primär mit einem Aromatasehemmer oder aber eine Komplettierung nach vorheriger 2- bis 3-jähriger Tamoxifen-Therapie gilt

**Tabelle 6:** *Zu erwartende Überlebensraten bezüglich Risikogruppe und zugewiesenem Behandlungsarm für* **Patientinnen ≤50 Jahre** *in der* **TAILORx**-*Studie. Adaptiert nach [172].*

| Endpunkt und Behandlungsgruppe nach Risikoscore (RS) | 5-Jahres-Rate | 9-Jahres-Rate |
|---|---|---|
| **Invasiv krankheitsfreies Überleben** (iDFS) | | |
| RS ≤ 10, endokrine Therapie | 94,0% | 84,0% |
| RS 11–25, endokrine Therapie | 92,8% | 83,3% |
| RS 11–25, CT→ET | 93,1% | 84,3% |
| RS ≥26, CT→ET | 87,6% | 75,7% |
| **Gesamtüberleben** (OS) | | |
| RS ≤ 10, endokrine Therapie | 98,0% | 93,7% |
| RS 11–25, endokrine Therapie | 98,0% | 93,9% |
| RS 11–25, CT→ET | 98,1% | 93,8% |
| RS ≥26, CT→ET | 95,9% | 89,3% |

*CT→ET Chemotherapie, gefolgt von endokriner Therapie*

derzeit in adjuvanter Situation für postmenopausale Patientinnen als Standard. Insbesondere für Patientinnen mit axillärem Lymphknotenbefall, Tumoren >2 cm und schlechter Differenzierung sollte nach den neuen Daten der Metaanalyse der EBCTCG – passend auch zu den Phase-III-Studien mit Tamoxifen (ATLAS und aTTom) oder Aromatasehemmern (MA 17) – eine verlängerte antihormonelle Therapie erwogen werden. Im klinischen Alltag kann bei der Entscheidung im Einzelfall auch der Score CTS5 (www.cts5-calculator.com) zur Kalkulation eines potenziellen Benefits hilfreich sein, der eine offensichtlich recht gute Einschätzung des Spätrezidivrisikos ermöglicht (Abb. 9 [147]).

Der klinische Behandlungsscore nach 5 Jahren (**CTS5**) ist ein prognostisches Hilfsmittel, um das **Fernmetastasierungsrisiko nach 5-jähriger endokriner Therapie** bei **postmenopausalen** Patientinnen besser einschätzen zu können. Er wurde bereits in den Studien ATAC und BIG 1-98 validiert. Am Royal Marsden Hospital in London wurde der CTS5 mit einer retrospektiven Kohorte von unselektionierten Patientinnen (keine Studienteilnehmerin), die sämtlich noch lebten und keine Fernmetastasen 5 Jahre nach Diagnose der Mammakarzinomerkrankung entwickelt hatten, monozentrisch überprüft. Primärer Endpunkt war die Vorhersagbarkeit des **Auftretens von späten Rückfällen nach 5–10 Jahren** (DR). Die mediane Nachbeobachtung betrug bei den insgesamt 2428 Frauen 9,34 Jahre. Insgesamt 42,1% der postmenopausalen Frauen wurden in die Niedrigrisikogruppe mit einem Risiko einer DR von 4,9% eingruppiert. Diese Gruppe hatte tatsächlich ein niedrigeres Risiko für DR verglichen mit der intermediären oder Hochrisikogruppe. In der prämenopausalen Kohorte wurden 41%

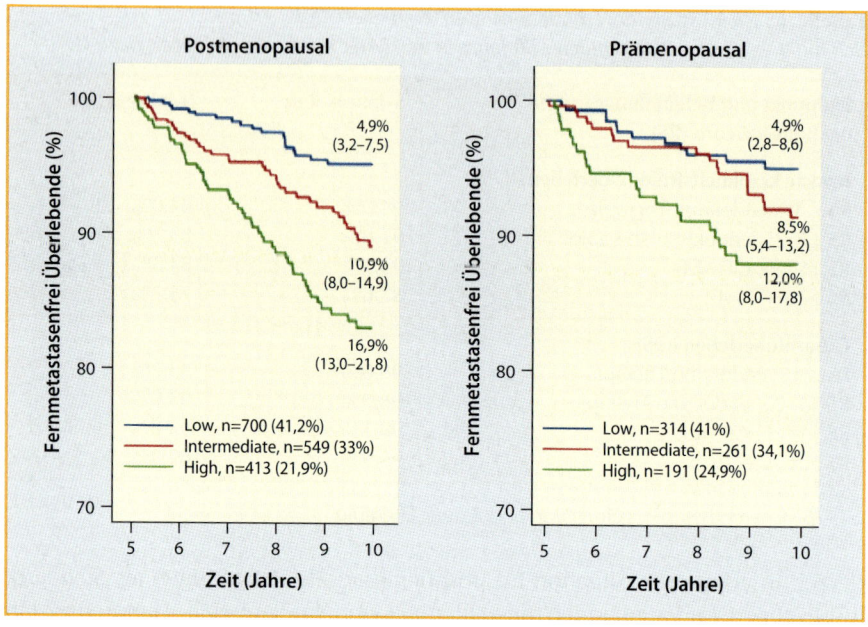

**Abbildung 9:** *Wahrscheinlichkeit des DRFS nach 5-jähriger adjuvanter endokriner Therapie, ermittelt mit dem* **CTS5-Score** *bei postmenopausalen (links) und prämenopausalen Patientinnen (rechts). Adaptiert nach [147].*

der Patientinnen als Niedrigrisiko eingeschätzt (DR-Risiko 4,9%). Der prognostische Effekt des CTS5-Scores erwies sich als aussagekräftig für Patientinnen mit oder ohne vorausgegangener adjuvanter Chemotherapie [147].

Eine weitere Phase-III-Studie, die den verlängerten Einsatz eines Aromatasehemmers nach 5-jähriger adjuvanter endokriner Vorbehandlung prüfte, ist die **AREAS-Studie**. Hier wurden postmenopausale Patientinnen, die entweder **bereits 5 Jahre Anastrozol** oder aber (nach Amendment) **2–3 Jahre Tamoxifen, gefolgt von ≥2 Jahren Anastrozol** erhalten hatten, randomisiert. Eine Gruppe wurde **weitere 5 Jahren mit Anastrozol** weiter behandelt, bei der anderen Gruppe wurde die Behandlung gestoppt (keine Placebokontrolle).

Die Verteilung hinsichtlich Risikofaktoren (T-Stadium, N-Stadium, ER- und PR-Positivität, Durchführung einer Radiatio und/oder adjuvante Chemotherapie und Art der 5-jährigen endokrinen Vortherapie) war in beiden Armen gleich. Eine adjuvante Chemotherapie war in beiden Armen bei knapp 40%, eine 5-jährige Anastrozol-Therapie bei 91% der Patientinnen durchgeführt worden. Ein N1-Status fand sich in beiden Armen in etwa 20% der Fälle, N2 bei etwa 2% (Abb. 10).

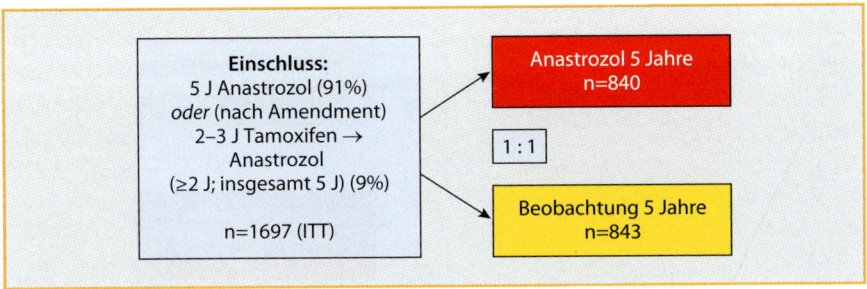

**Abbildung 10:** *Design der Phase-III-Studie* **AREAS**. *Adaptiert nach [132].*

Nach einer medianen Beobachtungsdauer von 4,9 Jahren zeigte sich ein statistisch signifikanter Vorteil bezüglich der 5-Jahres-DFS-Rate zugunsten der 5-jährigen Anastrozol-Fortsetzung (91,9% versus 84,4%; HR 0,58; p=0,0004). Hinsichtlich des Gesamtüberlebens zeigte sich nach 5 Jahren jedoch kein Unterschied mit einer 5-Jahres-OS-Rate von 99,5% versus 99,6% (HR 1,39; p=0,67). Im Anastrozol-Arm wurden etwas mehr Frakturen (2,8% versus 1,1%) sowie vermehrtes Auftreten von Osteoporose (28% versus 33%) und Arthralgien (11,7% versus 19,2%) beobachtet. Auch Hitzewallungen traten vermehrt auf (3,2% versus 6,7%), wenn die Behandlungsverlängerung erfolgte [132]. Die Studie stammt von einer japanischen Arbeitsgruppe.

Eine italienische Arbeitsgruppe präsentierte mit der Phase-III-Studie **GIM4** einen ähnlichen Ansatz: Nach 2 bis 3 Jahren **Tamoxifen** erhielten Patientinnen **Letrozol**, und zwar entweder 2 bis 3 Jahre lang oder 5 Jahre lang. Die Gesamtdauer der endokrinen Therapie betrug also entweder 5 oder 7 bis 8 Jahre (Abb. 11). Nach einer medianen Beobachtungsdauer von 10,4 Jahren zeigte sich auch bei dieser Studie kein Überlebensvorteil für die verlängerte endokrine Therapie (HR 0,86; 95%CI 0,63–1,18; p=0,357). Hinsichtlich des iDFS zeigte sich ein grenzwertig signifikanter Vorteil mit einer 19%igen Risikoreduktion (HR 0,81; 95%CI 0,65–1,00; p=0,051) [34].

Inzwischen liegt eine **EBCTCG-Metaanalyse** von 12 randomisierten Studien vor, die fast 25 000 Patientinnen einschlossen. Hintergrund ist die Frage, ob **nach einer 5-jährigen endokrinen Therapie** mit Tamoxifen und/oder einem Aromatase-Inhibitor durch eine zusätzliche Therapie mit einem AI das Rückfallrisiko wesentlich reduziert werden kann. Die 12 randomisierten Studien prüften dabei jeweils nach 5-jähriger Vorbehandlung eine **3- bis 5-jährige verlängerte Therapie mit einem Aromatasehemmer** (AI) gegenüber keiner weiteren Therapie. Bei der Metaanalyse waren die primären Endpunkte Rückfall- und Brustkrebsmortalität. Vorher definierte Subgruppen betrafen die endokrine Vorbehandlung (Tamoxifen

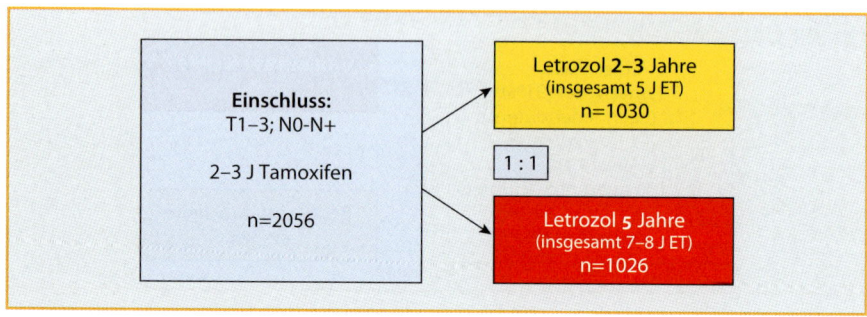

**Abbildung 11:** Design der Phase-III-Studie GIM4. Adaptiert nach [34].

allein, Tamoxifen gefolgt von AI, AI allein) sowie Art des Rückfalls (Fernmetastasierung, Lokalrezidiv, kontralaterales Rezidiv), Alter, Nodalstatus, Tumorgröße, Grading und Beobachtungsdauer (0–1 Jahr, 2–5 Jahre, 5–9 Jahre, >10 Jahre). Es lagen Daten von knapp 7500 Frauen vor, die einen AI nach alleiniger vorheriger Tamoxifen-Therapie erhalten hatten, weiterhin Daten von mehr als 12000 Frauen nach Vorbehandlung mit Tamoxifen-AI-Sequenz und von mehr als 4700 Frauen mit alleiniger 5-jähriger AI-Vortherapie. Die mediane Nachbeobachtung betrug <7 Jahre.

In den Studien mit alleiniger Tamoxifen-Vorbehandlung resultierte die Verlängerung der Behandlung mit einem AI in einer Reduzierung des Rückfallrisikos in der 5-jährigen Nachbeobachtung um ein Drittel. Diese Gruppe hatte am deutlichsten profitiert. Hier zeigte sich auch die Senkung des Rückfallrisikos im Vergleich zur Placebo-Gruppe früher (bereits 2 Jahre nach Beendigung von Tamoxifen), während dies nach AI-Vorbehandlung frühestens 3 Jahre danach sichtbar wurde.

Patientinnen, die zuvor bereits Tamoxifen/AI erhalten hatten, profitierten mit einem RR von 0,81 geringer als nach alleiniger Vorbehandlung mit Tamoxifen (dann RR 0,67).

Da die Nachbeobachtung sich im Median über weniger als knapp 7 Jahre erstreckte, kann es sein, dass der Effekt nach AI-Vorbehandlung mit längerer Nachbeobachtung deutlicher zu Tage treten würde.

Während grundsätzlich durch die AI-Folgetherapie alle Rückfallformen vermindert wurden, war der Effekt doch am deutlichsten in der Entwicklung von kontralateralen Karzinomen.

Ein Vorteil durch die AI-Nachbehandlung zeigte sich besonders bei axillärem Lymphknotenbefall (Senkung des Rückfallrisikos um 1,1%) bei nodalnegativen Fällen um 3,8% bei 1–3 befallenen LK und 7,7% bei Patientinnen mit 4 oder mehr befallen LK.

Durch die verlängerte AI-Therapie erhöhte sich das Risiko von Knochenfrakturen um 1,8%, nicht jedoch das Risiko, ohne Brustkrebsrückfall zu versterben [71].

> **Wertung**
>
> Die Autoren fassen zusammen, dass sich das proportionale Rückfallrisiko um 35% nach alleiniger Tamoxifen-Therapie und um etwa 20% nach AI-Vorbehandlung durch die verlängerte AI-Therapie reduzieren ließ. Die Risikoreduktion wurde bereits nach 2 Jahren nach Tamoxifen sichtbar, während sie sich nach AI-Vorbehandlung frühestens nach 3 Jahren zeigt. Der Vorteil durch die verlängerte Therapie vergrößert sich mit zunehmendem LK-Befall. Allerdings erhöht sich das Frakturrisiko um 25%. Insgesamt erschien die Nachbeobachtung für Patientinnen nach AI-Vorbehandlung noch zu kurz zu sein.

### 4.2.3 Tamoxifen oder Aromatasehemmer

Die randomisierte Phase-III-Studie **FATA-GIM3** mit postmenopausalen Patientinnen belegte die Gleichwertigkeit der Therapieoptionen 2 Jahre Tamoxifen, gefolgt von 3 Jahren Aromatasehemmer (**TAM 2J → AI 3J**) versus **5 Jahre AI** sowie die Gleichwertigkeit der Aromatasehemmer als solche (Letrozol, Anastrozol, Exemestan). Mit einer Beobachtungsdauer von 60 Monaten (Spannweite 46–72) nahmen 3697 Patientinnen an der Studie teil. Insgesamt wurden 401 Rückfallereignisse berichtet, wovon 211/1850 (11%) im Switch-Arm und 190/1847 (10%) im Upfront-Arm auftraten. Die 5-Jahres-DFS-Raten betrugen korrespondierend 88,5% und 89,8% (HR 0,89; 95%CI 0,73–1,08; p=0,23). Die 5-Jahres-DFS-Rate betrug 90% mit Anastrozol, 88% mit Exemestan und 89,4% mit Letrozol (p=0,24). Unerwartete schwere Nebenwirkungen traten ebenso wenig auf wie therapiebedingte Todesfälle.

Schwerwiegende (Grad 3/4) Nebenwirkungen wurden berichtet von 130/1761 (7%) der Patientinnen, die zunächst Tamoxifen, dann einen Aromatasehemmer erhalten hatten, und von 128/1766 (7%) der Patientinnen, die durchgehend mit einem Aromatasehemmer behandelt wurden. Grad-1-Muskel-/Skelettbeschwerden wurden jedoch häufiger bei der Upfront-AI-Strategie berichtet als beim Switch-Arm (924/1766 [52%] versus 745/1761 [42%]). Andere Grad-3/4-Nebenwirkungen wurden in weniger als 2% der Fälle berichtet [33].

### 4.2.4 CDK4/6-Hemmung

Nachdem in metastasierter Situation CDK4/6-Inhibitoren fester Bestandteil der Therapie geworden sind, fehlen noch Daten zum adjuvanten Einsatz. Die Ergebnisse verschiedener Phase-III-Studien, beispielsweise **PALLAS** und **PENELOPE B** (Palbociclib) oder **NATALEE** (Ribociclib), bleiben abzuwarten.

## 4.3 HER2-positive Tumoren

Als Standardtherapie gilt unverändert die insgesamt 1-jährige Trastuzumab-Therapie.

### 4.3.1 Trastuzumab-Emtansin

Die Phase-III-Studie **KATHERINE** verglich den adjuvanten Einsatz von **Trastuzumab** mit **Trastuzumab-Emtansin (T-DM1)** bei Patientinnen mit residuellem invasivem Tumorrest nach neoadjuvanter Chemotherapie, die auch eine HER2-gerichtete Behandlung inklusive Trastuzumab eingeschlossen haben musste (Abb. 12). Hintergrund dieses Studienkonzepts ist die schlechtere Prognose bei nicht erreichter pathologischer Komplettremission bei HER2-positiven Tumoren [20, 29].

Insgesamt wurden 1488 Patientinnen eingeschlossen, die im Median 49 Jahre alt waren (Spannweite 23–80). Eine Anthrazyklin-Vorbehandlung war in beiden Armen in etwas mehr als 75% der Fälle erfolgt. Ein primär operabel erscheinendes Tumorstadium lag in beiden Therapiearmen bei drei Viertel der Fälle vor, etwa 72% wiesen einen positiven Hormonrezeptor-Status auf. Eine alleinige Trastuzumab-Therapie hatten gut 80%, eine Vortherapie mit Trastuzumab plus Pertuzumab hatten neoadjuvant 18% der Patientinnen erhalten. Ein positiver Nodalstatus wurde in gut 46% der Fälle – ebenfalls in beiden Armen gleich verteilt – beschrieben.

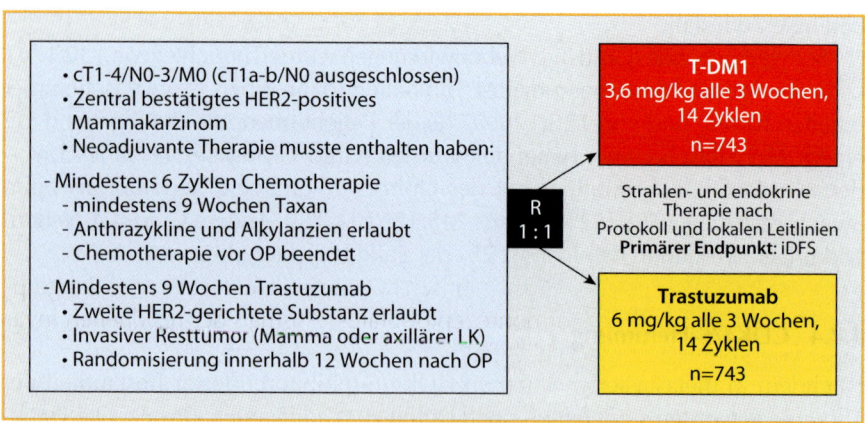

**Abbildung 12:** *Design der Phase-III-Studie* **KATHERINE**. *Adaptiert nach [64]. iDFS invasiv-krankheitsfreies Überleben*

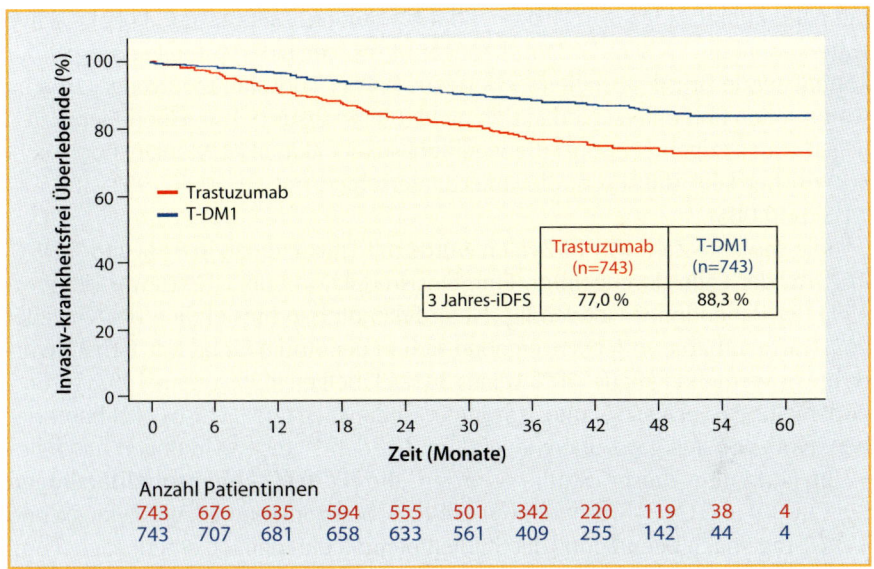

**Abbildung 13:** *Invasiv-krankheitsfreies Überleben (iDFS) in der Phase-III-Studie* **KATHERINE**. *Adaptiert nach [198].*

Die Einschlusskriterien sahen mindestens 6 Zyklen einer neoadjuvanten Chemotherapie vor, die auch eine 9-wöchige Taxan-Behandlung enthalten haben musste, während der Einsatz von Anthrazyklinen und Alkylanzien freigestellt war. Auch die HER2-gerichtete Therapie musste mindestens 9 Wochen erfolgt sein. Eine Randomisierung später als 2 Wochen nach Brustoperation war nicht vorgesehen.

Primärer Endpunkt war das invasiv-krankheitsfreie Überleben (iDFS), welches als Zeitspanne zwischen Randomisierung und Auftreten eines invasiven Brustkrebsrückfalls oder Tod aus jeglichen Gründen definiert war. Sekundäre Endpunkte waren DFS und OS.

Im Vergleich zur Standardtherapie mit Trastuzumab gelang eine Risikoreduktion hinsichtlich des iDFS von 50% und Erhöhung der 3-Jahres-iDFS-Rate von 77,0% auf 88,3% (Abb. 13). Dieser klinisch relevante Vorteil war in den Subgruppenanalysen hinsichtlich Hormonrezeptor-Status, Ausmaß der residuellen invasiven Erkrankung und auch hinsichtlich der Vorbehandlung mit Trastuzumab allein oder in dualer HER2-gerichteter Therapie konsistent nachweisbar. Im Vordergrund stand bei Rückfällen das Auftreten einer Fernmetastasierung. Diese wurde im Standardarm bei 15,9% der Patientinnen beobachtet (davon 4,3% zerebrale, 11,6% andere Metastasen), während dies im T-DM1-Arm bei 10,5%

der Fälle auftrat (5,9% ZNS-Filiae und 4,6% andere Metastasen). Lokalrezidive waren ebenfalls im Standardarm häufiger (4,6% versus 1,1%). Gleiches galt für kontralaterale Brustkrebsfälle (1,3% versus 0,4%). Todesfälle jedweder Ursache waren selten und unterschieden sich nicht (0,4% versus 0,3%). Überlebensdaten liegen zum jetzigen Zeitpunkt (Beobachtungsdauer aktuell 41 Monate) noch nicht vor. (Bisher kein statistisch relevanter Unterschied mit HR=0,70; 95%CI 0,47–1,05; p=0,085).

Die geplante Zahl von 14 Zyklen wurde mit Trastuzumab in 81% und T-DM1 in 7,4% der Fälle durchgeführt. Eine Dosisreduktion von T-DM1 war bei etwa 15% der Patientinnen notwendig. Neue Erkenntnisse hinsichtlich der Toxizität von Trastuzumab und T-DM1 ergaben sich in der Studie nicht. Mit T-DM1 wurde etwas vermehrt Fatigue (50% versus 34%), Übelkeit (42% versus 13%) Thrombopenie (29% versus 2%) und Transaminasenanstieg (28% versus 6%) beschrieben, wobei es sich ganz überwiegend um Grad-1/2-Nebenwirkungen handelte.

Im Rahmen dieser Studie wurden die **EORTC-Lebensqualitätsbögen** (QLQ-C30) und QLQ-Brustkrebs (QLQ-BR23) beim Screening, zum Zyklus 5 und 11, 30 Tage nach Beendigung der Studientherapie und danach erneut nach 6 und 12 Monaten ausgefüllt. Deutlich mehr als 80% der Patientinnen hatten initial einen PRO-Wert von ≥1 aufgewiesen. Im Verlauf der gesamten Studie gab es keine wesentlichen Änderungen (≥10 Punkte) gegenüber der Basiseinschätzung, obwohl im T-DM1-Arm häufiger eine Verschlechterung der Rollenfunktion (49% versus 41%), Appetitverlust (38/28%), Obstipation (47%/38%), Fatigue (66%/61%) und Übelkeit/ Erbrechen (39%/30%) oder sonstige systemische Nebenwirkungen (49%/36%) berichtet wurden [163].

### Wertung

Der adjuvante Einsatz von T-DM1 belegte sowohl statistisch als auch klinisch signifikant eine Halbierung der invasiven Rückfälle im Vergleich zu Trastuzumab. Dass dies vorwiegend das Auftreten von Fernmetastasen betraf, unterstreicht die klinische Relevanz dieser Ergebnisse zusätzlich. Der Effekt war unabhängig vom Hormonrezeptor-Status, dem Ausmaß des nach neoadjuvanter Therapie verbliebenen Tumorrests in Primärtumor oder Lymphknoten und ebenfalls unabhängig davon, ob zuvor eine duale Blockade (wie in Deutschland üblich mit Trastuzumab und Pertuzumab) erfolgt war oder nur Trastuzumab verabreicht wurde. Daten hinsichtlich des Gesamtüberlebens bleiben noch abzuwarten. Im Mai 2019 wurde die Erweiterung der Zulassung von T-DM1 für den Einsatz bei Patientinnen mit residueller invasiver, HER2-positiver Erkrankung (fehlende pCR) nach erfolgter neoadjuvanter Chemotherapie plus Trastuzumab auf Basis dieser Daten bereits erteilt. Auch hat die Empfehlung dieses Behandlungsschritts bereits Einzug in die entsprechenden Leitlinien gefunden [204]. Angesichts des deutlichen Vorteils, den die Patientinnen durch den Einsatz von T-DM1 bei Nicht-Erreichen einer pCR hatten, erscheinen diese relativ kleinen Unterschiede kaum bedeutsam.

### 4.3.2 Trastuzumab

Die multizentrische Phase-II-Studie APT prüfte den Einsatz von Paclitaxel in Kombination mit Trastuzumab, welches dann über insgesamt 1 Jahr fortgesetzt wurde, für 410 Patientinnen mit nodalnegativen, <3 cm messenden Tumoren. Verabreicht wurde Paclitaxel in wöchentlicher Dosierung (80 mg/m$^2$) mit Trastuzumab für 12 Wochen, gefolgt von Trastuzumab für 9 Monate. In einer explorativen Analyse wurden weiterhin der intrinsische Subtyp mit dem PAM50-Test (Prosigna) bestimmt und eine Rückfallrisikokalkulation anhand von archiviertem Tumorgewebe durchgeführt.

Eine aktualisierte Auswertung dieser Ergebnisse wurde nun nach 7-jähriger Beobachtungsdauer voll publiziert. Insgesamt wurden 410 Patientinnen zwischen 2007 und 2010 in die Studie eingebracht. Bei einer medianen Nachbeobachtungsdauer von 6,5 Jahren sind insgesamt 23 Rückfälle aufgetreten. Für die Gesamtgruppe betrug die krankheitsfreie 7-Jahres-Überlebensrate 93,3% (95%CI 90,4–96,2). Insgesamt waren nur 23 Rückfallereignisse aufgetreten, davon lediglich 4 Fälle einer Fernmetastasierung. Auch die 7-Jahres-Brustkrebs-spezifische Überlebensrate war mit 98,6% (95%CI 97,0–99,9) sehr hoch; lediglich 3 Ereignisse waren eingetreten.

Betrachtet man zusätzlich den Hormonrezeptor-Status, lag die 7-Jahres-DFS-Rate für Patientinnen mit Hormonrezeptor-negativen Tumoren bei 90,7% (95%CI 84,6–97,2; 10 Ereignisse), während bei Hormonrezeptor-positiven Tumoren ein Ergebnis von 94,6% (95%CI 91,8–97,5; 13 Events) erzielt wurde. Die mediane Gesamtüberlebensrate betrug 95% (95%CI 92,4–97,7; 14 Ereignisse) [180].

**Wertung**

Für diese Low-risk-Gruppe scheint der Verzicht auf eine Anthrazyklin-basierte Chemotherapie vertretbar. Allerdings ist zu berücksichtigen, dass es sich um eine einarmige Phase-II-Studie handelt.

Die Daten der Phase-III-Studie **PHARE** wurden erstmalig 2013 publiziert [138]. Insgesamt wurden 3380 Patientinnen im medianen Alter von 54 Jahren (Spannweite 21–86 Jahre) randomisiert. Eine pN0-Situation lag bei mehr als der Hälfte der Patientinnen (54,5%) vor, 41,7% hatten Östrogenrezeptor-negative Tumoren aufgewiesen. Verglichen wurde eine adjuvante Therapie mit **Trastuzumab** über **12 Monate** wie üblich oder verkürzt auf **6 Monate**. Mit nun medianer Beobachtungsdauer von 7,5 Jahren wurden aktualisierte Ergebnisse präsentiert. Die adjustierte HR für die DFS-Rate betrug 1,08 (95%CI 0,93–1,25; p=0,39) und favorisierte somit die längere Behandlungsdauer. Die Grenze von 1,15 für Nicht-Unterlegenheit lag nicht im 95%-Konfidenzintervall. Unterschiede für verschiedene Subgruppen ergaben sich dabei nicht. Für das mediane OS

**Tabelle 7:** Erwartete 3-, 5- und 7-Jahres-Überlebensraten für Rezidivfreiheit (RFI), Brustkrebs-spezifisches (BCSS) und Gesamtüberleben (OS) in der Phase-II-Studue **APT**. Adaptiert nach [180].

| RFI | | | BCSS | | | OS | | |
|---|---|---|---|---|---|---|---|---|
| Zeit Jahre | Ereig- nisse (n) | Noch kein Ereignis (n) | Rate (95%CI) | Ereig- nisse (n) | Noch kein Ereignis (n) | Rate (95%CI) | Ereig- nisse (n) | Noch kein Ereignis (n) | Rate (95%CI) |
| 3 | 3 | 378 | 99,2 (98,4–>99,9) | 0 | 386 | – | 1 | 386 | 99,7 (99,2–>99,9) |
| 5 | 7 | 347 | 98,1 (96,8–99,5) | 1 | 362 | 99,7 (98,1–>99,9) | 5 | 362 | 98,7 (97,5–99,8) |
| 8 | 9 | 120 | 97,5 (95,9–99,1) | 3 | 127 | 98,6 (97,0–>99,9) | 14 | 127 | 95,0 (92,4–97,7) |

beziehungsweise metastasenfreie Überleben (MFS) betrugen die adjustierten HR-Werte 1,13 (95%CI 0,92–1,39) beziehungsweise 1,15 (95%CI 0,96–1,37). Insgesamt zeigte die PHARE-Studie somit, dass eine 6-monatige adjuvante Therapie mit Trastuzumab der 12-monatigen unterlegen war [137].

> **Wertung**
>
> Insgesamt liegen fünf Studien zur Fragestellung einer Verkürzung der adjuvanten Trastuzumab-Therapie vor. Zwei dieser Studien (SHORT-HER, SOLD) verglichen einen 12-monatigen mit einem 9-wöchigen Einsatz. Drei weitere Studien (PHARE, HORG, PERSEPHONE) untersuchten 6 versus 12 Monate Therapiedauer. Mit Ausnahme der PERSEPHONE-Studie hatten die verkürzten Varianten sich jeweils statistisch als unterlegen erwiesen (HR 1,15–1,57), wobei sich die Patientenpopulationen teilweise hinsichtlich Nodalstatus, Hormonrezeptor-Positivität und Art der Chemotherapie sowie bereits parallel zur Chemotherapie erfolgtem Trastuzumab-Einsatz etwas unterschieden.

Bei der PERSEPHONE-Studie fällt auf, dass sowohl der hier zumeist für diese Patientinnengruppe gewählte Anthrazyklin- und Taxan-Einsatz als auch eine bereits zur Taxan-Chemotherapie startende Trastuzumab-Therapie in beiden Armen nur in knapp der Hälfte der Fälle erfolgt war. Auch bei der PERSEPHONE-Studie (wie bei der APHINITY-Studie [199]) lag die 4-Jahres-Rate der Krankheitsfreiheit mit 89,8% höher als die bei der statistischen Kalkulation der Studie erwarteten 80%. Daher änderte sich die Hazard Ratio für die Nicht-Unterlegenheitsgrenze von 1,17 auf 1,31 [47]. Insgesamt fällt die Wertung der Ergebnisse dieser einzigen Studie, die eine Nicht-Unterlegenheit für die verkürzte Therapiedauer zeigt, daher schwer. Die 1-jährige adjuvante Behandlung mit Trastuzumab bleibt weiterhin Standard, was auch durch die nun vorliegenden finalen Ergebnisse der PHARE-Studie unterstützt wird.

### 4.3.3 Neratinib

**Neratinib** ist ein irreversibler TKI von HER1, HER2 und HER4. Er wurde in den USA 2017 für eine erweiterte adjuvante Therapie zugelassen. Die Phase-III-Studie **ExteNET** hatte nach freigestellter adjuvanter oder neoadjuvanter Therapie und Abschluss einer 1-jährigen Trastuzumab-Behandlung in einer 1:1-Randomisierung Placebo-kontrolliert den Einsatz von Neratinib 240 mg täglich p. o. für 1 Jahr bei insgesamt 2840 Patientinnen geprüft. In beiden Armen wiesen 57% der Patientinnen einen positiven Hormonrezeptor-Status auf; 68% hatten sowohl Anthrazykline als auch Taxane erhalten, und eine antihormonelle Therapie war bei den Hormonrezeptor-positiven Tumoren parallel zur Studienbehandlung erfolgt.

Die 5-Jahres-Analyse der ExteNET-Studie bestätigte den anhaltenden Nutzen der verlängerten adjuvanten Behandlung mit Neratinib [107]:

- 2,5% absoluter Nutzen in der Intention-to-treat-Gruppe (HR=0,73; p=0,008),
- 4,4% absoluter Nutzen in der HR-positiven Kohorte (HR=0,60; p=0,002),
- 3,2% absoluter Nutzen bei Patientinnen mit Beginn der Neratinib-Behandlung innerhalb eines Jahres nach Abschluss der Trastuzumab-Therapie (HR=0,70; p=0,006),
- kein Nachweis von langfristiger Toxizität (zum Beispiel keine erhöhte symptomatische kardiale Toxizität oder sekundäre Malignome) oder Spätfolgen durch Neratinib-assoziierte Diarrhö.

Ob der Nachweis einer **PI3K-Mutation** prädiktiv für einen potenziellen Behandlungserfolg ist, wurde inzwischen geprüft: Von 991/2840 Patientinnen der IIT-Population lagen Proben zur Testung vor. Hier fand sich bei 7% eine Mutation, bei 20% eine Amplifikation und bei 9% beides.

Es zeigten sich dabei zwar geringe Vorteile hinsichtlich des invasiv-krankheitsfreien Überlebens (iDFS) durch Neratinib bei PIK3CA-alterierten Tumoren (HR 0,41; 95%CI 0,17–0,90; p=0,028), die jedoch aus Sicht der Autoren nicht klinisch relevant waren (Interaktionstest negativ; p=0,309) [24].

Typisch ist eine **Diarrhö**, die in etwa 40% im Grad 3 auftritt [125]. Hier scheinen sich neben einer Loperamid-Prophylaxe weitere supportive Maßnahmen abzuzeichnen, insbesondere erscheint auch ein Versuch mit Kortokoiden (speziell **Budenosid**), gerechtfertigt, wobei dazu bisher keine klinischen Daten vorliegen [166].

> **Wertung**
>
> Im September 2018 erteilte die EMA die Zulassung für Neratinib für die erweiterte adjuvante Behandlung erwachsener Patientinnen mit HER2-überexprimiertem Brustkrebs im Frühstadium, deren Trastuzumab-basierte Therapie weniger als 12 Monate zuvor abgeschlossen worden ist. Die Ergebnisse zum Gesamtüberleben stehen noch aus.

## 4.4 Tripelnegative Tumoren

Die randomisierte Phase-III-Studie **CREATE-X**/JBCRG-04 hatte bei 900 Patientinnen mit HER2-negativem Mammakarzinom, die nach einer neoadjuvanten Chemotherapie keine pathologische Komplettremission (pCR) erreicht hatten, den adjuvanten Einsatz von **Capecitabin** geprüft. Hier hatten alle Subgruppen profitiert; besonders deutlich jedoch Patientinnen mit tripelnegativen Tumoren (n=296; HR 0,58; 95%CI 0,39–0,87) [178]. Die Ergebnisse wurden heftig diskutiert, insbesondere da frühere Studien durch die Hinzunahme einer Therapie mit Capecitabin adjuvant oder neoadjuvant keinen Vorteil zeigen konnten. Da hier

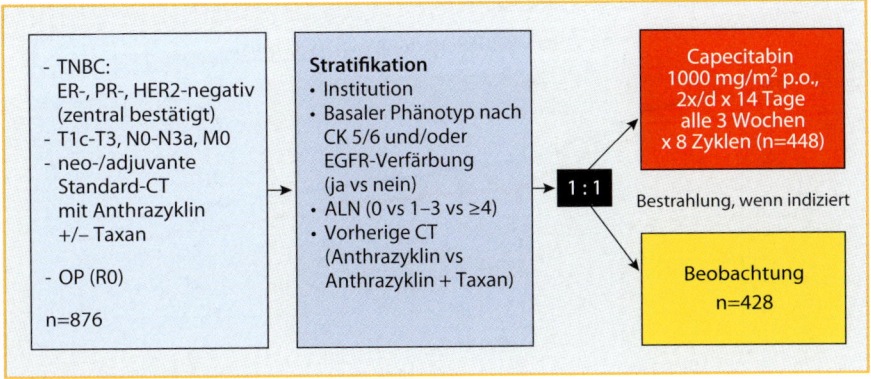

**Abbildung 14:** *Design der Phase-III-Studie* **CIBOMA** *beim TNBC. Adaptiert nach [105].*

jedoch explizit die Subgruppe behandelt wurde, die keine pCR nach einer neoadjuvanten Anthrazyklin- und Taxan-haltigen Therapie erreicht hatte und insbesondere Patientinnen mit tripelnegativer Erkrankung profitiert hatten, scheint dies zumindest für diese Subgruppe ein interessantes Therapieregime zu sein. Eine klare Empfehlung konnte bisher nicht ausgesprochen werden.

Nun liegen neue Studienergebnisse zu dieser Fragestellung vor: Die Phase-III-Studie GEICAM 2003-11_**CIBOMA**/2004-01 prüfte nach 6 Zyklen einer Standard-Chemotherapie (nur bei N0 waren 4 Zyklen AC zugelassen) bei 876 Patientinnen, die hinsichtlich Vorbehandlung, basalem Phänotyp und Lymphknotenbefall stratifiziert worden waren, randomisiert den **adjuvanten** Einsatz von 8 Zyklen **Capecitabin** gegenüber alleiniger Beobachtung (Abb. 14). Primärer Endpunkt war das DFS, sekundäre Endpunkte waren OS, Subgruppenanalyse, Toxizität und die Evaluation verschiedener Biomarker.

Für die Gesamtgruppe zeigte sich kein relevanter Unterschied hinsichtlich des 5-Jahres-DFS: Capecitabin 79,6% versus Beobachtung 76,8%; HR 0,82; p=0,14. Auch hinsichtlich des 5-Jahres-OS ergaben sich keine wesentlichen Unterschiede: Capecitabin 86,2% versus Beobachtung 85,9%; HR 0,92; p=0,62. Die Nachbeobachtungszeit betrug im Median 7,3 Jahre. In einer prospektiv geplanten Subgruppenanalyse wiesen TNBC-Patientinnen mit **nicht basaltypischer Immunhistochemie** (ICH) dagegen eine statistsch signifikant höhere 5-Jahres-Überlebenswahrscheinlichkeit bezüglich DFS (delta 9,7%) und OS (delta 9,9%) durch die Verlängerung der adjuvanten Therapie mit Capecitabin auf (Abb. 15).

Die Verträglichkeit der Capecitabin-Therapie entsprach den Erwartungen, sodass eine mediane Dosisintensität von 86,3% beobachtet wurde und 75,2% der Patientinnen alle 8 geplanten Zyklen erhalten konnten [105].

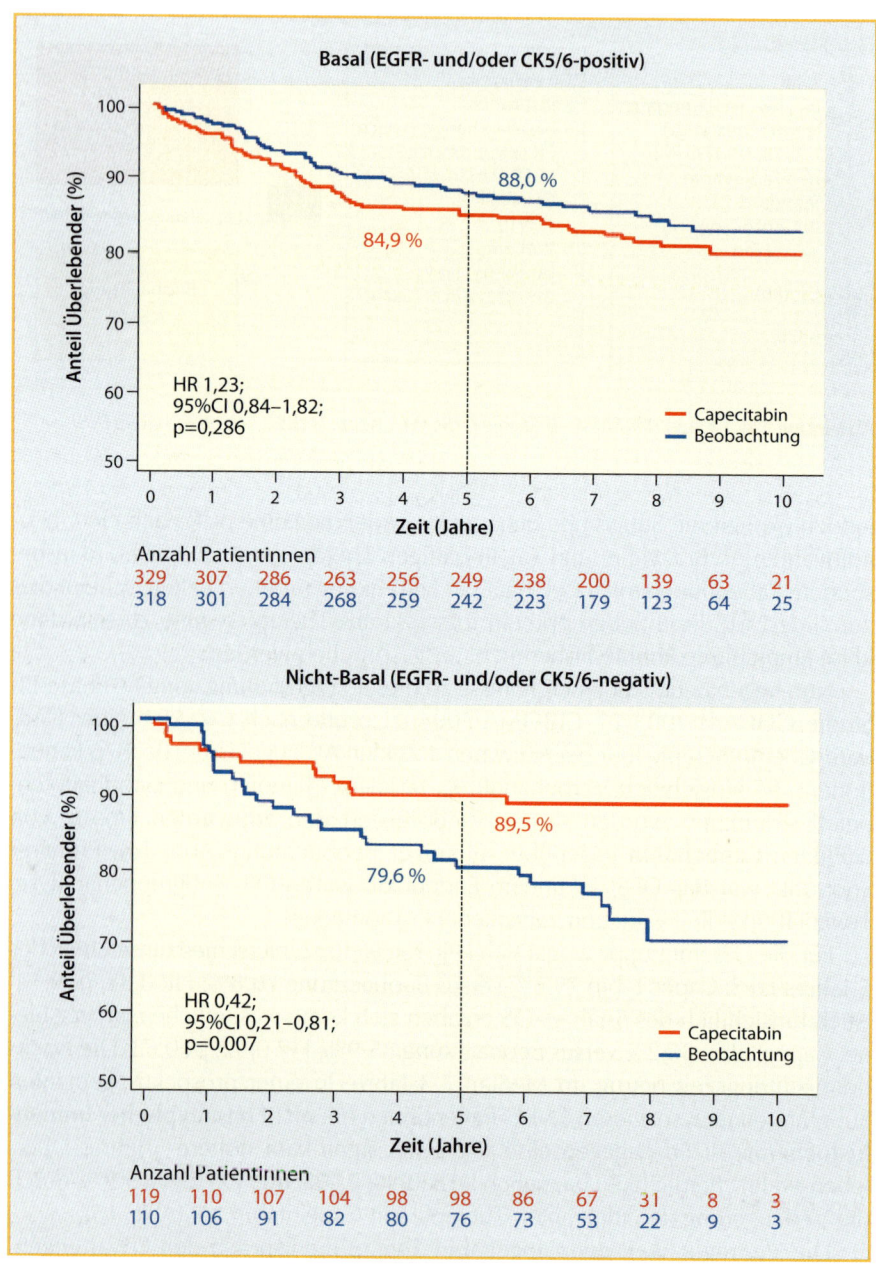

**Abbildung 15:** *5-Jahres-OS-Raten bezüglich Subgruppen in der Phase-III-Studie **CIBOMA** beim TNBC (ITT-Population). Adaptiert nach [105].*

## Wertung

Obwohl es sich hier um eine, wenn auch prospektiv geplante Subgruppenanalyse handelt, sind die Hinweise auf einen Benefit durch eine adjuvante Chemotherapie mit Capecitabin für Patientinnen mit nicht basalem (also EGFR- und/oder CK5/6-negativ) TNBC, die hier etwa ein Viertel der Gesamtgruppe ausmachten, eindrücklich. Im Gegensatz zum Vorgehen bei der CREATE-X-Studie spielte hier das vorherige Erreichen einer pCR keine Rolle.

## 4.5 Chemotherapie

Die Phase-III-Studie **WSG Plan-B** prüfte einerseits, ob sich bei genetisch günstigem Tumorprofil (Oncotype DX®) eine **Chemotherapie vermeiden** lässt, und anderseits, ob bei notwendigem Einsatz einer Chemotherapie diese auch **Anthrazyklin-frei** gleich effektiv ist, um so mögliche gesundheitliche Spätfolgen wie Kardiotoxizität und ein erhöhtes Risiko für MDS- und Leukämieerkrankungen zu mindern. Geprüft wurde daher ein Anthrazyklin-freies Chemotherapieprotokoll mit Docetaxel plus Cyclophosphamid (TC) auf Nicht-Unterlegenheit gegenüber einer Anthrazyklin-haltigen Chemotherapie mit Epirubicin/Cyclophosphamid, gefolgt von Docetaxel (EC-T, Abb. 16). Inzwischen liegen die 5-Jahres-Ergebnisse zu diesen beiden Hauptfragestellungen als Vollpublikationen vor [127, 128].

Zwischen 2009 und 2011 wurden 3198 Patientinnen mit **pN0-Situation** und **Risikofaktoren**, aber auch **pN1-Situation**, eingeschlossen. Von 3073/3198 Patientinnen konnte Material in der zentralen Tumorbank archiviert werden. Das mediane Alter betrug 56 Jahre, 41,1% wiesen einen nodalpositiven Tumor auf und bei 32,5% wurde ein undifferenziertes Karzinom (G3) beschrieben. Die Risikoeinschätzung erfolgte mit dem 21-Gentest **Oncotype DX®**, aber auch weitere Kriterien (zentrale Bestimmung von Ki67-Prozent und Differenzierungsgrad sowie optional uPA/PAI-1) wurden berücksichtigt. Zu Beginn der Studie (n=263) waren anstelle des RS zunächst klinische Risikokriterien (T2–4, G2–3, <35 Jahre, uPA/PAI-1 hoch oder pN+) als Entscheidungsbasis gewählt worden. Nach einem frühen Amendment war der RS dann als Entscheidungskriterium gewählt worden. Insgesamt 348 Patientinnen (RS ≤11) änderten vor Therapiestart ihre Meinung und nahmen dann doch nicht an der Studie teil. Es verblieb eine ITT-Population von 2449 Patientinnen. Die Therapiearme waren hinsichtlich der Tumorrisikofaktoren gut balanciert (zum Beispiel knapp 19% mit tripelnegativer Erkrankung, G3-Tumoren um 44%, Ki67 ≥40% bei 13%–14%, pN0 jeweils knapp unter 60%, pN1 in 33%–35%, pN2 und pN3 in beiden Armen selten). Primärer Endpunkt

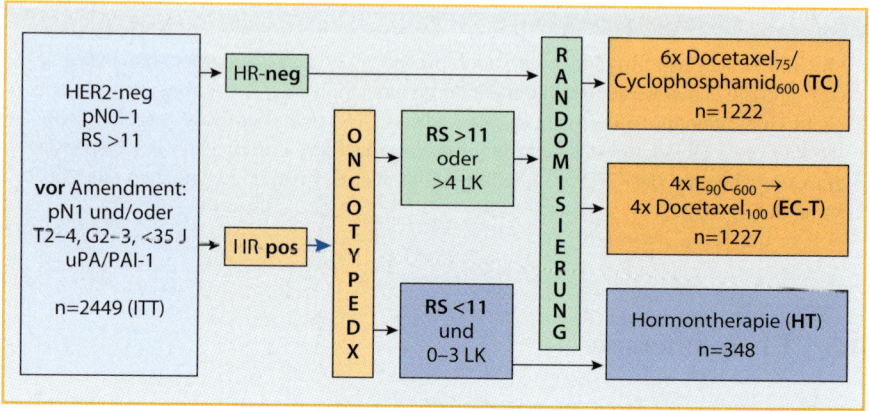

**Abbildung 16:** Design der Phase-III-Studie **WSG Plan-B**. EC-T Epirubicin/Cyclophosphamid gefolgt von Docetaxel. Adaptiert nach [128].

war das krankheitsfreie Überleben (DFS). Bei einem Recurrence Score (RS) ≥12 oder pN2–3 wurde eine Chemotherapie verabreicht (Randomisierung 6-mal TC versus 4-mal EC, gefolgt von 4-mal Docetaxel).

Einen RS ≤11 wiesen 404/2274 der Patientinnen mit Hormonrezeptor-positiver Erkrankung und pN0–1 auf. Insgesamt 435 Tumoren wurden als Hormonrezeptor-positiv/HER2-negativ bestimmt. Die Compliance, der im Rahmen der Studie ausgesprochenen Behandlungsempfehlung zu folgen, betrug 95,2% für Patientinnen mit nodalnegativer beziehungsweise 75,2% bei pN1-Situation.

Bei 86,1% (348/404) der registrierten Patientinnen wurde auf eine Chemotherapie verzichtet, nachdem ein **RS ≤11** ermittelt worden war. Bei 401 Patientinnen erfolgte aus verschiedenen Gründen keine Randomisierung.

Nach einer medianen Beobachtungsdauer von 55 Monaten ergab sich eine 5-Jahres-**DFS**-Rate von 94%, wenn bei RS <11 mit alleiniger endokriner Therapie (ET) behandelt worden war (dieser Wert fand sich sowohl bei pN0 als auch pN1). Für Patientinnen mit einem **RS 12–25** wurde bei Einsatz einer Chemotherapie eine 5-Jahres-DFS-Rate von 94% und bei **RS >25** von 84% ermittelt (p<0,001). Die entsprechenden 5-Jahre-**OS**-Raten betrugen 99% versus 97% und 93% (p>0,001).

Nodalstatus, zentrales beziehungsweise lokales Tumorgrading, Tumorgröße, Ki67, Progesteronrezeptor (PR) und der RS wurden als univariate prognostische Faktoren für das DFS ermittelt. In der Multivariatenanalyse erwiesen sich nur pN2–3, zentral und lokal als G3 ermittelte Tumoren, eine Tumorgröße von >2cm und der RS, nicht aber Ki67 als unabhängige ungünstige Faktoren. Die Bedeutung des RS war besonders deutlich für Patientinnen mit intermediärem Ki67 (>10%, <40%) [127].

Mit einer medianen Beobachtungsdauer von 55 Monaten bestätigte sich die gute Prognose bei Patientinnen, die einen Risikoscore (RS) von ≤11 aufwiesen (n=348/15,3%) und entsprechend keine Chemotherapie erhielten, aber auch die deutlich ungünstigere Situation, wenn sowohl ein hoher RS vorlag als auch mehrere Lymphknoten befallen waren:

| | |
|---|---|
| 5-Jahres-**DFS** bei **RS ≤11**: | 94% (**ohne** Chemotherapie) |
| 5-Jahres-**DFS** bei **RS 12–25**: | 94% (**mit** Chemotherapie) |
| 5-Jahres-**DFS** bei **RS >25**: | 84% (**mit** Chemotherapie) |
| 5-Jahres-**DFS** bei **RS >25 und pN2–3**: | (**mit** Chemotherapie) |
| 5-Jahres-**OS** bei **RS ≤11**: | 99% (**ohne** Chemotherapie) |
| 5-Jahres-**OS** bei **RS 12–25**: | 97% (**mit** Chemotherapie) |
| 5-Jahres-**OS** bei **RS >25**: | 93% (**mit** Chemotherapie) |
| 5-Jahres-**OS**-Rate **pN0**: | 96,7% (RS >25) |
| | 98,3% (RS 12–25) |
| | 99,2% (RS ≤11) |

Das Gesamtüberleben bei RS 12–25 war signifikant besser als bei RS >25, unabhängig davon, ob pN0, pN1, pN2 oder pN3 vorgelegen hatte. Das OS bei niedrigem RS war ebenfalls deutlich höher als bei Patientinnen mit hohem RS in den Subgruppen mit 1–3 beziehungsweise 4–9 befallenen Lymphknoten.

Auch in dieser Studie hatten Patientinnen mit Tumoren mit Ki67 ≥40% schlechtere Überlebenschancen, ähnlich der Situation bei tripelnegativen Tumoren, was zu bekannten Daten passt [34]. Allerdings erwies sich der Faktor Ki67 nur für Patientinnen mit einem RS >25 als bedeutsam, nicht hingegen bei RS <11 oder RS 12–25 [127].

Ebenfalls konnte die Nicht-Unterlegenheit des Anthrazyklin-freien Protokolls bestätigt werden Nach einer medianen Beobachtungsdauer von 60 Monaten ergaben sich sehr ähnliche 5-Jahres-Überlebensresultate für EC-Doc und TC mit sehr guten Ergebnissen in beiden Therapiearmen (Tab. 8). Die DFS-Differenz lag innerhalb der Nicht-Unterlegenheitsgrenze dem ursprünglichen Studiendesign entsprechend. Es ließ sich keine Subgruppe ermitteln, die von einer Anthrazyklin-Therapie besonders profitiert hatte: Die Interaktionsanalyse ergab keine prädiktiven Trends in Bezug auf typische Risikofaktoren wie TNBC, luminal A versus B, Nodalstatus, Alter oder RS-Status Die Autoren diskutierten dabei, dass das erzielte 5-Jahres-DFS-Ergebnis in beiden Armen mit etwa 90% deutlich über den ursprünglich geschätzten 71,4% lag – ein Phänomen, das sich auch bei einer Studie aus Dänemark mit gleicher Fragestellung [51] gezeigt hatte. Daher liegen die 95%CI-Intervalle in der **WSG-Plan-B-Studie** relativ weit auseinander und kleine

**Tabelle 8:** *Ergebnisse der Phase-III-Studie WSG Plan-B nach Art der verabreichten Chemotherapie. Adaptiert nach [128].*

|  | TC | EC-Doc | HR (95%CI) |
|---|---|---|---|
| 5-J-DFS | 89,9% | 89,6% | 1,0 (0,77–1,29) |
| 5-J-DFS (RS≤25) | 94% | 95% | 1,13 (n. a.) |
| 5-J-DFS (RS>25) | 86% | 85% | 0,87 (n. a.) |
| 5-J-OS | 94,7% | 94,5% | 0,94 (0,65–1,34) |
| Todesfälle n (%) | 5 (0,4%) | 1 (0,1%) (Therapie-assoziiert) | |
| SAEs (n) | 397 | 358 | |

Unterschiede hinsichtlich des 5-Jahres-DFS könnten somit nicht ganz ausgeschlossen werden.

5 therapiebedingte Todesfälle traten insgesamt auf, davon 4 mit TC und 1 unter EC-T, obwohl numerisch mehr SAEs im Anthrazyklin-haltigen Arm berichtet wurden [128].

### Wertung

Die exzellenten 5-Jahres-Überlebensraten bei klinisch hohem, genomisch jedoch niedrigem Risiko (RS ≤11; pN0-1) auch ohne Einsatz einer adjuvanten Chemotherapie bestärken darin, bei Patientinnen mit Ki67-Werten im mittleren Bereich, eine genomische Testung durchzuführen, um eventuell eine adjuvante Chemotherapie vermeiden zu können [127]. Die Ergebnisse passen zu denen der TAILORx-Studie (pN0 pT1–2), bei der eine 5-Jahres-DFS von 93,8% und eine 5-Jahres-OS-Rate von 98% in der Subgruppe mit RS <11 ermittelt worden war [23].

Sofern bei höherer Risikokonstellation durchgeführt, erwies sich das Anthrazyklin-freie Therapieprotokoll mit Docetaxel/Cyclophosphamid nach 5-jähriger Beobachtungsdauer dem Anthrazyklin-haltigen Protokoll (EC-Doce) als nicht unterlegen [128]. Diese Ergebnisse stehen im Widerspruch zu den 3-Jahres-Ergebnissen der ABC-Studie [22], die eine Unterlegenheit von 6-mal TC gegenüber einer Anthrazyklin/Taxan-Standardtherapie aufzeigten. Allerdings schien sich der Vorteil insbesondere für besonders hohe Risikokonstellationen mit pN2–3 zu zeigen, eine Subgruppe, die in der WSG-Plan-B-Studie wenig repräsentiert war.

## 4.6 Osteoklastenhemmung

Zum **adjuvanten** Einsatz des RANK-Ligand-Inhibitors **Denosumab** (D) liegen nun die Ergebnisse der Phase-III-Studie **ABCSG-18** voll publiziert vor. Sie prüfte prospektiv randomisiert bei 3425 Patientinnen mit Hormonrezeptor-positivem postmenopausalem Mammakarzinom Placebo-kontrolliert (P) den adjuvanten Einsatz des RANK-Liganden-Inhibitors mit 60 mg subkutan alle 6 Monate parallel zur Behandlung mit einem Aromatasehemmer. Eine (neo)adjuvante Chemotherapie zuvor war erlaubt. Primärer Endpunkt war die Zeit bis zum Auftreten einer klinischen Fraktur (primärer Endpunkt). Weiterhin wurden der prozentuale Abfall der Knochendichte (BMD), das Auftreten von Wirbelsäulenfrakturen sowie die Wahrscheinlichkeit des krankheitsfreien Überlebens und des Gesamtüberlebens überprüft. In beiden Armen wurden die beschriebenen Nebenwirkungen ganz überwiegend durch die Aromatasehemmer verursacht. Osteonekrosen des Kiefers wurden bei keiner Patientin beobachtet, ebenso wenig atypische Knochenfrakturen. Ein Todesfall wurde jedoch auf den Einsatz von D zurückgeführt. Der primäre Endpunkt wurde mit einer Halbierung des Frakturrisikos klar erreicht: HR 0,50; 95%CI 0,39–0,65; p<0,0001.

Dabei fiel insbesondere auf, wie hoch die Knochenfrakturrate bei postmenopausalen Patientinnen war: Nach 84 Monaten betrug diese 11,1% (n=92; 95%CI 8,1–14,1) in der D-Gruppe und 26,2% (n=175; 95%CI 15,6–36,8) in der P-Gruppe und lag damit deutlich über den für die Studie zuvor kalkulierten Frakturraten. Die meisten Frakturereignisse traten im Bereich von Unterarmen oder Händen auf. Ebenso kamen Frakturen von Wirbelsäule, Rippen, Fußgelenk, Fuß, Oberarm, Becken oder Oberschenkel, aber auch Unterschenkel, Knie, Schulter und Sternum vor. Das krankheitsfreie 5-Jahres-Intervall war mit 88,9% (D) gegenüber 86,8% (Placebo) bisher nicht relevant unterschiedlich: HR 0,807; 95%CI 0,66–0,99; p=0,0424. Etwa ein Viertel der Patientinnen hatte zuvor adjuvant oder neoadjuvant eine Chemotherapie erhalten. Profitiert hatten von D alle Subgruppen (Nodalstatus, Alter, initialer T-Score etc.). Nach 36 Monaten wiesen die Patientinnen, die mit Denosumab behandelt wurden, eine verbesserte Knochendichte im Bereich des Femurhalses (6,51%; 95%CI 5,62–7,39) sowie der Hüfte (7,92%; 6,87–8,97) und der Lendenwirbelsäule (10,02%; 9,04–11,01) auf [69].

Sekundärer Endpunkt war das krankheitsfreie Überleben (DFS) der ITT-Population. Nach einer medianen Beobachtungsdauer von 73 Monaten (Spannweite 58–95 Monate) hatten 240 Patientinnen (14,0%) im D-Arm und 287 Patientinnen (16,8%) im P-Arm einen Rückfall erlitten. Durch die Behandlung mit dem Osteoklastenhemmer wurde das DFS signifikant verbessert (HR 0,82; 95%CI 0,69–0,98; p=0,0260). Die Wahrscheinlichkeit eines 5-jährigen DFS betrug 89,2% (95%CI 87,6–90,8), die 8-Jahres-DFS-Wahrscheinlichkeit 80,6% (95%CI, 68,1–83,1) un-

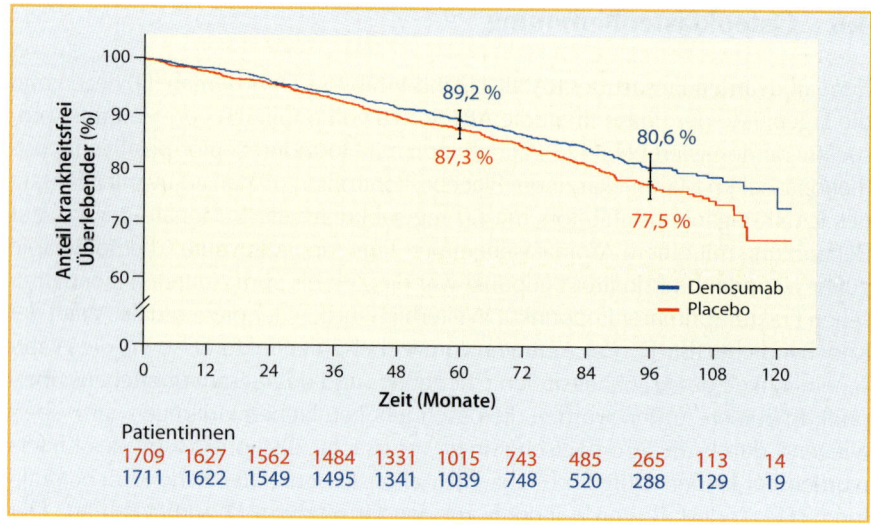

**Abbildung 17:** Deskriptive DFS-Analyse der ITT-Population *(inklusive offener, unverblindeter Therapiephase)* der Phase-III-Studie **ABCSG-18**. Adaptiert nach [70].

ter Denosumab. Im P-Arm waren dies 87,3 % (85,7–89,0) beziehungsweise 77,5 % (95 %CI 74,8–80,2). Damit ergab sich ein DFS-Vorteil nach 5 Jahren von 1,9 % und nach 8 Jahren von 3,1 % (Abb. 17).

Die häufigste schwerwiegende Nebenwirkung in der Studie war Osteoarthritis (n=62; 3,6 %) bei den 1709 Patientinnen im Denosumab-Arm versus 58 Fällen (3,4 %) bei 1690 Patientinnen im P-Arm. Meniskusschäden wurden in 1,3 % beziehungsweise 1,4 % und das Auftreten eines Katarakts in 0,9 % beziehungsweise 1,7 % berichtet. Im D-Arm kam es zu einem therapieassoziierten Todesfall (<0,1 % bei Pneumonie und Sepsis mit Nieren- und Herzversagen). Osteonekrosen des Kiefers (ONJ) wurden nicht beobachtet.

Aufgrund von **Einzelfallberichten** wird diskutiert, ob es nach dem Absetzen von Bisphosphonaten oder D (zum Beispiel Prolia bei Osteoporose-Prophylaxe) zu vermehrten Frakturen kommen könnte [143]. Allerdings lagen bisher keine prospektiven Daten hierzu vor. Es bestand die Befürchtung, dass bei Beendigung der D-Therapie eine exzessive **unkontrollierte Osteoklastenaktivierung** (Rebound) und nachfolgend schwere und multiple Wirbelsäulenfrakturen ausgelöst werden könnten [7, 139].

Beim ASBMR-Kongress 2018 wurden Daten hierzu vom **ABCSG-18** Trial diese Fragestellung betreffend präsentiert. Ausgewertet werden die Daten von Patientinnen, die vor 6 Monaten die letzte Dosis D beziehungsweise P erhalten

hatten. Berechnet wurden die Risiken für Frakturen insgesamt, Wirbelsäulenfrakturen oder das **Risiko multipler Wirbelsäulenfrakturen** für die Gesamtgruppe, aber auch für drei Gruppen:
1. Patientinnen, die die Behandlung mit einem AI später als 6 Monate *nach* der letzten Dosierung von Denosumab/Placebo gestoppt hatten;
2. Patientinnen, die den AI *vor* der letzten Dosis von D/P gestoppt hatten;
3. Patientinnen, die den AI *innerhalb* von 6 Monaten nach der letzten Dosis von D/P gestoppt hatten.

In die Analyse gingen die Daten von 3189 Patientinnen (Denosumab 1613, Placebo 1576) ein. Die mediane Beobachtungsdauer betrug (berechnet ab 6 Monaten nach letzter Behandlung) 36 Monate. Die mediane Behandlungsdauer betrug 42, die mediane Anzahl der Applikation von D/P 7 Monate. Insgesamt kam es zu 318 Frakturen bei 199 Patientinnen (entsprechend einer Subjekt-Inzidenzrate von 6,2%).

Das Gesamtfrakturrisiko unter D betrug 6,1% (163 Frakturen / 98 Patientinnen), während dies im Placeboarm 6,4% betrug (155/101). Wirbelsäulenfrakturen wurden unter D in 1,4% der Fälle (39 Frakturen bei 22 Patientinnen) und im Placeboarm in 0,6% (14/9) beobachtet. Multiple Wirbelsäulenfrakturen waren mit 0,7% selten und noch seltener im P-Arm (0,2%; 8/3). Zusammenfassend wurde kein Anstieg des Gesamtfrakturrisikos bei Patientinnen, die die Behandlung mit D gestoppt haben, beobachtet. Allerdings erschien die Rate an Wirbelsäulenfrakturen (2,5-fach) und die Rate an multiplen Wirbelkörperfrakturen (3,5-fach) gegenüber P erhöht. Angesichts der insgesamt sehr geringen Fallzahlen mit Frakturereignissen wurde dies insgesamt nicht als Signal für einen Anstieg von klinischen Wirbelsäulenfrakturen bei Patientinnen, die eine Behandlung von Denosumab vor mindestens 6 Monaten beendet hatten, gewertet [135].

> **Wertung**
>
> Die Frakturrate bei postmenopausalen Patientinnen unter der Behandlung mit einem Aromatasehemmer erwies sich insgesamt höher als erwartet. Im Rahmen der ABCSG-18-Studie hatten gut ein Viertel der Patientinnen im Placebo-Arm Frakturen erlitten, im Denosumab-Arm immerhin noch 11%. Bei starker Eingrenzung der Einschlusskriterien (postmenopausal, Hormonrezeptor-positiv, Aromatasehemmer adjuvant) konnte sowohl der primäre (Verlängerung der Zeit bis zur ersten Fraktur) als auch der sekundäre Studienendpunkt (Verbesserung des krankheitsfreien Überlebens) erreicht werden. Eine entsprechende Osteoklastenhemmung in adjuvanter Situation erscheint daher sowohl zur Senkung des Rückfallrisikos (siehe auch EBCTCG-Metaanalyse [48]) als auch zur Senkung des Frakturrisikos sinnvoll. Grundsätzlich ist jedoch zu überdenken, ob angesichts höherer Frakturgefahr unter einem Aromatasehemmer (AI) nicht auch nach 2-jähriger adjuvanter Therapie mit einem Aromatasehemmer bevorzugt eine Umstellung auf Tamoxifen zur Vermeidung von Frakturkomplikationen sinnvoll ist. Der Verdacht, dass nach Absetzen von Denosomab unter AI-Therapie ein Rebound-Effekt mit unkontrollierter Osteoklastenaktivierung und konsekutiven Wirbelsäulenfrakturen eintreten kann, scheint sich nach diesbezüglicher Datenanalyse der ABCSG-18-Studie nicht zu bestätigen, ist jedoch weiter beobachtungswürdig.

# 5 Metastasierte Situation

## 5.1 Hormonrezeptor-positive Tumoren

Wichtigstes Thema ist weiterhin die Resistenzüberwindung durch Kombinationen, meist mit zielgerichteten Therapien zu einer bewährten antihormonellen Therapie. Allerdings wurden auch die positiven Ergebnisse einer Studie zu einer rein endokrinen Kombination berichtet.

Eine offene, randomisierte Studie verglich den Einsatz von **Anastrozol** mit der Kombination von **Anastrozol plus Fulvestrant** bei 694/707 auswertbaren Patientinnen. Stratifiziert wurde hinsichtlich einer Tamoxifen-Vorbehandlung. Dabei zeigte sich sowohl hinsichtlich des PFS (wie bereits bekannt [114]) als auch hinsichtlich des OS ein deutlicher Vorteil für die Kombinationsbehandlung (49,8 versus 42,0 Monate; HR 0,82; p=0,03), obwohl diese mit der zum Zeitpunkt der Studiendurchführung noch niedrigen 250-mg-Dosierung von Fulvestrant erfolgte (Abb. 18). Profitiert hatten insbesondere Patientinnen, die noch keine adjuvante Tamoxifen-Therapie erhalten hatten mit 52,2 versus 40,3 Monaten (HR 0,73), während sich nach Tamoxifen-Vorbehandlung kein relevanter Vorteil zeigte (48,2 versus 43,5 Monate; HR 0,97; p=0,09) [115].

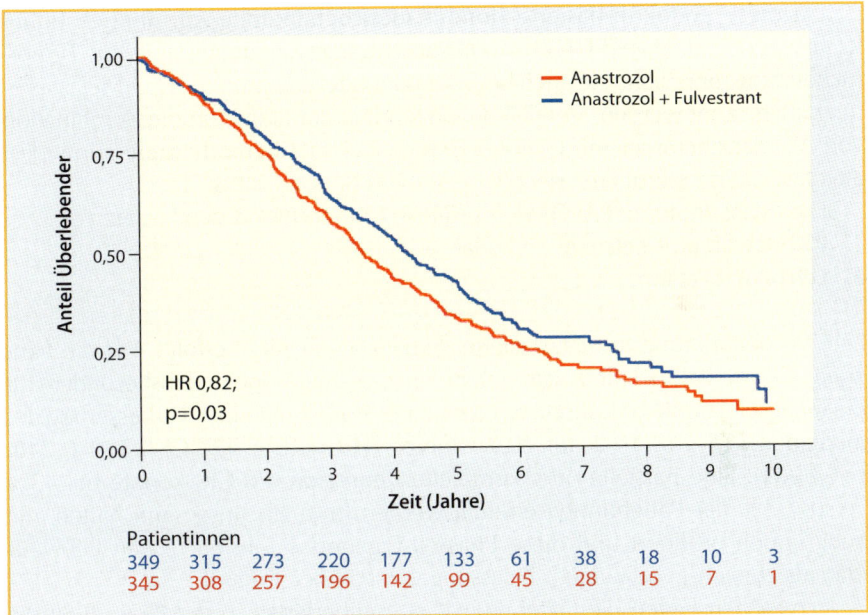

**Abbildung 18:** *Offene, randomisierte Studie mit Anastrozol versus Anastrozol/Fulvestrant: Gesamtüberleben. Adaptiert nach [115].*

### Wertung

Die Studie gibt ein interessantes Signal; die Ergebnisse sind aber auf die heutige Situation mit intensiver adjuvanter antihormoneller Therapie nicht übertragbar, da endokrin vorbehandelte Patientinnen offensichtlich von der Kombination Anastrozol plus Fulvestrant gegenüber der alleinigen AI-Therapie nicht profitierten.

### 5.1.1 Endokrine Therapie plus CDK4/6-Inhibition

Der **Cyclin-D-CDK4/6-Rb-Signalweg** reguliert den Fortgang des Zellzyklus und ist in Karzinomzellen häufig besonders aktiviert; er stellt damit eine potenziell therapeutisch angehbare Zielstruktur dar: Die zelluläre DNA-Synthese wird dadurch verhindert, dass der Übergang des Zellzyklus von der G1- zur S-Phase durch Blockade der Phosphorylierung des Retinoblastoms (Rb) unterbunden wird. Aus präklinischen Studien ist bekannt, dass diese Hemmung **synergistisch mit Anti-Östrogenen** funktioniert. Inzwischen sind CDK4/6-Hemmer (Palbociclib, Ribociclib und seit 2018 zugelassen auch Abemaciclib) im klinischen Alltag fest etabliert.

Da diese endokrin-basierte Kombinationsbehandlung mit ähnlich hoher Wahrscheinlichkeit und Geschwindigkeit wie eine Chemotherapie zur Tumorrückbildung führt, kann sie auch bei viszeraler oder symptomatischer Metastasierung angewandt werden. Vergleichende Studien zur Frage, ob die Kombination von Aromatsehemmer mit CDK4/6-Hemmer einer **Chemotherapie** zumindest gleichwertig ist, rekrutieren derzeit noch (zum Beispiel RIBBITT).

Die Phase-II-Studie **PALOMA-1** prüfte 1:1 randomisiert den Einsatz von
1. **Palbociclib** plus **Letrozol** (PL) oder
2. **Letrozol** (L) allein.

Eine Vorbehandlung in metastasierter Situation war nicht erfolgt. Für die Hinzunahme von Palbociclib zeigte sich für die Gesamtgruppe und insbesondere für die nicht selektionierte Kohorte ein deutlicher Vorteil mit einer Verbesserung des medianen **PFS** von 10,2 auf 20,2 Monate (HR 0,488; 95%CI 0,319–0,748; p=0,0004). Eine partielle oder komplette Remission (PR/CR) konnte bei 43% versus 33% der Patientinnen erreicht werden (p=0,13). Insgesamt hatten alle Subgruppen profitiert und diese Phase-II-Ergebnisse führten in den USA zur (damals zunächst vorläufigen) Zulassung von Palbociclib [60].

Inzwischen liegen die Daten zum Gesamtüberleben in der Phase-II-Studie **PALOMA-1** vor. Im PL-Arm betrug dieses im Median 37,5 Monate gegenüber 34,5 Monaten für L (HR 0,897; 95%CI 0,62–1,29; p=0,281). Nach Beendigung der Studientherapie erhielten 78,6% der Patientinnen im PL-Arm eine systemische Folgetherapie gegenüber 86,4% im L-Arm. Im L-Arm erhielten auch mehr Patientinnen mindestens 3 Folgetherapielinien (37% versus 18%) [59].

> **Wertung**
>
> In der PALOMA-1-Studie zeigte sich ein statistisch nicht signifikanter Trend zu einem geringen Überlebensvorteil im Palbociclib-/Letrozol-Arm. Die Überlebensdaten der analog in der Phase-III-Studie PALOMA-2 behandelten Patientinnen stehen noch aus.

Die erste Publikation einer Phase-III-Studie mit einem CDK4/6-Hemmer betraf die **PALOMA-3**-Studie, die mittels 2:1-Randomisierung Placebo-kontrolliert (PBO) die Effektivität von **Palbociclib** (PAL) kombiniert mit **Fulvestrant** (FUL) prüfte (Abb. 19). Teilgenommen hatten Patientinnen nach endokriner Vorbehandlung, die maximal eine Chemotherapielinie für die fortgeschrittene Erkrankung erhalten hatten. Mit einer medianen Beobachtungsdauer von 8,9 Monaten bestätigte sich der Vorteil hinsichtlich des medianen progressionsfreien Überlebens im Palbociclib-Arm mit 9,5 Monaten gegenüber dem Placebo-Arm, wo 4,6 Monate erreicht wurden (HR 0,45; 95%CI 0,36–0,59; p<0,001). Dabei spielte es keine Rolle, ob Patientinnen sich in postmenopau-

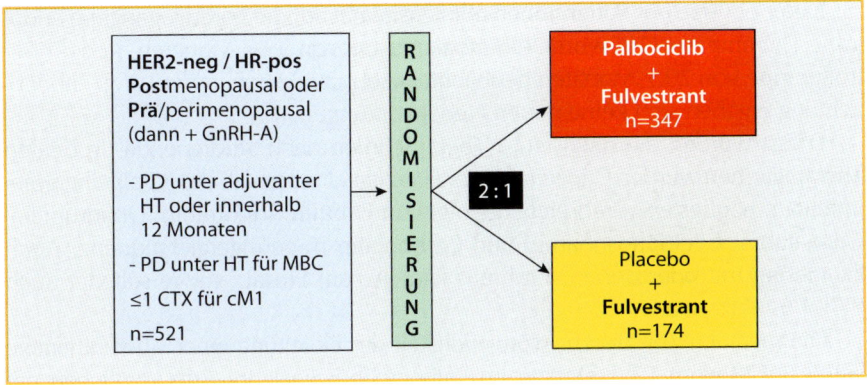

**Abbildung 19:** *Design der Phase-III-Studie **PALOMA-3**. Adaptiert nach [31].*

saler oder prämenopausaler Situation (GnRH-Analogon dann zusätzlich verabreicht) befanden [31].

Wichtige Daten zu **Folgetherapien** und zum Verlauf der Tumorerkrankung nach Therapie im Rahmen der PALOMA-3-Studie waren später publiziert worden: Die am häufigsten verabreichte Therapie im Anschluss war Capecitabin (n=57/28,8%), gefolgt von Paclitaxel (n=22/11%) und Exemestan (n=34/17,2%).

**Zeit bis Ende der nächsten Therapielinie (TENLT)**: 17,9 (PAL+FUL) versus 12,8 Monate (PBO+FUL); HR 0,62; 95%CI 0,48–0,81; p=0,0001.

**Folgetherapiedauer**: Nach PAL+FUL 4,3 Monate (alle Therapien); bei Chemotherapie 4,8 Monate, bei endokriner Therapie 3,4 Monate, bei zielgerichteter Therapie 3,4 Monate.

**Folgetherapiedauer**: PBO+FUL 5,7 Monate; bei Chemotherapie 5,9, bei Hormontherapie 4,4 und zielgerichteter Therapie 5,0 Monate.

Die TENLT wurde dabei ab dem Zeitpunkt der Studien-Randomisierung kalkuliert. Nach Progress unter Palbociclib und Fulvestrant war die Zeit bis zum Folgeprogress etwas verkürzt, jedoch blieb die Gesamtzeit bis zum zweiten Progress weiterhin konstant länger im Vergleich zum Placebo-Arm. Dies galt sowohl für endokrine als auch zielgerichtete sowie Chemotherapie als Folgebehandlung [186].

Nach einer Beobachtungsdauer von 44,8 Monaten liegen nun die lange erwarteten Daten zum **Gesamtüberleben** in der Phase-III-Studie **PALOMA-3** vor. Für die Gesamtgruppe ergaben sich hier 34,9 Monate (95%CI 28,8–40,0) im Palbociclib/Fulvestrant-Arm und 28,0 Monate (95%CI 23,6–34,6) in der Kontrollgruppe Placebo/Fulvestrant (HR 0,81; 95%CI 0,64–1,03; p=0,09). In Kontrollarm waren nachfolgend 16% der Patientinnen mit einem CDK4/6-Inhibitor behandelt worden (außerhalb der Studie; es war kein Cross-over in der Studie vorgesehen).

In der Gruppe der Patientinnen mit Sensitivität auf die vorangegangene endokrine Therapie (n=410) wurde ein medianes OS von 39,7 Monaten, in der Kontrollgruppe von 29,7 Monaten beobachtet (Abb. 20). Auch in der Langzeitbeobachtung ergaben sich keine neuen Nebenwirkungen.

Erfasst wurden die nächsten 3 Therapielinien nach Studienende. In beiden Therapiearmen wurden Capecitabin und Paclitaxel innerhalb der 3 Folgetherapielinien am häufigsten verabreicht, gefolgt von Eribulin, Vinorelbin, Doxorubicin, Gemcitabin, Cyclophosphamid und Carboplatin in geringerer Frequenz. Auch Exemestan mit oder ohne Everolimus kamen zum Einsatz sowie seltener auch CDK4/6-Inhibitoren

Die mediane Zeit bis zur Notwendigkeit der Einleitung einer Chemotherapie betrug im Median 17,6 Monate im Palbociclib/Fulvestrant-Arm verglichen mit 8,8 Monaten im Placebo/Fulvestrant-Arm. Eine zusätzliche exploratorische Analyse war die Bestimmung der Zeitspanne von der Randomisation bis zum Ende der ersten Folgetherapie nach Tumorprogress. Diese betrug im Median 18,8 Monate (95%CI 16,4–20,5) im Kombinationsarm verglichen mit 14,1 Monaten (95%CI 12,0–16,7) bei Monotherapie mit Fulvestrant (HR 0,68; 95%CI 0,56–0,84; p<0,001) [187].

In einer exploratorischen Subgruppenanalyse wurde der Zusammenhang von ESR1- und PIK3CA-Mutationsstatus in der bei Therapiestart entnommenen Blutprobe anhand ctDNA ermittelt: Das mediane OS war länger mit Palbociclib/Fulvestrant im Vergleich zum Placebo-Arm, wenn eine ESR1-Mutation nachgewiesen worden war; die absolute Differenz durch die Hinzunahme von Palbociclib betrug 11,0 Monate bei Patientinnen mit **ESR1-Mutation** und 4,7 Monate ohne einen solchen Mutationsnachweis (p=0,6 für Interaktion). Ein ähnlicher Trend zeigte sich für das OS bei Nachweis einer **PIK3CA-Mutation** für die Kombinationsbehandlung: absolute Differenz 6,4 Monate beziehungsweise 5,8 Monate; p=0,64 für Interaktion [130].

### Wertung

Für die Gesamtgruppe der Patientinnen scheint sich der PFS-Vorteil von circa 6 Monaten auch in eine ähnliche Verbesserung des Gesamtüberlebens zu übertragen. Dabei profitiert ganz überwiegend die Gruppe der Patientinnen, die bereits zuvor auf eine endokrine Therapie angesprochen hat. Hier ergibt sich ein Überlebensvorteil von etwa 10 Monaten. Die Gruppe der Patientinnen, die zuvor nicht von einer antihormonellen Therapie profitiert hatte (n=111), hatte hingegen keinen Vorteil durch die zusätzliche Behandlung mit Palbociclib (HR 1,14; 95%CI 0,71–1,84). Statistisch ist dieses Ergebnis jedoch wegen zahlreicher Zwischenanalysen nicht signifikant, erscheint jedoch zweifellos klinisch bedeutsam. Ergebnisse translationaler Untersuchungen deuten darauf hin, dass bei Nachweis einer ESR1- oder PIK3CA-Mutation eher ein Vorteil durch die Kombination mit einem CDK4/6-Inhibitor erwartet werden darf.

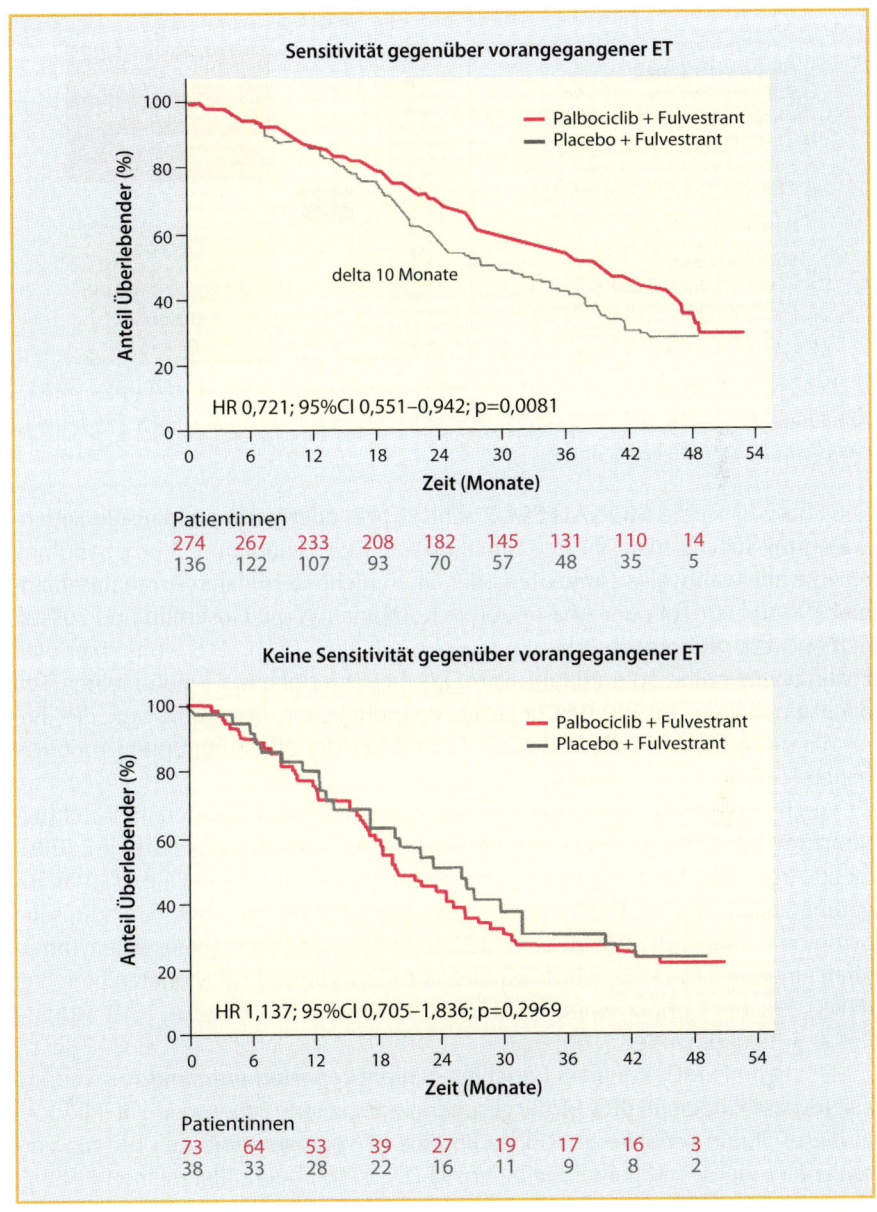

**Abbildung 20:** *Phase-III-Studie PALOMA-3: OS bezogen auf Ansprechen auf vorangegangene endokrine Therapie (ET). Adaptiert nach [187].*

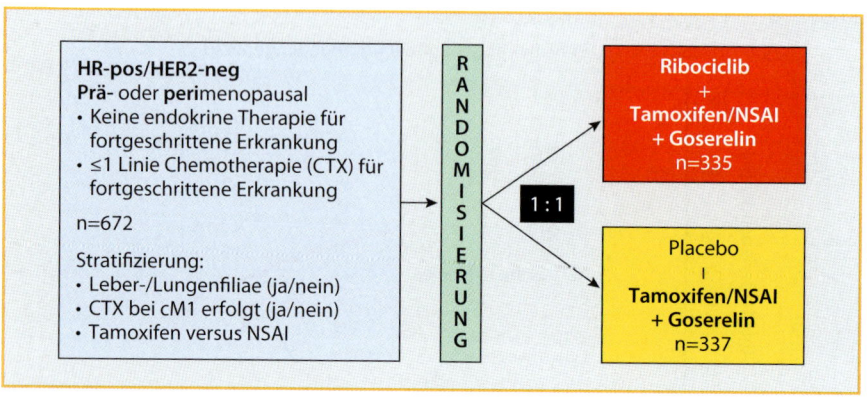

**Abbildung 21:** *Design der Phase-III-Studie* **MONALEESA-7**. *Adaptiert nach [185]. NSAI nichtsteroidaler Aromatasehemmer.*

Die Phase-III-Studie **MONALEESA-7** schloss **prä- oder perimenopausale** Patientinnen mit für die metastasierte Situation fehlender endokriner Vorbehandlung ein, die alle wahlweise **Tamoxifen** oder einen **nicht-steroidalen Aromatasehemmer** (NSAI: Letrozol oder Anastrozol) in Kombination mit **Goserelin** und zusätzlich entweder **Ribociclib** oder ein Placebo erhielten (Abb. 21), wobei hier eine Erstlinienchemotherapie erlaubt war. Dies betraf jedoch nur einen kleinen Teil der Patientinnen. Inzwischen liegt die Vollpublikation der Studie vor, die ihre primären Endpunkte erreichte (Tab. 9) und bei der alle Subgruppen profitiert hatten [185].

Auch in dieser Studie wurden nur wenige febrile Neutropenien im Kombinationsarm berichtet (2,1%). Zytopenien waren erwartungsgemäß im Ribociclib-Arm höher (Neutropenie Grad 4 mit 9,9% versus 0,6%). Eine QT-Verlängerung zeigte sich bei 6,9% versus 1,2% der Behandelten, ohne dass klinische Symptome oder Arrhythmien berichtet wurden. Wurde vom Therapeuten **Tamoxifen** eingesetzt (n=177), wurde ein PFS von 22,1 versus 11,0 Monaten berichtet (HR 0,59). Bei Einsatz eines **NSAI** (n=224) wurden 27,5 versus 13,8 Monate (HR 0,57) dokumentiert [185].

Die beim ESMO-Kongress berichtete **Patient-reported-outcome**-Auswertung zeigte, dass Ribociclib plus ET die gesundheitsassoziierte Lebensqualität (HRQoL) in dieser Studie verbesserte: Ribociclib plus ET verzögerte die Zeit bis zur Verschlechterung des Allgemeinbefindens (TTD) ≥10% beim allgemeinen HRQoL im Vergleich zu Placebo plus ET. Schmerz und Fatigue waren mit Ribociclib plus ET versus Placebo plus ET verbessert; dies hielt während der Behandlung an. Diarrhö und Übelkeit/Erbrechen traten mit Ribociclib selten auf und hatten keine negative Auswirkung auf die HRQoL. Aktivität und Arbeitsproduktivität, die

**Tabelle 9:** *Resultate* der Phase-III-Studie **MONALEESA-7**. Adaptiert nach [185].

| Endpunkte (inklusiv primärer Endpunkt: mPFS) | Ribociclib+ Tamoxifen/ NSAI + Goserelin n=335 | Placebo+ Tamoxifen/ NSAI + Goserelin n=337 | Hazard Ratio (95%CI) | Einseitiger p-Wert |
|---|---|---|---|---|
| Ereignisse, n (%) | 131 (39,1) | 187 (55,5) | | |
| Medianes PFS, Monate (95%CI) Beurteilung durch Untersucher | **23,8** (19,2–NR) | **13,0** (11,0–16,4) | 0,55 (0,44–0,69) | 0,0000000983 |
| Ansprechrate (ORR) (%) | 40,9 | 29,7 | | 0,00098 |
| ORR messbare Erkrankung (%) | 50,9 | 36,3 | | 0,000317 |
| Klinischer Vorteil (CBR) (%) | 79,9 | 67,3 | | 0,000340 |

gerade in prämenopausaler Situation bedeutsam sind, waren im Ribociclib- und Placebo-Arm miteinander vergleichbar [72].

Wichtigster sekundärer Endpunkt in **MONALEESA-7** war das **Gesamtüberleben**, wobei die Auswertung nach dem Eintreten von 192 Todesfällen erfolgen sollte. Zum Zeitpunkt der Auswertung im November 2018, nach einer medianen Beobachtungsdauer von 34,6 Monaten, befanden sich im Ribociclib-Arm noch 116 (35%) und im Placebo-Arm noch 57 (17%) der Patientinnen in Studienbehandlung. Häufigster Grund zur Beendigung der Therapie war ein Erkrankungsprogress, der in 52% (173) beziehungsweise 68% (240) der Fälle eingetreten war. Die Studie erreichte statistisch signifikant eine relative Reduktion des Risikos zu versterben um 29% durch den Einsatz von Ribociclib (HR 0,712; p=0,00973; siehe Abb. 22). Im Placebo-Arm betrug das Gesamtüberleben im Median 40,9 Monate, im Ribociclib-Arm wurde dies bisher nicht erreicht. Nach 36 Monaten lebten noch 71,9% der Patientinnen im Ribociclib-Arm, im Placebo-Arm waren dies noch 64,9%. Die korrespondierenden Ergebnisse nach 42 Monaten waren 70,2% und 46,0%.

Für die Subgruppe der Patientinnen, die mit einem NSAI behandelt wurden, bestätigte sich diese relative Risikoreduktion um 30% (HR 0,699; 95%CI 0,50–0,98). Hier betrug das mediane OS im Placebo-Arm 40,7 Monate und wurde ebenfalls im Ribociclib-Arm nicht erreicht. Nach 36 Monaten war die Über-

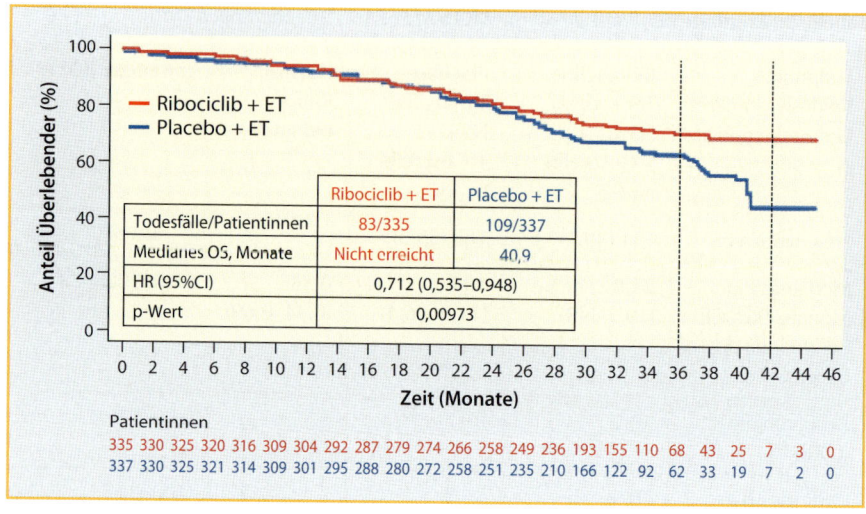

**Abbildung 22:** Gesamtüberleben in Phase-III-Studie **MONALEESA-7** in prä-/perimenopausaler Situation. Adaptiert nach [76].

lebensrate mit Ribociclib 72,2% und ohne 64,6%, mit korrespondierenden 42-Monats-Raten von 69,7% und 43,0%. Insgesamt bestätigte sich der Überlebensvorteil bei allen Subgruppen, wobei zu berücksichtigen ist, dass diese relativ klein waren.

Die **Folgetherapien**, die nicht mehr Bestandteil der Studien waren, waren in beiden Armen relativ gleich verteilt (Tab. 10). Dabei verwundert, dass im Placebo-Arm nur 52/280 (19%) der Patientinnen als erste Folgetherapie einen CDK4/6-Inhibitor erhielten, während 57/280 (20%) eine antihormonelle Therapie ohne Kombinationspartner und 41/280 (15%) eine Hormontherapie mit einem anderen Kombinationspartner erhielten.

Für die Gesamtgruppe war die **Zeit bis** zur Einleitung einer **Chemotherapie** im Ribociclib-Arm naheliegender Weise deutlich besser. Der Median wurde hier noch nicht erreicht, während dies im Placebo-Arm 36,9 Monate waren (HR 0,596; 95%CI 0,46–0,77). Nach 36 Monaten waren im Ribociclib-Arm noch 67,2% und im Placebo-Arm noch 53,8% ohne Chemotherapie. Die entsprechenden 42-Monats-Raten betrugen 65,8% und 49,0%.

Ein gerade bei neuen, zielgerichteten Therapien wichtiger Faktor ist das **PFS2**, hier definiert als Zeit von Randomisation bis zum Progress auf die Folgetherapie. Damit wird eine Aussage getroffen, ob vielleicht nach einem frühen Therapieerfolg eine komplett resistente Erkrankung vorliegt, die auf weitere Behandlungen nicht mehr anspricht. In der MONALEESA-2-Studie war dieses

**Tabelle 10:** *Erste Folgetherapien nach MONALEESA-7. Adaptiert nach [76].*

|  | Ribociclib + ET n=335 | Placebo + ET n=337 |
|---|---|---|
| Patientinnen, die Studientherapie beendeten | 219 | 280 |
| Folgetherapie erhalten | 151 (69%) | 205 (73%) |
| ET + **CDK4/6-Inhibitor** | 22 (**10%**) | 52 (**19%**) |
| Chemotherapie allein | 49 (22%) | 80 (29%) |
| Chemotherapie + ET | 18 (8%) | 22 (8%) |
| ET allein | 49 (22%) | 57 (20%) |
| ET + sonstige | 31 (14%) | 41 (15%) |
| Sonstige | 4 (2%) | 5 (2%) |

*ET* Endokrine Therapie

PFS2 im Ribociclib-Arm bei 126/335 Ereignissen noch nicht erreicht, während im Placebo-Arm bereits 161/337 Ereignisse eingetreten waren und der Median mit 32,3 Monaten bestimmt werden konnte (HR 0,692 mit 96%CI 0,55–0,88). Nach 36 Monaten wurden noch 58,4% der Patientinnen im Ribociclib-Arm mit der ersten Folgetherapie behandelt, während dies im Placebo-Arm noch 46,2% waren. Nach 42 Monaten galt dies für 54,6% beziehungsweise 37,8% der Studienteilnehmerinnen.

Hinsichtlich der Sicherheitsanalysen ergaben sich keine neuen Aspekte. Typische Grad-3/4-Nebenwirkungen waren Neutropenie (Ribociclib 63,5% und Placebo 4,5%) sowie Toxizität im Bereich von Leber und Gallenwegen mit 11% versus 6,8% und ein verlängertes QT-Intervall bei 1,8% beziehungsweise 1,2%.

### Wertung

Die mit Ribociclib erreichte Verzögerung der Krankheitsprogression ist mit einer Verbesserung/Aufrechterhaltung der HRQoL assoziiert. Mit Ribociclib assoziierte UEs haben keine bedeutsamen Auswirkungen auf die HRQoL. In dieser Studie konnte bei prämenopausalen Patientinnen erstmalig ein statistisch signifikanter Überlebensvorteil mit einem CDK4/6-Inhibitor in Kombination mit endokriner Therapie bei Hormonrezeptor-positiver, HER2-negativer fortgeschrittener Mammakarzinom-Erkrankung dokumentiert werden. Interessant war dabei auch, dass sich der in der Studie deutliche PFS-Vorteil von 10 Monaten auch noch im PFS2 fortsetzte.

Die Phase-III-Studie **PALOMA-3** erprobte mit einer 2:1-Randomisierung Placebo-kontrolliert (PBO) **Palbociclib** (PAL) mit **Fulvestrant** (FUL). Teilgenommen hatten Patientinnen nach endokriner Vorbehandlung, die maximal 1 Chemotherapielinie für die fortgeschrittene Erkrankung erhalten hatten (Abb. 19). Mit einer medianen Beobachtungsdauer von 8,9 Monaten bestätigte sich der Vorteil hinsichtlich des medianen progressionsfreien Überlebens im Palbociclib-Arm mit 9,5 Monaten gegenüber dem Placebo-Arm, wo 4,6 Monate erreicht wurden (HR 0,45; 95%CI 0,36–0,59; p<0,001). Dabei spielte es keine Rolle, ob Patientinnen sich in postmenopausaler oder prämenopausaler Situation (GnRH-Analogon dann zusätzlich verabreicht) befanden [31].

Die Palbociclib-Therapie beeinträchtigte dabei weder die Art noch die Wirksamkeit der Standardbehandlung **nach Krankheitsprogression**: Nach Progress unter PAL+FUL war die Zeit bis zum Folgeprogress etwas verkürzt, jedoch blieb die Gesamtzeit bis zum zweiten Progress weiterhin konstant länger im Vergleich zum Placebo-Arm. Dies galt sowohl für endokrine als auch zielgerichtete sowie Chemotherapie als Folgebehandlung. Die Zeit bis zur nächsten Therapielinie betrug 18,8 (PAL+FUL) beziehungsweise 14,1 (PBO+FUL) Monate (HR 0,68; 95%CI 0,56–0,84; p<0,0001). Die mediane Dauer der Folgetherapie in beiden Armen war ähnlich; die mediane Dauer bis zur Einleitung einer Chemotherapie betrug 17,5 (PAL+FUL) und 8,8 (PBO+FUL) Monate (HR 0,58; p<0,000001).

Publiziert wurden inzwischen auch die Ergebnisse zum **Gesamtüberleben**, wobei der durch die Studientherapie erzielte Vorteil wegen der Ausrichtung insbesondere auf das PFS und verschiedener Zwischenanalysen als statistisch nicht signifikant zu werten war. Die geplante finale OS-Analyse wurde nach 310 Ereignissen bei 521 randomisierten Patientinnen mit einem medianen Follow-up von 44,8 Monaten durchgeführt. PAL+FUL führte zu einer klinisch bedeutsamen Verbesserung des OS: Die absolute Differenz der PFS-Zunahme (6,6 Monate) unter dieser Kombination übersetzte sich somit auch in einen nahezu identischen **OS-Vorteil** von 6,9 Monaten (34,9 versus 28,0 Monate; stratifizierte HR 0,81; einseitiger p=0,043). Dieser Vorteil zeigte sich unabhängig von Vortherapie und eventuellem Nachweis einer ESR1-Mutation. Für die Subgruppe der Patientinnen mit **Ansprechen auf die zuvor erfolgte endokrine Therapie** konnte eine 10-monatige Verbesserung des OS (HR 0,72; einseitiger p=0,008) beobachtet werden (Tab. 11) [30].

Grundsätzlich haben Patientinnen mit **viszeraler Metastasierung** eher eine schlechte Prognose als beispielsweise mit lymphonodulärer oder ossärer Metastasierung. Um den Effekt von Ribociclib besser einschätzen zu können, erfolgte eine zusammenfassende Subgruppenanalyse der Phase-III-Studien MONALEESA-2 (ML-2), MONALEESA-3 (ML-3) und MONALEESA-7 (ML-7), in

**Tabelle 11:** Gesamtüberleben ITT-Population und Subgruppen in der **PALOMA-3**-Studie. Adaptiert nach [30].

| Subgruppe | n (%) | HR (95%CI) | PAL+FUL medianes OS (95%CI) | PBO+FUL medianes OS (95%CI) | 1-seitiger p-Wert | Interaktion p-Wert |
|---|---|---|---|---|---|---|
| ITT, stratifiziert | 521 (100) | 0,81 (0,64–1,03) | 34,9 (28,8–40,0) | 28,0 (23,6–34,6) | 0,043 | – |
| ITT, unstratifiziert | 521 (100) | 0,79 (0,63–1,00) | 34,9 (28,8–40,0) | 28,0 (23,6–34,6) | 0,025 | |
| **Sensitivität auf vorherige ET** | | | | | | |
| Endokrin sensitiv | 410 (78,7) | 0,72 (0,55–0,94) | 39,7 (34,8–45,7) | 29,7 (23,8–37,9) | – | 0,124 |
| Endokrin resistent | 111 (21,3) | 1,14 (0,71–1,84) | 20,2 (17,2–26,4) | 26,2 (17,5–31,8) | – | |
| **Lokalisation Metastasierung** | | | | | | |
| Viszeral | 311 (59,7) | 0,85 (0,64–1,13) | 27,6 (24,4–31,2) | 24,7 (20,8–31,8) | – | 0,442 |
| Nicht viszeral | 210 (40,3) | 0,69 (0,46–1,04) | 46,9 (39,3–NE) | 35,4 (24,6–NE) | – | |
| **Menopausenstatus bei Studieneinschluss** | | | | | | |
| Postmenopausal | 413 (79,3) | 0,73 (0,57–0,95) | 34,8 (28,8–40,1) | 27,1 (22,8–32,1) | – | 0,251 |
| Prä/perimenopausal | 108 (20,7) | 1,07 (0,61–1,86) | 38,0 (24,4–NE) | 38,0 (22,2–NE) | – | |

*FUL* Fulvestrant, *PAL* Palbociclib, *PBO* Placebo

denen 484/820 Patientinnen (59%) eine viszerale Metastasierung aufgewiesen hatten [207]. Alle Patientinnen hatten Hormonrezeptor-positive, HER2-negative fortgeschrittene Mammakarzinome. Je nach Studie wurde mit RIB oder PBO plus Letrozol (ML-2) oder aber RIB oder PBO plus Fulvestrant (ML-3) oder aber RIB oder PBO plus Goserelin plus Anastrozol/Letrozol (ML-7, prämenopausal) behandelt. Primärer Endpunkt war die lokale Bestimmung des PFS, sekundär wurden ORR, CBR und Sicherheit ausgewertet.

In ML-2 hatten 197/334, in ML-3 137/238 und in ML-7 150/248 der Patientinnen eine viszerale Metastasierung aufgewiesen. Von den insgesamt 710 Patientinnen, die mit PBO plus ET behandelt wurden, hatten 416 (59%) eine viszerale Metastasierung (ML-2 196/334; ML-3 77/129; ML-7 143/247). Das PFS wurde im Median sowohl bei Patientinnen mit als auch ohne viszerale Metastasierung verlängert (Tab 12). Auch ORR und CBR waren höher beim Einsatz von RIB im Vergleich zu PBO mit oder ohne viszerale Metastasierung. Die Ergebnisse sowie auch die häufigsten (>10% der Patientinnen in dem jeweiligen Arm) Grad-3/4-Nebenwirkungen sind in Tabelle 12 dargestellt, wobei keine Grad-4-Nebenwirkungen in ML-3 auftraten [207].

### Wertung

Obwohl der Nachweis einer viszeralen Metastasierung auch in dieser gepoolten Analyse mit einer schlechteren Prognose einherging, war die Effektivität der Kombinationsbehandlung auch für diese Subgruppe höher, und es fand sich kein Hinweis auf eine besondere Auffälligkeit die Nebenwirkungen betreffend [207]. Derzeit erfolgen angesichts der guten Wirksamkeit auch bei viszeraler Metastasierung und des ähnlich schnellen Ansprechens über eine Chemotherapie mehrere Studientherapieansätze, die eine endokrine Therapie in Kombination mit einem CDK4/6-Hemmer randomisiert mit einer Chemotherapie vergleichen, zum Beispiel im Rahmen der auch in Deutschland laufenden Studie RIBBITT, die in der Erstlinie AI plus Ribociclib mit Paclitaxel oder Capecitabin – mit oder ohne Bevacizumab je nach Wahl des Behandlers – vergleicht [www.clinicaltrials.gov/ct2/show/NCT03462251].

Die offene randomisierte Phase-II-Studie **Young-Pearl** prüfte bei 175 bereits mit Tamoxifen vorbehandelten prämenopausalen Patientinnen, die bereits eine Chemotherapie erhalten haben durften, in einer 1:1-Randomisierung den Einsatz von **Exemestan, Leuprolid** und **Palbociclib** im Vergleich zu **Capecitabin**. Im endokrinen Kombinationsarm waren 92, im Capecitabin-Arm 86 Patientinnen behandelt worden. Der primäre Endpunkt, das von den behandelnden Ärzten beurteilte PFS, zeigte sich mit einem Median von 20,1 versus 14,4 Monaten im endokrin basierten Therapiearm verbessert (HR 0,659; 95%CI 0,44–0,99; p= 0,0469). Diese Verbesserung zeigte sich mit nahezu identischen PFS-Werten sowohl für die Situation nach vorausgegangener Chemotherapie (n=138) mit 20,4 versus 13,0 Monaten (HR 0,615; p=0,0436) als auch bei Patientinnen ohne viszerale Metastasierung (n=90) mit 20,7 versus 14,4 Monaten (HR 0,496; p=0,0272).

Eine nominelle Verbesserung zeigte sich auch bei der ORR (messbar n=119) mit 50,8% versus 44,8%, der DCR (messbar n=119) mit 95,1% versus 87,9% und einer CBR (definiert als CR+ PR+ SD≥24 Wochen; messbar n=119) mit 78,7% versus 65,5%. Hinsichtlich des Nebenwirkungsprofils ergaben sich keine Überraschungen mit bei Capecitabin im Vordergrund stehendem Hand-Fuß-Syndrom

**Tabelle 12:** *Ergebnisse der gepoolten Subgruppen-Analyse bezüglich Effektivität und Verträglichkeit bei viszeraler Metastasierung in den Phase-III-Studien MONALEESA. Adaptiert nach [207].*

| | Viszerale Metastasen | Keine viszeralen Metastasen |
|---|---|---|
| **ML-2** | | |
| **Medianes PFS** (RIB/PBO), Monate (95%CI) | **24,9** (22,2–30,9) / **13,4** (12,7–16,5) | **25,3** (22,2–NR) / **18,2** (15,0–24,6) |
| Hazard Ratio (95%CI) | 0,538 (0,408–0,709) | 0,634 (0,448–0,897) |
| **ORR** (RIB/PBO), % | 48 / 37 | 35 / 17 |
| **CBR** (RIB/PBO), % | 79 / 72 | 82 / 75 |
| **Häufigste** (≥10%) **Grad-3-Nebenwirkungen** (RIB/PBO), % | | |
| Neutropenie | 56 / 1 | 47 / 1 |
| Leukopenie | 19 / 1 | 21 / <1 |
| Hypertonus | 11 / 11 | 15 / 15 |
| **Häufigste** (≥10%) **Grad-4-Nebenwirkungen** (RIB/PBO), % | | |
| Neutropenie | 10 / 0 | 9 / 0 |
| **ML-3** | | |
| **Medianes PFS** (RIB/PBO), Monate (95%CI) | **NR** (19,1–NR) / **16,5** (9,0–NR) | **NR** (NR–NR) / **21,9** (14,8–NR) |
| Hazard Ratio (95%CI) | 0,610 (0,403–0,926) | 0,521 (0,295–0,921) |
| **ORR** (RIB/PBO), % | 46 / 29 | 31 / 21 |
| **CBR** (RIB/PBO), % | 74 / 60 | 75 / 81 |
| **Häufigste** (≥10%) **Grad-3-Nebenwirkungen** (RIB/PBO), % | | |
| Neutropenie | 50 / 0 | 45 / 0 |
| Leukopenie | 12 / 0 | 10 / 0 |
| Transaminasenanstieg | 6 / 0 | 12 / 0 |
| **ML-7** | | |
| **Medianes PFS** (RIB/PBO), Monate (95%CI) | **23,8** (14,8–NR) / **10,4** (7,2–12,9) | **27,5** (NR–NR) / **19,3** (16,5–NR) |
| Hazard Ratio (95%CI) | 0,507 (0,367–0,700) | 0,609 (0,377–0,984) |
| **ORR** (RIB/PBO), % | 45 / 36 | 30 / 19 |
| **CBR** (RIB/PBO), % | 79 / 57 | 83 / 81 |
| **Häufigste** (≥10%) **Grad-3-Nebenwirkungen** (RIB/PBO), % | | |
| Neutropenie | 54 / 3 | 56 / 4 |
| Leukopenie | 14 / 1 | 16 / 1 |
| **Häufigste** (≥10%) **Grad-4-Nebenwirkungen** (RIB/PBO), % | | |
| Neutropenie | 11 / <1 | 9 / 0 |

*CBR* Klinische Benefit-Rate, *NR* nicht erreicht, *ORR* Gesamt-Ansprechrate, *PBO* Placebo, *PFS* progressionsfreies Überleben, *RIB* Ribociclib beziehungsweise Neutropenie im endokrinen Kombinationsarm mit Palbociclib [133].

> **Wertung**
>
> Diese Studie prüfte erstmalig prospektiv randomisiert eine endokrine Kombination mit einem CDK4/6-Inhibitor gegenüber einer Mono-Chemotherapie in prämenopausaler Situation. Hier zeigte sich ein verbessertes PFS zugunsten des Kombinationsarms von endokriner Therapie plus CDK4/6-Inhibitor im Vergleich zu Capecitabin für die Patientinnen mit Hormonrezeptor-positivem, HER2-negativem metastasiertem Mammakarzinom.

Zur im klinischen Alltag relevanten Fragestellung des Auftretens der typischen Nebenwirkungen unserer meist betagteren Patientinnen liegt bereits eine zusammenfassende Auswertung, basierend auf den zwei prospektiv randomisierten Zulassungsstudien mit **Palbociclib** und **Ribociclib**, vor. Die Sicherheit betreffend standen Daten von 778 Patientinnen, die die Kombinationsbehandlung erhalten hatten, zur Verfügung. Hier zeigte sich, dass schwere Nebenwirkungen, die im Verlauf auch zu Therapieabbruch oder Dosisreduktion führten, bei den älteren Patientinnen vermehrt auftraten (Tab. 13) [169].

Ebenfalls stellt sich im klinischen Alltag oft die Frage einer notwendigen Dosisreduktion. Eine nun vorliegende **gepoolte Analyse** der drei randomisierten Studien PALOMA-1, PALOMA-2 und PALOMA-3 zeigte, dass bei 311 Patientinnen (35,5%), bei denen eine **Dosisreduktion von Palbociclib** von 125 mg auf **100 mg** vorgenommen wurde (93,6% wegen unerwünschter Nebenwirkungen, 3,9% aus anderen Gründen; bei 2,6% lagen keine Angaben vor), eine deutliche Besserung eintrat: Verglichen mit dem Zeitpunkt vor der Dosisreduktion ließ sich anhaltend bis zum nachfolgenden 6. Behandlungszyklus eine Senkung des Auftretens einer Grad-3-Neutropenie von 66,2% auf 36,8% und einer Grad-4-Neutropenie von 17,4% auf 0,9% erreichen. Insgesamt verbesserte sich durch die Dosisreduktion sowohl die Frequenz als auch die Schwere der Leukopenie. Die ohnehin seltene febrile Neutropenie (vor Dosisreduktion 2,6%) trat dann nur noch bei 1 Patientin im nachfolgenden 5. Behandlungszyklus auf. Auch die Frequenz von Grad-3/4-Thrombozytopenien und Grad-3-Anämien war bereits vor Dosisreduktion gering (keine Grad-4-Anämie), und nach Dosisreduktion sank diese Frequenz nochmals. Insgesamt 105 Patientinnen erhielten eine Dosisreduktion von 100 mg auf **75 mg** und hier zeigte sich ein ähnlicher Effekt: Die Frequenz von Neutropenien sank anhaltend bereits im Folgezyklus nach Dosisreduktion, ebenfalls die Schwere dieser Nebenwirkung. So sank das Auftreten einer Grad-4-Neutropenie von 21,9% vor Dosisreduktion auf 1,4% im Zyklus 4 nach Reduktion.

**Tabelle 13:** *Nebenwirkungen von CDK4/6-Inhibitoren nach Altersgruppen. Adaptiert nach [169].*

| Patientinnen nach Altersgruppen | <65 Jahre | ≥65 Jahre | ≥70 Jahre |
|---|---|---|---|
|  | n=447 | n=331 | n=187 |
|  | n (%) | n (%) | n (%) |
| Nebenwirkungen Grad 1/2 | 437 (98) | 324 (98) | 185 (99) |
| Nebenwirkungen Grad 3/4 | 340 (76) | 276 (83) | 159 (85) |
| Schwerwiegende Nebenwirkungen (SAE) | 72 (16) | 88 (27) | 50 (27) |
| SAEs, die zum Therapieabbruch führten | 35 (8) | 56 (17) | 38 (20) |
| SAEs, die zu Therapieunterbrechung oder Dosisreduktion führten | 323 (72) | 253 (76) | 147 (79) |
| **Spezielle Nebenwirkungen** | | | |
| Neutropenie (alle Grade) | 341 (76) | 256 (77) | 150 (80) |
| Neutropenie Grad 3/4 | 292 (65) | 228 (69) | 134 (72) |
| Infektionen (alle Grade) | 190 (43) | 165 (50) | 100 (53) |
| Hepatotoxizität (alle Grade) | 79 (18) | 51 (15) | 34 (18) |
| Hepatotoxizität Grad 3/4 | 32 (7) | 16 (5) | 12 (6) |
| Fatigue (alle Grade) | 195 (44) | 153 (46) | 89 (48) |
| Fatigue Grad 3 | 11 (2) | 11 (3) | 7 (4) |

Eine Dosisreduktion scheint dabei keinen relevanten Wirkverlust der Therapie zu verursachen (Abb. 23).

Die Besonderheit des inzwischen zur Verfügung stehenden CDK4/6-Inhibitors Abemaciclib scheint zu sein, dass dieser 14-mal potenter gegen CDK4/Cyclin D1 als gegen CDK6/Cyclin D3 wirkt. Auch das bisher bekannte Nebenwirkungsprofil unterscheidet sich von Palbociclib und Ribociclib. Abemaciclib scheint laut präklinischen Daten die Blut-Hirn-Schranke zu passieren. In der Phase-II-Studie I3Y-MC-JPBO (NCT02308020) wurde der monotherapeutische Effekt einer 2-mal täglichen 200-mg-Gabe von Abemaciclib unter anderem bei Patientinnen mit Hormonrezeptor-positivem Mammakarzinom überprüft (eine Kohorte HR+/HER2-negativ, eine weitere Kohorte HR+/HER2-positiv). Mindestens 1 messbare **Hirnmetastase** musste nachweisbar sein. Primärer Endpunkt war die objektive

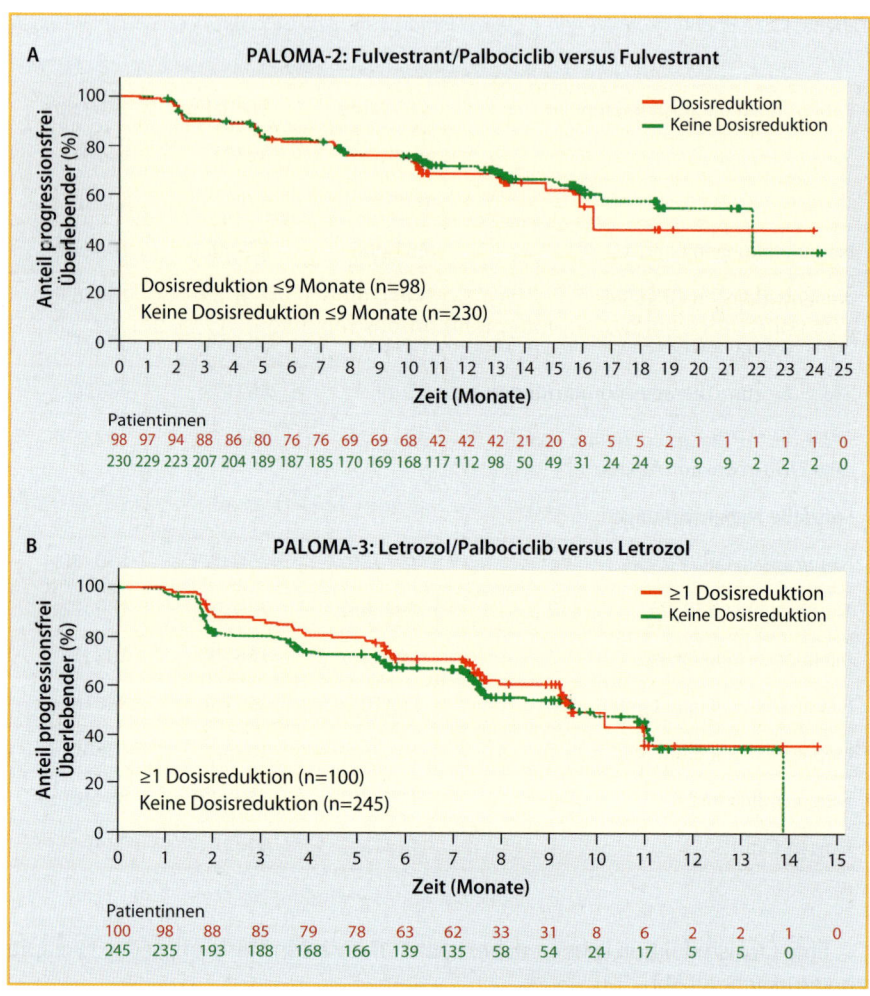

**Abbildung 23:** PFS mit oder ohne Palbociclib-Dosisreduktion in den Phase-III-Studien PALOMA-2 [41] (A) und PALOMA-3 [193] (B). Adaptiert nach [194].

intrakranielle Ansprechrate. Während sich bei Patentinnen mit HER2-Überexpression keine positiven Ergebnisse fanden, war bei Hormonrezeptor-positiven, HER2-negativen Erkrankungen ein Ansprechen zu beobachten (2/23 mit PR, 2/23 mit SD ≥6 Monate), sodass dieses Konzept weiter verfolgt wird [13].

**Abemaciclib** erwies sich im Mausmodell als wirksam bei intrakraniellen Glioblastomen und penetrierte die Blut-Hirn-Schranke [146]. Auch anhand klinischer Daten konnte inzwischen nachgewiesen werden, dass Abemaciclib-Konzentrationen im Gewebe von Hirnmetastasen und Liquor ähnlich konzentriert vorlagen wie in Plasmaproben [156]. Eine kleine Phase-II-Studie belegte die grundsätzliche Wirksamkeit von Abemaciclib bei Hormonrezeptor-positiven Tumoren. Einschlusskriterium war die Stabilität von **Hirnmetastasen** über mindestens 4 Wochen nach stereotaktischer oder Ganzschädelbestrahlung. Die Fortsetzung einer endokrinen Therapie war erlaubt, sofern die Metastasierung außerhalb des ZNS stabil war. Die Angaben zur Vorbehandlung, sowohl die System- als auch die Radiotherapie betreffend, waren leider bei der Posterpräsentation nicht vollständig, sodass die Interpretation des relativ guten Ergebnisses für das mediane OS mit 8,4 Monaten schwer fällt. Grundsätzlich scheint Abemaciclib jedoch Behandlungspotenzial für diese Situation zu haben [182].

> **Wertung**
>
> Weiterhin stehen drei CDK4/6-Inhibitoren in Kombination mit endokriner Therapie zur Verfügung, nämlich Ribociclib, Palbociclib und Abemaciclib. In allen Zulassungsstudien hatten im Vergleich zur alleinigen endokrinen Therapie alle Subgruppen hinsichtlich des PFS profitiert. Unabhängig davon kann nach Prüfung und Beratung mit der Patientin weiterhin eine endokrine Monotherapie sinnvoll erscheinen. Der Wirkmechanismus von Abemaciclib weicht offensichtlich etwas von Ribociclib/Palbociclib ab, und auch die Toxizitätsprofile unterscheiden sich: Bei Abemaciclib muss insbesondere im ersten Behandlungsmonat mit schwerwiegender Diarrhö gerechnet werden; bei allen drei Präparaten stehen ansonsten Neutropenien im Vordergrund, die selten zu Infekten führen, aber Überwachung erfordern. Für Ribociclib wurde nun erstmalig auch ein statistisch signifikanter Überlebensvorteil für den Einsatz bei Patientinnen in prämenopausaler Situation nachgewiesen [76].

### 5.1.2 Behandlung nach Vortherapie mit CDK4/6-Inhibitor

Ob nach vorherigem Einsatz eines CDK4/6-Inhibitors ein solcher erneut sinnvollerweise eingesetzt werden kann, ist mangels klinischer Daten weiterhin unklar. Insbesondere stellt sich die Frage, ob **Abemaciclib nach Vortherapie mit Palbociclib oder Ribociclib** effektiv sein könnte, da sich die Wirkmechanismen offensichtlich etwas unterscheiden und Abemaciclib auch als Monotherapie effektiv zu sein scheint [40].

Im Rahmen eines Pilotprojekts wurden 49 Patientinnen mit **Abemaciclib** therapiert, von denen 14 **vorher Palbociclib** in Kombination mit antihormoneller Therapie erhalten hatten. Zusätzlich wurde eine genomische Analyse mittels NGS an Tumorgewebe und Blutproben (cfDNA/zellfreie DNA) durchgeführt. Von 12 hinsichtlich des klinischen Ansprechens auswertbaren Patientinnen hatten 8 mehrere Kurse Abemaciclib erhalten, während 4 Patientinnen nur maximal 1 Kurs erhielten. 5 Patientinnen (5/12; 41,7%) hatten einen frühen Tumorprogress, während 3 Patientinnen (3/12; 25%) einen mehrmonatigen Benefit (PFS >120 Tage; 2/3 weiterhin unter Therapie) aufwiesen. Erste Analysen der Baseline-cfDNA der Patientinnen mit frühem Progress und Abemaciclib nach Palbociclib-Vorbehandlungen ergaben den Nachweis einer RB1-Mutation, FGFR1-Amplifikation und TP53-Mutation sowie weitere Veränderungen [201].

### Wertung

Der Großteil der Patientinnen erlitt einen frühen Progress unter Abemaciclib nach Palbociclib-Vorbehandlung, was auf eine Kreuzresistenz der CDK4/6-Inhibitoren untereinander hindeutet. Allerdings schien eine im Vorfeld nicht eindeutig bestimmbare Subgruppe doch von der Behandlung zu profitieren. Hier wäre die Identifizierung eines entsprechenden prädiktiven Biomarkers für den rationalen Einsatz einer neuerlichen CDK4/6-Blockade sehr hilfreich.

Die Phase-I/II-Studie **TRINITI-1** prüfte die Dreifachkombination des CDK4/6i **Ribociclib** mit dem mTORi **Everolimus** und dem AI **Exemestan** bei postmenopausalen Frauen (Männern war eine Teilnahme ebenfalls erlaubt), die bereits einen Progress nach einer vorausgegangenen Behandlung mit einem CDK4/6-Inhibitor erlebt und bis zu 3 Linien einer Vorbehandlung für die Metastasierung (inklusive maximal 1 Chemotherapie) erhalten hatten (n=95). Dabei erwies sich die Kombination als grundsätzlich wirksam mit einer CBR nach 24 Wochen von 41% (n=39) und übertraf damit den zuvor definierten primären Endpunkt um gut 10%. Die RR betrug 8,4% (Einschätzung der Investigatoren), das mediane PFS 5,7 Monate und das 1-Jahres-PFS 33%. Typische Nebenwirkungen waren Neutropenie (alle Grade 41,7%; Grad 3/4 31,3%), Stomatitis trat ebenfalls häufig auf (41,7%; 3,1%), ebenso Fatigue (35,4%; 1,0%). In den **ctDNA**-Genotypisierungen zeigte sich bei verschiedenen Gruppen ein niedrigeres PFS, zum Beispiel bei Nachweis einer ESR1-Mutation mit einem medianen PFS gegenüber Wildtyp mit 3,5 versus 6,9 Monaten (HR 1,76; 95%CI 1,01–3,05). Eine ähnliche Verschlechterung wurde auch bei PIK3CA-Mutation, wenn diese bei Studienstart nachgewiesen wurde, beobachtet. Die Autoren empfahlen diese Hypothesen-generierende Biomarkeranalyse in einer Folgestudie zu überprüfen, die dann beispielsweise Ribociclib plus Everolimus plus Exemestan inklusive begleitender Biomarkeranalyse beim Hormonrezeptor-positiven Mammakarzinom vergleichen sollte [15].

Eine erste Zwischenanalyse der laufenden Phase-II-Studie **BYLieve**, welche **Alpelisib** in Kombination mit **Letrozol** oder **Fulvestrant** (Behandlerauswahl) nach Vorbehandlung mit einem CDK4/6-Inhibitor/endokriner Therapie verglich, wurde beim ASCO 2019 berichtet. Patientinnen, die zuvor CDK4/6i plus Fulvestrant erhalten hatten, erhielten im Rahmen dieser Studie Alpelisib in Kombination mit Letrozol, während bei Vorbehandlung mit einem Aromatasehemmer zum CDK4/6i nun Fulvestrant eingesetzt wurde. Bei allen Patientinnen wurde der **PIK3CA-Mutationsstatus** aus Tumorgewebe geprüft. In der Screeningphase war eine entsprechende Blutuntersuchung optional. In der Fulvestrant-Kohorte wurden 51, in der Letrozol-Kohorte 29 Patientinnen behandelt. Komplette Remissionen wurden nicht beobachtet, eine PR wurde bei 13,7% (F) gegenüber 27,6% (L) beobachtet. Eine Stabilisierung war hingegen häufiger in der Kombination mit Fulvestrant (58,8% versus 34,5%). Ein Tumorprogress trat bei 9,8% der Patientinnen mit Fulvestrant und 31,0% mit Letrozol ein. Patientinnen mit zentral bestätigter PIK3CA-Mutation (n=20 mit Fulvestrant; n=17 mit Letrozol) erreichten eine ORR von 20% (F) gegenüber 18% (L) bei einer CBR von 40% (F) und 35% (L) [152].

> **Wertung**
>
> Auch diese Studie ist hypothesengenerierend, und der Ansatz sollte weiter überprüft werden. Die Ergebnisse passen zur Subgruppenanalyse der SOLAR-1-Studie, bei der ebenfalls Patientinnen nach Vortherapie mit CDK4/6-Inhibition vom Zusatz von Alpelisib profitierten (siehe 5.2.4 [8]).

### 5.1.3 Chemotherapie plus Immuntherapie

Nachdem die Phase-Ib/II-Studie ENHANCE 1 zur Kombination von Pembrolizumab mit Eribulin beim tripelnegativen Mammakarzinom zumindest ein ermutigendes Signal gegeben hatte (ORR-Rate 26,4%, CBR 36,8%, medianes PFS 4,2 Monate, medianes OS 16,7 Monate, DOR 8,3 Monate, DOR >6 Monate >50%) [181], wurden beim ASCO 2019 die Ergebnisse einer Phase-II-Studie für die Hormonrezeptor-positive Situation präsentiert. Insgesamt 88 Patientinnen mit Hormonrezeptor-positiver, HER2-negativer Erkrankung hatten nach mindestens 2 Linien einer Hormontherapie und maximal 2 Linien einer Chemotherapie an der randomisierten Phase-II-Studie teilgenommen. In einer 1:1-Randomisierung wurden die Patientinnen entweder dem Arm A mit **Eribulin** (E) plus **Pembrolizumab** (P) oder Arm B (E allein) zugeteilt. Bei Progress im Arm B war ein Cross-over mit Erhalt einer Pembrolizumab-Monotherapie möglich.

Die Studie erreichte nicht ihren primären Endpunkt: nach 39/44 PFS-Ereignissen in beiden Armen wurde ein medianes PFS von 4,1 Monaten (E+P) gegenüber 4,2 Monaten beobachtet (HR 0,8; p=0,33). Auch für die Subgruppe der Patientinnen mit PD-L1-Positivität, die im E+P-Arm mit 13 Patientinnen und im E-Arm mit 11 Patientinnen vertreten war, ergaben sich nahezu identische mediane PFS-Ergebnisse (4,2 versus 4,3 Monate; HR 0,8; p=0,7). Ebenfalls fand sich keine

Assoziation für ein verbessertes Ansprechen bei Nachweis von TILs oder erhöhter TMB. Darüber hinaus wurden 2 Immuntherapie-assoziierte Todesfälle beobachtet [179].

> **Wertung**
>
> Diese Studie gibt keinerlei Signal für eine Effektivität einer Behandlungskombination eines Immun-Checkpoint-Inhibitors mit Chemotherapie beim metastasierten Hormonrezeptor-positiven Mammakarzinom.

### 5.1.4 PIK3CA-Inhibition

Die Hyperaktivierung des PI3K-Signalwegs steht im Zusammenhang mit maligner Transformation, Krebsprogression und endokriner Therapieresistenz. Etwa 40% der Patientinnen mit Hormonrezeptor-positivem, HER2-negativem Brustkrebs haben eine aktivierende Tumormutation von PIK3CA [79]. Pan-PI3K-Inhibitoren zielen auf multiple Isoformen der PI3K, was zu übermäßigen Toxizitäten und eher geringerer Wirksamkeit führt [17]. Alpelisib (BYL719) ist hingegen ein spezifischer Inhibitor der PI3K-alpha-Isoform.

Die Phase-III-Studie **SOLAR-1** schloss 572 Patienten mit Hormonrezeptor-positivem, HER2- negativem, fortgeschrittenem Mammakarzinom mit Rezidiv oder Progress nach vorheriger Aromatasehemmer-Behandlung ein. Voraussetzung war ebenfalls ein identifizierter **PIK3-Status** in archiviertem oder frischem Tumorgewebe. Es erfolgte ebenfalls eine Untersuchung von ct-DNA in Blutproben. In 341 Fällen wurde am Tumorgewebe eine PIK3CA-Mutation nachgewiesen, bei 231 Patienten war dies nicht der Fall. In beiden Kohorten erfolgte eine 1:1-Randomisierung für eine Behandlung mit **Fulvestrant** in Kombination mit **Alpelisib** oder alleiniger Fulvestrant-Therapie (Abb. 24) [9].

Die Studie erreichte ihren primären Endpunkt, die statistisch signifikante Verbesserung des PFS, in der Kohorte mit Nachweis einer PIK3CA-Mutation im Tumorgewebe (HR 0,65; p=0,00065, Abb. 25). Zum Zeitpunkt der Auswertung betrug die Beobachtungsdauer 20 Monate. Im Median betrug das PFS für die Kohorte mit Mutationsnachweis 11,0 Monate im Kombinationsarm versus 5,7 Monate im Kontrollarm. Dies wurde auch durch die signifikant höhere Ansprechrate (26,6% versus 12,8%) und noch deutlicher bei messbarer Erkrankung (35,7% versus 16,2%) gezeigt.

Die Gesamtpopulation und die Subgruppe ohne PIK3CA-Mutation profitierten hingegen nicht. Obwohl die Rate an Therapieabbrechern in beiden Armen gering war mit 5% (mit Alpelisib) und 1% (ohne Alpelisib), zeigten sich bei 76% der Patienten Grad-3/4-Toxizitäten, wobei am häufigsten eine Hyperglykämie (36,6%) und Hautausschlag/Rash (9%) berichtet wurden. Die korrespondieren-

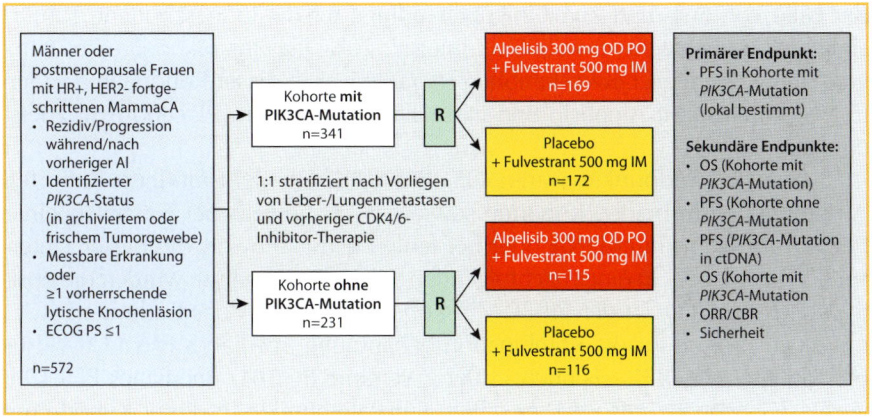

**Abbildung 24:** Design der Phase-III-Studie SOLAR-1. Adaptiert nach [9].

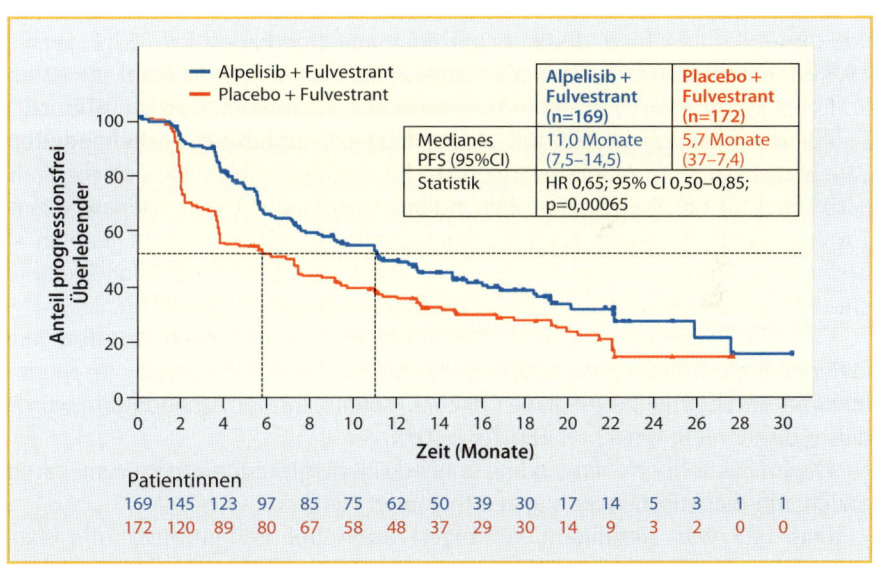

**Abbildung 25:** Primärer Endpunkt der Phase-III-Studie SOLAR-1: PFS in der Kohorte mit Nachweis einer PIK3CA-Mutation im Tumorgewebe. Adaptiert nach [9].

den Raten für Placebo plus Fulvestrant-behandelte Patienten betrugen 36,0%, 0,6% und 0,3%.

In dieser Subgruppe wies etwa ein Viertel der Patientinnen eine alleinige Knochenmetastasierung auf, eine Lungen- oder Lebermetastasierung lag bei 50%

der Fälle vor; Erst- und Zweitlinienbehandlung für die fortgeschrittene Tumorsituation betrug jeweils etwa 50%. Zumeist (>70%) lag eine sekundäre Resistenz vor. Eine vorherige CDK4/6-Inhibitor-Therapie war in dieser Kohorte in 9 Fällen (5,3%) im Arm mit Alpelisib und in 11 Fällen (6,4%) im Placebo-Arm zuerst erfolgt.

Sekundäre Endpunkte waren OS, PFS (PIK3CA-nicht-mutierte Kohorte), Ansprechraten in beiden Kohorten sowie das PFS jeweils bei Nachweis einer PIK3CA-Mutation in ct-DNA oder bei fehlendem Nachweis mit dieser Untersuchungsmethode. In einer nachfolgenden Subgruppenanalyse wurden die positiven PFS-Resultate in der PIK3CA$^{mut}$-Kohorte sowohl in der Erstlinie (n=177) mit einem Vorteil für die Kombinationsbehandlung (medianes PFS 11,0 versus 6,8 Monate; HR 0,71) als auch in der Zweitlinie (n=161) (medianes PFS 10,9 versus 3,7 Monate; HR 0,61) bestätigt. Für Patientinnen in dieser Kohorte mit vorbestehender endokriner Resistenz erwies sich auch hier die Kombinationsbehandlung (n=68) der alleinigen Fulvestrant-Therapie (n=70) als überlegen (medianes PFS 9,0 versus 4,7 Monate; HR 0,69). Bei endokrin-sensitiver Situation fiel dieser Unterschied deutlich geringer aus (medianes PFS 22,1 versus 19,1 Monate; HR 0,87), muss aber angesichts der kleinen Fallzahl (n=20 im Kombinationsarm/n=19 Placebo-Arm) vorsichtig interpretiert werden (Abb. 26).

Für die wenigen bereits mit einem **CDK4/6-Inhhibitor vorbehandelten** Patientinnen (n=9 im Alpelisib-Arm, n=11 im Placebo-Arm) zeigte sich ebenfalls ein Vorteil für die Kombinationsbehandlung (medianes PFS 5,5 Monate versus 1 Monat, HR 0,48), wobei auch hier bei nur wenigen Fällen Vorsicht geboten ist (siehe auch BYLieve-Studie 5.2.2). Ohne vorherige CDK4/6-Inhibitor-Therapie entsprachen die Ergebnisse im Wesentlichen der Gesamtgruppe (Abb. 27).

Die OS-Datenlage war zum Zeitpunkt der ersten Zwischenanalyse bei Patientinnen mit PIK3CA-Mutation noch unreif (52% der Ereignisse). Im Monotherapie-Arm betrug das mediane OS 26,9 Monate, im Kombinationsarm wurde dieses bisher nicht erreicht (HR 0,73; p=0,06).

Die im Fokus der Nebenwirkung stehende Hyperglykämie konnte zumeist mit oralen anti-diabetischen Substanzen therapiert werden.

Das PFS war signifikant verlängert auch bei Patientinnen mit Plasma-ct-DNA-bestimmtem Mutationsstatus, wobei bisher keine Angaben zur Überlappung von PIK3CA-Mutationsnachweisen in Blut- und Tumorproben gemacht wurden. Hier wurden in beiden Armen mittels ct-DNA bei 37 Patientinnen (37/195; 19%) bei Therapiestart PIK3CA-Mutationen detektiert. In fast allen Fällen (37/29; 95,7%) zeigten sich diese auch am Ende der Behandlung weiterhin, und es waren in 8,2% der Fälle (16/195) weitere PIK3CA-Mutationen hinzugekommen [80].

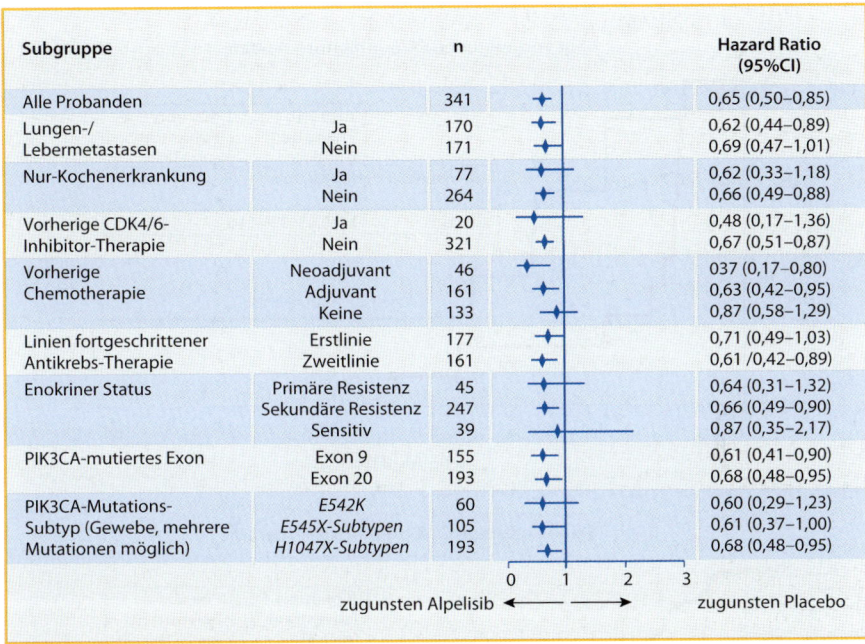

**Abbildung 26:** *PFS-Subgruppenanalyse in der Kohorte mit Nachweis einer PIK3CA-Mutation im Tumorgewebe. Adaptiert nach [9].*

### Wertung

Die Phase-III-Studie SOLAR-1 erreichte ihren primären Endpunkt mit einer statistisch und klinisch signifikanten Verlängerung des medianen PFS durch die Hinzunahme des alpha-spezifischen PI3K-Inhibitors Alpelisib zur antihormonellen Therapie mit Fulvestrant bei PIK3CA-Mutationsnachweis. Dabei war der Großteil der Patientinnen als endokrin resistent einzustufen. Ein potenzieller Vorteil durch Alpelisib schien sowohl durch Mutationsanalyse im Tumorgewebe als auch in Blutproben ermittelbar. Erstmalig wurde in einer Phase-III-Studie auch ein Ansprechen nach CDK4/6-Inhibitor-Vorbehandlung belegt, wobei hier die niedrige Fallzahl zu berücksichtigen ist.

Für den **PI3Ki** Taselisib wurde in Vorstudien ein Ansprechen insbesondere bei Nachweis von PIK3CA-mutierten Tumoren nachgewiesen [39]. Die Phase-III-Studie **SANDPIPER** prüfte bei 516 Patientinnen mit PIK3CA-mutierten Tumoren in einer 2:1-Randomisierung Placebo-kontrolliert (P) den Einsatz von **Fulvestrant** mit oder ohne **Taselisib** (T). Eine Vorbehandlung mit einem AI musste erfolgt sein; eine Chemotherapielinie für die metastasierte Situation war erlaubt. Eine Vorbehandlung mit Fulvestrant, einem anderen PI3Ki oder einem mTORi waren Ausschlusskriterien.

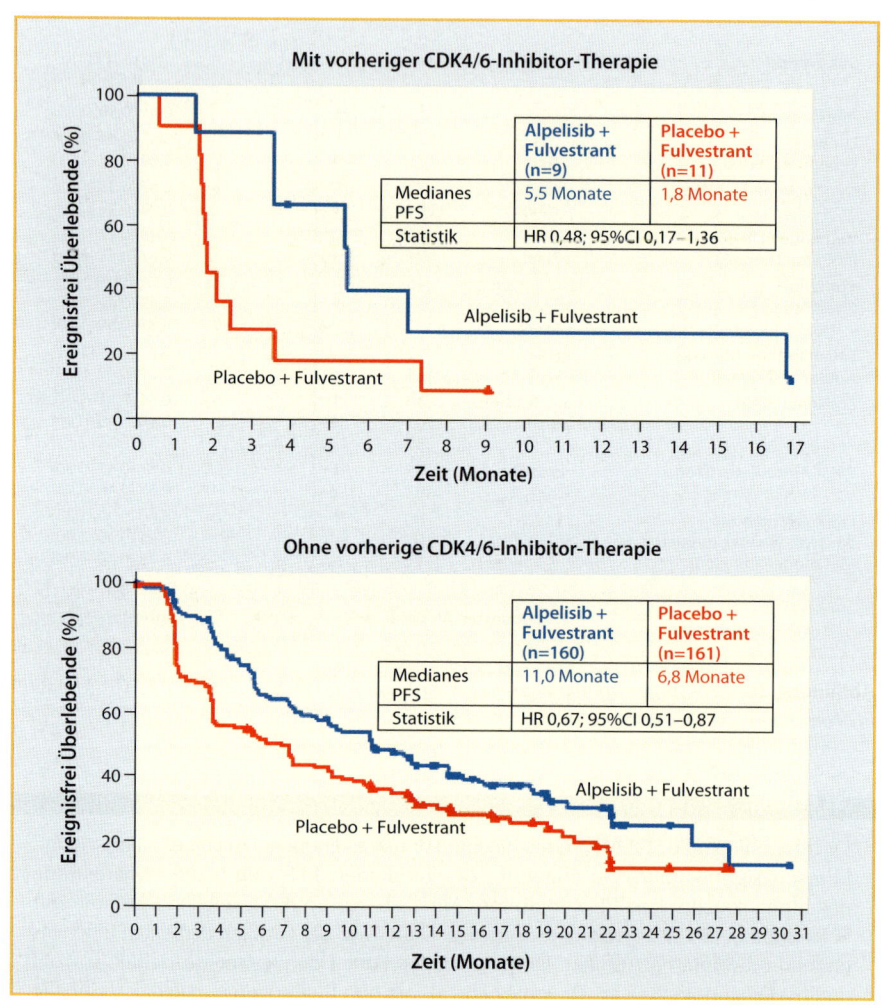

**Abbildung 27:** *PFS-Subgruppenanalyse (mit oder ohne vorherige CDK4/6-Inhibition) in der Kohorte mit Nachweis einer PIK3CA-Mutation im Tumorgewebe. Adaptiert nach [80].*

Eine endokrine Sensitivität lag in beiden Armen in etwa 73% der Fälle vor. Eine Vorbehandlung mit einem CDK4/6-Inhibitor war selten (1,7% im Placebo-Arm, 3,5% im Taselisib-Arm). Eine vorherige Chemotherapie war bei etwa 30% der Patientinnen in beiden Therapiearmen zuvor erfolgt und zumeist (>72%) die letzte der Studienteilnahme vorausgegangene Behandlung.

Die Studie erreichte ihren primären Endpunkt mit einer Verbesserung des seitens der Investigatoren eingeschätzten PFS mit 5,4 versus 7,4 Monaten (HR 0,70;

95%CI 0,56–0,89; p=0,0037). Zum Zeitpunkt der Auswertung waren im Placebo-Arm 67,6% und im T-Arm 57,1% der Ereignisse eingetreten. Bei zentraler radiologischer Auswertung zeigte sich der Unterschied noch etwas deutlicher mit einem medianen PFS von 5,4 versus 9,0 Monaten (HR 0,66; p=0,0023). Hinsichtlich der Subgruppen zeigten sich keine relevanten Unterschiede. Partielle Remissionen zeigten sich bei 11,9 versus 27,3% der Patientinnen, eine CBR wurde bei 37,3% beziehungsweise 51,5% der Fälle berichtet. Die DOR betrug im Median 7,2 versus 8,7 Monate. Die Daten hinsichtlich des Gesamtüberlebens sind noch unreif.

Therapieabbrüche wegen Nebenwirkungen wurden im P-Arm in 2,3% und im T-Arm in 16,8% der Fälle berichtet. Auch SAEs waren entsprechend häufiger mit Taselisib (8,9% versus 32,0%), Gleiches galt für Nebenwirkungen Grad ≤3 (16,4% versus 49,5%). Im Vordergrund standen als Nebenwirkungen (alle Grade) Diarrhö (19,7% versus 60,1%), Hyperglykämie (9,4% versus 40,4%), Stomatitis (8,5 versus 33,2%) und Hautausschlag/Rash mit 11,3% versus 25,2%. Als Nebenwirkungen Grad ≥3 standen ebenfalls Diarrhö (0,9 versus 11,5%), Hyperglykämie (0,5% versus 10,8%), Rash (0% versus 3,8%) und Stomatitis (0% versus 3,6%) im Vordergrund. Auch vereinzelte Fälle von schweren Pneumonitiden wurden berichtet (0,5% versus 1,7%) [16].

### Wertung

Die Studie erreichte ihren primären Endpunkt mit einer moderaten Verbesserung des PFS bei allerdings deutlich vermehrten Nebenwirkungen gegenüber dem Kontrollarm, sodass knapp 17% der Patientinnen die Therapie abbrachen.

#### 5.1.5 Innovative Substanzen

Eine BCL-2-Positivität scheint bei 80% der primären Mammakarzinome vorzuliegen und sich später auch bei 70% der metastasierten Fälle wiederzufinden. Aus präklinischen Modellen ist ein Synergismus für Venetoclax mit endokriner Therapie bekannt. Der **BCL-2-Inhibitor Venetoclax** wurde im Rahmen einer Phase-Ib-Studie in Kombination mit **Tamoxifen** bei 33 Patientinnen erprobt. In der Studie wiesen 88% der Patientinnen einen stark positiven Hormonrezeptor-Status auf und 85% waren stark BCL-2-positiv. Etwa 79% der Patientinnen hatten eine ossäre und 61% eine viszerale Metastasierung. Im Mittel waren zuvor 2 Therapielinien verabreicht worden. 39% hatten bereits Tamoxifen in der adjuvanten Situation erhalten, 12% in der metastasierten Situation und 36% waren nicht Tamoxifen-vorbehandelt. Eine Chemotherapie hatten 27% der Patientinnen in adjuvanter Situation und 15% in metastasierter Situation erhalten; 36% waren Chemotherapie-naiv.

Die ORR betrug 27% und die CBR 67% in der Dosis-Eskalationsphase, die mediane Dauer des Ansprechens (DOR) 15,3 Monate. Das mediane PFS wurde mit 9 Monaten in der Dosis-Eskalationsphase (n=9) und 12 Monaten in der Expansionsphase (n=18) berichtet. Das mediane PFS für die Gesamtgruppe betrug 9 Monate. Dabei schien eine deutliche Dosisabhängigkeit zu bestehen (medianes PFS 5,8 Monate bei Behandlung mit Venetoclax <800 mg gegenüber 12,8 Monaten bei 800 mg, was der Maximaldosis in der Studie entsprach). In der Dosis-Expansionsphase wurde die ORR mit 61% und die CBR mit 72% bestimmt (inklusive 1 Falls mit einer CR). Die mediane DOR betrug 9,8 Monate.

Im Rahmen der Studie erfolgte initial und nach 28 Tagen eine frühe Verlaufskontrolle mittels FDG-PET. Wurde hier eine Befundbesserung beschrieben, zeigte sich ein signifikant längeres PFS als bei Patientinnen mit metabolischer Progression oder stabilem Befund (p=0,004).

Therapieabbrüche wegen Toxizität kamen nicht vor. Typische Nebenwirkung war eine Grad-1–3-Lymphopenie. Diese Lymphopenie trat in 100% der Fälle, die mit Venetoclax <800 mg behandelt wurden, und in 83% der Fälle mit der 800-mg-Dosis auf. Eine Neutropenie wurde in 56% der Fälle (<800 mg) beziehungsweise 79% (800 mg) beschrieben. Eine Infektion wurde bei 38% der Patientinnen mit 800-mg-Dosis beschrieben, in der niedrigeren Dosis hingegen keine. Ebenfalls wurde eine leichte Übelkeit häufiger berichtet (76% bei 800 mg Venetoclax), die mit Metoclopramid beherrschbar war. Aufgrund dieser optimistisch stimmenden Daten wurde inzwischen die Phase-II-Studie VERONICA für Patientinnen nach Progress unter einem CDK4/6-Inhibitor initiiert, die randomisiert entweder Fulvestrant oder Fulvestrant plus 800 mg Venetoclax erhalten [93].

## 5.2 HER2-positive Tumoren

Die Prognose des HER2-positiven Mammakarzinoms hat sich durch einige sehr wirksame Medikamente deutlich verbessert (Trastuzumab, Pertuzumab, T-DM1 und auch Lapatinib). Derzeit finden sich zahlreiche neue zielgerichtete Substanzen in klinischer Erprobung, und auch bei anderen Mammakarzinom-Subgruppen schon eingesetzte Medikamente könnten auch bei HER2-positiven Tumoren zukünftig möglicherweise eine Rolle spielen. Beispiele hierfür sind in Tabelle 14 genannt.

### 5.2.1 Trastuzumab-Wirkstoff-Konjugate

Bisher liegen nur wenige Daten zum Einsatz von **T-DM1** nach Vorbehandlung mit einem **Pertuzumab**-enthaltenden Regime in der Erstlinie für die metastasierte Er-

**Tabelle 14:** Neue Substanzen in klinischer Erprobung beim HER2-positiven Mammakarzinom.

| Wirkmechanismus | Substanz |
|---|---|
| HER2-gerichtete TKI | Neratinib, Afatinib, Tucatinib |
| Anti-HER2 monoklonaler Antikörper mit erweiterten immunmodulatorischen Eigenschaften | Margetuximab |
| Immun-Checkpoint-Inhibitoren | Pembrolizumab, Atezolizumab, Nivolumab |
| Anti-HER3-Substanzen | AMG-888, MM-121, EZN-3920, U3-1402 |
| Bi-spezifische Antikörper | ZW-25; MCLA 128 |
| PI3K/AKT/mTOR-Inhibitoren | Buparlisib, Pictilisib, Alpelisib, Everolimus |
| CDK4/6-Hemmer | Palbociclib, Ribociclib, Abemaciclib |
| Antikörper-Wirkstoff-Konjugate | MM-302, SYD985, DS-8201a, ARX788 |

krankung vor. Im **Tumorregister PRAEGNANT** konnten 58% Patientinnen identifiziert werden, auf die diese Definition zutraf. Von diesen wurden mit T-DM1 34 Betroffene in der Zweitlinie, 14 in der Drittlinie und 10 in weiteren Therapielinien behandelt. Die meisten dieser Patientinnen hatten Pertuzumab als Erstlinie in Kombination erhalten (n=46/79,3%). Das mediane PFS wurde für die Gesamtgruppe mit 4,8 Monaten (95%CI 3,0–7,8) angegeben. In der Drittlinie beziehungsweise Viertlinie oder höher waren dies 4,2 Monate (95%CI 2,3–NA) und 4,0 Monate (95%CI 1,8–NA). Bei Patientinnen in der Zweitlinie wurde erwartungsgemäß mit 7,7 Monaten (95%CI 2,8–12,2) ein etwas besseres medianes PFS erreicht.

> **Wertung**
>
> Die Daten – wenn auch mit kleiner Fallzahl – bestätigen den klinischen Eindruck, dass T-DM1 auch nach Vorbehandlung mit einem Pertuzumab-basierten Regime wirksam ist. In den Zulassungsstudien für T-DM1 konnte dieser Nachweis nicht erbracht werden, da Pertuzumab-basierte Regime seinerzeit weitgehend fehlten [164].

Eine in Japan und den USA durchgeführte Phase-I-Studie prüfte den Einsatz von [Fam-] **Trastuzumab Deruxtecan (DS-8201a)** bei Patientinnen, die mindestens einen Progress nach einer HER2-gerichteten Vorbehandlung erlebt hatten. **Trastuzumab** wurde hierfür mit einem **Topoisomerase-I-Inhibitor** verlinkt, sodass ein Antikörper mit 7–8 Chemotherapie-Molekülen beladen wurde. Die Verabreichung erfolgte an Tag 1 alle 3 Wochen.

In präklinischen Studien ergaben sich bereits Hinweise, dass auch bei Tumoren mit nur mäßiger HER2-Expression (HER2-low) eine Effektivität bestand, die sich bereits im Teil 1 dieser Studie bestätigte: Etwa 1/3 der Patientinnen (31,6%) mit HER2-low-Situation sprach objektiv (OR) an, und eine Krankheitskontrolle (DCR) wurde in 84,2% der Fälle erreicht [121]. Vielversprechende Ergebnisse dieser Studie wurden auch für ebenfalls eingeschlossene Patienten mit HER2-positiven Magenkarzinomen berichtet [43].

Die Ergebnisse der viel beachteten Phase-I-Studie **DESTINY-Breast01** mit [Fam-]**Trastuzumab Deruxtecan** (DS-8201a) liegen inzwischen vollpubliziert vor (Tab. 15). Insgesamt wurden 115/118 Patientinnen mit HER2-positivem Mammakarzinom mit Trastuzumab Deruxtecan mindestens 1-mal mit einer der für die Expansion empfohlenen Dosierung behandelt. Es waren im Median bereits 7 Vorbehandlungen inklusive Trastuzumab und T-DM1 erfolgt; Pertuzumab wurde bei 86% der Patientinnen zuvor eingesetzt. Etwa 70% der Fälle wiesen einen positiven, etwa 30% einen negativen Hormonrezeptor-Status auf. Eine Vorbehandlung mit Trastuzumab war in 99% und mit Lapatinib in 54% zuvor erfolgt. Eine HER2-3+-Situation lag in 69% (n=79) der Fälle, HER2-2+ in 27% (n=31) und HER2-1+ in 1% (n=1) der Fälle vor. In 4 Fällen (3%) fehlte diese Angabe. Somit wurden bei dieser Studie auch knapp 30% der Patientinnen mit HER2-low-Situation eingeschlossen.

Hinsichtlich des Ansprechens waren 111/115 Patientinnen auswertbar. Insgesamt zeigten sich bei diesen sehr stark vorbehandelten Patientinnen eine ORR von 59% und eine DCR von 93,7%. Die mediane Ansprechdauer betrug 20,7 Monate, das PFS 22,1 Monate und das mediane OS wurde zum Auswertungszeitpunkt im August 2018, wo sich noch 48% der Patientinnen in Studienbehandlung befanden, nicht erreicht.

Bei der Sicherheitsanalyse der 115 Patientinnen, die [Fam-] Trastuzumab Deruxtecan 5,4 oder 6,4 mg/kg Körpergewicht im Teil 1 oder Teil 2 der Studie erhalten hatten, wurde als häufigste Nebenwirkung (≤30%) Übelkeit, Appetitminderung, Erbrechen, Alopezie, Fatigue, Anämie, Diarrhö und Obstipation berichtet. 50% der Patientinnen erlebten eine ≤Grad-3-Nebenwirkung und 19% eine besonders schwerwiegende Nebenwirkung (SAE). Als ≥Grad-3-Toxizitäten sind insbesondere Anämie (n=19; 17%), Neutropenie (n=16; 40%), Leukopenie (n=10; 9%) und Thrombopenie (n=9; 8%) zu nennen. Mindestens 1 schwerwiegende Nebenwirkung (SAE) trat bei 22 Patientinnen (19%) auf.

Insbesondere wurden 20 Fälle einer interstitiellen Lungenerkrankung, Pneumonie oder organisierenden Pneumonie berichtet (davon 1 Grad-3-Ereignis und 2 therapieassoziierte Todesfälle durch Pneumonitis). 1 weiterer, von der Studientherapie unabhängiger Todesfall wurde beschrieben. Das Auftreten von Lungentoxizitäten wird von einem unabhängigen Komitee weiter untersucht [177].

**Tabelle 15:** *Ergebnisse der Phase-I-Studie* **DESTINY-Breast01** *mit Trastuzumab Deruxtecan. Adaptiert nach [177].*

| Effektivität Trastuzumab Deruxtecan | Auswertbare Patientinnen n=114* | Patientinnen nach Pertuzumab n=99** |
|---|---|---|
| **Behandlungsdauer, Monate** | | |
| N (ITT, modifiziert) | 115 | 99 |
| **Mediane Behandlungsdauer** (IQR) | 8,3 (4,4–12,0) | 8,3 (4,4–12,0) |
| Mediane (IQR) **Beobachtungsdauer** für modifizierte ITT-Population, Monate | 9,9 (6,9–14,3) | 9,7 (7,0–14,1) |
| Bestätigtes **Ansprechen** n/N (%) | | |
| Komplette Remission (CR) | 3/111 (3%) | 3/96 (3%) |
| Partielle Remission (PR) | 63/111 (57%) | 57/96 (59%) |
| Krankheitsstabilisierung (SD) | 38/111 (34%) | 30/96 (31%) |
| Progress (PD) | 6/111 (5%) | 6/96 (6%) |
| Nicht auswertbar | 1/111 (1%) | 0/96 |
| **Ansprechen** (ORR), n/N (%) | 66/111 (59,5%) | 60/96 (62,5%) |
| **Krankheitskontrolle** (DCR), n/N (%) | 104/111 (93,7%) | 90/96 (93,8%) |
| ORR modifizierte **ITT-Population**, n/N (%) | 66/115 (57,4%) | 60/99 (60,6%) |
| DCR in modifizierter **ITT-Population**, n/N (%) | 105/115 (91,3%) | 91/99 (91,9%) |
| **Zeit bis zum Ansprechen** (TTR), Monate | | |
| n<br>Median (95%CI)<br>Spannweite | 73<br>1,6 (1,4–2,8)<br>1,2–9,0 | 65<br>1,4 (1,4–2,7)<br>1,2–8,5 |
| **Ansprechdauer** (DOR), Monate | | |
| n<br>Median (95%CI)<br>Spannweite | 73<br>20,7 (nicht auswertbar)<br>0**–21,8** | 65<br>Nicht auswertbar<br>0***–21,8*** |
| **Progressionsfreies Überleben** (PFS), Monate | | |
| Ereignisse, n (%)<br>Median (95%CI)<br>Spannweite | 33 (29%)<br>22,1 (nicht auswertbar)<br>0,8***–27,9*** | 30 (30%)<br>16,4 (nicht auswertbar)<br>1,0–27,91*** |

*100% Vorbehandlung mit T-DM1, **nachträgliche Analyse, ***zensierte Beobachtung

> **Wertung**
>
> Die Phase-I-Ergebnisse mit dem Topoisomerase-1-Antikörperkonjugat [Fam-] Trastuzumab Deruxtecan zeigen eine beeindruckende Effektivität bei Patientinnen, die sich zum Großteil in der mindestens 6. Behandlungslinie befanden. Die seltene, aber zum Teil schwerwiegende pulmonale Toxizität wird noch weiter aufgearbeitet. Die Ergebnisse der Phase-III-Studie DESTINY-Breast02 (für Patientinnen mit fortgeschrittenem Mammakarzinom und Progress nach T-DM1 [10]) und des Head-to-head-Vergleichs mit T-DM1 bei hiermit noch unbehandelten Patientinnen (DESTINY-Breast03 [195]) bleiben abzuwarten.

### 5.2.2 Pertuzumab

Inzwischen liegen die 8-Jahres-Überlebensraten der Phase-III-Studie **CLEOPATRA** vor. Hier bestätigte sich nochmals der sehr deutliche Vorteil für die Kombination von **Docetaxel/Trastuzumab** (DT) plus **Pertuzumab** im Vergleich mit DT plus Placebo mit einer **8-Jahres-OS-Rate** von 37% (inzwischen 58,5% Todesfälle) gegenüber 23% (69% Todesfälle) mit einer HR von 0,69 (95%CI 0,58–0,82). Das OS betrug im Median 57,1 Monate gegenüber 40,8 Monaten im Standardarm. Dieser deutliche Vorteil einer 16,3 monatigen medianen Überlebensverlängerung bestätigte sich in allen Subgruppen, insbesondere auch für Patientinnen, die bereits neoadjuvant mit Trastuzumab vorbehandelt worden waren (88 Patientinnen; HR 0,86). Hinsichtlich der Sicherheitsanalyse ergaben sich keine neuen Aspekte, wobei 1 Patientin, die bereits 77 Monate im Kombinationsarm behandelt worden war und diese Therapie inzwischen wieder erhält, ein reversibles Linksherzversagen entwickelte. 1 weitere Patientin litt unter einer neuen, symptomatischen Verringerung der linksventrikulären Pumpfunktion, die 46 Monate, nachdem sie in den Pertuzumab-Arm gewechselt hatte, auftrat (auch hier wurde nach 34 Tagen eine Erholung dokumentiert) [176].

Die randomisierte Phase-II-Studie **PERNETTA** widmete sich der Frage, ob auf eine Chemotherapie in der Erstlinie verzichtet werden kann, wenn eine duale Blockade mit **Trastuzumab** und **Pertuzumab** (T+P) mit oder ohne endokrine Therapie (je nach Hormonrezeptor-Status) erfolgt und in der Zweitlinie allen Patientinnen T-DM1 verabreicht wird (Abb. 28). Insgesamt wurden 210 Patientinnen eingeschlossen und entweder wurde die duale Antikörperblockade oder die gleiche Therapie in Kombination mit **Paclitaxel** oder **Vinorelbin** (freigestellte Wahl), gegebenenfalls mit einer entsprechenden Erhaltungstherapie, verabreicht.

Primärer Endpunkt war das Gesamtüberleben nach 2 Jahren. Als sekundäre Endpunkte wurden das PFS nach Erstlinie (T+P +/- Chemotherapie) sowie das PFS nach Zweitlinie (T-DM1) bestimmt. Wenn das erste Zeichen des Tumorprogresses eine zerebrale Metastasierung war, wurde diese bezüglich beider PFS-Endpunkte

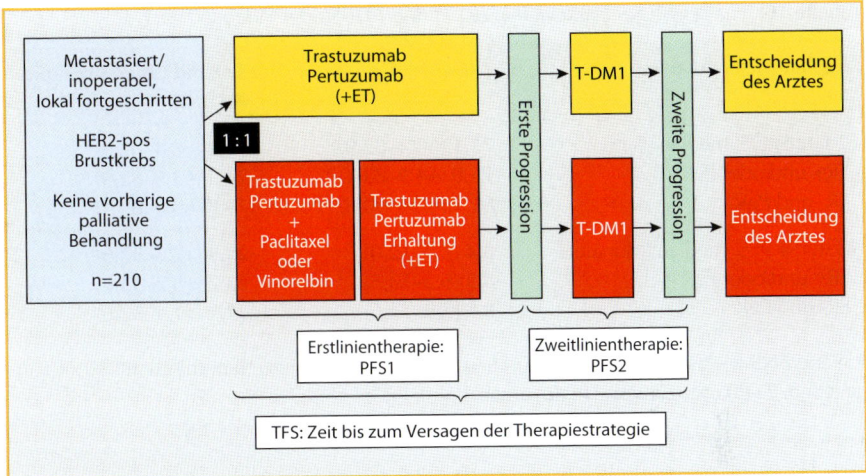

**Abbildung 28:** *Design der Phase-II-Studie PERNETTA [87].*

ignoriert. Ebenfalls bestimmt wurde als sekundärer Endpunkt die TFS (Zeit bis zum Versagen der Therapiestrategie), definiert als Tumorprogress nach Erst- und Zweitlinienbehandlung oder Tod aus jeglichem Grund. Gesamtüberleben, unerwünschte Ereignisse in der Erstlinienbehandlung sowie Lebensqualität in der Erstlinientherapie und eine Subgruppenanalyse hinsichtlich Hormonrezeptor-Status in der Erstlinie wurden ebenfalls untersucht. Als Chemotherapie wurde in 56% der Fälle (n=59) Vinorelbin, in 44% Paclitaxel (n=46) in Kombination mit TP verabreicht. Ein positiver Hormonrezeptor-Status fand sich in beiden Therapiearmen in etwa 63% der Fälle.

Während das mediane PFS in der Erstlinie im Chemotherapie-Arm mit 23,3 Monaten versus 8,4 Monaten im PT-Arm deutlich höher lag, war das Gesamtüberleben nach 2 Jahren mit 76,2% versus 77,1% in den entsprechenden Armen nicht unterschiedlich (Tab. 16). Der Hormonrezeptor-Status spielte hierbei offensichtlich keine entscheidende Rolle. Die Chemotherapie war nicht unerwartet mit mehr Nebenwirkungen verbunden, was sich auch in den Patient Reported Symptoms (PRS) widerspiegelte. Die Lebensqualität, die mit dem FBSI-16-Index bestimmt wurde, unterschied sich nicht wesentlich in beiden Armen [87].

### Wertung

Die Autoren sahen den Verzicht auf eine Chemotherapie bei Durchführung einer dualen Blockade als Therapiestrategie an, die insbesondere für Patientinnen mit geringer Tumorlast weiter verfolgt werden sollte.

**Tabelle 16:** *Ergebnisse zur Effektivität in der PERNETTA-Studie. Adaptiert nach [75].*

| Kaplan-Meier-Analysen | T+P (95%CI) | T+P mit Chemotherapie (95%CI) |
|---|---|---|
| 2-Jahres OS, median (%)*<br>ER+ und/oder PgR +<br>ER- und PgR - | **77,1** (68,4–82,9)*<br>75,0 (64,9–83,4) *<br>81,1 (67,4–90,8) * | **76,2** (68,4–82,9)*<br>74,2 (63,9–82,9) *<br>79,5 (66,0–89,4) * |
| Erstlinie PFS, median (Monate)#<br>ER+ und/oder PgR +<br>ER- und PgR - | **8,4** (7,7–12,0)<br>8,3 (6,3–13,5)<br>8,8 (7,9–14,6) | **23,3** (17,6–32,6)<br>23,7 (18,2–33,8)<br>22,2 (11,4–32,6) |

# Neue ZNS-Metastasierung wurde für diesen Endpunkt ignoriert, *binomisch mit 90%CI angegeben, *T+P* Trastuzumab + Pertuzumab

### 5.2.3 HER2-TKI

In fortgeschrittener klinischer Erprobung findet sich auch der irreversible Pan-HER-TKI **Pyrotinib** [102]. Hier liegen bereits erste Ergebnisse einer randomisierten Phase-II-Studie, allerdings noch nicht voll publiziert, vor. Die Ergebnisse von 128 auswertbaren Patientinnen, die in verschiedenen Zentren in China behandelt wurden, wurden berichtet. Mit **Capecitabin/Pyrotinib** (C/P) wurden 65, mit **Capecitabin/Lapatinib** (C/L) 63 Patientinnen behandelt. Die RR betrug 78,5% mit C/P und 57,1% mit C/L (95%CI 4,0–38,7; p=0,01). Häufiger wurden im experimentellen Arm Diarrhö (15% versus 5%) und Neutropenie (9% versus 3%) sowie SAEs (8% versus 6%) beobachtet [103]. Inzwischen wurde hierzu eine Phase-III-Studie initiiert.

Die Phase-III-Studie **NALA** prüfte **Capecitabin** entweder in Kombination mit **Lapatinib** oder **Neratinib** (Abb. 29). Dabei wurde einer der co-primären Endpunkte, das zentralbestätigte PFS, erreicht mit einer 6-Monats-PFS-Rate von 47% versus 38% und einer 1-Jahres-PFS-Rate von 29% versus 15% zugunsten des Neratinib-Arms (HR 0,76; 95%CI 0,63–0,93; p=0,0059). Der 2. primäre Endpunkt, das Gesamtüberleben, wurde mit einem medianen OS von 24,0 (mit Neratinib plus Capecitabin) gegenüber 22,2 Monaten im Kontrollarm nicht erreicht (HR 0,88; p=0,0086).

Die Notwendigkeit einer Intervention bei ZNS-Metastasierung ergab sich im Neratinib-Arm etwas seltener mit 22,8% (55/307) gegenüber 29,2% (75/314) bei einem p-Wert von 0,043. Ein etwas deutlicherer Unterschied zeigte sich bei der Dauer des Ansprechens mit 8,5 versus 5,6 Monaten zugunsten von Neratinib: HR 0,50; 95%CI 0,33-0,74; p=0,0004. Bei der Behandlung mit Neratinib wurde im ersten Kurs bereits prophylaktisch **Loperamid** eingesetzt. Trotzdem war

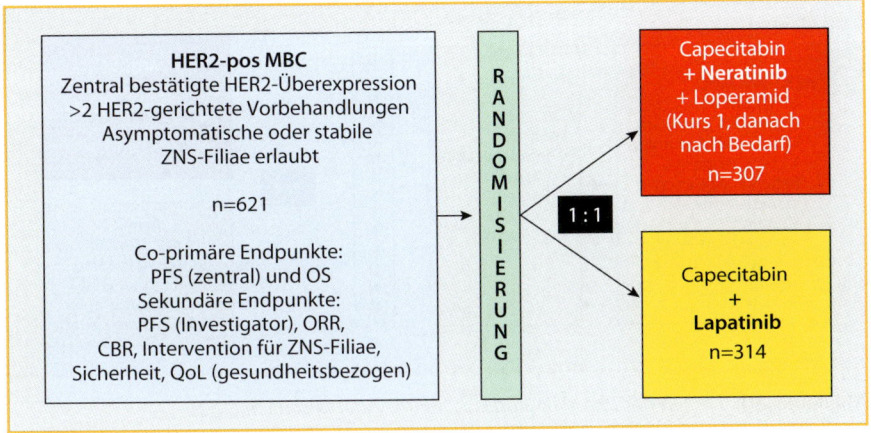

**Abbildung 29:** Design der **NALA**-Studie mit **Neratinib**. Adaptiert nach [157].

eine Grad-3-Toxizität hier häufiger (24% versus 13%). Ein Therapieabbruch bei Diarrhö kam in beiden Armen relativ selten vor (2,6% versus 2,3%) [157].

### Wertung

Die Studie deutete auf eine etwas höhere Wirksamkeit von Neratinib gegenüber Lapatinib bei Kombination mit Capecitabin hin. Allerdings muss auch mit (noch) mehr Diarrhö gerechnet werden. Die Substanz ist zwar in Europa zugelassen, aber weiterhin ist in Deutschland bisher keine Markteinführung erfolgt.

### 5.2.4 Margetuximab

Der HER2-Antikörper Margetuximab unterscheidet sich von Trastuzumab hinsichtlich des Fc-Fragments, und in präklinischen und frühen klinischen Untersuchungen wurde eine stärkere Aktivierung des Immunsystems inklusive einer höheren HER2-spezifischen T- und B-Zellantwort als Monotherapie beschrieben [129]. Die Phase-III-Studie **SOPHIA** verglich bei 536 Patientinnen, die bereits 1–3 Therapielinien für die metastasierte Situation erhalten hatten und auch mit Pertuzumab vortherapiert sein mussten, in einer 1:1-Randomisierung die HER2-Antikörper **Margetuximab** (M) und **Trastuzumab** (T) jeweils in Verbindung mit einer Chemotherapie nach Wahl (Abb. 30). Beide Therapiearme waren gut balanciert was Alter (median etwa 55 Jahre), Hormonrezeptor-Status, Ausmaß der Metastasierung und die Wahl der Chemotherapie (Capecitabin 27%, Eribulin circa 25%, Gemcitabin 12%, Vinorelbin circa 35%) betraf. Alle Patientinnen hatten eine Vorbehandlung mit Trastuzumab und Pertuzumab erhalten, und circa 91%

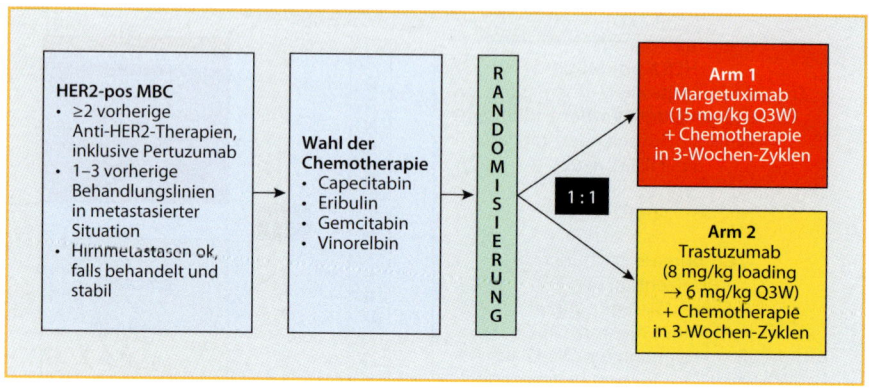

**Abbildung 30:** Design der Phase III-Studie SOPHIA. Adaptiert nach [152].

der Patientinnen waren in beiden Armen bereits auch mit T-DM1 vorbehandelt worden; auf Lapatinib traf dies in 15% der Fälle zu. Nahezu alle Patientinnen hatten eine Vorbehandlung mit Taxanen (92% im T-Arm und 95% im M-Arm) erhalten. Anthrazykline waren in 41% (T) beziehungsweise 44% (M) zuvor verabreicht worden. Eine Platin-basierte Therapie war zuvor bei 15% (T) beziehungsweise 13% (M) der Studienteilnehmerinnen appliziert worden. Eine Vorbehandlung mit endokriner Therapie war in 49% (T) gegenüber 47% (M) erfolgt.

Das mediane PFS wurde mit 5,8 gegenüber 4,9 Monaten in der ITT-Population berichtet (M versus T): HR 0,76; 95%CI 0,59–0,98; p=0,033. Bei zentraler Auswertung zeigte sich kein wesentlicher Unterschied. In der PFS-Subgruppenanalyse ergab sich kein relevanter Unterschied hinsichtlich des Chemotherapie-Kombinationspartners. Gleiches galt für den Hormonrezeptor-Status (positiv versus negativ) und ein Alter über oder unter 60 Jahren. Besonders profitiert hatten Patientinnen, die bereits immunhistochemisch eine klare HER2-Überexpression (Score 3+) aufgewiesen hatten und die bereits (neo)adjuvant mit einem Taxan vorbehandelt waren. Die ORR betrug im experimentellen Arm 22,1% gegenüber 16,8% im Vergleichsarm (M versus T; p=0,060), während die CBR 36,6% gegenüber 24,8% betrug (p=0,003). Die Dauer des Ansprechens wurde mit 6,1 (M) beziehungsweise 6,0 Monaten (T) ohne signifikanten Unterschied berichtet. Hinsichtlich des Nebenwirkungsprofils ergaben sich mit Ausnahme einer Infusions-assoziierten Reaktion, die im M-Arm über alle Grade mit 12,9% und ≥3 bei 1,5% der Patientinnen auftrat (im Vergleich zum Standardarm alle Grade 3,8%, wobei keine Grad ≥3-Reaktionen berichtet wurden), keine wesentlichen Unterschiede.

In einer prospektiv geplanten Analyse hinsichtlich des Ansprechens bei **CD16A-Genotyp** als Prädiktor zeigte sich ein verbessertes PFS mit Margetuximab bei Low-affinity-CD16A-158F-Trägerinnen (medianes PFS 6,9 versus 5,1 Monate; HR 0,68; 95%CI 0,52–0,90; p=0,005). Erste Daten zum OS werden Anfang 2020 erwartet [153].

> **Wertung**
>
> Erfreulicherweise scheint Margetuximab auch nach intensiver Vorbehandlung mit Trastuzumab, Pertuzumab, Chemotherapie und T-DM1 wirksam zu sein. Möglicherweise ist hier ein Biomarker (Genotyp CD16A) als Prädiktor für das Ansprechen und damit für eine Patientenselektion verfügbar.

## 5.3 Tripelnegative Tumoren

Unverändert weist diese Gruppe von Patientinnen die mit Abstand ungünstigsten Überlebenszeiten von 12–18 Monaten auf, wenn eine Metastasierung eingetreten ist [58], weshalb hier besonders Therapiefortschritte nötig sind. Inzwischen zeigen sich erste Erfolge mit neuen Therapieansätzen.

### 5.3.1 Immuntherapie als Monotherapie oder in Kombination

Während Behandlungen mit Immun-Checkpoint-Inhibitoren bei anderen Tumorentitäten längst fester Bestandteil sind, waren die bisher vorliegenden Daten bei Patientinnen mit Mammakarzinom noch wenig überzeugend. Die Subgruppe mit der besten Aussicht auf einen positiven Effekt einer Immuntherapie sind bisher Patientinnen mit TNBC angesichts dessen größerer Mutationslast und damit einhergehender Immunogenität.

Eine der wenigen hierzu vorliegenden Studien ist die Phase-II-Studie **KEYNOTE-086**, bei der **Pembrolizumab** als Monotherapie verabreicht wurde: Bei 170 Patientinnen, die mindestens 3 systemische Vortherapien erhalten hatten, wurde jedoch nur eine Remissionsrate (ORR) von 5,3% erreicht; das mediane PFS betrug 2 Monate, das mediane OS 9 Monate [4]. In dieser Studie war auch eine Kohorte mit 84 Patientinnen, die zuvor keine Behandlung für die metastasierte Situation erhalten hatten, eingeschlossen worden. Hier wurden eine ORR von 21,4%, eine mediane Ansprechdauer von 10,4 Monaten sowie ein medianes PFS von 2,1 Monaten und ein medianes OS von 18 Monaten angegeben [3].

Vieles spricht dafür, dass beim TNBC Immun-Checkpoint-Inhibitoren in Kombination mit Chemotherapie zum Einsatz kommen sollten, um den therapeutischen Effekt zu verstärken. Beim ESMO-Kongress 2018 stießen nun die positiven Daten der Kombination von **nab-Paclitaxel** mit dem PD-L1-Inhibitor **Atezolizumab**, die Placebo-kontrolliert im Vergleich zu nab-Paclitaxel alleine im Rahmen

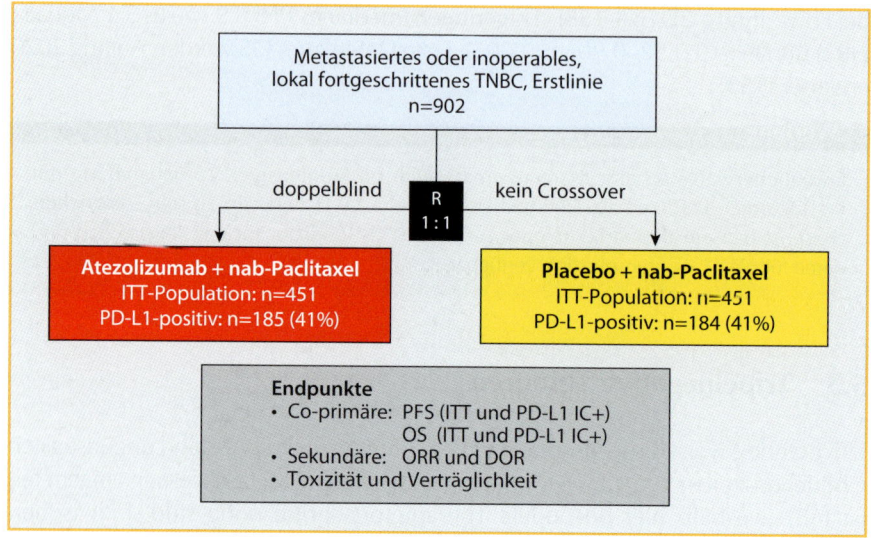

**Abbildung 31:** Design der Phase-III-Studie **IMpassion130**. Adaptiert nach [159]. DOR Dauer des Ansprechens, IC+ Immunzell-positiv, ITT Intention to treat, ORR objektive Ansprechrate, OS Gesamtüberleben, PFS progressionsfreies Überleben.

der Phase-III-Studie **IMpassion130** getestet wurde, auf großes Interesse [160, 161]. Insgesamt wurden 902 Patientinnen in einer 1:1-Randomisierung eingeschlossen. Co-primäre Endpunkte waren PFS und OS. Die mediane Beobachtungsdauer betrug 12,9 Monate. Eine Stratifikation erfolgte nach Taxan-Vorbehandlung, Nachweis einer Lebermetastasierung sowie einer PD-L1-Expression, die als mindestens 1% PD-L1-positiver tumorinfiltrierender Immunzellen definiert wurde (Abb. 31). Die Testung erfolgte dabei mit dem VENTANA-Test SP142 immunhistochemisch (siehe auch 2.3 Biomarker).

Das mediane PFS wurde zum Zeitpunkt dieser Zwischenauswertung, die auch als Vollpublikation vorliegt, im Kombinationsarm mit 7,2 Monaten, im Chemotherapie-Arm mit 5,5 Monaten (HR 0,8; p=0,0025) berichtet. In der Subgruppe mit nachgewiesener PD-L1-Positivität zeigten sich ähnliche PFS-Resultate mit 7,5 beziehungsweise 5,0 Monaten (HR 0,62, p<0,0001). Auch lag der Anteil der Therapieansprecher im experimentellen Arm sowohl für die Gesamtgruppe (56% versus 46%) als auch bei PD-L1-Positivität merklich höher (59% versus 43%), siehe auch Tabelle 18 [159].

Mit einer medianen Nachbeobachtung von 18,5 (Atezo+nP) und 17,5 Monaten (Placebo+nP) wurde beim ASCO 2019 eine geplante **Aktualisierung** der **Gesamtüberlebensdaten** präsentiert: Im Atezo-plus-nP-Arm waren 255/451

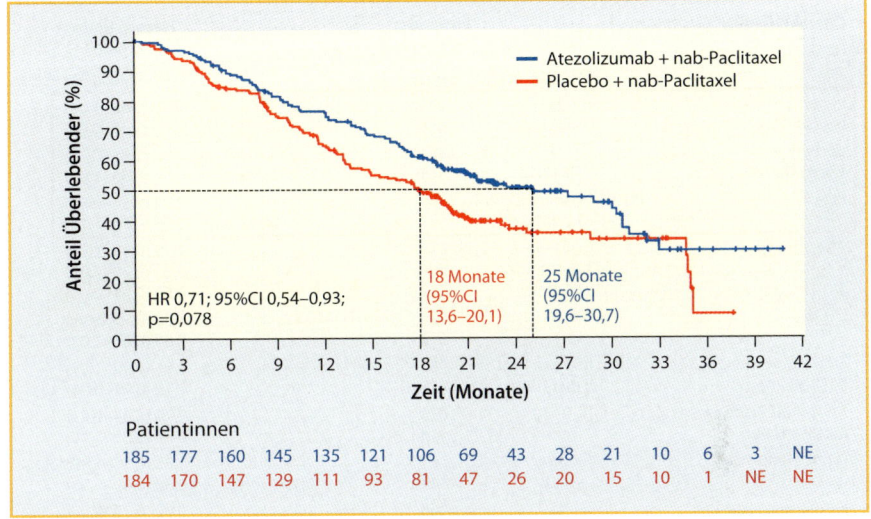

**Abbildung 32:** Aktualisiertes medianes OS, stratifiziert nach Ergebnis der PD-L1-Testung in der Phase-III-Studie IMpassion130. Adaptiert nach [161].

(57%) Todesfälle und im Placebo-plus-nP-Arm 279/451 (62%) eingetreten. Im Median betrug das OS im Kombinationsarm 21 Monate gegenüber 18,7 Monaten im Kontrollarm (HR 0,86; 95%CI 0,72–1,01; p=0,078/nicht signifikant). Die 2-Jahres-OS-Rate betrug entsprechend 42% versus 39% in der **ITT-Population**.

Die Subgruppe mit **PD-L1-Positivität** (PD-L1+), bei der 94/185 (51%) beziehungsweise 110/184 (60%) Todesfälle eingetreten waren, hatte anhaltend vom Einsatz von Atezolizumab profitiert (Abb. 32). Das OS betrug im Median 25,0 versus 18,0 Monate (HR 0,71; 95%CI 0,54–0,93). Die entsprechende 2-Jahres-OS-Rate wurde mit 51% gegenüber 37% berichtet [161]. Profitiert hatten alle klinischen Subgruppen (Abb. 33).

Unerwartete Therapietoxizitäten zeigten sich nicht. Als häufigste der Immuntherapie zuzuschreibende Nebenwirkung wurde ein Hypothyreoidismus (17%, sämtlich Grad 1–2) berichtet. Schwerwiegende unerwartete Ereignisse (SAE) traten im Kombinationsarm in 23%, im nab-Paclitaxel-Arm in 18% der Fälle auf. In beiden Therpiearmen wurde von 1 therapiebedingten Todesfall berichtet: Autoimmunhepatitis in der Kombination mit Atezolizumab beziehungsweise Leberversagen unter nab-Paclitaxel-Monotherapie [159]. Zum Zeitpunkt der darauf folgenden Zwischenauswertung im Januar 2019 befanden sich noch 9% der Patientinnen im Atezolizumab- und 3% im Placebo-Arm in Behandlung. Ein statistisch signifikanter Unterschied für die ITT-Population wurde nicht belegt. Ein ebenfalls präsentiertes Sicherheits-Update ergab keine neuen Aspekte [163].

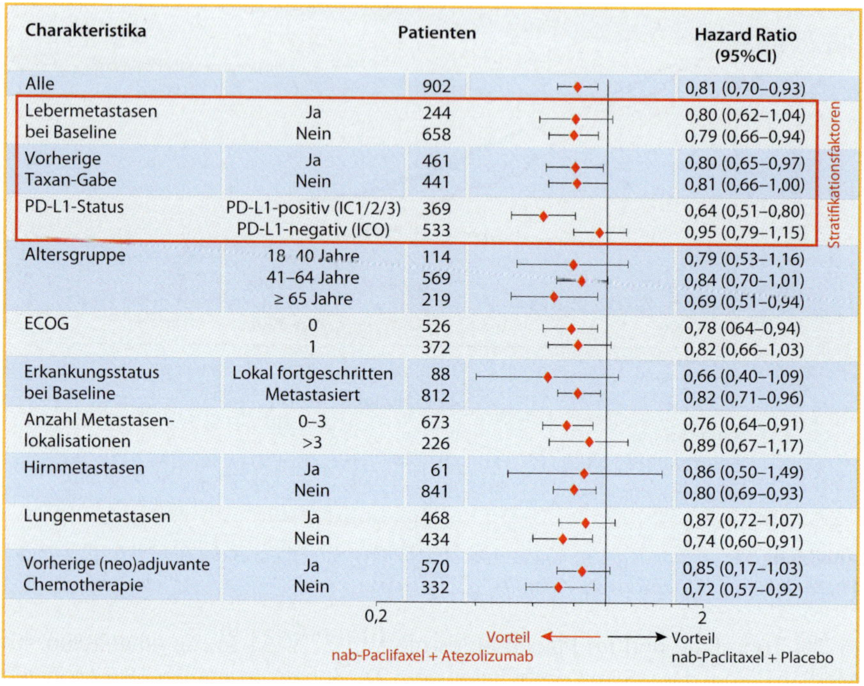

| Charakteristika | | Patienten | | Hazard Ratio (95%CI) |
|---|---|---|---|---|
| Alle | | 902 | | 0,81 (0,70–0,93) |
| Lebermetastasen bei Baseline | Ja | 244 | | 0,80 (0,62–1,04) |
| | Nein | 658 | | 0,79 (0,66–0,94) |
| Vorherige Taxan-Gabe | Ja | 461 | | 0,80 (0,65–0,97) |
| | Nein | 441 | | 0,81 (0,66–1,00) |
| PD-L1-Status | PD-L1-positiv (IC1/2/3) | 369 | | 0,64 (0,51–0,80) |
| | PD-L1-negativ (IC0) | 533 | | 0,95 (0,79–1,15) |
| Altersgruppe | 18–40 Jahre | 114 | | 0,79 (0,53–1,16) |
| | 41–64 Jahre | 569 | | 0,84 (0,70–1,01) |
| | ≥ 65 Jahre | 219 | | 0,69 (0,51–0,94) |
| ECOG | 0 | 526 | | 0,78 (064–0,94) |
| | 1 | 372 | | 0,82 (0,66–1,03) |
| Erkankungsstatus bei Baseline | Lokal fortgeschritten | 88 | | 0,66 (0,40–1,09) |
| | Metastasiert | 812 | | 0,82 (0,71–0,96) |
| Anzahl Metastasen-lokalisationen | 0–3 | 673 | | 0,76 (0,64–0,91) |
| | >3 | 226 | | 0,89 (0,67–1,17) |
| Hirnmetastasen | Ja | 61 | | 0,86 (0,50–1,49) |
| | Nein | 841 | | 0,80 (0,69–0,93) |
| Lungenmetastasen | Ja | 468 | | 0,87 (0,72–1,07) |
| | Nein | 434 | | 0,74 (0,60–0,91) |
| Vorherige (neo)adjuvante Chemotherapie | Ja | 570 | | 0,85 (0,17–1,03) |
| | Nein | 332 | | 0,72 (0,57–0,92) |

0,2 ← Vorteil nab-Paclifaxel + Atezolizumab | Vorteil nab-Paclitaxel + Placebo → 2

**Abbildung 33:** *PFS-Subgruppenanalyse (ITT-Population) der Studie IMpassion130. Adaptiert nach [159].*

Es wurden verschiedene Biomarker im Rahmen der Studie getestet, nämlich immunhistochemisch die PD-L1-Expression von tumorinfiltrierenden Immunzellen (IC) und Tumorzellen (TC), stromale tumorinfiltrierende Lymphozyten (TILs), CD8-Positivität und BRCA-Mutationsstatus (Abb. 34). Die PD-L1-Expression erwies sich dabei als der beste Prädiktor für einen klinischen Benefit, da die Patientinnen-Subgruppen mit TILs oder zytotoxischen T-Zellen nur dann einen klinischen Benefit von einer Therapie mit Atezolizumab plus nab-Paclitaxel hatten, wenn PD-L1-positive IC nachgewiesen wurden. Die Quantität der PD-L1-Expression (PD-L1-Score: IC 0: <1%; IC 1: ≥1% bis <5%; IC 2: ≥5% bis <10%; IC 3: ≥10%) war hierbei offensichtlich nicht entscheidend, sofern ≥1% PD-L1-positive IC (IC+) detektiert werden konnten. Die PFS-Ergebnisse waren auch konsistent unabhängig vom BRCA1/2-Mutationsstatus (Abb. 35) [53].

**Tabelle 18:** Zusammengefasste Ergebnisse der Therapiewirksamkeit in der IMpassion130-Studie. Adaptiert nach [159].

| Therapiearm | ITT-Population | | Subpopulation PD-L1-pos | |
|---|---|---|---|---|
| | Atezolizumab + nab-Paclitaxel | Placebo + nab-Paclitaxel | Atezolizumab + nab-Paclitaxel | Placebo + nab-Paclitaxel |
| n | 451 | 451 | 185 | 184 |
| **Co-primäre Endpunkte** | | | | |
| Medianes PFS (95%CI), Monate | 7,2 (5,6–7,5) | 5,5 (5,3–5,6) | 7,5 (6,7–9,2) | 5,0 (3,8–5,6) |
| HR PFS (95%CI; p-Wert) | 0,80 (0,69–0,92; p=0,0025) | | 0,62 (0,4–0,78; p<0,001) | |
| Medianes OS (95%CI), Monate | 21,3 (17,3–23,4) | 17,6 (15,9–20,0) | 25,0 (22,6–NE) | 15,5 (13,1–19,4) |
| HR OS (95%CI; p-Wert) | 0,84 (0,69–1,02; p=0,0840) | | 0,62 (0,45–0,86; p=0,0035) | |
| **Sekundäre Endpunkte** | | | | |
| ORR, n | 450 | 449 | 185 | 183 |
| ORR (95%CI), % | 56 (51–61) | 46 (41–51) | 59 (51–66) | 43 (35–50) |
| Differenz ORR (95%CI), %; p-Wert | 10 (3–17); p=0,0021 | | 16 (6–27); p=0,0016 | |
| DOR, n | 252 | 206 | 109 | 78 |
| Mediane DOR (95%CI), Monate | 7,4 (6,9–9,0) | 5,6 (5,5–6,9) | 8,5 (7,3–9,7) | 5,5 (3,7–7,1) |

### Wertung

Für die Kombinationsbehandlung von nab-Paclitaxel plus Atezolizumab konnte für Patientinnen mit PD-L1-positiven, tumorinfiltrierenden Lymphozyten erstmalig eine deutliche Verbesserung des Gesamtüberlebens mit einer Differenz von knapp 10 Monaten gezeigt werden. Die amerikanische Zulassungsbehörde FDA hat im März 2019 aufgrund dieser Daten im beschleunigten Verfahren die Kombination von nab-Paclitaxel und Atezolizumab für PD-L1-positive fortgeschrittene TNBC zugelassen, ohne dies auf die Erstlinienbehandlung zu beschränken. Die Zulassung in Europa steht noch aus. Der PD-L1-IC-Status von Patientinnen mit neu diagnostiziertem metastasiertem und lokal fortgeschrittenem TNBC sollte zukünftig routinemäßig bestimmt werden, um zu ermitteln, ob diese von einer Behandlung mit nab-Paclitaxel plus Atezolizumab profitieren oder eventuell an einer Studie (zum Beispiel IMpassion131, die den Einsatz von Atezolizumab kombiniert mit Paclitaxel prüft) teilnehmen können.

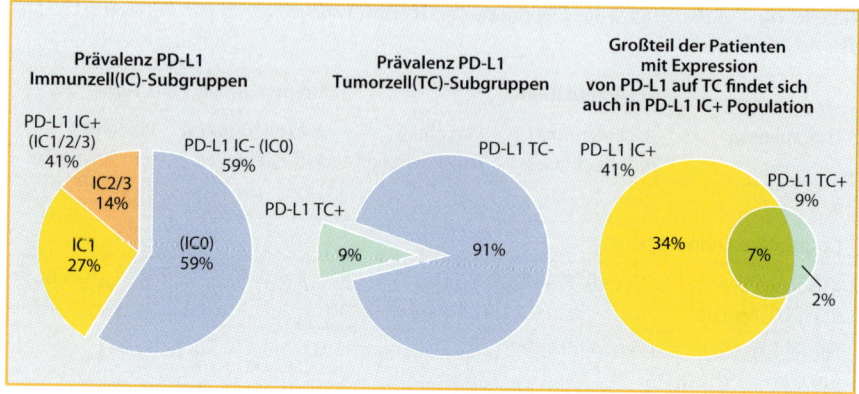

**Abbildung 34:** *Biomarkertestung im Rahmen der Studie IMpassion130: PD-L1 in TNBC wird hauptsächlich auf tumorinfiltrierenden Immunzellen (IC) nachgewiesen. PD-L1-Score: IC 0: <1%; IC 1: ≥1% bis <5%; IC 2: ≥5% bis <10%; IC 3: ≥10%. Adaptiert nach [53].*

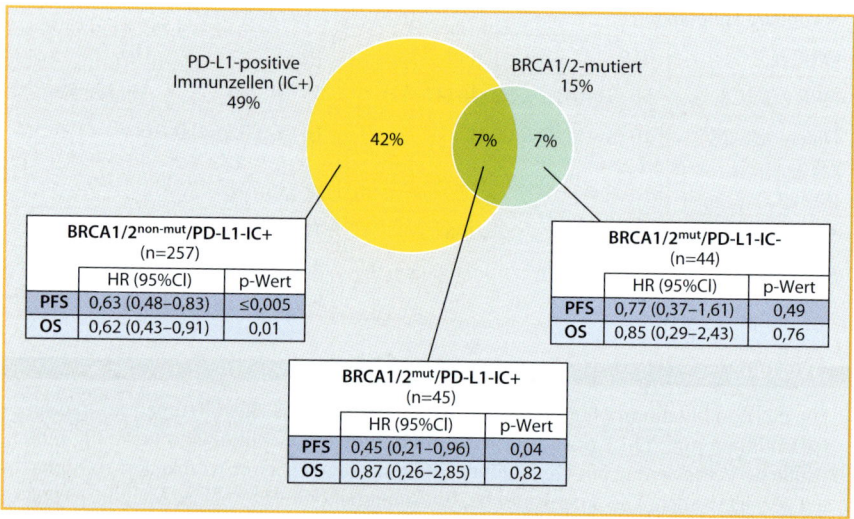

**Abbildung 35:** *In der Studie IMpassion130 erwiesen sich BRCA1/2-Mutationen und PD-L1-positive tumorinfiltrierende Immunzellen (IC+) als voneinander unabhängige Prädiktoren (p=ns). Patientinnen mit BRCA1/2-Mutationen hatten nur bei gleichzeitigem Nachweis von PD-L1-IC+ einen klinischen Vorteil. Adaptiert nach [53].*

Die Phase-II-Studie **TOPACIO**/Keynote-162 wurde sowohl beim Ovarialkarzinom [85] als auch beim TBNC zur Erprobung der Effektivität von **Niraparib** in Kombination mit **Pembrolizumab** durchgeführt. Eine BRCA-Mutation (BRCA$^{mut}$) war bei 12/54 (22%) der Patientinnen nachweisbar. Im Median hatten die Patientinnen zuvor eine chemotherapeutische Vorbehandlung für die metastasierte Situation erhalten; 22 (41%) wurden zuvor mit Platin im metastasierten Setting therapiert und 39 (72%) hatten zuvor eine (neo)adjuvante Therapie erhalten. Die Ansprechrate betrug 29%, die Krankheitskontrollrate 49%, wobei 3 Komplettremissionen (7%) dokumentiert wurden. Unter den Therapieansprechern fanden sich 10/13 mit anhaltender Befundbesserung. Etwa die Hälfte der Ansprecher wies eine BRCA-Mutation (BRCA$^{mut}$) auf. In dieser kleinen Subgruppe (n=12) wurden das mediane PFS mit 8,1 Monaten (95%CI 0,2–nicht erreicht) angegeben und eine ORR von 67%. Die Ansprechrate für die Gesamtgruppe war 33% bei PD-L1-Positivität (CPS≥1%) beziehungsweise 15% bei PD-L1-Negativität. Grad-3-Nebenwirkungen traten bei etwa der Hälfte der Patientinnen auf, am häufigsten Thrombozytopenie (13%) und Anämie (11%) [197].

Zu dieser Studie wurden inzwischen **translationale** Ergebnisse berichtet, die helfen sollen aufzuklären, welche Patientinnen von einer solchen Kombinationsbehandlung profitieren könnten. Ein Ansprechen auf PARP-Inhibitoren (PARPi) als Monotherapie wurde zunächst nur bei Patientinnen mit Keimbahn-BRCA-Mutationen (BRCA$^{mut}$) beobachtet, während ein Ansprechen auf eine Monotherapie mit einem PD-1-Inhibitor bei 5%–20% von Patientinnen mit TBNC berichtet wurde. In präklinischen Studien zeigten sich Hinweise, dass PARPi die Anti-Tumor-Immunität und die Infiltration von proliferierenden CD8-positiven T-Zellen verbessert und sich ein synergistischer Effekt mit gegen PD-1-gerichteten Tumoren auch bei **BRCA-Wildtyp** (BRCAwt) zeigte [196].

In der explorativen Biomarkeranalyse wurde nach korrelierenden Faktoren bei dauerhaftem Ansprechen (jegliche CR oder PR unabhängig von der Dauer, aber auch Erkrankungsstabilisierung/SD für ≥16 Wochen) unabhängig vom BRCA-Status gesucht. Zum Einsatz kamen **NGS-Panel** mit Fokus auf den Tumor-Mutationsstatus, die homologe, rekombinante Reparatur (HRR) oder andere DNA-Reparaturgene (DDR) betreffend. Weiterhin erfolgte eine **Immunprofilierung,** und auch das Tumor-Immunmikro-Umgebungsgewebe wurde mit einer Multiplex-Immun-Fluoreszenz untersucht. Der **PD-L1-Status** war ebenfalls Gegenstand der Analyse (DAKO 22C3). 20/46 evaluierbare Patientinnen hatten profitiert (CR/PR oder SD ≥16 Wochen) von der Kombinationstherapie, wobei in 8 Fällen ein BRCAwt und in 1 Fall ein unklarer BRCA-Status vorlag. Von diesen 9 Patientinnen wiesen 5 Mutationen in HRR/DDR-Signalweg-Genen auf, während die 4 anderen Patientinnen diesbezüglich keine Auffälligkeiten aufwiesen. Andere Mutationen, die mit einem Ansprechen assoziiert schienen, sind in Tabelle 19 dargestellt.

**Tabelle 19:** *Genmutationen, die mit einem klinischen Benefit in der Phase-II-Studie TOPACIO beim TNBC einhergingen. Adaptiert nach [196].*

| HRD/DDR-Mutationen | PD-L1-Status | Bestes Ansprechen | DCR (Monate) |
|---|---|---|---|
| CHEK1 | + | CR | 10,3[#] |
| ATR | + | CR | 6,4 |
| PALB2* | unbekannt | PR | 3,5 |
| BLM | - | SD | 8,1 |
| NBN/RAD51C | + | SD | 3,7 |
| Keine | - | CR | 10,3[#] |
| Keine | - | SD | 8,2 |
| Keine | - | SD | 4,2 |
| Keine | - | SD | 3,9 |

*HRD* Homologe Rekombinationsdefizienz (defiziente DNA-Reparatur), *DDR* DNA-Reparatur-Signalweg, *DCR* Dauer Krankheitskontrolle, *BRCA-Status unbekannt; [#] Behandlung wird fortgesetzt.

Insgesamt profitierten 30% der Patientinnen mit **BRCAwt-Tumoren** von der Kombinationstherapie; die Hälfte dieser Patientinnen hatte vorher 2 Therapielinien erhalten. Die Immun-Profilierung mittels NGS identifizierte 36 Gene, die im Tumorgewebe von Patientinnen mit klinischem Benefit anders exprimiert waren als bei Patientinnen ohne klinischen Nutzen. Gene, die an der Immunabwehr beteiligt sind, wie zum Beispiel PDCD1 (PD1), sind bei Patientinnen mit klinischem Benefit signifikant überexprimiert. Auch eine mit Inflammation assoziierte 18-Gen-Signatur zeigte sich bei Patientinnen mit klinischem Benefit erhöht. Bei Patientinnen ohne HRR/DDR-Mutationen und ohne verstärkte Tumorentzündung kann wahrscheinlich kein Ansprechen auf Niraparib plus Pembrolizumab erwartet werden. Der beobachtete klinische Vorteil bei Patientinnen mit solchen Veränderungen ist konsistent mit der zuvor postulierten synergistischen Wirkung dieser Substanzen [196].

Insgesamt liegen publizierte Daten von fast 900 Patientinnen mit TNBC vor, die innerhalb einer Studie mit einem PD-1- oder PD-L1-Inhibitor behandelt wurden. Grad-3/4-Nebenwirkungen wurden in 10%–16% bei Monotherapie und in 40%–73% bei Chemotherapiekombinationen berichtet. Therapiebedingte Todesfälle wurden von 6 Patientinnen (0,7%) berichtet (Tab. 20).

**Tabelle 20:** *Zusammenfassung der Sicherheitsdaten publizierter Studien beim TNBC mit Immun-Checkpoint-Inhibitor-Therapie (+/- Chemotherapie). Adaptiert nach [1].*

| Studie | n | Toxizität Grad 3–4 | Therapieassoziierte Todesfälle |
|---|---|---|---|
| Keynote-012 Phase I [126] | 32 | 16% | 1 (DIC) |
| KEYNOTE-086 Phase II [3, 4] | Kohorte A=170 Kohorte B=84 | 12% 10% | 0 |
| Atezolizumab Phase I [52] | 116 | 11% | 2 (1 pulmonale Hypertonie, 1 nicht spezifiziert) |
| Atezolizumab + nab-Paclitaxel Phase I [2] | 33 | 73% | 0 |
| Atezolizumab + nab-Paclitaxel Phase III [159] | Chemo-Immuntherapie: 451 | 40% | 3 (Autoimmunhepatitis, mucosale Inflammation und septischer Schock) |
| | Chemotherapie: 451 | 30% | 1 (Leberversagen) |
| **Zusammenfassung** | 886 Patientinnen behandelt mit Anti-PD-1/ PD-L1-Therapie | **10%–16%** Monotherapie, **40%–73%** Kombinationstherapie | 6 (**0,7%** der Patientinnen) |

### Wertung

Insgesamt mehren sich die Hinweise, dass die Immun-Checkpoint-Inhibition in naher Zukunft auch beim metastasierten TNBC zu den Behandlungsoptionen gehören wird. Als mögliche prädiktive Biomarker für ein Ansprechen wurde der PD-L1-Status (in der Phase-III-Studie IMpassion130 [159] und weniger eindrücklich in der Phase-II-Studie Keynote-086 [3, 4]) belegt sowie auch der Nachweis von TILs. Ein MSI-high-Status scheint ebenso wie eine hohe Tumormutationslast (TMB) hingegen nur bei 2%-5% der Patientinnen eine Rolle zu spielen. Diskutiert wird weiterhin, ob eine günstige Darmflora (Bacteroides, Bifidobakterien) bedeutsam ist, wobei hier noch fast keine klinischen Daten vorliegen. Unabhängig davon spielen die auch für alle anderen Therapieansätze wichtigen klinischen Faktoren eine Rolle, nämlich dass günstigere Ergebnisse nach längerem therapiefreiem Intervall und in einer frühen Behandlungslinie erzielt werden [3, 4]. Unklar ist weiterhin, welche Kombinationspartner ein Ansprechen begünstigen können (welche Chemotherapeutika oder eine Strahlentherapie [84]) oder ob vielleicht der Start mit einer Monotherapie und eine erst danach folgende Kombinationsbehandlung – wie beispielsweise Ergebnisse der GeparNuevo-Studie suggerieren [99] – günstiger sind. Auch wird in frühen Studien der Einsatz von besonderen Applikationsformen, zum Beispiel rekombinante Antiköper-Prodrugs, die ihre Wirkung im Tumor-Microenvironment entfalten sollen, erprobt [3].

### 5.3.2 Innovative Substanzen und Studienkonzepte

Um innovative immuntherapeutische Ansätze – auch in verschiedenen neuen Kombinationen – bei Erkrankungen mit hohem Verbesserungsbedarf wie dem TNBC (aber zum Beispiel auch beim Pankreaskarzinom) kontrolliert und mit umfangreichen translationalen Zusatzuntersuchungen erproben zu können, wurde inzwischen die Phase-Ib/II-Studienplattform MORPHEUS aktiviert (Abb. 36). Für das TNBC sind auch zwei Zentren in Deutschland beteiligt. Erprobt werden dabei in der Zweitlinie Kombinationen mit Atezolizumab (Bevacizumab, Ipatasertib [81, 205] u. a.) versus Capecitabin als Kontrollarm sowie optionaler Studienteilnahme auch in der Drittlinie [207].

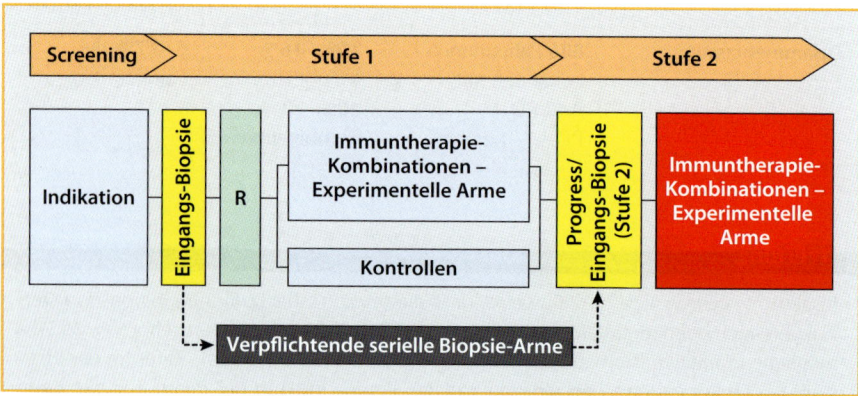

**Abbildung 36:** *Design der Umbrella-Studienplattform* **MORPHEUS TNBC**. *Adaptiert nach* [207].

## 5.4 Therapie bei BRCA1/2-Mutation

Inzwischen liegen die finalen Ergebnisse der Phase-III-Studie **OlympiaD** als Vollpublikation vor [150]. Die Studie hatte 302 Patientinnen mit HER2-negativem metastasiertem Mammakarzinom mit bereits bestätigter oder vermuteter Keimbahn-BRCA-Mutation eingeschlossen, die **Olaparib** oder eine **Chemotherapie** erhielten (Abb. 37). In beiden Armen waren etwa 50% der Fälle TBNC und auch die Vorbehandlung war in beiden Armen sehr ähnlich (incl. einer Platin-basierten Vortherapie bei 30% der Patientinnen). Die mediane Beobachtungsdauer betrug zur finalen Analyse 25,3 (Olaparib-Arm) beziehungsweise 26,3 Monate (Chemotherapie-Arm) [148, 149, 150].

Insgesamt zeigte sich ein signifikanter PFS-Vorteil besonders für Patientinnen mit TNBC, weniger ausgeprägt auch für Patientinnen mit Hormonrezeptor-positiver Erkrankung. Ein Überlebensvorteil konnte statistisch nicht nachgewiesen werden, da die Studie hierfür auch nicht angelegt war. Die wichtigsten Ergebnisse sind in Tabelle 21 zusammengefasst.

> **Wertung**
>
> Die finale Vollpublikation bestätigt nochmals die Vorteile von Olaparib bei Patientinnen mit BRCA-Mutationen, insbesondere beim TNBC (etwa 15% BRCA$^{mut}$). Ein Überlebensvorteil zeigte sich weiterhin jedoch nicht, wobei die Studie hierfür auch nicht gepowert war. Im April 2019 wurde seitens der EMA die Zulassung zur Behandlung von Patientinnen mit metastasiertem, BRCA-mutiertem Mammakarzinom erteilt. Die Patientinnen sollten zuvor mit einem Anthrazyklin und einem Taxan im (neo)adjuvanten oder metastasierten Setting behandelt worden sein. Auch Patientinnen mit einem Hormonrezeptor-positiven Mammakarzinom (etwa 6% BRCA$^{mut}$) dürfen mit dem Wirkstoff behandelt werden. Sie sollten zudem eine Krankheitsprogression während oder nach einer vorherigen endokrinen Therapie aufweisen oder für eine endokrine Therapie nicht geeignet sein. Insgesamt ist die Gruppe der Patientinnen, die für diese Therapie infrage kommt (von der Gesamtgruppe der Mammakarzinome 4,4% mit Hormonrezeptor-positiver plus 2% mit TNBC-Erkrankung), relativ klein. Für die Erstliniensituation gibt es für diesen Therapieansatz kaum klinische Daten, sodass diese Option insbesondere ab der Zweitlinie von Interesse ist. Unklar ist noch, wie in der täglichen Praxis die BRCA-Testung der Mammakarzinom-Patientinnen erfolgen soll.

Die Phase-III-Studie **EMBRACA** prüfte in einem ähnlichen Studienkonzept bei Patientinnen mit bekannter BRCA1- oder -2-Mutation (BRCA$^{mut}$) den PARP-Inhibitor **Talazoparib** im Vergleich zu einer freigestellten Chemotherapie (**Capecitabin, Eribulin, Vinorelbin, Gemcitabin**) in einer 2:1-Randomisierung in freigestellter Therapielinie in fortgeschrittener Situation (Abb. 38).

Vor Studieneinschluss waren 76/431 Patientinnen bereits mit **Platin-basierter Chemotherapie** vorbehandelt worden, davon 46 im Talazoparib-Arm und 30

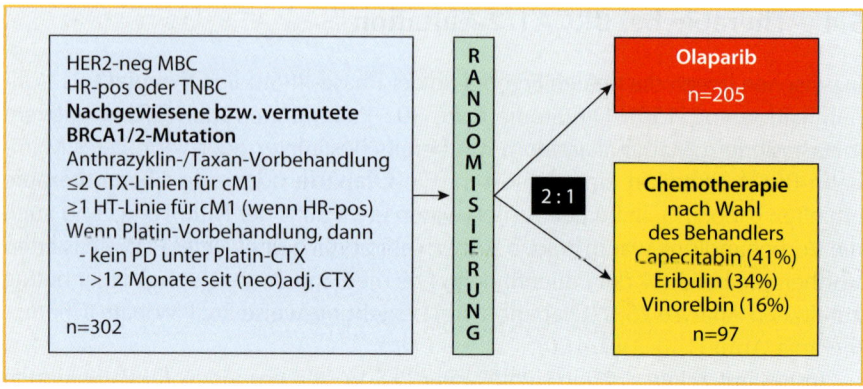

**Abbildung 37:** Design der **OlympiaD**-Studie mit **Olaparib**. Adaptiert nach [148].

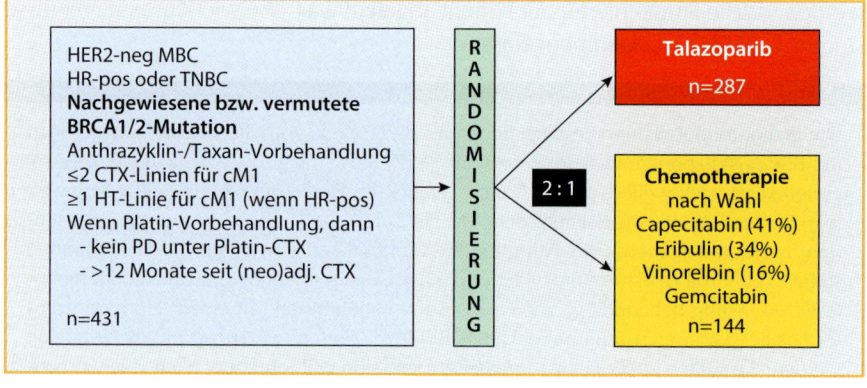

**Abbildung 38.** Design der **EMBRACA**-Studie mit **Talazoparib**. Adaptiert nach [94].

mittels Chemotherapie. Von den 355 Fällen ohne Platin-Vorbehandlung wurden 241 mit Talazoparib und 114 mit Chemotherapie behandelt. Das mediane Alter betrug 46,4 Jahre. Etwa 83% der Patientinnen hatten keine (neo)adjuvante Systemtherapie erhalten. Etwas mehr als die Hälfte waren für die Früherkrankung antihormonell und circa 20% Platin-haltig therapiert worden. Maximal eine Vorbehandlung zuvor erhalten hatten etwa 38% der Patientinnen. Mindestens 2 Therapielinien hatten jeweils 20% und mindestens 3 Therapielinien circa 5% vor Start der Studientherapie erhalten.

Es zeigte sich für Talazoparib ein statistisch signifikant besseres medianes PFS sowohl mit als auch ohne Platin-Vorbehandlung (Tab. 22). Auch die Ansprechraten waren mit Talazoparib höher. Die mediane Ansprechdauer war am längsten, wenn keine Platin-Vorbehandlung erfolgt war (5,4 Monate) im Vergleich zur

**Tabelle 21:** *Ergebnisse der Phase-III-Studie OlympiaD. Adaptiert nach [148, 149, 150].*

| | Olaparib | Chemotherapie nach Wahl | p-Wert und/oder Hazard Ratio |
|---|---|---|---|
| n | 205 | 97 | |
| Beobachtungsdauer* | 25,3 Monate | 26,3 Monate | |
| PFS*, Gesamtgruppe | 7,0 Monate | 4,2 Monate | p=0,0009; HR 0,59 |
| PFS*, TNBC | Keine Angabe | Keine Angabe | HR 0,43 |
| PFS*, Hormonrezeptor-pos | Keine Angabe | Keine Angabe | HR 0,82 |
| PFS*, viszerale Filiae | 5,9 Monate | 3,9 Monate | HR 0,64 |
| PFS*, nicht-viszerale Filiae | 11,0 Monate | 8,4 Monate | HR 0,65 |
| PFS*, 1 Metastasierungsort | 8,4 Monate | 4,2 Monate | HR 0,62 |
| PFS*, ≥2 Metastasierungsorte | 6,5 Monate | 3,0 Monate | HR 0,59 |
| Dauer des Ansprechens* | 6,4 Monate | 7,1 Monate | |
| Zeit* bis 2. Tumorprogression | 13,2 Monate | 9,3 Monate | p=0,0033 |
| Gesamtüberleben (OS)* | 19,3 Monate | 17,1 Monate | p=0,5; HR 0,9 |
| OS*, median, Erstlinie | 22,6 Monate | 14,7 Monate | p=0,02; HR 0,51 |
| OS*, Zweit-/Drittlinie | 18,8 Monate | 17,2 Monate | p=0,52; HR 1,13 |
| OS*, TNBC | 17,4 Monate | 14,9 Monate | p=0,75; HR 0,93 |
| OS*, Hormonrezeptor-positiv | 21,8 Monate | 21,3 Monate | p=0,51; HR 0,86 |
| OS*, ohne Platin-Vortherapie | 20,3 Monate | 19,6 Monate | p=0,63; HR 0,91 |
| OS*, mit Platin-Vortherapie | 17,2 Monate | 13,3 Monate | p=0,49; HR 0,83 |
| Ansprechrate (ORR) | 60% | 29% | |
| Partielle Remission | 51% | 27% | |
| Komplette Remission | 9% | 2% | |
| Grad-3-AE | 37% | 51% | |
| Gesundheitsbezogene Lebensqualität (HLQL) | Score 3,9 | Score -3,6 | p=0,0035 |
| 12 Monate ohne HLQL-Verschlechterung | 65% | 53,5% | |
| Zeit bis zu HLQL-Verschlechterung, median | Nicht erreicht | 15,3 Monate | |

*Angabe als Median

**Tabelle 22:** *Patientencharakteristika und Ergebnisse der* **EMBRACA***-Studie. Adaptiert nach [94, 105]. BICR Verblindete zentrale Auswertung; CBR 24 Klinischer Vorteil für ≥24 Monate;*

|  | Talazoparib | Chemotherapie | Hazard Ratio/ Odds Ratio (p-Wert) |
|---|---|---|---|
| Gesamtgruppe | n=287 | N=144 |  |
| TNBC | 45,3%; n=130 | 41,7%; n=60 |  |
| Hormonrezeptor-positiv | 54,7%; n=157 | 58,3%; n=84 |  |
| BRCA1-Mutation | 46,3%; n=133 | 43,8%; n=63 |  |
| BRCA2-Mutation | 53,4%; n=154 | 56,3%; n=81 |  |
| *mit* Platin-Vorbehandlung | n=27 | n=19 |  |
| PFS *(mit* Platin-Vorbehandlung) | 7,0 Monate | 2,9 Monate | 0,76 (p=0,4070) |
| *ohne* Platin-Vorbehandlung | n=159 | n=64 |  |
| PFS (*ohne* Platin-Vorbehandlung) | 8,8 Monate | 5,5 Monate | 0,524 (p=0,0001) |
| ZNS-Metastasierung vorbekannt | 15,0%; n=43 | 13,9%; n=20 |  |
| Medianes PFS, BICR | 8,6 Monate | 5,6 Monate | 0,542 (p<0,0001) |
| Medianes OS (interim) | 22,3 Monate | 19,5 Monate | 0,761 (p=0,105) |
| ORR (Untersucher) | 62,6%; n=219 | 27,2%; n=114 | 4,99 (p<0,0001) |
| CR (Untersucher) | 5,5%; n=12 | 0 |  |
| Nicht auswertbar | 1,8%; n=4 | 16,7%, n=19 |  |
| CBR 24 (Untersucher) | 68,6%; n=287 | 36,1%; n=144 | 4,28 (p≤0,0001) |
| Verschlechterung der Lebensqualität* | 24,3%; n=76/276 | 42%; n=48/114 | 0,38; (p<0,0001) |

* gemessen mit EORTC QLQ–C30: GHS/QoL

Platin-Vorbehandlung (dann 4,2 Monate). Die Studie erreichte mit einer signifikanten Verbesserung des medianen PFS (zentrale, verblindete Auswertung) ihren primären Endpunkt und war auch hinsichtlich weiterer sekundärer Endpunkte positiv. Der PFS-Vorteil zeigte sich in allen Subgruppen, wobei hier die Patientinnen mit Hormonrezeptor-positiver Erkrankung besonders profitiert hatten (HR 0,47; 95%CI 0,32–0,71) verglichen mit TNBC (HR 0,60; 95%CI 0,41–0,87). Neutropenien wurden in beiden Armen etwa gleich häufig beobachtet (alle Grade um 40%, Grad 3 knapp 20%). Febrile Neutropenien wurden in beiden Therapiearmen seltener als 1% beobachtet. [94].

Als Nebenwirkungen (alle Grade) wurden unter Talazoparib am häufigsten Übelkeit und Anämie beschrieben, die nach Vorbehandlung mit Platin-Derivaten vermehrt beobachtet wurden. Die Gesamtanzahl an unerwünschten Ereignissen unter Talazoparib war sowohl mit als auch ohne Platin-Therapie im Wesentlichen gleich (33% versus 32%). Insgesamt zeigten sich Vorteile durch Talazoparib für beide Subgruppen, wobei diese für Patientinnen ohne Platin-Vorbehandlung größer waren [94].

Inzwischen liegen die Ergebnisse einer **PRO-Untersuchung** dieser Studie vor. Hier zeigte sich bei den Symptomskalen, die mittels EORTC QLQ-C30-Bogen beziehungsweise EORTC-QLQ-BR23 erfasst wurden, Vorteile zugunsten der Behandlung mit Talazoparib: Die Zeit bis zur Verschlechterung in GHS/QoL mit im Median 24,3 versus 4,5 Monaten (HR 0,33; 95%CI 0,19–0,57; p<0,0001) und Schmerz mit im Median 22,7 versus 5,6 Monaten (HR 0,25; 95%CI 0,14–0,45; p<0,0001). Ein ähnlicher Trend zeigte sich auch für die Subgruppe der Hormonrezeptor-positiven/HER2-negativen Patientinnen [154].

Eine Aufschlüsselung der Effektivität von **Talazoparib** nach **Therapielinie** in der Phase-III-Studie **EMBRACA** zeigte, dass – wie im klinischen Alltag bei vielen Substanzen bekannt – die Wirksamkeit mit jeder Therapielinie geringer ist beziehungsweise weniger lang andauert. Trotzdem zeigte sich über die verschiedenen Therapielinien hinweg für Talazoparib gegenüber der Chemotherapie nach Wahl des Behandlers durchgehend ein Vorteil (Tab. 23, 24) [54].

### Wertung

Auch Talazoparib (Zulassung in den USA besteht; in Europa beantragt) erwies sich bei Patientinnen mit BRCA-Mutationen gegenüber einer Chemotherapie nach Wahl bei zum Großteil intensiv vorbehandelten Patientinnen als wirksamer und verträglicher. Auch hier ist mit höherer Effektivität in einer frühen Therapielinie zu rechnen.

Die Phase-II-Basket-Studie **MEDIOLA** prüfte die Kombination des PARP-Inhibitors **Olaparib** in Kombination mit dem PD-1-Inhibitor **Durvalumab** unter anderem bei Patientinnen mit fortgeschrittenem HER2-negativem Mammakarzinom

**Tabelle 23:** Effektivität nach Therapielinie in EMBRACA-Studie. Adaptiert nach [54].

|  | Talazoparib | Chemotherapie nach Wahl des Behandlers |
|---|---|---|
|  | **0 vs 1 vs ≥2 vorausgegangene Chemotherapielinien** | |
| Mittleres **PFS** (ITT) | 9,8 vs 8,1 vs 5,8 Monate | 8,7 vs 4,6 vs 4,2 Monate |
| Objektive **ORR** (ITT) | 66/111 (80%) vs 45/107 (57%) vs 26/69 (46%) | 15/54 (37%) vs 8/54 (20%) vs 8/36 (24%) |
| **PFS** bei **TNBC** | 7,3 vs 5,4 vs 4,3 Monate | 5,5 vs 3,5 vs 1,5 Monate |
| **ORR** bei **TNBC** | 31/52 (78%) vs 21/50 (55%) vs 11/28 (46%) | 4/26 (20%) vs 2/21 (13%) vs 0/13 (0%) |
| **PFS** bei **HR positiv** | 12,2 vs 9,0 vs 7,6 Monate | 8,9 vs 5,9 vs 5,6 Monate |
| **PFS** bei **HR positiv** | 35/59 (81%) vs 24/57 (59%) vs 15/41 (46%) | 11/28 (52%) vs 6/33 (24%) vs 8/23 (40%) |

**Tabelle 24:** Vergleich der wichtigsten Daten von OlympiAD (Olaparib) und EMBRACA (Talazoparib). Adaptiert nach [94, 148].

|  | **OlympiAD** | **EMBRACA** |
|---|---|---|
| PFS (Monate) | 7,0 vs 4,.2 (+2,8) | 8,6 vs 5,6 (+3,0) |
| HR (PFS; CI) | 0,58 (0,43–0,80) | 0,54 (0,41–0,71) |
| HR (OS; CI) | 0,90 (0,66–1,23) | 0,76 (0,54–1,06) |
| ORR | 59,9% (28,8% TPC) | 62,6% (27,2% TPC) |
| SAE ≥ Grad 3 | 36,6% (vs 50,5% TPC) | 25,5% (vs 25,4% TPC) |
| Anämie ≥ Grad 3 | 16,1% | 39,2% |
| Neutropenie ≥ Grad 3 | 9,3% | 20,9% |
| Thrombozytopenie ≥ Grad 3 | 2,4% | 14,7% |
| MDS/AML | 0 | 0 |
| Nausea (alle Grade) | 58,0% | 48,6% |
| Alopezie (alle Grade) | 3,4% | 25,2% |

bei nachgewiesener BRCA-Keimbahn-Mutation (gBRCAmut), die bisher weder mit PARP-Inhibitoren noch einer Immuntherapie vorbehandelt waren. Die Daten von 30 bisher auswertbaren Patientinnen wurden beim SABCS 2018 präsentiert (17/30 mit TNBC). Dabei erwies sich die Kombination als gut verträglich. Die häufigste Grad-3-Nebenwirkung war eine Anämie (12%).

Die beobachtete 12-Wochen-Krankheitskontrollrate (DCR) überstieg mit 80% das vorher festgelegte Ziel von 75%. Auch die Ansprechrate war mit 63% hoch und konsistent mit der Olaparib-Monotherapie in der Phase-III-Studie OlympiAD (60%) [150]. Das mediane PFS betrug 8,2 Monate und lag damit beim indirekten Vergleich ebenfalls etwas höher als das in der OlympiAD-Studie erzielte Ergebnis für die Monotherapie mit Olaparib mit 7,0 Monaten. Tendenziell war die Ansprechdauer bei Patientinnen, die weniger vorbehandelt waren (0–1 vorherige Chemotherapielinie), länger als nach intensiver Vortherapie.

Zum Gesamtüberleben liegen noch keine Daten vor. Die **PD-L1-Expression** >25% in Immun- und Tumorzellen vor oder nach Olaparib-Monotherapie ist prädiktiv für das Ansprechen. Viele oder im Verlauf zunehmende Immunzellen waren mit einem Tumoransprechen assoziiert. Diese Hypothesen-generierenden Beobachtungen wurden in einer kleinen Patientinnengruppe mit gepaarten Biopsien gemacht. Weitere Ergebnisse dieser zunächst vielversprechend wirkenden Kombination bleiben abzuwarten [44].

## 5.5 Innovative Substanzen

HER3, ein Mitglied der HER-Rezeptor-TKI-Familie, wird in Brustkrebszellen in 15%–35% der Fälle [142, 183], aber auch in verschiedenen anderen soliden Tumoren (zum Beispiel Melanom, Kolorektalkarzinom, Magen-, Ovarial- und Pankreaskarzinom) überexprimiert. **HER3** gilt als ungünstiger Prognosefaktor, kommt aber auch als therapeutisch interessantes Target infrage [18, 120]. Bisher gibt es weder zugelassene HER3-gerichtete Antikörper noch andere HER3-zielgerichtete Medikamente. Die Phase-I/II-Studie NCT02980341 widmet sich diesem Thema und besteht aus drei Teilen, nämlich Dosiseskalation und Dosisfindung (Phase I, publiziert) [82, 108]) sowie Dosisexpansion (Phase II, bisher nicht publiziert). Das ADC **U3-1402** besteht aus einem voll humanisierten **Anti-HER3-Antikörper**, der mit einem Topoisomerase-1-Hemmer (Exatecan-Derivat) verlinkt ist. Insgesamt sind 8 Moleküle dieser Payload an den HER3-Antikörper gebunden. Hierdurch wird offensichtlich eine hohe Effektivität erreicht und ein Bystander-Effekt vermutet.

Die erste Datenauswertung (21 Patientinnen), die beim ASCO 2018 präsentiert wurde, ergab eine ORR von 33% und DCR von 95%. In der Dosiseskalations- und

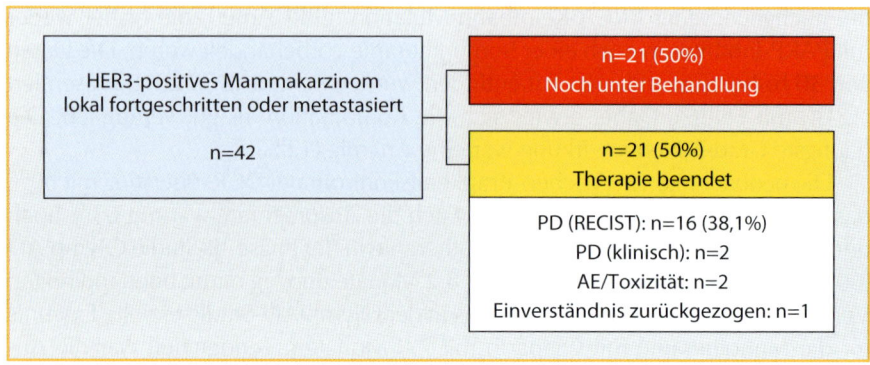

**Abbildung 39:** *Zwischenergebnis der Phase-I-Studie mit **HER3-ADC** U3-1402. Adaptiert nach [108].*

-findungsphase wurden 15 Patientinnen mit 4,8 mg/kg KG und weitere 15 mit 6,4 mg/kg KG behandelt. Die maximal tolerable Dosis (MTD) wurde dabei nicht erreicht und die Evaluation dieser beiden Dosierungen fortgesetzt [82].

Beim SABCS 2018 wurde ein Update der Effektivitätsresultate inklusive PFS, ORR, DCR, DOR und TTR präsentiert (Abb. 39). Die 42 eingeschlossenen Patientinnen waren im Median 54,5 Jahre alt. Die Kohorte beinhaltete 7 Patientinnen mit HER2-positivem Mammakarzinom und 21 Fälle mit Hormonrezeptor-positivem/HER2-negativem Karzinom sowie 10 Fälle mit TNBC und weitere 4 Fälle mit unklarem molekularem Profil. Insgesamt hatten die Patientinnen zuvor im Median bereits 6 (Spannweite 2–13) Therapieprotokolle erhalten, davon im Median 5 Regime (Spannweite 1–12) für die lokal fortgeschrittene beziehungsweise für die metastasierte Erkrankung. Mehr als 70% der Patientinnen wiesen Leber- und/oder Lungenmetastasen und 14,3% ZNS-Metastasen auf (Tab. 25).

Die ORR betrug 42,9% (18/42), wobei 40% der Patientinnen mit einer Dosis von 4 mg/kg KG und 60% mit einer Dosierung von 6,4 mg/kg KG behandelt wurden. Im Median betrug die PFS-Rate 8,3 Monate bei einer medianen Nachbeobachtung von 10,5 Monaten. Die Krankheitskontrollrate (DCR) war mit 90,5% sehr hoch, wobei 86,7% mit der 4-mg- und 100% mit der 6,4-mg-Dosis erzielt wurden. Die mediane Zeit bis zum Ansprechen (TTR) betrug 2,6 Monate. Meist war das Ansprechen (DOR) lang, sodass der Median bisher nicht erreicht wurde (Tab. 26). Zum Zeitpunkt der Datenauswertung im November 2018 waren noch 21/42 Patientinnen mit der Studientherapie in Behandlung [108].

Insgesamt wurde U3-1402 gut toleriert. Es wurde lediglich von 1 Therapieabbruch wegen Nebenwirkungen und von keinem therapieassoziierten Todesfall berichtet. Dosisreduktionen wegen Nebenwirkungen wurden von 8 (19,0%) und

**Tabelle 25:** *Patientencharakteristika Phase-I-Studie mit **HER3-ADC** U3-1402. Adaptiert nach [108].*

| Alter, Median (Spannweite), Jahre | 54,5 (30, 81) |
|---|---|
| Asiatisch, n (%) | 42 (100) |
| ECOG, n (%) | |
| 0 | 32 (76,2) |
| 1 | 10 (23,8) |
| Molekulares Tumorprofil, n (%) | |
| HER2-pos | 7 (16,7) |
| HR-pos/HER2-neg | 21 (50,0) |
| Tripelnegativ | 10 (23,8) |
| Unbekannt | 4 (9,5) |
| Vorherige Therapieregime, median (Spannweite) | 6 (2–13) |
| Für Lokaltumor | |
| Für fortgeschrittene/metastasierte Situation | 5 (1, 12) |
| Hauptlokalisation der Metastasierung, n (%) | |
| Leber und/oder Lunge | 30 (71,4) |
| Leber | 20 (47,6) |
| Lunge | 16 (38,1) |
| Hirn/ZNS | 6 (14,3) |
| Zielläsionen, median (Spannweite), cm | 7,5 (1–28) |

**Tabelle 26:** *Therapieansprechen Phase-I-Studie mit **HER3-ADC** U3-1402. Adaptiert nach [82, 108].*

| Effektivität nach Einschätzung der Investigatoren | 4,8 mg/kg (n=15) | 6,4 mg/kg (n=15) | Alle Dosisstufen (n=42) |
|---|---|---|---|
| ORR, % (n/N) | 40,0 (6/15) | 60,0 (9/15) | **42,9** (18/42) |
| DOR, median (Spannweite), Monate | NR (2,8–9,8+) | NR (2,9–9,8+) | **NR** (2,8–13,8+) |
| TTR, median (95%CI), Monate | 2,1 (1,3–4,1) | 2,7 (1,4–2,8) | **2,6** (1,4–2,8) |
| DCR, % (n/N) | 86,7 (13/15) | 100 (15/15) | **90,5** (38/42) |
| PFS, median (Spannweite), Monate | 8,0 (1,2–12,3+) | NR (5,0–11,1+) | **8,3** (1,2–16,8+) |

Therapieunterbrechungen von 19 (45,2%) Patientinnen berichtet. Zu Unterbrechungen kam es insbesondere wegen Neutropenie (23,8%), Leukopenie (11,9%) sowie Anämie und erhöhten Transaminasen (jeweils 7,1%). Weiterhin wurden je 1 Fall mit Pneumonitis (Grad 2), interstitieller Lungenerkrankung (Grad 2) sowie Strahlenfibrose (Grad 1) und Grad-3-Pneumonitis eine mögliche Lungentoxizität betreffend berichtet. Die einzige Therapieabbrecherin hatte eine Grad-2-Pneumonitis.

Die häufigsten unerwünschten Ereignisse (AEs) waren Übelkeit (85,7), Thrombozytopenie (71,4%), verminderter Appetit (66,7%), Neutropenie (64,3%), Leukopenie (59,5%), Erbrechen (54,8%), Anstieg der Leberenzyme (47,6%), Anämie (38,1%), Stomatitis (35,7), Diarrhö (31,0%), Alopezie und Fatigue (je 28,6%), Obstipation (23,8%) und Nasopharyngitis sowie Malais (je 21,4%), wobei dies alle schweren Grade betraf. Die häufigsten Grad-3/4-Nebenwirkungen betrafen Thrombozytopenie (35,7%), Neutropenie (28,6%), Leukopenie (21,4%), Anämie (16,7%) und Transaminasenerhöhung (11,9%) [108].

### Wertung

Die bisher vorliegende Analyse der Dosiseskalation und Dosisfindung der Phase-I/II-Studie NCT 02980341 mit dem HER3-Antikörperkonjugat U3-1402 ist ausgesprochen ermutigend mit offensichtlich sehr hoher Effektivität (ORR 43%) und lang anhaltendem Ansprechen (Median der DOR nicht erreicht) bei stark vorbehandelten Patientinnen. Hier war lediglich eine HER3-Überexpression gefordert, die bei etwa 15%–35 % der Mammakarzinome vorzuliegen scheint. Somit wurden sowohl Hormonrezeptor-positive als auch HER2-positive und TNBC im Rahmen der Studie behandelt, und in allen drei Gruppen ließ sich ein Therapieansprechen nachweisen. Die ersten Daten deuten darauf hin, dass die Behandlung auch gut verträglich ist.

Erste Daten einer randomisierten Phase-II-Studie (n=102), die prüfte, ob sich bei einer Chemotherapie mit **Carboplatin** und **Gemcitabin** (GC) durch eine **zusätzliche** Behandlung mit dem **CDK4/6-Inhibitor Trilaciclib** (1–2 Dosen pro Zyklus) das PFS verbessern ließ, wurden beim San-Antonio-Brustkrebskongress 2018 präsentiert. Trilaciclib wurde entwickelt, um die myelosuppressiven Effekte der Chemotherapie zu reduzieren und die Funktion des Immunsystems zu konservieren; weniger hingegen um die direkte Tumorproliferation zu beeinflussen. Patientinnen mit mTNBC wurden als Population ausgesucht, da diese Erkrankung funktionell CDK4/6-abhängig ist und die Chemotherapie nach wie vor die Basis der Behandlung darstellt, welche oft durch Myelotoxizität limitiert wird [131].

Das mediane Alter der 102 Patientinnen war 57 Jahre; 4 Patientinnen zogen später ihre Einverständniserklärung zurück. Sie hatten zuvor 0–2 vorherige Chemotherapien für die lokal fortgeschrittene oder metastasierte Erkrankung erhalten und durften keine symptomatischen Hirnmetastasen aufweisen. Alle hatten einen

ECOG PS von 0 (53%) oder 1 (47%). Ein Großteil der Patientinnen war für die fortgeschrittene Situation unbehandelt (62,7%) und 37,3% hatten 1 oder 2 vorherige Therapielinien erhalten. Hirnmetastasen waren bei 6 Patientinnen (5,9%) bekannt und 25,5% wiesen initial eine Lebermetastasierung auf. Es fand eine 1:1:1-Randomisierung statt. Appliziert wurde entweder GC allein (G: 1000 mg/m$^2$; C: AUC2), was an Tag 1 plus 8 mit Wiederholung alle 21 Tage verabreicht wurde, oder aber es wurde Trilaciclib (240 mg/m$^2$) am gleichen Tag der Chemotherapie appliziert. Ein alternatives Therapieschema wurde im dritten Arm angewandt, wobei Trilaciclib an den Tagen 1, 2, 8 und 9 und GC an den Tagen 2 und 9 alle 21 Tage verabreicht wurde. An den Tagen, an denen sowohl Trilaciclib als auch GC appliziert wurde, wurde Trilaciclib intravenös vor der Chemotherapie-Infusion verabreicht. G-CSF wurde im ersten Kurs prophylaktisch nicht verabreicht, durfte aber im Verlauf nach Bedarf angewendet werden.

Besonderes Interesse galt dabei dem Auftreten von bedeutenden hämatologischen Nebenwirkungen (MAHE), also verlängerte Neutropenie, Dosisreduktionen, Blutplättchen-Transfusionen und Erythrozyten-Transfusionen. Erstaunlicherweise war die Inzidenz von MAHE in den Gruppen mit Therapiekombination geringer (13% mit 1 Dosis und 9% mit 2 Dosierungen von Trilaciclib pro Zyklus), während diese bei Chemotherapie allein bei 19% der Patientinnen auftraten (p=0,181). Auch gab es weniger Hospitalisierungen (p=0,099), prolongierte schwere Neutropenie (p=0,0406) und weniger Bluttransfusionen nach 5-wöchiger Behandlung (p=0,0197) im Kombinationsarm verglichen mit GC. Entsprechend waren auch die kumulativen Dosierungen von Gemcitabin im Kombinationsarm höher. Auch Carboplatin konnte höher dosiert werden mit 15 AUC bei Chemotherapie allein versus 20 AUC in beiden Trilaciclib-Gruppen.

Die Anzahl von Grad-3/4-behandlungsassoziierten Nebenwirkungen (TAEs) war in beiden Armen vergleichbar und betraf insbesondere Effekte der zytotoxischen Chemotherapie. Die Rate von Grad-3/4-Neutropenien war 78,8% bei Patienten, die eine Dosis von Trilaciclib erhielten, gegenüber 54,3% bei Patienten mit 2 Dosierungen und 60%, wenn eine alleinige Chemotherapie verabreicht worden war. Grad-3/4-Raten einer Thrombozytopenie wurden mit 24,2% (1 Dosis Trilaciclib) und 40,0% bei 2 Dosierungen pro Zyklus berichtet. Bei Anämie waren dies 18,2% (1 Dosis pro Zyklus) und 31,4% mit 2 Dosierungen, was ebenfalls niedriger lag als bei GC allein (Thrombopenie 43,3% beziehungsweise Anämie 40,0%).

Die Therapiedauer betrug im Median 14,4 Wochen mit GC allein, hingegen etwa 20 Wochen mit Trilaciclib. Unter den bereits auswertbaren Patientinnen wurde eine ORR von 36,7% (2 Dosierungen) beziehungsweise 43,3% (1 Dosis) in den Kombinationsgruppen verglichen mit 29,2% bei GC allein ermittelt. Hier handelte es sich sämtlich um partielle Remissionen. Das mediane PFS betrug in der ITT-Population 7,9 Monate in den beiden Trilaciclib-haltigen Armen im Vergleich zu 5,4 Monaten bei Patientinnen mit GC allein (p=0,0189). Die Wahrscheinlichkeit der Progressionsfreiheit nach 6 Monaten war ebenfalls höher bei Kombination der Therapeutika (69% versus 43%, p=0,169) [131].

### Wertung

Die Dauer der Verabreichung der Chemotherapie mit Carboplatin und Gemcitabin als Erst- bis Drittlinie bis zum Auftreten eines Tumorprogresses konnte durch die Hinzunahme eines speziellen CDK4/6-Inhibitors verbessert werden. Trotz der längeren Verabreichung der Chemotherapie in den Kombinationsgruppen waren die entscheidenden hämatologischen Nebenwirkungen geringer und es konnten höhere Dosierungen verabreicht werden. Weitere Studienergebnisse mit diesem CDK4/6-Inhibitor Trilaciclib sind abzuwarten. Das geringere Auftreten von Neutropenie bei Anwendung eines CDK4/6-Inhibitors ist erstaunlich, da sonst gerade diese Nebenwirkungen genau dieser Substanzklasse zugeschrieben werden.

Inzwischen wird versucht, die bei hämatologischen Erkrankungen teilweise erfolgreiche, sehr aufwendige Behandlung mit **CAR**(chimärer Antigen-Rezeptor)**-T-Zellen** auch bei soliden Tumoren anzuwenden. So erfolgt derzeit auch eine Studie, an der Patientinnen mit stark vorbehandeltem (>3 Therapielinien für die metastasierte Situation) TNBC mit Nachweis des Tyrosinkinase-Rezeptors ROR1 teilnehmen. Es wurde berichtet, dass die Therapie durchführbar und eine Expansion der Zellen in vivo gelungen war. Belastbare Ergebnisse zum Therapieerfolg über Einzelfallberichte mit Tumorstabilisierung hinaus liegen noch nicht vor [174].

## 6 Ovarialkarzinom

Bei der Behandlung des Ovarialkarzinoms sind weiterhin Studienergebnisse zu PARP-Inhibitoren ein wichtiges Thema. Ebenfalls steht die Suche nach neuen Therapien, insbesondere Immuntherapien und zielgerichteten Substanzen, gerade auch bei Patientinnen mit Platin-resistenten Ovarialkarzinomen im Fokus.

### 6.1 Chemotherapie

Der Einsatz von pegyliertem liposomalem Doxorubicin (PLD) allein oder in Kombination mit Trabectidin als 3-Stunden-Infusion wurde in einer randomisierten, offenen Studie beim fortgeschrittenen/rezidivierten epithelialen oder primär peritonealen Ovarial- oder beim Tubenkarzinom untersucht (Abb. 40). In beiden

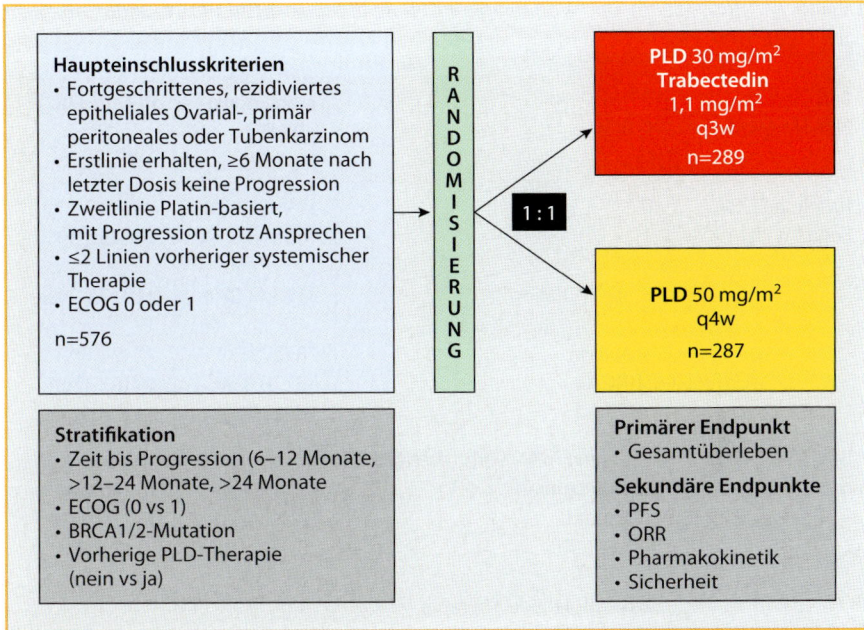

**Abbildung 40:** Design der Phase-III-Studie **ET743-OVC-3006**. Adaptiert nach [122]. PLD Pegyliertes liposomales Doxorubicin

Armen wurden knapp 290 Patientinnen behandelt. Histologisch überwog mit mindestens 66% in beiden Armen das serös-papilläre Ovarialkarzinom. Als Risikofaktor galt insbesondere die Zeit bis zur Krankheitsprogression (6–12 Monate: circa 38%; >12–24 Monate: circa 36%; >24 Monate: 26%). Das Alter betrug im Median in beiden Armen etwas unter 60 Jahre. Weitere Patientencharakteristika wie BRCA-Mutationsstatus sowie Vor- und Nachbehandlung sind in Tabelle 27 dargestellt.

Bei der Datenanalyse durch das unabhängige Monitoring-Komitee (IDMC) wurde festgestellt, dass die Hazard Ratio bei 0,932 lag, was den zuvor festgelegten Futility-Grenzwert von 0,93 überschritt. Hinzu kam die höhere Toxizität im Kombinationsarm mit Trabectidin, sodass letztlich das IDMC den Studienabbruch empfahl.

Eine nachträgliche Subgruppenanalyse deutete darauf hin, dass Patientinnen mit BRCA-Mutation hinsichtlich ihrer Überlebenswahrscheinlichkeit profitiert hatten (HR 0,542; 95%CI 0,33–0,90); ebenso schien sich eine Verbesserung hinsichtlich des Gesamtüberlebens für Patientinnen mit einem progressionsfreien Intervall von 6–12 Monaten abzuzeichnen (HR 0,694; 95%CI 0,48-1,01) [122].

Tabelle 27. BRCA-Status und Vortherapie in Phase-III-Studie **ET743-OVC-3006**. Adaptiert nach [122].

| Patienten-charakteristika | | Trabectedin + PLD (n=289) | PLD (n=287) |
|---|---|---|---|
| Baseline ECOG Score, n (%) | 0<br>1 | 149 (51,6%)<br>140 (48,4%) | 141 (49,1%)<br>146 (50,39%) |
| | Keine Mutation | 211 (73,0%) | 210 (73,2%) |
| | Mutation<br>BRCA1<br>BRCA2 | 78 (27,0%)<br>58 (76,3%)<br>18 (23,7%) | 77 (26,8%)<br>49 (67,1%)<br>24 (38,9%) |
| BRCA1/2-Status, n (%) | Patienten mit ≥ vorh. Therapie<br>Bevacizumab<br>Olaparib<br>Veliparib | <br>12 (47,4%)<br>12 (15,4%)<br>0<br>1 (1,3%) | <br>14 (18,2%)<br>13 (16,9%)<br>2 (2,6%)<br>0 |
| | ≥ nachfolgende Therapie<br>Platinpräparate<br>Bevacizumab<br>Olaparib<br>Niraparib | <br>37 (47,4%)<br>32 (41,0%)<br>9 (11,5%)<br>8 (10,3%)<br>1 (1,3%) | <br>29 (36,7%)<br>28 (36,4%)<br>5 (6,5%)<br>7 (9,7%)<br>0 |

*PLD* Pegyliertes liposomales Doxorubicin

### Wertung

Für die Gesamtgruppe zeigte sich kein eindeutiger Benefit bei jedoch erhöhter Toxizität im Kombinationsarm.

## 6.2 Chemotherapie und Bevacizumab

Mit einer 1:1-Randomisierung prüfte die Studie **AGO-Ovar 2.21/ENGOT-ov 18** bei 682 Patientinnen zwei verschiedene Chemotherapie-Schemata, nämlich Carboplatin/Gemcitabin/Bevacizumab (CG-BEV) gegenüber dem experimentellen Arm Carboplatin/pegyliertes liposomales Doxorubicin (PLD)/BEV (CD-BEV). Primärer Endpunkt war das progressionsfreie Überleben (PFS). Sekundäre Endpunkte waren biologisches PFS (PFS*BIO*) nach Kontrolle des Tumormarkers

# Karzinome der Frau

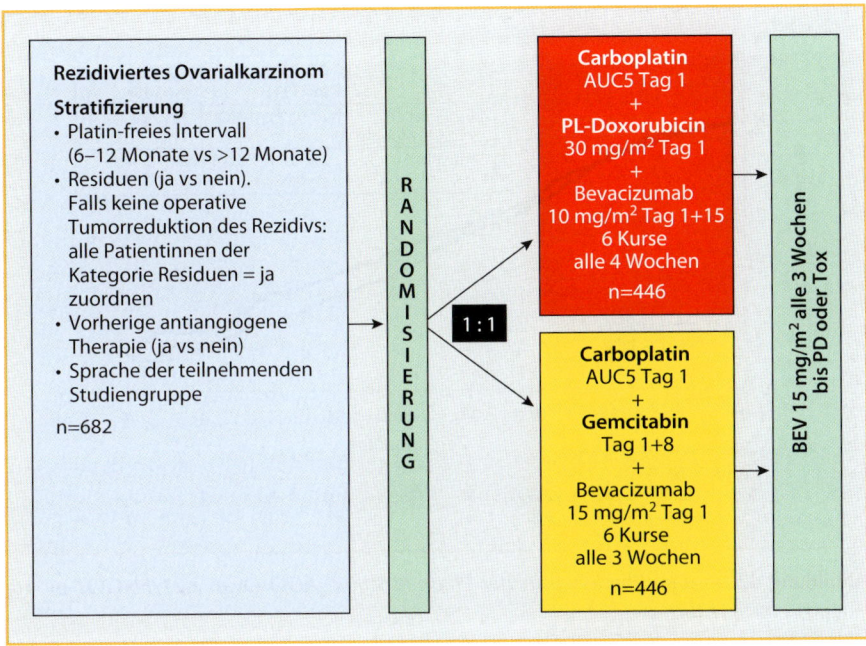

**Abbildung 41:** *Design Phase-II-Studie **AGO-Ovar 2.21/ENGOT-ov 18**. Adaptiert nach [136].*
PL-Doxorubicin Pegyliertes liposomales Doxorubicin

CA 125 (GCIG-Kriterien) sowie Gesamtüberleben, Sicherheit und Lebensqualität (EORTC QLQ-C30 mit OV-28-Modul) (Abb. 41).

Die Risikofaktoren waren in beiden Therapiearmen gut balanciert. Insbesondere war ein Platin-freies Intervall von 6–12 Monaten dem aktuellen Rückfall bei 31% der Patientinnen und ein >12-monatiges Intervall bei 69% der Patientinnen vorausgegangen. Ein high-grade-seröses Ovarialkarzinom lag in etwa 75% der Fälle vor. Keine OP oder zumindest keine OP, die ohne Verbleib von residuellem Tumor beendet werden konnte, war in ebenfalls 75% der Fälle erfolgt. Entsprechend waren immerhin knapp 25% der Patientinnen in der Rückfallsituation erneut operiert worden, und dies war ohne sichtbare Residuen gelungen. Ein kleiner Teil der Patientinnen (7%) wiesen ein primäres Peritonealkarzinom und etwa 5% in beiden Armen ein Tubenkarzinom auf. Eine Vorbehandlung mit Bevacizumab war in beiden Armen in etwa 40% der Fälle erfolgt. Ein kleiner Teil der Patientinnen war auch antiangiogenetisch mit Nintedanib oder Pazopanib im niedrigstelligen Prozentbereich vorbehandelt worden. Insgesamt hatten 52% der Patientinnen in beiden Armen vorher keine antiangiogenetische Therapie erhalten.

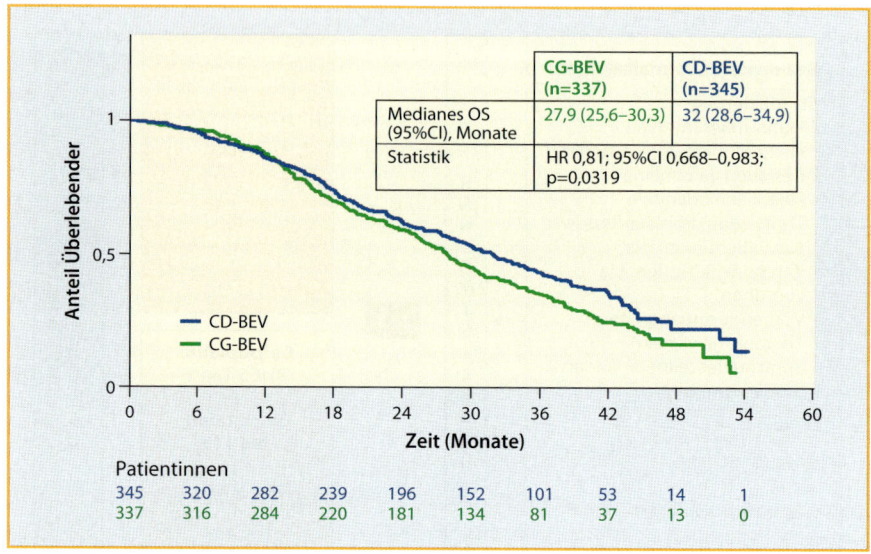

**Abbildung 42.** *Gesamtüberleben in der Phase-III-Studie **AGO-Ovar 2.21/ENGOT-ov 18**. Adaptiert nach [136].*

Der primäre Endpunkt einer Verbesserung des PFS wurde erreicht: Das mediane PFS betrug mit CG-BEV (n=337) 11,7 Monate gegenüber 13,3 Monaten mit CD-BEV (n=345). Das Ergebnis war statistisch signifikant mit HR 0,807 (95%CI 0,68–0,96) und p=0,0128.

Auch das biologische PFS zeigte sich in ähnlichem Maße verbessert mit 10,0 versus 11,5 Monaten (HR 0,758; 95%CI 0,64–0,9; p=0,001). Auch das Gesamtüberleben zeigte sich mit 27,9 gegenüber 32 Monaten statistisch signifikant verbessert (Abb. 42).

Auch in der Subgruppe mit vorheriger antiangiogenetischer Behandlung (etwa der Hälfte der Patientinnen) zeigte sich CD-BEV effektiver als der Standardarm mit Gemcitabin (PFS HR 0,73; p<0,05). Die Lebensqualität war mit CD-BEV im Vergleich zu CG-BEV leicht überlegen. Wesentliche Toxizitätsunterschiede zeigten sich bisher nicht [136].

### Wertung

Dies ist die erste Phase-III-Studie beim Ovarialkarzinom, die zwei BEV-haltige Behandlungsregime vergleicht. CD-BEV zeigte sich dabei sowohl hinsichtlich PFS als auch OS etwas überlegen, was auch nach vorheriger antiangiogenetischer Behandlung der Fall war.

## 6.3 PARP-Inhibition

Das wichtigste aktuelle Thema zur systemischen Behandlung des Ovarialkarzinoms ist aktuell weiterhin die Behandlung mit PARP-Inhibitoren, also eine Therapie, die sich insbesondere die bereits bestehende homologe rekombinante Reparaturstörung (HRD) bei Patientinnen mit hochgradigen, serösen Ovarialkarzinomen zunutze macht. Eine solche HRD kann durch eine somatische oder Keimbahn-BRCA1/2-Mutation oder andere, noch nicht sämtlich bekannte, genetische Veränderungen ausgelöst werden.

### 6.3.1 Olaparib

Der PARP-Inhibitor **Olaparib** wurde bereits aufgrund einer Placebo-kontrollierten, doppelblinden, randomisierten Phase-II-Studie für die Erhaltungstherapie beim **Platin-sensiblen** serösen Ovarialkarzinom zugelassen. Die meisten Patientinnen mit primär fortgeschrittenem Ovarialkarzinom, die eine Standardtherapie mit zytoreduktiver Operation und Platin-basierter Chemotherapie erhalten, erleiden innerhalb von 3 Jahren ein Rezidiv. Die Phase-III-Studie **SOLO1** wurde nun als erste Studie veröffentlicht, die untersucht, ob eine Erhaltungstherapie mit dem PARP-Inhibitor Olaparib nach Ansprechen auf eine Platin-basierte Chemotherapie bei Patientinnen mit **neu diagnostiziertem fortgeschrittenem Ovarialkarzinom** mit **BRCA-Mutation** (BRCAmut) wirksam ist. Für die auf mindestens 2 Jahre angelegte Behandlung erfolgte eine 2:1-Randomisierung von insgesamt 391 Patientinnen (Abb. 43).

Der überwiegende Teil der Patientinnen (etwa 85% in beiden Armen) hatte ein Ovarialkarzinom, selten ein Karzinom des Eileiters (8,5%) oder ein primär peritoneales Karzinom (etwas mehr als 5% in beiden Armen). Meist lag ein FIGO-III-Stadium vor (84,6% im Olaparib- und 80% im Placebo-Arm). BRCA1-Mutationen fanden sich im experimentellen Arm bei 73,5% und im Placebo-Arm bei 69,5% der Patientinnen. Eine vorherige zytoreduktive Operation war primär in beiden Armen bei mehr als 60% der Fälle durchgeführt worden. Dabei war bei 76,4% (Olaparib) beziehungsweise 73% (Placebo) keine residuale Erkrankung mehr makroskopisch sichtbar. Eine zytoreduktive Operation nach chemotherapeutischer Vorbehandlung erfolgte im Olaparib-Arm bei 36% und im Placebo-Arm bei 33% der Fälle. Dabei war keine residuale Erkrankung mehr makroskopisch sichtbar in 81% (Olaparib) beziehungsweise 84% (Placebo) der Fälle. Ein klinisch vollständiges Ansprechen auf die perioperative Platin-basierte Chemotherapie fand sich in beiden Armen bei knapp 82% der Patientinnen, ein Teilansprechen in 18% der Fälle. Die mediane Behandlungsdauer betrug mit Olaparib 24,6, im Placebo-Arm 13,9 Monate. Weitere Ergebnisse zur Patientendisposition sind in Tabelle 28 dargestellt.

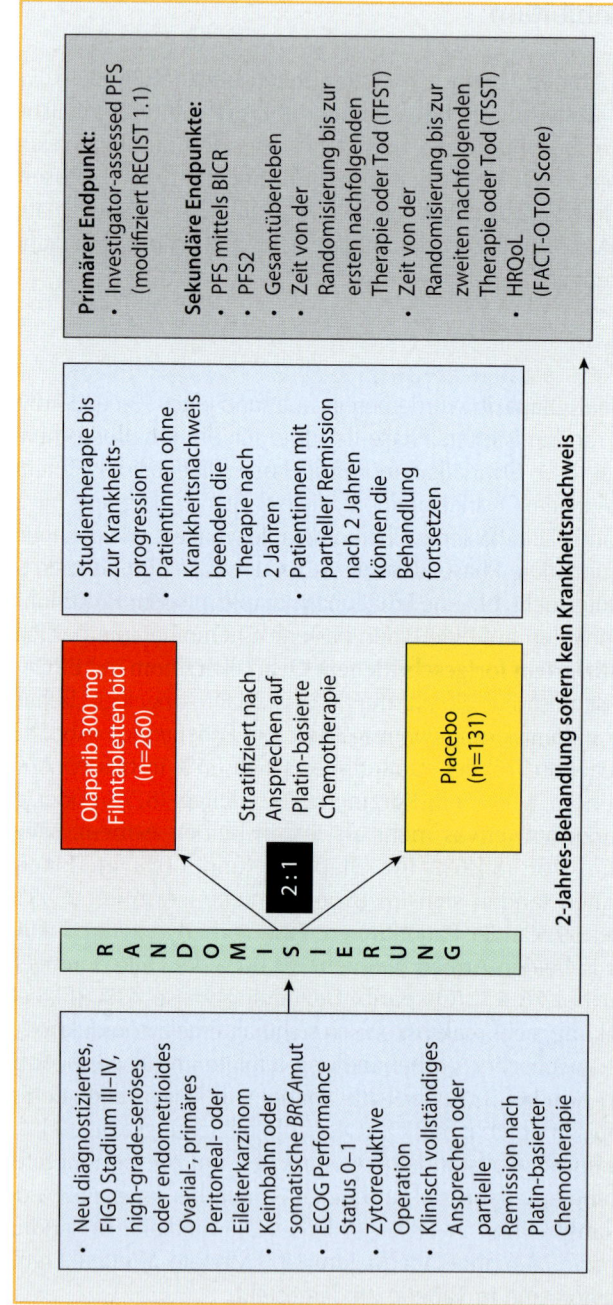

**Abbildung 43:** Design der Phase-III-Studie **SOLO-1** zum Einsatz von Olaparib in der Erstlinie. Adaptiert nach [61, 123].

**Tabelle 28:** Behandlung in SOLO-1. Adaptiert nach [61, 123].

| | Olaparib n (%) | Placebo n (%) |
|---|---|---|
| Randomisiert | 260 (100) | 131 (100) |
| Behandelt | 260 (100) | 130 (100) |
| Behandlung beendet vor Ablauf von 2 Jahren | 111 (42,7) | 97 (70,8) |
| Behandlung beendet nach 2 Jahren per Protokoll | 123 (47,3) | 35 (26,) |
| Behandlung länger als 2 Jahre<br>Behandlung bei Data Cut-off | 26 (10,0)<br>13 (5,0) | 3 (2,3)<br>1 (0,8) |
| Behandlungsende aus anderen Gründen als<br>2 Jahre per Protokoll<br>  Objektive Krankheitsprogression<br>  Unerwünschtes Ereignis (UE)<br>  Patientenentscheidung<br>  Andere*/unbekannte Gründe | 124 (47,7)<br>51 (19,6)<br>30 (11,5)<br>22 (8,5)<br>21 (8,1) | 97 (72,3)<br>78 (60,0)<br>3 (2,3)<br>2 (1,5)<br>11 (8,5) |
| Mediane Behandlungsdauer, Monate (Range) | 24,6 (0–52,0) | 13,9 (0,2–45,6) |
| Mediane Dauer der Behandlung, Monate (IQR) | 40,7 (34,9–42,9) | 41,2 (32,2–41,6) |

Die Studie erreichte ihren primären Endpunkt mit einer signifikanten Verlängerung des medianen PFS nach Einschätzung der Investigatoren: Im Placebo-Arm betrug das PFS im Median 13,8 Monate, im Olaparib-Arm war dieses noch nicht erreicht (HR 0,30; 95%CI 0,23–0,41; p<0,0001). Erfreulicherweise waren über 60% der Patientinnen im experimentellen Arm nach 3 Jahren noch rezidivfrei, was auf 27% der Patientinnen im Placebo-Arm zutraf (Abb. 44). Sämtliche Subgruppen hatten einen PFS-Vorteil durch die Olaparib-Erhaltungstherapie gehabt.

Auch das PFS2 (Zeit von der Randomisierung bis zur sekundären Progression oder Tod) zeigte sich signifikant verbessert: Im Placebo-Arm betrug dies 140,9 Monate, während der Median im experimentellen Arm noch nicht erreicht war (HR 0,50; 95%CI 0,35–0,782; p<0,001). Eine Zweitlinientherapie mit einem PARP-Inhibitor erhielten 33/94 (35%) der Patientinnen im Placebo-Arm; im Olaparib-Arm waren dies 10/91 (11%).

Hinsichtlich der gesundheitsbezogenen Lebensqualität (FACT-O TOI-Score) ergaben sich keine klinisch relevanten Unterschiede in den beiden Armen. Bei Betrachtung der Nebenwirkungen (alle Grade) stand Übelkeit (77,3%, jedoch nur 0,8% ≥Grad 3) bei Olaparib im Vordergrund. Im Placebo-Arm waren dies für alle Grade 37,7%. Fatigue wurde mit 63,5 beziehungsweise 41,5% zuungunsten von

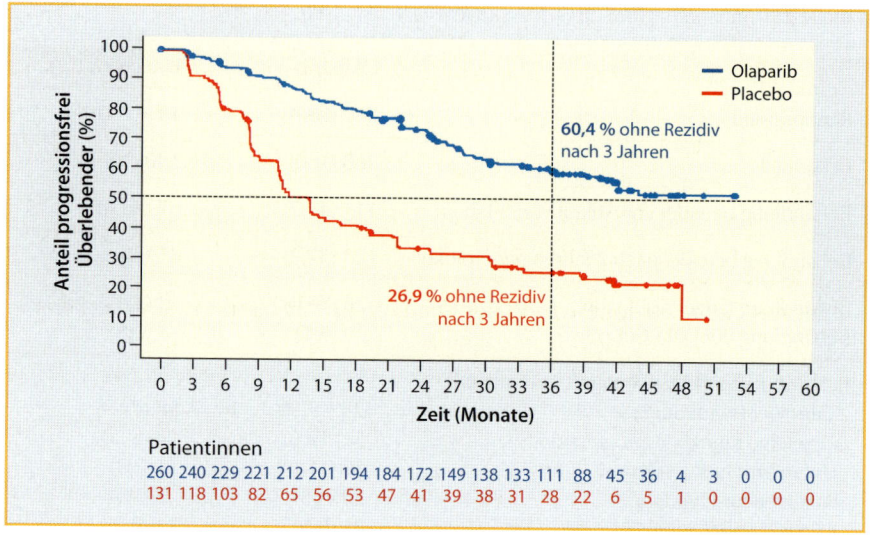

**Abbildung 44:** PFS nach Einschätzung der Behandler in SOLO-1. Adaptiert nach [61, 123].

Olaparib berichtet. Auch Erbrechen (40% über alle Grade bei Olaparib und 14,6% mit Placebo) wurde ebenso wie Anämie (38,8% versus 10%) vermehrt berichtet. An unerwünschten Ereignissen von speziellem Interesse traten im Olaparib-Arm 3 Fälle von MDS/AML auf (1,2%), und auch 5 neue maligne Erkrankungen wurden beobachtet (1,9%) sowie auch eine Pneumonitis/interstitielle Lungenerkrankung in 5 Fällen (1,9%). Im Placebo-Arm traten 3 neue maligne Erkrankungen (2,3%) auf. Insgesamt ergaben sich keine neuen Sicherheitsaspekte [123].

> **Wertung**
>
> Die Erhaltungstherapie mit Olaparib bei BRCA-mutiertem Ovarialkarzinom mit dem PARPi Olaparib führte zu einer signifikanten und klinisch relevanten Verlängerung des PFS, was sich auch im PFS2 fortsetzte. Hinsichtlich des Gesamtüberlebens waren die Daten noch unreif. Auch die Placebo-kontrollierte Phase-III-Studie PAOLA-01 erprobt derzeit mit einer geplanten Rekrutierung von 762 Patientinnen in Europa und Japan eine Erhaltungstherapie mit Olaparib im Anschluss an eine Erstlinienbehandlung mit Platin/Taxan/Bevacizumab. Mit Ergebnissen ist wahrscheinlich 2020 zu rechnen.

Die Phase-III-Studie **SOLO3** prüfte mit einer 2:1-Randomisierung den Einsatz des PARPi **Olaparib** im Vergleich zur **Chemotherapie nach Wahl** (Paclitaxel, Topotecan, Gemcitabin und pegyliertes liposomales Doxorubicin standen zur Auswahl) bei 266 Patientinnen mit **Platin-sensiblem Rezidiv** eines high-grade serösen oder endometrioiden Ovarialkarzinoms oder primär peritonealen oder Tubenkarzinoms mit Nachweis einer BRCA1/2-Keimbahnmutation. Mindestens 2 vorherige, Platin-basierte Chemotherapien waren vorgeschrieben. Eine messbare Erkrankung lag in mehr als 82% der Fälle in beiden Therapiearmen vor. Die Therapiearme waren gut balanciert hinsichtlich Platin-freiem Intervall und Anzahl der Vorbehandlungen.

Im Chemotherapie-Arm entschied man sich zumeist für PLD (n=47/88, 53%), gefolgt von Paclitaxel (20/88, 23%) sowie Gemcitabin (13/88, 15%) und Topotecan (8/88, 9%).

Für die Gesamtgruppe wurde mit Olaparib in 72% und mit Chemotherapie in 51% der Fälle bei messbarer Erkrankung ein Ansprechen erzielt (OR 2,53; p=0,002). Waren bereits 2 Linien Chemotherapie vorab verabreicht worden, lag die ORR bei 85% gegenüber 62% (OR 3,44) und nach mindestens 3 Chemotherapielinien bei 59% gegenüber 39% (OR 2,21).

Das PFS in der ITT-Population betrug im Median 13,4 versus 9,2 Monate (HR 0,62; 95%CI 0,43–0,91; p=0,013) mit nahezu identischem Ergebnis auch bei der PFS-Wahrscheinlichkeit bei Auswertung durch die behandelnden Ärzte (13,2 versus 8,5 Monate; HR 0,49; 95%CI 0,35–0,70; p<0,001). Hinsichtlich der gesundheitsassoziierten Lebensqualität fand sich kein statistisch signifikanter Unterschied. Therapieabbrüche wegen Nebenwirkungen waren mit Olaparib seltener als mit Chemotherapie (7% versus 20%). Im Olaparib-Arm wurden 3/178 Fälle mit Zweitkarzinom (Lunge, Magen, Mamma) berichtet, während dies im Chemotherapie-Arm nicht vorkam [134].

### Wertung

Erstmalig wurde in einer Phase-III-Studie randomisiert der Einsatz eines PARPi mit einer nicht Platin-basierten Chemotherapie beim Platin-sensiblen Rezidiv von Keimbahnmutierten Ovarialkarzinomen untersucht. Hier zeigten sich deutliche Vorteile für Olaparib sowohl hinsichtlich RR als auch PFS. Dies belegt die Effektivität des PARPi in dieser Patientengruppe.

Die randomisierte Phase-II-Studie **CLIO** prüfte **Olaparib** als Monotherapie im Vergleich zur **Chemotherapie nach Wahl** (Paclitaxel, Topotecan, Gemcitabin, PLD) in einer 2:1-Randomisierung bei 100 Patientinnen mit **Platin-refraktärem** Ovarialkarzinom. Hier zeigten sich ungünstige PFS-Raten für beide Gruppen: Mit Olaparib (n=67) betrug das PFS im Median 2,9 Monate, mit Chemotherapie (n=33) 3,4 Monate [191]. Insgesamt erscheinen beide Ansätze bei dieser nach wie vor ungünstigen Patientengruppe vertretbar.

### 6.3.2 Niraparib

Die Phase-III-Studie **ENGOT-OV16/NOVA** evaluierte Effektivität und Sicherheit des PARP-Inhibitors **Niraparib** als **Erhaltungstherapie** bei Patientinnen mit **Platin-sensiblem** Rezidiv und war die Grundlage der Zulassung auch in Deutschland. Dabei wurden 533 Patientinnen in zwei unabhängige Kohorten eingeschlossen, in eine mit Nachweis einer BRCA-Keimbahnmutation (gBRCA$^{mut}$, n=203) und in eine andere ohne Nachweis dieser Mutation (Nicht-gBRCA$^{mut}$). In jeder Kohorte erfolgte eine 2:1-Randiomisierung (2:1) zur Behandlung mit Niraparib 300 mg oder Placebo. Drei Populationen wurden dabei bewertet:
1) gBRCA$^{mut}$,
2) Nicht-gBRCA$^{mut}$,
3) Nicht-gBRCA$^{mut}$, aber retrospektiv Nachweis einer HRD.

Alle Patientinnen litten unter einem Platin-sensiblen Rezidiv, definiert als partielle oder komplette Remission auf die vorausgegangene Platin-basierte Chemotherapie vor Studieneinschluss und einem Erkrankungsprogress, der erst mindestens 6 Monate nach Abschluss dieser Therapie eingetreten war. In der gBRCA$^{mut}$-Gruppe hatten etwa 57% bereits 2 Chemotherapielinien erhalten. Primärer Endpunkt war die progressionsfreie Überlebenszeit (PFS), gerechnet ab Studienstart (nicht seit der letzten Platin-basierten Chemotherapie). Patientinnen, die Niraparib erhielten, zeigten ein signifikant längeres medianes PFS unabhängig vom Nachweis einer BRCA-Mutation und dem HRD-Status (Tab. 29).

Niraparib verlängerte weiterhin signifikant das PFS2 (Zeit bis zum 2. Tumorprogress) sowie die Zeit bis zur ersten Folgebehandlung und das Chemotherapiefreie Intervall in der gBRCA$^{mut}$- und der Nicht-gBRCA$^{mut}$-Kohorte, womit auch

**Tabelle 29:** *Phase-III-Studie **ENGOT-OV16/NOVA**: PFS-Vorteil durch Niraparib. Adaptiert nach [118].*

| Status | Medianes PFS (Monate) | HR | 95%CI | p-Wert |
|---|---|---|---|---|
| gBRCA$^{mut}$ (n=203) | 21,0 versus 5,5 | 0,27 | 0,17–0,41 | <0,001 |
| Nicht-gBRCA$^{mut}$ (n=350) | 9,3 versus 3,9 | 0,45 | 0,34–0,61 | <0,001 |
| Nicht-BRCA$^{mut}$ HRD-pos (n=162) | 12,9 versus 3,8 | 0,38 | 0,24–0,59 | <0,001 |
| Nicht-BRCA$^{mut}$ HRD-neg (explorativ, n=188) | 6,9 versus 3,8 | 0,58 | 0,36-0,92 | 0,002 |

diese sekundären Endpunkte erreicht wurden. Typische Grad-3/4-Nebenwirkungen unter Niraparib waren Thrombozytopenie (33,8%), Anämie (25,3%), Neutropenie (19,6%) und Fatigue (8,2%), auf die mit Therapieunterbrechungen (69%) und Dosisreduktionen (67%) reagiert werden musste. Insgesamt 14,7% der mit Niraparib behandelten Patientinnen beendeten die Therapie daher vorzeitig [118].

Eine zusätzliche Analyse der Lebensqualität in der Phase-III-Studie **ENGOT-OV16/NOVA** diente der Einschätzung der Unterschiede in Bezug auf Zeit ohne Symptome oder unerwünschte Ereignisse (**TWiST**) zwischen der Erhaltungstherapie mit **Niraparib** und Placebo. Der Fokus lag dabei auf Übelkeit, Erbrechen und Fatigue (wenn mindestens Grad 2) sowie der Verzögerung der Progression. TWiST wurde kalkuliert als PFS ohne symptomatische Übelkeit, Erbrechen oder Fatigue Grad ≥2. TWiST ist eine etablierte Methode, die das PFS unterteilt in die Zeit bis zur Toxizität (TOX) und die Zeit ohne Symptome (klinische Progression) oder Toxizität. Für diese Analyse wurden die Überlebenskurven für Niraparib und Placebo sowohl für $gBRCA^{mut}$ und non-$gBRCA^{mut}$ über 20 Jahre extrapoliert zur Einschätzung über die Studiendauer hinaus. Die Zeit mit unerwünschten Ereignissen wurde berechnet anhand der Anzahl von Tagen, an denen Patientinnen unerwünschte Ereignisse (Übelkeit, Erbrechen oder Fatigue) hatten (nach Randomisierung bis zur Progression). Anhand dieser Toxizitätsdaten wurden die Kaplan-Meier-Kurven für $gBRCA^{mut}$ oder non-$gBRCA^{mut}$-Kohorten geschätzt. Berechnet wurde somit als mittleres TWiST = mittleres PFS − mittlere Toxizität.

Die $gBRCA^{mut}$-Kohorte hatte unter Niraparib ein besseres PFS ohne Übelkeit, Erbrechen und Fatigue mit 3,83 Jahren gegenüber 0,88 Jahren im Placebo-Arm (TWiST-Differenz 2,95 Jahre). Die non-$gBRCA^{mut}$-Kohorte hatte ebenfalls unter Niraparib ein besseres PFS ohne die genannten unerwünschten Ereignisse (2,46 Jahre versus 1,12 Jahre im Placebo-Arm; TWiST-Differenz 1,34 Jahre) [112].

> **Wertung**
>
> Zusammenfassend bedeutet dies, dass Patientinnen unter der Erhaltungstherapie mit Niraparib eine längere progressionsfreie Zeit ohne unerwünschte Ereignisse (Übelkeit, Erbrechen, Fatigue) im Vergleich zu Placebo hatten.

Bei insgesamt 463 Patientinnen mit ungünstiger Konstellation und starker Vorbehandlung (≥**4. Linie**) prüfte die Phase-II-Studie **QUADRA** die Substanz **Niraparib**: bereits 27% der Patientinnen hatten bereits mindestens 5 vorherige Therapielinien erhalten. Zwei Drittel waren entweder **Platin-resistent** (33%) oder -**refraktär** (35%) und nur weniger als 20% wiesen eine BRCA-Mutation auf; bei 48% der

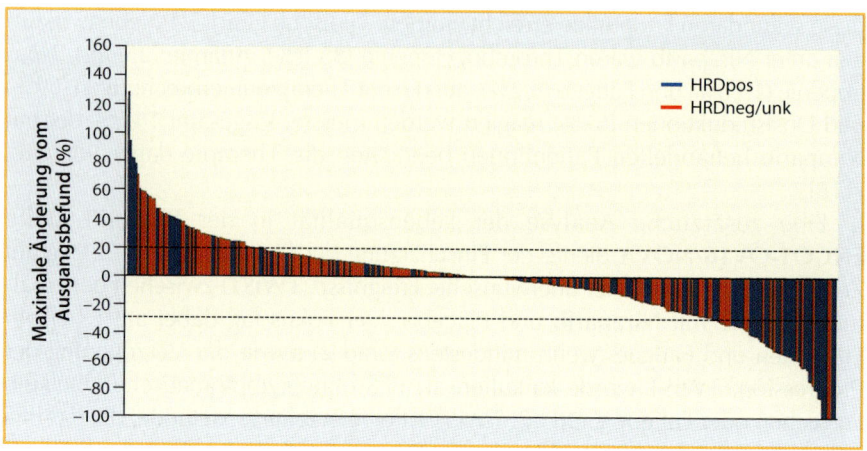

**Abbildung 45:** *Ansprechen auf Niraparib im Rahmen der Phase-II-Studie QUADRA. Adaptiert nach [124]. HRDpos homologe Rekombinationsdefizienz HRDneg/unk keine homologe Rekombinations-Defizienz (HRD) oder HRD-Status unbekannt.*

Patientinnen war eine homologe Rekombinationsdefizienz (HRDpos) nachgewiesen worden. Alle Patientinnen mussten mindestens 3 Vortherapien erhalten haben. Trotzdem zeigte sich für die Primärpopulation mit HRDpos und zuletzt noch nachweisbarer Platin-Sensivität (n=51) eine Ansprechrate von 27% sowie eine Krankheitskontrollrate von 69% und ein medianes OS von 19,0 Monaten (Abb. 45). Ohne diese Selektion zeigten sich eine Ansprechrate von 10%, eine Krankheitskontrolle von 35% und ein medianes OS von 17,2 Monaten [124].

Alle Patientinnen begannen die Therapie mit 300 mg Niraparib täglich. Dosisreduktionen auf 200 mg oder 100 mg täglich waren bei Nebenwirkungen im Studienprotokoll vorgeschrieben. Eine explorative nachträgliche Analyse aller QUADRA-Patientinnen ergab, dass bei einem **Gewicht <77 kg** oder **Thrombozyten <150 000/µl** bei Therapiestart mit einem höheren Auftreten von Nebenwirkungen Grad ≤3 und Dosisanpassungen innerhalb der ersten 30 Tage zu rechnen war. Die hier berichtete retrospektive Analyse unterteilte die durchschnittliche Dosierung der ersten beiden Zyklen in ≤200 mg versus >200 mg. Diese retrospektive Auswertung ergab dabei keinen negativen Einfluss auf die Wirksamkeit (Gesamtüberleben) in dieser All-Comer-Population mit einem Gewicht <77 kg oder Thrombozyten <150 000/µl [110].

> **Wertung**
>
> Ergebnisse aus QUADRA und ENGOT-OV16/NOVA deuteten jeweils darauf hin, dass Patientinnen mit einem Ausgangsgewicht von <77 kg oder Thrombozyten unter 150 000/µl von einer individualisierten Niraparib-Dosis-Anpassung profitieren. Ein solcher Ansatz wird derzeit prospektiv in der Erstlinie in der Phase-III-Studie PRIMA evaluiert.

### 6.3.3 Rucaparib

Die Phase-III-Studie **ARIEL3** belegte für 564 Patientinnen mit **Platin-sensiblem** Rezidiv einen signifikanten Vorteil hinsichtlich des medianen PFS nach mindestens 2 Platin-basierten Vorbehandlungen und führte zur Zulassung dieser Substanz in Europa und den USA. Einschlusskriterien waren eine Normalisierung des Tumormarkers CA125, ein guter Allgemeinzustand (ECOG 0–1) und entweder der Nachweis einer **BRCA-Mutation** oder aber eine **homologe Rekombinations-Defizienz** (HRD). Eine Randomisierung war 2:1 erfolgt (Rucaparib 600 mg oder Placebo). Das mediane PFS betrug bei nachgewiesener BRCA-Mutation 16,6 Monate versus 5,4 Monate (Rucaparib versus Placebo, HR 0,23; p<0,0001). Bei Patientinnen mit HRD-Karzinomen, die 63% der Gesamtgruppe (236/375) ausmachten, wurde ein medianes PFS von 13,6 versus 5,4 Monaten (HR 0,32; p=0,0001) berichtet. Als typische Nebenwirkungen wurden Anämie und Transaminasenerhöhungen mit 19% beziehungsweise 10% dokumentiert [26].

Eine explorative Subgruppen-Analyse verglich den Verlauf von 3 Altersgruppen (**<65, 65–74** und **≥75 Jahre** bei Studienbeginn). Die Gruppe <65 Jahre bestand aus 237 Patientinnen im Rucaparib- und 117 Patientinnen im Placebo-Arm. Korrespondierend waren dies für Patientinnen im Alter von 65–74 Jahren 113 beziehungsweise 64 Fälle und bei Patientinnen ≥75 Jahre nur 25 beziehungsweise 8 Fälle. Bei der Anzahl der vorherigen Chemotherapien ergab sich jeweils ein Median von 2 Therapielinien (Ausnahme n=8 im Placebo-Arm bei Alter ≥75 Jahre).

Für Patientinnen <65 Jahre betrug das DFS im Median 11,1 versus 5,4 Monate im Placebo-Arm (HR 0,33). In der Altersgruppe 65–74 Jahre betrug dies 8,3 versus 5,3 Monate (HR 0,43) und bei einem Alter ≥75 Jahre 9,2 versus 5,5 Monate (HR 0,47). Therapieunterbrechungen und/oder Dosisreduktionen wegen Nebenwirkungen traten bei den jüngeren Patientinnen etwas seltener auf als bei den älteren (65,5% versus 82,3% versus 83,3% jeweils im Rucaparib-Arm). Gleiches galt für Therapieabbruch wegen Nebenwirkungen (11,9% versus 21,2% versus 20,8% im Rucaparib-Arm). Therapiebedingte Todesfälle waren äußerst selten und unterschieden sich nicht wesentlich in den Altersgruppen (2,1% versus 0,9% versus 4,2% im Rucaparib-Arm und 0% versus 3,1% versus 0% im jeweiligen Placebo-Arm) [90].

> **Wertung**
>
> Die Erhaltungstherapie mit Rucaparib verbesserte in der Phase-III-Studie ARIEL3 das mediane PFS und reduzierte das Progressionsrisiko im Vergleich mit Placebo altersunabhängig. Insgesamt war das Sicherheitsprofil dieser Substanz in allen Altersgruppen vergleichbar. Allerdings waren im Rucaparib-Arm Dosismodifikationen und Therapieunterbrechungen tendenziell etwas höher bei Patientinnen >65 Jahre.

### 6.3.4 BRCA-Testung

Die Zulassung zur PARP-Inhibition beim high-grade serösen Ovarialkarzinom besteht unabhängig vom BRCA1/2-Status im Platin-sensiblen Rezidiv, sodass die Problematik der Testung für diese Situation inzwischen in den Hintergrund getreten war. Angesichts der positiven Daten der SOLO1-Studie, die bei Patientinnen mit **BRCA1/2-Mutation** erzielt wurden, stellt sich die Frage **„Wer wird wann und wie getestet"** nun in der täglichen Praxis. Renommierte Onkologie-Fachgesellschaften empfehlen die Tests inzwischen bei allen Frauen mit Ovarialkarzinom.

1. **NCCN**: Eine genetische Beratung und Testung sollte bei allen Frauen mit Ovarial-, Tuben- oder primär peritonealem Karzinom erwogen werden (www.nccn.org/professionals/physician_gls/PDF/genetics_screening.pdf).
2. **SGO**: Frauen mit epithelialem Ovarial-, Tuben- und peritonealem Karzinom sollten genetisch beraten werden und auch ohne familiäre Disposition einen Test angeboten bekommen (www.sgo.org/clinical-practice/guidelines/genetic-testing-for-ovarian-cancer/).
3. **ASCO**: Eine genetische Beratung und Tests sollten bei Frauen mit epithelialem Ovarial-, Tuben- oder primär peritonealem Karzinom auch ohne familiäre Disposition erwogen werden (www.asco.org/practice-guidelines/cancer-care-initiatives/enetics-toolkit/management-individuals-increased).
4. **ESMO**: Patientinnen mit High-grade-Tumoren sollten auf Keimbahn-BRCA-Mutationen getestet werden. Es sollte auch über einen Test auf somatische BRCA-Mutationen nachgedacht werden (www.esmo.org/Guidelines/Gynaecological-Cancers/Newly-Diagnosed-and-Relapsed-Epithelial-Ovarian-Carcinoma/eUpdate-Treatment-Recommendations).

Auch angesichts dieser letztlich vorsichtig formulierten Empfehlungen wird klar, dass hier noch weitere Klärung – zweifellos auch mit den Kostenträgern – zu leisten ist. Wie in Abbildung 46 dargestellt, sind hier verschiedene Vorgehensweisen möglich [124].

**NEU**

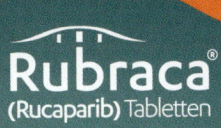

# Rubraca® (Rucaparib) Tabletten

## Rezidiviertes Ovarialkarzinom
# LASSEN SIE KEINE PATIENTIN ZURÜCK

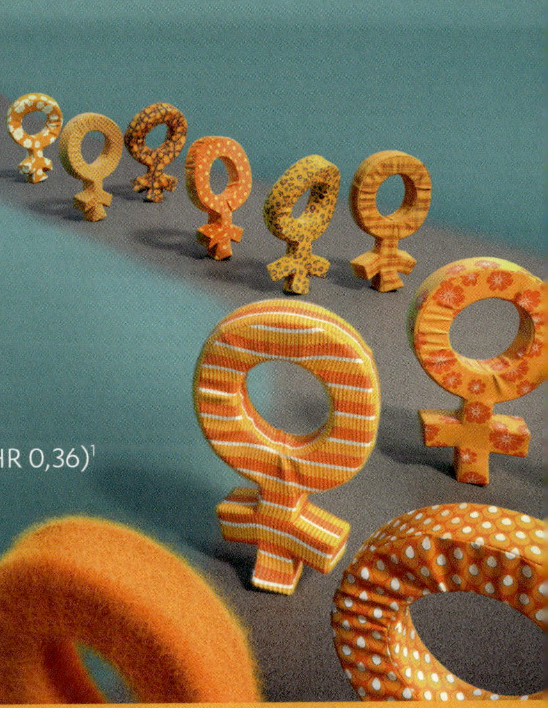

### Die neue Erhaltungstherapie
für Ihre platinsensitiven Patientinnen mit rezidiviertem, *high-grade* epithelialem Ovarialkarzinom

- Mutationsunabhängig[2,a]
- Signifikante Verdoppelung des PFS in der ITT-Population vs. Placebo (gemäß Prüfarztbewertung; 10,8 vs. 5,4 Monate; HR 0,36)[1]

### Auch für die Rezidivtherapie
bei platinsensitiven Patientinnen mit *BRCA*-Mutationen, die keine weitere platinhaltige Chemotherapie tolerieren[2,b]

---

**RUBRACA (Rucaparib) 200 mg, 250 mg und 300 mg Filmtabletten:**
▼ Dieses Arzneimittel unterliegt einer zusätzlichen Überwachung. Dies ermöglicht eine schnelle Identifizierung neuer Erkenntnisse über die Sicherheit. Angehörige von Gesundheitsberufen sind aufgefordert, jeden Verdachtsfall einer Nebenwirkung zu melden. **Wirkstoff:** Rucaparib. **Zusammensetzung:** Jede Tablette enthält Rucaparib- (+)-camsilat, gemäß der entsprechenden mg Rucaparib. **Sonstige Bestandteile:** Tablettenüberzug: Poly(vinylalkohol) (E1203), Titandioxid (E171), Macrogol 4000 (E1521), Talkum (E553b), Brillantblau FCF Aluminiumsalz (E133), Indigocarmin Aluminiumsalz (E132), Eisen(III)-hydroxid×H2O (E172). **Anwendungsgebiet:** Rubraca ist indiziert als Monotherapie für die Erhaltungstherapie bei erwachsenen Patientinnen mit platinsensitivem, rezidiviertem, *high-grade* epithelialem Ovarial-, Eileiter- oder primärem Peritonealkarzinom, die nach platinbasierter Chemotherapie in Remission sind (vollständig oder partiell). Rubraca ist indiziert als Monotherapie zur Behandlung von erwachsenen Patientinnen mit platinsensitivem, rezidiviertem oder progressivem, *high-grade* epithelialem Ovarialkarzinom mit *BRCA*-Mutationen (Keimbahn und/oder somatisch), die mit zwei oder mehr vorherigen platinbasierten Chemotherapielinien behandelt wurden und keine weitere platinhaltige Chemotherapie tolerieren.
**Gegenanzeigen:** Überempfindlichkeit gegen den Wirkstoff oder einen sonstigen Bestandteil. Stillen während der Behandlung und 2 Wochen nach Einnahme der letzten Dosis.
**Nebenwirkungen:** Sehr häufig: Anämie, Thrombozytopenie, Neutropenie, verminderter Appetit, erhöhtes Kreatinin im Blut, Dysgeusie, Schwindel, Übelkeit, Erbrechen, Diarrhoe, Dyspepsie, Schmerzen des Abdomens. Erhöhte Alanin Aminotransferase, erhöhte Aspartat-Aminotransferase, Lichtempfindlichkeitsreaktion, Hautausschlag, Müdigkeit, Fieber. Häufig: Myelodysplastisches Syndrom/akute myeloische Leukämie, febrile Neutropenie, Leukopenie, Lymphopenie, Dehydratation, Hypercholesterinämie, Dyspnoe, Erhöhte Transaminasen, Makulopapulöser Ausschlag, palmar-plantares Erythrodysästhesiesyndrom, Erythem. **Abgabestatus:** Verschreibungspflichtig. **Weitere Hinweise:** siehe Fachinformation.
**Inhaber der Zulassung:** Clovis Oncology Ireland Ltd. County Dublin, K67 P6K2, Irland. **Örtlicher Vertreter:** Clovis Oncology Germany GmbH, Theatinerstr. 11, 80333 München. **E-Mail:** office.de@clovisoncology.com. **Servicehotline für Produktanfragen:** +49 (0)8005892665. **Stand:** Februar 2019.

a Für die Erhaltungstherapie bei erwachsenen Patientinnen mit platinsensitivem, rezidiviertem, *high-grade* epithelialem Ovarial-, Eileiter- oder primärem Peritonealkarzinom, die nach platinbasierter Chemotherapie in Remission sind (vollständig oder partiell).[2]
b Zur Behandlung von erwachsenen Patientinnen mit platinsensitivem, rezidiviertem oder progressivem high-grade epithelialem Ovarial-, Eileiter- oder Peritonealkarzinom mit BRCA-Mutationen, (Keimbahn und/oder somatisch), die mit zwei oder mehr vorherigen platinbasierten Chemotherapielinien behandelt wurden und keine weitere platinhaltige Chemotherapie tolerieren.[2]

**Referenzen: 1.** Coleman RL, et al. Lancet. 2017; 390(10106): 1949–1961. **2.** Rubraca Fachinformation, Stand: Februar 2019.
Stand: August 2019 | PP-RUCA-DE-0043 | © 2019 Clovis Oncology. Alle Rechte vorbehalten.

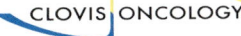

# Auch Tumorpatienten können genießen.

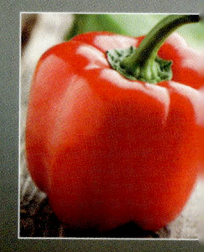

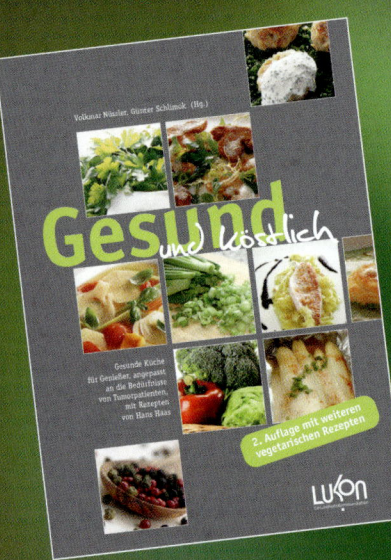

Hans Haas verwöhnt als *Chef de cuisine* im Münchner Sternelokal Tantris seine Gäste. In diesem Buch, das in Kooperation mit dem Tumorzentrum München und der Bayerischen Krebsgesellschaft entstand, hat er 31 seiner Rezepte den besonderen Belangen von Krebspatienten angepasst.

Ob Spargel mit Spinat-Crêpes, Kürbis-Orangensuppe, Lachs mit marinierten Gurkennudeln oder auch Ente mit Kartoffel-Spinat-Gemüse und Waldpilzen – immer wird deutlich:

Gesunde Ernährung kann man in vollen Zügen genießen.

Hans Haas, Volkmar Nüssler, Günter Schlimok

## Gesund und köstlich

**Gesunde Küche für Genießer, angepasst an die Bedürfnisse von Tumorpatienten, mit Rezepten von Hans Haas**

ISBN 978-3-933012-25-8
62 Seiten, Spiralheftung, Lukon Verlag,
München 2014, 13,90 Euro [D] / 14,30 Euro [A]

Diesen Titel erhalten Sie im Buchhandel oder direkt beim LUKON Verlag
Landsberger Straße 480 a · 81241 München
Fon: 089-820 737-0 · info@lukon.de

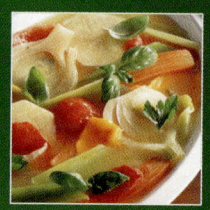
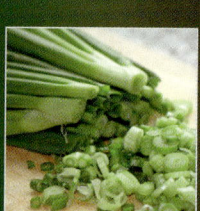
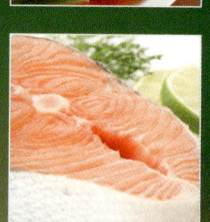

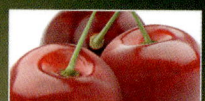

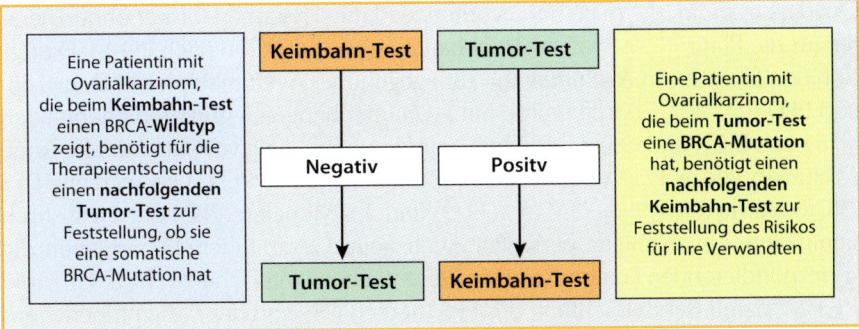

**Abbildung 46:** Mögliche Vorgehensweisen zur BRCA-Testung in der Praxis. Den Test zunächst am Tumorgewebe durchzuführen, könnte offensichtlich wirtschaftlicher sein. Adaptiert nach [192].

### 6.3.5 PARP-Inhibition und Bevacizumab

Beim Platin-sensitiven, rezidivierten Ovarialkarzinom (PSROC) ist eine Platin-basierte kombinierte Radiochemotherapie +/- Bevacizumab (BEV) unverändert die Standardtherapie. Da die Patientinnen bereits zum Großteil mit Carboplatin/Paclitaxel vorbehandelt wurden, ist das Nebenwirkungsprofil, insbesondere eine Polyneuropathie betreffend, einer erneuten Chemotherapie oft ungünstig.

Die Phase-II-Studie NSGO-**AVANOVA2**/ENGOT-OV24 prüfte bei 97 Patientinnen mit einer 1:1-Randomisierung den Einsatz des PARPi **Niraparib** im Vergleich zu **Niraparib plus Bevacizumab**. Die Studie erreichte klar ihren primären Endpunkt, das PFS in der ITT-Population: Mit 5,5 versus 11,9 Monaten zeigte sich dieses zugunsten des Kombinationsarms verbessert (adjustiertes HR 0,35; 95%CI 0,21–0,57; p<0,0001). Auch bei Stratifizierung nach Chemotherapie-freiem Intervall und HRD-Status zeigten sich ähnliche Ergebnisse [119].

> **Wertung**
>
> Im Vergleich zur Monotherapie mit Niraparib, die ebenfalls wirksam war, zeigte sich für die Kombination des PARPi mit dem VEGF-AK ein signifikant verbessertes PFS für das PSROC unabhängig von HRD-Status und Dauer des Chemotherapie-freien Intervalls.

### 6.4 Immuntherapie mit/ohne Kombinationspartner

Die offene Phase-III-Studie **JAVELIN** Ovarian200 prüfte in einer 1:1-Randomisierung bei 566 Patientinnen mit **Platin-resistentem** oder -refraktärem epithelialen

Ovarialkarzinom, die maximal 3 vorherige Platin-Therapien (bisher ohne Therapie für die Platin-Resistenz) erhalten hatten, ohne Selektion nach PD-L1-Expression den Einsatz von **Avelumab** (n=188) gegenüber **Avelumab plus PLD** (n=188) und **PLD** (n=190). Geprüft wurde mit zwei unabhängigen primären Endpunkten (PFS nach BICR und OS). Verglichen wurden unabhängig voneinander die Arme Avelumab versus PLD und Avelumab plus PLD versus PLD. Das mediane PFS (BICR) wurde mit 1,9 (A), 3,7 (A + PLD) und 3,5 Monaten (PLD) ohne statistisch signifikante Unterschiede berichtet. Auch beim Gesamtüberleben ergaben die korrespondierenden Ergebnisse keine wesentlichen Unterschiede (11,8, 15,7 und 13,1 Monate). Bei Betrachtung des PFS (nach BICR) und des Gesamtüberlebens hinsichtlich einer eventuellen PD-L1-Positivität, die im Avelumab-Arm bei 100 Patientinnen, im Avelumab plus PLD-Arm ebenfalls bei 100 Patientinnen und im PLD-Arm bei 88 Patientinnen vorlag, ergaben sich lediglich tendenzielle Unterschiede zugunsten der Verabreichung von Avelumab als Monotherapie oder in Kombination [141].

Die Phase-II-Studie **KEYNOTE-100** prüfte (Kohorte A 1–3 Vortherapien und PFS von 3–12 Monaten, n=285; Kohorte B 4–6 Vortherapien und PFS mindestens 3 Monate, n=91) den Einsatz von **Pembrolizumab** als **Monotherapie**. Nach einer medianen Beobachtungsdauer von 16,9 Monaten ergab sich eine nur moderate Ansprechrate von 8% (PR: n=23, CR: n=7) und eine mediane Ansprechdauer von 8,2 Monaten. Dabei wiesen 65,5% eine Ansprechdauer von mindestens 6 Monaten auf. In der weniger stark vorbehandelten, günstigeren Kohorte A zeigte sich eine **ORR von 7,4%**, in der Kohorte B mit starker Vorbehandlung betrug diese 9,9%. Fand sich eine deutliche PD-L1-Expression, wurde für diese Subgruppe in der Kohorte A eine ORR mit 10%, in der Kohorte B mit 18% bestimmt. Alle 7 Patientinnen der Gesamtgruppe, die eine CR erreicht hatten, hatten eine solch deutliche PD-L1-Positivität (CPS ≥10) aufgewiesen [111].

Zu dieser Studie mit bisher enttäuschenden ORR wurden beim ESMO-Kongress 2018 Bemühungen um eine Biomarkerprofilierung – mit der Hoffnung, hier prädiktive Marker zu finden – berichtet: Die **PD-L1-Expression** wurde an archiviertem oder frischem Tumorgewebe mittels kombiniertem positivem Score (CPS) bestimmt. Ein **T-Zell-Inflammations-Genexpressionsprofil** (GEP) wurde aus einer 18-Gen-Signatur erstellt. BRCA1/2 wurde mittels **BRCA1/2-Mutationsstatus** (pathogene Mutationen, WES-basiert) beurteilt, einschließlich Keimbahn- und somatischem Mutationsstatus (71 Patientinnen). Die Tumor-Mutationslast (TMB) wurde in dieser Analyse nicht untersucht Der so ermittelte CPS ≥10 und ein T-Zell-Inflammations-Panel (oder Genexpressionsprofil) könnten Patientinnen identifizieren, die am meisten profitieren, allerdings wäre die objektive Ansprechrate auch nach einer solchen Selektion immer noch sehr begrenzt (ORR 17%) [91].

Eine Phase-II-Studie zur Kombination von **Nivolumab** und **Bevacizumab** prüfte bei 38 Patientinnen mit rezidiviertem Ovarialkarzinom den Einsatz dieser Chemotherapie-freien Kombination. Primärer Endpunkt war die objektive Ansprechrate nach RECIST-1.1-Kriterien. Bei Patientinnen in Platin-sensitiver Situation (n=20) wurden 8 Fälle eines bestätigten Ansprechens berichtet (40%), während dies bei Platin-resistenter Situation (n=18) in 3 Fällen (16,7%) dokumentiert wurde. Für die Gesamtgruppe der Patientinnen ergab sich damit eine Ansprechrate von 28,9% und eine klinische Benefitrate von 55,3%. Das PFS betrug im Median 8,1 Monate. Neue Sicherheitsaspekte ergaben sich nicht. Die Ergebnisse einer laufenden Biomarkeranalyse (einschließlich PD-L1) wurden bisher nicht gezeigt [95].

Eine Phase-II-Studie prüfte den Einsatz des PD-L1-Inhibitors **Durvalumab** in Kombination mit dem PARPi **Olaparib** beim rezidivierten Ovarialkarzinom bei 35 Patientinnen. Davon wiesen lediglich 6 (17%) eine gBRCA$^{mut}$ auf. Die Studie verfehlte knapp ihren primären Endpunkt für eine Weiterführung, da sich nur bei 5 Patientinnen (14%) ein teilweises Ansprechen fand [92].

## 6.5 Neue zielgerichtete Substanzen

Die randomisierte Phase-II-Studie **CORAIL** prüfte **Lurbinectedin** (L), eine Substanz, die die transkriptionale Transaktivierung blockiert und zu DNA-Doppelstrangbrüchen und einer Veränderung der Mikroumgebung des Tumors führt. L wurde verglichen mit **Topotecan** (T) oder **pegyliertem liposomalem Doxorubicin** (P) nach Wahl des Behandlers. Insgesamt wurden 442 Patientinnen 1:1 randomisiert. Eingeschlossen wurden Patientinnen, die mindestens 1 Linie, aber maximal 3 Linien einer Chemotherapie erhalten hatten, wobei die letzte Platin-Chemotherapie ein 1–6-monatiges Intervall nach sich gezogen haben sollte. Die Studie erreichte nicht ihren primären Endpunkt. Das zentralausgewertete PFS betrug in beiden Armen etwa 3,5 Monate (HR 1,04; p=0,6951). Ein fast identisches Ergebnis mit einem Median von 3,7 Monaten in beiden Armen war das Ergebnis des PFS im Median nach Auswertung der behandelnden Ärzte. Auch hinsichtlich des Gesamtüberlebens mit etwas über 11 Monaten in beiden Armen ergab sich keinerlei Unterschied (HR 0,97; p=0,804). Mit etwas weniger Grad-3/4-Nebenwirkungen wurde L etwas besser vertragen. Biomarkeranalysen, zum Beispiel betreffend **ARID1A-Mutation** als negativer prädiktiver Biomarker für L, folgen [63].

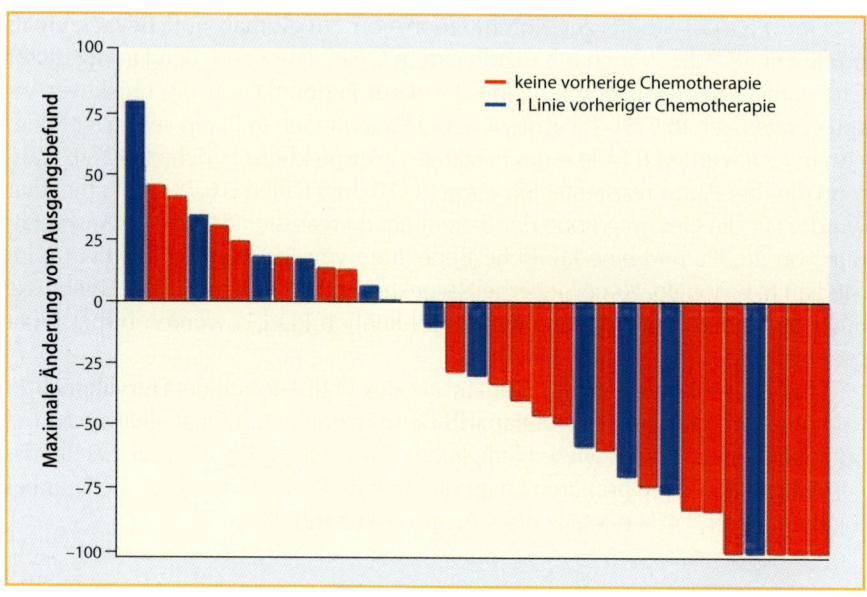

**Abbildung 47:** Ansprechen auf Durvalumab in der Phase-II-Studie PHAEDRA. Adaptiert nach [12].

## 7 Endometriumkarzinom

Die Phase-II-Studie PHAEDRA prüfte die Wirksamkeit des Anti-PD-L1-Antikörpers **Durvalumab** bei 71 stark vorbehandelten Patientinnen mit fortgeschrittenem/inoperablem Endometriumkarzinom mit normaler Mismatch-Reparatur (pMMR, n=36) und mit **Mismatch-Reparatur-Defizienz** (dMMR, n=35). Bei den Therapielinien wurden (neo)adjuvante Therapien ebenso wie Bevacizumab und endokrine Therapie nicht mitgezählt. Während sich bei dMMR eine ORR von 43% fand, lag diese bei pMMR-Patientinnen nur bei 3% (Abb. 47) [12].

> **Wertung**
>
> Durvalumab zeigte sich effektiv auch nach stärkerer Vorbehandlung bei Patientinnen mit dMMR. Bei Patientinnen mit Endometriumkarzinom ohne Mikrosatelliteninstabilität scheint eine Immuntherapie allerdings ineffektiv zu sein. Dies passt auch zu Daten, die für Pembrolizumab bei PD-L1-positiven Tumoren berichtet wurden.

# 8 Zervixkarzinom

Die Phase-III-Studie **LACC** verglich eine **laparoskopische** oder **robotische** Hysterektomie mit der „altmodischen" **abdominellen radikalen Hysterektomie** bei Patientinnen im Frühstadium (Abb. 48). Die Studie war unter der Leitung des MD Anderson Cancer Centers in Texas in Zusammenarbeit mit südamerikanischen Kliniken erfolgt. Als primärer Endpunkt wurde das mediane PFS nach 4,5 Jahren gewählt. Sekundäre Ziele waren Rezidivmuster, Gesamtüberleben und behandlungsassoziierte Morbidität, aber auch Kosteneffizienz, Beckenbodenfunktion, Durchführbarkeit beim Mapping der Sentinel-Lymphknoten und die Lebensqualität. Der überwiegende Teil der Patientinnen hatte in beiden Therapiearmen ein Plattenepithelkarzinom (67%), gefolgt vom Adenokarzinom (26%), und es lag fast immer ein Stadium IB1 vor (92% bei TARH und TLRH/TRRH); in 90% der Fälle konnten die Operationen so durchgeführt werden wie geplant.

Bekanntermaßen erreichte die auf Nicht-Unterlegenheit angelegte Studie ihr primäres Ziel nicht: Insgesamt traten 20% mehr Rezidive im modernen Therapiearm auf und DFS und OS zeigten sich ebenfalls im Median verschlechtert (Abb. 49). Die Rate an Rückfällen war im modernen Therapiearm 3-mal höher (7/312 versus 27/319; HR 3,74; p=0,002), auch bei Adjustierung für Alter, BMI, Tumorstadium, Lymphknotenbefall und ECOG [144].

Eine aktualisierte Auswertung dieser Studie bestätigte die Ergebnisse zugunsten der offenen Operation [145].

Eine US-amerikanische Studie (**NCBD**), die auf Daten von Patientinnen, die sämtlich eine **radikale Hysterektomie** erhalten hatten, im nationalen Krebs-

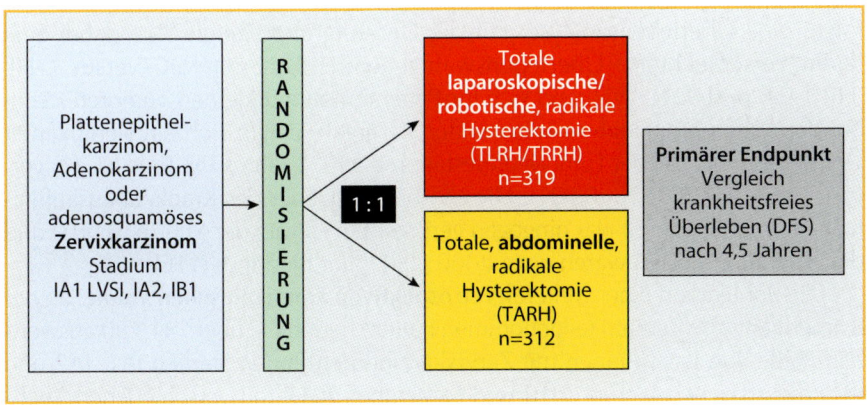

**Abbildung 48:** *Design der Studie LACC zu Operationsmethoden beim frühen Zervixkarzinom. Adaptiert nach [144].*

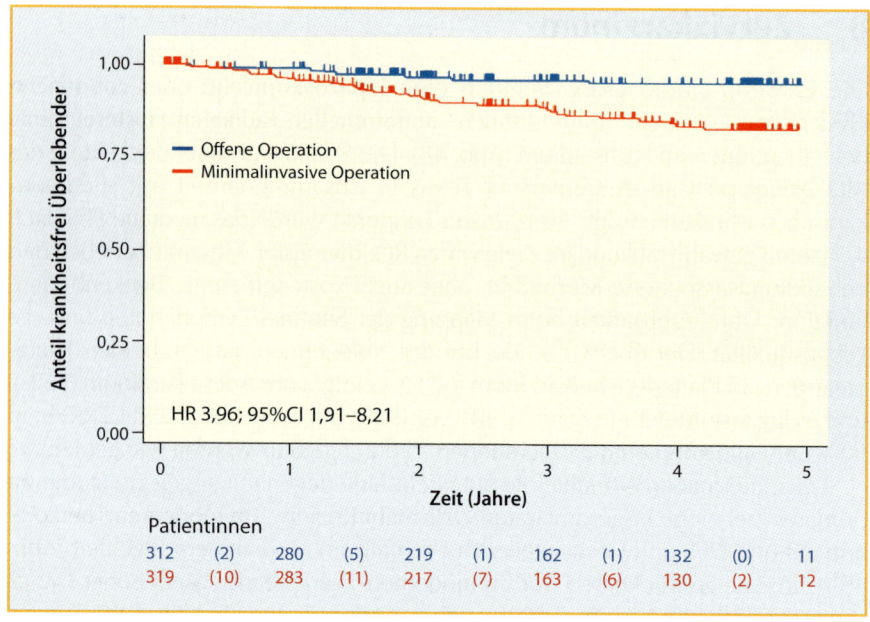

**Abbildung 49:** *DFS in der LACC-Studie beim frühen Zervixkarzinom. Adaptiert nach [145].*

register zurückgriff, verglich ebenfalls die **minimalinvasive Chirurgie** (MIC, also laparoskopische oder robotisch-unterstützte Hystereketomie) mit der **offenen Hystereketomie** (OHE) und bestätigte das ernüchternde Ergebnis der LACC-Studie. Bei der Kohorte B (n=1661) mit Patientinnen im Tumorstadium 1B1 erfolgte eine Überlebensanalyse: Für die Gesamtgruppe zeigte sich dabei eine leicht verschlechterte Überlebenswahrscheinlichkeit mit MIC versus OHE (HR 1,92; p=0,021). Während sich für Patientinnen mit kleinen Tumoren <2cm bei der Subgruppenanalyse keine Differenz ergab, zeigte sich ein signifikanter Überlebensnachteil bei Tumormanifestation ≥2cm (5-Jahres-OS-Rate 81,3% versus 90,8%; HR 2,14; p<0,001). Die Morbidität (Dauer des Krankenhausaufenthalts, Komplikationen) war hingegen geringer bei Einsatz der MIC (p<0,001) und die Operationskosten waren circa 2000 US-Dollar niedriger [116].

Die Publikation einer weiteren **retrospektiven amerikanischen Studie**, an der 8 amerikanische Zentren teilgenommen hatten, berichtete über 731/780 auswertbare Fälle von Patientinnen mit Zervixkarzinomen in den Stadien IA1, IA2 und IB1, die zwischen Januar 2010 und Dezember 2017 mit verschiedenen Techniken operiert worden waren. Teilnehmen konnten Patientinnen mit Plattenepithel-, Adeno- oder adeno-squamösem Karzinom. Insgesamt waren 27,8%

(n=204) mittels **offener HE** und 72,1% (n=527) mit minimalinvasiver Chirurgie (**MIS**) behandelt worden. Die mediane Beobachtungsdauer betrug 45 beziehungsweise 30,5 Monate (offene HE/MIS). Ein positiver Nodalstatus fand sich in beiden Armen nahezu gleich häufig mit mehr als 87%; Gleiches galt für den Nachweis eines Parametrien-Befalls mit jeweils über 5%. Postoperativ lag eine R1-Situation nach offener HE in 10 Fällen (4,9%) und bei MIS in 16 Fällen (3,0%) vor, ebenfalls ohne statistisch signifikanten Unterschied (p=0,22). Eine adjuvante Behandlung erfolgte nach offener HE in 77 Fällen (37,7%) gegenüber 167 Fällen (31,7%) nach MIS (p=0,063).

Die Rückfallrate betrug nach offener HE 6,9% (14/204) gegenüber 9,3% (49/527) bei MIS (p=0,29). Die Rezidiv-Lokalisation (nur lokal, nur Fernmetastasierung oder beides) unterschied sich in beiden Armen nicht wesentlich (p=0,18). Im Vergleich zur offenen, radikalen HE war die MIS mit einem erhöhten Rückfallrisiko verbunden (HR 2,06; 95%CI 1,06–4,0). Auch nach Risikoadjustierung (speziell hinsichtlich präoperativer beziehungsweise postoperativer Tumorgröße) änderte sich an dieser Aussage nichts. Weiterhin erfolgte innerhalb der Studie eine Matched-pair-Analyse von 132 Fällen mit offener HE und 125 Fällen mit MIS. Auch hier waren die 5-Jahres-Rückfallraten mit 6,1% (8/132) gegenüber 14,4% (18/125) sehr unterschiedlich (p=0,027).

Hinsichtlich der Gesamtüberlebenswahrscheinlichkeit ergab sich weder für die Gesamtzahl der Patientinnen (n=731) noch für die Matched-pair-Analyse-Kohorte (n=257) ein signifikanter Unterschied (HR 1,14; 95%CI 0,5–2,34 beziehungsweise HR 1,12; 95%CI 0,6–9,34). Wenn der Tumor präoperativ mit einer Größe von ≤2 cm eingeschätzt wurde, fand sich auch hier eine höhere Rückfallrate mit 7/137 (5,1%) bei offener HE gegenüber 26/352 (7,4%) bei MIS. Auch bei postoperativer Tumorgrößenbeurteilung mit <2 cm bestätigte sich dies: hier kam es bei 1/69 (1,45%) und 14/141 (9,9%) zu Rückfällen [190].

> **Wertung**
>
> Die minimalinvasiven Verfahren können in den Stadien IA1, IA2 und IB1 keineswegs mehr als „neuer Standard" angesehen werden. Bei der retrospektiven US-amerikanischen Analyse [190] fällt darüber hinaus auf, dass klinische und pathologische Einschätzungen der Tumorgröße oft voneinander abweichen; die Autoren diskutierten daher über die eventuelle Sinnhaftigkeit einer präoperativen MRT-Diagnostik.

Durchgreifende Neuerungen in der systemischen Therapie des fortgeschrittenen Zervixkarzinoms sind leider weiterhin nicht zu berichten. Möglicherweise finden sich aber auch hier Subgruppen, die von einer zielgerichteten Therapie profitieren können. So scheinen beispielsweise **HER2-Mutationen** auch bei etwa 5% der Zervixkarzinome, häufiger bei Adenokarzinomen, eine Rolle zu spielen. Sie können mit NGS-Assays detektiert werden. Die noch rekrutierende Basketstudie **SUMMIT** prüfte die Wirksamkeit des HER2-TKI **Neratinib** auch bei einer Kohorte von bisher 11 auswertbaren Patientinnen mit metastasiertem HER2-mut Zervixkarzinom. Berichtet wurde eine ORR 27,3%, eine CBR von 54,4% und ein medianes PFS von 7,0 Monaten [32].

# 9 Literatur

[1] Adams S (2019) Abstract ES9-2: Updates on immunotherapy for TNBC. Cancer Res 79 (Suppl): DOI: 10.1158/1538-7445.SABCS18-ES9-2.
[2] Adams S, Diamond JR, Hamilton E, et al. (2018) Atezolizumab Plus nab-Paclitaxel in the Treatment of Metastatic Triple-Negative Breast Cancer With 2-Year Survival Follow-up: A Phase 1b Clinical Trial. JAMA Oncol. 2018 Oct 19. doi: 10.1001/jamaoncol.2018.5152.
[3] Adams S, Loi S, Toppmeyer D, et al. (2019) Pembrolizumab monotherapy for previously untreated, PD-L1-positive, metastatic triple-negative breast cancer: cohort B of the phase II KEYNOTE-086 study. Ann Oncol 30: 405–411. doi: 10.1093/annonc/mdy518.
[4] Adams S, Schmid P, Rugo HS (2019) Pembrolizumab monotherapy for previously treated metastatic triple-negative breast cancer: cohort A of the phase II KEYNOTE-086 study. Ann Oncol 30: 397–404. doi: 10.1093/annonc/mdy517.
[5] Aftimos PG, Antunes De Melo, Oliveira AM, et al. (2019) First report of AURORA, the Breast International Group (BIG) molecular screening initiative for metastatic breast cancer (MBC) patients (pts). Annals Oncol 30 (Suppl 3): Abstract 152O, ESMO Breast Cancer 2019, 2–4 May, Berlin, Germany.
[6] Alimena S, Yang D, Melamed A, et al. (2019) Disparities in utilization and timing of brachytherapy for patients with locally advanced cervical cancer: A National Cancer Database study. Presented for the 2019 Society of Gynecologic Oncology 50th Annual Meeting on Women's Cancer - Annual Meeting on Women's Cancer (SGO), Abstract 11.
[7] Anastasilakis AD, Makras P (2016) Multiple clinical vertebral fractures following denosumab discontinuation. Osteoporos Int 27: 1929–30.
[8] André F, Ciruelos E, Rubovszky G, et al. (2019) Alpelisib for PIK3CA-Mutated, Hormone Receptor-Positive Advanced Breast Cancer. N Engl J Med 380: 1929–1940. doi: 10.1056/NEJMoa1813904.
[9] André F, Ciruelos EM, Rubovszky G, et al. (2018) Alpelisib (ALP) + fulvestrant (FUL) for advanced breast cancer (ABC): results of the Phase 3 SOLAR-1 trial. Ann Oncol 29 (Suppl 8): Abstract LBA3_PR, ESMO 2018.
[10] André F, Filleron T, Ng C, et al. (2018) Genomic characterisation of metastatic breast cancer. Cancer Res 79 (Suppl): Abstract GS1-08, SABCS 2019.
[11] André F, Shahidi J, Lee C, et al. (2018) Trastuzumab deruxtecan (DS-8201a) vs investigator's choice of treatment in subjects with HER2-positive, unresectable and/or metastatic breast cancer who previously received T-DM1: A randomized, phase 3 study. Cancer Res 79 (Suppl): Abstract OT2-07-02; SABCS 2018.

[12] Antill YC, Kok PS, Robledo K, et al. (2019) Activity of durvalumab in advanced endometrial cancer (AEC) according to mismatch repair (MMR) status: The phase II PHAEDRA trial (ANZGOG1601). J Clin Oncol 37 (Suppl): Abstract 5501, ASCO 2019.
[13] Bachelot T, Kabos P, Yardley D, et al. (2017). Abemaciclib for the treatment of brain metastases secondary to hormone receptor positive breast cancer. Cancer Res 78 (Suppl 4), Abstract P1-17-03, SABCS 2017.
[14] Bachelot TD, Treilleux I, Schiffler C, et al. (2019) mTORC1 activation assessed in metastatic sample to predict outcome in patients with metastatic breast cancer treated with everolimus-exemestan: Results from the SAFIRTOR study. J Clin Oncol 37 (Suppl) Abstract 1024, ASCO 2019.
[15] Bardia A, Hurvitz SA, DeMichele A, et al. (2019) Triplet therapy (continuous ribociclib, everolimus, exemestane) in HR+/HER2– advanced breast cancer postprogression on a CDK4/6 inhibitor (TRINITI-1): Efficacy, safety, and biomarker results. J Clin Oncol 37 (Suppl) Abstract 1016, ASCO 2019.
[16] Baselga J, Dent SF, Cortés J, et al. (2019) Phase III study of taselisib (GDC-0032) + fulvestrant (FULV) v FULV in patients (pts) with estrogen receptor (ER)-positive, PIK3CA-mutant (MUT), locally advanced or metastatic breast cancer (MBC): Primary analysis from SANDPIPER. J Clin Oncol 36 (Suppl) Abstract LBA1006, ASCO 2019.
[17] Baselga J, Im SA, Iwata H, et al. (2017) Buparlisib plus fulvestrant versus placebo plus fulvestrant in postmenopausal, hormone receptor-positive, HER2-negative, advanced breast cancer (BELLE-2): a randomised, double-blind, placebo-controlled, phase 3 trial. Lancet Oncol 18(7):904–916.
[18] Baselga J, Swain SM (2009) Novel anticancer targets: revisiting ERBB2 and discovering ERBB3. Nature Reviews Cancer 9: 463–475.
[19] Bergh JCS, Andersson A, Bjohle J, et al. (2019) Docetaxel, trastuzumab, pertuzumab versus trastuzumab emtansine as neoadjuvant treatment of HER2-positive breast cancer: Results from the Swedish PREDIX HER2 trial identifying a new potential de-escalation standard? J Clin Oncol 37 (Suppl): Abstract 501, ASCO 2019.
[20] Berruti A, Amoroso V, Gallo F, et al. (2014) Pathologic Complete Response As a Potential Surrogate for the Clinical Outcome in Patients With Breast Cancer After Neoadjuvant Therapy: A Meta-Regression of 29 Randomized Prospective Studies. J Clin Oncol 32, 3883–3891.
[21] Bidard FC, Jacot W, Dureau S, et al. (2018) Clinical utility of circulating tumor cell count as a tool to chose between first line hormone therapy and chemotherapy for ER+ HER2- metastatic breast cancer: Results of the phase III STIC CTC trial. Cancer Res 79 (Suppl): Abstract GS3-07; SABCS 2018.
[22] Blum JL, Flynn PJ, Yothers G, et al. (2017) Anthracyclines in early breast cancer: The ABC trials-USOR 06-090, NSABP B-46-I/USOR 07132, and NSABP B-49 (NRG Oncology). J Clin Oncol 35: 2647–2655.
[23] Cardoso F, van't Veer LJ, Bogaerts J et al., MINDACT Investigators (2016) 70-Gene Signature as an Aid to Treatment Decisions in Early-Stage Breast Cancer. N Engl J Med 375: 717–729.
[24] Chia SKL, Martin M, Holmes FA, et al. (2019) PIK3CA alterations and benefit with neratinib: analysis from the randomized, double-blind, placebo-controlled, phase III ExteNET trial. Breast Cancer Res 21: 39. doi: 10.1186/s13058-019-1115-2.

[25] Chlebowski RT, Anderson GL, Manson JE, et al. (2019) Low-fat dietary pattern and all cancer mortality in the Women's Health Initiative (WHI) randomized trial. J Clin Oncol 36 (Suppl): Abstract 1500, ASCO 2019.

[26] Coleman RL, Oza AM, Lorusso D, et al. (2017) Rucaparib maintenance treatment for recurrent ovarian carcinoma after response to platinum therapy (ARIEL3): a randomised, double-blind, placebo-controlled, phase 3 trial. Lancet 390: 1949–1961.

[27] Condorelli R, Mosele F, Verret B, et al. (2019) Genomic alterations in breast cancer: level of evidence for actionability according to ESMO Scale for Clinical Actionability of molecular Targets (ESCAT). Ann Oncol 30: 365–373. doi: 10.1093/annonc/mdz036.

[28] Condorelli R, Mosele F, Verret B, et al. (2019) Genomic alterations in breast cancer: level of evidence for actionability according to ESMO Scale for Clinical Actionability of molecular Targets (ESCAT). Ann Oncol 30: 365–373. doi: 10.1093/annonc/mdz036.

[29] Cortazar P, Zhang L, Untch M,, et al. (2014) Pathological complete response and long-term clinical benefit in breast cancer: the CTNeoBC pooled analysis. Lancet 384:164–172.

[30] Cristofanilli M, Slamon DJ, Ro J (2018) Overall survival (OS) with palbociclib plus fulvestrant in women with hormone receptor-positive (HR+), human epidermal growth factor receptor 2-negative (HER2–) advanced breast cancer (ABC): Analyses from PALOMA-3 (NCT 01942135). Ann Oncl (Suppl 8): Abstract: Abstract LBA2_PR; ESMO 2018.

[31] Cristofanilli M, Turner NC, Bondarenko I,, et al. (2016) Fulvestrant plus palbociclib versus fulvestrant plus placebo for treatment of hormone-receptor-positive, HER2-negative metastatic breast cancer that progressed on previous endocrine therapy (PALOMA-3): final analysis of the multicentre, double-blind, phase 3 randomised controlled trial. Lancet Oncol 17: 425–39.

[32] D'Souza A, et al. (2019) Neratinib in patients with HER2-mutant, metastatic cervical cancer: Findings from the phase 2 trial. Presented for the 2019 Society of Gynecologic Oncology 50th Annual Meeting on Women's Cancer - Annual Meeting on Women's Cancer (SGO), SGO 2019.

[33] De Placido S, Gallo C, De Laurentiis M, et al. (2018) Adjuvant anastrozole versus exemestane versus letrozole, upfront or after 2 years of tamoxifen, in endocrine-sensitive breast cancer (FATA-GIM3): a randomised, phase 3 trial. Lancet Oncol 19: 474–485.

[34] Del Mastro L, Mansutti M, Bisagni G (2019) Benefit from letrozole as extended adjuvant therapy after sequential endocrine therapy: A randomized, phase III study of Gruppo Italiano Mammella (GIM). J Clin Oncol 37 (Suppl): Abstract 504, ASCO 2019.

[35] Delaloge S, Conte PF, Im S, et al. (2017) Further efficacy outcomes in patients with HER2-negative metastatic breast cancer and a germline BRCA mutation receiving olaparib monotherapy vs standard single-agent chemotherapy treatment of physician's choice. Annals of Oncology 28 (Suppl 5): v74-v108, Abstract 243PD; ESMO 2017.

[36] Denkert C, Loibl S, Budczies J, et al. (2018) Standardized determination of tumor-infiltrating lymphocytes in breast cancer: A prognostic marker for histological diagnosis. Pathologe 39: 520–531. doi: 10.1007/s00292-018-0530-y.

[37] Denkert C, Loibl S, Muller BM, et al. (2013) Ki67 levels as predictive and prognostic parameters in pretherapeutic breast cancer core biopsies: a translational investigation in the neoadjuvant GeparTrio trial. Ann Oncol 24: 2786–2793.

[38] Denkert C, von Minckwitz G, Darb-Esfahani S, et al. (2018) Tumour-infiltrating lymphocytes and prognosis in different subtypes of breast cancer: a pooled analysis of 3771 patients treated with neoadjuvant therapy. Lancet Oncol 19: 40–50. doi: 10.1016/S1470-2045(17)30904-X. Epub 2017 Dec 7.
[39] Dickler MN, Saura C, Richards DA, et al. (2018) Phase II Study of Taselisib (GDC-0032) in Combination with Fulvestrant in Patients with HER2-Negative, Hormone Receptor-Positive Advanced Breast Cancer. Clin Cancer Res 24: 4380–4387.
[40] Dickler MN, Tolaney SM, Rugo HS, et al. (2017) MONARCH 1, a phase II study of abemaciclib, a CDK4 and CDK6 inhibitor, as a single agent, in patients with refractory HR+/HER2– metastatic breast cancer. Clin Cancer Res 23: 5218–5224.
[41] Diéras V, Harbeck N, Joy AA, et al. (2017) PALOMA-2: Neutropenia (NP) patterns in patients (Pts) with estrogen receptor-positive (ER+)/human epidermal growth factor receptor 2–negative (HER2–) first-line advanced breast cancer (ABC) receiving palbociclib + letrozole (P+L). Ann Oncol 28 (Suppl 5): v74-v108. 10.1093/annonc/mdx365, ESMO 2017.
[42] Dodwell D, Taylor C, McGale P, et al. (2018) Regional lymph node irradiation in early stage breast cancer: An EBCTCG meta-analysis of 13,000 women in 14 trials. Cancer Res 79 (Suppl): Abstract GS4-02; SABCS 2018.
[43] Doi T, Shitara K, Naito Y, et al. (2017) Safety, pharmacokinetics, and antitumour activity of trastuzumab deruxtecan (DS-8201), a HER2-targeting antibody-drug conjugate, in patients with advanced breast and gastric or gastro-oesophageal tumours: a phase 1 dose-escalation study. Lancet Oncol 18: 1512–1522.
[44] Domchek SM, Postel-Vinay S, Im S-A, et al. (2018) MEDIOLA: An open-label, phase I/II basket study of olaparib (PARP inhibitor) and durvalumab (anti-PD-L1 antibody) - Additional breast cancer cohort. Cancer Res 79 (Suppl): Abstract OT3-05-03, SABCS 2018.
[45] Donker M, van Tienhoven G, Straver ME, et al. (2014) Radiotherapy or surgery of the axilla after a positive sentinel node in breast cancer (EORTC 10981–22023 AMAROS): a randomised, multicentre, open-label, phase 3 non-inferiority trial. Lancet Oncol 15: 1303–1310.
[46] Dowsett M, Jacobs S, Johnston S, et al. (2018) PALLET: A neoadjuvant study to compare the clinical and antiproliferative effects of letrozole with and without palbociclib. Cancer Res 79 (Suppl): Abstract GS3-02; SABCS 2018.
[47] Earl HM, Hiller L, Vallier AL, et al. (2018). PERSEPHONE: 6 versus 12 months (m) of adjuvant trastuzumab in patients (pts) with HER2 positive (+) early breast cancer (EBC): Randomised phase 3 non-inferiority trial with definitive 4-year (yr) disease-free survival (DFS) results. Clin Oncol 36, (suppl; Abstract 506), ASCO 2018.
[48] Early Breast Cancer Trialists' Collaborative Group (EBCTCG) (2015) Adjuvant bisphosphonate treatment in early breast cancer: meta-analyses of individual patient data from randomised trials. Lancet 386: 1353–1361.
[49] Early Breast Cancer Trialists' Collaborative Group (EBCTCG) (2018) Long-term outcomes for neoadjuvant versus adjuvant chemotherapy in early breast cancer: meta-analysis of individual patient data from ten randomised trials. Lancet Oncol 19: 27–39. doi: 10.1016/S1470-2045(17)30777-5. Epub 2017 Dec 11.
[50] Early Breast Cancer Trialists' Collaborative Group (EBCTCG) (2019) Increasing the dose intensity of chemotherapy by more frequent administration or sequential scheduling: a

patient-level meta-analysis of 37 298 women with early breast cancer in 26 randomised trials. Lancet. 2019 Apr 6;393(10179):1440–1452. doi: 10.1016/S0140-6736(18)33137-4. Epub 2019 Feb 8.

[51] Ejlertsen B, Tuxen MK, Jakobsen EH, et al. (2017) Adjuvant cyclophosphamide and docetaxel with or without epirubicin for early TOP2A-normal breast cancer: DBCG 07-READ, an open-label, phase III, randomized trial. J Clin Oncol 35: 2639–2646.

[52] Emens LA, Cruz C, Eder JP, et al. (2019) Long-term Clinical Outcomes and Biomarker Analyses of Atezolizumab Therapy for Patients With Metastatic Triple-Negative Breast Cancer: A Phase 1 Study. JAMA Oncol 5(1):74–82. doi: 10.1001/jamaoncol.2018.4224.

[53] Emens LA, Loi S, Rugo HS,, et al. (2018) IMpassion130: efficacy in immune biomarker subgroups from the global, randomized, double-blind, placebo-controlled, phase III study of atezolizumab + nab-paclitaxel in patients with treatment-naïve, locally advanced or metastatic triple-negative breast cancer. Cancer Res 79 (Suppl): Abstract GS1-04, SABCS.

[54] Ettl J, Hurvitz SA, Rugo HS (2019) Outcomes of talazoparib (TALA) versus physician's choice of chemotherapy (PCT) in patients (pts) with advanced breast cancer (ABC) and a germline BRCA (gBRCA) mutation by line of chemotherapy (CT) in the EMBRACA trial. J Clin Oncol 37 (Suppl): Abstract 1071, ASCO 2019.

[55] Ettl J, Quek RGW, Lee KH, et al. (2018) Quality of life with talazoparib versus physician's choice of chemotherapy in patients with advanced breast cancer and germline BRCA1/2 mutation: patient-reported outcomes from the EMBRACA phase III trial. Ann Oncol 29: 1939–1947. doi: 10.1093/annonc/mdy257, ESMO 2018.

[56] Fasching P, Jackisch C, Rhiem K, et al. (2019) GeparOLA: A randomized phase II trial to assess the efficacy of paclitaxel and olaparib in comparison to paclitaxel/carboplatin followed by epirubicin/cyclophosphamide as neoadjuvant chemotherapy in patients (pts) with HER2-negative early breast cancer (BC) and homologous recombination deficiency (HRD). J Clin Oncol 37 (Suppl): Abstr 506, ASCO 2019.

[57] Fasching PA, Hu C, Hart S, et al. (2019) Germline BRCA1 and BRCA2 mutations in patients with HER2-negative metastatic breast cancer (mBC) treated with first-line chemotherapy: Data from the German PRAEGNANT registry. J Clin Oncol 37 (Suppl) Abstract 1048, ASCO 2019.

[58] Fietz T, Tesch H, Rauh J, et al. (2017) Palliative systemic therapy and overall survival of 1,395 patients with advanced breast cancer – Results from the prospective German TMK cohort study. Breast 34: 122–130.

[59] Finn RS, Crown J, Lang I, et al. (2019) Overall survival results from the randomized phase II study of palbociclib (P) in combination with letrozole (L) vs letrozole alone for frontline treatment of ER+/HER2- advanced breast cancer (PALOMA-1; TRIO-18). J Clin Oncol 35, 2017 (Suppl): Abstract 1001, ASCO 2019.

[60] Finn RS, Crown JP, Lang I, et al. (2015) The cyclin-dependent kinase 4/6 inhibitor palbociclib in combination with letrozole versus letrozole alone as first-line treatment of oestrogen receptor-positive, HER2-negative, advanced breast cancer (PALOMA-1/TRIO-18): a randomised phase 2 study. Lancet Oncol 16: 25–35.

[61] Friedlander M, Moore K, Colombo N, et al. (2018) Maintenance olaparib following platinum-based chemotherapy in newly diagnosed patients (pts) with advanced ovarian cancer (OC) and a BRCA1/2 mutation (BRCAm): Phase III SOLO1 trial. Ann Oncol 29 (Suppl 9): ix173-ix178. 10.1093/annonc/mdy483, ESMO 2018: Abstract LBA 7.

[62] Friedman CF, Snyder A, Sharon E et al (2019) A phase II study of atezolizumab in combination with bevacizumab in patients with recurrent, persistent or metastatic cervical cancer. Presented for the 2019 Society of Gynecologic Oncology 50th Annual Meeting on Women's Cancer - Annual Meeting on Women's Cancer (SGO), Abstract 34.

[63] Gaillard S, Oaknin A, Ray-Coquard IL, et al. (2018) Phase III trial of Lurbinectedin versus PLD or Topotecan in platinum-resistant ovarian cancer patients: Results of CORAIL trial. Annals of Oncology (2018) 29 (suppl_8): viii332-viii358. 10.1093/annonc/mdy285, ESMO 2018.

[64] Geyer Jr CE, Huang CS, Mano MS, et al. (2018) Phase III Study of Trastuzumab Emtansine (T-DM1) vs Trastuzumab as Adjuvant Therapy in Patients with HER2-Positive Early Breast Cancer with Residual Invasive Disease after Neoadjuvant Chemotherapy and HER2-Targeted Therapy Including Trastuzumab: Primary Results from KATHERINE (NSABP B-50-I, GBG 77 and Roche BO27938). Cancer Res 79 (Suppl): Abstract GS1-10, SABCS 2018.

[65] Geyer Jr CE, Loibl S, Rastogi P, et al. (2018) A randomized double-blind phase III clinical trial of neoadjuvant chemotherapy (NAC) with atezolizumab or placebo in patients (pts) with triple negative breast cancer (TNBC) followed by adjuvant atezolizumab or placebo: NSABP B-59/GBG 96-GeparDouze. Cancer Res 79 (Suppl): Abstract OT3-05-01, SABCS 2018.

[66] Gianni L, Mansutti M, Anton A, et al. (2019) Event-free survival analysis of the prospectively randomized phase III ETNA study with neoadjuvant nab-paclitaxel (nab-P) versus paclitaxel (P) followed by anthracycline regimens in women with HER2-negative high-risk breast cancer. J Clin Oncol 37 (Suppl): Abstract 515, ASCO 2019.

[67] Gluz O, Nitz U, Liedtke C, et al. (2018) Comparison of Neoadjuvant Nab-Paclitaxel+Carboplatin vs Nab-Paclitaxel+Gemcitabine in Triple-Negative Breast Cancer: Randomized WSG-ADAPT-TN Trial Results. J Natl Cancer Inst 110: 628–637. doi: 10.1093/jnci/djx258.

[68] Gluz O, Nitz U, Liedtke C, et al. (2018) No survival benefit of chemotherapy escalation in patients with pCR and „high-immune" triple-negative early breast cancer in the neoadjuvant WSG-ADAPT-TN trial. Cancer Res 79 (Suppl x) Abstract GS5-06; SABCS 2018.

[69] Gnant M, Pfeiler G, Dubsky PC, et al. (2015) Adjuvant denosumab in breast cancer (ABCSG-18): a multicentre, randomised, double-blind, placebo-controlled trial. Lancet 386: 433–443.

[70] Gnant M, Pfeiler G, Steger GG, et al. (2019) Adjuvant denosumab in postmenopausal patients with hormone receptor-positive breast cancer (ABCSG-18): disease-free survival results from a randomised, double-blind, placebo-controlled, phase 3 trial. Lancet Oncol 20: 339–351. doi: 10.1016/S1470-2045(18)30862-3. Epub 2019 Feb 19.

[71] Gray R, Early Breast Cancer Trialists' Collaborative Group (2018) Effects of prolonging adjuvant aromatase inhibitor therapy beyond five years on recurrence and cause-specific mortality: An EBCTCG meta-analysis of individual patient data from 12 randomised trials including 24,912 women. Cancer Res 79 (Suppl): Abstract GS3-03; SABCS 2018.

[72] Harbeck N, Villanueva R, Franke F, et al. (2018) Ribociclib (RIB) + tamoxifen (TAM) or a non-steroidal aromatase inhibitor (NSAI) in premenopausal patients (pts) with hormone receptor-positive, HER2-negative advanced breast cancer: Monaleesa-7 patient-reported outcomes. Ann Oncl (Suppl 8): viii90-viii121. 10.1093/annonc/mdy272; Abstract 291O; ESMO 2018.

[73] Harter P, Sehouli J, Lorusso D, et al. (2019) A Randomized Trial of Lymphadenectomy in Patients with Advanced Ovarian Neoplasms. N Engl J Med 380: 822–832. doi: 10.1056/NEJMoa1808424.

[74] Henry NL, Somerfield MR, Abramson VG, et al. (2019) Role of Patient and Disease Factors in Adjuvant Systemic Therapy Decision Making for Early-Stage, Operable Breast Cancer: Update of the ASCO Endorsement of the Cancer Care Ontario Guideline. J Clin Oncol 1;37(22):1965–1977. doi: 10.1200/JCO.19.00948. Epub 2019 Jun 17.

[75] Huober J, Weder P, Veyret C, et al. (2018) PERNETTA – A non comparative randomized open label phase II trial of pertuzumab (P) + trastuzumab (T) with or without chemotherapy both followed by... Ann Oncol 29 (suppl_8): viii90-viii121.

[76] Hurvitz SA, Im SA, Lu YS, et al. (2019) Phase III MONALEESA-7 trial of premenopausal patients with HR+/HER2– advanced breast cancer (ABC) treated with endocrine therapy ± ribociclib: Overall survival (OS) results. J Clin Oncol 37 (Suppl): Abstract LBA1008, ASCO 2019.

[77] Hurvitz SA, Martin M, Fraser S, et al. (2018) Neoadjuvant trastuzumab, pertuzumab, and chemotherapy versus trastuzumab emtansine plus pertuzumab in patients with HER2-positive breast cancer (KRISTINE): a randomised, open-label, multicentre, phase 3 trial. Lancet Oncol 19: 115–126.

[78] Im SA, Lu YS, Bardia A, et al. (2019) Overall Survival with Ribociclib plus Endocrine Therapy in Breast Cancer. https://www.nejm.org/doi/full/10.1056/NEJMoa1903765?query=main_nav_lg.

[79] Janku F (2017) Phosphoinositide 3-kinase (PI3K) pathway inhibitors in solid tumors: From laboratory to patients. Cancer Treat Rev 59:93–101. doi: 10.1016/j.ctrv.2017.07.005. Epub 2017 Jul 18.

[80] Juric D, Ciruelos E, Rubovszky G, et al. (2018) Alpelisib + fulvestrant for advanced breast cancer: Subgroup analyses from the phase III SOLAR-1 trial. Cancer Res 79 (Suppl...): Abstract GS3-08, SABCS 2018.

[81] Kim SB, Dent R, Im SA, et al. (2017) Ipatasertib plus paclitaxel versus placebo plus paclitaxel as first-line therapy for metastatic triple-negative breast cancer (LOTUS): a multicentre, randomised, double-blind, placebo-controlled, phase 2 trial. Lancet Oncol 18: 1360–1372.

[82] Kogawa T, Yonemori K, Masuda N,, et al. (2018) Single agent activity of U3-1402, a HER3-targeting antibody-drug conjugate, in breast cancer patients: Phase 1 dose escalation study. J Clin Oncol 36, (suppl; Abstr 2512), ASCO 2018.

[83] Kok M, Horlings HM, van de Vijver K, et al. (2017) Adaptive phase II randomized non-comparative trial of nivolumab after induction treatment in triple negative breast cancer: TONIC-trial. Ann Oncol 28 (Suppl. 5): v605-v649, LBA14, ESMO 2017.

[84] Kok M, Voorwerk L, Horlings H, et al. (2018) Adaptive phase II randomized trial of nivolumab after induction treatment in triple negative breast cancer (TONIC trial): Final response data stage I and first translational data. J Clin Oncol 36 (suppl; abstr 1012).

[85] Konstantinopoulos PA, Waggoner SE, Vidal GA, et al. (2018) TOPACIO/Keynote-162 (NCT02657889): A phase ½ study of niraparib + pembrolizumab in patients (pts) with advanced triple-negative breast cancer or recurrent ovarian cancer (ROC)—Results from ROC cohort. Clin Oncol 36, 2018 (Suppl; Abstract 106), ASCO 2018.

[86] Korenaga TRK, Pierson W, Swanson M, et al. (2019) Better late than never: Brachytherapy is more important than timeframe in cervical cancer outcomes. Presented for the 2019 Society of Gynecologic Oncology 50th Annual Meeting on Women's Cancer – Annual Meeting on Women's Cancer (SGO), Abstract 10.

[87] Krause S, Huober J, Ribi K, et al. (2019) Pertuzumab (P) + trastuzumab (T) with or without chemotherapy both followed by T-DM1 in case of progression in patients with HER2-positive metastatatic breast cancer (MBC) – The PERNETTA trial (SAKK 22/10), a randomized open label phase II study (SAKK, UNICANCER, BOOG). Ann Oncol 30 (Suppl 3): iii47-iii64. 10.1093/annonc/mdz100; ESMO Breast Cancer 2019, 2–4 May, Berlin, Germany.

[88] Krop IE, Paulson J, Campbell C, et al. (2019) Genomic correlates of response to adjuvant trastuzumab (H) and pertuzumab (P) in HER2+ breast cancer (BC): Biomarker analysis of the APHINITY trial. J Clin Oncol 37 (Suppl): Abstract 1012, ASCO 2019.

[89] Le DT, Durham JN, Smith KN,, et al. (2017) Mismatch-repair deficiency predicts response of solid tumors to PD-1 blockade. Science 357: 409–413.

[90] Ledermann A, Oza AM, Lorusso D, et al. (2019) The effect of age on efficacy and safety outcomes with rucaparib: A post hoc exploratory analysis of ARIEL3, a phase III, randomized, placebo-controlled maintenance study in patients with recurrent ovarian carcinoma. Presented for the 2019 Society of Gynecologic Oncology 50th Annual Meeting on Women's Cancer - Annual Meeting on Women's Cancer (SGO), Abstract 4.

[91] Ledermann JA, Shapira-Frommer R, Santin A, et al. (2018) Association of PD-L1 expression and gene expression profiling with clinical response to pembrolizumab in patients with advanced recurrent ovarian cancer: Results from the phase II KEYNOTE-100 study. ESMO 2018: Abstract LBA 36.

[92] Lee J, Annunziata CM, Houston N, et al. (2018) A phase 2 study of durvalumab, a PD-L1 inhibitor and olaparib in recurrent ovarian cancer (OvCa). Ann Oncol 29 (Suppl 8): viii332-viii358. 10.1093/annonc/mdy285, ESMO 2018.

[93] Lindeman GJ, Lok SW, Whittle JR, et al. (2018) A phase 1b dose-escalation and expansion study of the BCL-2 inhibitor venetoclax combined with tamoxifen in ER and BCL-2–positive metastatic breast cancer (MBC). Cancer Res 79 (Suppl): PD1-06, SABCS.

[94] Litton JK, Rugo HS, Ettl J, et al. (2018) Talazoparib in Patients with Advanced Breast Cancer and a Germline BRCA Mutation. N Engl J Med 379 :753–763.

[95] Liu JF, Herold C, Luo W, et al. (2019) A phase 2 trial of combination nivolumab and bevacizumab in recurrent ovarian cancer. Ann Oncol 29 (Suppl 8): viii332-viii358. 10.1093/annonc/mdy285, ESMO 2018.

[96] Loi S, Adams S, Schmid P, et al. (2017) Relationship between tumor infiltrating lymphocyte (TIL) levels and response to pembrolizumab (pembro) in metastatic triple-negative breast cancer (mTNBC): results from KEYNOTE-086 (NCT02447003). Ann Oncol 28 (Suppl 5), v605-v649, Abstract LBA13, ESMO 2017.

[97] Loibl S, O'Shaughnessy J, Untch M, et al. (2018) Addition of the PARP inhibitor veliparib plus carboplatin or carboplatin alone to standard neoadjuvant chemotherapy in triple-negative breast cancer (BrighTNess): a randomised, phase 3 trial. Lancet Oncol 19: 497–509.

[98] Loibl S, Sinn BV, Karn T, et al. (2019) Exome analysis of oncogenic pathways and tumor mutational burden (TMB) in triple-negative breast cancer (TNBC): Results of the trans-

lational biomarker program of the neoadjuvant double-blind placebo controlled Gepar-Nuevo trial. J Clin Oncol 36 (Suppl): Abstract 509, ASCO 2019.
[99] Loibl S, Sinn BV, Karn T, et al. (2018) mRNA signatures predict response to durvalumab therapy in triple negative breast cancer (TNBC)– Results of the translational biomarker programme of the neoadjuvant double-blind placebo controlled GeparNuevo trial. SABCS 2018 abstr PD2-07.
[100] Loibl S, Untch M, Burchardi N, et al. (2018) Randomized phase II neoadjuvant study (GeparNuevo) to investigate the addition of durvalumab to a taxane-anthracycline containing chemotherapy in triple negative breast cancer (TNBC). J Clin Oncol 36 (Suppl): abstr 104.
[101] Loibl S, Untch M, Burchardi N, et al. (2019) A randomised phase II study investigating durvalumab in addition to an anthracycline taxane-based neoadjuvant therapy in early triple negative breast cancer - clinical results and biomarker analysis of GeparNuevo study. Ann Oncol 2019 May 16. pii: mdz158. doi: 10.1093/annonc/mdz158. [Epub ahead of print].
[102] Ma F, Li Q, Chen S, et al. (2017) Phase I Study and Biomarker Analysis of Pyrotinib, a Novel Irreversible Pan-ErbB Receptor Tyrosine Kinase Inhibitor, in Patients With Human Epidermal Growth Factor Receptor 2-Positive Metastatic Breast Cancer. J Clin Oncol 35: 3105–3112.
[103] Ma F, Ouyang Q, Xu B, et al. (2018) Pyrotinib or Lapatinib Combined with Capecitabine in Women with HER2-Positive Metastatic Breast Cancer Previously Treated with Taxanes, Anthracyclines, And/Or Trastuzumab: An Open-Label, Randomised, Phase 2 Study. Geposted 20. NOV 2018; www.ssrn.com/abstract=3288216.
[104] Makker V, Rasco D, Vogelzang NJ, et al. (2019) Lenvatinib plus pembrolizumab in patients with advanced endometrial cancer: an interim analysis of a multicentre, open-label, single-arm, phase 2 trial. Lancet Oncol 20: 711–718.
[105] Martin M, Barrios CH, Torrecillas L, et al. (2018) Efficacy results from CIBOMA/2004-01_GEICAM/2003-11 study: A randomized phase III trial assessing adjuvant capecitabine after standard chemotherapy for patients with early triple negative breast cancer. Cancer Res 79 (Suppl): Abstract GS2-04; SABCS 2018.
[106] Martín M, Eiermann W, Rugo HS, et al. (2018) EMBRACA: Comparison of efficacy and safety of talazoparib (TALA) and physician's choice of therapy (PCT) in patients (pts) with advanced breast cancer (aBC), a germline BRCA1/2 mutation (gBRCAm), and prior platinum treatment (NCT01945775). Ann Oncol 29 (Suppl 8): viii90-viii121. 10.1093/annonc/mdy272, ESMO 2018.
[107] Martin M, Holmes FA, Ejlertsen B, et al. (2017) Neratinib after trastuzumab-based adjuvant therapy in HER2-positive breast cancer (ExteNET): 5-year analysis of a randomised, double-blind, placebo-controlled, phase 3 trial. Lancet Oncol 18: 1688–1700.
[108] Masuda N, Yonemori K, Takahashi S,, et al. (2018) Single agent activity of U3-1402, a HER3-targeting antibody-drug conjugate, in HER3-overexpressing metastatic breast cancer: Updated results of a phase ½ trial. In: Proceedings from the 2018 San Antonio Breast Cancer Symposium; December 4–8, 2018; San Antonio, Texas. Abstract #PD1-03.
[109] Mateo J, Chakravarty D, Dienstmann R, et al. (2018) A framework to rank genomic alterations as targets for cancer precision medicine: the ESMO Scale for Clinical Actionability of molecular Targets (ESCAT). Ann Oncol 29: 1895–1902.

[110] Matulonis UA, et al. (2019) Baseline platelet count and body weight as predictors of early dose modification in the quadra trial of niraparib monotherapy for the treatment of heavily pretreated (≥4th line), advanced, recurrent high-grade serous ovarian cancer. Presented for the 2019 Society of Gynecologic Oncology 50th Annual Meeting on Women's Cancer - Annual Meeting on Women's Cancer (SGO), Abstract 2.

[111] Matulonis UA, Shapira-Frommer R, Santin A, et al. (2018) Antitumor activity and safety of pembrolizumab in patients with advanced recurrent ovarian cancer: Interim results from the phase 2 KEYNOTE-100 study. J Clin Oncol 36 (suppl; abstr 5511).

[112] Matulonis UA, Walder L, Nøttrup TJ, et al. (2019) Time without symptoms or toxicity in patients with recurrent ovarian cancer receiving niraparib maintenance treatment versus placebo: A TWIST analysis of the ENGOT24-OV16/NOVA tria. Presented for the 2019 Society of Gynecologic Oncology 50th Annual Meeting on Women's Cancer – Annual Meeting on Women's Cancer (SGO), Abstract 1.

[113] Mayer EL, Gupta Abramson V, Jankowitz RS, et al. (2019) TBCRC 030: A randomized phase II study of preoperative cisplatin versus paclitaxel in TNBC – Evaluating the homologous recombination deficiency (HRD) biomarker. J Clin Oncol 37 (Suppl): Abstr 507, ASCO 2019.

[114] Mehta RS, Barlow WE, Albain KS, et al. (2012) Combination anastrozole and fulvestrant in metastatic breast cancer. N Engl J Med 367: 435–444.

[115] Mehta RS, Barlow WE, Albain KS, et al. (2019) Overall Survival with Fulvestrant plus Anastrozole in Metastatic Breast Cancer. N Engl J Med 380: 1226–1234. doi: 10.1056/NEJMoa1811714.

[116] Melamed A, Margul DJ, Chen L, et al. (2018) Survival after Minimally Invasive Radical Hysterectomy for Early-Stage Cervical Cancer. N Engl J Med 379: 1905–1914.

[117] Metzger Filho O, Viale G, Trippa L, et al. (2019) HER2 heterogeneity as a predictor of response to neoadjuvant T-DM1 plus pertuzumab: Results from a prospective clinical trial. J Clin Oncol 37 (Suppl): Abstract 502, ASCO 2019.

[118] Mirza M, Monk B, Herrstedt J, et al. ENGOT-OV16/NOVA Investigators (2016) Niraparib maintenance therapy in platinum-sensitive recurrent ovarian cancer. N Engl J Med 375: 2154–2164.

[119] Mirza MR, Avall-Lundqvist E, Birrer MJ, et al. (2019) Combination of niraparib and bevacizumab versus niraparib alone as treatment of recurrent platinum-sensitive ovarian cancer. A randomized controlled chemotherapy-free study – NSGO-AVANOVA2/ENGOT-OV24. J Clin Oncol 37 (Suppl) Abstract 5505, ASCO 2019.

[120] Mishra R, Patel H, Alanazi S, et al. (2018) HER3 signaling and targeted therapy in cancer. Oncol Rev 12: 355. doi: 10.4081/oncol.2018.355. eCollection 2018 Jan 30

[121] Modi S, Tsurutani J, Takahashi S, et al. (2017) Safety and efficacy results from a phase 1 study of DS-8201a in patients with HER2 expressing breast cancers. Cancer Res 78 (Suppl 4), Abstract PD3-07, SABCS 2017.

[122] Monk BJ, Herzog TJ, Triantos S, et al. (2019) A randomized, open-label study comparing trabectedin and pegylated liposomal doxorubicin with pegylated liposomal doxorubicin alone for the treatment of advanced-relapsed epithelial ovarian, primary peritoneal, or fallopian tube cancer (ET743-OVC-3006). Abstract.

[123] Moore K, Colombo N, Scambia G, et al. (2018) Maintenance Olaparib in Patients with Newly Diagnosed Advanced Ovarian Cancer. N Engl J Med 379: 2495–2505. doi: 10.1056/NEJMoa1810858.

[124] Moore KN, Secord AA, Geller MA, et al. (2019) Niraparib monotherapy for late-line treatment of ovarian cancer (QUADRA): a multicentre, open-label, single-arm, phase 2 trial. Lancet Oncol 20: 636–648. doi: 10.1016/S1470-2045(19)30029-4. Epub 2019 Apr 1.

[125] Mortimer J, Di Palma J, Schmid K, et al. (2019) Patterns of occurrence and implications of neratinib-associated diarrhea in patients with HER2-positive breast cancer: analyses from the randomized phase III ExteNET trial. Breast Cancer Res 21: 32. doi: 10.1186/s13058-019-1112-5.

[126] Nanda R, Chow LQM, Dees EC, et al. (2016) Pembrolizumab in Patients With Advanced Triple Negative Breast Cancer: Phase Ib KEYNOTE-012 Study. J Clin Oncol 34: 2460–2467.

[127] Nitz U, Gluz O, Christgen M, et al. (2017) Reducing chemotherapy use in clinically high-risk, genomically low-risk pN0 and pN1 early breast cancer patients: five-year data from the prospective, randomised phase 3 West German Study Group (WSG) PlanB trial. Breast Cancer Res Treat 165: 573–583.

[128] Nitz U, Gluz O, Clemens M, et al. (2019) West German Study PlanB Trial: Adjuvant Four Cycles of Epirubicin and Cyclophosphamide Plus Docetaxel Versus Six Cycles of Docetaxel and Cyclophosphamide in HER2-Negative Early Breast Cancer. J Clin Oncol 37: 799–808. doi: 10.1200/JCO.18.00028. Epub 2019 Feb 20.

[129] Nordstrom JL, Muth J, Erskine CL, et al. (2019) High frequency of HER2-specific immunity observed in patients (pts) with HER2+ cancers treated with margetuximab (M), an Fc-enhanced anti-HER2 monoclonal antibody (mAb). J Clin Oncol 37 (Suppl): Abstract 1030, ASCO 2019.

[130] O'Leary B, Lira ME, Huang S, et al. (2018) Longitudinal ctDNA sequencing using an expanded genomic panel in the PALOMA3 trial of palbociclib plus fulvestrant. Cancer Res 79 (Suppl.): Abstract PD2-02, SABCS 2018.

[131] O'Shaughnessy J, Wright GS, Thummala AR et al (2018) Trilaciclib (T), a CDK4/6 inhibitor, dosed with gemcitabine (G), carboplatin © in metastatic triple negative breast cancer (mTNBC) patients: Preliminary phase 2 results. Cancer Res 79 (Suppl): Abstract PD1-01, SABCS 2018.

[132] Ohtani S, Iijima K, Higaki K, et al. (2018) A prospective randomized multi-center open-label phase III trial of extending aromatase-inhibitor adjuvant therapy to 10 years – Results from 1697 postmenopausal women in the N-SAS BC 05 trial: Arimidex extended adjuvant randomized study (AERAS). Cancer Res 79 (Suppl): Abtract GS3-04; SABCS 2018.

[133] Park YH, Kim TY, Kim GM, et al. (2019) A randomized phase II study of palbociclib plus exemestane with GNRH agonist versus capecitabine in premenopausal women with hormone receptor-positive metastatic breast cancer (KCSG-BR 15-10, NCT02592746). J Clin Oncol 37 (Suppl): Abstract 1007, ASCO 2019.

[134] Penson RT, Villalobos Valencia R, Cibula D, et al. (2019) Olaparib monotherapy versus (vs) chemotherapy for germline BRCA-mutated (gBRCAm) platinum-sensitive relapsed ovarian cancer (PSR OC) patients (pts): Phase III SOLO3 trial. J Clin Oncol 37 (Suppl): Abstract 5506 , ASCO 2019.

[135] Pfeiler G, Steiger GG, Egle D, et al. (2018) Fracture Risk after Stopping Adjuvant Denosumab in Hormone Receptor Positive Breast Cancer Patients on Aromatase Inhibitor Therapy – an Analysis of 3,425 Postmenopausal Patients in the Phase III ABCSG-18 trial. Presented at ASBMR 2018, Montréal, Quebec, Canada; September 28 – October 1, 2018 # LB-1167.

[136] Pfisterer J, Dean A, Baumann K, et al. (2019) Carboplatin/pegylated liposomal Doxorubicin/Bevacizumab (CD-BEV) vs. Carboplatin/Gemcitabine/Bevacizumab (CG-BEV) in patients with recurrent ovarian cancer. A prospective randomized phase III ENGOT/GCIG-Intergroup study (AGO Study Group, AGO-Austria, ANZGOG, GINECO, SGCTG). Ann Oncol 29 (Suppl 8): viii332-viii358. 10.1093/annonc/mdy285, Abstract 933O, ESMO 2019.

[137] Pivot X, Romieu G, Debled M (2018) PHARE randomized trial final results comparing 6 to 12 months of trastuzumab in adjuvant early breast cancer. Cancer Res 79 (Suppl): Abstract GS2-07; SABCS 2018.

[138] Pivot X, Romieu G, Debled M, et al. (2013) 6 months versus 12 months of adjuvant trastuzumab for patients with HER2-positive early breast cancer (PHARE): a randomised phase 3 trial. Lancet Oncol 14: 741–8.

[139] Popp AW, Zysset PK, Lippuner K (2016) Rebound-associated vertebral fractures after discontinuation of denosumab-from clinic and biomechanics. Osteoporos Int 27: 1917–21.

[140] Prat A, Slamon D, Hurvitz SA, et al. (2017) Association of intrinsic subtypes with pathological complete response (pCR) in the KRISTINE neoadjuvant phase 3 clinical trial in HER2-positive early breast cancer (EBC). Cancer Res 78 (Suppl 4), Abstract PD3-06, SABCS 2017.

[141] Pujade-Lauraine E, Fujiwara K, Ledermann JA, et al. (2019) Avelumab alone or in combination with pegylated liposomal doxorubicin versus pegylated liposomal doxorubicin alone in platinum-resistant or refractory epithelial ovarian cancer: Primary and biomarker analysis of the phase III JAVELIN Ovarian 200 trial JAVELIN. Presented for the 2019 Society of Gynecologic Oncology 50th Annual Meeting on Women's Cancer – Annual Meeting on Women's Cancer (SGO), Abstract LBA 1.

[142] Quinn CM, Ostrowski JL, Lane SA, et al. (1994) C-erbB-3 protein expression in human breast cancer: comparison with other tumor variables and survival. Histopathology 25, 247–252.

[143] Rachner TD, Coleman R, Hadji P, et al. (2018) Bone health during endocrine therapy for cancer. Lancet Diabetes Endocrinol 6: 901–910. doi: 10.1016/S2213-8587(18)30047-0. Epub 2018 Mar 20..

[144] Ramirez PT, Frumovitz M, Pareja R, et al. (2018) Minimally Invasive versus Abdominal Radical Hysterectomy for Cervical Cancer. N Engl J Med 379: 1895–1904.

[145] Ramirez PT, Frumovitz M, Pareja R, et al. (2019) Phase III randomized trial of laparoposcopic or robotic vs. abdominal radical hysterectomy in patients with early stage cervical cancer LACC trial. Presented for the 2019 Society of Gynecologic Oncology 50th Annual Meeting on Women's Cancer - Annual Meeting on Women's Cancer (SGO): Abstract LBA , SGO 2019.

[146] Raub TJ, Wishart GN, Kulanthaivel P, et al. (2015) Brain Exposure of Two Selective Dual CDK4 and CDK6 Inhibitors and the Antitumor Activity of CDK4 and CDK6 Inhibition

in Combination with Temozolomide in an Intracranial Glioblastoma Xenograft. Drug Metab Dispos 43: 1360–1371.
[147] Richman J, Ring AE, Dowsett M, et al. (2019) Clinical validity of CTS5 for estimating risk of late recurrence in unselected, non-trial patients with early ER+ breast cancer. J Clin Oncol 37 (Suppl): Abstract 514, ASCO 2019.
[148] Robson M, Im SA, Senkus E, et al. (2017) Olaparib for Metastatic Breast Cancer in Patients with a Germline BRCA Mutation. N Engl J Med 377: 523–533.
[149] Robson M, Ruddy KJ, Im S, et al. (2017) Health-related quality of life (HRQoL) in patients with HER2-negative metastatic breast cancer (mBC) and a germline BRCA mutation (gBRCAm) receiving olaparib monotherapy versus standard single-agent chemotherapy treatment of physician's choice (TPC). Annals of Oncology 28 (Suppl 5): v74-v108, Abstract 290P; ESMO 2017.
[150] Robson ME, Tung N, Conte P, et al. (2019) OlympiAD final overall survival and tolerability results: Olaparib versus chemotherapy treatment of physician's choice in patients with a germline BRCA mutation and HER2-negative metastatic breast cancer. Ann Oncol, 2019 Jan 23. doi: 10.1093/annonc/mdz012. [Epub ahead of print].
[151] Rossi V, Giannarelli D, Berchialla P, et al. (2018) The network metanalysis of data from PALOMA 2, MONALEESA 2, MONARCH 3, FALCON, SWOG and FACT trials: Progression free survival (PFS) benefit from first-line endocrine-based therapies in postmenopausal women with HR+ HER2- metastatic breast cancer (MBC) according to different prognostic subgroups. Cancer Res 79 (Suppl): Abstract P2-08-34; SABCS 2018.
[152] Rugo HS, Borrego MR, Chia SKL, et al. (2019) Alpelisib (ALP) + endocrine therapy (ET) in patients (pts) with PIK3CA-mutated hormone receptor-positive (HR+), human epidermal growth factor-2-negative (HER2-) advanced breast cancer (ABC): First interim BYLieve study results. J Clin Oncol 37 (Suppl): Abstract 1040, ASCO 2019.
[153] Rugo HS, Im S-A, Wright GLS, et al. (2019) SOPHIA primary analysis: A phase 3 (P3) study of margetuximab (M) + chemotherapy (C) versus trastuzumab (T) + C in patients (pts) with HER2+ metastatic (met) breast cancer (MBC) after prior anti-HER2 therapies (Tx). J Clin Oncol 37 (Suppl): Abstract 1000, ASCO 2019.
[154] Rugo HS, Quek R, Ettl J, et al. (2018) Patient-reported outcomes (PRO) in patients (pts) with advanced breast cancer and a germline BRCA1/2 mutation (gBRCAm) receiving talazoparib (TALA) vs physician's choice chemotherapy treatment (PCT): A focus on the EMBRACA triple negative (TNBC) subpopulation (NCT01945775). Annals of Oncology (2018) 29 (suppl_8): viii90-viii121. 10.1093/annonc/mdy272, ESMO 2018.
[155] Rutgers, E, Donker M, Poncet C, et al. (2018) Radiotherapy or surgery of the axilla after a positive sentinel node in breast cancer patients: 10-year results of the EORTC AMAROS trial (EORTC 10981/22023). Cancer Res 79 (Suppl.): Abstract GS4-01; SABCS 2018.
[156] Sahebjam S, Le Rhun E, Kulanthaivel P, et al. (2016) Assessment of concentrations of abemaciclib and its major active metabolites in plasma, CSF, and brain tumor tissue in patients with brain metastases secondary to hormone receptor positive (HR+) breast cancer. J Clin Oncol 34 (Suppl): Abstract 526, ASCO 2016.
[157] Saura C, Oliveira M, Feng YH, et al. (2019) Neratinib + capecitabine versus lapatinib + capecitabine in patients with HER2+ metastatic breast cancer previously treated with ≥ 2 HER2-directed regimens: Findings from the multinational, randomized, phase III NALA trial. J Clin Oncol 37 (Supp): Abstract 1002, ASCO 2019.

[158] Schettini F, Giuliano M, Rognoni C, et al. (2018) Efficacy of endocrine- versus chemotherapy-based treatments in hormone receptor-positive (HR+ve), HER2-negative (HER2-ve) postmenopausal metastatic breast cancer (mBC): A network meta-analysis (NMA). Cancer Res 79 (Suppl): Abstract [P1-16-01]; SABCS 2018.
[159] Schmid P, Adams S, Rugo HS, et al. (2018) Atezolizumab and Nab-Paclitaxel in Advanced Triple-Negative Breast Cancer. N Engl J Med 379: 2108–2121.
[160] Schmid P, Adams S, Rugo HS, et al. (2018) IMpassion130: Results from a global, randomised, double-blind, phase 3 study of atezolizumab (atezo) + nab-paclitaxel (nab-P) vs placebo + nab-P in treatment-naive, locally advanced or metastatic triple-negative breast cancer (mTNBC). ESMO Congress, Abstract LBA1_PR.
[161] Schmid P, Adams S, Rugo HS, et al. (2019) IMpassion130: updated overall survival (OS) from a global, randomized, double-blind, placebo-controlled, Phase III study of atezolizumab (atezo) + nab-paclitaxel (nP) in previously untreated locally advanced or metastatic triple-negative breast cancer (mTNBC). J Clin Oncol 37 (Suppl): Abstract 1003, ASCO 2019.
[162] Schmid P, Park YH, Munoz-Couselo E, et al. (2018) KEYNOTE-173: Phase 1b multicohort study of pembrolizumab (Pembro) in combination with chemotherapy as neoadjuvant treatment for triple-negative breast cancer (TNBC). Cancer Res 79 (Suppl.): Abstract PD5-01; SABCS 2018.
[163] Schneeweiss A, Loibl S, Mamounas EP, et al. (2019) Patient-reported outcomes (PROs) from KATHERINE: A phase III study of adjuvant trastuzumab emtansine (T-DM1) versus trastuzumab (H) in patients (pts) with residual invasive disease after neoadjuvant therapy for HER2-positive breast cancer. J Clin Oncol 37 (Suppl): Abstract 513, ASCO 2019.
[164] Schneeweiss A, Lux MP, Hartkopf A, et al. (2018) Progression free survival (PFS) and overall survival (OS) of patients treated with trastuzumab emtansine (T-DM1) after previous treatment with pertuzumab in patients with advanced breast cancer (NCT02338167). SABCS 2018, abstr P6-17–22.
[165] Scott M (2019) Comparison of patient populations identified by different PD-L1 assays in in triple-negative breast cancer (TNBC). Annals Oncol 30 (Suppl 3): iii1-iii26. 10.1093/annonc/mdz095; ESMO Breast Cancer 2019, 2–4 May, Berlin, Germany.
[166] Secombe KR, Ball IA, Shirren J, et al. (2019) Targeting neratinib-induced diarrhea with budesonide and colesevelam in a rat model. Cancer Chemother Pharmacol 83: 531–543. doi: 10.1007/s00280-018-3756-8. Epub 2018 Dec 10.
[167] Sharma P, Kimler BF, O'Dea A, et al. (2019) Results of randomized phase II trial of neoadjuvant carboplatin plus docetaxel or carboplatin plus paclitaxel followed by AC in stage I-III triple-negative breast cancer (NCT02413320). J Clin Oncol 37 (Suppl): Abstract 516, ASCO 2019.
[168] Sikov WM, Berry DA, Perou CM, et al. (2015) Impact of the Addition of Carboplatin and/or Bevacizumab to Neoadjuvant Once-per-Week Paclitaxel Followed by Dose-Dense-Doxorubicin and Cyclophosphamide on Pathologic Complete Response Rates in Stage II to III Triple-Negative Breast Cancer: CALGB 40603 (Alliance). J Clin Oncol 33: 13–21.
[169] Singh H, Howie LJ, Bloomquist E, et al. (2017) A U.S. food and drug administration pooled analysis of outcomes of older women with hormone-receptor positive metastatic breast cancer treated with a CDK4/6 inhibitor as initial endocrine based therapy. SABCS 2017, abstr GS5-06.

[170] Sinn BV, Loibl S, Karn T, et al. (2018) Pre-therapeutic PD-L1 expression and dynamics of Ki-67 and gene expression during neoadjuvant immune-checkpoint blockade and chemotherapy to predict response within the GeparNuevo trial. Cancer Res 79 (Suppl): Abstract PD5-05; SABCS 2019.

[171] Sparano JA, Gray RJ, Makower DF, et al. (2015) Prospective Validation of a 21-Gene Expression Assay in Breast Cancer. New Engl J Med 373: 2005–2014.

[172] Sparano JA, Gray RJ, Makower DF, et al. (2018) Adjuvant chemotherapy guided by a 21-gene expression assay in breast cancer. N Engl J Med 379: 111–121.

[173] Sparano JA, Gray RJ, Makower DF, et al. (2019) Impact of clinical risk category on prognosis and prediction of chemotherapy benefit in early breast cancer (EBC) by age and the 21-gene recurrence score (RS) in TAILORx. J Clin Oncol 37 (Suppl): Abstract 503, ASCO 2019.

[174] Specht JM, Lee SM, Turtle C, et al. A phase I study of adoptive immunotherapy for ROR1+ advanced triple negative breast cancer (TNBC) with defined subsets of autologous T cells expressing a ROR1-specific chimeric antigen receptor (ROR1-CAR). Cancer Res 79 (Suppl): Abstract P2-09-13, SABCS 2018.

[175] Spring LM, Fell G, Arfe A, et al. (2018) Pathological complete response after neoadjuvant chemotherapy and impact on breast cancer recurrence and mortality, stratified by breast cancer subtypes and adjuvant chemotherapy usage: Individual patient-level meta-analyses of over 27,000 patients. Cancer Res 79 (Suppl); Abstract GS2-03, SABCS 2018.

[176] Swain SM, Miles D, Kim SB, et al. (2019) End-of-study analysis from the phase III, randomized, double-blind, placebo (Pla)-controlled CLEOPATRA study of first-line (1L) pertuzumab (P), trastuzumab (H), and docetaxel (D) in patients (pts) with HER2-positive metastatic breast cancer (MBC). J Clin Oncol 37 (Suppl): Abstract 1020, ASCO 2019.

[177] Tamura K, Tsurutani J, Takahashi S, et al. (2019) Trastuzumab deruxtecan (DS-8201a) in patients with advanced HER2-positive breast cancer previously treated with trastuzumab emtansine: a dose-expansion, phase 1 study [published online ahead of print April 29]. Lancet Oncol. doi: 10.1016/S1470-2045(19)30097-X.

[178] Toi M, Lee S-J, Lee ES, Ohtani S, et al. (2015) A phase III trial of adjuvant capecitabine in breast cancer patients with HER2-negative pathologic residual invasive disease after neoadjuvant chemotherapy (CREATE-X, JBCRG-04) SABCS 2015, abstr S1-07.

[179] Tolaney SM, Barroso-Sousa R, Keenan T (2019) Randomized phase II study of eribulin mesylate (E) with or without pembrolizumab (P) for hormone receptor-positive (HR+) metastatic breast cancer (MBC). J Clin Oncol 37, (Suppl): Abstract 1004, ASCO 2019.

[180] Tolaney SM, Guo H, Pernas S, et al. (2019) Seven-Year Follow-Up Analysis of Adjuvant Paclitaxel and Trastuzumab Trial for Node-Negative, Human Epidermal Growth Factor Receptor 2-Positive Breast Cancer. J Clin Oncol 2019 Apr 2:JCO1900066. doi: 10.1200/JCO.19.00066. [Epub ahead of print].

[181] Tolaney SM, Kalinsky K, Kaklamani V (2017) Phase 1b/2 study to evaluate eribulin mesylate in combination with pembrolizumab in patients with metastatic triple-negative breast cancer. Cancer Res 77 (Suppl): Abstract PD6-13, SABCS 2017.

[182] Tolaney SM, Sahebjam S, Le Rhun E, et al. (2018) A phase 2 study of abemaciclib in patients with leptomeningeal metastases secondary to HR+, HER2- breast cancer. Cancer Res 79 (Suppl): Abstract P1-19-01; SABCS 2018.

[183] Travis A, Pinder SE, Robertson JFR, et al. (1996) C-erbB-3 in human breast carcinoma: expression and relation to prognosis and established prognostic indicators. Br J Cancer 74, 229–233.
[184] Treilleux I, Arnedos M, Cropet C, et al. (2015) Translational studies within the TAMRAD randomized GINECO trial: evidence for mTORC1 activation marker as a predictive factor for everolimus efficacy in advanced breast cancer. Ann Oncol 26: 120–125.
[185] Tripathy D, Im SA, Colleoni M, et al. (2018) Ribociclib plus endocrine therapy for premenopausal women with hormone-receptor-positive, advanced breast cancer (MONALEESA-7): a randomised phase 3 trial. Lancet Oncol 19: 904–915. doi: 10.1016/S1470-2045(18)30292-4. Epub 2018 May 2.
[186] Turner NC, André F, Cristofanilli M, et al. (2016) Treatment postprogression in women with endocrine-resistant HR+/HER2- advanced breast cancer who received palbociclib plus fulvestrant in PALOMA-3. SABCS 2016, Cancer Research 77 (Suppl. 4): Abstract P4-22-06.
[187] Turner NC, Slamon DJ, Ro J, et al. (2018) Overall Survival with Palbociclib and Fulvestrant in Advanced Breast Cancer. N Engl J Med 379: 1926–1936.
[188] Untch M, Jackisch C, Schneeweiss A, et al. (2017) Nab-paclitaxel versus solvent-based paclitaxel in neoadjuvant chemotherapy for early breast cancer (GeparSepto-GBG 69): a randomised, phase 3 trial. Lancet Oncol 17: 345–56.
[189] Untch M, Jackisch C, Schneeweiss A, et al. (2019) NAB-Paclitaxel Improves Disease-Free Survival in Early Breast Cancer: GBG 69-GeparSepto. J Clin Oncol 2019 May 13:JCO1801842. doi: 10.1200/JCO.18.01842. [Epub ahead of print].
[190] Uppal S, Gehrig P, Hagan Vetter M, et al. (2019) Recurrence rates in cervical cancer patients treated with abdominal versus minimally invasive radical hysterectomy: A multi-institutional analysis of 700 cases. J Clin Oncol 37 (Suppl): Abstr 5504, ASCO 2019.
[191] Vanderstichele A, Van Nieuwenhuysen E, Han S, et al. (2019) Randomized phase II CLIO study on olaparib monotherapy versus chemotherapy in platinum-resistant ovarian cancer. J Clin Oncol 37 (Suppl): Abstract 5507, ASCO 2019.
[192] Vergote I, Banerjee S, Gerdes AM, et al. (2016) Current perspectives on recommendations for BRCA genetic testing in ovarian cancer patients. Eur J Cancer 69: 127–134.
[193] Verma S, Bartlett CH, Schnell P, et al. (2016) Palbociclib in Combination With Fulvestrant in Women With Hormone Receptor-Positive/HER2-Negative Advanced Metastatic Breast Cancer: Detailed Safety Analysis From a Multicenter, Randomized, Placebo-Controlled, Phase III Study (PALOMA-3). Oncologist 21: 1165–1175.
[194] Verma S, Im SA, Ro J, et al. (2019) Hematologic adverse events following palbociclib (PAL) dose reduction in patients (pts) with hormone receptor–positive (HR+)/human epidermal growth factor receptor 2–negative (HER2–) advanced breast cancer (ABC): Pooled analysis from randomized phase 2 and 3 studies. J Clin Oncol 36 (Suppl): Abstract 1060, ASCO 2019.
[195] Verma S, Shahidi J, Lee C, et al. (2018) Trastuzumab deruxtecan (DS-8201a) vs ado-trastuzumab emtansine (T-DM1) for subjects with HER2-positive, unresectable and/or metastatic breast cancer who previously received trastuzumab and a taxane: A phase 3, randomized study. Cancer Res 79 (Suppl): Abstract OT2-07-03; SABCS 2018.
[196] Vinayak S, Tolaney SM, Schwartzberg L, et al. (2018) Durability of clinical benefit with niraparib + pembrolizumab in patients with advanced triple-negative breast cancer

beyond BRCA: (TOPACIO/Keynote-162). Cancer Res 79 (Suppl X): Abstract PD5-02, SABCS 2018.

[197] Vinayak S, Tolaney SM, Schwartzberg LS, et al. (2018). TOPACIO/Keynote-162: Niraparib + pembrolizumab in patients (pts) with metastatic triple-negative breast cancer (TNBC), a phase 2 trial. Clin Oncol 36, 2018 (Suppl; Abstract 1018), ASCO 2018.

[198] von Minckwitz G, Huang CS, Mano MS, et al. (2018) Trastuzumab emtansine for residual invasive HER2-positive breast cancer [published online December 5, 2018]. New Engl J Med. doi: 10.1056/NEJMoa1814017.

[199] von Minckwitz G, Procter M, de Azambuja E, et al. (2017) Adjuvant Pertuzumab and Trastuzumab in Early HER2-Positive Breast Cancer. N Engl J Med 377: 122–131.

[200] von Minckwitz G, Schneeweiss A, Loibl S, et al. (2014) Neoadjuvant carboplatin in patients with triple-negative and HER2-positive early breast cancer (GeparSixto; GBG 66): a randomised phase 2 trial. Lancet Oncol 15: 747–756.

[201] Wander SA, Spring LM, Stein CR, et al. (2018) Abemaciclib after prior palbociclib exposure in patients with metastatic hormone-receptor positive (HR+)/HER2- breast cancer. Cancer Res 79 (Suppl), Abstract P6-18-39, SABCS 2018.

[202] Wongchenko MJ, Dent R, Kim S-B, et al. (2017) Biomarker analysis of the LOTUS trial of first-line ipatasertib (IPAT) + paclitaxel (PAC) in metastatic triple-negative breast cancer (TNBC). Cancer Res 78 (Suppl 4), Abstract P2-09-20, SABCS 2017.

[203] www.accessdata.fda.gov/drugsatfda_docs/label/2019/761034s018lbl.pdf.

[204] www.ago-online.de/de/infothek-fuer-aerzte/leitlinienempfehlungen/mamma/.

[205] www.ago-online.de/de/infothek-fuer-aerzte/leitlinienempfehlungen/ovar/.

[206] www.leitlinienprogramm-onkologie.de/leitlinien/mammakarzinom/.

[207] Yardley DA, Abu-Khalaf M, Boni V, et al. (2018) [OT2-06-04] MORPHEUS: A phase Ib/II trial platform evaluating the safety and efficacy of multiple cancer immunotherapy combinations in patients with hormone receptor-positive and triple-negative breast cancer Cancer Res 79 (Suppl): Abstract OT2-06-04, SABCS 2018.

[208] Yardley DA, Chan A, Nusch A, et al. (2019) Ribociclib + endocrine therapy in patients with hormone receptor-positive, HER2-negative advanced breast cancer presenting with visceral metastases: Subgroup analysis of phase III MONALEESA trials. Cancer Res 79 (Suppl): Abstract P6-18-07, SABCS 2018.

# Lungenkarzinome

Martin Wolf

| | | |
|---|---|---|
| 1 | **Screening** | 437 |
| 2 | **Nichtkleinzelliges Lungenkarzinom – Lokale Therapien in frühen Stadien** | 439 |
| 3 | **Nichtkleinzelliges Lungenkarzinom – prä- und postoperative Therapie** | 441 |
| 3.1 | Adjuvante Chemotherapie – welche Patienten behandeln? | 441 |
| 3.2 | Adjuvante Chemotherapie – welche Medikamente einsetzen? | 443 |
| 3.3 | Adjuvante Therapie bei EGFR-positiven Tumoren | 446 |
| 3.4 | Neoadjuvante Therapie bei EGFR-mutiertem NSCLC | 447 |
| 4 | **Neoadjuvante und adjuvante Immuntherapie in den Stadien I–IIIA** | 447 |
| 5 | **NSCLC: Therapie des Stadium III** | 450 |
| 5.1 | Immunerhaltung nach simultaner Chemo-Strahlentherapie | 450 |
| 5.2 | Simultane Chemo-Immuntherapie im Stadium III | 453 |
| 6 | **Nichtkleinzelliges Lungenkarzinom – Stadium IV – Chemotherapie bei nichtselektionierten Patienten** | 455 |
| 6.1 | Chemotherapie bei älteren Patienten | 455 |
| 6.2 | Erhaltungstherapie | 455 |
| 7 | **Nichtkleinzelliges Lungenkarzinom – Stadium IV – Immuntherapie in der zweiten Linie** | 457 |
| 7.1 | Kriterien für das Ansprechen auf eine Immuntherapie | 457 |
| 7.2 | Langzeitdaten der Phase-I-Studie KEYNOTE 001 | 461 |
| 7.3 | Randomisierte Studien – Chemotherapie versus Immuntherapie in der Zweitlinie | 464 |
| 7.4 | Immuntherapie versus doppelte Immuntherapie in der Zweitlinie | 466 |
| 7.5 | Immuntherapie mit Nivolumab 2- oder 4-wöchentlich | 466 |
| 8 | **Nichtkleinzelliges Lungenkarzinom – Stadium IV – Immuntherapie in der Erstlinie** | 467 |
| 8.1 | Immuntherapie versus Chemotherapie in der Erstlinie | 467 |
| 8.2 | Kombinierte Chemo-Immuntherapie in der Erstlinie bei Nichtplattenepithelkarzinom | 471 |
| 8.3 | Kombinierte Chemo-Immuntherapie in der Erstlinie beim Plattenepithelkarzinom | 479 |

## 9 Nichtkleinzelliges Lungenkarzinom – Erstlinientherapie der EGFR-mutierten Erkrankung ... 481
### 9.1 Direkter Vergleich verschiedener EGFR-TKI in der Erstlinie ... 481
### 9.2 EGFR- und Angiogenese-Inhibition in der Erstlinie ... 484
### 9.3 Kombinierte EGFR-TKI und Chemotherapie in der Erstlinie ... 485

## 10 Behandlung der EGFR-resistenten Erkrankung ... 488
### 10.1 Resistenzmuster in der Erstlinie mit TKI der 1.–3. Generation ... 488
### 10.2 MET als Resistenzmechanismus ... 490
### 10.3 Gegen HER3 gerichtetes Antikörper-Wirkstoff-Konjugat zur Resistenzüberwindung ... 491
### 10.4 Entwicklung eines SCLC als Resistenzmechanismus ... 492
### 10.5 Immuntherapie bei EGFR-mutiertem NSCLC ... 493
### 10.6 Kombination von Immuntherapie und zielgerichteter Therapie ... 495

## 11 ALK-positives NSCLC ... 495
### 11.1 Kriterien für ein Ansprechen auf ALK-TKI ... 496
### 11.2 Langzeitdaten Phase-III-Studie Crizotinib versus Chemotherapie ... 497
### 11.3 Vergleiche verschiedener ALK-TKI in der Erstlinie ... 498
### 11.4 Resistenzmechanismen unter ALK-TKI der 1. und 2. Generation ... 500
### 11.5 Wirksamkeit von ALK-Inhibitoren nach Resistenzentwicklung ... 502
### 11.6 Immuntherapie bei ALK-positivem NSCLC ... 505

## 12 ROS1-positives NSCLC ... 506

## 13 HER2-positives NSCLC ... 506

## 14 Therapie bei EGFR-Exon-20-Insertionen ... 507

## 15 Therapie des MET-Exon-14-mutierten NSCLC ... 508
### 15.1 Neue Substanzen für Tumoren mit MET-Exon-14-Mutation ... 508
### 15.2 Immuntherapie bei MET-Exon-14-mutiertem NSCLC ... 511

## 16 Therapie der RET-positiven NSCLC-Erkrankung ... 511

## 17 Therapie der NTRK-positiven Erkrankung ... 513

## 18 Kleinzelliges Lungenkarzinom ... 514
### 18.1 Immuntherapie bei SCLC – Rezidiv und Erhaltung ... 514
### 18.2 Immuntherapie plus Chemotherapie in der Erstlinie ... 518
### 18.3 DLL-3-zielgerichtete Therapie ... 522
### 18.4 Neue Chemotherapie-Optionen bei SCLC ... 523

## 19 Literatur ... 525

# 1 Screening

Auf der WCLC-Tagung im Oktober 2018 in Toronto wurden von de Koning et al. die Ergebnisse der NELSON-Studie vorgestellt [17]. Es handelt sich um eine niederländisch-belgische Screening-Studie. In einer ersten Mailing-Phase wurden im Jahre 2007 Gesundheitsfragebögen an Männer und Frauen im Alter von 50 bis 74 Jahren verschickt. Insgesamt wurden 148 730 Meldebögen ausgefüllt zurückgeschickt. Für die Studienteilnahme in Frage kamen 30 730 Personen im Alter zwischen 50 und 74 mit einer Raucheranamnese von >10 Zigaretten über 30 Jahre oder >15 Zigaretten über mehr als 25 Jahre. Ein Rauchstopp durfte nicht länger als 10 Jahre zurückliegen.

In einer zweiten Mailingrunde wurden diese Personen nach ihrem Einverständnis für eine Randomisierung gefragt. Randomisiert wurden letztlich 15 792 Personen. Die Randomisierung erfolgte zwischen CT-Screening in den Jahren 1, 2, 4 und 6,5 sowie 10 versus kein Screening. Die CT-Bilder wurden zentral ausgewertet. Im ersten, zweiten und vierten Jahr nahmen 96%, 92% beziehungsweise 88% der Patienten teil. Nach 6,5 Jahren betrug die CT-Screeningrate noch 67%. Nach 10 Jahren erfolgte eine Auswertung der Daten über zentrale Register und ein Review der Todesursachen.

Während jeder CT-Runde wurden bei etwa 1% der CT-Untersuchungen Lungenkarzinome identifiziert. Insgesamt wurden durch das Screening 243 Lungenkarzinome nachgewiesen. Interessant ist, dass 50% der durch Screening festgestellten Lungenkarzinome im Stadium I auftraten, während das im Kontrollarm bei weniger als 10% der Fall war. Bei lediglich symptomorientierter Kontrolluntersuchung befanden sich 50% der Patienten im Stadium IV und nur 10% im Stadium I (Abb. 1). Die Anzahl der Todesfälle an Lungenkarzinomen betrug 214 im Kontrollarm und 157 im Screeningarm (Abb. 2). Die HR für Tod durch Lungenkarzinom betrug bei Männern im Screeningarm 0,75 und bei Frauen 0,39 nach 8 Jahren.

> **Fazit für die Praxis**
>
> Die niederländisch-belgische NELSON-Studie zeigt eine deutliche Reduktion der Lungenkarzinommortalität durch ein CT-Screening in der Risikogruppe. Die Mortalitätsreduktion betrug bei Männern 26%, bei Frauen war sie noch höher. Die Daten sind in etwa vergleichbar mit dem National Lung Screening Trial der USA, der eine 20%ige Reduktion der Mortalität des CT-Screening gefunden hatte. Insgesamt deuten nun beide Screeningstudien daraufhin, dass das CT-Screenings in der Risikogruppe eine Reduktion der Mortalität beim Lungenkarzinom erreicht. Es werden mehr Karzinome durch das CT erkannt, 50% der Karzinome werden im Stadium I nachgewiesen und sind daher tendenziell einer kurativen Therapie zugänglich.

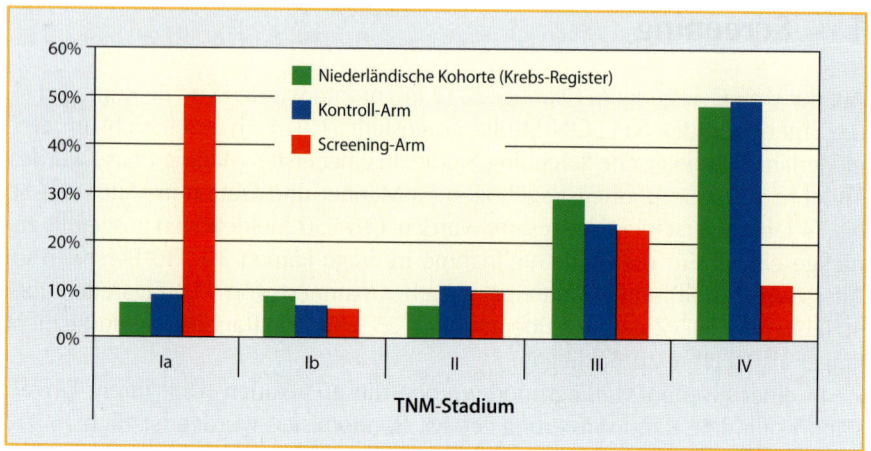

**Abbildung 1:** *Diagnostizierte Lungenkrebsstadien (nach 7. TNM-Klassifikation) in der NELSON-Studie. Adaptiert nach [17].*

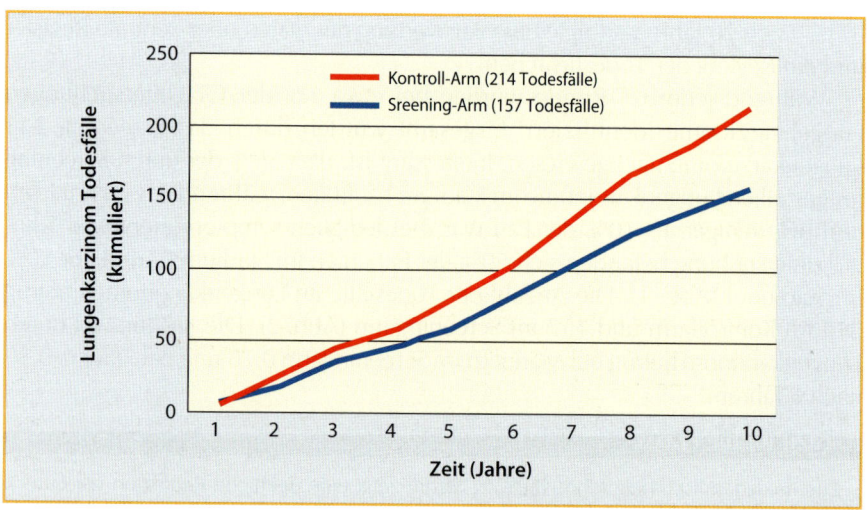

**Abbildung 2:** *Lungenkarzinom-Todesfälle in der NELSON-Studie (nur Männer). Adaptiert nach [17].*

## 2 Nichtkleinzelliges Lungenkarzinom – Lokale Therapien in frühen Stadien

Ball et al. publizierten im Februar 2019 einen Vergleich der stereotaktischen Radiotherapie versus Standardradiotherapie bei Patienten mit einem NSCLC im Stadium 1 [4]. In die in Australien und Neuseeland durchgeführte Studie waren Patienten >18 Jahre mit einem histologisch bestätigten NSCLC im Tumorstadium I (T1–T2a), also mit einer Größe von bis zu 4 cm, eingeschlossen. Zudem musste der Tumor peripher lokalisiert sein. 101 Patienten wurden 2:1 randomisiert auf eine stereotaktische Strahlentherapie entweder mit 54 Gy (3 Fraktionen) beziehungsweise 48 Gy (4 Fraktionen) oder auf eine Standardstrahlentherapie mit 66 Gy in 33 Fraktionen mit 2 Gy/Tag.

Der primäre Endpunkt der Studie war die Zeit bis zum lokalen Rückfall. Die lokale Rückfallrate betrug 14% in der Stereotaxiegruppe und 31% in der Standard-Radiotherapiegruppe. Nach 3 Jahren betrug die krankheitsfreie Überlebensrate in der Stereotaxiegruppe 85% verglichen mit 55% unter konventioneller Strahlentherapie. Auch im Gesamtüberleben zeigt sich ein deutlicher Unterschied mit einer 3-Jahres-Überlebensrate von 63% versus 40%: HR 0,53; p=0,027 (Abb. 3).

> **Fazit für die Praxis**
>
> Die Studie belegt eindrucksvoll, dass Patienten mit einem kleinen, peripher lokalisierten Tumor deutlich besser von einer stereotaktischen Radiotherapie profitieren als von einer konventionell fraktionierten Strahlentherapie.

Im April 2019 publizierten Bezjak und Kollegen eine Studie zur stereotaktischen Strahlentherapie zentral lokalisierter NSCLC [7]. In die Studie aufgenommen wurden 120 Patienten mit inoperablem Tumor ≤5 cm, ohne Lymphknotenbefall und Fernmetastasierung. Sie erhielten innerhalb von 2 Wochen eine stereotaktische Strahlentherapie in 5 Fraktionen mit Einzeldosen von 10 bis 12 Gy. Die lokale Krankheitskontrollrate nach 2 Jahren betrug 89,4%, der Anteil progressionsfrei Überlebender 52% und die Gesamtüberlebensrate 68%. Die Studie zeigt sehr eindrucksvoll, dass eine stereotaktische Strahlentherapie nicht nur bei peripheren, sondern auch bei zentral lokalisierten Tumoren ohne sichtbaren Lymphknotenbefall effektiv, sicher und wirksam durchgeführt werden kann.

Die Publikation von Boffa et al. aus dem August 2018 hat sich der Frage gewidmet, ob eine minimal invasive Lobektomie mittels Video-assistierter thorakaler Chirurgie (VATS) ebenso effektiv ist wie eine offene Lobektomie mittels Thorakotomie [8]. Grundlage ist die Datenbank der amerikanischen Chirurgen. Hierin wurden 10 597 Patienten im klinischen Stadium I untersucht. 4448 wur-

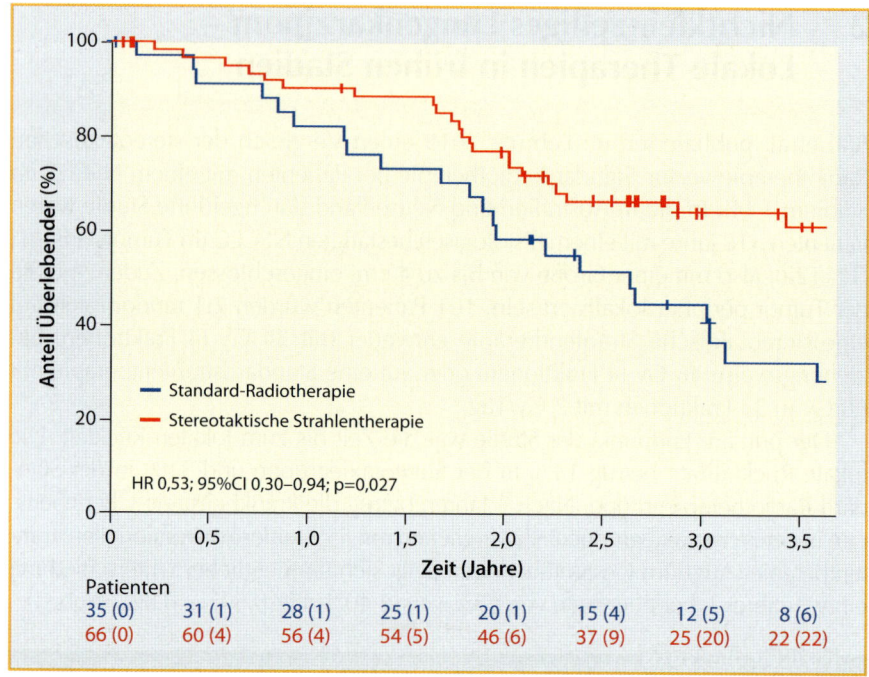

**Abbildung 3:** *Gesamtüberleben nach Standard-Radiotherapie (blau) und stereotaktischer Strahlentherapie (rot). Adaptiert nach [4].*

den offen mittels Thorakotomie operiert, 6149 mittels VATS. Die Mortalität war bei VATS-Vorgehen nicht größer als bei Thorakotomie. Die Überlebenskurven zeigen mit 68,6% versus 64,8% sogar eine leicht erhöhte 4-Jahres-Überlebensrate bei VATS-operierten Patienten.

Wang und Kollegen veröffentlichten im Oktober 2018 ihre Untersuchung zur prognostischen Bedeutung eines Befalls der Lymphknotenregion 4L bei linksseitigem Lungenkarzinom [86]. Einbezogen waren 657 Patienten mit linksseitigem Lungenkarzinom; 139 von ihnen erhielten eine 4L-Lymphknotendissektion, 518 keine Lymphknotenentfernung in dieser Region.

Bei den operierten Patienten konnte ein Befall der Region 4L in 20,9% nachgewiesen werden. Im Vergleich war der Befall der Lymphknotenregion 7 nur bei 14% nachweisbar. Patienten mit Resektion der 4L-Lymphknotenregion überlebten signifikant länger als Patienten, denen diese Region nicht entfernt worden war. Die krankheitsfreie 5-Jahres-Überlebensrate betrug 54,8% versus 42,7%, die entsprechende Gesamtüberlebensrate 58,9% versus 47,2%. Die Autoren schlussfolgern, dass der Befall der Region 4L bei einem linksseitigen Lungenkarzinom häufig ist und diese Lymphknotenregion bei der Operation in jedem Falle mit entfernt werden sollte. Die Dissektion der 4L-Region verlängert das Überleben der Patienten signifikant.

> **Fazit für die Praxis**
>
> Bei linksseitigen Tumoren sollte die Lymphknotenregion 4L mit disseziert werden. Diese ist in etwa 20% befallen. Eine Nichtentfernung der Lymphknotenregion ist mit einer schlechteren Prognose nach operativer Resektion verbunden.

## 3 Nichtkleinzelliges Lungenkarzinom – prä- und postoperative Therapie

### 3.1 Adjuvante Chemotherapie – welche Patienten behandeln?

Bei ASCO-Jahrestagung 2019 stellten Tsutani et al. eine retrospektive Analyse zum Stellenwert einer adjuvanten Chemotherapie von Patienten im Stadium I vor [84]. Die Studie umfasste 1278 Patienten aus 3 japanischen Kliniken. Es wurden nur Patienten im Stadium I mit Lobo- oder Pneumektomie berücksichtigt. Als höheres Risiko für eine Rezidiventwicklung wurden eine invasive Komponente >2 cm, eine Lymphinfiltration oder eine Gefäßinfiltration sowie eine Beteiligung der viszeralen Pleura identifiziert. Lag einer dieser Parameter vor, wurde der Patient der Hochrisikogruppe zugeordnet. Dies war bei insgesamt 641 Patienten (50%) der Fall.

Die 5-Jahres-Überlebensrate in der Hochrisikogruppe betrug 85,57% versus 96% in der Niedrigrisikogruppe. In letzterer erhielten lediglich 83 der 637 auswertbaren Patienten eine adjuvante Chemotherapie. Hier zeigte sich im rezidivfreien 5-Jahres-Überleben keinerlei Unterschied mit einer Rate von 98% versus 96% (p=0,3). Die krankheitsspezifische Überlebensrate lag mit und ohne Chemotherapie bei 100%.

In der Hochrisikogrupe erhielten immerhin 222 der 641 Patienten eine adjuvante Chemotherapie. Hier erhöhte die adjuvante Chemotherapie die rezidivfreie 5-Jahres-Überlebensrate von 73,8% auf 81,4%, und auch die entsprechende Gesamtüberlebensrate war mit adjuvanter Chemotherapie mit 93% versus 82% signifikant erhöht: HR 0,28; p=0,0001 (Abb. 4). Auch die krankheitsspezifische Überlebensrate war mit 95% versus 89,5% signifikant erhöht. Die Autoren schlussfolgern, dass Patienten mit Hochrisikomerkmalen auch bei einem Tumor mit einer Größe <3cm Kandidaten für eine adjuvante Chemotherapie sind.

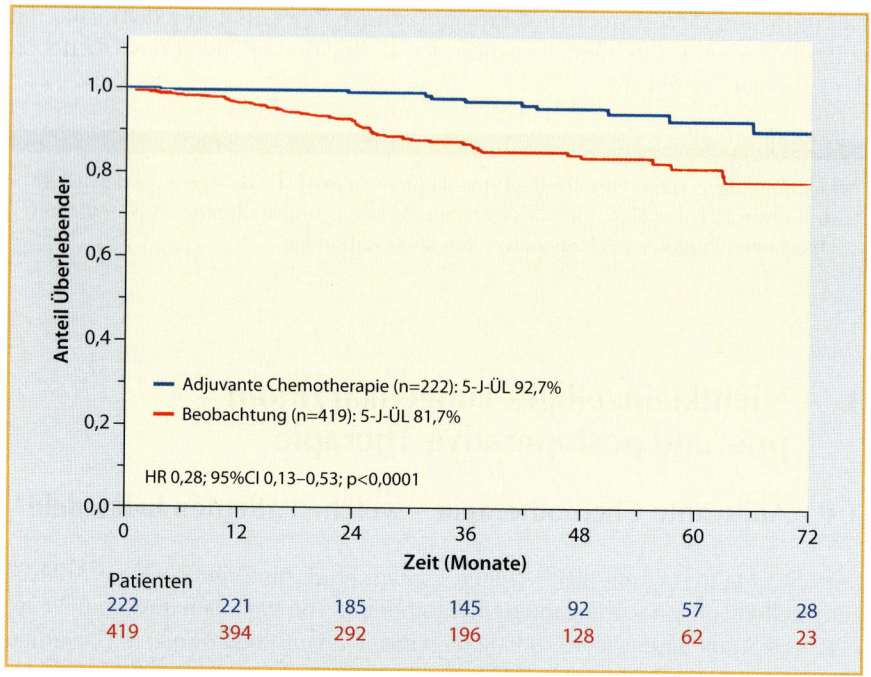

**Abbildung 4:** Verlängerung des Überlebens nach adjuvanter Chemotherapie bei NSCLC-Patienten der Hochrisikogruppe. Retrospektive Analyse aus 3 japanischen Zentren. Adaptiert nach [84].

Eine vergleichbare Analyse stellten Pathak et al. (abs. 8519) auf der ASCO-Jahrestagung 2019 vor. Sie untersuchten retrospektiv anhand von Daten der National Cancer Data Base, ob Patienten mit Tumoren zwischen 3 cm und 5 cm und Hochrisikomerkmalen wie pleurale Invasion, lymphovaskuläre Invasion und hoher Enddifferenzierungsgrad von einer adjuvanten Chemotherapie profitieren. Insgesamt 10 127 Patienten wurden identifiziert.

1856 (18 %) von ihnen hatten eine adjuvante Polychemotherapie erhalten. Bei T2a-Patienten, also solchen mit 3–4 cm großen Tumoren (insgesamt 6699), führte die adjuvante Chemotherapie nicht zu einer Verlängerung des Überlebens, und zwar unabhängig von der Vorlage von Hochrisikofaktoren. Von den insgesamt 3428 T2b-Patienten, also solchen mit 4–5cm großen Tumoren, erhielten 931 (27 %) eine adjuvante Chemotherapie und profitierten davon im Sinne einer erniedrigten Mortalität: HR 0,77; p=0,001. Wurden aus dieser Gruppe allerdings nur die Patienten mit Niedrigrisikokriterien betrachtet (41% der Patienten), so war die adjuvante Chemotherapie nicht mit einem Überlebensvorteil assoziiert.

Die Autoren schlussfolgern, dass nach ihren Daten bei Patienten mit Tumoren unter 4 cm auch bei höherem Risiko kein Vorteil durch eine adjuvante Chemotherapie zu erreichen ist. Patienten mit Tumoren >4 cm profitieren von einer adjuvanten Chemotherapie nur dann, wenn Hochrisikofaktoren vorliegen.

> **Fazit für die Praxis**
>
> Eine adjuvante Chemotherapie wurde bislang bei Tumorgrößen >4 cm empfohlen oder – im Falle kleinerer Tumoren – bei Vorliegen von Hochrisikofaktoren. Die Daten der beiden jetzt vorgestellten retrospektiven Analysen zu Hochrisikoparametern bei Tumoren <4 cm sind widersprüchlich. Während sich aus den japanischen Daten ein Vorteil für die adjuvante Chemotherapie ergibt, ist dies aus den Daten der National Cancer Data Base der USA nicht ableitbar. In dieser Analyse profitierten auch Patienten mit Tumoren zwischen 4 und 5cm nur bei Vorliegen von Hochrisikofaktoren.

Die Tumorgröße allein ist sicherlich kein scharfes Kriterium für die Indikation zur adjuvanten Chemotherapie. Leider fehlen bei der Lunge bisher klinisch anwendbare Genexpressionsprofile wie sie beispielsweise beim Mammakarzinom verfügbar sind. Die Weiterentwicklung zur adjuvanten Therapie in den frühen Stadien muss jedoch in diese Richtung gehen und über Tumorbiologieparameter und Proliferationsmarker eine Gruppe von Patienten definieren, die auch in frühen Stadien von einer adjuvanten Therapie profitieren. Für die Therapieentscheidung zur adjuvanten Therapie sollten nicht ausschließlich die Tumorgröße, sondern weitere Tumorbiologieparameter wie Proliferationsrate, Grading sowie Lymphgefäß- und Blutgefäßinvasion Berücksichtigung finden.

## 3.2 Adjuvante Chemotherapie – welche Medikamente einsetzen?

Ebenfalls auf der ASCO-Jahrestagung 2019 präsentiertenn Kenmotsu et al. eine Studie zum Vergleich von Cisplatin/Vinorelbin versus Cisplatin/Pemetrexed als adjuvante Therapie nach vollständiger Resektion eines Stadium II und III a [38]. In diese Studie wurden insgesamt 804 Patienten mit vollständig reseziertem Nichtplattenepithelkarzinom aufgenommen. Voraussetzung war eine Lobektomie oder Pneumektomie mit Resektion der N2-Lymphknoten.

Die Randomisierung erfolgte 3–8 Wochen nach der Operation. Es wurden 4 Zyklen Cis/Vino versus 4 Zyklen Cis/Pem verglichen. Das Patientenkollektiv beinhaltete 24% EGFR-Mutation-positive Patienten. Diese waren in beiden Gruppen gleich häufig vertreten. Die einzelnen Tumorstadien waren sehr gut ausbalanciert. Der primäre Endpunkt war das rezidivfreie Überleben. Dies ist zwi-

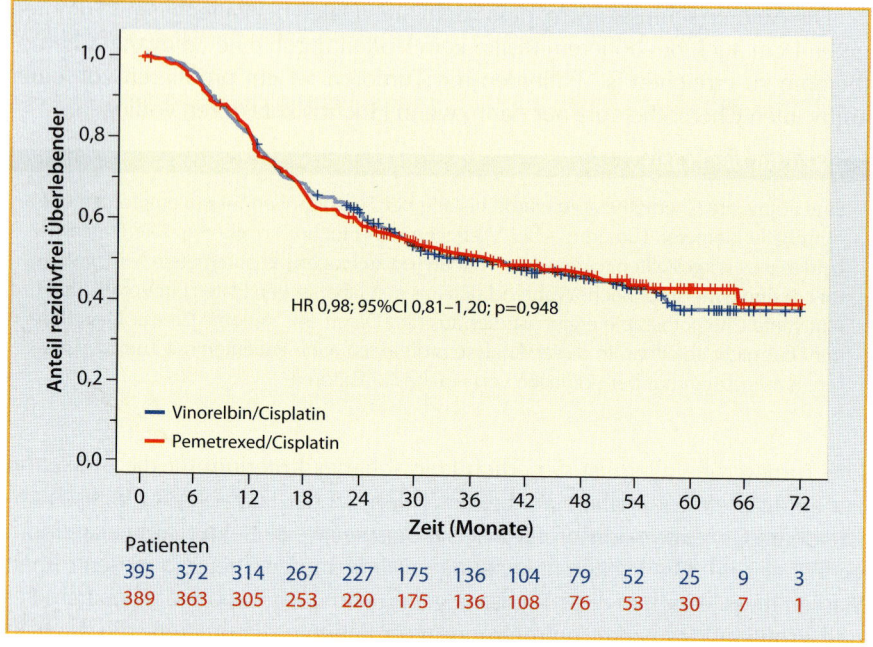

**Abbildung 5:** *Rezidivfreies Überleben nach adjuvanter Chemotherapie mit Cisplatin/Vinorelbin oder Cisplatin/Pemetrexed. Adaptiert nach [38].*

schen beiden Chemotherapien absolut deckungsgleich. Die RFS-Rate betrug nach 36 Monaten 50% versus 51% (Abb. 5). Der Vergleich der Überlebenskurven wies eine HR von 0,98 und einen p-Wert von 0,95 auf. Interessant ist die Beobachtung, dass bei den EGFR-mutierten Patienten Cisplatin / Vinorelbin tendenziell günstiger war (HR 1,38). Das mediane rezidivfreie Überleben betrug in dieser Gruppe 30,4 versus 24,1 Monate (Abb. 6).

Auch das Gesamtüberleben war zwischen beiden Therapien identisch: HR 0,98. Die 3-Jahres-Überlebensrate betrug 84% versus 87%. Der Vergleich der Toxizitäten zeigt eine deutlich höhere hämatologische Toxizität unter Cisplatin/Vinorelbin mit Grad-3–5-Ereignissen von 82% versus 25%. Die nichthämatologische Toxizität war vergleichbar. Dabei muss bedacht werden, dass das Cisplatin/Vinorelbin-Schema in dreiwöchentlichen Intervallen mit Vinorelbin 25mg/m$^2$ an Tag 1 und Tag 8 appliziert wurde. Die Studie zeigt in der Wirksamkeit somit keinerlei Unterschied zwischen den beiden Therapieschemata.

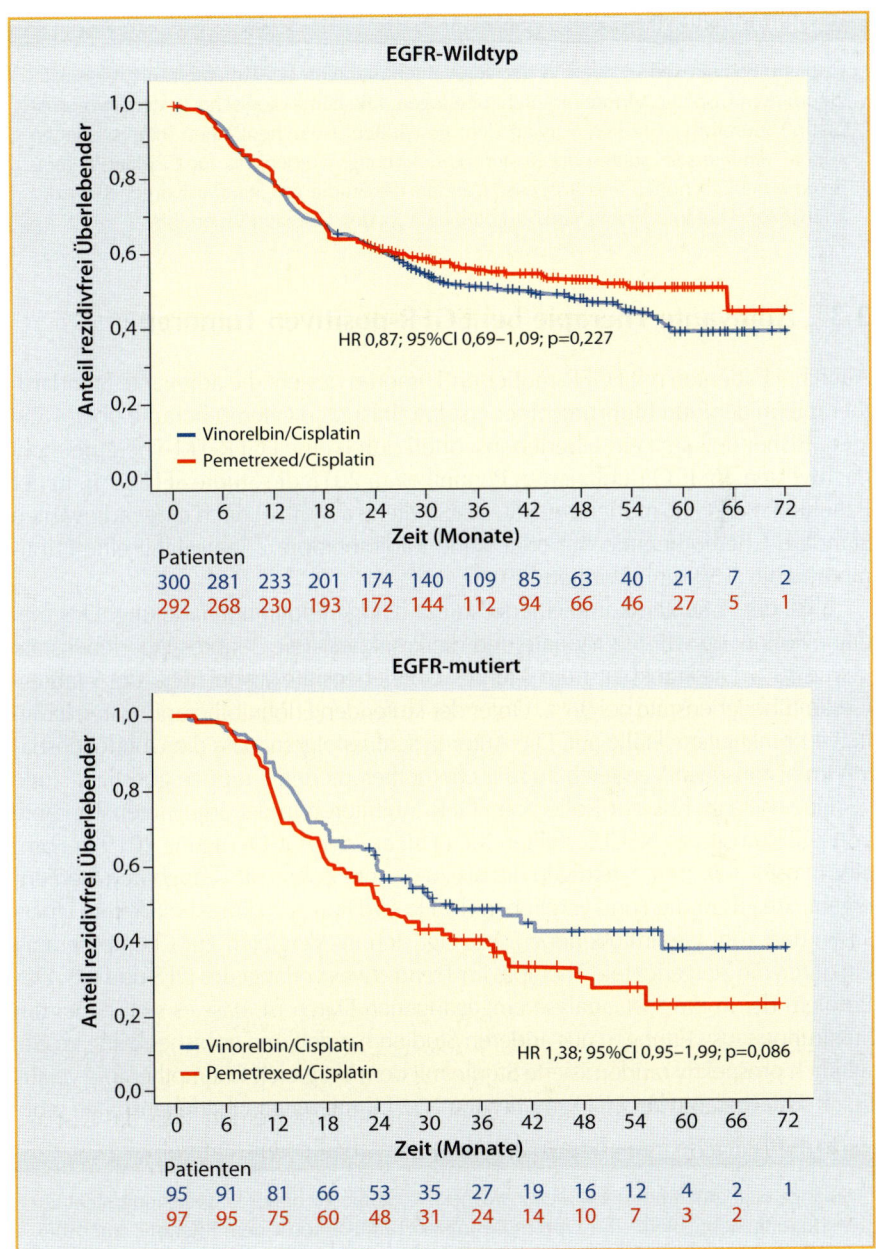

**Abbildung 6:** Rezidivfreies Überleben in Abhängigkeit vom EGFR-Mutationsstatus nach adjuvanter Chemotherapie mit Cisplatin/Vinorelbin oder Cisplatin/Pemetrexed. Adaptiert nach [38].

> **Fazit für die Praxis**
>
> Cisplatin/Pemetrexed ist auch in der adjuvanten Situation bei Patienten mit Adenokarzinom dem Cisplatin/Vinorelbin nicht überlegen. Die hämatologische Toxizität von Cisplatin/Vinorelbin ist höher, was an dem gewählten 3-wöchentlichen Intervall liegen könnte. Andererseits sollten die Kosten berücksichtigt werden, die für Cisplatin/Pemetrexed erheblich höher sind. Insgesamt ändert die Studie am Standardvorgehen in der adjuvanten Therapie nichts. Standard bleiben 4 Zyklen Cisplatin/Vinorelbin.

## 3.3 Adjuvante Therapie bei EGFR-positiven Tumoren

Auch bei Patienten mit EGFR-mutierten Tumoren besteht die adjuvante Standardtherapie in der Durchführung einer cisplatinbasierten Chemotherapie über 4 Zyklen. Bisher ließ sich ein Überlebensvorteil durch eine EGFR-TKI-Therapie nicht nachweisen. Im JCO publizierten Pennell et al. 2018 die Studie SELECT II, in der Patienten mit EGFR-mutiertem NSCLC (Stadien I a bis III a) nach einer adjuvanten Standard-Chemotherapie mit oder ohne Radiotherapie 2 Jahre lang eine Erlotinibtherapie (150 mg) erhielten [59].

69% der Patienten komplettierten die 2-jährige Erlotinibbehandlung. Das mediane Follow-up war 5,2 Monate und die krankheitsfreie 2-Jahres-Überlebensrate betrug 88%. Die krankheitsfreie 5-Jahres-Überlebensrate lag bei 56%, die 5-Jahres-Gesamtüberlebensrate bei 96%. Unter der laufenden Erlotinibtherapie traten lediglich 4 Krankheitsrückfälle auf. Die Autoren schlussfolgern, dass die Überlebensdaten im historischen Vergleich zu rein chemotherapierten Gruppen günstiger sind.

Eine Metaanalyse zur Rolle von EGFR-Inhibitoren in der adjuvanten Therapie von EGFR-positiven NSCLC stellten Xie et al. auf der ASCO-Tagung 2019 in Form eines Posters vor [90]. Sie trugen die bis zu diesem Zeitpunkt verfügbaren Studienergebnisse zusammen und verglichen die Hazard Ratios zu krankheitsfreiem Überleben und zum Gesamtüberleben. Es zeigt sich im Vergleich zur Chemotherapie ein durch die zielgerichtete Therapie im Trend etwas verlängertes DFS und OS. Das Problem der in die Metaanalyse eingegangenen Daten ist, dass es sich dabei um Subgruppenauswertungen aus anderen Studien handelt und es bisher keine große, wirklich prospektiv randomisierte Studie mit dem Vergleich Chemotherapie versus EGFR-TKI-Therapie bei EGFR-mutiertem NSCLC mit reifen Überlebensdaten gibt.

> **Fazit für die Praxis**
>
> Solange eine größere randomisierte prospektive Studie zu dieser Fragestellung nicht zu Verfügung steht, bleibt die Durchführung der adjuvanten Chemotherapie auch bei EGFR-mutierten Patienten die Therapie der Wahl. Cisplatin/Vinorelbin scheint hier ein geeignetes Therapieschema zu sein.

## 3.4 Neoadjuvante Therapie bei EGFR-mutiertem NSCLC

Beim ESMO-Kongress 2018 präsentierten Zhong et al. eine randomisierte Phase-II-Studie zum Vergleich einer neoadjuvanten Therapie mit Erlotinib versus Cisplatin/Gemcitabin für Patienten mit einem EGFR-mutierten NSCLC im Stadium III a mit N2-Befall [91]. Als Einschlusskriterium musste eine aktivierende EGFR-Mutation vorliegen. Zudem mussten die Patienten einen ipsilateralen Lymphknotenbefall aufweisen.

Insgesamt wurden 72 Patienten randomisiert, 37 erhielten Erlotinib 150mg/Tag für 42 Tage, 35 Patienten erhielten 2 Zyklen Cisplatin und Gemcitabin. Anschließend erfolgte die Operation. Postoperativ wurde die Erlotinibtherapie für 12 Monate, die Chemotherapie für 2 weitere Zyklen fortgesetzt. Eine Operation konnte bei 84% der Patienten unter Erlotinib und bei 69% der Patienten unter Chemotherapie durchgeführt werden. Die R0-Resektionsrate lag bei 73% versus 63%. Ein Down-Staging des Lymphknotenbefalls konnte bei 11% versus 3% erreicht werden. Im progressionsfreien Überleben findet sich ein deutlicher Vorteil für die Erlotinibtherapie mit einem medianen progressionsfreien Überleben von 21,5 versus 11,9 Monaten.

> **Fazit für die Praxis**
>
> Vergleichbar zu den Erfahrungen mit der EGFR-TKI-Therapie in der adjuvanten Situation findet sich auch bei neoadjuvanter Gabe eine deutliche Verlängerung der progressionsfreien Überlebenszeit. Bisher liegen aus dieser Studie noch keine Überlebensdaten vor. Da der Nachweis einer wirklichen Überlebenszeitverlängerung und einer Erhöhung der Heilungsrate durch eine neoadjuvante EGFR-TKI-Therapie bisher nicht erbracht ist, stellt ein solches Vorgehen keine Standardbehandlung dar. Standardtherapie in dieser Patientengruppe ist nach wie vor die Durchführung einer primären Operation mit einer anschließenden adjuvanten Chemotherapie.

## 4 Neoadjuvante und adjuvante Immuntherapie in den Stadien I–IIIA

2018 publizierten Forde et al. im NEJM die erste neoadjuvante Therapiestudie mit Nivolumab bei resektablem NSCLC. Hier war durch 2 Gaben Nivolumab bei 12 von 20 Patienten eine mehr als 90%ige Reduktion vitaler Tumorzellen erreicht worden [20]. Diese Studie hat große Hoffnungen in den Therapieansatz einer neoadjuvanten Immuntherapie gesetzt.

Auf den letztjährigen ESMO-, WCLC- und dem diesjährigen ASCO-Kongress wurden 2 weitere Studien mit einer neoadjuvanten Immuntherapie vorgestellt.

Die **LCMC3-Studie** von Kwiatkowski et al. prüfte Atezolizumab als neoadjuvante Therapie. Das Studiendesign schloss Patienten im Stadium Ib bis IIIb ein. Die Patienten erhielten 2 Gaben Atezolizumab vor einer geplanten Operation, wurden anschließend operiert und erhielten danach die stadienangemessene adjuvante Behandlung. Optional durfte Atezolizumab danach bis zu 12 Monate lang weitergegeben werden [40].

Die Studie plante insgesamt 180 Patienten einzuschließen. Auf der ASCO-Tagung 2019 wurden nun die Ergebnisse von 101 Patienten vorgestellt. 10% der Patienten hatten EGRF-mutierte Tumoren, 1 Patienten einen ALK-positiver Tumor. Die PD-L1-Expression lag bei Tumoren von 29% der Patienten >50%. Von den 101 Patienten wurden 11 nicht operiert, 5 von ihnen wegen progredienter Erkrankung. Von den 90 operierten Patienten konnte bei 84 eine Responsekontrolle vorgenommen werden. 6 dieser 90 Patienten erreichten eine partielle Remission, 80 waren unter der Therapie stabil und 4 Patienten waren progredient. Bei der histologischen Aufarbeitung der Operationspräparate wiesen 19% der Patienten eine >90%ige Devitalisierung der Tumorzellen auf, 5% der Patienten hatten eine pathologisch komplette Remission. Eine >90%ige oder >50%ige Tumorregression war nicht mit dem Ausmaß der Tumormutationslast assoziiert. In der umfassenden Genanalyse der Tumorgewebeprobe war keine Korrelation mit spezifischen Genen nachweisbar.

Die Studie zeigt, dass die Atezolizumab-Monotherapie gut toleriert wurde und sicher appliziert werden konnte. 24% majore Remissionen und etwa 50% Regressionen >50% der Tumorzellen weisen auf eine gute Wirksamkeit der Therapie hin. Die Remission war nicht mit der PD-L1-Expression oder mit der Tumormutationslast korreliert. Aufgrund dieser Daten wurden nun eine randomisierte Phase-II-Studie mit dem Vergleich Atezolizumab versus Chemotherapie in der neoadjuvanten Situation initiiert.

Die neoadjuvante **NEOSTAR-Studie** von Cascone et al. wurde zuletzt auf der ASCO-Tagung 2019 präsentiert. Sie umfasste 44 Patienten im Stadium I bis III a mit Single-level N2. Die Patienten wurden 1:1 randomisiert auf Nivolumab allein (3 mg/kg KG in 14-tägigen Intervallen) oder Nivolumab in Kombination mit Ipilimumab (1 mg/kg KG an Tag 1). Nivolumab wurde präoperativ 3-mal gegeben. 3 bis 6 Wochen nach der letzten Immuntherapiedosis erfolgte dann die Operation [13].

Von den 44 Patienten wurden 39 operiert, der Grund für die Nichtoperation war nur in einem Fall eine progrediente Erkrankung. Bei den 37 operierten Patienten betrug die majore Remissionsrate (>90% Tumorregression) 30%, aufgeteilt auf die Therapie lag die Rate unter Nivolumab-Monotherapie bei 19% und unter der Kombinationstherapie bei 44%. Eine komplette Remission wurde bei 10% unter Nivolumab und 38% unter Kombinationstherapie beobachtet. Bei 1 Patienten war ein deutlicher Immunflair zu sehen. Hier waren im PET-CT eine deutliche Progredienz und Zunahme der FDG-Aufnahme während der Immuntherapie nachweisbar; in der anschließenden Operation ließ sich aber kein vitaler Tumor nachweisen. Hinsichtlich des radiologischen Tumoransprechens war eine Korrelation mit der prätherapeutisch erfassten PD-L1-Expression nachweisbar. Unerwartete Toxizitäten waren in der Studie nicht zu beobachten.

Auf der WCLC Tagung im September 2018 in Toronto und bei der ASCO-Jahrestagung 2019 präsentierten Provencio et al. eine erste Studie zur **kombinierten Chemo-Immuntherapie als neoadjuvante Therapie** [60]. Diese als NADIM bezeichnete Studie umfasste 46 Patienten im Stadium IIIA – also mit N2-Befall oder T4-Merkmal. Sie erhielten 3 Zyklen einer neoadjuvanten Chemotherapie mit Carboplatin AUC 6 und Paclitaxel 200 mg/m$^2$ in Kombination mit Nivolumab 360 mg. Dann erfolgte die Kontrolle des Ansprechens und anschließend eine Resektion des Tumors. Postoperativ wurde dann Nivolumab für 1 Jahr weitergegeben.

Die geplanten 3 Zyklen der Chemo-Immuntherapie erhielten 43 Patienten. Das klinische Ansprechen zeigte bei 6,5% eine CR und bei 72,5% eine PR. Kein Patient war unter der Therapie progredient. Eine Operation konnte bei 41 Patienten durchgeführt werden. Pathologisch wurde eine majore Remission (>90% avitalen Tumorzellen) bei 35 Patienten und somit bei 86% der operierten Patienten beobachtet. Eine komplette Remission lag bei 25 Patienten und somit bei 71% der operierten Patienten vor. Höhergradige postoperative Komplikationen lagen nicht vor.

Zur Studie liegen bisher leider nur die Remissionsraten und die pathologischen Befunde vor. Daten zum Überleben fehlen. Die Remissionsraten sind jedoch sehr beeindruckend und zeigen, dass eine neoadjuvante Chemo-Immuntherapie sicher und mit hoher Effekttivität durchgeführt werden kann.

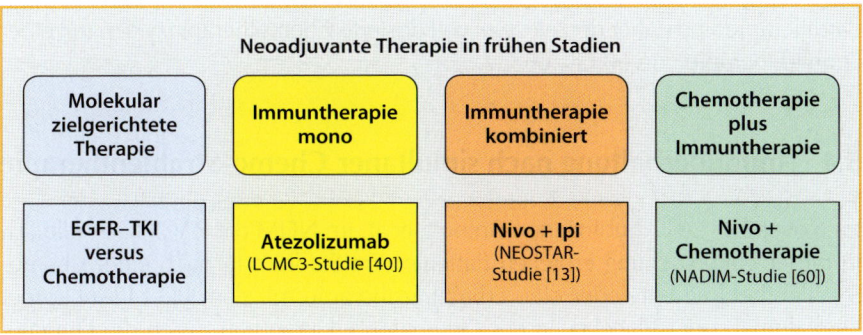

**Abbildung 7:** *Konzepte zur neoadjuvanten Therapie in frühen Stadien des NSCLC.*

> **Fazit für die Praxis**
>
> Mit der Arbeit von Forde [20] liegen nun drei neoadjuvante Studien mit Immuntherapie und etwas höherer Patientenzahl vor (Abb. 7). Mit der Monotherapie Atezolizumab oder Nivolumab wurden majore Remissionen (>90% Tumordevitalisierung) bei knapp 20% der Patienten beobachtet. In der Kombination mit Nivolumab und Ipilimumab lag diese Rate bei 33%, mit kombinierter Chemo-Immuntherapie in der NADIM-Studie sogar bei 71%. Die Immuntherapie wurde über 2 oder 3 Gaben appliziert und hat somit die Operation um 6–9 Wochen verzögert. In dieser Zeit war eine kleine Anzahl der Patienten von <5% allerdings wieder progredient. Das gute Ansprechen auf die Therapie ist sicherlich bemerkenswert. Zur Überprüfung des Therapiekonzepts wurden inzwischen mehrere große randomisierte Phase-III-Studien initiiert. Diese Studien werden dann den Stellenwert einer neoadjuvanten Immuntherapie definieren. Hervorzuheben ist, dass die Studien mit einem sehr guten Biomarkerprogramm begleitet worden sind und dadurch die Hoffnung besteht, über die Evaluation von Biomarkern sogar Parameter für Tumoransprechen oder ein verlängertes Überleben zu gewinnen. Außerhalb einer klinischen Studie haben eine neoadjuvante Immuntherapie oder eine neoadjuvante Chemo-Immuntherapie ebenso wie eine adjuvante Immuntherapie zum jetzigen Zeitpunkt allerdings keinen Stellenwert.

## 5 NSCLC: Therapie des Stadium III

Die Standardtherapie eines lokal fortgeschrittenen nicht resektablen nichtkleinzelligen Lungenkarzinoms besteht in der Durchführung einer simultanen Chemo-Strahlentherapie. Die simultane Chemo-Strahlentherapie ist einer konsekutiven Chemotherapie gefolgt von einer Strahlenbehandlung überlegen. Sie erreicht 5-Jahres-Überlebensraten von etwa 15%. Bisher konnten weder eine Induktions-Chemotherapie vor der simultanen Chemo-Strahlentherapie noch eine Konsolidierungs-Chemotherapie danach die Prognose der Patienten verbessern. Standardtherapie sind daher derzeit zwei voll dosierte Chemotherapiezyklen mit einer Strahlentherapie von 60 Gy–66 Gy.

### 5.1 Immunerhaltung nach simultaner Chemo-Strahlentherapie

Im November 2017 publizierten Antonia et al. im NEJM die PACIFIC-Studie [1]. In dieser Untersuchung erhielten Patienten im Stadium III nach einer Chemo-Strahlentherapie entweder eine Erhaltungstherapie mit dem PD-L1-Antikörper Durvalumab oder Placebo. In der Originalpublikation war durch die Durvalumab-Erhaltung ein deutlicher Vorteil im progressionsfreien Überleben nachge-

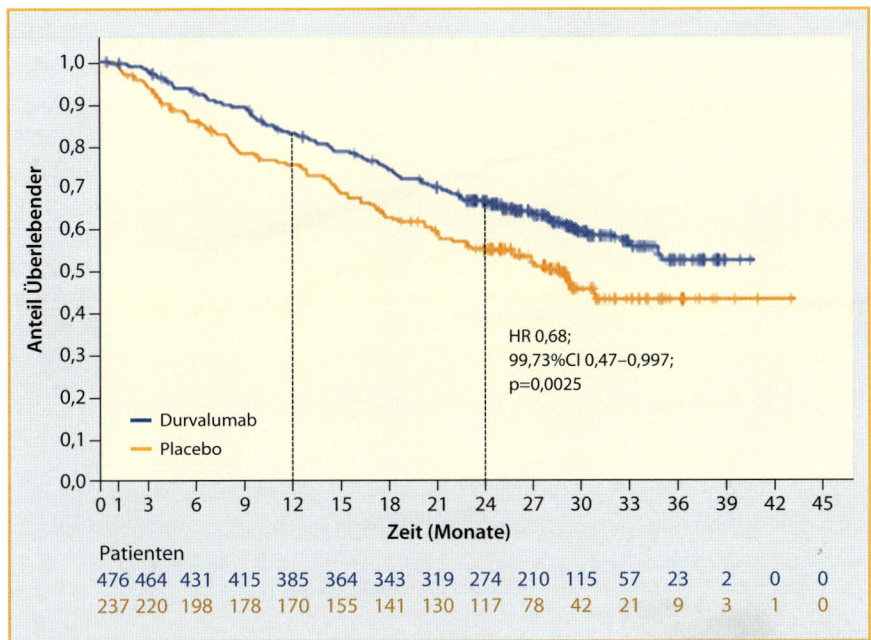

**Abbildung 8:** Gesamtüberleben mit und ohne Durvalumab-Erhaltung nach simultaner Chemo-Strahlentherapie von Patienten mit NSCLC im Stadium III – PACIFIC-Studie. Adaptiert nach [2].

wiesen worden, die Überlebensdaten waren jedoch noch sehr unreif. Insgesamt waren 713 Patienten in diese Studie aufgenommen worden, die Randomisierung war 2:1 erfolgt, sodass 476 Patienten Durvalumab und 237 Patienten Placebo erhalten hatten.

Updates zu den Langzeitergebnissen publizierten Antonia et al. im Dezember 2018 im NEJM [2] und 6 Monate später Gray et al. bei der ASCO-Jahrestagung 2019 [28] Update-Untersuchungen zu Langzeitergebnissen aus der Studie vorgestellt. Für die Gesamtgruppe ist die 3-Jahres-Überlebensrate im Durvalumab-Erhaltungsarm mit 57,0% nach wie vor signifikant höher als im Placebo-Vergleichsarm mit 43,5%: HR 0,68; 99,73%CI 0,47–0,997; p=0,0025 (Abb. 8). Die mediane Zeit bis zum Tod oder bis zum Auftreten einer Metastasierung lag im Durvalumabarm bei 28 Monaten verglichen zu lediglich 16 Monaten im Placeboarm. Werden die Subgruppenanalysen zur Studie betrachtet, so ist die einzige Gruppe ohne signifikanten Vorteil im krankheitsfreien Überleben die Patientengruppe mit EGFR-mutierten NSCLC. Die Anzahl dieser Patienten war in der Studie klein und betrug 29 im Durvalumab-Arm und 14 im Placeboarm. An dieser Patientengruppe konnte kein Vorteil für die Durvalumab-Erhaltung nach-

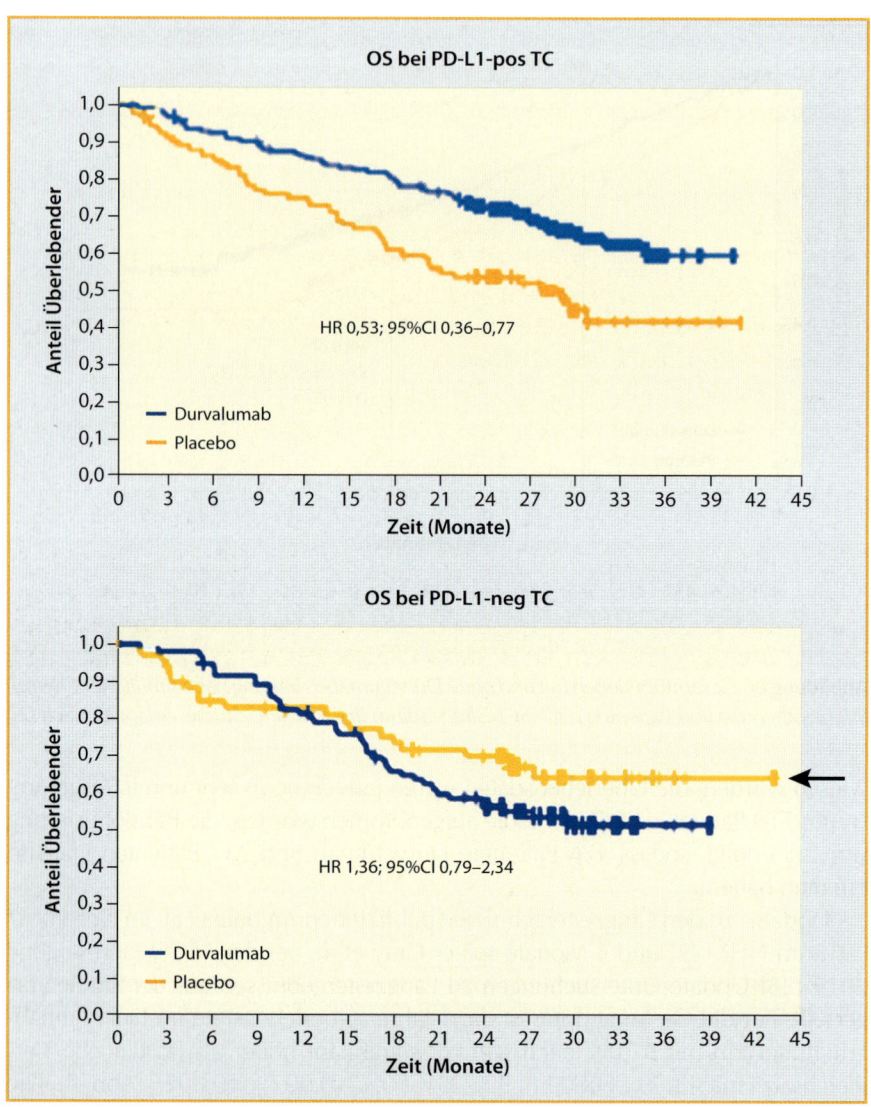

**Abbildung 9:** Gesamtüberleben mit und ohne Durvalumab-Erhaltung nach simultaner Chemo-Strahlentherapie von Patienten mit NSCLC im Stadium III – PACIFIC-Studie. Oben bei Patienten mit PD-L1-positiven Tumorzellen (PD-L1-pos TC), unten bei Patienten mit PD-L1-negativen Tumorzellen (PD-L1-neg TC). Adaptiert nach [28].

gewiesen werden. Alle anderen Subgruppen profitierten im progressionsfreien Überleben von der Durvalumab-Erhaltung.

Im ursprünglichen Studiendesign war eine Stratifizierung nach dem PD-L1-Status mit einem Grenzwert <25% oder ≥25% festgelegt worden. Bei dieser Analyse profitierten beide Subgruppen von der Durvalumb-Erhaltung. Retrospektiv wurde nun noch einmal eine Analyse mit einem PD-L1-Grenzwert von 1% durchgeführt. Dabei findet sich im progressionsfreien Überleben weiterhin ein Vorteil für beide Subgruppen. Bei Patienten mit einer PD-L1-Expression ≥1% betrug die mediane progressionsfreie Überlebenszeit mit Durvalumab-Erhaltung 17,8 versus 5,6 Monate ohne Durvalumab-Erhaltung; bei Patienten mit negativer PDL1-Expression 10,7 versus 5,6 Monate.

Die Auswertung des Gesamtüberlebens bestätigt den eindeutigen Vorteil der Durvalumab-Erhaltung bei Patienten mit PD-L1-positiven Tumoren: Das mediane OS in dieser Gruppe beträgt >36 Monate im Durvalumab-Arm versus 29,1 Monate im Placeboarm (HR 0,53). Für die Gruppe der Patienten mit negativer PD-L1-Expression war jedoch kein Überlebensvorteil mehr nachweisbar. Die HR 1,36 signalisiert eine tendenzielle Unterlegenheit des Durvalumab-Arms (Abb. 9). In der Studie war auch interessant, dass Patienten mit einem Beginn der Durvalumab-Therapie innerhalb von 14 Tagen nach Abschluss der Strahlentherapie ein deutlich längeres Überleben aufwiesen als Patienten mit späterem Bestrahlungsbeginn.

> **Fazit für die Praxis**
>
> Die Immuntherapieerhaltung mit Durvalumab führt bei Patienten mit PD-L1-positivem NSCLC zu einer signifikanten Überlebenszeitverlängerung und ist hier Teil der Standardtherapie geworden. Die Therapie sollte möglichst kurz nach Abschluss der Radiotherapie begonnen werden. PD-L1-negative Patienten profitieren hinsichtlich des Überlebens nicht von der Immunerhaltungstherapie. Dementsprechend ist diese Behandlung nur für PDL1-positive Tumoren zugelassen.

## 5.2 Simultane Chemo-Immuntherapie im Stadium III

Aufgrund der positiven Erfahrungen mit Immunerhaltungstherapien nach simultaner Chemo-Strahlenbehandlung wurden inzwischen einige Studien initiiert, die den Einsatz der Immuntherapie parallel zur Chemo-Strahlentherapie prüfen. Die Phase-II-Studie von Lin et al. kombinierte dabei Atezolizumab mit Chemo-Strahlentherapie bei Patienten im Stadium II und III eines NSCLC. Die Patienten erhielten als Chemotherapie Carboplatin und Paclitaxel in wöchentlicher Dosierung mit einer parallelen Strahlentherapie von 60 Gy–66 Gy. Anschließend erhielten die Patienten 2 Zyklen einer volldosierten Carboplatin/Paclitaxel-Chemotherapie plus Atezolizumab gefolgt von einer Atezolizumab-Erhaltungstherapie über 1 Jahr [45].

In die Studie wurden inzwischen 40 Patienten eingeschlossen. Die Studie belegt die sichere Durchführbarkeit des Konzeptss. Eine Pneumonitis WHO-Grad 2 trat bei 5 von 40 Patienten auf, eine WHO-Grad-3-Pneumonitis trat nicht auf. Andere WHO-Grad-3-Toxizitäten umfassten Diarrhö bei 1 Patient, eine Nephritis bei 1 Patient sowie 1 Herzinsuffizienz. Die Studie zeigt mit 25% eine niedrigere Rückfallrate bei Patienten mit hoher PD-L1-Expression (>50%) als bei solchen mit niedriger PD-L1-Expression (53%). Das mediane progressionsfreie Überleben betrug in der Studie etwa 1 Jahr, die Überlebensdaten sind zu unreif für eine Analyse. Das Konzept dieser Studie wird zurzeit im Rahmen einer Phase-III-Studie gegen das PACIFIC-Regime getestet. Auch mit anderen Immuntherapeutika sind Phase-II-Toxizitätsstudien zur simultanen Immuntherapie mit Chemo-Radiotherapie durchgeführt worden. Auch für die Substanzen Durvalumab und Pembrolizumab sowie Nivolumab werden zurzeit randomisierte Phase-III-Studien in Kombination mit einem simultanen Chemo-Strahlentherapiekonzept durchgeführt.

> **Fazit für die Praxis**
>
> Die positiven Erfahrungen mit Durvalumab als Erhaltung nach simultaner Chemo-Strahlentherapie bei Patienten mit PD-L1-positiven Tumoren haben zu einer Vielzahl von Folgestudien in diesem Patientenkollektiv geführt. Aktuell besteht das Bestreben, die Immuntherapie bereits primär zusammen mit der simultanen Chemo-Strahlentherapie einzusetzen. Hier sind erste Toxizitätsuntersuchungen durchgeführt worden. Diese zeigen, dass eine parallele Chemo-Radiotherapie und Immuntherapie möglich ist. Die Rate der Grad-3-Toxizitäten und insbesondere der Grad-3-Pneumonitis liegt bei <20%. Dementsprechend wurden inzwischen mehrere randomisierte Phase-III-Studien initiiert, die das Konzept testen. Grundsätzlich ist vorstellbar, dass die Immuntherapie nicht nur die simultane Chemo-Strahlentherapie ergänzt, sondern möglicherweise bei hoher Effektivität die Chemotherapie auch im Rahmen eines Strahlen-Immuntherapie-Konzepts ersetzen könnte.

## 6 Nichtkleinzelliges Lungenkarzinom – Stadium IV – Chemotherapie bei nichtselektionierten Patienten

### 6.1 Chemotherapie bei älteren Patienten

Im September 2018 wurde von Gridelli et al. im JCO eine Analyse zur Bedeutung der Cisplatin-basierten Erstlinientherapie bei älteren Patienten vorgestellt. Die Autoren werteten die MILES-3- und die MILES-4-Studien zusammen aus. In diesen beiden Studien war jeweils eine Monotherapie mit Gemcitabin oder Pemetrexed verglichen worden mit einer Kombinationstherapie mit jeweils diesen Substanzen plus Cisplatin. In die Studien wurden Patienten im Alter >70 Jahren in gutem Allgemeinzustand eingeschlossen. Insgesamt umfasste die Studie 531 Patienten in einem mittleren Alter von 75 Jahren. 79% der Patienten waren Männer und 70% hatten ein Nichtplattenepithelkarzinom [29].

Der Vergleich der Überlebenskurven war statistisch nicht signifikant für die Therapiearme mit und ohne Cisplatin. Das mediane Überleben betrug 9,6 Monate im Cisplatinarm und 7,5 Monate im Kontrollarm. Der Unterschied war statistisch nicht signifikant: HR 0,86; p=0,14. Als sekundärer Endpunkt wurde das mediane progressionsfreie Überleben analysiert. Der Unterschied zwischen Kombinationsarm (4,6 Monate) und Monotherapiearm (3,0 Monate) war statistisch signifikant: HR 0,76; p=0,006. Die Nebenwirkungsanalyse war verständlicherweise zugunsten der Monotherapie ausgefallen. Symptome wie hämatologische Toxizität, Übelkeit und Erbrechen waren im Cisplatinarm vermehrt nachweisbar.

Die Autoren schlussfolgern, dass die Addition von Cisplatin zu einer Monotherapie das Gesamtüberleben nicht signifikant verlängert und die Therapie gerade in der älteren Population sorgfältig abgewogen werden sollte.

### 6.2 Erhaltungstherapie

Auf der ASCO-Jahrestagung 2019 wurde von Seto et al. eine randomisierte Phase-III-Studie zur Erhaltungstherapie mit Pemetrexed oder Bevacizumab oder der Kombination beider Substanzen nach einer Vorbehandlung mit Carboplatin und Pemetrexed vorgestellt [73]. In diese Studie wurden 757 Patienten mit Nichtplattenepithelkarzinom und EGFR-Wildtyp aufgenommen. Nach 4 Zyklen einer Induktionstherapie und fehlender Progression erfolgte die Randomisierung auf Bevacizumab-Monotherapie, Pemetrexed-Monotherapie oder auf die Kombination aus Bevacizumab und Pemetrexed jeweils als Erhaltungsbehandlung.

Für das Gesamtkollektiv der Patienten betrug das mediane Überleben 21,1 Monate und die 2-Jahres-Überlebensrate lag bei 44%. Der Vergleich Bevacizumab-Erhaltung versus Bevacizumab plus Pemetrexed-Erhaltung zeigte einen Vorteil für die kombinierte Erhaltungstherapie mit einem medianen PFS von 5,7 versus 4,0 Monaten und einer progressionsfreien 1-Jahres-Überlebensrate von 25% versus 12% (HR 0,67, p<0,001). Das mediane Gesamtüberleben war in der Erhaltungstherapie-Gruppe verlängert: 23,3 Monate versus 19,6 Monate. Die 2-Jahres-Überlebensrate beträgt 48% versus 40%. Der Unterschied ist allerdings statistisch nicht signifikant: HR 0,87; p=0,069.

Bei der Analyse von Subgruppen ist aufgefallen, dass insbesondere Patienten im Alter unter 70 Jahren von der Erhaltungstherapie profitiert haben. Der Effekt war auch bei Frauen deutlich stärker ausgeprägt als bei Männern und bei Nichtrauchern stärker als bei Rauchern.

Eine zweite Studie zur Erhaltungstherapie wurde von Ramalingam et al. ebenfalls auf der ASCO-Tagung 2019 vorgestellt [63]. In dieser Studie wurden 1515 Patienten mit einer Chemotherapie, bestehend aus Carboplatin/Paclitaxel und Bevacizumab primär behandelt. 58% erreichten nach 4 Zyklen eine Remission oder eine stabile Erkrankung. Diese wurden randomisiert auf eine Erhaltungstherapie mit Bevacizumab oder Pemetrexed oder der Kombination aus beidem. Im progressionsfreien Überleben zeigte sich ein deutlicher Vorteil für die Kombination mit einem medianen PFS von 7,5 Monaten versus 4,2 Monate für Bevacizumab alleine und 5,1 Monate für Pemetrexed alleine. Das Gesamtüberleben in den beiden Gruppen unterschied sich auch in dieser Studie nicht statistisch signifikant. Es betrug im Median für die Kombination 16,4 Monate, für Pemetrexed alleine 15,9 Monate und für Bevacizumab alleine 14,4 Monate: HR (Bevacizumab versus Kombination Bevacizumab/Pemetrexed) 0,86; p=0,12.

> **Fazit für die Praxis**
>
> Die Studien zur Erhaltungstherapie wurden in einer Zeit initiiert, in der eine Immuntherapie noch nicht zu Verfügung stand. Beide hier vorgestellten Arbeiten zeigen eine signifikante Verbesserung des progressionsfreien Überlebens durch eine Erhaltungstherapie mit Pemetrexed und Bevacizumab im Vergleich zu Bevacizumab alleine. Beide Studien sind aber auch hinsichtlich des Gesamtüberlebens negativ und konnten keinen statistisch signifikanten Überlebensvorteil durch eine Erhaltungstherapie nachweisen. Insbesondere vor dem Hintergrund, dass die aktuelle Therapiestrategie bei vielen Patienten doch eine alleinige Immuntherapie oder eine kombinierte Chemo-Immuntherapie mit Fortsetzung der Immunbehandlung bis zum Progress vorsieht, hat die Frage nach dem Stellenwert einer Erhaltungstherapie mit Bevacizumab oder Pemetrexed erheblich an klinischer Bedeutung verloren.

# 7 Nichtkleinzelliges Lungenkarzinom – Stadium IV – Immuntherapie in der zweiten Linie

## 7.1 Kriterien für das Ansprechen auf eine Immuntherapie

Im Mai 2019 veröffentlichten Mailänder Autoren im Journal of the National Cancer Institute [16] eine Metaanalyse zum Ansprechen auf die Immuntherapie in Abhängigkeit vom Geschlecht. Berücksichtigt wurden alle randomisierten Studien mit P-D1- und PD-L1-Antikörpern versus Chemotherapie. Gesucht wurde nach geschlechtsspezifischen Unterschieden in der Wirksamkeit der Immuntherapie.

In 8 randomisierten Studien betrug gab es in der Tat einen Unterschied in der HR für die Immuntherapie versus Chemotherapie. Bei Männern betrug sie 0,76, bei Frauen 0,48. Die HR für diesen geschlechtsspezifischen Unterschied betrug 1,56. Mit anderen Worten: Statistisch gesehen war der positive Effekt der Immuntherapie für Frauen gegenüber dem für Männer signifikant erhöht.

Eine zweite Metaanalyse schloss Firstline-Studien ein, in denen Immuntherapie alleine gegen Chemotherapie oder kombinierte Chemo-Immuntherapie gegen Chemotherapie verglichen wurde. In diese Metaanalyse gingen 6 Studien ein. Hier ist interessant, dass beim Vergleich **PD-1-Antikörper allein versus Chemotherapie** die HR für das Gesamtüberleben der Männer 0,78, die für Frauen 0,97 betrug. Anders sah es in Studien aus, die kombiniete Chemo-Immuntherapie versus Chemotherapie prüften: Für Männer betrug die HR 0,76, für Frauen 0,44.

Die Autoren schlussfolgern, dass, wenn Patienten zusätzlich eine Chemotherapie erhalten haben oder erhalten, der Effekt einer Immuntherapie bei Frauen höher ist als bei Männern. Mit anderen Worten: Frauen profitieren mehr von der Zugabe einer Chemotherapie zu PD-L1-Antikörpern als Männer.

Die Publikation von Arbour et al. vom Oktober 2018 im JCO hat sich mit dem Effekt einer zugrundeliegenden Steroidbehandlung auf die Effektivität einer PD-L1-Immuntherapie bei NSCLC beschäftigt [3]. Es handelt sich hierbei um eine retrospektive Analyse von 2 großen Zentren in New York und Paris. Von 640 mit PD-L1-Monotherapie behandelten Patienten waren 90 (14%) auf eine prätherapeutische Steroiddosis von 10 mg oder mehr wegen anderer Erkrankungen eingestellt. Häufige Ursachen für die Gabe von Steroiden waren Dyspnoe in 33%, Fatigue in 21% und Hirnmetastasen in 19%.

Sowohl in den New Yorker als auch in den Pariser Daten waren die Baseline-Kortikosteroide mit einem verschlechterten Ansprechen und einem verkürzten progressionsfreien Überleben und einem verkürzten Überleben auf eine Immuntherapie assoziiert. In der New Yorker Population war die Remissionsrate

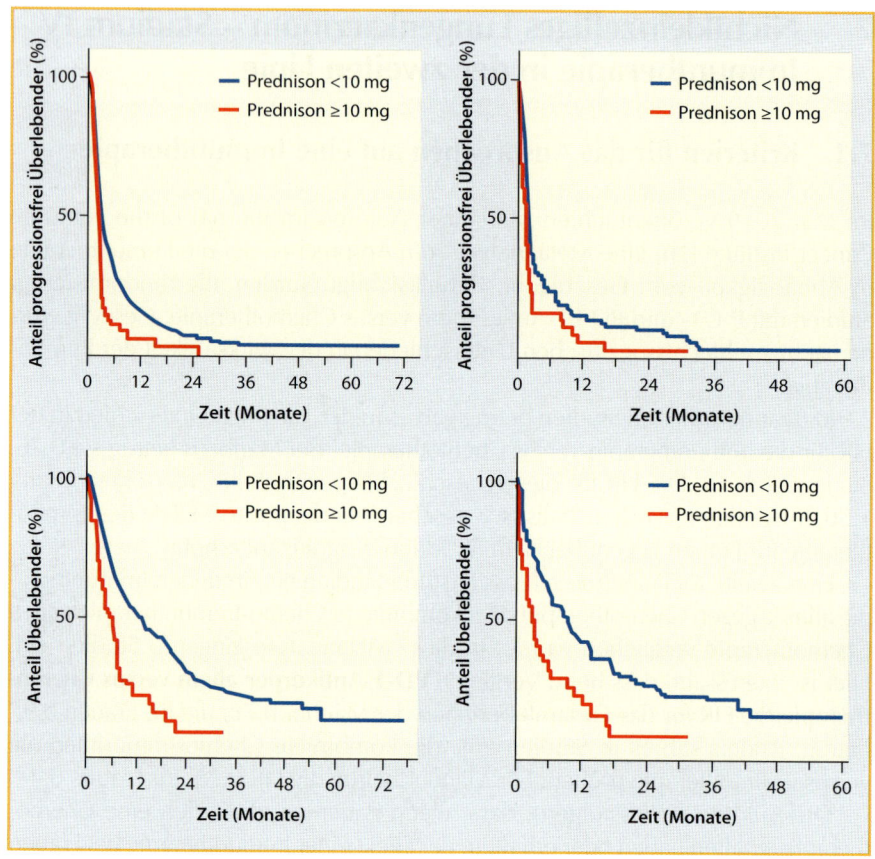

**Abbildung 10:** *Einfluss von Steroiden auf den PFS- und OS-Verlauf nach einer PD-L1-Immuntherapie bei Patienten mit NSCLC. Daten aus dem Memorial Sloan Kettering Cancer Center (links) und dem Gustave Roussy Cancer Campus (rechts). Adaptiert nach [3].*

auf die Immuntherapie 6% versus 19%, das mediane PFS 1,9 versus 2,6 Monate und das mediane OS 5,4 versus 12,1 Monate. Auch in den französischen Daten war das mediane Überleben mit 3,3 versus 9,4 Monaten hoch signifikant schlechter als in der Patientengruppe ohne parallele Steroidgabe (Abb. 10). Die Studie zeigt nachhaltig, dass auf eine parallele Steroidgabe bei Einleitung einer Immuntherapie unbedingt verzichtet werden sollte, da durch die Steroide die Wirksamkeit der Immuntherapie doch in erheblichem Maße reduziert wird.

In der Publikation von Derosa et al. aus Annals of Oncology vom Mai 2018 wurde der negative Einfluss von Antibiotika auf die Wirksamkeit von Immuntherapien untersucht [19]. Auch hier wurden die Daten aus den Zentren in New York

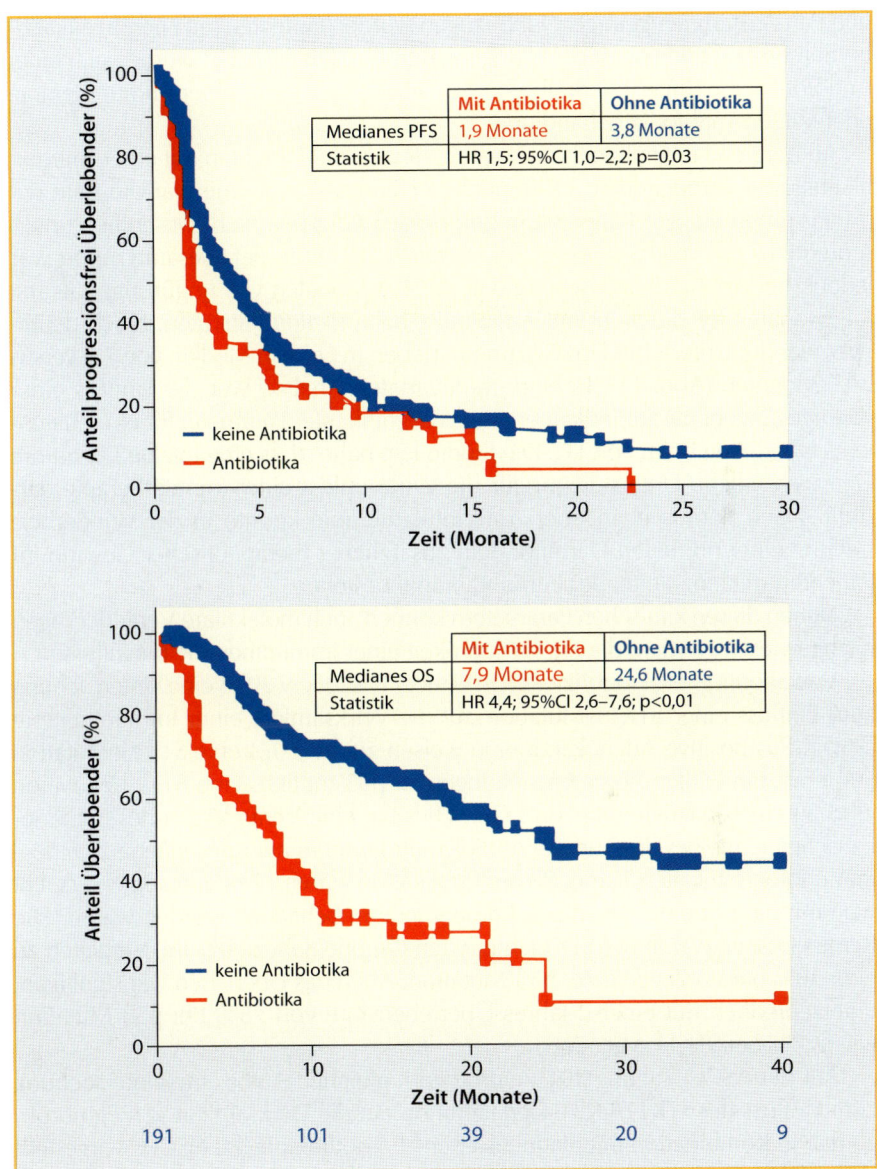

**Abbildung 11:** Einfluss von Antibiotika auf die Wirksamkeit einer PD(-L)-1-Immuntherapie bei NSCLC-Patienten. Oben: progressionsfreies Überleben; unten: Gesamtüberleben. Adaptiert nach [19].

und Paris zusammengetragen. Einbezogen wurden Patienten mit Nierenzellkarzinomen und nichtkleinzelligem Lungenkarzinom. Differenziert wurde nach einer Antibiotikaeinnahme innerhalb von 30 Tagen vor Beginn einer Immuntherapie oder keiner Antibiotikabehandlung.

Im Bereich Lungenkarzinome waren 48 von 239 Patienten mit einer Antibiotikatherapie vorbehandelt. Im Bereich der Lungenkarzinome war die Rate der primär progredienten Patienten in den beiden Gruppen nicht wesentlich unterschiedlich, das mediane progressionsfreie Überleben der Gesamtgruppe war jedoch bei Antibiotikavorbehandlung mit 1,9 Monaten viel ungünstiger als mit 3,8 Monaten für die nicht mit Antibiotika behandelten Patienten. Noch deutlicher war der Unterschied im Gesamtüberleben mit einem Median von 7,9 versus 24,6 Monaten (Abb. 11). In einer multivariaten Analyse war der Einfluss einer vorangegangenen Antibiotikatherapie ein signifikanter Parameter für ein schlechteres Überleben beim NSCLC. Die Studie legt nahe, dass eine intakte Darmflora eine wesentliche Unterstützung für die Wirksamkeit einer Immuntherapie darstellt. Nach vorausgegangener Antibiotikatherapie könnte in der Wiederherstellung einer normalen Darmflora ein zusätzlicher therapeutischer Gewinn für Patienten mit einzuleitender Immuntherapie bestehen.

Neben diesen klinischen Parametern können auch molekulare Veränderungen nachgewiesen werden, die die Wirksamkeit einer Immuntherapie beeinflussen.

Von Skoulidis et al. publizierten in Cancer Discovery 2018 eine Untersuchung zum Einfluss einer STK11-Mutation auf die Wirksamkeit einer Immuntherapie [76]. K-Ras-positive Adenokarzinome weisen zu etwa 1/3 eine STK11-Mutation auf, etwa die Hälfte dieser Erkrankungen ist p53-mutiert. Eine STK11-Mutation führt zu einer Inaktivierung von LKB1. Dies hat eine Veränderung des immunologischen Umfeldes des Tumors zur Folge und führt in der Konsequenz zu einem immunologisch kalten Tumor. In der Publikation waren 174 Patienten untersucht worden, die mit einer alleinigen Immuntherapie behandelt worden waren. Die Remissionsrate war in der STK11-mutierten Gruppe nahezu 0% im, Vergleich zu über 30% bei Vorliegen einer p53-Mutation. Auch das Überleben war signifikant unterschiedlich mit einer 2-Jahres-Überlebensrate von 75% bei p53-Mutation versus 0% bei STK11-Mutation.

Auf der ASCO-Tagung 2019 wurde vom gleichen Autor eine Untersuchung zum Einfluss der STK11/LKB1-Genalteration auf die Wirksamkeit von Pembrolizumab in Kombination mit platinbasierter Chemotherapie bei NSCLC vorgestellt [75]. STK11-Genalterationen sind häufig assoziiert mit einer KEAP1-Co-Mutation. Dies ist bei 75% der Patienten der Fall. Waren STK11 und KEAP1 nicht alteriert, so betrug die Remissionsrate unter Immuntherapie 45%. War eines der beiden Gene verändert, sank die Remissionsrate auf 30%, waren beide mutiert, lag die Remissionsrate bei nur 7,4%.

Wurden die Patienten hinsichtlich des Überlebens untersucht, so zeigte sich beim Wildtyp beider Gene ein medianes Überleben von 20 Monaten. Waren beide Gene alteriert, lag das mediane Überleben bei nur 10 Monaten. Wurden die beiden Therapien Platin/Pemetrexed mit und ohne Pembrolizumab verglichen, so zeigte sich bei STK11- und/oder KEAP1-mutiertem NSCLC kein Unterschied zwischen den beiden Armen. In dieser Subgruppe hatte die Immuntherapie somit keinen zusätzlichen Effekt. Die Bestimmung von STK11 könnte somit hilfreich sein, Patienten zu identifizieren, die nicht von einer Immuntherapie profitieren.

## 7.2 Langzeitdaten der Phase-I-Studie KEYNOTE 001

Auf der ASCO-Tagung 2019 wurde von Garon et al. das 5-Jahres-Überleben aus der KEYNOTE-001-Studie vorgestellt [26]. In dieser Studie waren 551 Patienten mit Pembrolizumab ohne Vergleichsarm behandelt worden, 101 Patienten waren Chemotherapie-naiv und hatten Pembrolizumab als Erstlinientherapie bekommen. 450 Patienten erhielten die Therapie als Zweit-, Dritt- oder Viertlinienbehandlung.

Die 5-Jahres-Überlebensrate für Chemotherapie-naive Patienten betrug 23%, die der vorbehandelten Patienten 15,5% (Tab. 1). Immunvermittelte Nebenwirkungen traten bei 17% der Patienten auf. Hier hatte sich die Rate im Vergleich

**Tabelle 1:** 3- und 5-Jahres-Überleben mit Pembrolizumab in der Studie KEYNOTE-001. Adaptiert nach [26].

|  | n | Medianes OS (95%CI) Monate | 3-J-ÜL-Rate, % | 5-J-ÜL-Rate, % |
|---|---|---|---|---|
| Chemotherapie-naiv | 101* | 22,3 (17,1–32,3) | 27,0 | 23,2 |
| TPS ≥50% | 27 | 35,4 (20,3–63,5) | 48,1 | 29,6 |
| TPS 1%–49% | 52 | 19,5 (10,7–26,3) | 27,5 | 15,7 |
| Vorbehandelt | 449† | 10,5 (8,6–13,2) | 20,9 | 15,5 |
| TPS ≥50% | 138 | 15,4 (10,6–18,8) | 30,4 | 25,0 |
| TPS 1%–49% | 168 | 8,5 (6,0–12,6) | 16,96 | 12,6 |
| TPS <1% | 90 | 8,6 (5,5–10,6) | 11,1 | 3,5 |

*PD-L1-TPS war <1% bei 12 Patienten; †PD-L1-TPS war unbekannt bei 53 Patienten
*TPS* Tumour Proportion Score

Q3W = alle 3 Wochen; Q6W = alle 6 Wochen

**KEYTRUDA® als Monotherapie bei Erwachsenen:**
**a** mit fortgeschrittenem (nicht resezierbaren oder metastasierenden) Melanom; **b** zur adjuvanten Behandlung des Melanoms im Tumorstadium III mit Lymphknotenbeteiligung nach vollständiger Resektion; **c** zur Erstlinienbehandlung des metastasierenden NSCLC mit hoher Tumor-PD-L1-Expression (TPS ≥ 50 %) ohne EGFR- oder ALK-positive Tumormutationen; **d** zur Behandlung des lokal fortgeschrittenen oder metastasierenden PD-L1-positiven NSCLC (TPS ≥ 1 %) nach vorheriger Chemotherapie. Patienten mit EGFR- oder ALK-positiven Tumormutationen sollten vor der Therapie mit KEYTRUDA® ebenfalls eine auf diese Mutationen zielgerichtete Therapie erhalten haben; **e** beim rezidivierenden oder refraktären klassischen Hodgkin-Lymphom nach Versagen einer autologen Stammzelltransplantation (auto-SZT) und Behandlung mit Brentuximab Vedotin (BV); oder nach Versagen einer Behandlung mit BV, wenn auto-SZT nicht in Frage kommt; **f** mit lokal fortgeschrittenem oder metastasierendem Urothelkarzinom mit PD-L1-kombiniertem positivem Score (CPS) ≥ 10 bei nicht für eine Cisplatin-basierte Therapie geeigneten Patienten in der Erstlinie; **g** mit lokal fortgeschrittenem oder metastasierendem Urothelkarzinom nach vorheriger Platin-basierter Therapie; **h** beim rezidivierenden oder metastasierenden Plattenepithelkarzinom der Kopf-Hals-Region mit hoher Tumor-PD-L1-Expression (TPS ≥ 50 %) und fortschreitender Krebserkrankung während/nach vorheriger Platin-basierter Therapie

**KEYTRUDA® als Kombinationstherapie bei Erwachsenen:**
**i** mit Pemetrexed und Platin-Chemotherapie zur Erstlinienbehandlung des metastasierenden nicht-plattenepithelialen NSCLC ohne EGFR- oder ALK-positive Tumormutationen; **j** mit Carboplatin und entweder Paclitaxel oder nab-Paclitaxel zur Erstlinienbehandlung des metastasierenden plattenepithelialen NSCLC; **k** mit Axitinib zur Erstlinienbehandlung des fortgeschrittenen Nierenzellkarzinoms

Die empfohlene Dosis von KEYTRUDA® als Teil einer Kombinationstherapie beträgt 200 mg alle 3 Wochen als intravenöse Gabe über 30 Minuten.

---

**KEYTRUDA® 50 mg Pulver für ein Konzentrat zur Herstellung einer Infusionslösung**
**KEYTRUDA® 25 mg/ml Konzentrat zur Herstellung einer Infusionslösung**
**Wirkstoff:** Pembrolizumab **Zus.:** Arzneil. wirks. Bestandt.: -50 mg Pulver: 1 Durchstechfl. enth. 50 mg Pembrolizumab. Nach Rekonstitution enth. 1 ml Konz. 25 mg Pembrolizumab. -25 mg/ml Konz.: 1 Durchstechfl. (4 ml) enth. 100 mg Pembrolizumab. 1 ml Konz. enth. 25 mg Pembrolizumab. Sonst. Bestandt.: L-Histidin, L-Histidindihydrochlorid-Monohydrat, Sucrose, Polysorbat 80. -25 mg/ml Konz. zusätzl.: Wasser für Injekt.-zwecke. **Anw.:** Als Monother. zur Behandl. d. fortgeschrittenen (nicht resezierbaren od. metastasierenden) Melanoms b. Erw. Als Monother. zur adjuvanten Behandl. des Melanoms im Tumorstadium III mit Lymphknotenbeteilig. nach vollständ. Resektion bei Erw. Als Monother. zur Erstlinienbehandl. d. metastasierenden nicht-kleinzelligen Lungenkarzinoms (NSCLC) m. PD-L1 exprimierenden Tumoren (Tumor Proportion Score [TPS] ≥ 50 %) ohne EGFR- od. ALK-pos. Tumormutationen b. Erw. In Komb. m. Pemetrexed u. Platin-Chemotherapie zur Erstlinienbehandl. d. metastasierenden nicht-plattenepithelialen NSCLC ohne EGFR- od. ALK-pos. Tumormutationen bei Erw. In Komb. m. Carboplatin u. entweder Paclitaxel od. nab-Paclitaxel zur Erstlinienbehandl. d. metastasierenden plattenepithelialen NSCLC bei Erw. Als Monother. zur Behandl. d. lokal fortgeschrittenen od. metastasierenden NSCLC m. PD-L1 exprimierenden Tumoren (TPS ≥ 1 %) nach vorheriger Chemother. b. Erw. Pat. m. EGFR- od. ALK-pos. Tumormutationen sollten vor Ther. ebenfalls eine auf diese Mutationen zielgericht. Ther. erhalten haben. Als Monother. zur Behandl. d. rezidivierenden od. refraktären klassischen Hodgkin-Lymphoms (HL) b. Erw. nach Versagen einer autologen Stammzelltransplantation (auto-SZT) u. einer Behandl. m. Brentuximab Vedotin (BV), od. nach Versagen einer Behandl. m. BV, wenn auto-SZT nicht in Frage kommt. Als Monother. zur Behandl. d. lokal fortgeschrittenen od. metastasierenden Urothelkarzinoms nach vorheriger Platin-basierter Ther. b. Erw. Als Monother. zur Behandl. d. lokal fortgeschrittenen od. metastasierenden Urothelkarzinoms bei Erw., die nicht für e. Cisplatin-basierte Ther. geeignet sind u. deren Tumoren PD-L1 m. einem kombinierten positiven Score (CPS) ≥ 10 exprimieren. Als Monother. zur Behandl. d. rezidivierenden od. metastasierenden Plattenepithelkarzinoms der Kopf-Hals-Region (HNSCC) m. PD-L1 exprimierenden Tumoren (TPS ≥ 50 %) und einem Fortschreiten der Krebserkrank. während od. nach vorheriger Platin-basierter Ther. b. Erw. In Komb. m. Axitinib zur Erstlinienbehandl. d. fortgeschrittenen Nierenzellkarzinoms (RCC) b. Erw. **Gegenanz.:** Überempf.-keit gg. d. Wirkstoff od. e. d. sonst. Bestandt. **Vorsicht bei:** Schwerer Einschränk. d. Nierenfunkt.; moderater od. schwerer Einschränk. d. Leberfunkt. Melanom d. Auges. Anamnest. bek. immunvermittelte Myokarditis. Behandl. nach Risikoabwägung b. Pat. m.: aktiven ZNS-Metastasen; ECOG-Performance-Status ≥ 2 (außer bei Urothelkarzinom u. RCC); HIV-, HBV- od. HCV-Infekt.; aktiven, system. Autoimmunerkrank.; interstit. Lungenkrankh.; einer früheren Pneumonitis, d. system. Kortikoidbehandl. erforderte; schwerer Überempf.-keit gg. e. and. monoklonalen Antikörper in d. Anamnese; laufender Ther. m. Immunsuppressiva; schweren immunvermittelten Nebenw. unter Ipilimumab in d. Anamnese (jegliche Grad 4 od. Grad 3 Toxizität), d. eine Kortikosteroid-Behandl. über mehr als 12 Wo. erforderte (mehr als 10 mg/Tag Prednison od. Äquivalent in entspr. Dosierung); aktiv. Infekt.-erkrank.; Pat., d. unter vorhergeh. Kebsbehandl. m. immunstimulierenden Arzneim. schwere od. lebensbedrohl. Nebenw. d. Haut hatten; Pat., d. ein solides Organtransplantat empfangen haben; Pat. m. allo-HSZT in Krankengesch. Hinw. zu Schwangersch./Stillzeit beachten. Unter den immunvermittelten Nebenw. waren schwere Fälle u. Todesfälle. Zusätzl. bei HNSCC: Pat. m. vorheriger Strahlenther. Zusätzl. bei klass. HL: Pat. ≥ 65 J. Pat. m. rezidivierendem od. refraktärem klassischen HL, für die aus and. Gründen als den Versagen einer Salvage-Chemother. eine auto-SZT nicht in Frage kommt. Bei allo-HSZT bei klassischem HL nach Ther. m. Pembrolizumab sorgfältige Nutzen-Risiko-Abwägung (GVHD u. schwere Lebervenenverschlusskrankheit als Komplikat. beobachtet). Zusätzl. bei reseziertem Stadium-III-Melanom, fortgeschrittenem RCC u. Erstlinienbehandl. bei NSCLC: Pat. ≥ 75 J. Zusätzl. bei Urothelkarzinom in. vorh. Platin-basierter Ther.: Pat. m. schlechter Prognose u./od. aggressiv. Krankheitsverl. Zusätzl. bei Pat. m. Urothelkarzinom, d. nicht f. Cisplatin-basierte Ther. geeignet sind u. deren Tumoren PD-L1 m. einem CPS ≥ 10 exprimieren: gebrechliche Pat. (z. B. ECOG-Performance-Status 3). Bei Erstlinienbehandl. von NSCLC mit PD-L1 exprimierenden Tumoren: Nutzen u. Risiko e. Komb. mit Chemotherapie im Vgl. zu Pembrolizumab Monotherapie abwägen. **Nebenw.:** Monother.: Sehr häufig: Anämie. Hypothyreose. Vermind. Appetit. Kopfschm. Dyspnoe; Husten. Diarrhö; Abdominalschm.; Übelk.; Erbr.; Obstipat. Hautausschl.; Pruritus. Muskuloskelett. Schm.; Arthralgie. Müdigk./Erschöpf.; Asthenie; Ödeme; Fieber. Häufig: Pneumonie. Thrombozytopenie; Lymphopenie. Infusionsbed. Reakt. Hyperthyreose. Hypoanträmie; Hypokalämie; Hypokalämie. Schlaflosigk. Schwindelgef.; periph. Neuropathie; Lethargie; Geschmacksstör. Trock. Augen. Kardiale Arrhythmie (einschl. Vorhofflimmern). Hypertonie. Pneumonitis. Kolitis; Mundtrocken. Schwere Hautreakt.; Erythem; Vitiligo; trock. Haut; Alopezie; Ekzem; akneiforme Dermatitis. Schm. in d. Extremitäten; Myositis; Arthritis. Grippeähnl. Erkrank.; Schüttelfrost. AST erhöht; ALT erhöht; Hyperkalzämie; alkal. Phosphatase im Blut erhöht; Bilirubin im Blut erhöht; Kreatinin im Blut erhöht. Gelegentl.: Neutropenie; Leukopenie; Eosinophilie. Sarkoidose. Hypophysitis; Thyreoiditis; Nebennierensuff. Typ-1-Diabetes mellitus. Epilepsie. Uveitis. Perikarderguss; Perikarditis. Pankreatitis. Hepatitis. Lichenoide Keratose; Psoriasis; Dermatitis; Papeln; Änd. d. Haarfarbe. Tendosynovitis. Nephritis. Amylase erhöht. Selten: Immunthrombozytopen. Purpura; hämolyt. Anämie; isolierte aplast. Anämie; hämophagozytische Lymphohistiozytose. Guillain-Barré-Syndrom; Myasthenie-Syndrom; Meningitis (aseptisch); Enzephalitis. Vogt-Koyanagi-Harada-Syndrom. Myokarditis. Dünndarmperforation. TEN; SJS; Erythema nodosum. Nicht bekannt: Abstoßung eines soliden Organtransplantats. Zusätzl.: Hinweise zu Abw. bei Laborwerten beachten. B. Komb. m. Chemother.: Sehr häufig: Neutropenie; Anämie; Thrombozytopenie. Vermind. Appetit. Schwindelgef.; periphere Neuropathie; Geschmacksstör.; Kopfschm. Dyspnoe; Husten. Diarrhö; Übelk.; Erbr.; Obstipation; Abdominalschm. Hautausschl.; Alopezie; Pruritus. Muskuloskelett. Schm.; Arthralgie. Müdigk./Erschöpf.; Asthenie; Ödeme; Fieber. ALT erhöht; Kreatinin im Blut erhöht. Häufig: Pneumonie. Febrile Neutropenie; Leukopenie; Lymphopenie. Infusionsbed. Reakt. Hypothyreose; Hyperthyreose. Hyponatriämie; Hypokaliämie; Hypokalzämie. Schlaflosigk. Lethargie. Trock. Augen. Kardiale Arrhythmie (einschl. Vorhofflimmern). Hypertonie. Pneumonitis. Kolitis; Mundtrockenh. Hepatitis. Schwere Hautreakt.; Erythem; akneiforme Dermatitis; trock. Haut. Myositis; Schm. in d. Extremitäten; Arthritis. Nephritis; akutes Nierenvers.; Schüttelfrost; grippeähnl. Erkrank. AST erhöht; Hyperkalzämie; alkal. Phosphatase im Blut erhöht. Gelegentl.: Eosinophilie. Hypophysitis; Thyreoiditis; Nebennierensuff. Typ-1-Diabetes mellitus. Epilepsie. Perikarderguss; Perikarditis. Pankreatitis. Psoriasis; Dermatitis; Ekzem; Änd. d. Haarfarbe; lichenoide Keratose; Papeln; Vitiligo. Tendosynovitis. Amylase erhöht; Bilirubin im Blut erhöht. Zusätzl.: Hinweise zu Abw. bei Laborwerten beachten. B. Komb. m. Axitinib: Sehr häufig: Hyperthyreose. Hypothyreose. Vermind. Appetit. Kopfschm.; Geschmacksstör. Hypertonie. Dyspnoe; Husten; Dysphonie. Diarrhö; Abdominalschm.; Übelk.; Erbr.; Obstipation. Palmar-plantares Erythrodysästhesie-Syndr.; Hautausschl.; Pruritus. Muskuloskelett. Schm.; Arthralgie; Schm. in d. Extremitäten. Müdigk./Erschöpf.; Asthenie; Fieber. ALT erhöht; AST erhöht; Kreatinin im Blut erhöht. Häufig: Pneumonie. Anämie; Neutropenie; Leukopenie; Thrombozytopenie. Infusionsbed. Reakt. Hypophysitis; Thyreoiditis; Nebennierensuff. Hyponatriämie; Hypokaliämie; Hypokalzämie. Schlaflosigk. Schwindelgef.; Lethargie; periphere Neuropathie. Trock. Augen. Kardiale Arrhythmie (einschl. Vorhofflimmern). Pneumonitis. Kolitis; Mundtrockenh. Hepatitis. Schwere Hautreakt.; akneiforme Dermatitis; Dermatitis; trock. Haut; Alopezie; Ekzem; Erythem. Myositis; Arthritis; Tendosynovitis. Akutes Nierenvers.; Nephritis. Ödeme; grippähnl. Erkrank.; Schüttelfrost. Alkal. Phosphatase im Blut erhöht; Hyperkalzämie; Bilirubin im Blut erhöht. Gelegentl.: Lymphopenie; Eosinophilie. Typ-1-Diabetes mellitus. Myasthenie-Syndrom. Uveitis. Myokarditis. Pankreatitis. Änd. d. Haarfarbe; lichenoide Keratose; Papeln; Psoriasis; Vitiligo. Amylase erhöht. Zusätzl.: Hinw. zu Abw. bei Laborwerten beachten. **Warnhinw.:** KEYTRUDA® 25 mg/ml Konz.: Nicht schütteln. **Hinw.:** Untersuch. der PD-L1-Tumor-Expression mittels eines validierten Tests bei Pat. mit NSCLC, zuvor unbehandeltem Urothelkarzinom od. HNSCC. Zuverlässige Verhütungsmethode b. Frauen im gebärf. Alter währ. Behandl. u. bis min. 4 Mon. nach letzter Dosis.
**Verschreibungspflichtig.**

Stand: 09/2019

---

**Bitte lesen Sie vor Verordnung von KEYTRUDA® die Fachinformation!**

Pharmazeutischer Unternehmer:
Merck Sharp & Dohme B.V.
Waarderweg 39, 2031 BN Haarlem, Niederlande

Lokaler Ansprechpartner:
MSD SHARP & DOHME GMBH, Lindenplatz 1, 85540 Haar

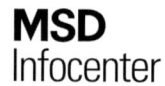

Tel. 0800 673 58 38
Fax 0800 673 673 329
E-Mail infocenter@msd.de

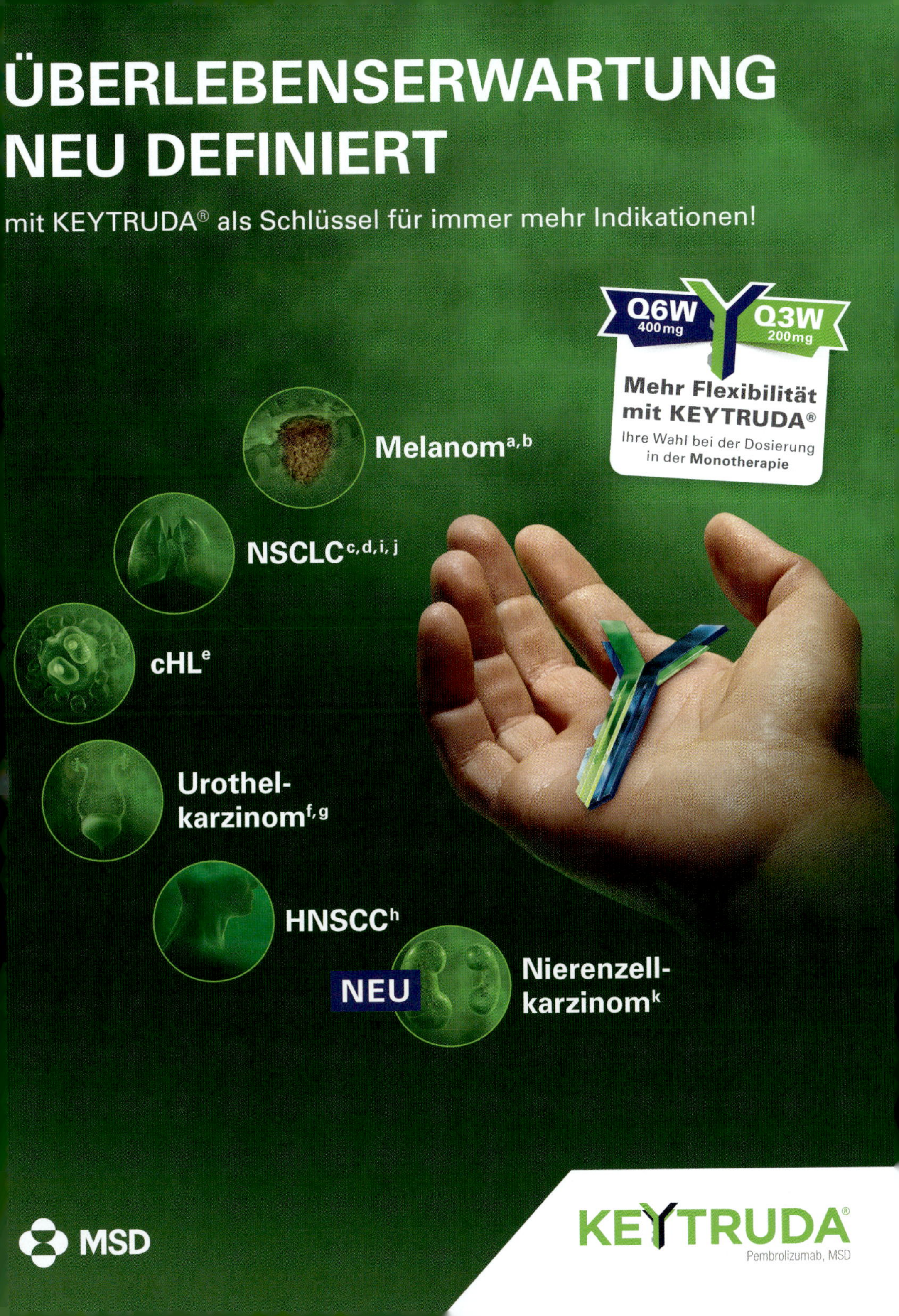
ÜBERLEBENSERWARTUNG
NEU DEFINIERT
mit KEYTRUDA® als Schlüssel für immer mehr Indikationen!
Q6W
400 mg
Q3W
200 mg
Mehr Flexibilität mit KEYTRUDA®
Ihre Wahl bei der Dosierung in der Monotherapie
Melanom[a,b]
NSCLC[c,d,i,j]
cHL[e]
Urothel-karzinom[f,g]
HNSCC[h]
NEU
Nierenzell-karzinom[k]
MSD
KEYTRUDA®
Pembrolizumab, MSD

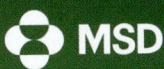

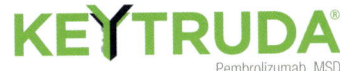

zu den Zahlen beim 3-Jahres-Überleben nicht erhöht. Bei Patienten mit einer PD-L1-Expression von >50% betrug die 5-Jahres-Überlebensrate bei den Chemotherapie-naiven Patienten 30% und bei den vorbehandelten Patienten 25%. In der Gruppe der vorbehandelten Patienten erreichten nur 3,5% der Patienten mit fehlender PD-L1-Expression ein Langzeitüberleben. Wichtig sind auch die Daten zur Therapiedauer: Bei 41% der Patienten in der Erstlinie und bei 29% der Patienten in der Zweitlinie trat auch nach Ablauf von 2 Jahren noch ein Rezidiv auf.

> **Fazit für die Praxis**
>
> Die Studie bestätigt die Erfahrungen aus der Nivolumab-Langzeit-Nachbeobachtungsstudie. Die Immuntherapie ist in der Lage, bei einem Teil der Patienten ein Langzeitüberleben über >5 Jahre zu erreichen. Dies ist bei hoher PD-L1-Expression bei mehr als 25% der Patienten der Fall. Bei schwacher PD-L1-Expression halbiert sich die Langzeitüberlebensrate, bei fehlender PD-L1-Expression erreichen nur Einzelfälle ein 5-Jahres-Überleben. Angesichts der Spätrezidive (>2 Jahre) sollte ein Absetzen der Therapie nach 2 Jahren kritisch abgewogen werden.

## 7.3 Randomisierte Studien – Chemotherapie versus Immuntherapie in der Zweitlinie

Die großen randomisierten Phase-III-Studien zum Vergleich einer Immuntherapie versus einer Chemotherapie in der Zweitlinie oder auch die Phase-I-Studien zur Überprüfung der Wirksamkeit einer Immuntherapie nach mehreren Vorbehandlungen sind inzwischen mehrere Jahre abgeschlossen. Im letzten Jahr sind zu den beiden Studien KEYNOTE-001 (siehe oben) und KEYNOTE-010 die Langzeitüberlebensdaten vorgestellt worden.

Herbst et al. stellten beim ESMO-Kongress 2018 die Langzeitüberlebensdaten aus der KEYNOTE-010-Studie vor (LBA63), die zwei verschiedene Dosen von Pembrolizumab gegen Docetaxel in der Zweitlinientherapie prüft [32]. Die Studie zeigte bei Patienten mit einer PD-L1-Expression von >50% eine 3-Jahres-Überlebensrate von 35% unter Pembrolizumab im Vergleich zu nur 8% unter Docetaxel. Bei der Patientengruppe mit einer PD-L1-Expression >1% betrugen die 3-Jahres-Überlebensraten 23% versus 11%. In diese Studien waren nur PD-L1-positive Patienten aufgenommen worden.

Insgesamt wurden 1033 Patienten randomisiert, 690 erhielten Pembrolizumab und 343 Docetaxel. Insgesamt komplettierten 79 Patienten die vorgesehene 2-jährige Pembrolizumabtherapie. 75 dieser 79 Patienten erreichten unter der Therapie eine komplette oder partielle Remission. Nach zwei Jahren wurde die Therapie abgesetzt. Bei 48 der 75 Patienten blieb die Remission erhalten, 25 der

79 Patienten erlitten allerdings eine Progression nach dem Absetzen von Pembrolizumab. 14 dieser 25 Patienten wurden erneut mit Pembrolizumab behandelt, 6 von ihnen sprachen noch einmal mit einer partiellen Remission an und 5 hatten eine stabile Erkrankung.

> **Fazit für die Praxis**
>
> Auch im Langzeit-Follow-up ist der Vorteil für Pembrolizumab gegenüber einer Chemotherapie unzweifelhaft nachweisbar. Die 3-Jahres-Überlebensrate verdoppelt sich unter der Immuntherapie von 11% auf 23% für Patienten mit PD-L1-positiven Tumoren. Bei einer PD-L1-Expression >50% betrug die 3-Jahres-Überlebensrate sogar 35%. Bedeutsam ist der weitere Krankheitsverlauf nach 2-jähriger Therapie und anschließendem Absetzen der Behandlung. Zwei Drittel der Patienten blieben auch ohne Therapie stabil, bei einem Drittel trat allerdings ein erneutes Rezidiv auf. Die Langzeitergebnisse dieser Studie werfen somit erneut die Frage auf, wie lange die Immuntherapie in der klinischen Praxis eingesetzt werden sollte. Ob die Rezidivrate durch kontinuierliche Weiterbehandlung hätte verringert werden können, bleibt eine offene Fragestellung.

Barlesi et al. publizierten im September 2018 in Lancet Oncology die JAVELIN-LUNG-200-Studie, die Avelumab versus Docetaxel bei Patienten mit platinvorbehandeltem NSCLC verglich [5]. An dieser internationalen Phase-III-Studie beteiligten sich 173 Krankenhäuser aus 31 Ländern. Einbezogen werden konnten Patienten im Alter >18 Jahren mit einem Tumor in den Stadien III b oder IV nach Progress nach einer platinbasierten Chemotherapie. Die Patienten wurden 1:1 randomisiert auf eine Therapie mit Avelumab 10mg/kg KG alle 2 Wochen oder Docetaxel 75mg/m$^2$ alle 3 Wochen. Stratifikationsmerkmale waren PD-L1-Expression >1% oder ≤1% und Histologie. Das Gesamtüberleben war der primäre Endpunkt. In die Studie wurden insgesamt 792 Patienten einbezogen, 396 erhielten Avelumab und 396 Docetaxel.

Jeweils 265 Patienten in beiden Therapiegruppen hatten PD-L1-positive Tumoren. Patienten mit einem PD-L1-positiven Tumor überlebten ähnlich lang. Der Median betrug 11,4 Monate in der Avelumabgruppe und 10,3 Monate in der Docetaxelgruppe: HR 0,90; p=0,16. Betrachtet man die Patienten mit einer PD-L1-Expression >50% (168 in der Avelumab- und 147 in der Docetaxelgruppe), so war der Überlebensunterschied mit im Median 13,6 versus 9,2 Monaten statistisch signifikant: HR 0,67; p=0,005.

Insgesamt war die Avelumabgruppe mit deutlich weniger Nebenwirkungen belastet. Es waren nahezu keine Grad-3-Nebenwirkungen zu beobachten. Häufigste Grad-1/2-Nebenwirkungen waren verminderter Appetit bei 9%, Diarrhö bei 6%, Fatigue bei 7% und infusionsbezogene Reaktionen bei 15% der Patienten.

> **Fazit für die Praxis**
>
> Obwohl die Studie somit für das Gesamtkollektiv und für die Patientengruppe mit PD-L1-positiven (>1%) Tumoren negativ war, zeigt sie doch den klaren Vorteil einer Immuntherapie gegenüber einer Chemotherapie bei Patienten mit hoher PD-L1-Expression. In der Gruppe der Patienten mit mehr als 50%iger PD-L1-Expression besteht ein hoch signifikanter Überlebensunterschied. Die Studie reiht sich somit ein in die anderen Zweitlinienstudien bei Platin-vorbehandelten Patienten und bestätigt, dass die Immuntherapie zumindest für Patienten mit PD-L1-positiven Tumoren einer Chemotherapie in dieser Krankheitssituation überlegen ist.

## 7.4 Immuntherapie versus doppelte Immuntherapie in der Zweitlinie

Auf der ASCO-Tagung 2019 präsentierten Bazhenova et al. eine randomisierte Phase-III-Studie zur Zweitlinientherapie mit Nivolumab versus Nivolumab plus Ipilimumab [6]. In diese Studie wurden 275 Patienten aufgenommen nach zumindest einer vorangegangenen systemischen Therapie, eine Immuntherapie durfte zuvor nicht erfolgt sein. Die Patienten wurden unabhängig von der PD-L1-Expression aufgenommen und randomisiert auf eine Therapie mit Nivolumab 3 mg/kg KG alle 2 Wochen plus Ipilimumab 1 mg/kg KG alle 6 Wochen oder auf Nivolumab 3 mg/kg KG alle 2 Wochen. Die Auswertung der Studie brachte weder im progressionsfreien Überleben noch im Gesamtüberleben einen signifikanten Vorteil für die Zugabe von Ipilimumab. Das mediane progressionsfreie Überleben betrug 3,8 versus 2,9 Monate, das mediane Gesamtüberleben 10,0 versus 11,0 Monate. Auch in den getesteten Subgruppen war kein Überlebensunterschied nachweisbar. Dies betraf sowohl Tumoren mit unterschiedlicher PD-L1-Ausprägung als auch unterschiedlicher Tumormutationslast.

> **Fazit für die Praxis**
>
> In der Zweitlinientherapie bringt die Zugabe von Ipilimumab zu Nivolumab keinen signifikanten Vorteil. Eine Monotherapie mit Nivolumab ist hier ausreichend.

## 7.5 Immuntherapie mit Nivolumab 2- oder 4-wöchentlich

Garon et al. stellten auf dem ASCO Clinical Immunoncology Symposium im Frühjahr 2019 die Daten der Studie CheckMate 384 vorgestellt [27]. In dieser Untersuchung wurde Nivolumab in der Zweitlinie entweder in Standarddosis mit 240 mg alle 2 Wochen oder in erhöhter Dosis von 480 mg alle 4 Wochen appliziert. In die Studie konnten Patienten einbezogen werden, die nach einer platinbasierten Erstlinientherapie einen Progress erlitten hatten. Anschließend musste eine Zweitlinientherapie mit Nivolumab in Standarddosierung eingeleitet worden sein und der Patient musste in 2 aufeinanderfolgenden Kontrolluntersuchungen stabil und nicht progredient gewesen sein. Insgesamt durfte die Nivolumab-Vortherapie maximal 12 Monate betragen.

Teilnehmende Patienten wurden auf die übliche Erhaltungstherapie mit 240 mg alle 2 Wochen oder die doppelte Nivolumabdosis von 480 mg alle 4 Wochen randomisiert. Insgesamt wurden 363 Patienten einbezogen. Die Patienten waren von den Tumormerkmalen her gut ausbalanciert. Insbesondere die Vortherapie mit Nivolumab war in beiden Armen nahezu identisch. Bei der jetzigen Auswertung der Studie waren in beiden Therapiearmen noch etwa 50% der Patienten unter laufender Nivolumab-Therapie. Die Anzahl der progredienten Patienten betrug bei 4-wöchentlicher Behandlung 27% und bei 2-wöchentlicher Behandlung 29%. Das mediane progressionsfreie Überleben war 12,1 versus 12,2 Monate (HR 0,96). Die Auswertung der Toxizitäten zeigte keine Unterschiede zwischen den beiden Therapiearmen. Auch die höhere Nivolumabdosis war nicht mit einer höheren Nebenwirkungsrate vergesellschaftet.

Die Studie zeigte somit eine gute Wirksamkeit und gute Sicherheit der 4-wöchentlichen Nivolumabgabe in der Dosis von 480 mg. Eine Zulassung dieses Therapieschemas ist angestrebt und wird die therapiefreien Intervalle für die Patienten deutlich verlängern. Die Therapie kann damit mit höherem Patientenkomfort durchgeführt werden.

## 8  Nichtkleinzelliges Lungenkarzinom – Stadium IV – Immuntherapie in der Erstlinie

### 8.1  Immuntherapie versus Chemotherapie in der Erstlinie

Reck et al. präsentierten im Januar 2019 im JCO die Verlaufsdaten zur Studie KEYNOTE-024 [65]. In dieser Untersuchung wurden Patienten mit einer PD-L1-Expression von >50% randomisiert auf eine Pembrolizumab-Monotherapie oder auf eine platinbasierte Chemotherapie. Die ursprüngliche Publikation der Arbeit im NEJM wies nur ein sehr kurzes Follow-up auf, sodass Überlebensdaten mit längerer Nachbeobachtung bisher fehlten. Diese wurden nun in der JCO-Publikation vorgestellt. Die Studie umfasste 305 Patienten, 154 erhielten Pembrolizumab, 151 Chemotherapie. ALK- und EGFR-mutierte Patienten wurden aus der Studie ausgeschlossen.

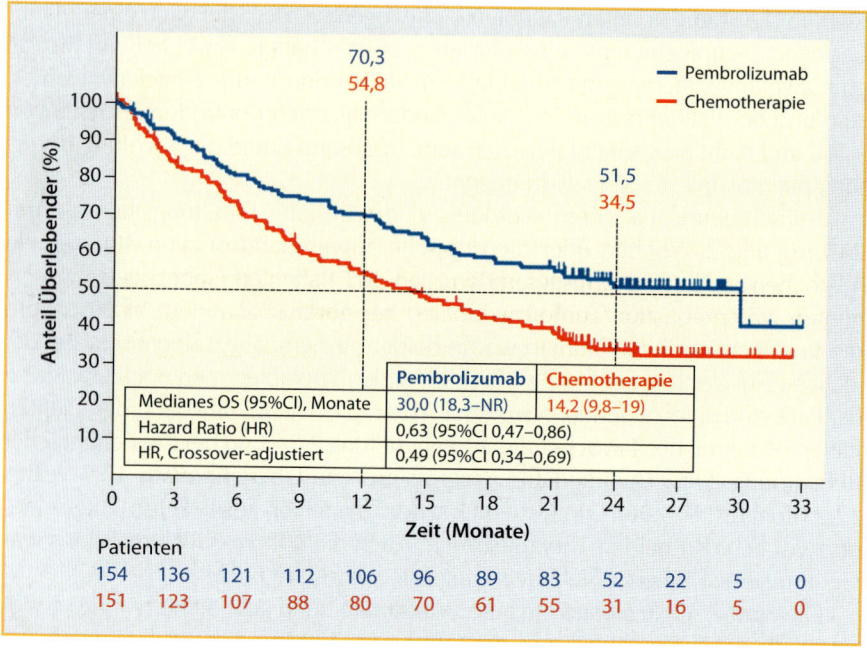

**Abbildung 12:** Medianes Gesamtüberleben sowie 12- und 24-Monats-Überlebensraten in KEYNOTE-024 – Pembrolizumab versus Platin/Pemetrexed bei NSCLC-Patienten in der Erstlinie mit PD-L1 >50%. Die Crossover-Rate betrug 65%. Adaptiert nach [65].

Das mediane Follow-up für die jetzige Publikation lag bei 25,2 Monaten. Das mediane Überleben betrug 30 Monate im Pembrolizumab-Arm und 14,2 Monate im Chemotherapie-Arm. Dieser Unterschied war hochsignifikant: HR 0,49 (Abb. 12). Von den 150 Patienten im Chemotherapie-Arm erhielten 82 Pembrolizumab als Zweitlinientherapie, weitere 15 Patienten einen anderen PD-L1-Inhibitor. Trotz dieser hohen Crossover-Rate bleibt der Überlebensunterschied in der Studie hochsignifikant. Die Autoren haben statistisch eine Überlebenskurve generiert, die einer alleinigen Chemotherapie-Wirksamkeit entsprechen würde. Rechnet man den Immuneffekt als Zweitlinie aus der Überlebenskurve des Kontrollarms heraus, so wäre der Unterschied zur Pembrolizumabtherapie noch deutlich größer ausgefallen.

> **Fazit für die Praxis**
>
> Bei Patienten mit einer PD-L1-Expression >50% ist die Pembrolizumab-Monotherapie nach wie vor der Therapiestandard. Die Langzeitdaten belegen überzeugend eine höhere Wirksamkeit im Vergleich zu einer platinbasierten Chemotherapie. Pembrolizumab sollte als primäre Behandlung eingesetzt werden, da trotz hoher Crossover-Rate im Chemotherapie-Arm der initiale Nachteil der Chemotherapie durch eine Zweitlinien-Pembrolizumabtherapie nicht mehr ausgeglichen werden konnte.

Beim ESMO-Kongress 2018 wurden die ersten Daten zur MYSTIC-Studie vorgestellt. Eine Biomarkeranalyse zum Stellenwert von Tumormutationslast und PD-L1 als prädiktiven Biomarkern für das Überleben innerhalb der MYSTIC-Studie präsentierten Rizvi et al. auf der ASCO-Tagung 2019 [68]. MYSTIC ist eine Erstlinienstudie bei Patienten mit nichtkleinzelligem Lungenkarzinom. In die Studie konnten Patienten mit Tumoren aller Histologien unabhängig von der PD-L1-Expression aufgenommen werden. EGFR- und ALK-positive Patienten wurden ausgeschlossen. Die Patienten durften zuvor nicht mit Immun- oder Chemotherapie vorbehandelt gewesen sein.

Insgesamt wurden in die Studie 1118 Patienten aufgenommen. Sie wurden nach einer PD-L1-Expression auf den Tumorzellen von mehr oder weniger als 25% stratifiziert. Anschließend erfolgte eine Randomisierung in 1 von 3 Therapiearmen. Im Arm A erhielten die Patienten ausschließlich Durvalumab 20mg/kg KG alle vier Wochen, im Arm B Durvalumab in gleicher Dosis plus Tremelimumab mit 1mg/kg KG alle vier Wochen für vier Gaben, und im Arm C erhielten Patienten eine platinbasierte Kombinationschemotherapie.

Der primäre Endpunkt der Studie war das Gesamtüberleben der Patienten mit einer PD-L1-Expression >25%. Die Studie hat den primären Endpunkt nicht erreicht. In der Gruppe der Patienten mit einer PD-L1-Expression >25% erhielten 163 Patienten Durvalumab und 162 Patienten Chemotherapie. Die Überlebenskurven sind initial für Durvalumab ungünstiger und kreuzen nach 9 Monaten (Abb. 13a). Es zeigt sich ein Vorteil für Durvalumab mit einem medianen Überleben von 16,3 versus 12,9 Monaten. Die 2-Jahres-Überlebensrate ist mit 38,3% versus 22,7% deutlich höher. Dennoch verfehlt der Vergleich der Überlebenskurven knapp die statistische Signifikanz: HR 0,76.

In der Gruppe mit PD-L1-Expression >25% erhielten 163 Patienten auch die Kombination aus Durvalumab und Tremelimumab. Hier verläuft initial die Überlebenskurve unter der doppelten Immuntherapie ebenfalls ungünstiger als im Chemotherapie-Arm. Die Überlebenskurven kreuzen nach 12 Monaten (Abb. 13b). Das mediane Überleben liegt bei 11,9 Monaten für die doppelte Immuntherapie und 12,9 Monaten für die Chemotherapie. Nach 2 Jahren ist allerdings der Anteil der überlebenden Patienten mit 35,4% versus 22,7% im

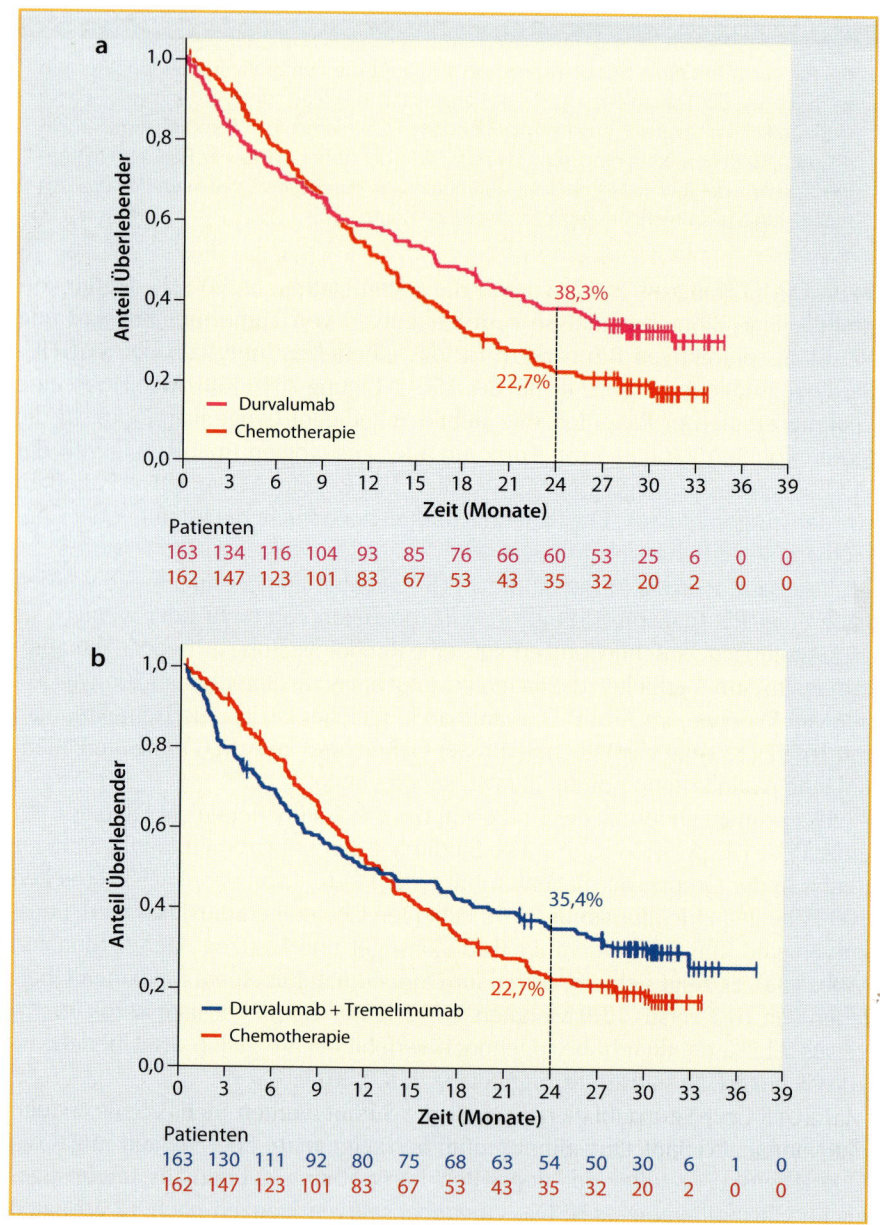

**Abbildung 13:** Gesamtüberleben in der MYSTIC-Studie bei Patienten mit einer PD-L1-Expression >25%. **a** Duvalumab versus Chemotherapie. **b** Durvalumab plus Tremelimumab versus Chemotherapie. Adaptiert nach [68].

doppelten Immuntherapiearm höher. Die HR für den Überlebensvergleich beträgt 0,85, der p-Wert liegt bei 0,2. Somit ist auch dieser Unterschied statistisch nicht signifikant.

In der Poster-Präsentation von Rizvi auf der ASCO-Tagung 2019 wurde nun geschaut, ob die Plasmabestimmungen von Tumormutationslast respektive PD-L1-Expression wesentliche Prädiktoren für das Überleben unter der Immuntherapie darstellen. Es stellte sich heraus, dass die Tumormutationslast für die alleinige Durvalumabeffektivität nicht prädiktiv ist. Hingegen zeigte sich, dass die Wirksamkeit der Kombination von Durvalumab plus Tremelimumab deutlich von der Tumormutationslast im Serum abhängt. Bei einer Tumormutationslast von >12 Mutationen pro Megabase betrug die HR 0,65, bei >20 Mutationen sogar 0,49. Bezüglich der PD-L1-Expression zeigt sich keine große Abhängigkeit der Wirksamkeit von der Tumormutationslast.

> **Fazit für die Praxis**
>
> Die MYSTIC-Studie hat den primären Endpunkt der Studie leider nicht erreicht. Der Vergleich der Überlebenskurven zeigt in der Gruppe der Patienten mit einer PD-L1-Expression >25% zwar ein besseres Langzeitüberleben unter der Immuntherapie im Vergleich zur Chemotherapie; der Unterschied ist aber statistisch nicht signifikant. Innerhalb des ersten Therapiejahres verlaufen die Überlebenskurven ungünstiger als die der Chemotherapie, hingegen ist das 2-Jahres-Überleben deutlich höher. Die Ergebnisse sind nicht unmittelbar mit denen der KEYNOTE-024-Studie zu vergleichen, da das Kriterium für den Studieneinschluss anders gewählt wurde. Der in der MYSTIC-Studie eingesetzte Antikörper SB263 färbt PD-L1-exprimierende Tumorzellen eher stärker an als dies für den Antikörper 22C3 der Fall ist. Von daher sind in diese Studie deutlich mehr Patienten mit niedrigerer PD-L1-Expression einbezogen worden als das in der KEYNOTE-024-Studie der Fall war.

## 8.2 Kombinierte Chemo-Immuntherapie in der Erstlinie bei Nichtplattenepithelkarzinom

### 8.2.1 KEYNOTE-189 – reife Überlebensdaten

Die KEYNOTE-189-Studie wurde bereits im letzten Jahr vorgestellt und auch im Mai 2018 im NEJM publiziert [25]. In die Studie wurden nicht vorbehandelte Patienten mit Nichtplattenepithelkarzinomen aufgenommen. Patienten mit EGFR- und ALK-Alterationen wurden ausgeschlossen. Ebenso durften keine symptomatischen Hirnmetastasen vorliegen. Die Patienten wurden 2:1 randomisiert auf eine Chemotherapie mit Platinderivat plus Pemetrexed entweder in Kombination mit Pembrolizumab 200 mg absolut oder Placebo. Nach 4 Zyklen wurde eine Erhaltungstherapie mit Pemetrexed entweder mit oder ohne Pembrolizumab durchgeführt. Patienten im Placeboarm war es erlaubt, bei Progress auf Pembrolizumab zu wechseln. In die Studie wurden 616 Patienten aufgenommen, 410 in den Pembrolizumabarm und 206 in den Placeboarm.

Bei der Erstpublikation der Studie war das Follow-up sehr kurz und lag unter einem Jahr, somit waren nur die Überlebenskurven bis maximal 15 Monaten verlässlich auswertbar. Auf der ASCO-Jahrestagung 2019 stellten Gadgeel et al. ein Überlebens-Update aus dieser Studie vor [22]. Fazit: Bei längerer Nachbeobachtung bleibt der Überlebensvorteil für die kombinierte Chemo-Immuntherapie für alle Untergruppen erhalten (Abb. 14).

In der Gruppe der Patienten mit PD-L1-Expression >50% beträgt die 2-Jahres-Überlebensrate 51,9% versus 39,4% (HR 0,59), bei PD-L1-Expression zwischen 1% und 49% beträgt sie 44,3% versus 33,0% (HR 0,62), und bei Patienten mit PD-L1-Expression <1% bei 38,5% versus 15,5% (HR 0,52). Die Langzeitüberlebensdaten dieser Studie bestätigen somit den Vorteil für eine kombinierte Chemo-Immuntherapie in allen PD-L1-Untergruppen und insbesondere auch bei Patienten mit negativer PD-L1-Expression.

Auch in dieser Studie konnte der initiale Nachteil einer alleinigen Chemotherapie durch eine Immuntherapie in der Zweitlinie nicht wieder aufgefangen werden. Im Placeboarm erhielten 54% der Patienten in der Zweitlinie eine Immuntherapie. Wird das PFS2 analysiert, also der Zeitraum bis zum Progress nach der zweiten Therapie im Behandlungsverlauf, so bleibt der Vorteil für die primäre kombinierte Chemo-Immuntherapie unverändert vorhanden bei einem Median von 17,0 versus 9,0 Monaten und einer progressionsfreien 2-Jahres-Überlebensrate von 13,8% versus 2,4%.

### 8.2.2 IMpower150 – 4-fach-Kombination mit Bevacizumab

Im Juni 2018 publizierten Socinski et al. die Daten der Studie IMpower150 im NEJM [77]. Auch diese Studie war bereits im Vorjahr auf verschiedenen Kongressen vorgestellt worden. Es handelt sich um eine dreiarmige Studie, in der alle Patienten eine Chemotherapie bestehend aus Carboplatin und Paclitaxel erhielten. Im Arm A wurde Atezolizumab hinzugefügt, im Arm C Bevacizumab, der Arm B bestand aus der Viererkombination Carboplatin/Paclitaxel plus Atezolizumab und Bevacizumab. Der primäre Endpunkt der Studie war der Überlebensvergleich zwischen Arm B und Arm C. In beide Arme wurden jeweils 400 Patienten randomisiert.

Die Analyse des progressionsfreien Überlebens zeigte einen signifikanten Vorteil für die Viererkombination (inklusive Atezolizumab) gegenüber der Dreierkombination (ohne Atezolizumab): Das mediane progressionsfreie Überleben betrug 8,3 versus 6,8 Monate (HR 0,62). Auch das Gesamtüberleben war im

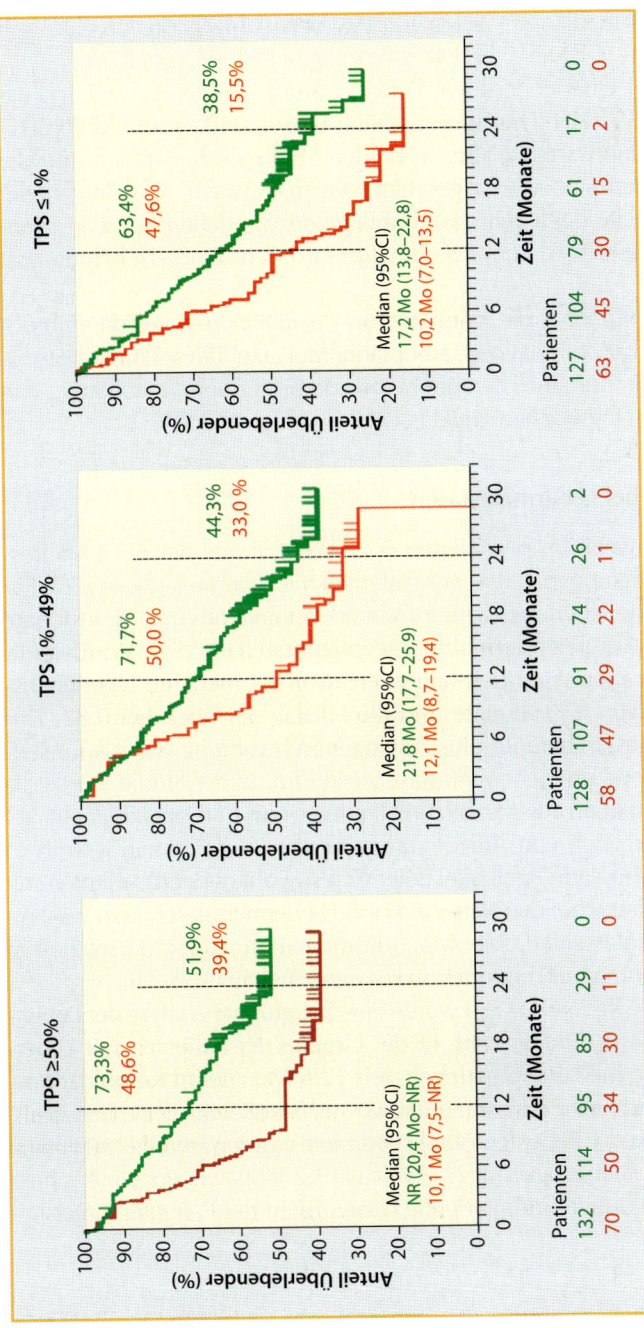

**Abbildung 14:** 2-Jahres-Gesamtüberleben in KEYNOTE-189 bei unterschiedlicher PD-L1-Expression. Grün: Platin plus Pemetrexed plus Pembrolizumab. Magenta: Platin plus Pemetrexed plus Placebo. TPS Tumour Proportion Score. Adaptiert nach [22].

Atezolizumabarm mit medianen Werten von 19,2 versus 14,7 Monaten statistisch signifikant erhöht. Die 2-Jahres-Überlebensrate lag bei 43,4% versus 33,7%.

Der Vergleich der Überlebenskurven aus der Studie KEYNOTE-189 und der Studie IMPOWER 150 zeigt zwar eine deutlich bessere HR für die KEYNOTE-Studie, der Kombinationsarm ist aber in beiden Studien sehr ähnlich und die 2-Jahresüberlebensraten sind absolut gesehen nahezu identisch. Auffallend in der KEYNOTE-Studie ist die doch sehr rasch abfallende Überlebenskurve im Kontrollarm, die den Unterschied zum Kombinationsarm sehr groß erscheinen lässt (Abb. 15).

Beide Therapieoptionen – die Kombination Cisplatin/Pemetrexed/Pembrolizumab und die 4-fach-Kombination Carboplatin/Paclitaxel/Bevacizumab/Atezolizumab – sind für die primäre Therapie beim Adenokarzinom unabhängig von der PDL-1-Expression inzwischen zugelassen.

### 8.2.3 Wirksamkeit bei Lebermetastasen

Aus der Studie IMpower150 präsentierten Socinski et al. bei der ASCO-Jahrestagung 2019 eine Subgruppenanalyse für Patienten mit Lebermetastasen [78]. Für sie betrug die mediane Überlebenszeit im Viererkombinationsarm 13,3 Monate versus 9,4 Monte im Vergleichsarm ohne Atezolizumab (HR 0,52). Wurden nur die Patienten ohne Lebermetastasen analysiert, war der mediane Überlebensunterschied 20,4 versus 17,0 Monate und die HR lag nur noch bei 0,82. Der Therapieeffekt der Immuntherapie plus Angiogenesehemmung war also insbesondere bei der Gruppe mit Lebermetastasen wirksam. In der Studie wurde als dritter Arm die Kombination aus Atezolizumab alleine plus Carboplatin/Paclitaxel mitgeführt. Beim Vergleich von Atezolizumab versus Bevacizumab jeweils in Kombination mit Carboplatin/Paclitaxel zeigt sich sowohl bei den Patienten mit Lebermetastasen als auch bei den Patienten ohne Lebermetastasen kein wesentlicher Wirksamkeitsunterschied. Die 4-fach-Kombination war somit speziell in der Gruppe der Patienten mit Lebermetastasen sehr effektiv (Abb. 16).

Auch für die Studie KEYNOTE-189 wurde eine Subgruppenanalyse der Patienten mit Lebermetastasen durchgeführt. In der Gruppe der Patienten mit Lebermetastasen betrug die mediane Überlebenszeit 12,6 Monate im Kombinationsarm Platin/Pemetrexed plus Pembrolizumab versus 6,6 Monate ohne Pembrolizumab. In der Gruppe der Patienten ohne Lebermetastasen waren die medianen Überlebenszeiten deutlich länger mit 23,7 versus 13,2 Monaten, der Unterschied bestand aber auch in dieser Gruppe deutlich zugunsten der Patienten unter Immuntherapie.

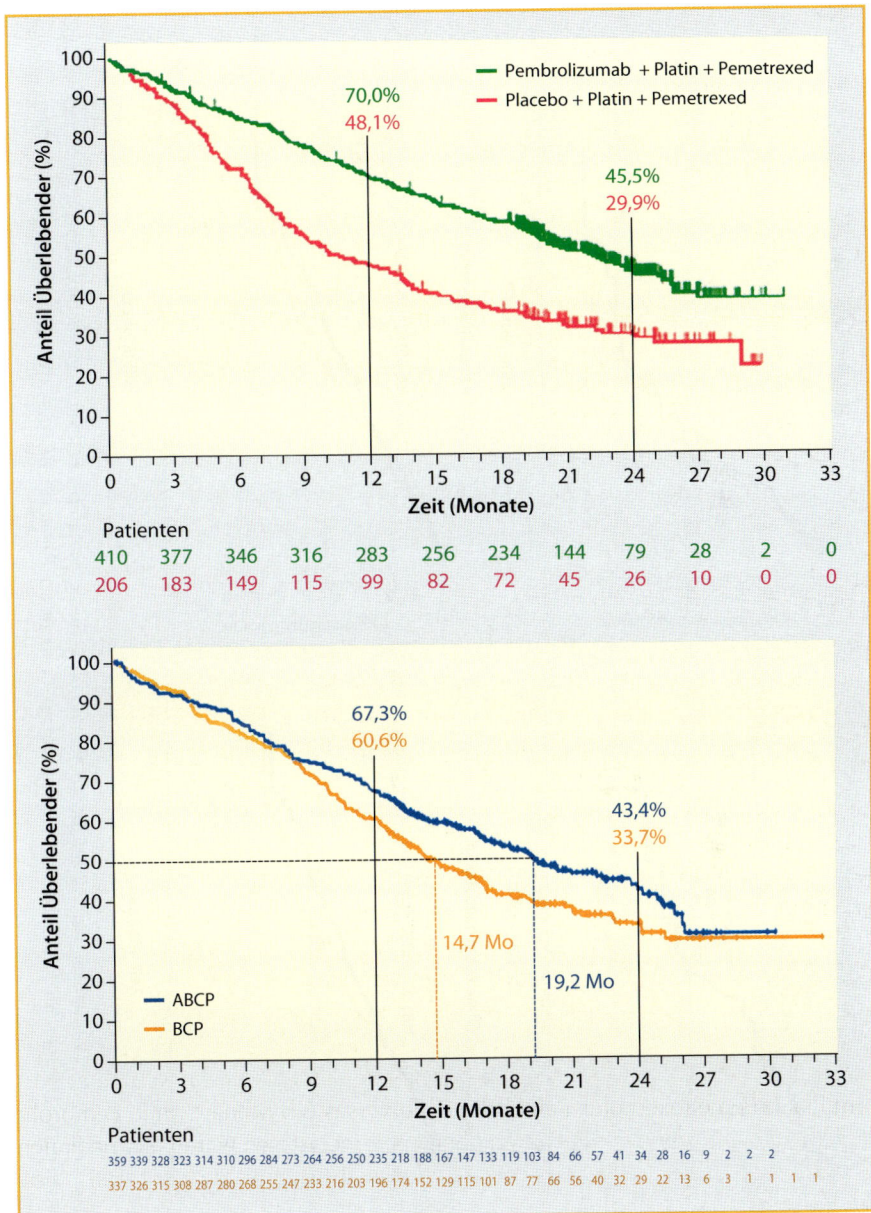

**Abbildung 15:** *Überlebenskurven aus KEYNOTE-189 (oben) und IMpower150 (unten). ABCP Atezolizumab, Bevacizumab, Carboplatin, Paclitaxel; BCP Bevacizumab, Carboplatin, Paclitaxel. Adaptiert nach [22, 77].*

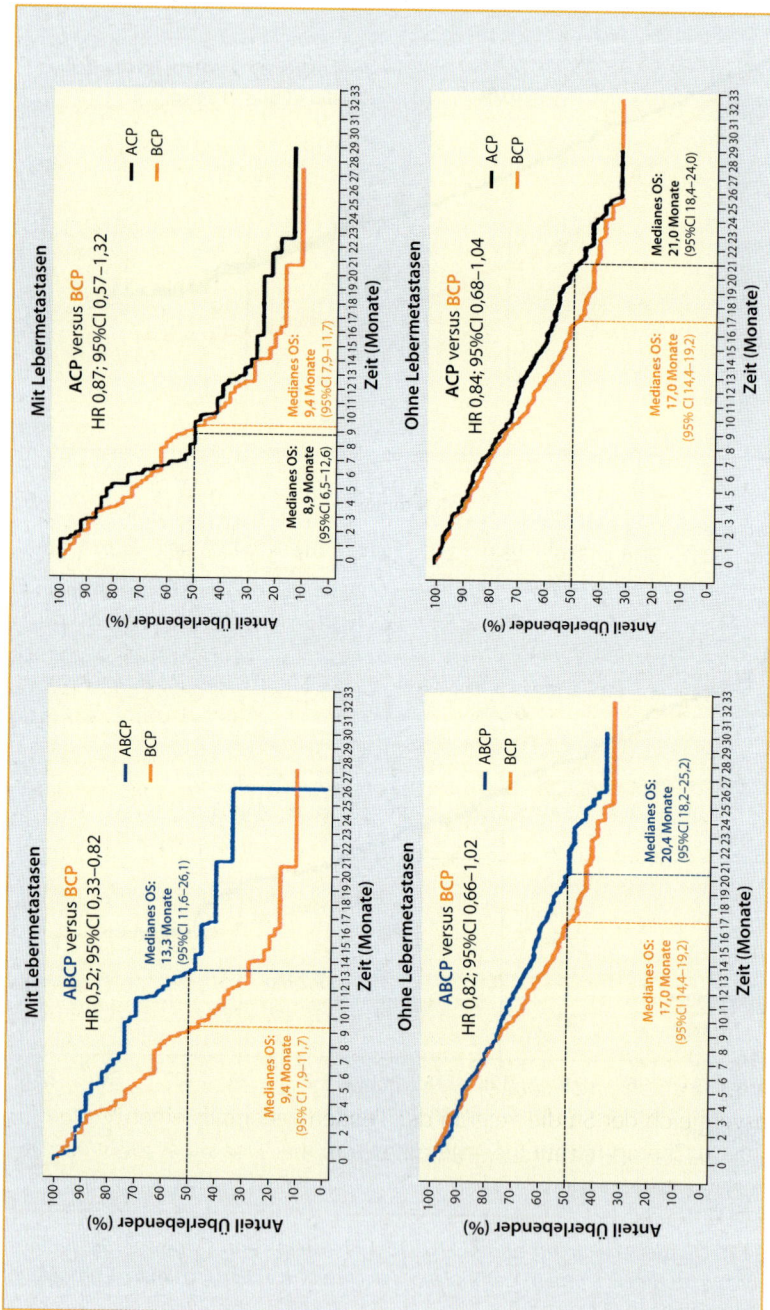

**Abbildung 16:** *Analyse der Wirksamkeit von Atezolizumab mit und ohne Bevacizumab bei Patienten mit Nichtplattenepithelkarzinomen und Lebermetastasen in der Erstlinie. ABCP Atezolizumab, Bevacizumab, Carboplatin, Paclitaxel; BCP Bevacizumab, Carboplatin, Paclitaxel. Adaptiert nach [78].*

> **Fazit für die Praxis**
>
> Die 4-fach-Kombination bestehend aus Carboplatin/Paclitaxel plus Bevacizumab und Atezolizumab hat in der Gruppe der Patienten mit Lebermetastasen einen Therapieeffekt gehabt, der in etwa dem Effekt der Kombination Platin/Pemetrexed plus Pembrolizumab entsprach. Aus diesen Daten lässt sich keine eindeutige Präferenz für die 4-fach-Kombination für die Patienten mit Lebermetastasierung ableiten. Experimentell sind Synergieeffekte von Immunstimulation und Angiogenese ableitbar; ob diese tatsächlich klinisch relevant sind, ist derzeit weiterhin offen. Eine Überlegenheit der 4-fach-Kombination gegenüber dem Standardschema Platin/Pemetrexed und Pembrolizumab lässt sich aus den Daten jedoch nicht ableiten.

### 8.2.4 IMpower130 und IMpower 150: 3-fach-Kombinationen ohne Bevacizumab

Im Herbst 2018 wurden beim ESMO-Kongress und bei der WCLC-Tagung 2 weitere Studien mit der Substanz Atezolizumab in Kombination mit Chemotherapie gegen Chemotherapie alleine vorgestellt. Die Studie IMpower130 verglich die Kombination Carboplatin/Nab-Paclitaxel plus Atezolizumab versus Carboplatin/Nab-Paclitaxel alleine. Es wurden insgesamt 578 Patienten aufgenommen, 292 erhielten die Therapie mit Atezolizumab und 286 nur die Chemotherapie. Die Patienten wurden unabhängig von der PD-L1-Expression aufgenommen, eine EGFR- oder ALK-Mutation durfte jedoch nicht vorliegen. Die Studie zeigte im progressionsfreien Überleben einen deutlichen Vorteil für die Kombination mit Atezolizumab: Die progressionsfreie 12-Monats-Überlebensrate betrug 29% versus 14% (HR 0,64). Auch das Gesamtüberleben war statistisch im Kombinationsarm signifikant verlängert: Die 2-Jahres-Überlebensrate betrug 39,6% versus 30% (HR 0,79).

In der Studie IMpower132 erhielten Patienten Cis- oder Carboplatin in Kombination mit Pemetrexed, jeweils mit oder ohne Atezolizumab. In diese Studie wurden 578 Patienten einbezogen, 292 erhielten die Therapie mit Atezolizumab und 286 nur die Chemotherapie. Auch diese Arbeit zeigt im progressionsfreien Überleben einen klaren Vorteil für die kombinierte Chemo-Immuntherapie mit einer progressionsfreien 12-Monats-Überlebensrate von 34% versus 17%. Der Überlebensvergleich der Studie zeigt in der Tendenz ebenfalls einen Vorteil für die kombinierte Chemo-Immuntherapie mit einem medianen Gesamtüberleben von 14,5 versus 11,7 Monaten (HR 0,81). Der Unterschied war mit einem p-Wert von 0,07 gerade eben nicht mehr statistisch signifikant.

### 8.2.5 PD-L1-Expression und Einfluss auf das Überleben in den IMpower-Studien

Aus den Atezolizumabstudien existieren auch die Auswertungen zu den einzelnen PD-L1-Untergruppen. Dabei muss bedacht werden, dass in den Atezolizumabstudien der Antikörper SB-142 zur PD-L1-Bestimmung herangezogen wurde, der die PD-L1-Expression speziell auf den Tumorzellen schwächer erfasst als der 22C3-Antikörper, der in den Pembrolizumabstudien verwendet wurde. Daher sind die Ergebnisse der Atezolizumabstudien nicht unmittelbar vergleichbar mit denen der Pembrolizumabstudie.

In der Studie IMpower150 zeigt sich bei hoher PD-L1-Expression ein deutlicher Vorteil für die Zugabe von Atezolizumab mit einem medianen Überleben von 25,2 Monaten versus 15,0 Monaten (HR 0,7). Bei niedriger PD-L1-Expression sind die Unterschiede im medianen Überleben mit 20,2 versus 16,4 Monaten weniger ausgeprägt (HR 0,8). Bei negativer PD-L1-Expression ist der Unterschied im Gesamtüberleben noch geringer mit einem Median von 17,1 versus 14,1 Monaten (HR 0,82). In der Studie IMpower132 findet sich erstaunlicherweise in der Gruppe der Patienten mit hoher PD-L1-Expression kein wesentlicher Unterschied im medianen Überleben: 17,3 Monate versus 16,9 Monate. Stattdessen ist der Vorteil für die zusätzliche Immuntherapie stärker ausgeprägt bei Patienten mit schwacher PD-L1-Expression: Medianes Gesamtüberleben 23,7 versus 15,9 Monate. Auch bei negativer PD-L1-Expression ist noch ein geringer Vorteil für die zusätzliche Immuntherapie belegt: 15,2 versus 12,0 Monate (HR 0,81).

Insgesamt ist also eine Abhängigkeit der Wirksamkeit der Atezolizumabhaltigen Schemata von der PD-L1-Expression nicht eindeutig zu erkennen. In den Studien haben eher unterschiedliche Patientengruppen von der Immuntherapie stärker profitiert.

Bei der ASCO-Jahrestagung 2019 stellten Landre et al. (abs. 9061) eine Metaanalyse zum Effekt einer kombinierten Immun-Chemotherapie versus einer alleinigen Chemotherapie bei Patienten mit negativer PD-L1-Expression vor [41]. Die Hazard Ratios betragen für die KEYNOTE-189-Studie 0,59 und für die beiden Studien IMpower130 und IMpowwer150-Studien 0,81 beziehungsweise 0,82. Somit zeigt sich in allen Studien auch bei PD-L1-Negativität ein zusätzlicher Effekt durch eine zusätzliche Immuntherapie.

> **Fazit für die Praxis**
>
> Die kombinierte Chemo-Immuntherapie hat sich zur Standardbehandlung des Nichtplattenepithelkarzinoms in der Erstlinie entwickelt. Die Überlebensdaten der KEYNOTE-189-Studie sind auch bei längerer Nachbeobachtung überzeugend und zeigen einen Überlebensvorteil durch die kombinierte Chemo-Immuntherapie in allen Patientenuntergruppen. Für Patienten mit hoher PD-L1-Expression muss klinisch entschieden werden, ob eine alleinige Immuntherapie oder eine kombinierte Chemo-Immuntherapie eingesetzt wird. Für die anderen Patienten stellt nach den Daten der KEYNOTE-189-Studie die kombinierte Chemo-Immuntherapie die wirksamste Behandlung dar. Sie ist allerdings auch mit höherer Toxizität im Vergleich zur alleinigen Chemotherapie assoziiert. Des Weiteren müsste aus den Studien evaluiert werden, wie viele Patienten mit initialer alleiniger Chemotherapie in der Zweitlinie tatsächlich eine Immuntherapie erhalten haben. Sollte dieser Anteil relativ niedrig gewesen sein, so bleibt die Frage offen, ob eine Sequenzbehandlung unter Umständen nicht doch vergleichbare Überlebensdaten erreichen kann.

## 8.3 Kombinierte Chemo-Immuntherapie in der Erstlinie beim Plattenepithelkarzinom

Die Studie zur kombinierten Chemo-Immuntherapie mit Pembrolizumab beim Plattenepithelkarzinom ist die KEYNOTE-407. Sie wurde von Paz-Ares et al. im November 2018 im NEJM publiziert [57]. In diese Studie wurden 559 Patienten mit nicht vorbehandeltem Plattenepithelkarzinom der Lunge einbezogen. Sie erhielten als Chemotherapie Carboplatin und Paclitaxel oder Nab-Paclitaxel über 4 Zyklen. Die Randomisierung erfolgte auf die zusätzliche Gabe von 200 mg Pembrolizumab oder Placebo. Die Studie weist ein sehr kurzes Follow-up von lediglich 7,8 Monaten auf. Dennoch zeigt sich im Gesamtüberleben ein klarer Vorteil für die Pembrolizumab-Kombinationstherapie mit einem Median von 15,9 versus 11,3 Monaten. Der Überlebensvorteil in dieser Studie war unabhängig von der PD-L1-Expression. 35% der Patienten wiesen eine negative PD-L1-Expression auf, bei 37% lag diese zwischen 1% und 49% und bei 26% der Patienten >50%. In allen Untergruppen war der Therapieeffekt in etwa vergleichbar: HR 0,61 für PD-L1-negative Tumoren, HR 0,57 für schwach positive und HR 0,64 für stark PD-L1-positive Plattenepithelkarzinome.

Die vergleichbare Studie mit Atezolizumab ist die IMpower131. Hier wurden die Patienten auf 3 Therapiearme randomisiert: im Arm A erhielten sie Carboplatin/Paclitaxel plus Atezolizumab, im Arm B Carboplatin und nab-Paclitaxel plus Atezolizumab und im Arm C nur Carboplatin sowie nab-Paclitaxel. Insgesamt wurden in die Studie 1202 Patienten aufgenommen, jeweils etwa 400 pro Therapiearm. Die Studie zeigt im progressionsfreien Überleben einen eindeutigen Vor-

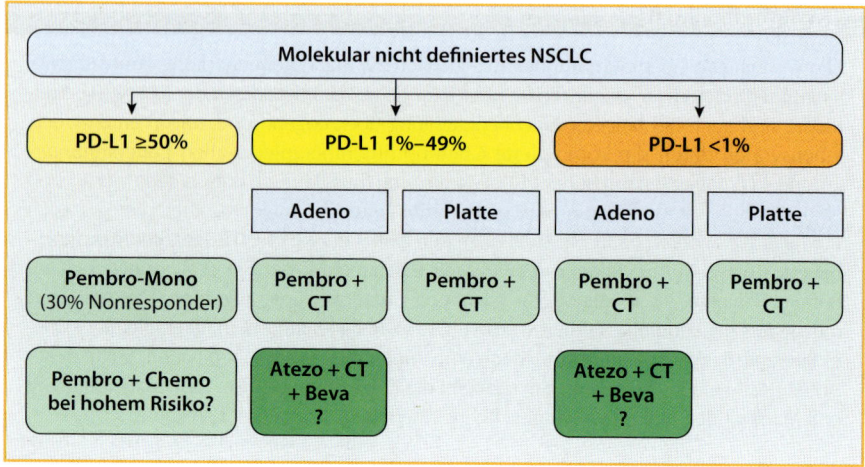

**Abbildung 17:** *Optionen zur Immuntherapie in der Erstlinie des NSCLC im Stadium IV.*

teil für die Atezolizumab-Behandlungsgruppe mit einem Median von 6,3 versus 5,6 Monaten: HR 0,71; p=0,0001. Nach 12 Monaten waren noch 24,7% der Patienten im Atezolizumab-Arm und 12,0% im Placebo-Arm progressionsfrei. Im Gesamtüberleben ist zwischen den beiden Therapiearmen allerdings kein signifikanter Unterschied mehr zu beobachten. Das mediane Gesamtüberleben liegt bei 14,6 versus 14,3 Monaten: HR 0,92; p=0,4. Die 24-Monats-Überlebensrate ist im Atezolizumab-Arm mit 32,4% versus 25,8% im Placeboarm etwas günstiger.

Bei der Differenzierung der Ergebnisse nach dem PD-L1-Status zeigt sich für Patienten mit hoher PD-L1-Expression ein klarer Vorteil für die Atezolizumabgabe, bei schwacher PD-L1-Expression war im Trend der Kontrollarm sogar etwas günstiger und bei negativer PD-L1-Expression verlaufen die Überlebenskurven lange deckungsgleich, die Langzeitüberlebensrate scheint im Arm mit Atezolizumab jedoch wieder höher zu sein.

> **Fazit für die Praxis**
>
> Beim Plattenepithelkarzinom zeigt nur die KEYNOTE-407-Studie in allen PD-L1-Untergruppen positive Ergebnisse. Die Studie IMpower131 konnte keinen signifikanten Überlebensvorteil belegen. Dementsprechend hat hier nur Pembrolizumab eine Zulassung erhalten. Die Kombination aus Carboplatin/Paclitaxel und Pembrolizumab ist eine mögliche Standardtherapie bei Plattenepithelkarzinomen. Die Therapie mit Atezolizumab ist für das Plattenepithelkarzinom nicht zugelassen.

In Abbildung 17 sind die Optionen zur Immuntherapie in der Erstlinie des NSCLC im Stadium IV zusammengefasst.

# 9 Nichtkleinzelliges Lungenkarzinom – Erstlinientherapie der EGFR-mutierten Erkrankung

## 9.1 Direkter Vergleich verschiedener EGFR-TKI in der Erstlinie

**Osimertinib**

Im Januar 2018 wurde im NEJM die FLAURA-Studie publiziert [82]. In dieser Untersuchung wurde Osimertinib als Drittgenerations-EGFR-TKI gegen Erlotinib oder Gefitinib als ältere EGFR-TKIs verglichen. Alle Patienten mussten eine aktivierende EGFR-Mutation mit Nachweis einer Exon-19-Deletion oder einer L858R-Mutation aufweisen, und sie durften nicht mit einem EGFR-TKI vorbehandelt gewesen sein. Der Einschluss von Patienten mit stabilen ZNS-Metastasen war erlaubt. Anschließend erfolgte eine Randomisierung auf Osimertinib 80 mg täglich oder Gefitinib oder Erlotinib in Standarddosierung. Insgesamt wurden 556 Patienten einbezogen, 279 erhielten Osimertinib und 277 Gefitinib oder Erlotinib. Eine Exon-19-Deletion wiesen 63%, eine L858R-Mutation 37% auf. Etwa 20% der Patienten hatten ZNS-Metastasen bei Studienbeginn.

Der primäre Endpunkt der Studie war das PFS nach Prüfarztbeurteilung. Hier zeigte sich ein hochsignifikanter Vorteil für Osimertinib mit einem Median von 18,9 versus 10,2 Monaten. Der Osimertinib-Vorteil war in allen Untergruppen unabhängig von Alter, Geschlecht, Raucherstatus, ZNS-Metastasen und Art der EGFR-Mutation nachweisbar. Eine Remission erreichten 80% der Patienten unter Osimertinib und 76% unter dem älteren EGFR-TKI. Die Dauer der Remission war jedoch unter Osimertinib mit 17,2 Monaten mehr als doppelt so lang wie im Vergleichsarm mit 8,6 Monaten. Auch die vorläufige Analyse des Gesamtüberlebens zeigt bereits einen Überlebensvorteil für Osimertinib: HR 0,63; p=0,0068. Bisher traten lediglich 141 Todesfälle bei 556 Patienten auf, 58 unter Osimertinib und 83 im Vergleichsarm. Die Toxizitätsanalyse zeigte keinen wesentlichen Unterschied zwischen den beiden Therapiearmen, sodass die höhere Wirksamkeit nicht durch eine höhere Rate an Nebenwirkungen erkauft wurde.

> **Fazit für die Praxis**
>
> Die FLAURA-Studie hat Osimertinib als neue Standardtherapie für die Erstlinie der EGFR-mutierten Erkrankung definiert. Der wesentliche Vorteil von Osimertinib gegenüber Erlotinib und Gefitinib ist die bessere ZNS-Gängigkeit.

Eine Analyse zum ZNS-Ansprechen ist aus dieser Studie noch einmal als gesonderte Publikation erschienen. Reungwetwattana et al. haben im September 2018 im JCO speziell eine Analyse zum ZNS-Ansprechen aus der FLAURA-Studie publiziert [67]. In diese Studie durften Patienten mit stabiler Erkrankung und Steroidfreiheit einbezogen werden. Bei insgesamt 200 Patienten wurde vor Therapiebeginn ein CT des Schädels durchgeführt. 128 hatten eine messbare oder nicht messbare ZNS-Läsion. Von diesen 128 Patienten waren 61 im Osimertinib-Arm und 67 im Standard-EGFR-TKI-Arm. Eine messbare Läsion lag bei 22 Patienten im Osimertinib- und bei 19 Patienten im Standard-EGFR-TKI-Arm vor.

Die mediane ZNS-progressionsfreie Zeit für Patienten mit messbaren oder nicht messbaren ZNS-Läsionen war unter Osimertinib noch nicht erreicht und betrug im Kontrollarm 13,9 Monate: HR 0,48; p=0,014. Für Patienten mit messbaren Läsionen betrug die objektive Ansprechrate 91% versus 66%. Die Rate an ZNS-Progressionen war unter Osimertinib wesentlich niedriger als unter Standard-EGFR-TKI. Eine Progression vorhandener Herde wurde bei 9 Patienten unter Osimertinib und 10 Patienten unter Standard-EGFR-TKI beobachtet. Neue Hirnmetastasen traten bei 7 Patienten unter Osimertinib und bei 20 Patienten unter Standard-EGFR-TKI auf. In der Summe war somit eine ZNS-Progression bei 12 Patienten unter Osimertinib und 26 Patienten im Standard-EGFR-TKI-Arm zu beobachten. ZNS-bedingte Todesfälle kamen in beiden Armen jedoch ähnlich häufig vor: 6 Fälle unter Osimertinib und 4 Fälle unter Standard-EGFR-TKI. Die Rate einer ZNS-Progressionsfreiheit nach 18 Monaten betrug 58% unter Osimertinib und 40% unter Standard-EGFR-TKI. Die Studie belegt somit noch einmal die höhere ZNS-Wirksamkeit von Osimertinib im Vergleich zu Erlotinib und Gefitinib.

### Dacomitinib

Mok et al. publizierten im August 2018 im JCO die Studie ARCHER-1050 [49]. In dieser Untersuchung wurde Dacomitinib mit Gefitinib in der Erstlinientherapie verglichen. Dacomitinib ist ein Zweitgenerations-EGFR-TKI, der die Tyrosinkinase irreversibel inhibiert. Dacomitinib wurde in einer Dosis von 45 mg mit 250 mg Gefitinib verglichen. Insgesamt wurden 452 Patienten einbezogen. Die Endauswertung der Studie zeigte im PFS einen hoch signifikanten Vorteil für Dacomitinib mit einem Median von 14,7 versus 9,2 Monaten.

Die jetzt vorgestellte Analyse des Gesamtüberlebens weist ebenfalls einen signifikanten Überlebensvorteil für Dacomitinib mit einem Median von 34,1 versus 26,8 Monaten auf: HR 0,78; p=0,044. Der Vorteil für Dacomitinib ist sowohl bei Patienten mit Exon-19-Deletion als auch solchen mit L858R-Mutation belegt. Im weiteren Therapieverlauf erhielt etwa 1/3 der Patienten eine Chemotherapie, 10% wurden mit einem Drittgenerations-EGFR-TKI behandelt und 8% mit einem anderen EGFR-TKI. Die Verteilung der Drittlinientherapie war zwischen den beiden Therapiearmen ausgeglichen. Dacomitinib verursacht mehr Nebenwirkungen als Gefitinib. Insbesondere Grad-3/4-Diarrhöen, Nagelbettveränderun-

**Tabelle 2:** Überblick zu Phase-III-Studien zum Erstlinieneinsatz von EGFR-TKI bei aktivierender Mutation. Adaptiert nach [49, 56, 82].

|  | LUX-Lung 7 [56] | | Archer 1050 [49] | | FLAURA [82] | |
|---|---|---|---|---|---|---|
| TKI | Gefitinib | Afatinib | Gefitinib | Dacomitinib | Gefitinib/Erlotinib | Osimertinib |
| Patienten (n) | 159 | 160 | 225 | 227 | 277 | 278 |
| Medianes PFS (Monate) | 10,9 | 11,0 | 9,2 | 14,7 | 10,2 | 18,9 |
| 24-Monats-PFS | 8% | 18% | 10% | 31% | 10% | 27% |
| Hazard Ratio PFS | 0,73 | | 0,59 | | 045 | |
| Medianes OS (Monate) | 24,5 | 27,9 | 26,8 | 34,1 | NE | NE |
| 24-Monats-OS | 51% | 61% | 59% | 70% | 63% | 73% |
| Hazard Ratio OS | 0,86 | | 0,76 | | 0,63 | |

gen, Rash und Stomatitis traten bei 20%–30% der Patienten unter Dacomitinib und damit deutlich häufiger als unter Gefitinib auf. Eine Dosismodifikation benötigten dementsprechend 66% der Patienten im Dacomitinib-, aber nur 8% der Patienten im Gefitinib-Arm.

Tabelle 2 liefert einen Überblick zu den referierten Phase-III-Studien mit EGFR-TKI bei aktivierender Mutation.

## 9.2  EGFR- und Angiogenese-Inhibition in der Erstlinie

In Lancet Oncology publizierten Saito et al. im Mai 2019 die Phase-III-Studie zum Vergleich Erlotinib versus Erlotinib plus Bevacizumab bei EGFR-mutiertem NSCLC [71]. Saito et al. behandelten insgesamt 228 Patienten entweder mit Erlotinib 150 mg 1-mal täglich oder Erlotinib in der gleichen Dosis plus Bevacizumab 15 mg/kg KG alle 3 Wochen. Bei Progress wurden die Patienten auf Platin/Pemetrexed umgestellt. Die Mutationen Exon19 und L858R waren mit jeweils 50% gleich verteilt. Die Anzahl der Patienten mit ZNS-Metastasen betrug 32% in beiden Therapiearmen.

Der primäre Endpunkt PFS zeigte bei unabhängigem Review einen signifikanten Vorteil für den Kombinationsarm mit einem Median von 16,9 versus 13,3 Monaten (HR 0,6). Der Vorteil war bei den Patienten mit Deletionen im Exon 19 und auch solchen mit L858R-Mutationen nachweisbar. Diese Studie hat somit zumindest einen deutlichen PFS-Vorteil für die Kombination von Erlotinib plus Bevacizumab bei EGFR-mutiertem NSCLC gezeigt.

Auf der ASCO-Tagung 2019 wurde eine weitere Studie mit Kombination von EGFR und VEGFR für EGFR-mutierte Patienten vorgestellt. Nakagawa präsentierten die RELAY-Studie [50]. Diese umfasste 449 Patienten und randomisierte diese auf Erlotinib plus Placebo versus Erlotinib plus Ramucirumab. Ramucirumab wurde in einer Dosis von 10 mg/kg KG alle 2 Wochen gegeben. Die Therapie wurde bis zur Progression weitergeführt. Die Patientencharakteristika waren gut verteilt. 55% der Patienten wiesen eine Deletion im Exon 19 auf, 45 eine L858R-Mutation. Im progressionsfreien Überleben zeigt sich auch hier ein deutlicher Vorteil für die Zugabe von Ramucirumab mit einem Median von 19,4 Monaten versus 12,4 Monaten. Der Unterschied ist mit einer HR von 0,59 und einem p-Wert von <0,001 signifikant (Abb. 18). Die Subgruppenanalyse zeigt für alle Patientenuntergruppen den Vorteil im PFS. Daten zum zweiten Progress und zum Überleben sind bisher sehr vorläufig. Von den Patienten mit Progress wurde bei 43% beziehungsweise 47% eine T790M-Mutation als Ursache für das Nichtansprechen nachgewiesen. Bei der Analyse der Toxizität findet sich kein wesentlicher Unterschied zwischen den beiden Therapiearmen. Wie erwartet

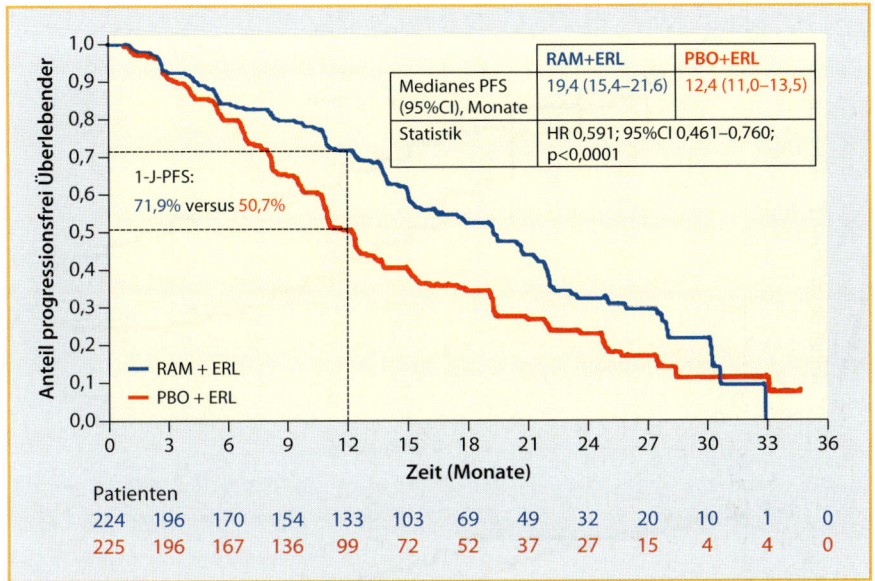

**Abbildung 18:** *Progressionsfreies Überleben in der Phase-III-Studie RELAY. ERL Erlotinib, RAM Ramucirumab, PBO Placebo. Adaptiert nach [50].*

war Bluthochdruck in der Ramucirumab-Gruppe häufiger als in der Vergleichsgruppe (45% versus 12%). Auch Blutungsereignisse waren unter Ramucirumab häufiger (55% versus 26%).

> **Fazit**
>
> Sowohl die RELAY-Studie als auch die japanische Studie von Saito et al. belegen einen Vorteil für die Kombination aus einem EGFR-TKI und einem Angiogenese-Inhibitor bei Patienten mit EGFR-mutiertem NSCLC. Der Benefit im progressionsfreien Überleben ist deutlich zu erkennen. Für beide Studien stehen bisher allerdings aussagekräftige Überlebenszeitdaten noch aus.

## 9.3 Kombinierte EGFR-TKI und Chemotherapie in der Erstlinie

Auf der ASCO-Tagung 2019 wurde von Noronha et al. die Studie mit dem Vergleich von Gefitinib alleine versus Gefitinib plus Carboplatin/Pemetrexed bei EGFR-mutiertem Lungenkarzinom vorgestellt [52]. Die Untersuchung wurde in Indien durchgeführt. Einbezogen werden konnten alle Patienten mit aktivierender

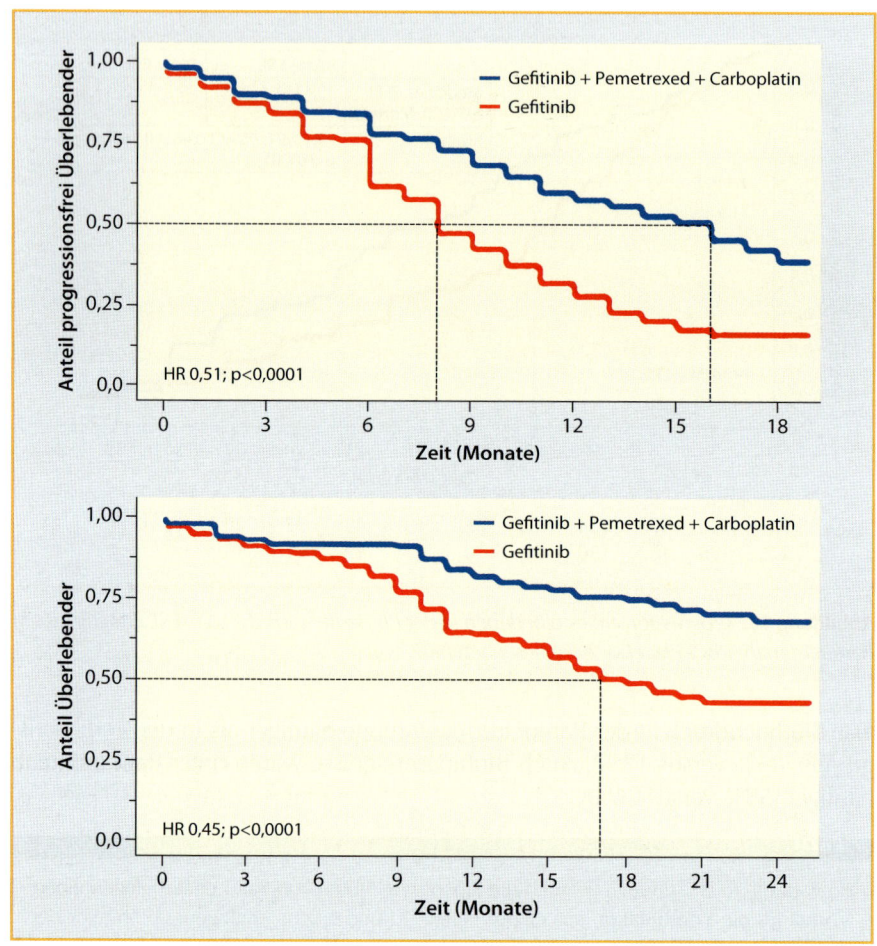

**Abbildung 19:** *PFS (oben) und OS (unten) bei Patienten mit EGFR-mutiertem NSCLC in der Erstlinie unter Gefitinib allein versus Gefitinib plus Pemetrexed und Carboplatin. Adaptiert nach [52].*

EGFR-Mutation ohne Vorbehandlung. Diese wurden nach ECOG und vorhandener Mutation stratifiziert und dann randomisiert auf eine Therapie mit Gefitinib 250 mg täglich oder Gefitinib 250 mg täglich plus Pemetrexed und Carboplatin in Standarddosierung. Insgesamt wurden 350 Patienten einbezogen, 174 im Kombinationsarm, 176 im Gefitinib-Arm. Die Prognoseparameter waren zwischen beiden Therapiearmen gut ausbalanciert, 18% der Patienten wiesen bei Diagnosestellung Hirnmetastasen auf.

**Tabelle 3:** *Übersicht zu neuen Optionen in der Erstlinientherapie des EGFR-mutierten nichtkleinzelligen Lungenkarzinoms.*

|  | Anzahl (n) | Arme | Medianes PFS (Monate) | Medianes OS (Monate) |
|---|---|---|---|---|
| Soria, NEJM 2018 [82] | 556 | Osimertinib vs. Gefitinib/Erlotinib | **18,9** 10,2 | NE NE |
| Seto, Lancet Oncol 2019 [73] | 224 | Erlotinib vs. Erlotinib + Bevacizumab | 13,3 **16,9** | 47 47 |
|  |  | Erlotinib vs. Erlotinib + Ramucirumab | 12,4 **19,4** | NE NE |
| Nakamura, ASCO 2018 [51] | 341 | Gefitinib vs. Gefitinib + Carboplatin/ Pemetrexed | 11,2 **20,9** | 38,8 52,2 |
| Noronha, ASCO 2019 [52] | 350 | Gefitinib vs. Gefitinib + Carboplatin/ Pemetrexed | 8,0 **16,0** | 17,0 NE |

Die Ansprechrate auf die Therapie betrug 75% im Kombinationsarm und 63% im Gefitinib-Monotherapiearm. Das progressionsfreie Überleben war im Kombinationsarm mit 16 versus 8 Monaten signifikant verlängert: HR 0,51; p<0,0001. Auch das Gesamtüberleben war im Kombinationsarm hochsignifikant verlängert: HR 0,45; p<0,0001. Hier ist der Median im Kombinationsarm bisher nicht erreicht, im Kontrollarm lag er bei 17 Monaten (Abb. 19). Die Kombination aus Chemotherapie plus EGFR-TKI war in allen Patientenuntergruppen günstiger.

Diese Arbeit ist somit nach der 2018 von Nakamura [51] auf der ASCO-Jahrestagung vorgestellten NEJ009-Studie die zweite Studie, die einen eindeutigen Vorteil für eine Kombinationstherapie aus Chemotherapie plus EGFR-TKI-Behandlung bei Patienten mit EGFR-mutiertem NSCLC in der Erstlinie zeigt (Tab. 3).

> **Fazit für die Praxis**
>
> Im letzten Jahr wurde Osimertinib als neue Standardtherapie für EGFR-mutierte Patienten definiert. Ebenfalls 2018 gab es zwei Studien mit einer Kombination aus EGFR-TKI plus Angiogenese-Inhibition oder Chemotherapie. In diesem Jahr wurden nun zu jedem Kombinationspartner jeweils eine weitere Studie mit sehr ähnlichen Ergebnissen vorgestellt. Die Zugabe eines Angiogenese-Inhibitors führt zu einer deutlichen Verlängerung des PFS. Hier ist die Nachbeobachtung für eine Überlebenszeitanalyse allerdings noch zu

> kurz. Die zusätzliche Gabe einer Chemotherapie führt ebenfalls zu einer hochsignifikanten Verlängerung des PFS. Für beide Therapiestudien liegen auch Daten vor, die eine hochsignifikante Verlängerung des Gesamtüberlebens belegen. Insgesamt ergeben sich damit für EGFR-mutierte Patienten in der Erstlinie neue Behandlungsmöglichkeiten. Die Option der Osimertinibtherapie wird ergänzt durch die Möglichkeit einer Kombination aus EGFR-TKI und Angiogenese-Inhibition oder durch die Kombination von EGFR-TKI und Chemotherapie. Bei den beiden Kombinationsansätzen ist zu berücksichtigen, dass diese jeweils mit einem EGFR-TKI der älteren Generation durchgeführt wurden und nicht mit dem Drittgenerations-EGFR-TKI Osimertinib.

## 10 Behandlung der EGFR-resistenten Erkrankung

Eine EGFR-TKI-Therapie führt bei einer EGFR-mutierten Erkrankung initial zu einer hohen Rate an Tumorkontrolle. Bisher steht jedoch der Nachweis aus, dass mit einer solchen Therapie die Erkrankung langfristig geheilt werden kann. In aller Regel erleiden alle Patienten unter einer Firstline-EGFR-Therapie in der Folge wieder eine Progression der Erkrankung; denn bei nahezu allen Patienten unter laufender EGFR-TKI-Therapie entwickelt sich eine Resistenz.

### 10.1 Resistenzmuster in der Erstlinie mit TKI der 1.–3. Generation

Wird als Erstlinientherapie ein EGFR-TKI der 1. oder 2. Generation eingesetzt (Erlotinib, Gefitinib, Afatinib, Dacotinib) so erreichen die Patienten hierunter ein medianes PFS von 10–15 Monaten bei einer Remissionsrate von 70%. Bei Progress unter diesen EGFR-TKI findet sich in 60% der Patienten eine T790-Mutation als Resistenzmechanismus. Weitere Resistenzmechanismen sind in etwa 20% der Fälle eine MET- oder HER2-Amplifikation, in 10% eine Transformation zum kleinzelligen Lungenkarzinom und in etwa 5% eine MAPK/PI3K-Alteration. Bei etwa 20% der Fälle ist der Resistenzmechanismus unbekannt.

Für nachgewiesene Resistenzmechanismen existiert häufig eine gezielte Zweitlinientherapie. So kann bei T790M-Mutation Osimertinib mit einer erneuten Ansprechrate von 70% und einer erneuten progressionsfreien Zeit von etwa 12 Monaten eingesetzt werden.

Beim ESMO-Kongress 2018 stellten Ramalingam et al. eine Untersuchung zum Resistenzmechanismus nach Erstlinientherapie mit Osimertinib aus der FLAURA-Studie vor [62]. Bei den beteiligten Patienten wurden Plasmaproben zu Therapiebeginn und zum Zeitpunkt der Progression entnommen und über NGS ein genomisches Profiling durchgeführt. Solche Paare von Plasmaproben waren bei 272 Patienten vorhanden, 113 hatten Osimertinib in der Erstlinientherapie erhalten. Dies entsprach 41% der mit Osimertinib in der Erstlinie behandelten Patienten. Die häufigsten Resistenzmechanismen waren eine MET-Amplifikation (15%) und eine EGFR-C797S-Mutation (7%). In der Gefitinib- beziehungsweise Erlotinibgruppe wurde bei insgesamt 129 Patienten (47%) eine T790M-Mutation als häufigste Resistenzmutation nachgewiesen werden. Eine MET-Amplifikation lag hier bei 4% und eine HER2-Amplifikation bei 2% vor.

Beim gleichen Kongress präsentierten Papadimitrakopoulou et al. eine Analyse zum Resistenzmechanismus von Osimertinib in der Zweitlinientherapie aus der AURA-3-Studie [55]. In diese Studie waren ausschließlich Patienten mit nachweisbarer T790M-Mutation aufgenommen worden. Diese wurden dann randomisiert auf Osimertinib oder Platin/Pemetrexed. Auch hier wurde die Bestimmung des Resistenzmechanismus über NGS aus Blutproben durchgeführt. Dies gelang bei Osimertinib in 83 von 279 Patienten (30%). Bei 49% der Patienten war die T790M-Mutation verloren gegangen. Andere erworbene EGFR-Mutationen traten bei 21% der Patienten auf, die häufigste war die C797S-Mutation bei 14%. Weitere wichtige Mutationen waren MET-Amplifikation bei 19%, Zellzyklusgenalterationen bei 12%, HER2-Amplifikationen bei 5%, PIK3CA-Amplifikationen in 5% und BRAF-Mutationen bei 3% der Patienten. Insgesamt bestätigen die Ergebnisse die Untersuchungen aus früheren Analysen bezüglich der Resistenzmechanismen nach Osimertinibtherapie.

> **Fazit für die Praxis**
>
> Wird Osimertinib in Erstlinie eingesetzt, so entwickelt sich als Resistenzmechanismus keine T790M-Mutation. In etwa 20% der Fälle treten neue EGFR-Mutationen auf. Die beiden häufigsten sind die C797X- und die L718Q- sowie die G724S-Mutation. In weiteren 20% der Fälle findet sich eine MET- oder HER2-Amplifikation, etwa 10% der Patienten entwickeln MAPK/PI3K-Alterationen und etwa 5% eine Transformation zum kleinzelligen Lungenkarzinom. In etwa 30% der Fälle bleibt der sich unter Osimertinib entwickelnde Resistenzmechanismus ungeklärt.
> Klinisch bedeutsam ist die Beobachtung, dass bei primärer Osimertinibtherapie und somit nicht vorhandener T790M-Mutation Tumoren mit den Resistenzmutationen C797S und L718V nach Osimertinibtherapie wieder sensitiv gegenüber Afatinib werden. Treten diese beiden Mutationen jedoch bei gleichzeitig vorhandener T790M-Mutation auf, so ist auch Afatinib nicht wirksam.

## 10.2 MET als Resistenzmechanismus

Lai et al. Publizierten im JCO im Januar 2019 eine Untersuchung, die sich der Frage widmete, inwieweit eine MET-Amplifikation das Ansprechen auf eine EGFR-TKI-Therapie beeinflusst [40a]. In diese Studie wurden 200 Patienten mit nicht vorbehandelter EGFR-mutierter Erkrankung einbezogen. 52 (26%) von ihnen wiesen eine erhöhte Zahl von MET-Genkopien auf. Bei mehr als 5 Genkopien wurden die Patienten als MET-hoch klassifiziert. Um als Amplifikation zu gelten, wurde darüber hinaus zumindest eine Verdopplung der MET-Region auf Chromosom 7 gefordert. Von den 52 Patienten mit hoher MET-Genkopienzahl hatten 6 Patienten eine zusätzliche Amplifikation.

Unter einer Erstlinien-EGFR-TKI-Therapie betrug das mediane progressionsfreie Überleben 12,2 Monate für Patienten mit hoher versus 13,1 Monate für Patienten mit niedriger MET-Genkopienzahl. Die MET-Genkopienzahl hatte demnach keinen Einfluss auf die Wirksamkeit der EGFR-TKI-Therapie. Lediglich bei vorhandener MET-Amplifikation war das Ansprechen ungünstig und die Zeit bis zur Progression betrug lediglich 1–6 Monate. Die Autoren schlussfolgern, dass eine hohe MET-Genkopienzahl keinen signifikanten Einfluss auf das Ansprechen gegenüber einer EGFR-TKI-Therapie hat. Lediglich die MET-Amplifikation ist prognostisch ungünstig.

Wu et al. publizierten im November 2018 im JCO eine Studie mit Capmatinib plus Gefitinib nach Resistenz unter Erstlinien-EGFR-TKI bei Patienten mit MET-dysreguliertem Tumor [89]. Capmatinib (INC 280) ist ein selektiver MET-Inhibitor, der insbesondere in Kombination mit Gefitinib in präklinischen Studien auch bei erworbener EGFR-TKI-Resistenz eine hohe Wirksamkeit gezeigt hat. In der klinischen Studie erhielten die Patienten Capmatinib in Dosen von 100 mg bis 800 mg zusammen mit 250 mg Gefitinib. 100 Patienten wurden in die Studie einbezogen. Die Remissionsrate betrug 27%. Bei Patienten mit nachgewiesener MET-Amplifikation lag die Remissionsrate bei 47%. Die häufigsten Nebenwirkungen waren Übelkeit, periphere Ödeme und verminderter Appetit sowie Hautrash. Die Autoren schlussfolgern, dass die Kombination von Capmatinib und Gefitinib für Patienten mit erworbener EGFR-TKI-Resistenz eine vielversprechende Therapieoption ist und sich bei MET-amplifizierter Erkrankung in etwa der Hälfte der Fälle ein nochmaliges Ansprechen auf die Therapie erreichen lässt.

Auf der ASCO-Tagung 2019 präsentierten Haura et al. eine Studie mit einem gegen EGFR und MET gerichteten bispezifischen Antikörper [30]. Die als JNJ-372 bezeichnete Substanz wurde bei 108 Patienten mit EGFR-Mutation und Resistenz unter Erstlinien-EGFR-TKI-Therapie eingesetzt, eine MET-Amplifikation musste nicht vorliegen. 32 der 108 Patienten zeigte eine partielle Remission unter der Therapie. Diese trat bei ganz verschiedenen nachweisbaren EGFR-Mutationstypen auf. Von 58 Patienten nach Drittgenerations-EGFR-TKI erreichten 16 (28%) eine partielle Remission. Auch bei Patienten mit Exon-20-Insertionen betrug die Remissionsrate 30%. Die Autoren schlussfolgern, dass JNJ-372 eine aktive Substanz in der Therapie der EGFR-resistenten Erkrankung ist. Allerdings sprechen auch hierauf nur 30% der Patienten an. Diese Substanz wird jedoch in weiteren Studien untersucht werden.

Wu et al. präsentierten wurde auf dem ESMO-Kongress 2018 eine Phase-II-Studie zu Tepotinib plus Gefitinib bei MET-positivem EGFR-mutierten NSCLC [88]. Die einbezogenen Patienten mussten eine primäre EGFR-TKI-Therapie erhalten haben. Bei Resistenz hierunter war eine MET-Positivität bei gleichzeitigem Fehlen einer T790M-Mutation als Einschlusskriterium gefordert. 55 Patienten wurden randomisiert auf eine Kombinationstherapie mit dem MET-Inhibitor Tepotinib plus Gefitinib oder auf eine Chemotherapie mit Cisplatin und Pemetrexed. Unter MET-Inhibitor plus Gefitinib wurde ein medianes progressionsfreies Überleben von 4,9 Monaten erreicht, das mediane PFS in der Chemotherapiegruppe betrug 4,4 Monate. Der Unterschied war statistisch nicht signifikant.

In der Subgruppe mit immunhistochemisch dreifacher MET-Positivität betrug das mediane PFS 8,3 Monate unter Tepotinib plus Gefitinib versus 4,4 Monaten unter Chemotherapie. In der Gruppe der Patienten mit MET-Amplifikation (n=19) betrug das mediane PFS unter Tepotinib plus Gefitinib sogar 21,2 Monate im Vergleich zu nur 4,2 Monaten unter Chemotherapie. Die Autoren schlussfolgern, dass die Kombination von Tepotinib und Gefitinib bei Patienten mit MET-Amplifikation im Vergleich zu einer Chemotherapie eine deutliche Verbesserung der Prognose erreichen kann.

## 10.3 Gegen HER3 gerichtetes Antikörper-Wirkstoff-Konjugat zur Resistenzüberwindung

Auf der ASCO-Tagung 2019 präsentierten Janne et al. eine Studie mit einem gegen HER3 gerichteten Antikörper-Wirkstoff-Konjugat namens U3-1402 zur Therapie von EGFR-resistentem NSCLC [37]. Das Konjugat besteht aus einem HER3-Antikörper, der über einen Linker an eine zytotoxische Substanz gekoppelt ist. Nach Bindung an die Zelloberfläche und Internalisierung wird das Zytostatikum im Zellinneren freigesetzt, die Zelle zerstört.

In diese Phase-I-Studie wurden 23 Patienten mit Progression unter EGFR-TKI-Therapie aufgenommen. Sie erhielten unterschiedliche Dosierungen von U3-1402. Bei allen auswertbaren Patienten konnte zumindest eine geringe Tumorrückbildung beobachtet werden, 5 Patienten erreichten unter der Therapie eine partielle Remission. Die Nachbeobachtungszeit der Studie ist kurz, die Remission hielt aber in der Regel über 24 Wochen an. Die Therapie wurde vergleichsweise gut toleriert. Dosislimitierende Toxizitäten waren Thrombozytopenie in 4 und eine febrile Neutropenie in 1 Fall. Die Studie hat die Wirksamkeit des Ansatzes gut belegt, sodass eine Fortsetzung der Studienaktivitäten vorgesehen ist.

## 10.4 Entwicklung eines SCLC als Resistenzmechanismus

In der JCO-Publikation von Marcoux et al. aus dem Januar 2019 wurde der klinische Verlauf von EGFR-mutierten Adenokarzinomen beschrieben, die zu kleinzelligen Lungenkarzinomen transformieren [47]. Die Transformation zu kleinzelligen Lungenkarzinomen tritt bei etwa 10% der Patienten unter EGFR-TKI-Therapie als Resistenzmechanismus auf. In dieser Studie wurden 67 Patienten mit einer solchen Transformation aus 8 nordamerikanischen Institutionen rekrutiert. 69% von ihnen hatten eine Exon-19-Deletion, 25% eine L858R-Mutation. Die mediane Zeit bis zur Transformation betrug 17,8 Monate. Die Patienten erhielten als Therapie in der Regel eine Chemotherapie mit Platin/Etoposid oder Platin/Taxol. Hierunter konnte eine hohe Remissionsrate erreicht werden. Die mediane Gesamtüberlebenszeit der Patienten betrug 31,5 Monate, nach Einleitung der Chemotherapie lag sie bei 10,9 Monaten und entspricht damit dem medianen Überleben nach einem extensive stage SCLC (ES-SCLC).

Interessant ist auch die Beobachtung, dass von den 17 in der Rezidivsituation mit Immuntherapie behandelten Patienten kein einziger auf diese Therapie ansprach. In der Rezidivsituation wurden noch einmal Gewebeproben entnommen. Dabei ließ sich die ursprüngliche EGFR-Mutation immer nachweisen. Die T790M-Mutation, die vorher bei 19 Patienten nachweisbar war, war in 15 Fällen nicht mehr nachweisbar. Andere Veränderungen, die unter Transformation auftraten, waren p53-Mutation, RB1-Mutation und PIK3CA-Mutationen. Die Autoren schlussfolgern, dass Patienten nach SCLC-Transformation eine klassische Chemotherapie wie im Falle eines kleinzelligen Lungenkarzinoms erhalten sollten und eine Immuntherapie in dieser Situation nicht wirksam ist.

### Fazit für die Praxis

Die Therapie der EGFR-resistenten Erkrankung stellt in der Klinik häufig ein Problem dar. Wird primär mit einem Erst- oder Zweitgenerations-EGFR-TKI behandelt, ist der erste Schritt zunächst die Bestimmung einer T790M-Mutation. Sollte diese vorliegen, steht mit Osimertinib eine weitere sehr wirksame Therapie zu Verfügung. Sind die Patienten unter Osimertinib entweder nach Erst- oder nach Zweitlinientherapie progredient, sollte in jedem Fall eine erneute Analyse zum zugrunde liegenden Resistenzmechanismus durchgeführt werden. Nach Erstlinientherapie sind Tumoren mit EGFR-erworbenen Mutationen unter Umständen wieder mit Afatinib behandelbar. Nach Zweitlinien-Osimertinibtherapie ist dies nicht mehr der Fall. Hier richtet sich die weitere Therapie dann nach dem nachweisbaren Resistenzmechanismus. Bei MET-Amplifikation erreichen MET-Inhibitoren häufig eine Remission. Alternative Therapieansätze sind bispezifische Antikörper gegen EGFR und MET oder auch gegen HER3 gerichtete Antikörper-Wirkstoff-Konjugate. Steht eine erneute zielgerichtete Therapie nicht zur Verfügung, so bleibt die Option einer platinbasierten Kombinationstherapie. Im Falle der Entwicklung eines kleinzelligen Lungenkarzinoms sollte diese mit der SCLC-spezifischen Therapie Platin/Etoposid erfolgen.

## 10.5 Immuntherapie bei EGFR-mutiertem NSCLC

Der Stellenwert einer Immuntherapie bei EGFR-mutiertem NSCLC ist unklar. In den großen randomisierten Phase-III-Studien in der Zweitlinientherapie mit Vergleich eines PD-1-/PD-L1-Antikörpers versus Docetaxel waren EGFR-mutierte Patienten einbezogen. In der Studie CheckMate 057 [9] profitierten EGFR-mutierte Patienten nicht von Nivolumab (HR 1,16), in der KEYNOTE-010-Studie [31] war auch kein signifikanter Vorteil für Pembrolizumab zu sehen (HR 0,88). Die Anzahl der EGFR-mutierten Patienten in diesen Studien lag zwischen 82 und 86 Patienten pro Studie.

Auch in der PACIFIC-Studie mit Immuntherapieerhaltung nach Chemo-Strahlentherapie ist die Gruppe der EGFR-mutierten Patienten die einzige Subgruppe gewesen, die nicht von der Immuntherapie profitierte [1]. Bei der ASCO-Jahrestagung 2018 wurde die ImmunoTarget-Studie vorgestellt, die die Effizienz der Immuntherapie bei verschiedenen Erkrankungen mit molekularen Alterationen untersucht hatte. Einbezogen waren hier auch 125 Patienten mit EGFR-mutiertem NSCLC. Hier war die Remissionsrate mit 16% niedrig, profitiert hatten in dieser Untersuchung nur Patienten mit hoher PD-L1-Expression [48].

Eine kleine Phase-II-Studie mit Pembrolizumab bei Patienten mit hoher PD-L1-Expression und EGFR-mutiertem Tumor wurde von Lisberg et al. im August 2018 publiziert [46]. Hier wurde nach 11 Patienten der Studieneinschluss abge-

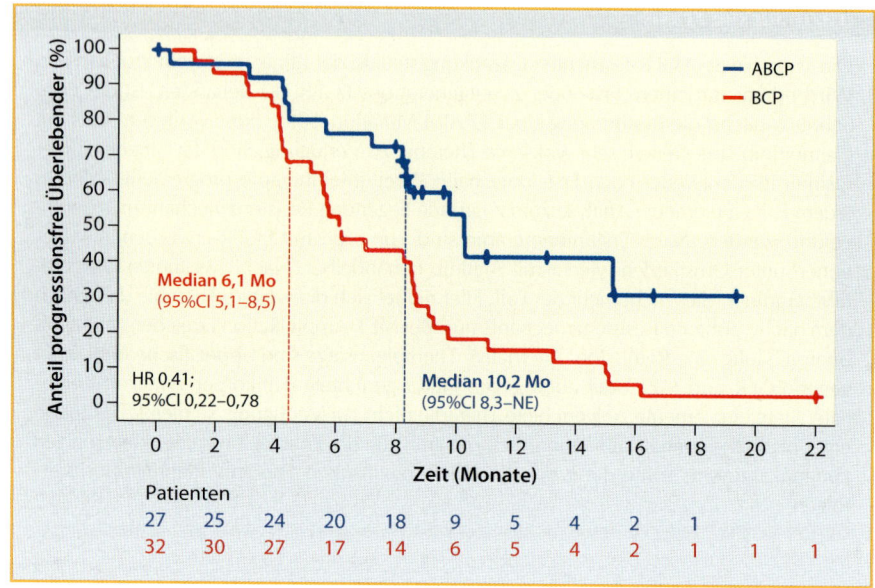

**Abbildung 20:** *Progressionsfreies Überleben von Patienten mit EGFR-mutiertem NSCLC nach Versagen einer EGFR-TKI-Therapie in der Studie IMpower 150. ABCP Atezolizumab, Bevacizumab, Carboplatin, Paclitaxel; BCP Bevacizumab, Carboplatin, Paclitaxel. [77].*

brochen, da bei 8 Patienten mit einer PDL1-Expression >50% kein Ansprechen zu sehen war.

In die IMpower-150-Studie mit dem Vergleich der 4-fach-Kombination Carboplatin/Paclitaxel/Bevacizumab mit und ohne Atezolizumab waren auch Patienten mit EGFR-Mutation nach Versagen einer EGFR-TKI-Therapie einbezogen worden [64]. Es handelte sich um insgesamt 10% der Patienten, 34 Patienten erhielten die 4-fach-Kombination und 45 Patienten die 3-fach-Kombination ohne Atezolizumab. Hier lässt sich für die EGFR-mutierten Patienten mit der 4-fach-Kombination eine Verlängerung des medianen Überlebens von 6,1 auf 10,2 Monate beobachten (HR 0,54). Interessant ist die Beobachtung, dass die Prognose der Patienten mit EGFR-mutiertem NSCLC im dritten Arm der Studie mit Carboplatin/Paclitaxel und Atezolizumab alleine nicht günstiger war als im Vergleichsarm mit Carboplatin/Paclitaxel und Bevacizumab. Der Vorteil im progressionsfreien Überleben und Gesamtüberleben war nur mit der Kombination von Immuntherapie und Angiogenesehemmung zu sehen (Abb. 20).

### Fazit für die Praxis

Standardtherapie für die EGFR-resistente Erkrankung ist bei Fehlen anderer molekular angehbarer Veränderungen die Durchführung einer platinbasierten Kombinationschemotherapie. Immuntherapie als Monobehandlung ist in dieser Gruppe nur sehr gering wirksam. Die Daten der IMPOWER-150-Studie deuten darauf hin, dass die Kombination aus Immuntherapie und Angiogenesehemmung in der Gruppe der Patienten mit EGFR-mutierter Erkrankung die Wirksamkeit einer Chemotherapie verbessern kann. Die Daten rechtfertigen sicherlich den Einsatz dieses Schemas bei diesem Patientenkollektiv.

## 10.6 Kombination von Immuntherapie und zielgerichteter Therapie

In kleineren Studien ist versucht worden, eine EGFR-zielgerichtete Therapie mit einer Immuntherapie zu kombinieren. Die TATTON-Studie kombinierte Osimertinib mit Durvalumab [14]. In der Studie wurden 13 Patienten behandelt. Die Studie war mit einer erhöhten Rate von 38% an interstitieller Lungenerkrankung im Sinne einer Pneumonitis vergesellschaftet. In 5 Fällen lag eine Grad-3/4-Toxizität vor.

Rudin et al. präsentierten auf der WCLC-Tagung 2018 eine Kombinationsstudie von Atezolizumab und Erlotinib [69]. Hier wurden 28 Patienten behandelt. Eine Grad-3/4-Toxizität wurde bei 13 der 28 Patienten (46%) beobachtet. Hier waren Leber- und Lungentoxizitäten führend. Die Wirksamkeit bei der Studie war sehr gut, die Remissionsrate betrug 75%, die Dauer der Remission lag bei 19 Monaten.

Schönfeld et al. publizierten im Juni 2019 eine Studie mit einer sequenziellen PD-L1-Blockade und Osimertinibgabe [72]. 41 Patienten erhielten zunächst einen PD-L1-Inhibitor und dann Osimertinib, 29 Patienten die umgekehrte Therapiefolge. Auch hier sind 6 Patienten beschrieben, die eine schwere Pneumonitis, Colitis oder Hepatitis unter dieser sequenziellen Therapie erlitten.

Alle diese Studien belegen, dass die immunbezogenen Nebenwirkungen offensichtlich bei einer Kombination von TKIs und Immuntherapie verstärkt sind und besonderer Beobachtung bedürfen.

# 11 ALK-positives NSCLC

Lungentumoren mit einem ALK-Rearrangement machen etwa 3% der Erkrankungen aus. Inzwischen stehen mit den Substanzen Crizotinib, Ceritinib, Alectinib Brigatinib und Lorlatinib 5 zugelassene ALK-Inhibitoren für den klinischen Einsatz zur Verfügung.

## 11.1 Kriterien für ein Ansprechen auf ALK-TKI

Aus der Kölner Arbeitsgruppe wurde von Kron et al. eine Analyse zum Einfluss einer simultanen p53-Mutation auf die systemische Wirksamkeit von ALK-Inhibitoren bei ALK-rearrangiertem NSCLC untersucht [39]. Von insgesamt 216 untersuchten Patienten mit ALK-Rearrangement ließ sich eine pathologische TP53-Mutation in 23,8% nachweisen. Andere gleichzeitig nachweisbare Mutationen waren sehr selten. Für Patienten mit ALK- und TP53-Co-Mutationen waren PFS und OS signifikant schlechter im Vergleich zu p53-Wildtyp-Patienten. Das mediane PFS lag bei 3,9 versus 10,3 Monaten, das mediane OS bei 15,0 versus 50 Monaten.

Da die Patienten sehr unterschiedlich behandelt wurden, wurden auch die verschiedenen Untergruppen analysiert. Der negative Einfluss der TP53-Mutation war sowohl in der Gruppe der Patienten mit Chemotherapie als auch in der Gruppe der Patienten, die mit Crizotinib plus Chemotherapie behandelt wurden, zweifelsfrei nachweisbar. Auch in der Gruppe der Patienten mit Crizotinib und nachfolgender Zweitgenerations-ALK-Inhibitortherapie bestand ein großer Wirksamkeitsunterschied mit einem medianen Überleben von 7,0 versus 50,0 Monaten.

Die Studie belegt eindrucksvoll, dass p53-Mutationen relativ häufig simultan mit einem ALK-Rearrangement auftreten können. Die Inzidenz beträgt annähernd 25%. Bei gleichzeitig vorhandener p53-Mutation ist die Prognose der Patienten unabhängig von der Therapie deutlich verschlechtert.

Recht interessant ist auch die Analyse von Soria et al. vom Juli 2018 [81]. Hier wurde die Korrelation des Ausmaßes der ALK-FISH-Positivität und der Crizotinib-Wirksamkeit untersucht. Datengrundlage waren 3 große randomisierte Studien mit Crizotinib bei ALK-positiven Patienten. Es wurden insgesamt 11 081 Patienten gescreent, 1958 von ihnen waren ALK-positiv, 7512 waren ALK-negativ. Mittels FISH-Analyse wurde der Prozentsatz der ALK-positiven Zellen ermittelt. Dieser lag im Durchschnitt bei 58%. Als ALK-positiv wurde eine Rate von mehr als 10 positiven Zellen auf 50 Zellen bewertet, ALK-negativ waren die Patienten bei weniger als 5 positiven Zellen auf 50 Zellen. Für die jetzige Auswertung wurde eine Grenzlinie von 20% für ALK-Positivität herangezogen. Bei diesem Cutoff zeigt sich, dass Patienten mit mehr als 20% positiven Zellen unter Crizotinib ein sehr gutes Überleben haben. Crizotinib-behandelte Patienten mit weniger als 20% positiven Zellen erreichen eher Ergebnisse wie Patienten unter Chemotherapie. Andererseits weisen Patienten unter Chemotherapie mit weniger als 20% positiven Zellen Überlebenszeiten auf, die denen von Crizotinib-behandelten Patienten mit mehr als 20% Positivität entsprechen.

Die Studie zeigt sehr schön, dass die allermeisten Patienten mit ALK-positivem NSCLC einen hohen Prozentsatz an ALK-positiven Zellen aufweisen. Als Cutoff scheint ein Prozentsatz von 15% klinisch bedeutsam zu sein. In der Gruppe mit weniger als 15% ALK-positiven Zellen war der Effekt von Crizotinib eher begrenzt. Alle anderen Untergruppen haben von der Crizotinib-Therapie sehr gut profitiert.

## 11.2 Langzeitdaten Phase-III-Studie Crizotinib versus Chemotherapie

Die PROFILE 1014 war die erste Studie, die in der Erstlinientherapie Crizotinib versus Chemotherapie bei ALK-rearrangiertem NSCLC geprüft hat. Die Studie hatte schon früh einen klaren PFS-Vorteil für Crizotinib gezeigt. Im August 2018 wurden nun die finalen Überlebensdaten aus der Studie von Solomon et al. im JCO publiziert [80]. In die Studie waren 343 Patienten einbezogen worden, sie erhielten entweder Crizotinib 250 mg 2-mal täglich oder Cisplatin/Pemetrexed alle 3 Wochen bis zu einem Maximum von 6 Zyklen. Ein Crossover zu Crizotinib war im Chemotherapiearm nach Krankheitsprogression erlaubt. Im Chemotherapiearm erhielten dementsprechend 144 Patienten (84%) Crizotinib in zweiter oder dritter Therapielinie. Die hohe Crossover-Rate hat sicherlich entscheidenden Einfluss auf das ermittelte Gesamtüberleben.

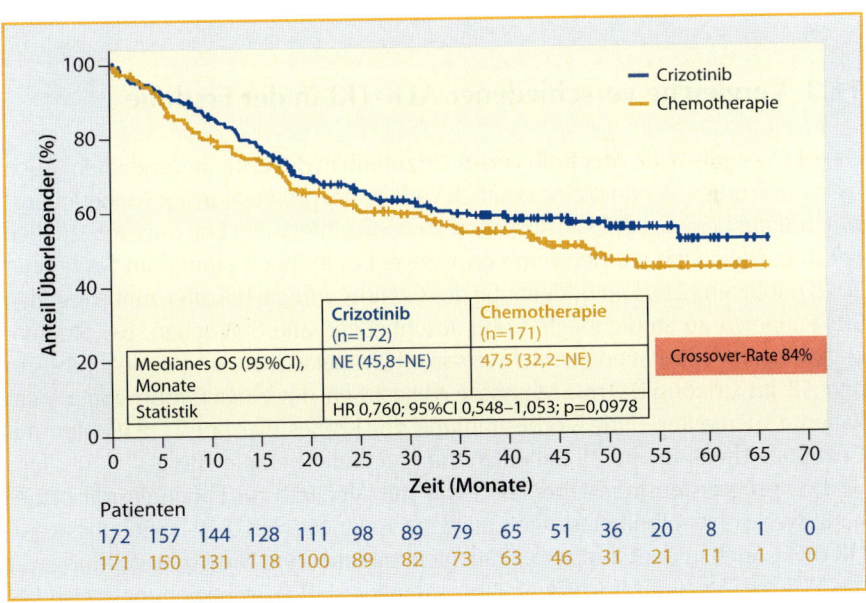

**Abbildung 21:** *Crizotinib versus Chemotherapie in der Erstlinientherapie von ALK-positiven NSCLC. Adaptiert nach [80].*

Die Überlebenswahrscheinlichkeiten nach 4 Jahren waren 56,6% im Crizotinib-Arm und 49,1% im Chemotherapie-Arm: HR 0,76; p=0,098 (Abb. 21).

Die fiktive Überlebenskurve, die versucht den Einfluss einer Crossovers auf das Gesamtüberleben herauszurechnen, zeigt dann doch einen hochsignifikanten Vorteil für eine primäre Crizotinib-Therapie. In diesem Modell betrug das mediane Überleben für Crizotinib 60 Monate im Vergleich zu 19 Monaten unter Chemotherapie. Lediglich bei Patienten mit Hirnmetastasen war Crizotinib der Chemotherapie nicht überlegen.

Als Zweitlinientherapie erhielten die Patienten unter primärer Crizotinib-Behandlung in 24% einen zweiten TKI und in 32% eine Chemotherapie. Bei primärer Chemotherapie erhielten 85% in der Zweitlinie Crizotinib. Sehr eindrucksvoll ist die Überlebenskurve für Patienten mit initialer Crizotinib-Therapie, gefolgt von einem anderen ALK-Inhibitor. Von diesen 57 Patienten erreichten 75% ein 5-Jahres-Überleben. Bei initialer Chemotherapie, gefolgt von einem ALK-Inhibitor liegt die 5-Jahres-Überlebensrate bei etwas unter 50%.

Die Studie zeigt sehr eindrucksvoll den Einfluss der zielgerichteten Therapie auf das Gesamtüberleben der ALK-rearrangierten Patienten. Mit sequenzieller ALK-Inhibitor-Therapie wurden 5-Jahres-Überlebensraten von 75% erzielt. Den Nachteil einer initialen Chemotherapie konnte eine nachfolgende ALK-Inhibitor-Therapie nicht mehr ausgleichen.

## 11.3 Vergleiche verschiedener ALK-TKI in der Erstlinie

Die ALEX-Studie hatte **Alectinib versus Crizotinib** in der Erstlinie verglichen. Auch hier waren unter Alectinib eine deutlich verlängerte progressionsfreie Überlebenszeit und ein besseres ZNS-Ansprechen zu beobachten. Die Ergebnisse bezüglich der ZNS-Effektivität wurden nun von Gadgeel et al. noch einmal im September 2018 publiziert [21]. Die Bildgebung des Gehirns erfolgte bei allen einbezogenen 303 Patienten zu Studienbeginn und anschließend alle 8 Wochen. Bei Studienbeginn hatten 122 Patienten nachweisbare Hirnmetastasen, 64 im Alectinib-Arm und 58 im Crizotinib-Arm. Messbare Metastasen mit einer Größe von >1 cm hatten 43 Patienten. Eine Vorbestrahlung des Kopfes war bei 21 Patienten mit Crizotinib-Therapie und 25 Patienten mit Alectinib-Therapie erfolgt.

Das progressionsfreie Überleben war mit Alectinib für Patienten mit beziehungsweise ohne Hirnmetastasen signifikant verlängert: HR 0,40 beziehungsweise HR 0,51. Auch in der Gruppe der Patienten mit und ohne Hirnvorbestrahlung war das PFS mit Alectinib hochsignifikant verlängert: HR 0,34 beziehungsweise HR 0,44. Das Risiko einer ZNS-Progression nach einem Jahr betrug 58% unter Crizotinib versus 16% unter Alectinib für Patienten mit ZNS-Metastasen bei Studienbeginn und 32% unter Crizotinib und 5% unter Alectinib für Patienten ohne Hirnmetastasen bei Studienbeginn. In der Gruppe der Patienten mit Hirnmetastasen bei Studienbeginn trat eine ZNS-Progression ohne systemischen Progress bei 33 Patienten unter Crizotinib und 12 Patienten unter Alectinib auf. Die systemische Progressionsrate lag bei 11 versus 14 Patienten. Auch bei Patienten ohne ZNS-Metastasen zu Studienbeginn war die Rate neuer Hirnmetastasen unter Crizotinib mit 35 Patienten deutlich höher als unter Alectinib mit 6 Patienten. Auch hier unterschied sich die systemische Progressionsrate mit 19 versus 25 Patienten nicht signifikant.

Die Studie bestätigt eindrucksvoll die gegenüber Crizotinib höhere Wirksamkeit von Alectinib im ZNS-Bereich. Die ZNS-Kontrolle sowohl bei vorhandener Metastasierung als auch zur Vermeidung neu auftretender Hirnmetastasen ist unter Alectinib deutlich besser als unter Crizotinib und im Wesentlichen auch für den Überlebensunterschied in der Studie verantwortlich. Die systemische Progressionsrate war für beide Substanzen weitgehend gleich.

Zu **Brigatinib** erfolgte im September 2018 zunächst die Publikation der Aktivität bei Patienten mit Hirnmetastasen [10]. Dazu wurden die Patienten aus den Phase-I- und -II-Studien zusammengefasst und auch die Patienten der ALTA-Studie einbezogen. In den Phase-I/II-Studien hatten 50 von 79 Patienten (63%) bereits bei Studieneinschluss Hirnmetastasen. In der ALTA-Studie wurden die beiden Dosierungen 90 mg und 180 mg 1-mal täglich verglichen. Hier wiesen 80 von 112 Patienten (71%) beziehungsweise 73 von 110 Patienten (66%) in den Armen A und B bei Studienbeginn eine Hirnmetastasierung auf. Etwa 40% aller Patienten waren hinsichtlich der Hirnmetastasierung noch nicht mit einer Schädelbestrahlung behandelt worden. Von allen Patienten mit einer messbaren Erkrankung >10 mm betrug die intrazerebrale Remissionsrate 53%, die intracranielle Remissionsrate war in bei mit und ohne absolvierter Strahlentherapie gleich. Das mediane progressionsfreie intracranielle Überleben betrug 14,6 Monate in den Phase-I-Studien, 15,6 Monate im ALTA-Arm A und 18,4 Monate im ALTA-Arm B. Die Studienergebnisse zeigen, dass Brigatinib eine gute intrazerebrale Wirksamkeit hat und bei Crizotinib-vorbehandelten Patienten eine effektive Zweitlinientherapie darstellt.

Derselbe Erstautor (R. Camidge) publizierte im November 2018 die randomisierte Studie zum Erstlinienvergleich von Brigatinib versus Crizotinib im New England Journal of Medicine [11]. In diese Studie wurden 275 Patienten aufgenommen. 137 erhielten Brigatinib und 138 Crizotinib. Brigatinib wurde in einer Startdosis von 90 mg über 7 Tage gegeben. Anschließend wurde die Dosis auf 180 mg 1-mal täglich erhöht. Die Crizotinib-Gabe erfolgte in der Standarddosierung 2-mal 250 mg täglich.

Der primäre Studienendpunkt war das progressionsfreie Überleben. Die progressionsfreie 12-Monats-Überlebensrate betrug unter Brigatinib 67%, unter Crizotinib 43%: HR 0,49; p<0,001 (Abb. 22). Die objektive Remissionsrate lag

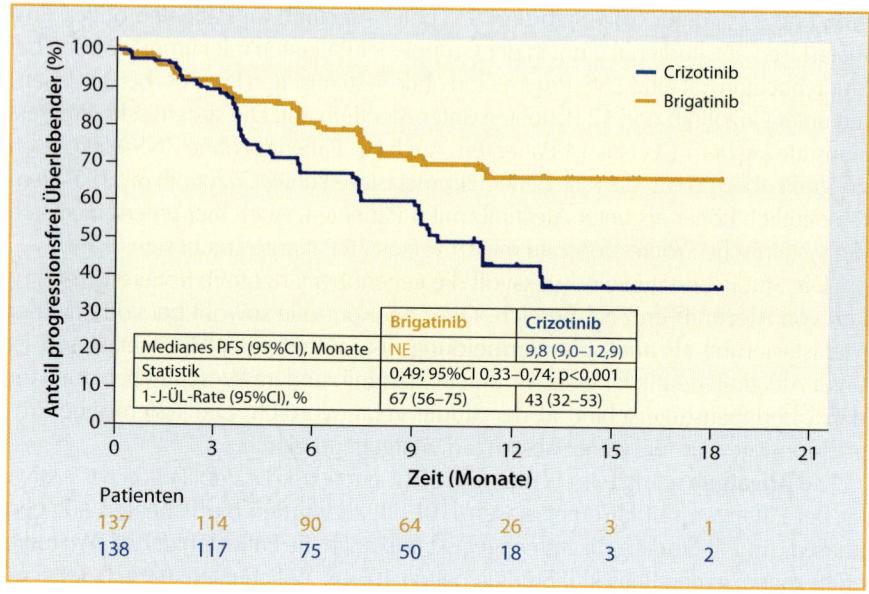

**Abbildung 22:** *Brigatinib versus Crizotinib in ALK-positivem NSCLC – progressionsfreies Überleben. Adaptiert nach [11].*

unter Brigatinib bei 71% verglichen mit 60% unter Crizotinib. Bei Patienten mit messbaren Hirnmetastasen betrug die Remissionsrate 78% versus 29% zugunsten von Brigatinib. Bezüglich der Verträglichkeit ergaben sich zu Brigatinib keine auffälligen Befunde. Zu beachten ist die Erhöhung des CK-Wertes, die immerhin bei 39% der Patienten unter Brigatinib auftrat und bei 16% einen WHO-Grad 3 erreichte. Eine Grad-3-Lipase-Erhöhung entwickelten 13% der Patienten. Andere Grad-3-Nebenwirkungen waren selten. Insgesamt zeigt die Studie, dass Brigatinib gegenüber Crizotinib in der Erstlinie ein verlängertes progressionsfreies Überleben erreicht und insbesondere Patienten mit initialer Hirnmetastasierung von der Substanz sehr gut profitieren.

## 11.4 Resistenzmechanismen unter ALK-TKI der 1. und 2. Generation

Shaw et al. publizierten im März 2019 im JCO eine Arbeit zu ALK-Resistenzmechanismen und zur Effizienz von Lorlatinib bei ALK-positiven NSCLC [74]. Einbezogen waren 198 Patienten mit ALK-positiven Tumoren, die an Phase-II-Studien mit Lorlatinib teilnahmen. Plasma-DNA und Gewebe-DNA dieser Patien-

Lungenkarzinome **501**

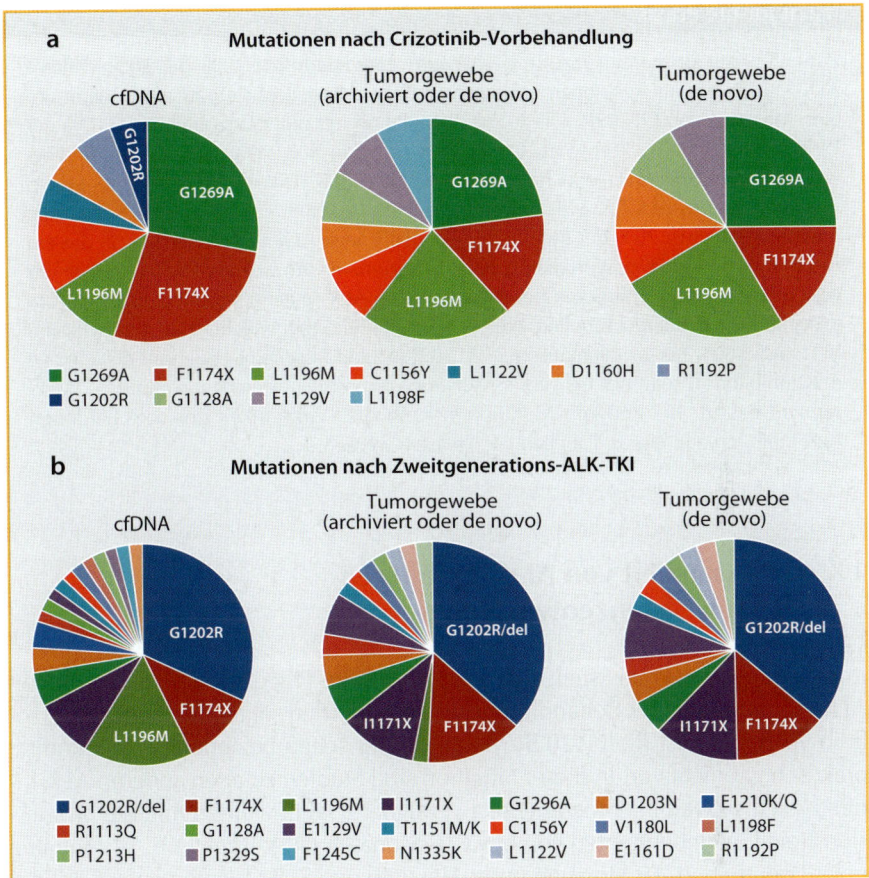

**Abbildung 23:** *ALK-Resistenz-Mutationen.* **a** *Mutationen nach Crizotinib-Vorbehandlung (11 von 44 Patienten).* **b** *Mutationen nach nach Zweitgenerations-ALK-TKI (34 von 128 Patienten). cfDNA zellfreie DNA. Adaptiert nach [74].*

ten wurden nach Genveränderungen untersucht. 59 Patienten waren ausschließlich mit Crizotinib vorbehandelt, 139 Patienten hatten 1 oder 2 Zweitgenerations-ALK-Inhibitoren erhalten.

Bei insgesamt 45 Patienten (24%) ließen sich eine oder mehrere ALK-Mutationen nachweisen. Nach alleiniger Crizotinib-Vorbehandlung waren ALK-Mutationen am häufigsten in G1269A, F1174X und L1196M. Waren die Patienten bereits mit Zweitgenerations-ALK-Inhibitoren vorbehandelt, war die ALK-Mutation in G1202R bei etwa 30% der Patienten nachweisbar. Etwas mehr als 10% der Patienten hatten eine ALK-Mutation in F1174X auf (Abb. 23).

> **Fazit für die Praxis**
>
> Patienten mit primärer Crizotinib-Therapie entwickeln zu 20% bis 30% weitere ALK-Mutationen als Resistenzmechanismen; dabei handelt es sich zu >90% nicht um eine Mutation von G1202R. Die G1202R-Mutation tritt unter Crizotinib bei <10% der Patienten auf. Etwa 10% entwickeln eine ALK-Amplifikation, 70% der Patienten sind bei Progress unter Crizotinib jedoch weiterhin Wildtyp-ALK. Tritt ein Progress unter einem Zweitgenerations-ALK-TKI wie Ceritinib, Alectinib oder Brigatinib auf, so weisen die Tumoren von etwa 25% der Betroffenen ebenfalls neue ALK-Mutationen auf. In diesem Fall ist die häufigste Mutation die G1202R-Mutation. In vitro wurde die Wirksamkeit der verschiedenen ALK-Inhibitoren bei verschiedenen ALK-Mutationen inzwischen gut untersucht. Hier existieren Tabellen, welcher ALK-Inhibitor bei welcher Mutation wirksam ist. Hinsichtlich der problematischen G1202R-Mutation scheint Lorlatinib der einzige ALK-Inhibitor zu sein, der bei dieser Mutation noch eine ausreichende klinische Wirksamkeit besitzt. Bei anderen Mutationen kann die Wirksamkeit der verschiedenen ALK-Inhibitoren in diesen Tabellen nachgelesen werden.

## 11.5 Wirksamkeit von ALK-Inhibitoren nach Resistenzentwicklung

In der klinischen Praxis stellt sich nun häufig die Frage, welche Sequenz von ALK-Inhibitoren in der Behandlung eingesetzt werden sollte. Wird primär Crizotinib verwendet, ist die G1202R-Mutation sehr selten beziehungsweise kommt praktisch gar nicht vor. In dieser Situation sind Studien zu allen anderen ALK-Inhibitoren als Zweitlinientherapeutika verfügbar. Dabei wurden mittlere progressionsfreie Überlebenszeiten von etwa 16 Monaten unter Brigatinib, 14 Monaten unter Lorlatinib, 9–10 Monaten unter Alectinib und 7–8 Monaten unter Ceritinib beobachtet.

### 11.5.1 Wirksamkeit von Lorlatinib in der zweiten oder dritten Linie

Die Studie von Shaw et al. aus März 2019 [74] hat die Wirksamkeit von Lorlatinib nach vorausgegangener ALK-Inhibitor-Therapie untersucht. Wurden die Patienten mit alleiniger Crizotinib-Therapie anschließend mit Lorlatinib behandelt, betrug die Remissionsrate 75%. Die Remissionsrate war hier zwischen den Gruppen mit und ohne ALK-Mutation identisch. Das progressionsfreie Überleben unter Lorlatinib lag bei etwa 12 Monaten.

Wurden die Patienten mit ein oder zwei Zweitlinien-ALK-Inhibitoren vorbehandelt und anschließend mit Lorlatinib behandelt, so betrug die Remissionsrate für Patienten mit nachweisbarer ALK-Mutation 62% und für Patienten ohne

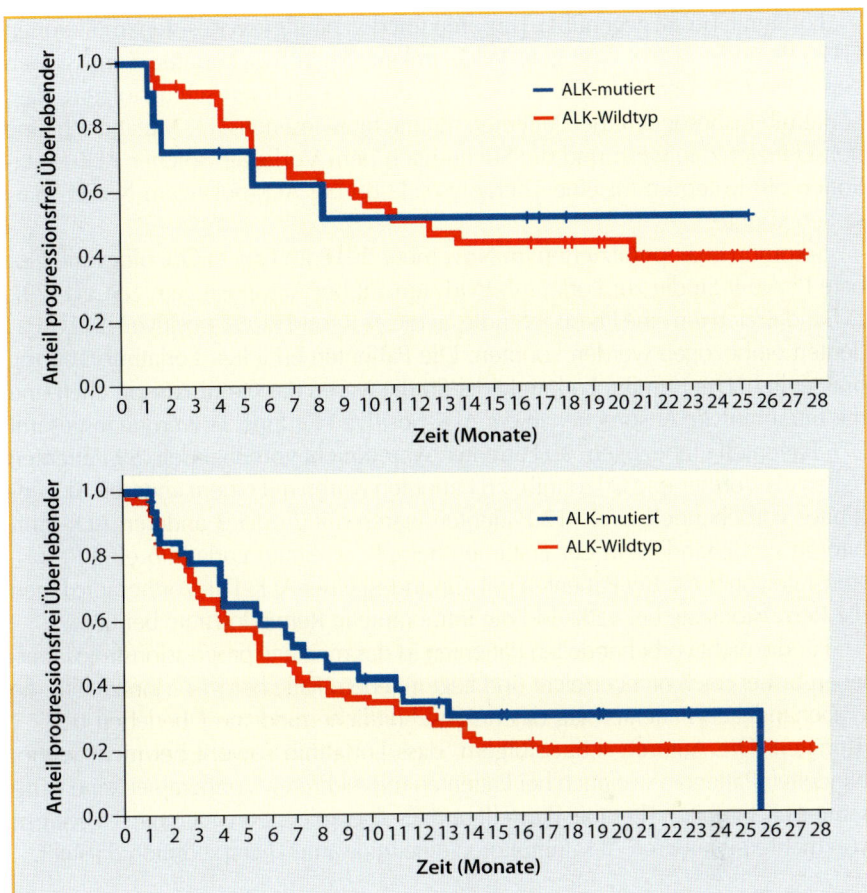

**Abbildung 24:** *Wirksamkeit von Lorlatinib in Abhängigkeit von ALK-Resistenz-Mutationen. Oben: nach Crizotinib-Vorbehandlung. Das mediane PFS ist bei Patienten mit und ohne ALK-Mutation nahezu gleich. Unten: nach Vorbehandlung mit einem Zweitgenerations-ALK-TKI. Das mediane PFS beträgt bei ALK-mutierten Patienten 7,3 Monate, bei ALK-Wildtyp lediglich 5,5 Monate. Adaptiert nach [74].*

nachweisbare ALK-Mutation lediglich 32%. Auch im progressionsfreien Überleben zeigte sich hier ein deutlicher Unterschied. Basierend auf den Gewebeuntersuchungen betrug das mediane progressionsfreie Überleben 11,0 Monate für Patienten mit ALK-Mutation und 5,4 Monate für Patienten ohne ALK-Mutation. Basierend auf den Plasma-Untersuchungen betrug das mediane PFS für Patienten mit ALK-Mutation 7,3 Monate und 5,5 Monate für Patienten ohne ALK-Mutation (Abb. 24).

Lorlatinib besaß gegenüber Tumoren mit den häufigsten Resistenzmutationen G1202R und F1174X eine gute Wirksamkeit. Auch hier konnten Remissionen von 40%–60% der Patienten erreicht werden. Die Autoren schlussfolgern, dass Lorlatinib insbesondere bei Patienten mit nachgewiesenen ALK-Mutationen eine hohe Effizienz aufweist und die Suche nach dem Vorliegen solcher ALK-Mutationen ein Kriterium für eine Therapieselektion bei ALK-positivem NSCLC darstellen könnte.

Solomon et al. publizierten im November 2018 im Lancet Oncology die globale Phase-II-Studie zur Lorlatinib-Wirksamkeit bei ALK-positivem NSCLC [79]. Es handelt sich um eine Phase-II-Studie, in die ALK- und ROS1-positive NSCLC-Patienten einbezogen werden konnten. Die Patienten erhielten Lorlatinib 100 mg oral täglich. Der primäre Endpunkt der Studie waren das Gesamtansprechen und das intracranielle Ansprechen in der ALK-positiven Gruppe. Es wurden insgesamt 276 Patienten einbezogen, 30 Patienten waren nicht vorbehandelt, 59 Patienten hatten als Vortherapie Crizotinib, 28 Patienten waren mit einem anderen ALK-Inhibitor vorbehandelt, und 112 Patienten waren mit 2 oder 3 anderen ALK-Inhibitoren vorbehandelt. In der Erstlinientherapie erreichte Lorlatinib eine Remissionsrate von 90%. Bei Patienten mit zumindest einer ALK-TKI-Vortherapie lagen die Remissionsrate bei 47% und die intracranielle Remissionsrate bei 63%.

Für die nicht vorbehandelten Patienten ist das mediane progressionsfreie Überleben bisher noch nicht erreicht und liegt in jedem Falle bei >14 Monate. Für die vorbehandelten Patienten lag das durchschnittliche mediane Überleben bei 7,3 Monaten. Die Autoren schlussfolgern, dass Lorlatinib sowohl bei nicht vorbehandelten Patienten wie auch bei Patienten mit mehreren Vortherapien eine wirksame ALK-Inhibitor-Therapie darstellt und als Therapieoption auch nach Versagen von mehreren anderen ALK-Inhibitoren eine wirksame Therapieoption darstellt.

### 11.5.2 Wirksamkeit weiterer ALK-TKI nach Versagen eines Zweitgenerations-ALK-TKI

Wenn Patienten primär mit einem Zweitgenerations-ALK-Inhibitor wie Alectinib behandelt worden sind, existieren bisher nur wenige klinische Daten zur Wirksamkeit weiterer ALK-Inhibitoren. In der ASCEND-9-Studie erhielten 20 Patienten Ceritinib nach Progress unter Alectinib. Hier lag die Remissionsrate bei 25% und die mittlere Zeit bis zur erneuten Progression betrug nur 2 Monate [33]. Für Brigatinib nach Alectinib-Versagen gibt es mehrere kleine Studien. Lin et al. stellten in ihrer Arbeit 18 Patienten vor. Die Remissionsrate betrug 17% und das mediane PFS 4,4 Monate [44].

Bei der ASCO-Jahrestagung 2019 stellten Stinchcomb et al. eine Analyse zu Brigatinib nach Versagen eines Zweitgenerations-ALK-Inhibitors vor [83]. 20 Patienten wurden behandelt. Die Remissionsrate betrug 40%, das mediane PFS 6,4 Monate. Es war bei Patienten ohne Hirnmetastasen mit 10,1 Monaten besser als bei Patienten mit Hirnmetastasen. Die Autoren schlussfolgern, dass Brigatinib nach Versagen eines anderen Zweitgenerations-ALK-Inhibitors eine klinisch relevante Wirksamkeit besitzt.

Auf der ASCO-Tagung 2019 präsentierten Lin et al. in einem Poster die Wirksamkeit von Platin/Pemetrexed nach Versagen eines Zweitlinien-ALK-Inhibitors [43]. Hier wurden 37 Patienten mit Cisplatin/Pemetrexed behandelt. Die Remissionsrate betrug 30%, die Dauer der Remission lag im Mittel bei 6,4 Monaten und das mediane PFS bei 4,3 Monaten. Die Autoren schlussfolgern, dass Platin/Pemetrexed nach Versagen eines Zweitgenerations-ALK-TKI nur noch moderate klinische Aktivität besitzt.

> **Fazit für die Praxis**
>
> Bei Progress unter Zweitgenerations-ALK-TKI sind die Daten zu anderen ALK-Inhibitoren bisher begrenzt. Je nach vorhandener Mutation scheinen Remissionen bis zu 50% der Patienten möglich zu sein. Die Remissionsdauer war in allen Studien bisher begrenzt und lag lediglich bei etwa 6 Monaten. Eine entsprechende progressionsfreie 6-Monats-Überlebensrate wird auch durch eine platin- und pemetrexedhaltige Chemotherapie erreicht. Wichtig zur Auswahl der weiteren Therapie nach Versagen eines Zweitgenerations-ALK-TKI ist die nochmalige Analyse nach der zugrunde liegenden Resistenzmutation, um dann gezielt eine Substanz auswählen zu könnnen, die präklinisch Aktivität bei der nachgewiesenen Mutationen aufwies.

## 11.6 Immuntherapie bei ALK-positivem NSCLC

ALK-positive NSCLC-Patienten weisen durchaus häufiger eine höhere PD-L1-Expression auf. In der Untersuchung von Gainor et al. im Clinical Cancer Research (2018) war eine PD-L1-Expression >50% bei 26% der Patienten nachweisbar [24]. Eine PD-L1-Expression >5% lag bei immerhin 47% der Patienten vor. Dies entspricht in etwa den Anteilen, die auch für nichtkleinzellige Lungenkarzinome ohne molekulare Alterationen beschrieben werden. Die Remissionsrate unter einer Immuntherapie war mit 3,6% allerdings sehr ungünstig.

Auch in anderen Untersuchungen wie der ImmunoTarget-Analyse vom ASCO 2018 zeigte sich kein gutes Ansprechen der ALK-positiven Tumoren unter Immuntherapie [48]. Dementsprechend bleibt festzuhalten, dass trotz der signifikanten Anzahl von ALK-positiven Patienten mit hoher PD-L1-Expression eine Immuntherapie in der Erst- und Zweitlinie der ALK-positiven Tumoren nicht eingesetzt werden sollte.

## 12 ROS1-positives NSCLC

ROS1-positive Lungenkarzinome treten bei 1%–2% der NSCLC auf. Für ROS1-positive Tumoren sind Fallzusammenstellungen aus verschiedenen Ländern publiziert. Crizotinib besitzt eine hohe Wirksamkeit gegenüber ROS1-positiven Tumoren. In mehreren Phase-II-Studien mit insgesamt >275 Patienten findet sich eine durchschnittliche Remissionsrate von 70% und ein mittleres progressionsfreies Überleben zwischen 15 und 20 Monaten unter Crizotinib. In der Studie PROFILE-1001 von Shaw et al. betrug die 4-Jahres-Überlebensrate unter Crizotinib bei ROS1-rearrangiertem NSCLC 51% [73a]. Neben Crizotinib sind auch Ceritinib, Endrectinib und Lorlatinib gegenüber ROS1-positiven NSCLC wirksam. Die Remissionsraten unter Ceritinib und Lorlatinib liegen ebenfalls bei 62%, die Remissionsrate unter Endrectinib sogar bei 77%.

Auf der ASCO-Tagung 2019 wurde von Cho et al. eine Studie zur Substanz Repotrectinib bei Patienten mit ROS1- und NTRK-positiven Tumoren vorgestellt [15]. Von den 83 einbezogenen Patienten wiesen 33 ein ROS1-positives NSCLC auf. Die Remissionsrate betrug in der Studie 82%. Auch bei Patienten in der Zweitlinie nach Vorbehandlung mit einem TKI wurde eine Remissionsrate von 55% erreicht. Bei einer Nachbeobachtung von knapp 2 Jahren sind immer noch 45% der Patienten unter laufender Therapie. Auch bei nachgewiesener Hirnmetastasierung zeigte sich unter Repotrectinib eine Rückbildung der Hirnmetastasierung in 4 von 5 Fällen.

> **Fazit für die Praxis**
>
> Die Bestimmung der ROS1-Alteration ist bei NSCLC heute Standard. ROS1-positive Patienten sprechen sehr gut auf eine TKI-Therapie an. Standardtherapie ist zurzeit sicherlich immer noch die Erstlinien-Behandlung mit Crizotinib. Zu dieser Substanz liegen die meisten klinischen Erfahrungen vor. Inzwischen stehen allerdings auch weitere Substanzen mit guter Wirksamkeit gegenüber ROS1-positiven NSCLC zur Verfügung. Ceritinib und Lorlatinib weisen Remissionsraten von 60% auf. Endrectinib und die auf dem ASCO vorgestellte Substanz Repotrectinib sind ebenfalls gut wirksam und weisen auch eine Aktivität nach Crizotinib-Vorbehandlung auf. Die Prognose der ROS1-positiven Patienten ist günstig, etwa 50% erreichen ein 4- bis 5-Jahres-Überleben.

## 13 HER2-positives NSCLC

Mutationen im HER2-Rezeptor-Gen finden sich bei 2%–3% der nichtkleinzelligen Lungenkarzinome. Sind Lungenkarzinome EGFR/ALK/ROS1-negativ, so beträgt die Rate etwa 6%–7%.

Ältere Studien mit dem Antikörper Trastuzumab hatten bei HER2-positivem NSCLC keine eindeutige Aktivität gezeigt.

Im Dezember 2018 stellten Wang et al. in den Annals of Oncology eine Phase-II-Studie zum Pan-HER-Rezeptor-Tyrosinkinase-Inhibitor Pyrotinib vor [85]. 15 Patienten mit einer HER2-Mutation wurden einbezogen. Es ergab sich eine Remissionsrate von 53% und ein medianes PFS von 6,4 Monaten. Pyrotinib zeigte somit eine Aktivität gegenüber NSCLC mit HER2-Exon-20-Mutationen.

Li et al. publizierten im August 2018 im JCO die Phase-II-Studie mit Trastuzumab-Emtansin (T-DM1) für HER2-mutiertes NSCLC [42]. T-DM1 ist für die Therapie des HER2-positiven Mammakarzinoms zugelassen. In die Studie zum nichtkleinzelligen HER2-positiven Lungenkarzinom wurden 18 Patienten mit HER2-mutiertem Adenokarzinom aufgenommen. Die Patienten waren alle mit zumindest 2 Vortherapien behandelt. Die erzielte Remissionsrate betrug 44%. Die Remissionen waren sowohl bei Patienten mit Exon-20-Insertion als auch mit Punktmutation nachweisbar. Die mediane Zeit bis zur Progression betrug 5 Monate. Die Autoren schlussfolgern, dass T-DM1 eine aktive Substanz für Patienten mit HER2-mutiertem NSCLC darstellt.

# 14 Therapie bei EGFR-Exon-20-Insertionen

EGFR-Exon-20-Insertionen waren mit den bisher verfügbaren Substanzen Afatinib, Dacomitinib und Trastuzumab in der Regel nur sehr schwer behandelbar. Diese Patientengruppe wurde bisher üblicherweise mit Chemotherapie behandelt. Nun sind im letzten Jahr mehrere Substanzen vorgestellt worden, die eine Aktivität gegenüber Exon-20-Insertionen aufweisen.

Auf der ASCO-Tagung 2019 wurde von Jänne et al. eine Studie zur Aktivität von TAK-788 bei Patienten mit EGFR-Exon-20-Insertionen vorgestellt [36]. Exon-20-Veränderungen stellen etwa 10% der EGFR-Mutationen dar. Der größte Teil der Exon-20-Veränderungen sind Insertionen, sehr selten findet sich eine De-novo-T790M-Mutation.

In der genannten Phase-I/II-Studie zu TAK-788 wurden 28 Patienten mit Exon-20-Insertionen mit 160 mg der Substanz behandelt. 15 der 28 Patienten waren nicht primär vorbehandelt. Die mediane Zeit der Behandlung betrug 7,9 Monate. Zum Zeitpunkt der Auswertung waren noch 50% der Patienten unter Medikation. Die Substanz erreichte eine Remissionsrate von 43%. Das mediane PFS betrug 7,3 Monate. Nur einer der 28 Patienten unter der Therapie war primär progredient. Die Hauptnebenwirkung der Prüfsubstanz bestand aus Diarrhö, Grad-3-Diarrhöen kamen bei 18% der Patienten vor. Andere häufigere Nebenwirkungen waren Übelkeit, Rash, verminderter Appetit und Stomatitis. Die Autoren schlussfolgern, dass TAK-788 eine deutliche Tumoraktivität bei Patienten mit EGFR-Exon-20-Insertion zeigt. Das Nebenwirkungsprofil war beherrschbar und entsprach in etwa dem anderer EGFR-TKIs. Die Studie wird derzeit fortgeführt, um an höheren Patientenzahlen weitere Erfahrungen zu sammeln.

## 15 Therapie des MET-Exon-14-mutierten NSCLC

Die MET-Exon-14-Skipping-Mutation tritt bei etwa 3%–4% der Patienten mit nichtkleinzelligem Lungenkarzinom auf. Sie ist in der Regel mit einer schlechten Prognose vergesellschaftet. Klinisch weisen MET-Exon-14-mutierte Lungenkarzinome häufig ein sarkomatoid differenziertes Histologiemuster auf. Das Ansprechen auf eine Standardchemotherapie ist ungünstig, auch ist eine Immuntherapie bei dieser Tumorentität in aller Regel nicht wirksam.

### 15.1 Neue Substanzen für Tumoren mit MET-Exon-14-Mutation

Auf der ASCO-Tagung 2019 wurden nun zwei Substanzen mit hoher Wirksamkeit bei MET-Exon-14-Skipping-Mutation vorgestellt: Wolf et al. präsentierten die Phase-II-Studie GEOMETRY zu Capmatinib [87]. In die GEOMETRY-Studie wurden 97 Patienten mit nachgewiesener MET-Exon-14-Skippingmutation aufgenommen. Sie mussten EGFR- und ALK-Wildtyp sein. In die Studie konnten sowohl Chemotherapie-naive als auch Chemotherapie-vorbehandelte Patienten aufgenommen werden. Die Therapie erfolgte mit 400 mg 2-mal täglich in Tablettenform. Es wurden insgesamt 28 Chemotherapie-naive (Kohorte 5b) und 69 vorbehandelte Patienten (Kohorte 4) einbezogen.

Für die Patientengruppe mit Vorbehandlung betrug die Remissionsrate 41%, weitere 36% erreichten eine stabile Erkrankung. Somit lag die Krankheitskontrolle bei 78%. In der Patientengruppe ohne Vorbehandlung erreichten 64% der Patienten eine partielle Remission, 28% waren stabil. Die Krankheitskontrollrate lag somit bei 96%. In den Waterfall plots findet sich bei nicht vorbehandelten Patienten (Kohorte 5b) kein einziger Patient mit einer Progression unter der Erkrankung. Bei vorbehandelten Patienten waren nur 3 der 69 in der Tumorgröße wachsend (Abb. 25). Das mediane PFS für Patienten ohne Vorbehandlung betrug 11, für Patienten mit Vorbehandlung 9,7 Monate. In der Studie wurde auch eine Analyse der Tumormutationslast durchgeführt. Dabei zeigte sich, dass sowohl in der therapienaiven Gruppe als auch in der vorbehandelten Gruppe die Tumormutationslast mit etwa 4 Mutationen pro Megabase recht niedrig war.

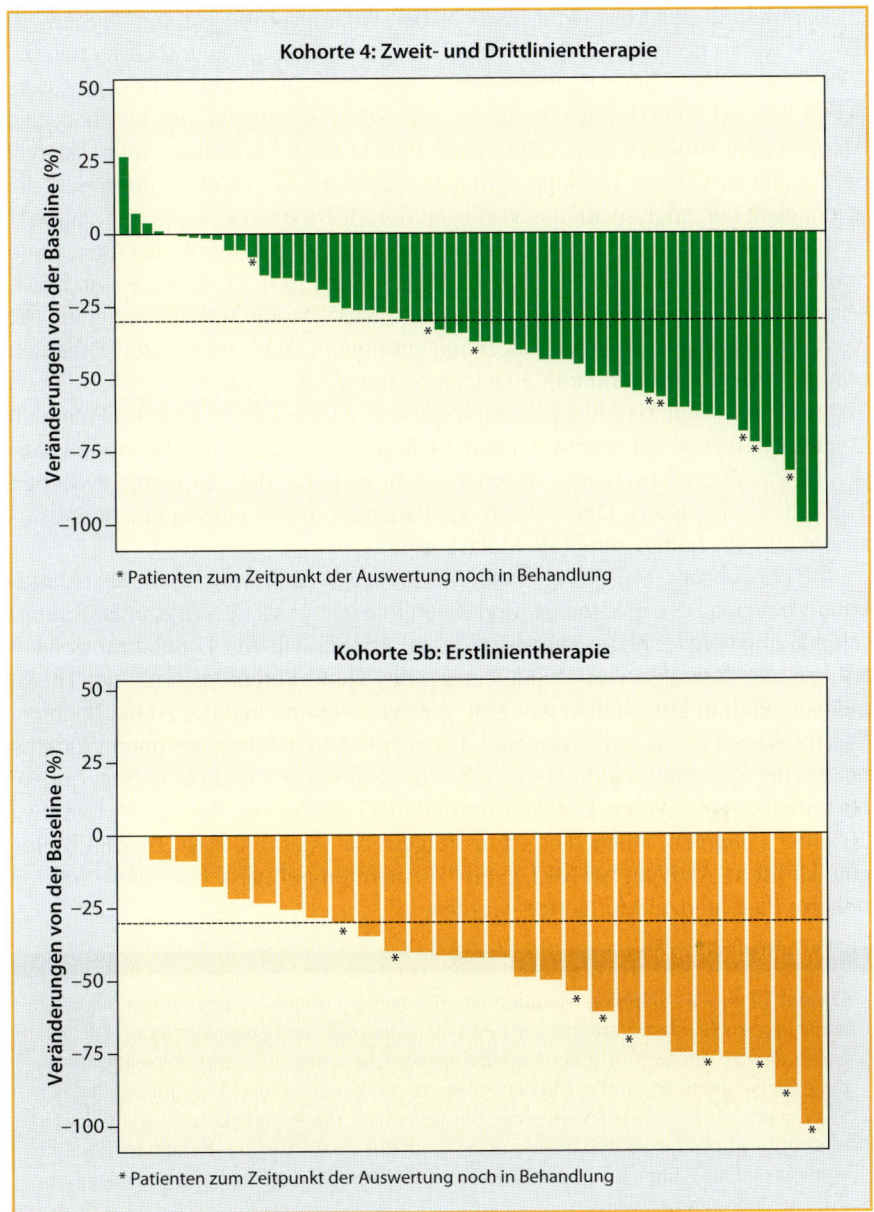

**Abbildung 25:** *Waterfall-Plot-Analysen zur Wirkung von Capmatinib in der Therapie des NSCLC mit MET-Exon-14-Skipping-Mutation (GEOMETRY-Studie). Adaptiert nach [87].*

Capmatinib zeigt ein recht gutes Nebenwirkungsprofil. Häufige Nebenwirkungen waren periphere Ödeme bei 41%, Übelkeit bei 33% und Erbrechen bei 19% der Patienten. Bei 20% musste eine Dosisanpassung vorgenommen werden, bei 11% wurde die Therapie aufgrund von Nebenwirkungen abgebrochen. Die Autoren schlussfolgern, dass Capmatinib eine klinisch bedeutungsvolle Aktivität bei Patienten mit Exon-14-Skippingmutation aufweist. Die Studie unterstreicht die Wichtigkeit der Analyse auf das Vorliegen der MET-Exon-14-Skippingmutation.

Paik et al. stellten bei der ASCO-Jahrestagung 2019 mit Tepotinib eine weitere Substanz für NSCLC mit MET-Exon-14-Mutation vor [54]. Tepotinib ist ein hochselektiver MET-Inhibitor. In die sogenannte VISION-Studie wurden Patienten mit nachgewiesener Exon-14-Alteration aufgenommen. Auch hier waren Patienten ohne und mit Vorbehandlung zugelassen. Tepotinib wurde in einer Dosis von 500 mg 2-mal täglich oral appliziert. Insgesamt wurden mehr als 4000 Patienten gescreent, 104 wiesen eine MET-Exon-14 Skipping-Mutation auf. Behandelt wurden 87 Patienten. Von diesen waren 33 nicht vorbehandelt, 54 hatten zwischen 1 und 3 Vortherapien. Die meisten der Patienten (86%) wiesen ein Adenokarzinom auf, 9% hatten zerebrale Metastasen.

Mit der Substanz wurde eine Remissionsrate von 50% erreicht, die Krankheitskontrollrate lag bei 75%. In Erst- und Zweitlinie gab es keine Wirksamkeitsunterschiede und vergleichbare Remissionsraten. Ähnlich wie mit Capmatinib zeigten nahezu alle Patienten eine Verkleinerung des Tumorvolumens unter der Therapie. Lediglich in Einzelfällen war eine geringe Größenzunahme zu beobachten. Das mediane PFS lag bei 9 Monaten. Bis auf die Entwicklung peripherer Ödeme bei 8% der Patienten wurden Grad-3/4-Nebenwirkungen nicht berichtet. Andere Nebenwirkungen waren Übelkeit und Diarrhö geringeren Ausmaßes bei etwa 20% der Patienten. Auch hier schlussfolgern die Autoren, dass Tepotinib eine gute klinische Aktivität bei MET-Exon-14-Patienten aufweist. Die Studie soll mit höherer Patientenzahl fortgesetzt werden.

> **Fazit für die Praxis**
>
> Die MET-Exon-14-Skipping-Mutation ist eine weitere mittels zielgerichteter Therapie angehbare molekulare Veränderung beim nichtkleinzelligen Lungenkarzinom. Die Prognose dieser Patienten ist unter konventioneller Chemotherapie und unter Immuntherapie (siehe unten) ungünstig. Mit den Substanzen Capmatinib und Tepotinib stehen nun zwei neue Substanzen zur Verfügung, die gegenüber dieser molekularen Veränderung eine gute klinische Aktivität aufweisen und die Prognose der Patienten deutlich verbessern. Das Testen auf eine MET-Exon-14-Genalteration sollte daher in die klinische Routine übernommen werden.

## 15.2 Immuntherapie bei MET-Exon-14-mutiertem NSCLC

Sabari et al. haben sich in ihrer im August 2018 in Annals of Oncology publizierten Arbeit mit der PD-L1-Expression, der Tumormutationslast und dem Ansprechen auf Immuntherapie von Patienten mit MET-Exon-14-alterierten Lungenkarzinomen beschäftigt [70]. In der Publikation wurden 147 Patienten mit MET-Exon-14-alterierten NSCLC untersucht. Die PD-L1-Expression war wie bei anderen nichtkleinzelligen Lungenkarzinomen auch verteilt. Sie war negativ bei 37%, zwischen 1% und 49% positiv bei 22% der Patienten und stark positiv >50% bei 41% der Patienten. Dagegen war die Tumormutationslast (TMB) im Vergleich zu anderen NSCLC-Kohorten niedriger: Sie betrug 3,8 Mutationen pro Megabase im Vergleich zu durchschnittlich 5,7 beziehungsweise 11,7 Mutationen pro Megabase in anderen NSCLC-Kollektiven. Zwischen der PD-L1-Expression und der TMB bestand keine Korrelation.

24 Patienten mit MET-Exon-14-Alteration wurden im Verlauf mit einer Immuntherapie behandelt. 4 Patienten erreichten eine partielle Remission mit einer Gesamtremissionsrate von 17%. Das mediane PFS lag bei lediglich 1,9 Monaten, das mediane OS bei immerhin 18,2 Monaten. Das Ansprechen war weder bei hoher PD-L1-Expression noch bei höherer TMB verbessert.

Die Untersuchung zeigt die Charakteristika der MET-positiven Erkrankung. Die Ergebnisse zur Chemo- und Immuntherapie machen deutlich, dass alternative Therapieansätze für dieses Krankenkollektiv dringend erforderlich sind.

# 16 Therapie der RET-positiven NSCLC-Erkrankung

Eine RET-Alteration findet sich bei etwa 1% der NSCLC-Patienten. RET-Mutationen sind bei Schilddrüsenkarzinomen wie dem medullären Schilddrüsenkarzinom mit 90% und beim papillären Schilddrüsenkarzinom mit 20% der Patienten deutlich häufiger. Für RET-alterierte Lungenkarzinome gelten klinische Erfahrungen, die den der MET-Exon-14-mutierten Erkrankung entsprechen. Das Ansprechen auf eine Chemotherapie und auf eine Immuntherapie ist eher niedrig. Bisher sind keine RET-spezifischen Inhibitoren zugelassen.

Bei der ASCO-Tagung 2019 präsentierten Gainor et al. eine Phase-I-Studie mit der Substanz BLU-667 [23]. Es handelt sich um einen selektiven RET-Inhibitor, der hohe Aktivität gegenüber dem KIF-5B-RET-Rearrangement besitzt und auch bei Cabozantinib-resistenter Erkrankung experimentelle Wirksamkeit aufweist.

In der sogenannten ARROW-Studie wurden in der ersten Phase 62 Patienten mit RET-alterierten soliden Tumoren behandelt. Diese diente zur Dosisfindung. Letztlich wurde als Dosis für eine nachfolgende Phase-II-Studie 2-mal täglich

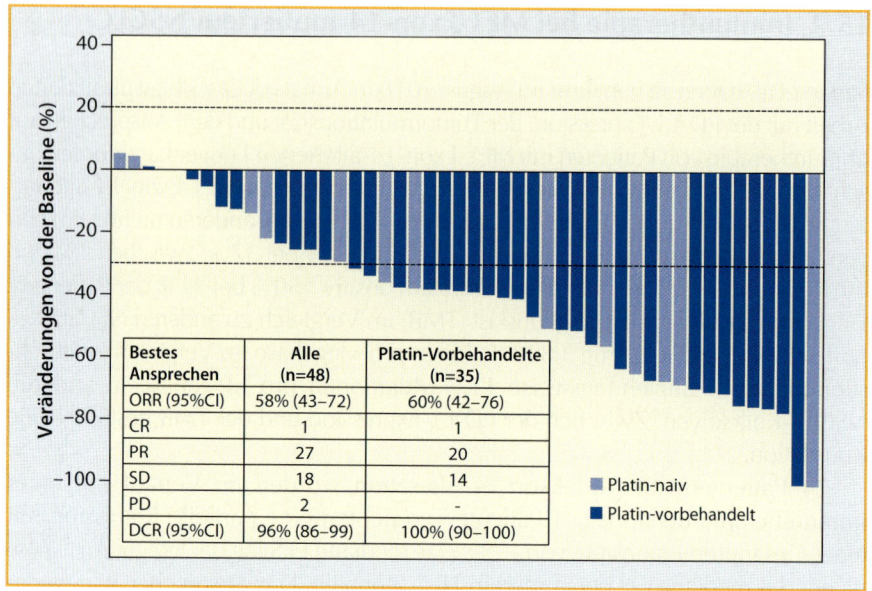

**Abbildung 26:** Waterfall-Plot zur Therapie des RET-positiven NSCLC mit BLU-667. ORR Ansprechrate, CR komplette Remission, PR partielle Remission, SD Stabile Erkrankung, PD Progress, DCR Krankheitkontrollrate. Adaptiert nach [23].

400 mg festgelegt. In die Studie insgesamt wurden 120 Patienten aufgenommen, 91 von ihnen waren Platin-vorbehandelt. 40% von ihnen wiesen eine zerebrale Metastasierung auf. Die Gesamtgruppe hatte zu 84% eine Vortherapie, von diesen Patienten waren 77% Chemotherapie-vorbehandelt und 39% Immuntherapie-vorbehandelt. In 2/3 aller Fälle lag die häufigste KIF-5B-RET-Fusion vor. In 13% konnte eine CCDC6-RET Transfusion nachgewiesen werden.

Die Therapie mit BLU-667 war gut verträglich. An Grad-3-Nebenwirkungen >10% traten Neutropenie mit 13% und Hypertension mit 10% auf. Alle anderen Nebenwirkungen waren selten.

Bei den bisher auswertbaren Patienten ließ sich eine beachtliche antitumorale Aktivität von BLU-667 nachweisen (Abb. 26). Bis auf 2 Patienten waren alle unter der Therapie stabil. Die partielle Remissionsrate lag bei 58%. Bisher werden 80% der ansprechenden Patienten weiter mit der Substanz therapiert. Auch bei Immuntherapie-Vorbehandlung war die Remissionsrate ähnlich hoch wie in den anderen Patientengruppen. Gleiches trifft auf Patienten mit ZNS-Metastasierung zu, sodass auch eine intrazerebrale Wirksamkeit besteht.

Die Autoren schlussfolgern, dass BLU-667 eine nachhaltige antitumorale Aktivität bei Patienten mit RET-Fusions-positivem NSCLC besitzt. Die Krankheitskontrollrate war >90%. Das Therapieansprechen war unabhängig von der Vortherapie und auch unabhängig vom RET-Fusionspartner und vom Fehlen oder Vorhandensein zerebraler Metastasen. Die Nebenwirkungsrate war niedrig. Damit steht nun auch für RET-positive Tumoren eine effektive Therapie zu Verfügung.

## 17 Therapie der NTRK-positiven Erkrankung

Im letzten Jahr ist als neue molekulare Veränderung bei Lungenkarzinomen das Rearrangement der NTRK-Gene in den Fokus gerückt. NTRK1-, -2- und -3-Rearrangements treten bei etwa 1% solider Tumoren auf. Sie kommen bei einer großen Anzahl von Tumorerkrankungen vor. Sie kodieren für transmembranöse Proteine, die dann bei Veränderung zu einer Aktivierung verschiedener Wachstumsfaktoren führen. NTRK-Rearrangements induzieren somit eine Aktivierung des RAS-RAF-MAPK-Weges und anderer Wachstumssignalwege.

NTRK-Rearrangements treten auch bei einer sehr kleinen Zahl von Patienten mit Lungenkarzinomen auf. In klinischen Untersuchungen beträgt die Inzidenz 0,1%–1%.

Hong et al. publizierten im Februar 2019 ihre Phase-I-Studie mit Larotrectinib zur Behandlung von Patienten mit soliden Tumoren [34]. Hier wurden 70 Patienten behandelt, von denen 8 eine NTRK-Genfusion aufwiesen. Larotrectinib wurde in einer Dosis von 100 mg 2-mal täglich gegeben. Von den 8 Patienten mit einer nachweisbaren NTRK-Fusion sprachen alle 8 auf die Behandlung sehr gut an. 2 Patienten erreichten eine komplette Remission. Das mediane Überleben dieser Patienten ist bisher nicht erreicht, bei einem medianen Follow-up von >2 Jahren.

Beim ESMO-Kongress 2018 präsentierten Demetri et al. ihre Studie zur Wirksamkeit von Entrectinib bei Patienten mit NTRK-Fusions-positiven Tumoren [18]. Entrectinib ist ein oral anzuwendender potenter Inhibitor von NTRK-Proteinen und von ROS1-Tyrosinkinase. In die Studie wurden 54 Patienten mit NTRK-positiven Tumoren aufgenommen. Sie erhielten eine Dosis von 600 mg 2-mal täglich als orale Therapie. Diese 54 Patienten wiesen ganz unterschiedliche Tumorerkrankungen auf, 24% hatten ein Sarkom, 19% ein nichtkleinzelliges Lungenkarzinom, 11% ein Mammakarzinom, 9% ein Schilddrüsenkarzinom und 7% ein Kolonkarzinom. Das mittlere Alter lag bei 57 Jahren. Die Therapie mit Entrectinib führte zu einer Remissionsrate von 57%. Es waren nur 3 Patienten unter der Therapie primär progredient. Von den einbezogenen Patienten wiesen 11 bei Diagnosestellung eine zerebrale Metastasierung auf. Auch hier zeigte sich bei allen 11 Patienten eine Rückbildung und eine Verkleinerung der Hirnmetastasen unter Entrectinib. Das mediane PFS betrug 11,2 Monate und das mediane Gesamtüberleben 20,9 Monate. Die Substanz war gut verträglich, die meisten Nebenwirkungen traten im WHO-Grad I–II auf und bestanden aus Geschmacksstörungen, Fatigue, Diarrhö, periphere Ödemen und Schwindel bei etwa 15%–20% der Patienten. Eine Dosisreduktion musste bei 25% der Patienten durchgeführt werden, eine Beendigung der Therapie bei 4%. Die Autoren schlussfolgern, dass Entrectinib eine sehr wirksame Substanz ist für Patienten mit nachweisbaren NTRK-Fusionsgenen. Die systemische Tumorkontrolle ist hoch, ebenso die intrazerebrale Tumorkontrolle, das Nebenwirkungsprofil ist günstig.

Somit steht für einen ganz kleinen Teil von Lungenkarzinom-Patienten eine weitere spezifische Tumortherapie zu Verfügung.

## 18 Kleinzelliges Lungenkarzinom

Beim kleinzelligen Lungenkarzinom haben sich in den letzten beiden Jahren neue Therapieoptionen eröffnet. Diese bestehen zum einen in der Durchführung einer Immuntherapie und zum anderen in der ersten zielgerichteten Behandlung bei dieser Erkrankung mit einem gegen DLL3 gerichteten Antikörper-Wirkstoff-Konjugat.

### 18.1 Immuntherapie bei SCLC – Rezidiv und Erhaltung

Zur Immuntherapie sind im letzten Jahr einige neue Studien vorgestellt worden. Die CheckMate-331-Studie wurde von Reck et al. beim ESMO-Kongress 2018 vorgestellt [66]. In diese Studie wurden Patienten mit Rezidiv nach platinbasierter Erstlinienchemotherapie einbezogen. Die Stratifikationsmerkmale waren sensitives oder resistentes Rezidiv und Vorhandensein von Fernmetastasen bei Diagnosestellung. Nach Studienbeginn wurden die Patienten randomisiert auf eine Therapie mit Nivolumab 240 mg alle 2 Wochen oder eine Chemotherapie. Bei der Chemotherapie konnte zwischen Topotecan i.v. oder oral oder Amrubicin gewählt werden. In die Studie wurden insgesamt 569 Patienten aufgenommen, 284 erhielten Nivolumab, 285 die Chemotherapie. Der primäre Endpunkt der Studie war Gesamtüberleben. Die Patientenmerkmale waren zwischen beiden Therapiearmen gut verteilt. Platinsensitivität bestand bei 56% der Patienten, Hirnmetastasen hatten 17%, Lebermetastasen 35%. Auch die Nachfolgetherapien waren in etwa gleich verteilt, 50% der Patienten erhielten nach der Studie eine systemische Therapie, in den allermeisten Fällen eine nochmalige Chemotherapie.

Der primäre Endpunkt der Studie war das Gesamtüberleben. Zwischen den beiden Therapiearmen war dazu kein statistisch signifikanter Unterschied nach-

**VITRAKVI®** WURDE SPEZIELL FÜR DIE BEHANDLUNG VON TRK-FUSIONSTUMOREN ENTWICKELT.[1]

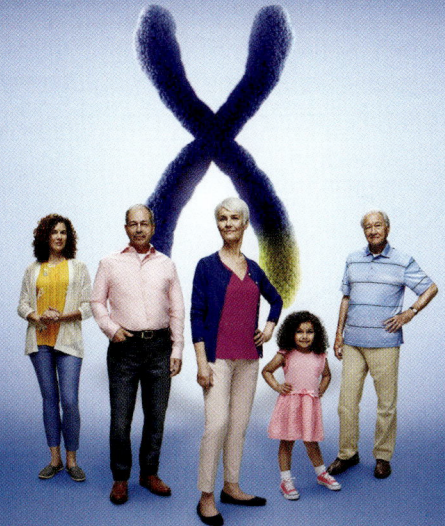

# VERSCHIEDENE PATIENTEN. VIELE TUMORTYPEN.[1]
## EIN POSITIVER UMSCHWUNG IM BEHANDLUNGSPARADIGMA.

### Anwendungsgebiete

VITRAKVI® als Monotherapie wird zur Behandlung von erwachsenen und pädiatrischen Patienten mit soliden Tumoren mit einer neurotrophen Tyrosin-Rezeptor-Kinase *(NTRK)* Genfusion angewendet,

- bei denen eine lokal fortgeschrittene oder metastasierte Erkrankung vorliegt oder eine Erkrankung, bei der eine chirurgische Resektion wahrscheinlich zu schwerer Morbidität führt, und
- für die keine zufriedenstellenden Therapieoptionen zur Verfügung stehen.

TRK, Tropomyosin-Rezeptor-Kinase
1. Fachinformation VITRAKVI, Bayer AG, September 2019

▼ **Dieses Arzneimittel unterliegt einer zusätzlichen Überwachung.** Bitte melden Sie jeden Verdachtsfall einer Nebenwirkung über das Bundesinstitut für Arzneimittel und Medizinprodukte, Website: http://www.bfarm.de. **VITRAKVI 20 mg/ml Lösung zum Einnehmen** (Vor Verschreibung Fachinformation beachten.) **Zusammensetzung:** *Wirkstoff:* 20 mg/ml Larotrectinib. *Sonstige Bestandteile:* Gereinigtes Wasser, Sucrose, Hydroxypropylbetadex, Glycerin (E 422), Sorbitol (E 420), Natriumcitrat (E 331), Natriumdihydrogenphosphat-Dihydrat (E 339), Citronensäure (E 330), Propylenglycol (E 1520), Kaliumsorbat (E 202), Methyl-4-hydroxybenzoat (E 218), Zitrusfrucht-Aroma, Natürliches Aroma. **Anwendungsgebiete:** VITRAKVI als Monotherapie wird zur Behandlung von erwachsenen und pädiatrischen Patienten mit soliden Tumoren mit einer neurotrophen Tyrosin-Rezeptor-Kinase *(NTRK)*-Genfusion angewendet, bei denen eine lokal fortgeschrittene oder metastasierte Erkrankung vorliegt oder eine Erkrankung, bei der eine chirurgische Resektion wahrscheinlich zu schwerer Morbidität führt, und für die keine zufriedenstellenden Therapieoptionen zur Verfügung stehen. Vitrakvi wurde unter „Besonderen Bedingungen" zugelassen. **Gegenanzeigen:** Überempfindlichkeit gegen den Wirkstoff oder einen der sonstigen Bestandteile. **Vorsichtsmaßnahmen und Warnhinweise:** Der Nutzen von VITRAKVI wurde in einarmigen Studien unter Einbeziehung einer relativ kleinen Stichprobe von Patienten nachgewiesen, deren Tumore eine *NTRK*-Genfusion aufwiesen. Die positiven Wirkungen von VITRAKVI wurden auf Basis der Gesamtansprechrate (ORR) und Ansprechdauer in einer begrenzten Anzahl von Tumortypen nachgewiesen. Das Ausmaß der Wirkung kann je nach Tumorart sowie je nach gleichzeitig vorhandenen anderen genomischen Veränderungen unterschiedlich sein. Aus diesen Gründen sollte VITRAKVI nur verwendet werden, wenn keine Therapieoptionen zur Verfügung stehen, für die ein klinischer Nutzen festgestellt wurde, oder wenn diese Therapieoptionen ausgeschöpft sind (d.h. keine zufriedenstellenden Therapieoptionen). Bei Patienten unter Larotrectinib wurden neurologische Reaktionen einschließlich Schwindelgefühl, Gangstörungen und Parästhesien beschrieben. Die meisten neurologischen Reaktionen traten innerhalb der ersten drei Behandlungsmonate auf. Bei Patienten unter Larotrectinib wurden erhöhte ALT- und AST-Werte beschrieben. Die meisten Anstiege der ALT und AST traten innerhalb der ersten 3 Behandlungsmonate auf. Die Leberfunktion einschließlich der ALT- und AST-Werte ist vor Verabreichung der ersten Dosis, in den ersten 3 Behandlungsmonaten monatlich und danach regelmäßig während der Behandlung zu überprüfen, wobei die Test-Frequenz bei Patienten mit erhöhten Transaminase Werten erhöht werden sollte. Je nach Schweregrad und Dauer dieser Symptome sollte das Aus- bzw. Absetzen oder eine Dosisreduktion von VITRAKVI in Betracht gezogen werden. Wenn VITRAKVI ausgesetzt wurde, sollte die Dosis bei der Wiederaufnahme der Behandlung angepasst werden. Die gleichzeitige Verabreichung von starken und mäßigen CYP3A4-/P-gp-Induktoren zusammen mit VITRAKVI ist aufgrund des Risikos einer verminderten Exposition zu vermeiden. Frauen im gebärfähigen Alter müssen während und bis mindestens einen Monat nach dem Ende der Behandlung mit VITRAKVI eine sehr zuverlässige Verhütungsmethode anwenden. Zeugungsfähige Männer mit nicht schwangeren Partnerinnen im gebärfähigen Alter sind anzuweisen, während der Behandlung mit VITRAKVI und bis mindestens einen Monat nach Einnahme der letzten Dosis eine sehr zuverlässige Verhütungsmethode anzuwenden. VITRAKVI 20 mg/ml Lösung zum Einnehmen enthält sonstige Bestandteile mit bekannter Wirkung: Sucrose, Sorbitol, Propylenglycol, Parahydroxybenzoat. **Nebenwirkungen:** Alle Schweregrade: *Sehr häufig:* Anämie, Neutrophilenzahl erniedrigt (Neutropenie), Leukozytenzahl erniedrigt (Leukopenie), Schwindelgefühl, Parästhesie, Übelkeit, Obstipation, Erbrechen, Myalgie, Muskelschwäche, Fatigue, Alaninaminotransferase (ALT) erhöht, Aspartataminotransferase (AST) erhöht, Gewichtszunahme (anomale Gewichtszunahme). *Häufig:* Gangstörung, Dysgeusie, Alkalische Phosphatase im Blut erhöht. Grad 3 und 4: *Häufig:* Anämie, Neutrophilenzahl erniedrigt (Neutropenie), Leukozytenzahl erniedrigt (Leukopenie), Schwindelgefühl, Parästhesie, Übelkeit, Myalgie, Fatigue, Alaninaminotransferase (ALT) erhöht*, Aspartataminotransferase (AST) erhöht, Gewichtszunahme (anomale Gewichtszunahme). *Es wurden Nebenwirkungen vom Grad 4 berichtet. **Verschreibungspflichtig. Pharmazeutischer Unternehmer:** Bayer AG, 51368 Leverkusen, Deutschland
Stand: FI/1.0; 09/2019

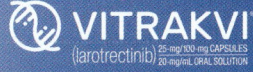

**TEST. TREAT. TRANSFORM.**

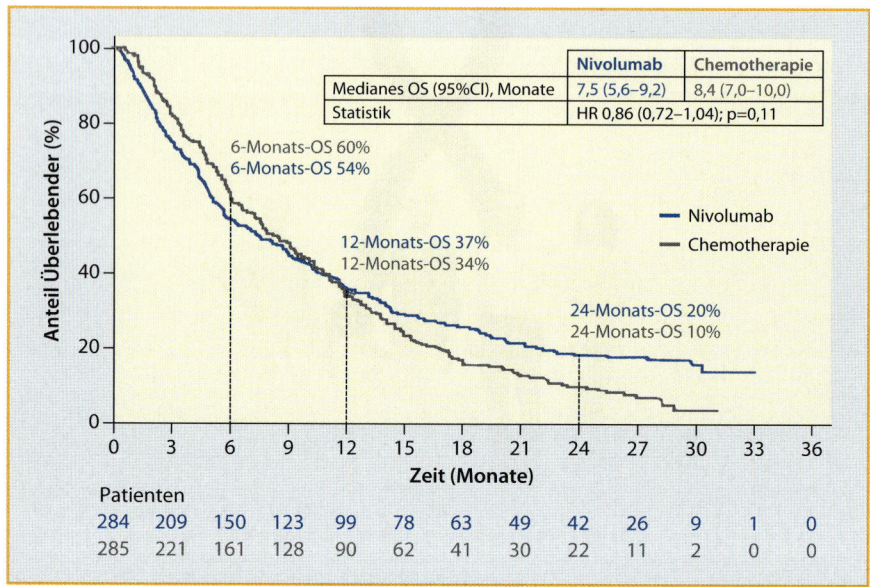

**Abbildung 27:** *Nivolumab versus Chemotherapie in der Zweitlinientherapie des kleinzelligen Lungenkarzinoms (SCLC). Studie CheckMate 331. Adaptiert nach [66].*

weisbar. Das mediane OS betrug 7,5 Monate in der Nivolumab- und 8,4 Monate in der Chemotherapiegruppe: HR 0,86; p=0,11 (Abb. 27). Bei der Betrachtung der Überlebenskurve fällt allerdings auf, dass die 2-Jahres-Überlebensrate im Nivolumab-Arm mit 20% höher ist als im Chemotherapie-Arm mit 10%. Auch das mediane progressionsfreie Überleben zeigt zwischen den beiden Therapien keinen statistisch signifikanten Unterschied. Das mediane PFS ist im Vergleich zu Nivolmab unter Chemotherapie deutlich verlängert: 3,8 versus 1,4 Monate. Die progressionsfreien 12- und 24-Monats-Überlebensraten sind in beiden Studienarmen gleich und liegen bei 10% beziehungsweise 4%. Die Studie konnte somit keinen Vorteil für eine Zweitlinien-Immuntherapie im Vergleich zu einer Zweitlinien-Chemotherapie zeigen.

Pujol et al. präsentierten auf dem ESMO-Kongress 2018 eine nicht vergleichende randomisierte Phase-II-Studie zur Zweitlinientherapie mit Atezolizumab oder Chemotherapie bei Patienten mit SCLC [61]. Diese Studie ist vom Umfang her kleiner und schloss lediglich 73 Patienten ein. Diese wurden 2:1 randomisiert auf Atezolizumab (n=49) oder Chemotherapie (n=24). Etwa 2/3 der Patienten hatten ein therapiefreies Intervall von mehr als 90 Tagen und konnten deshalb als sensitive relapses eingestuft werden. In der Atezolizumabgruppe erreichte 1 Patient eine Remission und 8 Patienten hatten eine stabile Erkrankung; die Remissionsrate betrug damit 2,3%, die Krankheitskontrollrate 20%. In der Chemotherapiegruppe erreichten 10% der Patienten eine Remission und 52% hatten eine stabile Erkrankung. Das mediane PFS betrug 1,4 Monate unter Atezolizumab und 4,2 Monate unter Chemotherapie. Immerhin waren die 5 Patienten mit Krankheitsstabilisierung unter Atezolizumab über eine längere Zeit stabil. Daten zum Überleben liegen zu dieser Studie noch nicht vor. Hier muss das Langzeitüberleben abgewartet werden.

Eine Immuntherapie mit Nivolumab oder Nivolumab plus Ipilimumab wurde in CheckMate 451 auch als Erhaltungstherapie bei Patienten mit extensive disease SCLC (ED-SCLC) nach Platin-basierter Erstlinien-Chemotherapie geprüft. Owonikoko präsentierten Ergebnisse von CheckMate 451 bei der Europäischen Lungenkarzinom-Konferenz ELCC im April 2019 in Genf [53]. Zur Studie zugelassen wurden Patienten mit einer anhaltenden Tumorkontrolle mit CR, PR oder stabiler Erkrankung, für mindestens 4 Wochen nach Ende einer platinbasierten Chemotherapie. Symptomatische Hirnmetastasen durften nicht vorliegen. Es wurden insgesamt 834 Patienten aufgenommen. 275 von ihnen erhielten Placebo, 280 Nivolumab als Monotherapie mit 240 mg alle 2 Wochen und 279 Nivolumab 1mg/kg KG alle 3 Wochen plus 4 Dosen Ipilimumab 3 mg/kg KG alle 3 Wochen. Die Therapie wurde bis zum Progress oder bis zu nicht akzeptabler Toxizität weitergeführt. Die Patientenmerkmale waren zwischen beiden Studienarmen sehr gut ausbalanciert. Eine erhöhte LDH lag bei 25% der Patienten vor, Lebermetastasen hatten 39% der Patienten und Hirnmetastasen 15%.

Der primäre Endpunkt der Studie war das Gesamtüberleben. Beim Vergleich Nivolumab plus Ipilimumab versus Placebo zeigt sich mit 9,2 versus 9,6 Monaten kein signifikanter Unterschied im medianen OS: HR 0,92; p=0,37. Die 12-Monats-Überlebensrate war mit 40% in beiden Armen gleich, die 24-Monats-Überlebensrate lag im Immuntherapiearm mit 22% versus 18% geringgradig höher. Auch der Therapievergleich Nivolumab alleine versus Placebo zeigte keinen statistisch signifikanten Unterschied. Das mediane Gesamtüberleben betrug 10,4 versus 9,6 Monate (HR 0,84).

Im progressionsfreien Überleben zeigt sich für beide Vergleiche, dass nach einem steilen Abfall für die ersten 50% der Patienten die Kurven anschließend leicht separieren. Die progressionsfreie 6-Monats-Überlebensrate lag für Nivolumab plus Ipilimumab bei 20% und für Nivolumab alleine bei 21%, im Placeboarm bei 10%. Die Kurven nähern sich jedoch nach 12 Monaten wieder an und nach 18 beziehungsweise 21 Monaten waren alle Patienten progredient. Auch in den einzelnen Subgruppenanalysen findet sich kein Vorteil für die Immunerhaltungstherapie. Recht interessant ist die Beobachtung, dass das Gesamtüberleben für Patienten, die die erste Immuntherapie innerhalb von fünf Wochen nach Ende der Chemotherapie erhalten haben, die Überlebenskurve etwas günstiger verläuft. Dies trifft allerdings nur für den Nivolumab-Monotherapiearm zu. Für diese Gruppe konnte hier ein medianes Überleben von 12,1 Monaten erreicht werden. Im Vergleich zu Placebo oder zum Kombinations-Immuntherapiearm konnte damit eine Verbesserung des Überlebens um 3 Monate im Median erreicht werden (HR 0,66).

Hinsichtlich der Nebenwirkungen zeigt sich das bekannte Muster. Die Kombination aus Nivolumab und Ipilimumab hat mehr Nebenwirkungen, insbesondere hinsichtlich Diarrhö, Pruritus, Hautrash und vermindertem Appetit. Hier liegen die Raten für Grad-1- bis -4-Nebenwirkungen bei 50%–70%. Im Nivolumab-Monotherapiearm liegen sie 20% niedriger, im Placeboarm nochmals 10%–20% darunter.

> **Fazit für die Praxis**
>
> Zusammenfassend kann auch hier gesagt werden, dass eine Erhaltungstherapie mit Nivolumab oder Nivolumab plus Ipilimumab die Prognose der Patienten mit kleinzelligem Lungenkarzinom nicht verbessert. Als einziges positives Signal kann der Befund gelten, dass Patienten, die ihre Erhaltungstherapie mit Nivolumab allein innerhalb von 5 Wochen nach Ende der Chemotherapie beginnen, im Sinne eines etwas verlängerten Überlebens profitieren.

## 18.2 Immuntherapie plus Chemotherapie in der Erstlinie

Im Dezember 2018 publizierten Horn et al. im New England Journal of Medicine [35] die dritte große Immuntherapie-Studie beim kleinzelligen Lungenkarzinom, die den Einsatz von Atezolizumab plus Chemotherapie in der Erstlinie bei extensive stage SCLC (ES-SCLC) prüfte, die IMpower133. Insgesamt 403 Patienten mit fortgeschrittenem kleinzelligen Lungenkarzinom ohne vorausgegangene Chemotherapie wurden in diese Studie einbezogen. Sie wurden im Verhältnis 1:1 randomisiert auf 6 Zyklen Carboplatin plus Etoposid in Standarddosierungen plus Atezolizumab oder Placebo. Nach Ende der Chemotherapie konnte die Immuntherapie als Erhaltungstherapie weitergegeben werden. In die Studie wurden 64% Männer aufgenommen. Die Rate von Patienten mit Hirnmetastasen lag bei 8%. Die Messung der Tumormutationslast (TMB) zeigte eine TMB <10 Mutationen pro Megabase bei 40% der Patienten und eine TMB von >10 Mutationen pro Megabase bei 60% der Patienten.

Die Ergebnisse: Bei einem medianen Follow-up von 14 Monaten ergab sich ein statistisch signifikanter Überlebensvorteil für die Zugabe von Atezolizumab. Die Überlebenskurven trennen sich nach etwa 6 Monaten auf (Abb. 28). Die mediane Überlebenszeit liegt bei 12,3 Monaten Atezolizumab- versus 10,3 Mo-

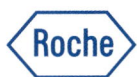

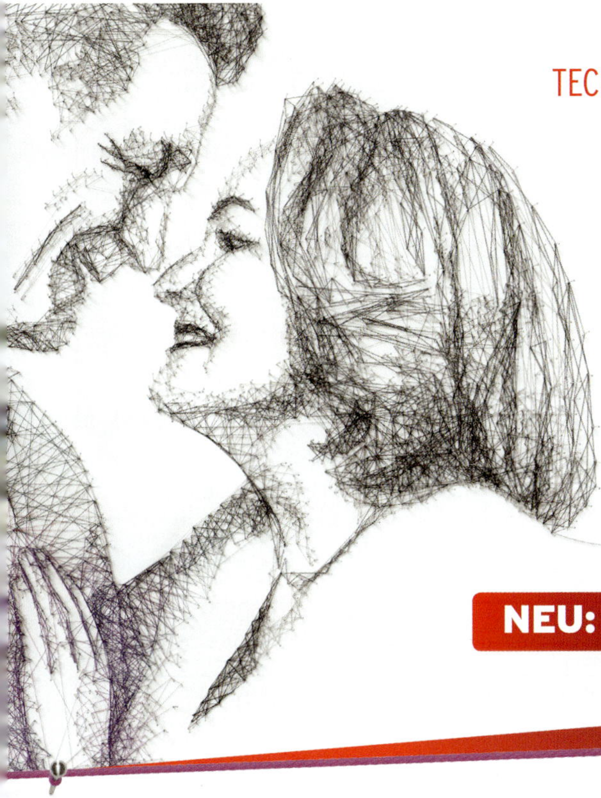

TECENTRIQ® ▼ + Carboplatin/Etoposid

# ZEIT FÜR EINEN NEUEN STANDARD

**NEU:** Erstlinientherapie beim ES-SCLC[1]

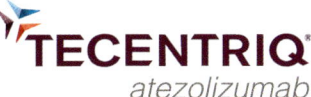

**TECENTRIQ®**
atezolizumab

**Dem Leben verbunden.**

1  Aktuelle Fachinformation TECENTRIQ® 1.200 mg

**Tecentriq® 840 mg/1.200 mg Konzentrat zur Herstellung einer Infusionslösung**

▼ Dieses Arzneimittel unterliegt einer zusätzlichen Überwachung. Dies ermöglicht eine schnelle Identifizierung neuer Erkenntnisse über die Sicherheit. Angehörige von Gesundheitsberufen sind aufgefordert, jeden Verdachtsfall einer Nebenwirkung zu melden. Bitte melden Sie Nebenwirkungen an die Roche Pharma AG (grenzach.drug_safety@roche.com oder Fax +49 7624/14-3183) oder an das Paul-Ehrlich-Institut (www.pei.de oder Fax: +49 6103/77-1234).

**Wirkstoff:** Atezolizumab. **Zusammensetzung:** *840 mg:* Eine Durchstechflasche mit 14 ml Konzentrat enthält 840 mg Atezolizumab, entsprechend einer Konzentration von 60 mg/ml vor Verdünnung. *1.200 mg:* Eine Durchstechflasche mit 20 ml Konzentrat enthält 1.200 mg Atezolizumab, entsprechend einer Konzentration von 60 mg/ml vor Verdünnung. Sonstige Bestandteile: L-Histidin, Essigsäure 99 %, Sucrose, Polysorbat 20, Wasser für Injektionszwecke. **Anwendungsgebiete:** *Urothelkarzinom:* Tecentriq als Monotherapie wird angewendet bei erwachsenen Patienten zur Behandlung des lokal fortgeschrittenen oder metastasierten Urothelkarzinoms (UC) nach vorheriger platinhaltiger Chemotherapie oder, die für eine Behandlung mit Cisplatin als ungeeignet angesehen werden, und deren Tumoren eine PD-L1-Expression ≥ 5 % aufweisen. *Nicht-kleinzelliges Lungenkarzinom:* Tecentriq wird angewendet in Kombination mit Bevacizumab, Paclitaxel und Carboplatin bei erwachsenen Patienten zur Erstlinienbehandlung des metastasierten nicht-kleinzelligen Lungenkarzinoms (NSCLC) mit nicht-plattenepithelialer Histologie. Bei Patienten mit EGFR-Mutationen oder ALK-positivem NSCLC ist Tecentriq in Kombination mit Bevacizumab, Paclitaxel und Carboplatin nur nach Versagen der entsprechenden zielgerichteten Therapien anzuwenden. Tecentriq als Monotherapie wird angewendet bei erwachsenen Patienten zur Behandlung des lokal fortgeschrittenen oder metastasierten NSCLC nach vorheriger Chemotherapie. Patienten mit EGFR-Mutationen oder ALK-positivem NSCLC sollten vor der Therapie mit Tecentriq zudem auch bereits entsprechende zielgerichtete Therapien erhalten haben. Tecentriq wird angewendet in Kombination mit nab-Paclitaxel und Carboplatin, zur Erstlinienbehandlung des metastasierten NSCLC mit nicht-plattenepithelialer Histologie bei erwachsenen Patienten, die keine EGFR-Mutationen und kein ALK-positives NSCLC haben. *Kleinzelliges Lungenkarzinom:* Tecentriq wird angewendet in Kombination mit Carboplatin und Etoposid bei erwachsenen Patienten zur Erstlinienbehandlung des kleinzelligen Lungenkarzinoms im fortgeschrittenen Stadium (Extensive Stage Small Cell Lung Cancer, ES-SCLC). *Triple-negatives Mammakarzinom:* Tecentriq wird angewendet in Kombination mit nab-Paclitaxel bei erwachsenen Patienten zur Behandlung des nicht resezierbaren lokal fortgeschrittenen oder metastasierten triple-negativen Mammakarzinoms (TNBC – triple-negative breast cancer), deren Tumoren eine PD-L1-Expression ≥ 1 % aufweisen und die keine vorherige Chemotherapie zur Behandlung der metastasierten Erkrankung erhalten haben. **Gegenanzeigen:** Überempfindlichkeit gegen Atezolizumab oder einen der oben genannten sonstigen Bestandteile. **Nebenwirkungen:** *Monotherapie:* Harnwegsinfektion, verminderter Appetit, Husten, Dyspnoe, Übelkeit, Erbrechen, Diarrhoe, Hautausschlag, Pruritus, Arthralgie, Rückenschmerzen, Schmerzen der Skelettmuskulatur, Fieber, Fatigue, Asthenie, Thrombozytopenie, infusionsbedingte Reaktion, Hypothyreose, Hypokaliämie, Hyponatriämie, Hyperglykämie, Hypotonie, Pneumonitis, Hypoxie, verstopfte Nase, Nasopharyngitis, Bauchschmerzen, Kolitis, Dysphagie, oropharyngeale Schmerzen, erhöhte AST/ ALT, Hepatitis, grippeähnliche Erkrankung, Schüttelfrost, Hyperthyreose, Diabetes mellitus, Nebenniereninsuffizienz, Guillain-Barré-Syndrom, Meningoenzephalitis, Pankreatitis, Myositis, Hypophysitis, myasthenes Syndrom, Myokarditis, Nephritis. *Kombinationstherapie:* Lungeninfektion, Anämie, Thrombozytopenie, Neutropenie, Leukopenie, Hypothyreose, verminderter Appetit, Kopfschmerzen, periphere Neuropathie, Schwindel, Dyspnoe, Husten, Übelkeit, Diarrhoe, Verstopfung, Erbrechen, Hautausschlag, Pruritus, Arthralgie, Schmerzen der Skelettmuskulatur, Rückenschmerzen, Fieber, Fatigue, Asthenie, verminderte Lymphozytenzahl, Hypokaliämie, Hyponatriämie, Hypomagnesiämie, Synkope, Dysphonie, Stomatitis, Geschmacksstörung, erhöhte AST/ALT, Proteinurie. Verschreibungspflichtig. **Hinweise der Fachinformation beachten. Pharmazeutischer Unternehmer:** Roche Registration GmbH, Grenzach-Wyhlen, DE. Weitere Informationen auf Anfrage erhältlich. Vertreter in Deutschland: Roche Pharma AG, Grenzach-Wyhlen. Stand der Information: September 2019

**Weitere Informationen mit QR-Code**

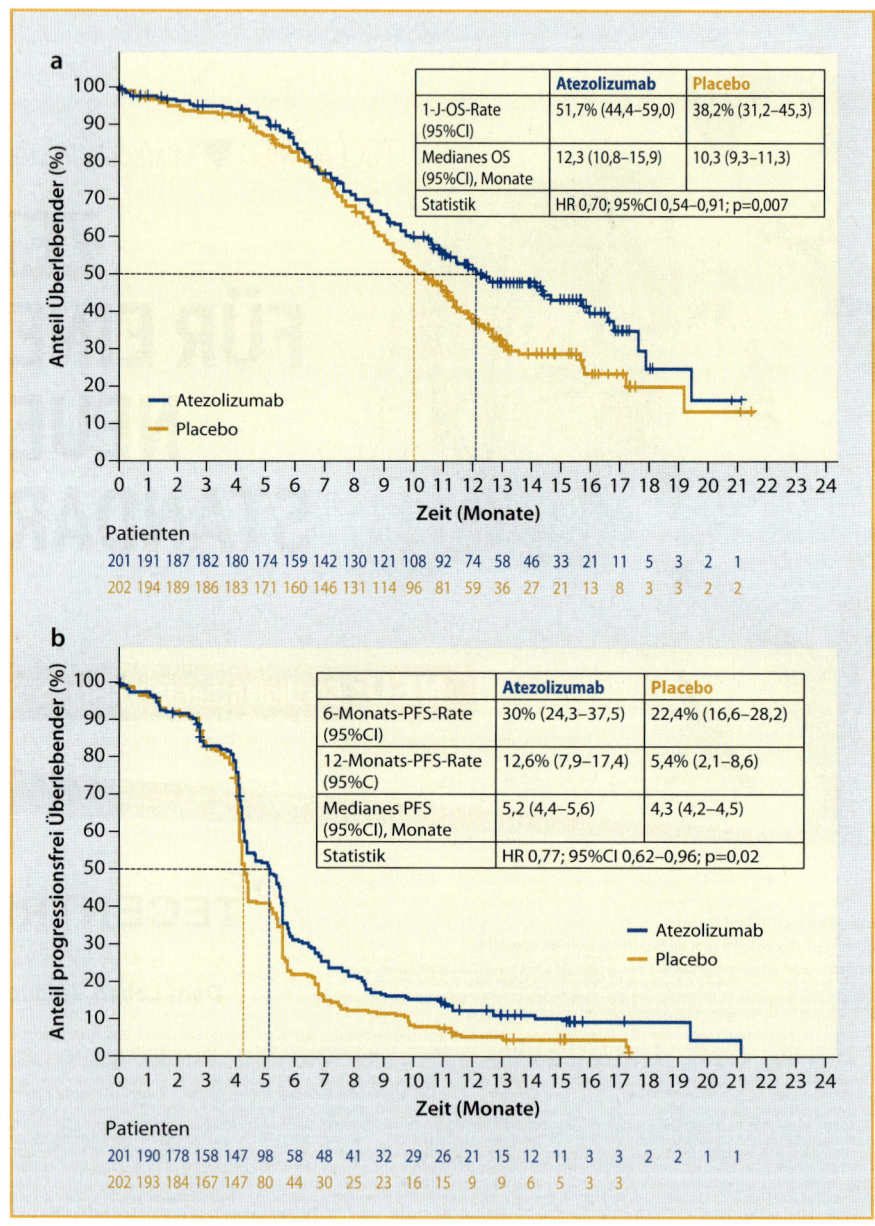

**Abbildung 28:** *Gesamtüberleben (a) und progressionsfreies Überleben (b) in der Phase-III-Studie IMpower133. Atezolizumab plus Chemotherapie (Carboplatin+Etoposid) versus Atezolizumab plus Placebo. Adaptiert nach [35].*

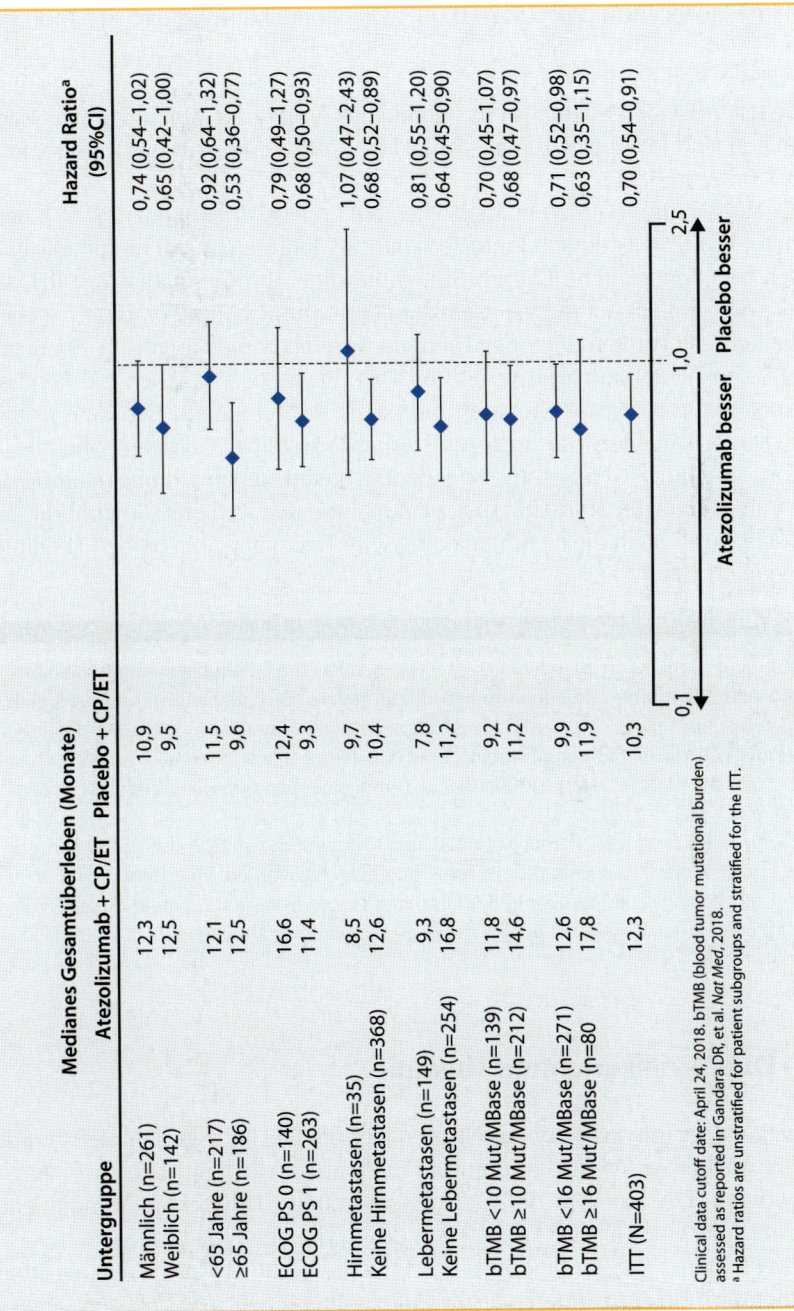

**Abbildung 29:** Analyse des medianen Überlebens in Untergruppen der Studie IMpower133. Adaptiert nach [35].

naten im Placebo-Arm: HR 0,7; p=0,007. Die Überlebensrate nach 12 Monaten betrug 52% versus 38%. Aufgrund des noch kurzen Follow-up können die Kurven im weiteren Verlauf noch nicht definitiv beurteilt werden. Im progressionsfreien Überleben zeigt sich ebenfalls ein signifikanter Vorteil für Atezolizumab. Nach 6 Monaten sind im Atezolizumab-Arm 31%, im Placebo-Arm nur 22% rezidivfrei: HR 0,77; p=0,02.

Der Vorteil für die Atezolizumab-Therapie findet sich in nahezu allen Untergruppen (Abb. 29). Lediglich Patienten unter 65 Jahren und solche mit Hirnmetastasen profitierten nicht. Die im Blut gemessene Tumormutationslast (bTMB) hatte keinen Einfluss auf die Wirksamkeit der Immun-Chemotherapie.

Die Remissionsraten unter der Therapie waren komplett identisch. Sie betrugen 60% im Atezolizumab-Arm und 64% im Placebo-Arm. Auch die Remissionsdauer war mit etwa 4 Monaten in beiden Armen gleich. Die Rate primär progredienter Patienten war im Atezolizumab-Arm mit 11% etwas höher als im Placebo-Arm mit 7%. Hinsichtlich der beobachteten Nebenwirkungen führte die Gabe von Atezolizumab nicht zu einer Zunahme der Toxizität. Sowohl die hämatologische als auch die nichthämatologische Toxizität war in beiden Therapiearmen gleich verteilt.

> **Fazit für die Praxis**
>
> Zusammenfassend kann auch hier gesagt werden, dass eine Erhaltungstherapie mit Nivolumab oder Nivolumab plus Ipilimumab die Prognose der Patienten mit kleinzelligem Lungenkarzinom nicht verbessert. Als einziges positives Signal kann der Befund gelten, dass Patienten, die ihre Erhaltungstherapie mit Nivolumab allein innerhalb von 5 Wochen nach Ende der Chemotherapie beginnen, im Sinne eines etwas verlängerten Überlebens profitieren.
> Auch für die Substanzen Pembrolizumab und Durvalumab sind Phase-III-Studien mit einer kombinierten Chemo-Immuntherapie durchgeführt worden. Hier stehen die Daten jedoch noch nicht zur Verfügung. Eine Immuntherapie in späteren Linien einzusetzen, scheint beim kleinzelligen Lungenkarzinom wenig erfolgversprechend.

## 18.3 DLL-3-zielgerichtete Therapie

Als zweiter Therapieansatz war im letzten Jahr die DLL3-zielgerichtete Therapie mit dem Antikörper-Wirkstoff-Konjugat Rovalpituzumab-Tesirin (Rova-T) vorgestellt worden. Die auf dem ASCO 2018 präsentierte TRINITI-Studie hatte eine Remissionsrate von 16% für Patienten in der 3. Therapielinie gezeigt [12].

Rova-T ist in 2 großen randomisierten Phase-III-Studien zum einen als Erhaltungstherapie und zum anderen als Zweitlinientherapie beim SCLC geprüft worden. Die TAHOE-Studie ist eine Zweitlinientherapiestudie, in die Patienten nach Platin-basierter Erstlinien-Chemotherapie und anschließendem Progress einbezogen werden konnten (NCT03061812). Die Patienten wurden randomisiert auf Rova-T oder Topotecan in der Standarddosis 1,5 mg/m$^2$ an Tag 1–5. Diese Studie wurde im Dezember 2018 durch das Datenüberwachungskomitee (DSMB) beendet, da eine Zwischenauswertung einen signifikanten Überlebensnachteil für die Rova-T behandelten Patienten aufwies. Die Daten sind bisher im Detail nicht publiziert. Es bleibt hier sicherlich eine genaue Analyse abzuwarten, ob es eventuell doch Untergruppen gibt, die von der Rova-T-Therapie profitiert haben könnten.

Als zweiter Therapieansatz wird Rova-T in der MERU-Studie als Erhaltungstherapie geprüft (NCT03033511). Hier erhalten alle Patienten ohne Progress nach 4 Zyklen Platin/Etoposid eine Erhaltungstherapie mit Rova-T oder Placebo. Das DSMB der TAHOE-Studie hat auch die MERU-Studie begutachtet und hier explizit ein Fortführen der Studie empfohlen. Die Rekrutierung der Studie wird in Kürze abgeschlossen sein, auch hier sind die Daten erst Anfang des nächsten Jahres zu erwarten.

**Ergänzung vom 29. August 2019:** Die Firma AbbVie Inc. mit Sitz in North Chicago, Illinois (USA) gibt das Ende des Forschungsprogramms für Rova-T als Erstlinien-Erhaltungstherapie bekannt. Als Grund wird das Ergebnis einer Interims-Analyse der MERU-Studie angegeben, wonach ein Überlebensvorteil für mit Rova-T behandelte Patienten nicht nachzuweisen ist. Die Pressemitteilung ist abrufbar unter
https://news.abbvie.com/news/press-releases.

## 18.4 Neue Chemotherapie-Optionen bei SCLC

Als neues systemisches Therapeutikum wurde die Substanz Lurbinectedin beim kleinzelligen Lungenkarzinom geprüft. Die Substanz ist sehr verwandt zum Trabectedin, welches bei Weichteilsarkomen und Ovarialkarzinomen eingesetzt wird. Auf der ASCO-Tagung 2019 präsentierten Paz-Ares et al. eine Phase-II-Studie zur Effizienz von Lurbinectedin in der Zweitlinietherapie des SCLC [58]. Zu dieser Studie wurden Patienten mit einer vorangegangenen Chemotherapie zugelassen werden. Eine vorangegangene Immuntherapie war kein Ausschlussgrund.

Lurbinectedin wurde mit einer Dosis von 3,2 mg/m$^2$ über eine Stunde alle 3 Wochen appliziert. Wenn 2 Remissionen unter den ersten 15 Patienten zu beobachten waren, war eine Patientenzahl von 100 Patienten angestrebt. Die Studie rekrutierte von Oktober 2015 bis Oktober 2018. Insgesamt wurden 105 Patienten einbezogen. Auch hier ist die Verteilung eine typische SCLC-Patientenklientel. Es wiesen allerdings nur 4% der Patienten Hirnmetastasen auf, die Lebermetastasenrate lag bei 40%.

Lurbinectedin erreichte eine Remissionsrate von 35%. Die Krankheitskontrollrate betrug 68%. Die Dauer der Remission lag bei 5,3 Monaten. Das progressionsfreie Überleben lag im median bei 3,9 Monaten, nach 6 Monaten war noch 1/3 der Patienten progressionsfrei. Auch hier zeigt sich ein Unterschied zwischen sensitiven und resistenten Patienten. Die rezidivfreie 16-Monats-Überlebensrate betrug bei resistentem SCLC 19% versus 45% bei sensitiven Relapses. Das Gesamtüberleben zeigt einen Median von 9,3 Monaten. Nach 12 Monaten lebten noch 34% der Patienten. Auch hier ist ein klarer Unterschied zwischen sensitivem und resistentem SCLC zu beobachten mit 1-Jahres-Überlebensraten von 16% versus 48%. Lurbinectedin ist durchaus mit hämatologischer Toxizität assoziiert. Eine Grad-3/4-Neutropenie wurde bei 23% der Patienten beobachtet, eine Thrombopenie bei 5%. Die Autoren schlussfolgern, dass Lurbinectedin beim kleinzelligen Lungenkarzinom eine durchaus aktive Substanz ist und eine Alternative in der Zweitlinientherapie darstellt.

Die Substanz wird zurzeit im Rahmen einer großen Phase-III-Studie in Kombination mit Doxorubicin gegen Topotecan in der Zweitlinie untersucht. Die Ergebnisse dieser randomisierten ATLANTIS-Studie sind bisher allerdings noch nicht publiziert worden.

> **Fazit für die Praxis**
>
> Es ist etwas Bewegung in die Therapie des SCLC gekommen. Eine kombinierte Chemo-Immuntherapie konnte in der Erstlinie bei extensive disease einen Überlebensvorteil erreichen und ist mittlerweile in Europa zugelassen. Interessant ist sicherlich die Integration der Immuntherapie in ein kombiniertes Chemo-Strahlentherapiekonzept bei limited disease. Hier ist zu hoffen, dass durch die parallele Strahlentherapie die Immunogenität des kleinzelligen Lungenkarzinoms weiter gesteigert werden kann und dadurch die Immunantwort verbessert wird. Entsprechende Studien laufen, bisher liegen aber zu diesem Konzept keine Daten vor. Lurbinectedin ist eine weitere klassische Chemotherapie-Substanz mit erfolgversprechender Aktivität. Auch hier sind die Daten der randomisierten Phase-III-Studie abzuwarten.

# 19  Literatur

[1] Antonia SJ, Villegas A, Daniel D, et al. (2017) Durvalumab after Chemoradiotherapy in Stage III Non–Small-Cell Lung Cancer. N Engl J Med 377:1919-1929
[2] Antonia SJ, Villegas A, Daniel D, et al. (2018) Overall Survival with Durvalumab after Chemoradiotherapy in Stage III NSCLC. N Engl J Med 379:2342-2350
[3] Arbour KC, Mezquita L, Long N, et al. (2018) Impact of Baseline Steroids on Efficacy of Programmed Cell Death-1 and Programmed Death-Ligand 1 Blockade in Patients With Non–Small-Cell Lung Cancer. J Clin Oncol 36(28):2872-2878
[4] Ball D, Mai GT, Vinod S, et al. (2019) Stereotactic ablative radiotherapy versus standard radiotherapy in stage 1 non-small-cell lung cancer (TROG 09.02 CHISEL): a phase 3, open-label, randomised controlled trial. Lancet Oncol 4:494-503
[5] Barlesi F, Vansteenkiste J, Spigel D, et al. (2018) Avelumab versus docetaxel in patients with platinum-treated advanced non-small-cell lung cancer (JAVELIN Lung 200): an open-label, randomised, phase 3 study. Lancet Oncol. 2018 Nov;19(11):1468-1479.
[6] Bazhenova L, Weber Redman M, Gettinger SN, et al. (2019) A phase III randomized study of nivolumab plus ipilimumab versus nivolumab for previously treated patients with stage IV squamous cell lung cancer and no matching biomarker (Lung-MAP Sub-Study S1400I, NCT02785952). J Clin Oncol 37 (suppl; abstr 9014)
[7] Bezjak A, Paulus R, Gaspar LE, et al. (2019) Safety and Efficacy of a Five-Fraction Stereotactic Body Radiotherapy Schedule for Centrally Located Non-Small-Cell Lung Cancer: NRG Oncology/RTOG 0813 Trial. J Clin Oncol 37:1316-1325
[8] Boffa DJ, Kosinski AS, Furnary AP, et al. (2018) Minimally Invasive Lung Cancer Surgery Performed by Thoracic Surgeons as Effective as Thoracotomy. J Clin Oncol 36:2378-2385
[9] Borghaei H, Paz-Ares L, Horn L, et al. (2015) Nivolumab versus docetaxel in advanced nonsquamous non-small-cell lung cancer. N Engl J Med 373:1627–1639
[10] Camidge DR, Kim DW, Tiseo M, et al. (2018) Exploratory analysis of brigatinib activity in patients with anaplastic lymphoma kinase-positive non-small-cell lung cancer and brain metastases in two clinical trials. J Clin Oncol 36:2693–2701
[11] Camidge R, Kim HR, Ahn M-J, et al. (2018) Brigatinib versus Crizotinib in ALK-Positive Non–Small-Cell Lung Cancer. N Engl J Med 379:2027–2039
[12] Carbone DP, Morgensztern D, Le Moulec S, et al. (2018) Efficacy and safety of rovalpituzumab tesirine in patients With DLL3-expressing, ≥ 3rd line small cell lung cancer: Results from the phase 2 TRINITY study. J Clin Oncol 36(Suppl 15):8507
[13] Cascone T, William WN, Weissferdt A, et al. (2019) Neoadjuvant nivolumab (N) or nivolumab plus ipilimumab (NI) for resectable non-small cell lung cancer (NSCLC): Clinical and correlative results from the NEOSTAR study. J Clin Oncol 37 (suppl; abstr 8504)
[14] Chih-Hsin YJ, Shepherd FA, Kim DW, et al. (2019) Osimertinib Plus Durvalumab versus Osimertinib Monotherapy in EGFR T790M-Positive NSCLC following Previous EGFR TKI Therapy: CAURAL Brief Report. J Thorac Oncol 14(5):933–939
[15] Cho BC, Drilon AE, Doebele RC, et al. (2019) Safety and preliminary clinical activity of repotrectinib in patients with advanced ROS1 fusion-positive non-small cell lung cancer (TRIDENT-1 study). J Clin Oncol 37 (suppl; abstr 9011)

[16] Conforti F, Pala L, Bagnardi V, et al. (2019) Sex-based heterogeneity in response to lung cancer immunotherapy: a systematic review and meta-analysis. J Natl Cancer Inst. 2019 May 20. pii: djz094. doi: 10.1093/jnci/djz094. [Epub ahead of print]
[17] de Koning H, van Der Aalst C, ten Haaf K, et al. (2018) Effects of Volume CT Lung Cancer Screening: Mortality Results of the NELSON Randomised-Controlled Population Based Trial. Presented at: IASLC 19th World Conference on Lung Cancer; Toronto, Canada; Abstract PL02.05. Available online: https://wclc2018.iaslc.org
[18] Demetri GD, Paz-Ares L, Farago AF, et al. (2018) Efficacy and Safety of Entrectinib in Patients with NTRK Fusion-Positive (NTRK-fp) Tumors: Pooled Analysis of STARTRK-2, STARTRK-1 and ALKA-372-001. ESMO 2018 Congress, abstr LBA17
[19] Derosa L, Hellmann MD, Spaziano M, et al. (2018) Negative association of antibiotics on clinical activity of immune checkpoint inhibitors in patients with advanced renal cell and non-small-cell lung cancer. Ann Oncol 29(6):1437–1444
[20] Forde PM, Chaft JE, Smith KN, et al. (2018) Neoadjuvant PD-1 Blockade in Resectable Lung Cancer. N Engl J Med 378(21):1976–1986
[21] Gadgeel S, Peters S, Mok T, et al. (2018) Alectinib versus crizotinib in treatment-naive anaplastic lymphoma kinase-positive (ALK+) non-small-cell lung cancer: CNS efficacy results from the ALEX study. Ann Oncol 29(11):2214–2222
[22] Gadgeel SM, Garassino MC, Esteban E, et al. (2019) KEYNOTE-189: Updated OS and progression after the next line of therapy (PFS2) with pembrolizumab (pembro) plus chemo with pemetrexed and platinum vs placebo plus chemo for metastatic nonsquamous NSCLC. J Clin Oncol 37 (suppl; abstr 9013)
[23] Gainor JF, Lee DH, Curigliano G, et al. (2019) Clinical activity and tolerability of BLU-667, a highly potent and selective RET inhibitor, in patients (pts) with advanced RET-fusion+ non-small cell lung cancer (NSCLC). J Clin Oncol 37 (suppl; abstr 9008)
[24] Gainor JF, Shaw AT, Sequist LV, et al. (2016) EGFR Mutations and ALK Rearrangements Are Associated with Low Response Rates to PD-1 Pathway Blockade in Non–Small Cell Lung Cancer: A Retrospective Analysis. Clinic Canc Res. Published online 9-2016. DOI: 10.1158/1078-0432.CCR-15-3101
[25] Gandhi L, Rodriguez-Abreu D, Gadgeel S, et al. (2018) Pembrolizumab plus Chemotherapy in Metastatic Non–Small-Cell Lung Cancer. N Engl J Med 378:2078–2092
[26] Garon EB, Hellmann MD, Costa EC, et al. (2019) Five-year long-term overall survival for patients with advanced NSCLC treated with pembrolizumab: Results from KEYNOTE-001. J Clin Oncol 37 (suppl; abstr LBA9015)
[27] Garon EB, Reinmuth N, Falchero L, et al. (2019) CheckMate 384: Phase IIIb/IV trial of nivolumab (nivo) 480 mg Q4W versus 240 mg Q2W after ≤12 months of nivo in previously treated advanced NSCLC. 2019 ASCO-SITC Clinical Immuno-Oncology Symposium. Abstr 100
[28] Gray JE, Villegas AE, Daniel DB, et al. (2019) Three-year overall survival update from the PACIFIC trial. J Clin Oncol 37 (suppl; abstr 8526)
[29] Gridelli C, Morabito A, Cavanna L, et al. (2018) Cisplatin-Based First-Line Treatment of Elderly Patients With Advanced Non-Small-Cell Lung Cancer: Joint Analysis of MILES-3 and MILES-4 Phase III Trials. J Clin Oncol 36(25):2585–2592

[30] Haura EB, Cho BC, Lee JS, et al. (2019) JNJ-61186372 (JNJ-372), an EGFR-cMet bispecific antibody, in EGFR-driven advanced non-small cell lung cancer (NSCLC). J Clin Oncol 37 (suppl; abstr 9009)
[31] Herbst RS, Baas P, Kim DW, et al. (2016) Pembrolizumab versus docetaxel for previously treated, PD-L1-positive, advanced non-small-cell lung cancer (KEYNOTE-010): a randomised controlled trial. Lancet 387:1540–1550
[32] Herbst RS, Garon EB, Kim D, et al. (2018) Long-term survival in patients (pts) with advanced NSCLC in the KEYNOTE-010 study overall and in pts who completed 2 years of pembrolizumab (pembro). ESMO 2018 Congress, abstr LBA 63
[33] Hida T, Seto T, Horinouchi H, et al. (2018) Phase II study of ceritinib in alectinib-pretreated patients with anaplastic lymphoma kinase-rearranged metastatic non-small-cell lung cancer in Japan: ASCEND-9. Cancer Sci 109(9):2863–2872
[34] Hong DS, Bauer TM, Lee JJ, et al. (2019) Larotrectinib in adult patients with solid tumours: a multi-centre, open-label, phase I dose-escalation study. Ann Oncol 30(2):325–331
[35] Horn L, Mansfield AS, Szczęsna A, et al. (2018) First-Line Atezolizumab plus Chemotherapy in Extensive-Stage Small-Cell Lung Cancer. N Engl J Med 379:2220–2229
[36] Jänne PA, Neal JW, Camidge DR, et al. (2019) Antitumor activity of TAK-788 in NSCLC with EGFR exon 20 insertions. J Clin Oncol 37 (suppl; abstr 9007)
[37] Janne PA, Yu HA, Johnson ML, et al. (2019) Safety and preliminary antitumor activity of U3-1402: A HER3-targeted antibody drug conjugate in EGFR TKI-resistant, EGFRm NSCLC. J Clin Oncol 37 (suppl; abstr 9010)
[38] Kenmotsu H, Yamamoto N, Yamanaka T, et al. (2019) Randomized phase III study of pemetrexed/cisplatin (Pem/Cis) versus vinorelbine /cisplatin (Vnr/Cis) for completely resected stage II-IIIA non-squamous non-small-cell lung cancer (Ns-NSCLC): The JIPANG study. J Clin Oncol 37 (suppl; abstr 8501)
[39] Kron A, Alidousty C, Scheffler M, et al. (2018) Impact of TP53 mutation status on systemic treatment outcome in ALK-rearranged non-small-cell lung cancer. Ann Oncol 29(10):2068–2075
[40] Kwiatkowski DJ, Rusch VW, Chaft JE, et al. (2019) Neoadjuvant atezolizumab in resectable non-small cell lung cancer (NSCLC): Interim analysis and biomarker data from a multicenter study (LCMC3). J Clin Oncol 37 (suppl; abstr 8503)
[40a] Lai GGY, Lim TH, Lim J, et al. (2019) Clonal MET Amplification as a Determinant of Tyrosine Kinase Inhibitor Resistance in Epidermal Growth Factor Receptor-Mutant Non-Small-Cell Lung Cancer. J Clin Oncol 37(11):876–884
[41] Landre T, Des Guetz G, Chouahnia K, et al. (2019) Anti-PD-1/PD-L1 plus chemotherapy versus chemotherapy alone in first-line treatment for patients with metastatic NSCLC that were PD-L1 negative or less than 1 %. J Clin Oncol 37 (suppl; abstr 9061)
[42] Li BT, Shen R, Buonocore D, et al. (2018) Ado-Trastuzumab Emtansine for Patients With HER2-Mutant Lung Cancers: Results From a Phase II Basket Trial. J Clin Oncol 36(24):2532–2537
[43] Lin JJ, Schoenfeld AJ, Zhu VW, et al. (2019) Efficacy of platinum-pemetrexed combination chemotherapy in ALK+ non-small cell lung cancer refractory to second-generation ALK TKIs. J Clin Oncol 37 (suppl; abstr 9067)

[44] Lin JJ, Zhu VW, Schoenfeld AJ, et al. (2018) Brigatinib in Patients With Alectinib-Refractory ALK-Positive NSCLC. J Thorac Oncol 13;10:1530–1538
[45] Lin SH, Lin Y, Mok I, et al. (2019) Phase II trial combining atezolizumab concurrently with chemoradiation therapy in locally advanced non-small cell lung cancer. J Clin Oncol 37 (suppl; abstr 8512)
[46] Lisberg A, Cummings A, Goldman JW, et al. (2018) A Phase II Study of Pembrolizumab in EGFR-Mutant, PD-L1+, Tyrosine Kinase Inhibitor Naïve Patients With Advanced NSCLC. J Thorac Oncol. 13(8):1138–1145
[47] Marcoux N, Gettinger SN, O'Kane G, et al. (2019) EGFR-Mutant Adenocarcinomas That Transform to Small-Cell Lung Cancer and Other Neuroendocrine Carcinomas: Clinical Outcomes. J Clin Oncol 37(4):278–285
[48] Mazieres J, Drilon AE, Mhanna L, et al. (2018) Efficacy of immune-checkpoint inhibitors (ICI) in non-small cell lung cancer (NSCLC) patients harboring activating molecular alterations (ImmunoTarget) J Clin Oncol 36(15 suppl 9010)
[49] Mok TS, Cheng Y, Zhou X et al. (2018) Improvement in Overall Survival in a Randomized Study That Compared Dacomitinib With Gefitinib in Patients With Advanced Non-Small-Cell Lung Cancer and EGFR-Activating Mutations. J Clin Oncol 36(22):2244–2250
[50] Nakagawa K, Garon EB, Seto T, et al. (2019) RELAY: A multinational, double-blind, randomized Phase 3 study of erlotinib (ERL) in combination with ramucirumab (RAM) or placebo (PL) in previously untreated patients with epidermal growth factor receptor mutation-positive (EGFRm) metastatic non-small cell lung cancer (NSCLC). J Clin Oncol 37 (suppl; abstr 9000)
[51] Nakamura A, Inoue A, Morita S et al. (2018) Phase III study comparing gefitinib monotherapy (G) to combination therapy with gefitinib, carboplatin, and pemetrexed (GCP) for untreated patients (pts) with advanced non-small cell lung cancer (NSCLC) with EGFR mutations (NEJ009). J Clin Oncol 36 (Suppl 15): 9005
[52] Noronha V, Patil VM, Joshi A, et al. (2019) Gefitinib Versus Gefitinib Plus Pemetrexed and Carboplatin Chemotherapy in EGFR-Mutated Lung Cancer DOI: 10.1200/JCO.19.01154 J Cin Oncol Published online August 14, 2019
[53] Owonikoko TK, Kim HR, Govindan R, et al. (2019) Nivolumab (nivo) plus ipilimumab (ipi), nivo, or placebo (pbo) as maintenance therapy in patients (pts) with extensive disease small cell lung cancer (ED-SCLC) after first-line (1L) platinum-based chemotherapy (chemo): Results from the double-blind, randomized phase III CheckMate 451 study. ELCC 2019 congress, abstr LBA1_PR
[54] Paik PK, Veillon R, Cortot AB, et al. (2019) Phase II study of tepotinib in NSCLC patients with METex14 mutations. J Clin Oncol 37, 2019 (suppl; abstr 9005)
[55] Papadimitrakopoulou VA, Wu Y, Han J, et al. (2018) Analysis of resistance mechanisms to osimertinib in patients with EGFR T790M advanced NSCLC from the AURA3 study.2018 ESMO Congress, abstr LBA51
[56] Park K, Tan EH, O'Byrne K, et al. (2016) Afatinib versus gefitinib as first-line treatment of patients with EGFR mutation-positive non-small-cell lung cancer (LUX-Lung 7): a phase 2B, open-label, randomised controlled trial. Lancet Oncol 17:577–589
[57] Paz-Ares L, Luft A, Vicente D, et al. (2018) Pembrolizumab plus Chemotherapy for Squamous Non–Small-Cell Lung Cancer. N Engl J Med 379:2040–2051

[58] Paz-Ares LG, Perez JMT, Besse B, et al. (2019) Efficacy and safety profile of lurbinectedin in second-line SCLC patients: Results from a phase II single-agent trial. J Clin Oncol 37(suppl; abstr 8506)

[59] Pennell NA Neal JW, Chaft JE, et al. (2018) SELECT: A Phase II Trial of Adjuvant Erlotinib in Patients With Resected Epidermal Growth Factor Receptor-Mutant Non-Small-Cell Lung Cancer. J Clin Oncol 37:97–104

[60] Provencio M, Nadal E, Insa A, et al. (2019) NEO-adjuvant chemo-immunotherapy for the treatment of STAGE IIIA resectable non-small-cell lung cancer (NSCLC): A phase II multicenter exploratory study – Final data of patients who underwent surgical assessment. J Clin Oncol 37 (suppl; abstr 8509)

[61] Pujol J, Greillier L, Valette CA, et al. (2018) A randomized non-comparative phase II study of anti–PD-L1 ATEZOLIZUMAB or chemotherapy as second-line therapy in patients with small cell lung cancer. Results from the IFCT-1603 Trial. ESMO 2018 congress, abstr 1664O

[62] Ramalingam SS, Cheng Y, Zhou C, et al. (2018) Mechanisms of acquired resistance to first-line osimertinib: preliminary data from the phase III FLAURA study. 2018 ESMO Congress, abstr LBA50

[63] Ramalingham SS, Dahlberg SE, Belani CP, et al. (2019) ECOG-ACRIN 5508: Pemetrexed, bevacizumab or the combination as maintenance therapy for advanced non-squamous NSCLC. J Clin Oncol 37, 2019 (suppl; abstr 9002)

[64] Reck M, Mok TS, Nishio M, et al. (2019) Atezolizumab plus bevacizumab and chemotherapy in non-small-cell lung cancer (IMpower150): key subgroup analyses of patients with EGFR mutations or baseline liver metastases in a randomised, open-label phase 3 trial. Lancet 7(5)387–401

[65] Reck M, Rodríguez-Abreu D, Robinson AG, et al. (2019) Updated Analysis of KEYNOTE-024: Pembrolizumab Versus Platinum-Based Chemotherapy for Advanced Non-Small-Cell Lung Cancer With PD-L1 Tumor Proportion Score of 50% or Greater. J Clin Oncol 37(7):537–546

[66] Reck M, Vicente D, Ciuleanu T, et al. (2018) Efficacy and safety of nivolumab (nivo) monotherapy versus chemotherapy (chemo) in recurrent small cell lung cancer (SCLC): Results from CheckMate 331. ESMO 2018 Congress, abstr LBA5

[67] Reungwetwattana T, Nakagawa K, Cho BC, et al. (2018) CNS Response to Osimertinib Versus Standard Epidermal Growth Factor Receptor Tyrosine Kinase Inhibitors in Patients With Untreated EGFR-Mutated Advanced Non-Small-Cell Lung Cancer. J Clin Oncol JCO2018783118. doi: 10.1200/JCO.2018.78.3118

[68] Rizvi NA, Cho BC, Reinmuth N, et al. (2019) Blood tumor mutational burden (bTMB) and tumor PD-L1 as predictive biomarkers of survival in MYSTIC: First-line durvalumab (D) ± tremelimumab (T) versus chemotherapy (CT) in metastatic (m) NSCLC. J Clin Oncol 37 (suppl; abstr 9016)

[69] Rudin C, Cervantes A, Dowlati A, et al. (2018) Long-Term Safety and Clinical Activity Results from a Phase Ib Study of Erlotinib Plus Atezolizumab in Advanced NSCLC. WCLC 2018, abstr MA15.02

[70] Sabari JK, Leonardi GC, Shu CA, et al. (2018) PD-L1 expression, tumor mutational burden, and response to immunotherapy in patients with MET exon 14 altered lung cancers. Ann Oncol 29(10):2085–2091

[71] Saito H, Fukuhara T, Furuya N, et al. (2019) Erlotinib plus bevacizumab versus erlotinib alone in patients with EGFR-positive advanced non-squamous non-small-cell lung cancer (NEJ026): interim analysis of an open-label, randomised, multicentre, phase 3 trial. Lancet Oncol 20(5):625–635

[72] Schoenfeld AJ, Arbour KC, Rizvi H, et al. (2019) Severe immune-related adverse events are common with sequential PD-(L)1 blockade and osimertinib. Ann Oncol 30(5):839–844

[73] Seto T, Azuma K, Yamanaka T, et al. (2019) A randomized phase III study of continuous maintenance bevacizumab with or without pemetrexed after induction therapy with carboplatin (Car), pemetrexed (Pem), and bevacizumab (Bev) for advanced non-squamous non-small cell lung cancer (nSQ-NSCLC) without sensitizing EGFR mutations: The COMPASS study (WJOG5610L). J Clin Oncol 37 (suppl; abstr 9003)

[73a] Shaw AT, Riely GJ, Bang YJ (2019) Crizotinib in ROS1-rearranged advanced non-small-cell lung cancer (NSCLC): updated results, including overall survival, from PROFILE 1001. Ann Oncol 30(7):1121-1126 Shaw AT, Solomon BJ, Besse B, et al. (2019) ALK Resistance Mutations and Efficacy of Lorlatinib in Advanced Anaplastic Lymphoma Kinase-Positive Non-Small-Cell Lung Cancer. J Clin Oncol 37(16): 1370–1379

[74] Skoulidis F, Arbour KC, Hellmann MD, et al. (2019) Association of STK11/LKB1 genomic alterations with lack of benefit from the addition of pembrolizumab to platinum doublet chemotherapy in non-squamous non-small cell lung cancer. J Clin Oncol 37 (suppl; abstr 102)

[75] Skoulidis F, Goldberg ME, Greenawalt DM, et al. (2018) STK11/LKB1 Mutations and PD-1 Inhibitor Resistance in KRAS-Mutant Lung Adenocarcinoma. Cancer Discov 8(7):822–835

[76] Socinski MA, Jotte RM, Cappuzzo F, et al. (2018) Atezolizumab for First-Line Treatment of Metastatic Nonsquamous NSCLC. N Engl J Med. 378(24):2288–2301

[77] Socinski MA, Jotte RM, Cappuzzo F, et al. (2019) IMpower150: Analysis of efficacy in patients (pts) with liver metastases (mets). J Clin Oncol 37 (suppl; abstr 9012)

[78] Solomon BJ, Besse B, Bauer TM, et al. (2018) Lorlatinib in patients with ALK-positive non-small-cell lung cancer: results from a global phase 2 study. Lancet Oncol 19(12):1654–1667

[79] Solomon BJ, Kim DW, Wu YL, et al. (2018) Final Overall Survival Analysis From a Study Comparing First-Line Crizotinib Versus Chemotherapy in ALK-Mutation-Positive Non-Small-Cell Lung Cancer. J Clin Oncol 36(22):2251–2258

[80] Soria JC, Ho SN, Varella-Garcia M, et al. (2018) Correlation of extent of ALK FISH positivity and crizotinib efficacy in three prospective studies of ALK-positive patients with non-small-cell lung cancer. Ann Oncol 29(9):1964–1971

[81] Soria JC, Ohe Y, Vansteenkiste J, et al. (2018) Osimertinib in Untreated EGFR-Mutated Advanced Non–Small-Cell Lung Cancer. N Engl J Med 2018; 378:113–125

[82] Stinchcombe T, Doebele RC, Wang XF, et al. (2019) Preliminary results of single arm phase 2 trial of brigatinib in patients (pts) with progression disease (PD) after next-generation (NG) anaplastic lymphoma kinase (ALK) tyrosine kinase inhibitors (TKIs) in ALK + non-small cell lung cancer (NSCLC). J Clin Oncol 37 (suppl; abstr 9027)

[83] Tsutani Y, Ima K, Ito H, et al. (2019) Adjuvant chemotherapy for pathological stage I non-small cell lung cancer with high-risk factors for recurrence: A multicenter study. J Clin Oncol 37 (suppl; abstr 8500)

[84] Wang Y, Jiang T, Qin Z, et al. (2019) HER2 exon 20 insertions in non-small-cell lung cancer are sensitive to the irreversible pan-HER receptor tyrosine kinase inhibitor pyrotinib. Ann Oncol 30(3):447–455

[85] Wang YN, Yao S, Wang CL, et al. (2018) Clinical Significance of 4L Lymph Node Dissection in Left Lung Cancer. J Clin Oncol 36(29):2935–2942

[86] Wolf J, Seto T, Han J-Y, et al. (2019) Capmatinib (INC280) in METΔex14-mutated advanced non-small cell lung cancer (NSCLC): Efficacy data from the phase II GEOMETRY mono-1 study. J Clin Oncol 37 (suppl; abstr 9004)

[87] Wu Y, Zhou J, Lu S, et al. (2018) Phase 2 study of tepotinib + gefitinib (TEP+GEF) in MET-positive (MET+)/epidermal growth factor receptor (EGFR)-mutant (MT) non-small cell lung cancer. 2018 ESMO Congress, abstr 13770

[88] Wu YL, Zhang L, Kim DW, et al. (2018) Phase Ib/II Study of Capmatinib (INC280) Plus Gefitinib After Failure of Epidermal Growth Factor Receptor (EGFR) Inhibitor Therapy in Patients With EGFR-Mutated, MET Factor-Dysregulated Non-Small-Cell Lung Cancer. J Clin Oncol 36(31):3101–3109

[89] Xie P, Tang W, Li X, et al. (2019) The role of EGFR inhibitors as adjuvant therapy for EGFR mutation positive non-small cell lung cancer. J Clin Oncol 37 (suppl; abstr 8508)

[90] Zhong WZ, Wu YL, Chen KN, et al. (2018) CTONG 1103: Erlotinib versus Gemcitabine plus Cisplatin als neo-adjuvant treatment for stage IIIA -N2 EGFR-mutation non-small-cell lung cancer (emerging): a randomised study. ESMO 2018 Congress, abstr LBA48_PR

# Auch Tumorpatienten können genießen.

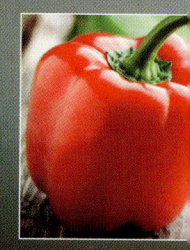

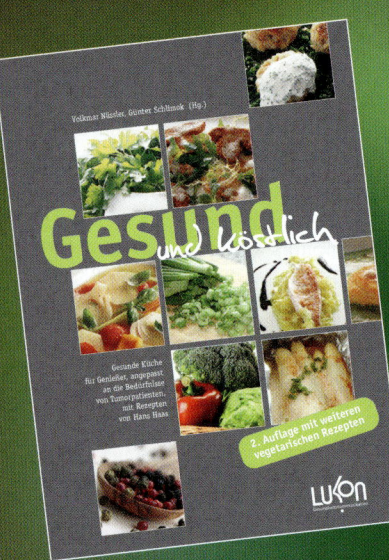

Hans Haas verwöhnt als *Chef de cuisine* im Münchner Sternelokal Tantris seine Gäste. In diesem Buch, das in Kooperation mit dem Tumorzentrum München und der Bayerischen Krebsgesellschaft entstand, hat er 31 seiner Rezepte den besonderen Belangen von Krebspatienten angepasst.

Ob Spargel mit Spinat-Crêpes, Kürbis-Orangensuppe, Lachs mit marinierten Gurkennudeln oder auch Ente mit Kartoffel-Spinat-Gemüse und Waldpilzen – immer wird deutlich:

Gesunde Ernährung kann man in vollen Zügen genießen.

Hans Haas, Volkmar Nüssler, Günter Schlimok

## Gesund und köstlich

Gesunde Küche für Genießer, angepasst an die Bedürfnisse von Tumorpatienten, mit Rezepten von Hans Haas

ISBN 978-3-933012-25-8
62 Seiten, Spiralheftung, Lukon Verlag,
München 2014, 13,90 Euro [D] / 14,30 Euro [A]

Diesen Titel erhalten Sie im Buchhandel oder direkt beim LUKON Verlag
Landsberger Straße 480 a · 81241 München
Fon: 089-820 737-0 · info@lukon.de

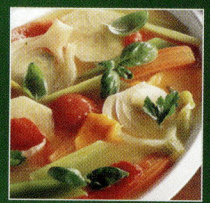
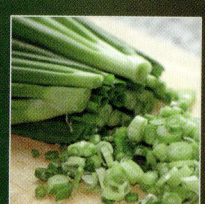
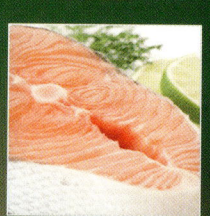

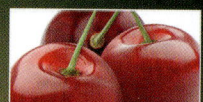

# Urologische Tumoren

*Thomas Otto*

| | | |
|---|---|---|
| **1** | **Harnblasenkarzinom** | 534 |
| 1.1 | Einleitung | 534 |
| 1.2 | Diagnostik und Therapie nicht muskelinvasiver Harnblasenkarzinome | 535 |
| 1.3 | Muskelinvasive Harnblasenkarzinome | 538 |
| 1.4 | Metastasierte Harnblasenkarzinome | 541 |
| 1.5 | Urothelkarzinome des oberen Harntrakts | 552 |
| 1.6 | Literatur | 554 |
| **2** | **Nierenzellkarzinom** | 558 |
| 2.1 | Prävention/Risikofaktoren | 558 |
| 2.2 | Therapie des lokal begrenzten Tumors | 559 |
| 2.3 | Metastasiertes Nierenzellkarzinom | 559 |
| 2.4 | Zusammenfassung | 576 |
| 2.5 | Literatur | 578 |
| **3** | **Prostatakarzinom** | 581 |
| 3.1 | Risikofaktoren | 582 |
| 3.2 | Prävention/Früherkennung | 582 |
| 3.3 | Diagnostik | 583 |
| 3.4 | Risikoeinteilung | 584 |
| 3.5 | Therapie des lokal begrenzten Prostatakarzinoms | 585 |
| 3.6 | Therapie des fortgeschrittenen Prostatakarzinoms | 592 |
| 3.7 | Therapie des kastrationsresistenten Prostatakarzinoms | 603 |
| 3.8 | Osteoonkologie | 612 |
| 3.9 | Literatur | 614 |

# Was sind 2019 die wichtigsten Konsequenzen?

## Harnblasenkarzinom
➤ Verzicht auf extendierte Lymphadenektomie
➤ Neo(adjuvante) Chemotherapie
➤ Cisplatin-basierte Chemotherapie in der Erstlinie
➤ Immunonkologie uneingeschränkt in der Zweitlinie

## Nierenzellkarzinom
➤ Risikostratifizierung der metastasierten Erkrankung
➤ Tumornephrektomie bei metastasierter Erkrankung in der Intermediärrisiko-Gruppe
➤ Kombinationstherapie in der Erstlinie

## Prostatakarzinom
➤ Erinnerung: Prostatakrebsvorsorge rettet Leben
➤ Risikostratifizierung der metastasierten Erkrankung
➤ Volumenreduktion der Prostata bei Low Volume Metastatic Disease
➤ Neue Behandlungsoptionen beim CRPC, M0
➤ Früher Therapiebeginn

# 1 Harnblasenkarzinom

## 1.1 Einleitung

Cisplatin/Gemcitabin bleibt die akzeptierte Behandlung in der Erstlinientherapie der Patienten mit metastasierter Erkrankung beziehungsweise im neoadjuvanten oder adjuvanten Ansatz. Es bleibt anzumerken, dass eine Lebensverlängerung nur dann zu erwarten ist, wenn mindestens 3 Zyklen Gem/Cis in adäquater Dosis Patienten in einem guten Allgemeinzustand gegeben werden können.

Neue immunonkologische Substanzen wie Checkpoint-Inhibitoren haben zu Fortschritten in der Behandlung des metastasierten Urothelkarzinoms geführt. Dies betrifft ausschließlich Patienten in der Erstlinie, die für Cisplatin nicht geeignet sind. Zusätzlich müssen die Patienten in der Erstlinie PD-L1-positiv sein. Patienten in der Zweitlinie können eine immunonkologische Therapie nach Progress auf eine Cisplatin-haltige Therapie unabhängig vom PD-L1-Status erhalten. Aktuell sind nachstehende Immunonkologika zugelassen: Atezolizumab, Nivolumab, Pembrolizumab haben eine EMA Zulassung; Avelumab sowie Durvalumab sind von der FDA für diese Indikation zugelassen.

## 1.2 Diagnostik und Therapie nicht muskelinvasiver Harnblasenkarzinome

Die Untersuchung zu regulatorischen T-Zellen während einer BCG-Therapie zeigt, dass Patienten mit einem hohen IS-Score eine ungünstige Prognose aufweisen. Unklar bleibt dabei, ob diese Patienten von einer Immunonkologie profitieren. Sicher kommt durch diese Betrachtung Bewegung in die 30 Jahre alte immunologische Diskussion zur BCG-vermittelten Wirkung beim oberflächlichen Harnblasenkarzinom [14]. Resultat dessen ist die Initiierung einer randomisierten Phase-III-Studie mit dem Vergleich der Behandlungsarme: BCG mit/ohne Durvalumab [15].

### 1.2.1 Risikofaktoren und Markersysteme

Das Rauchen ist nach wie vor einer der bedeutenden Risikofaktoren in der Entstehung des Harnblasenkarzinoms. Die Raucherentwöhnung sollte somit bei Patienten zum integralen Bestandteil eines Behandlungsplans gehören. Der Anteil Nikotin-assoziierter Kosten an den Gesundheitskosten beträgt allein in den USA 170 Mrd. Dollar pro Jahr. Ethische Aspekte wie auch das Alter der Betroffenen müssen in der „Suchtberatung" berücksichtigt werden [33].

Frauen erkranken seltener an Harnblasenkarzinomen; dafür ist die Mortalität um 40% größer. Besonders risikobehaftet sind Raucherinnen mit früh einsetzender Menopause, das heißt vor dem 45. Lebensjahr [1].

Die Strahlentherapie infolge eines Prostatakarzinoms ist ein unabhängiger Risikofaktor für die Entstehung eines Zweitmalignoms der Harnblase. Das Risiko, innerhalb von 5 Jahren an einem Harnblasenkarzinom zu erkranken, ist nach Radiotherapie um 72% erhöht [32].

Eine Metaanalyse zu Urinmarkern mit FDA-Zulassung ist ein Beleg für die Unverzichtbarkeit der Urethrozystoskopie bei Makrohämaturie. Die Sensitivität schwankt hier zwischen 67% und 95% bei einer Spezifität von 68%–93% [48]. Der UBC-Urintest basiert auf der Detektion von Fragmenten aus Zytokeratin 8 und 18. Der Vergleich von 226 gesunden Kontrollpatienten mit 134 Patienten mit Low-Grade-Ta-Tumor, 48 Ta/T1-High-Grade-Tumoren und 60 muskelinvasiven Karzinomen zeigt nachstehende Sensitivitäten: Ta Low Grade 38,8%, T1 G2–3 75% und ≥T2 G3 68,3%. Die Spezifität beträgt 93,8% [18].

Auch wird die Urinzytologie in den USA angezweifelt. In der DETECT-Studie an 3556 Patienten mit Hämaturie sind mit der Zytologie gar 4/21 muskelinvasive Harnblasenkarzinome und 10/21 Hochrisiko-T1-G2/3-Karzinome übersehen worden [56] – ein Beleg für die expertenabhängige Qualität der Zytologie (Abb. 1 und 2).

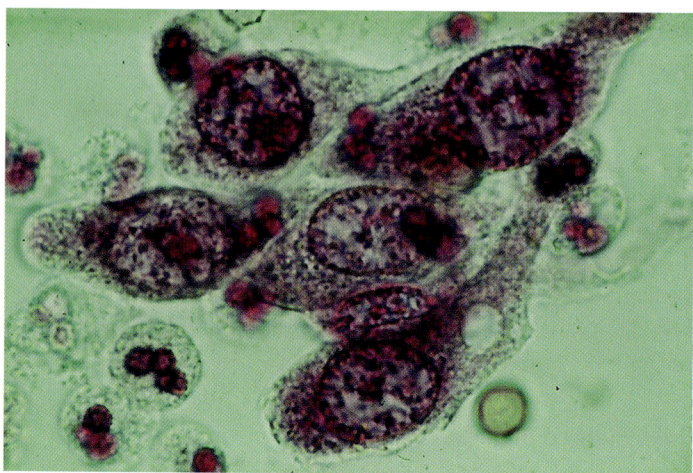

**Abbildung 1:** G3-Urothelkarzinomzellen mit begleitenden Lymphozyten und einem Erythrozyten.

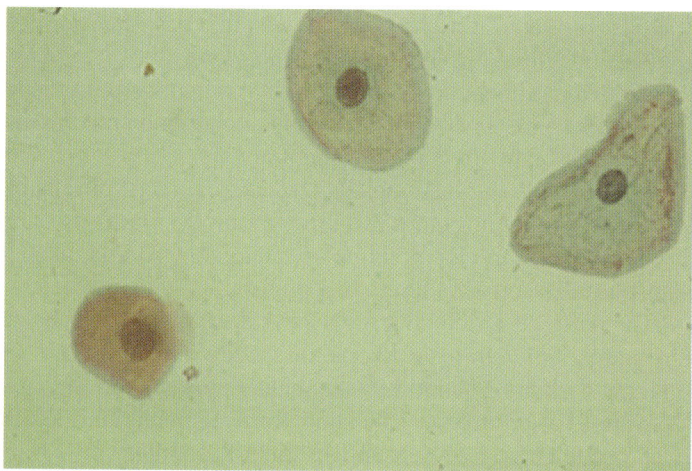

**Abbildung 2:** Unauffällige Urinzytologie mit Urothel- und Plattenepithelzellen.

Die genetische Disposition hat für die Entwicklung von Harnblasenkarzinomen eine bislang nicht klar definierte Bedeutung. Entgiftungsgene spielen eine tragende Rolle. In dem Zusammenhang hat das Leibniz-Institut in Dortmund auf der Basis weltweiter Kooperationen Ansätze für eine mögliche Primärprävention entwickelt.

> **Wertung**
>
> Außer der untersucherabhängigen Urinzytologie sind keine verlässlichen Markersysteme in der Behandlung nicht muskelinvasiver Harnblasenkarzinome vorhanden. **Diagnostischer Standard bleibt die Urethrozystoskopie.**

### 1.2.2 Resektionstechniken

Der Vergleich der transurethralen Resektion mit monopolarem oder bipolarem Strom zeigt hinsichtlich der Effektivität und der Komplikationen keine signifikanten Unterschiede [8]. Da bei der bipolaren Resektion mit physiologischer saliner Lösung gearbeitet wird, ist damit ein, wenn auch seltenes, so doch lebensbedrohliches TUR-Syndrom ausgeschlossen. Die bipolare En-bloc-Resektion wird als neue Methode beschrieben. Hier wird der Tumor im Ganzen, das heißt nicht fraktioniert entfernt [55].

### 1.2.3 Adjuvante Therapie

Standard in der Therapie von Hochrisikotumoren (CIS/T1 G3) ist die BCG-Therapie nach transurethraler Tumorresektion.

Im Rahmen einer einarmigen Phase-II-Studie ist die systemische Therapie mit Pembrolizumab bei BCG-Non-Respondern durchgeführt worden. 102 Patienten sind rekrutiert worden. Die mittlere Nachsorge betrug 12,7 Monate. 41 Patienten (41,2%) erzielten eine CR. Die Dauer des Ansprechens betrug 13,5 Monate, was die prinzipielle Wirksamkeit einer immunonkologischen Tumortherapie mit Pembrolizumab auch für diese Tumorentität belegt [5]. Eine praktische Therapieempfehlung lässt sich aus den Daten jedoch nicht ableiten.

> **Wertung**
>
> Die transurethrale Resektion erfolgt bei Tumoren <1 cm in einem Partikel. Größere Tumoren werden fraktioniert reseziert. Bei der Primärtumorresektion ist der Nachweis von Detrusormuskulatur bei positiver Urinzytologie obligat. Die Erfahrung des Operateurs ist von Bedeutung für die Qualität der Resektion. Eine Fluoreszenz-gestützte Diagnostik ist fakultativ.
> Obligat ist die transurethrale Nachresektion von T1- und/oder High-Grade-Tumoren, falls nicht die Indikation zur primären Zystektomie getroffen worden ist.
> Eine einmalige Frühinstillation für Patienten mit kleinem primärem Low-Risk-Tumor nach TUR ist ausreichend, um das Rezidivrisiko zu senken. Die Therapie mit BCG ist Standard für die adjuvante Therapie von Hochrisikokarzinomen. BCG erfolgt als verzögerte Therapie nach Abheilung der transurethralen Resektionsfläche.

## 1.3 Muskelinvasive Harnblasenkarzinome

In der Diagnostik ist für Patienten mit muskelinvasivem Harnblasenkarzinom eine Computertomografie oder Kernspintomografie der Thoraxorgane und des Abdomens angezeigt; diese sollte mit Kontrastmittel erfolgen, um auch den oberen Harntrakt abklären zu können.

### 1.3.1 Radikale Zystektomie

Die erweiterte Lymphadenektomie hat im randomisierten Vergleich weder für das PFS noch das Gesamtüberleben einen signifikanten Einfluss. Damit sollte die Lymphadenektomie im Rahmen der radikalen Zystektomie auf die Fossa obturatoria beschränkt bleiben. Nachteilig ist die erwartet höhere Lymphozelenrate nach erweiterter Lymphadenektomie [24]. Für ältere und komorbide Patienten sowie für Patienten mit fortgeschrittener Tumorerkrankung ist die Harnleiterhautfistel ohne Verwendung von Darminterponaten ein geeignetes Verfahren. Im Rahmen einer Multizenterstudie ist das Verfahren an 365 Patienten untersucht worden. Die Operationszeit (210 min) sowie die Krankenhausverweildauer (14 Tage) erscheinen niedrig [27].

In einer randomisierten Studie ist die roboterassistierte Zystektomie (n=150) mit dem Standardverfahren der offenen Zystektomie (n=152) verglichen worden. Hauptzielkriterium war das PFS nach 2 Jahren. Geprüft wurde das neue Verfahren auf Nichtunterlegenheit, wobei eine 15%ige Irrtumswahrscheinlichkeit zugrunde gelegt wurde (Tab. 1). Das PFS war mit 72,3% versus 71,6% statistisch betrachtet nicht unterlegen (p=0,001). Gleiches trifft auf die Nebenwirkungen zu (67% versus 69%) [37]. In einer kleineren Studie an insgesamt 118 randomisierten Patienten fanden sich weder im Hinblick auf das tumorspezifische Überleben (p=0,4) noch das Gesamtüberleben (p=0,8) signifikante Unterschiede zwischen der jeweiligen Vorgehensweise [11]. Die Erfahrung des jeweiligen Operateurs ist somit entscheidend.

**Tabelle 1:** Roboter-assistierte Zystektomie versus offene radikale Zystektomie bei Patienten mit Harnblasenkarzinom: Vergleich der PFS- und Nebenwirkungsraten nach 2 Jahren. Adaptiert nach [37].

|  | n | CSS-Rate | NW-Rate |
|---|---|---|---|
| Roboter-assistiert | 150 | 72,3% | 67% |
| Offene OP | 152 | 71,6% | 69% |

CSS krebsspezifisches Überleben, NW Nebenwirkungen

Deutlich wird dies im Vergleich der Operationszeiten. So berichtet die Arbeitsgruppe aus Istanbul über 98 robotisch durchgeführte kontinente Harnableitungen mittels Ileumneoblase. Die mittlere OP-Zeit betrug 8,22 Stunden [22]. Vergleicht man dies mit Operationszeiten im Rahmen des offenen Vorgehens, so beträgt die Schnitt-Naht-Zeit in versierten Händen unter drei Stunden.

Kliniken mit 38 und mehr Zystektomien pro Jahr erzielen bessere Ergebnisse im Hinblick auf die Mortalität [13]. Im Rahmen der spanischen Registerstudie sind 1215 Patienten rekrutiert worden. Die 90-Tage-Mortalität kann in sogenannten High Volume Centers von 6,5% auf 3,3% halbiert werden. Die Gebrechlichkeit des Patienten hat Einfluss auf die Mortalität. Anhand eines Gebrechlichkeits-Scores hat eine japanische Arbeitsgruppe Selektionskriterien gegen ein operatives Vorgehen ermittelt [26].

Eine Auswertung von 42 publizierten Artikeln zur Prognose von älteren Patienten, die sich einer kurativen Therapie ihrer Erkrankung unterzogen, zeigt folgende Ergebnisse:

Die tumorspezifische Überlebensrate nimmt mit dem Alter ab. Die 10-Jahres-Überlebensrate beträgt für die unter 70-Jährigen 60%, für die 70- bis 80-Jährigen 55% und für die Patienten, die älter als 80 Jahre sind, 43%. Ebenso sind die perioperative Mortalität und die Rate an Frühkomplikationen bei älteren Patienten deutlich erhöht. Ein Unterschied in der Art von Spätkomplikationen ist bei älteren und jüngeren Patienten nicht beobachtet worden [25].

Das Vorliegen eines CIS/Carcinoma in situ im Zystektomiepräparat hat signifikanten prognostischen Einfluss auf das krebsspezifische Überleben, das krankheitsfreie Überleben sowie einen späteren Befall der Ureteren. Die Registeranalyse besticht durch die große Fallzahl von mehr als 24000 Patienten [28].

### 1.3.2 (Neo-)adjuvante Chemotherapie

Die neoadjuvante Chemotherapie ist seit 2016 evidenzbasierter IA-Standard in den EAU-Leitlinien. Im randomisierten Vergleich ist das mediane Überleben mit 77 versus 46 Monaten im Vergleich zur alleinigen Zystektomie signifikant verlängert [23]. Dennoch ist die Akzeptanz dieser Empfehlung in Deutschland gering. Grund sind eine zeitliche Verzögerung der Operation um ca. 3 Monate sowie bestehende klinische Symptome bedingt durch den lokalen Tumor. Interessant wäre der Vergleich zwischen neoadjuvanter und adjuvanter Chemotherapie. Welches Vorgehen würde sich als effektiver erweisen? Alle Studien zur Fragestellung der adjuvanten systemischen Chemotherapie wurden wegen mangelnder Rekrutierung frühzeitig abgebrochen oder als wenig aussagekräftige Phase-II-Studie angelegt. Neue Untersuchungen zu Checkpoint-Inhibitoren belegen in kleinen Phase-II-Studien hohe Raten an pT0-Befunden. Hierbei handelt es sich

**Tabelle 2:** *Korrelation zwischen Einnahme von Acetylsalicylsäure und Gesamtüberleben 5 Jahre nach radikaler Zystektomie. Mediane Nachsorgezeit: 4,2 Jahre. Adaptiert nach [30].*

|  | n | CSS-Rate | OS-Rate |
|---|---|---|---|
| Kontrolle | 619 | 60% | 52% |
| ASS-Einnahme | 442 | 68% | 59% |

ASS Acetyl-Salicylsäure, CSS krebsspezifisches Überleben, OS Gesamtüberleben

um histopathologische Untersuchungsergebnisse an vorbehandelten Zystektomiepräparaten. Die Arbeitsgruppe um Necchi hat in 40% (n=21 Patienten) nach neoadjuvanter Pembrolizumab-Therapie und Powles in 29% nach neoadjuvanter Atezolizumab-Behandlung keinen Tumor mehr im Zystektomiepräparat vorgefunden [36, 42]. Die Aussagekraft derartiger Studien ist äußerst limitiert. Maßgeblich ist die der Behandlung vorausgegangene transurethrale Tumorresektion, die in Abhängigkeit vom Operateur und der Größe sowie Fokalität des Tumors unterschiedliche Befunde erwarten lässt. Die retrospektive Analyse der transurethral gewonnenen Tumorproben vor Therapie zeigt eine Assoziation zur PD-L1-Expression sowie zur Mutationslast [36]. Eine Adjuvanzstudie zu M3 CI, einem monoklonalen Antikörper, gerichtet gegen ein tumorassoziiertes Antigen (MAGE-A3), ist vorzeitig abgebrochen worden. Grund dafür sind die negativen Resultate aus einer Studie zum malignen Melanom [34].

Eine Arbeitsgruppe aus Rochester hat den Nutzen einer adjuvanten Acetylsalicylsäure(ASS)-Therapie ermittelt. 4,2 Jahre nach Zystektomie (n=1061) verbessert ASS (n=442) das tumorspezifische Überleben (68% versus 60%, p=0,02) sowie das Gesamtüberleben (59% versus 52%, p=0,02). Ein Einfluss auf Fernmetastasenbildung besteht nicht. Die Resultate sind multivariat ermittelt worden (Tab. 2) [30]. Einschränkend handelt es sich um eine Registeranalyse.

### Kombinierte Radiochemotherapie zur Verhinderung lokoregionärer Tumorrezidive

Verglichen wurde die adjuvante alleinige Chemotherapie mit der Radiochemotherapie an 153 Patienten mit ≥ pT3b Urothelkarzinom und/oder Lymphknotenmetastasen nach radikaler Zystektomie. Sowohl das rezidivfreie Überleben (62% versus 48%, p=0,031) als auch das Gesamtüberleben (71% versus 51%, p=0,039) waren nach kombinierter Radiochemotherapie signifikant verlängert [59].

> **Wertung**
>
> Die radikale Zystektomie ist bei Patienten ohne Komorbiditäten die Standardtherapie in der Behandlung muskelinvasiver Karzinome der Harnblase. Entscheidet man sich gegen ein operatives Vorgehen, so ist die Radiochemotherapie effektiver als die alleinige Radiotherapie. Entscheidend für die Ergebnisqualität ist weniger das technische Vorgehen, sondern die Erfahrung des Operateurs und die Ausstattung der Klinik unter den Aspekten eines effektiven interdisziplinären Komplikationsmanagements.
> Die neoadjuvante Chemotherapie ist in Studien belegt. Die adjuvante Chemotherapie ist offensichtlich ähnlich wirksam, aber nicht so gut belegt. Immunonkologische Konzepte werden im adjuvanten Therapieansatz geprüft.

## 1.4 Metastasierte Harnblasenkarzinome

Hatte in der zytostatischen Therapie das TNMG-Schema in Verbindung mit der Metastasenlokalisation große Bedeutung, so spielt in der Immunonkologie die Expression von Biomarkern eine zunehmende Rolle.

In einer Markerstudie ist der prädiktive Wert einer FGFR-Mutation in der Anti-PD-L1-Therapie an 118 Patienten gemessen worden. Hier zeigte sich ein ungünstiger Einfluss der FGFR-Mutationen auf das Gesamtüberleben der Patienten. Allerdings hatten nur 26 von 118 Patienten eine derartige Mutation für das FGFR-Gen [47]. Die Studie wurde im Rahmen einer reinen Markerstudie an 142 Patienten mit unterschiedlichen Stadien eines Harnblasenkarzinoms bestätigt [21]. Aus der Duke University ist eine Analyse zu genomischen Alterationen und Biomarkern in Abhängigkeit vom Ansprechen auf eine Immunonkologie dargestellt worden. Weder die Mutationslast noch der PD-L(1)-Status korrelierten mit dem Ansprechen. Für FGFR sind gegenteilige Aussagen im Vergleich zur Studie von Santiago-Walker und Geelvink erhoben worden [29]. Die drei Analysen sind stellvertretend für die bislang erfolglose Suche nach geeigneten Biomarkern im Rahmen der Immunonkologie. Eine aktuelle Übersicht zu weiteren biologischen Markerstudien findet sich unter Ecke 2019 [18].

### 1.4.1 Erstlinientherapie

Die Therapie mit Gemcitabin/Cisplatin ist seit 2004 akzeptiert in der Behandlung des metastasierten Harnblasenkarzinoms, ohne dass die Therapie Überlebensvorteile gegenüber dem 26 Jahre alten MVAC-Schema aufweist. Die dosisintensivierte und auf 2 Wochen verkürzte Zykluszeit mit MVAC weist im Vergleich zum Standardschema signifikante Vorteile im Ansprechen (62% versus 46%) und im PFS (9,1 versus 8,2 Monate) auf. Das Gesamtüberleben unterscheidet sich jedoch

**Tabelle 3:** *Ansprechraten und medianes OS für Erstlinienoptionen in der Therapie des metastasierten Urothelkarzinoms der Harnblase. Adaptiert nach [5, 58].*

|  | n | ORR (%) | Medianes OS (Monate) |
|---|---|---|---|
| Gemcitabin, DDP versus MVAC | 203<br>207 | 49<br>46 | 13,8<br>14,8 |
| Atezolizumab | 119 | 24 | 16,3 |
| Pembrolizumab | 370 | 27 | 11,5 |

nicht [54]. Insofern stellen die beiden zytostatischen Regime (DDP, Gemcitabin und MVAC) den Standard in der Erstlinientherapie dar. In einer Registerstudie ist die Anzahl der Chemotherapiezyklen mit dem Gesamtüberleben korreliert worden. Verglichen werden 3 versus 5 Zyklen mit 6 versus 9 Zyklen. 338 Patienten haben Cisplatin und 134 Patienten haben Carboplatin erhalten. Es besteht weder zur Anzahl der Zyklen (HR 1,02, p=0,91) noch zur Platinart (p=0,09) ein Unterschied im Gesamtüberleben [52].

Die bestehende Kombination von Gemcitabin und DDP ist um Bevacizumab (n=252) erweitert worden. Geprüft wurde die Kombination mit der alleinigen Chemotherapie plus Placebo (n=254). Nach einem mittleren Follow-up von 46,2 Monaten betrug das mOS (14,5 versus 14,3 Monate, p=0,17). Das PFS war unter der Kombination verlängert (7,7 versus 6,6 Monate, p=0,0074) bei vergleichbarem Nebenwirkungsprofil (Grad-3/4-NW 83,5% versus 80,7%) [45]. Damit war das Studienziel verfehlt. Was aktuell immer noch fehlt, sind Empfehlungen zur Erhaltungstherapie nach durchgeführter Cisplatin-basierter Chemotherapie.

In Tabelle 3 sind die derzeit bestehenden Erstlinienoptionen für die Therapie des metastasierten Urothelkarzinoms zusammengefasst.

### Atezolizumab

Geprüft ist Atezolizumab bei Patienten, die für eine Cisplatin-haltige Therapie nicht in Betracht kommen. 119 Patienten sind behandelt worden. Die mediane Nachsorge beträgt 17,2 Monate. Bei 23% der Patienten ist eine objektive Remission aufgetreten, bei 7% eine komplette Remission. Das mediane Überleben beträgt 15,9 Monate. Haben die Patienten eine Remission, so ist diese lange andauernd. Bei 79 Patienten treten Nebenwirkungen auf, bei n=19 sind dies Grad-3/4-Nebenwirkungen. Ein Patient ist therapiebedingt (Sepsis) verstorben. Die Aktualisierung der Studie zeigt nach 29 Monaten eine ORR von 24% bei einem medianen Überleben von 16,3 Monaten. Eine eindeutige Korrelation zum PD-L1-Status besteht nicht; im Gegenteil ist der verbesserte Trend bei Patienten mit geringerer PD-L1-Expression feststellbar (Abb. 3) [6].

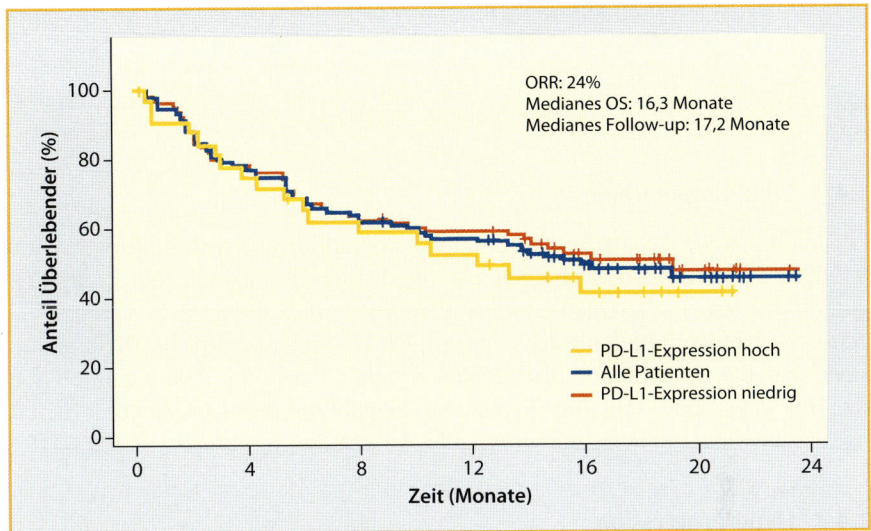

**Abbildung 3:** Overall Survival unter Atezolizumab in der First-Line-Therapie des metastasierten Urothelkarzinoms. Adaptiert nach [6].

In einer nicht randomisierten Weise sind die Studienergebnisse mit den Resultaten nach Durchführung einer Chemotherapie mit Gemcitabin, Cisplatin oder Gemcitabin, Carboplatin verglichen worden. Interessant ist die Beobachtung, dass die Kurvenverläufe innerhalb der ersten Monate zugunsten der Chemotherapie verlaufen. Erst nach 5 respektive 9 Monaten zeigen sich die Vorteile für Atezolizumab. Dies lässt die Überlegung zu, dass eine Sequenz bestehend aus Chemotherapie gefolgt von einer Checkpoint-Therapie vorteilhaft sein kann [57]. Andererseits kann dies bedeuten, dass eine Subgruppe von Patienten von einer Checkpoint-Therapie Schaden nimmt. FDA und EMA haben dies zum Anlass genommen und auf die genannten Gefahren in der Verwendung von Pembrolizumab oder Atezolizumab verwiesen.

### Pembrolizumab

Pembrolizumab ist unter gleicher Zielsetzung bei fehlender Cisplatin-Option eingesetzt worden. 370 Patienten wurden rekrutiert. Das mediane Alter betrug 74 Jahre. 27% erzielten eine objektive Remission. Nach 6 Monaten lebten noch 67% der Patienten; progressionsfrei waren 31%. Grad-3- und -4-Nebenwirkungen traten bei 16% der Patienten auf. 5% der Patienten brachen die Therapie ab. Die Aktualisierung auf Basis der 11,5-monatigen Nachsorge belegt ein medianes Gesamtüberleben von 11,5 Monaten. Ein Jahr nach Therapiebeginn lebten noch

48% der Patienten [58]. Die Aktualisierung der Daten auf dem ASCO zeigte eine ORR von 28,6%, wobei die PD-L1-CPS >10 eine ORR von 47,3% aufweisen. Ähnlich ist das mediane Gesamtüberleben mit 11,3 Monaten und bei den PD-L1-CPS >10 mit 18,5 Monaten unerwartet hoch.

### 1.4.2 Erhaltungstherapie

Ein interessanter Ansatz ist die Erhaltungstherapie mit Pembrolizumab nach 8 Zyklen Chemotherapie und Stable Disease. Dieser Ansatz ist placebokontrolliert geprüft worden. 55 Patienten erhielten Pembrolizumab und 52 Patienten ein Placebo. Nach einer mittleren Nachsorge von 14,7 Monaten waren 41/107 randomisierte Patienten verstorben. 26 Patienten aus der Placebo-Gruppe wechselten in die Therapiegruppe. Trotz des Cross-overs besteht ein positiver Effekt für die Erhaltungstherapie mit Pembrolizumab (PFS 8,2 versus 5,6 Monate, p=0,023) [19].

### 1.4.3 Hyperprogression

Zunehmend werden Fälle gemeldet, wo im Zusammenhang mit der Immunonkologie unerwartete Progressionen beobachtet werden. Im letzten Jahr haben wir aus der eigenen Klinik auf 4 fatale Verläufe innerhalb weniger Monate verwiesen. Dies hat unter anderem dazu geführt, dass die Zulassungsbehörden (EMA, FDA) eine Ursachenforschung in Zusammenarbeit mit den Herstellern anstreben. Erste Hinweise belegen einen Zusammenhang zu einer begleitenden Therapie mit Antibiotika und Kortison – ein Hinweis auf begleitende chronische Infektionen, die eine derartige unerwartete immunologische Reaktion auslösen können [2].

> **Wertung**
>
> Die dargestellten Studien sind schwer zu werten, da es sich um ausgesprochene Negativselektionen von Patienten handelt und ein Vergleichsarm jeweils fehlt. Folgende Beobachtungen werden gemacht: Die Substanzen sind allgemein gut verträglich und führen zu langanhaltenden Remissionen bei etwa 20% der Patienten. Checkpoint-Inhibitoren in der Erstlinie können unter Umständen einen negativen Effekt (Hyperprogression) haben. Dies hat dazu geführt, dass EMA wie FDA einen Warnhinweis für die Verwendung von Atezolizumab oder Pembrolizumab in der Erstlinie bei Patienten, die eine fehlende PD-L1-Expression aufweisen, ausgesprochen haben (EMA/364553/2018). Dies zeigt umso mehr, dass die Indikation zur Verwendung neuer Substanzen sich strikt am Zulassungstext zu orientieren hat. Auch ist dies ein Beleg zur Wachsamkeit im Umgang mit neuen Substanzen und neuen Zulassungsverfahren auf dem Boden nicht randomisierter Studien.

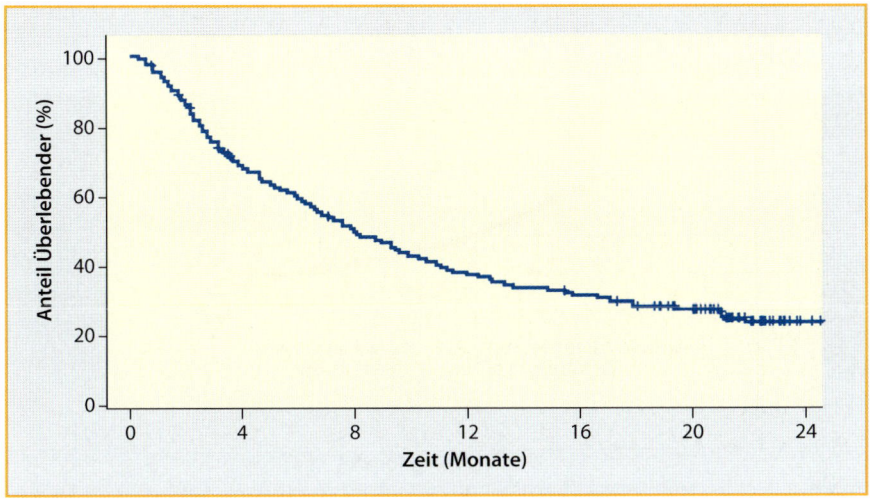

**Abbildung 4:** *Overall Survival unter Atezolizumab in der Second-Line-Therapie des metastasierten Urothelkarzinoms. Adaptiert nach [43].*

### 1.4.4 Zweitlinientherapie

**Atezolizumab**

Atezolizumab war die erste von der FDA zur Zweitlinientherapie zugelassene Substanz. In der Zweitlinientherapie leben unter Atezolizumab 39,2% versus 32,4% länger als ein Jahr. Die Dauer des Ansprechens ist ebenfalls mit 21,7 versus 7,4 Monaten signifikant verlängert bei geringeren Nebenwirkungen (Grad 3–4: 20% versus 43%) (Abb. 4) [43].

In einer einarmigen Phase-IIIb-Studie ist Atezolizumab bei 997 Patienten in der Zweit- bis Viertlinie eingesetzt worden. Grad-3/4-Nebenwirkungen traten bei 43% der Patienten auf. 6% der Patienten brachen die Therapie ab. In der Gesamtpopulation betrug das mittlere Überleben 8,7 Monate. Im Kollektiv, vergleichbar zur Zulassungsstudie betrug das Gesamtüberleben 10 Monate (Abb. 5) [31, 53]. Ein seltenes Beispiel dafür, dass die „Real World Data" besser sind als in der Zulassungsstudie.

**Nivolumab**

Die Monotherapie mit Nivolumab an 78 Patienten in der Zweitlinie zeigte ein medianes PFS von nur 2,8 Monaten. Ein weiterer Beleg, dass PFS kein geeignetes Bewertungskriterium in dem Zusammenhang darstellt. Das mediane OS betrug hingegen 10,0 Monate. Nach 1 Jahr lebten noch 46,2% der Patienten und nach 2 Jahren 37,0% der Patienten. Auch diese Studie ist ein Beleg für den klinischen

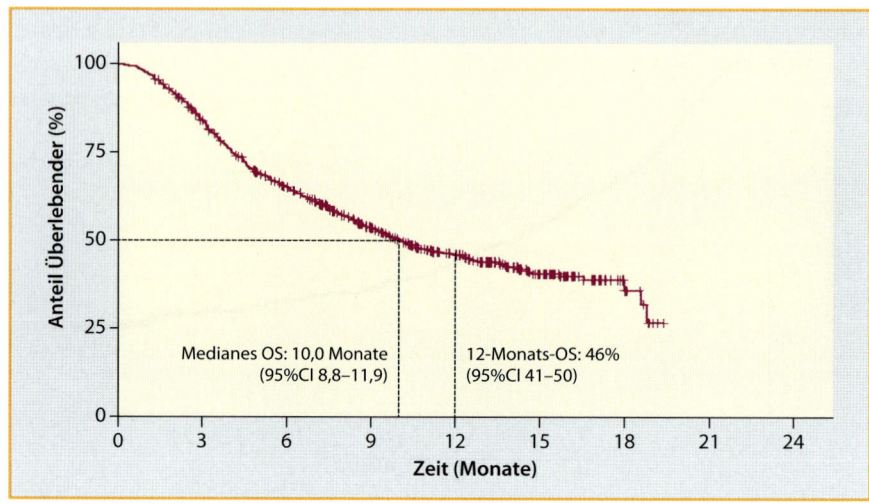

**Abbildung 5:** Overall Survival unter Atezolizumab in der Zweit- bis Viertlinien-Therapie des metastasierten Urothelkarzinoms. Adaptiert nach [31].

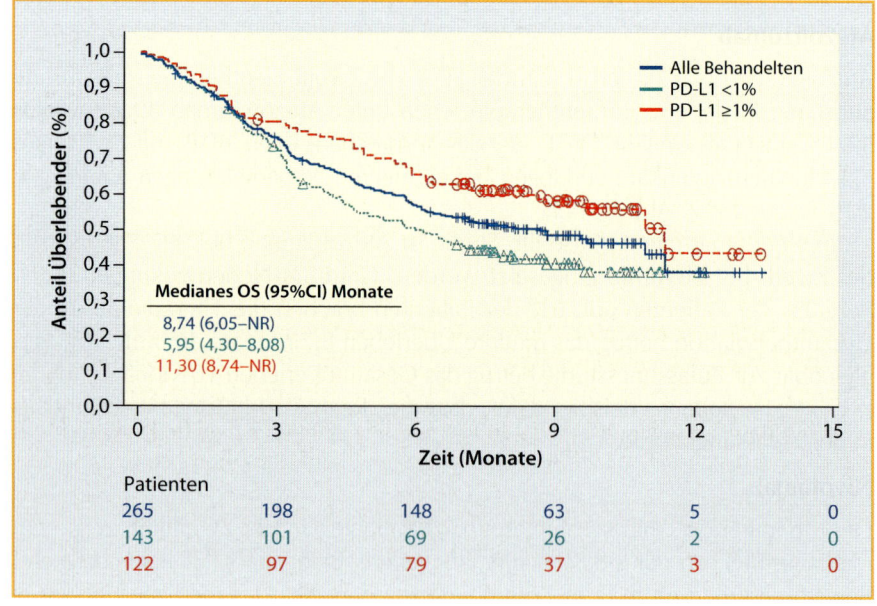

**Abbildung 6:** Overall Survival unter Nivolumab in der Second-Line-Therapie des metastasierten Urothelkarzinoms. Adaptiert nach [50].

Langzeitnutzen einer Subgruppe von Patienten. Der PD-L-Status scheint, vergleichbar zur Bildgebung, kein geeignetes Selektionskriterium zu sein (Abb. 6) [50].

In einer einarmigen Open-Label-Studie wurden die Effektivitätsparameter für Nivolumab bei Cisplatin-refraktärer metastasierter Erkrankung bei 270 Patienten geprüft. Die objektive Remissionsrate betrug 20,7%, wobei 7% eine CR aufweisen. Das PFS war mit 1,9 Monaten niedrig und das mOS war mit 8,6 Monaten im erwarteten Bereich. Bei den Patienten mit einer positiven PD-L1-Expression >1% war das mOS mit 11,9 Monaten verlängert [51].

### Pembrolizumab

In einer zweiarmigen Phase-III-Studie ist Pembrolizumab im Second-Line-Ansatz mit der Chemotherapie an 542 Patienten randomisiert verglichen worden. Die Wahl des Zytostatikums blieb den Therapeuten freigestellt. Es konnte hier zwischen Docetaxel oder Paclitaxel oder Vinflunin gewählt werden. Im chemotherapeutischen Arm haben 87 Patienten Vinflunin, 84 Patienten Paclitaxel und 84 Patienten Docetaxel erhalten. Die mittlere Behandlungsdauer für Pembrolizumab betrug 3,5 Monate und für die Chemotherapie 1,5 Monate. Es bestanden mehr Therapieabbrüche in der Chemotherapie-Gruppe (11% versus 6%).

Auch war die Rate an Nebenwirkungen Grad ≥ 3 signifikant niedriger in der Pembrolizumab-Gruppe (15% versus 49%). Nach einer mittleren Nachsorge von 14,1 Monaten bestand ein signifikant verbessertes Gesamtüberleben für die mit Pembrolizumab behandelten Patienten (10 versus 7 Monate, p=0,002). Ebenso war die 1-Jahres-Überlebensrate mit 44% versus 31% größer für die mit Pembrolizumab behandelten Patienten. Nach 1 Jahr hatten 68% der Pembrolizumab behandelten Patienten noch die vorbestehende Remission, während dies nur bei 33% der zytostatisch behandelten Patienten der Fall war.

Ermittelt nach dem validierten Lebensqualitätstool EORTC QLQ-C30 gaben nach 15 Wochen 31% (PEM) versus 22% (CTx) eine Verbesserung ihrer Lebensqualität an. Die Lebensqualität verschlechterte sich für 41% der Patienten nach CTx und für 29% nach Pembrolizumab.

Eine weitere Aktualisierung der Studiendaten erfolgte durch Bellmunt. In Ergänzung zu den Daten von De Wit wurden die positiven OS-Daten nach 1 Jahr (44,4% versus 29,8%) und nach 2 Jahren (27,0% versus 14,3%) dargestellt. Auch war die Ansprechrate mit 21% versus 11% signifikant unter Pembrolizumab verbessert (Abb. 7) [9].

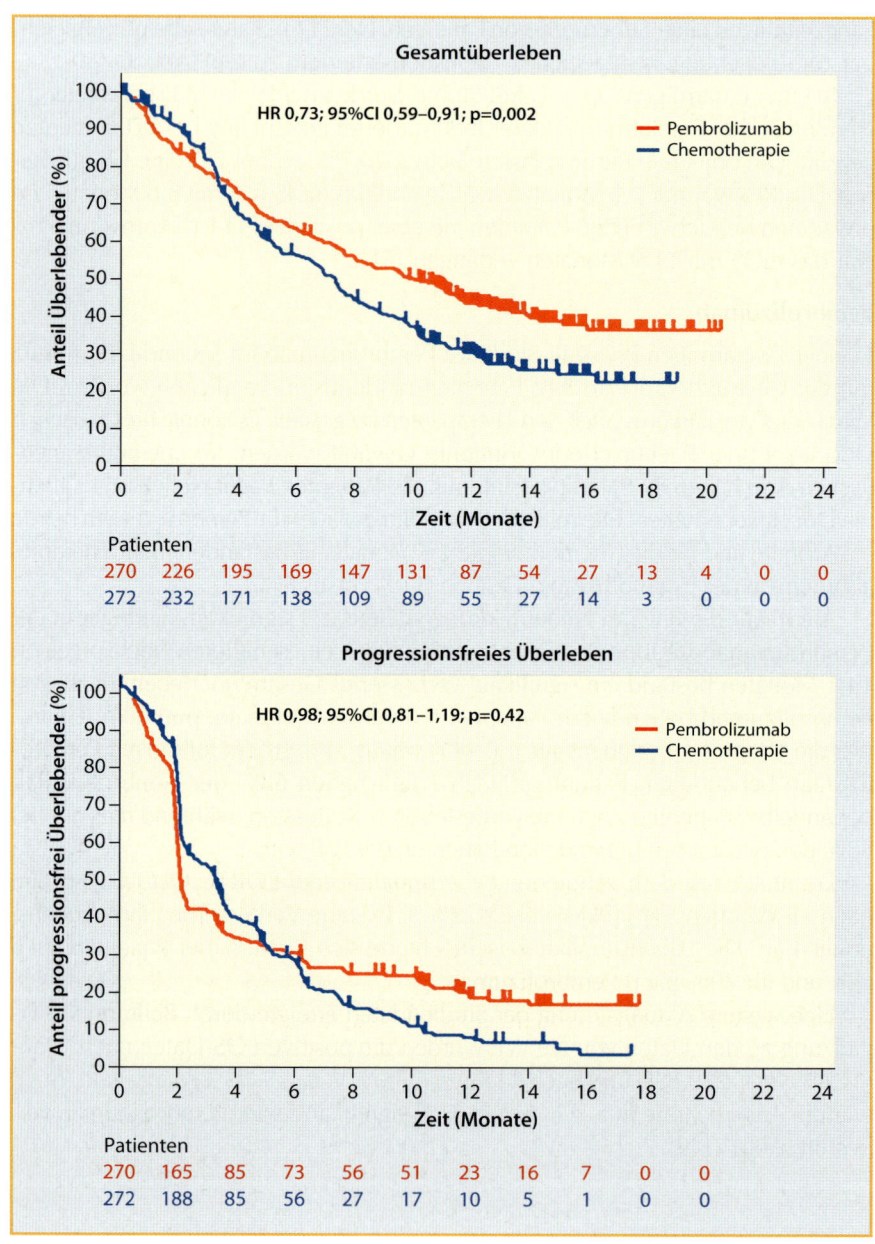

**Abbildung 7:** Gesamtüberleben (oben) und progressionsfreies Überleben (unten) unter Pembrolizumab versus Chemotherapie in der Second-Line-Therapie des metastasierten Urothelkarzinoms. Adaptiert nach [9].

### 1.4.5 Medikamente in der Prüfung

**Enfortumab Vedotin/EV-201**

ist ein Antikörper-Wirkstoff-Konjugat und soll den Transport des Zytostatikums zur Tumorzelle verbessern. Eindrucksvoll sind die Ergebnisse an 125 mit 3 verschiedenen Systemtherapien vorbehandelten Patienten. Eine Phase-II-Studie mit ausgesprochener Negativselektion. Trotz dieser Umstände wiesen 12% eine CR und 32% eine PR auf bei einem medianen Gesamtüberleben von 11,7 Monaten [40].

**Erdafitinib**

ist ein selektiver FGF-Rezeptor-Inhibitor und ist bei Mutation von FGFR2/3 bei 87 Patienten in der Zweitlinie eingesetzt worden. 32% der Patienten haben auf die Therapie angesprochen, wobei 2,3% eine CR entwickelt haben. Auf Basis dieser Ergebnisse hat die FDA eine vorläufige Zulassung erteilt (Pressemitteilung). Eine Phase-III(THOR)-Studie ist in der Rekrutierung.

**Durvalumab (FDA-Zulassung)**

ist ein monoklonaler Anti-PD-L1-Antikörper (IgG1 kappa), mit dem im Zweitlinien-Ansatz bei 16/42 Patienten eine PR erreicht wurde.

**Durvalumab (PD-L1-Inhibitor) plus Tremelimumab (CTLA-4-Inhibitor)**

sind nach Cisplatin-Vorbehandlung nicht randomisiert an 168 Patienten geprüft worden. Das mediane Gesamtüberleben betrug 9,5 Monate. Stratifiziert man nach dem PD-L1-Status, so beträgt das mediane Gesamtüberleben bei einer PD-L1-Expression von >25% immerhin 18,9 Monate. Der Unterschied zur Expression von <25% ist mit 8,0 Monaten auffällig. Allerdings bleibt hier die Frage offen, ob der Cut-off von 25% retrospektiv in Abhängigkeit von den Verlaufsdaten gewählt wurde. 28,6% haben immunologisch assoziierte Nebenwirkungen entwickelt, und ein Patient ist therapiebedingt verstorben. Das PFS scheint auch hier eher von untergeordneter Bedeutung zu sein (3,5 versus 1,8 Monate) [7].

**Avelumab (FDA-Zulassung)**

Avelumab ist in einer Phase-Ib-Studie an 242 Cisplatin-vorbehandelten Patienten geprüft worden. Das mediane OS betrug 7,0 Monate und das 1-Jahres-Überleben 35,9%. Der PD-L1-Status war auch hier ohne Relevanz (8,4 versus 6,5 Monate). 20,5% der Patienten entwickelten immunologische Nebenwirkungen. Die Studie ist aktualisiert worden. 4% entwickelten eine CR und 12% eine PR (medianes Follow-up: 2,7 Jahre). Nur 11% der Patienten wiesen Grad-3/4-Nebenwirkungen auf. Ein Patient verstarb therapiebedingt an einer Pneumonitis

[3, 39]. Patienten mit erniedrigtem Serumalbumin oder Lebermetastasen sprachen schlechter an. Besseres Ansprechen wurde bei älteren Patienten beobachtet; ebenso war ein frühes Ansprechen von Vorteil. Kein Unterschied bestand bei Tumoren des oberen Harntrakts oder bei vorbestehender Niereninsuffizienz [3, 4, 38].

### Ramucirumab

ist ein VEGFR-2-Antagonist. Verglichen wurde die Kombination aus Ramucirumab plus Docetaxel (n=216) mit Placebo plus Docetaxel (n=221). Das PFS war zwar signifikant (p=0,0005) zugunsten der Ramucirumab-Gruppe verlängert, war jedoch mit 4,04 versus 2,46 Monaten sehr kurz. Ebenfalls enttäuschend waren die PFS-Daten nach 1 Jahr (8,5% versus 5,1%). Auch bestand kein signifikanter Unterschied in der Zeit bis zur Verschlechterung der Lebensqualität. Das Gesamtüberleben betrug im Median 9,4 versus 7,85 Monate und war damit nicht signifikant überlegen (p=0,2461) [35, 41]. Aktuell diskutiert wird die Dauer der Exposition von Ramucirumab in Korrelation zum Ansprechen und Gesamtüberleben. In dieser Subgruppenbetrachtung scheint eine hohe Expositionszeit von Vorteil zu sein (OS 15,6 versus 10,5 Monate) [16].

### Ipilimumab plus Nivolumab

Die Kombination ist mit zwei verschiedenen Dosierungen im Rahmen einer Phase-I/II-Studie durchgeführt worden. Hier scheint die niedrigere Dosierung Nivolumab (1 mg/kg KG) kombiniert mit der höheren Dosierung von Ipilimumab (3 mg/kg KG) vorteilhaft, ermittelt anhand von 28 Patienten, zu sein. 38,5% der Patienten hatten ein ORR, und das mediane Überleben betrug 10,2 Monate im Second-Line-Ansatz [50]. Mehr als 30% der Patienten berichteten über Grad-3/4-Nebenwirkungen. Eine Aktualisierung auf dem ESMO zeigte ein verbessertes Ansprechen im Kombinationsarm (Nivo1plusIpi3) bei positiver PD-L1-Expression (58% versus 24%) [46].

### 1.4.6 Vorgehen bei Tumorprogress in der Zweitlinie

Es existieren keine verbindlichen Empfehlungen für eine Sequenz jenseits der Zweitlinie. Einvernehmen besteht darin, dass nach Progress unter zytostatischer Behandlung eine immunonkologische Drittlinientherapie mittels Checkpoint-Inhibitor erfolgen sollte. Kontrovers wird das jeweilige Vorgehen nach Progress unter Zweitlinientherapie mit einem Checkpoint-Inhibitor diskutiert:

Bei klinisch asymptomatischem Progress kann die Therapie beibehalten werden, da Bildgebung und PFS in der Immunonkologie keine maßgebliche Bedeutung haben. Umstellung auf ein Chemotherapeutikum (z. B. Taxan plus

**Tabelle 4:** Zugelassene Substanzen für die Zweitlinientherapie des metastasierten Urothelkarzinoms der Harnblase. Adaptiert nach [7, 17, 39, 44, 53].

|  | n | ORR (%) | PFS (Monate) | OS (Monate) | Grad-3/4- NW (%) | Grad-5- NW (%) |
|---|---|---|---|---|---|---|
| Atezolizumab versus Sunitinib | 315 947 | 15 | 2,1 | 7,9 8,7 | 15 | 0 |
| Nivolumab | 265 | 20 | – | 8,7 | 18 | 1 |
| Pembrolizumab versus Chemotherapie | 270 272 | 21 11 | 2,1 3,2 | 10,3 7,4 | 16 50 | 0 |
| Durvalumab* PD-L1-neg | 191 | 18 | 1,5 | 18,2 7,9 | 43 | 0 |
| Avelumab* | 242 | 16 | 1,6 | 7,7 | 11 | 0,4 |

*nur FDA-Zulassung; *CTX* Chemotherapie; *ORR* Ansprechrate; *OS* Gesamtüberleben; *PFS* progressionsfreies Überleben

Anti-VEGF) oder Umstellung der Therapie auf einen anderen Checkpoint-Inhibitor stellen Sequenzalternativen auf niedrigem Evidenzlevel dar (Tab. 4) [7, 17, 39, 44, 53].

### Wertung

In der Erstlinienbehandlung ist die Kombination aus Gemcitabin und Cisplatin, alternativ MVAC, Standard. Validierte Empfehlungen zu einer Erhaltungstherapie bestehen nicht. Atezolizumab sowie Pembrolizumab sind bei fehlender Cisplatin-Option Behandlungsalternativen. Durchführbar ist der Einsatz nur bei positiver PD-L1-Expression. Chemotherapeutische Alternative ist die Kombination aus Gemcitabin und Carboplatin. In der Zweitlinientherapie sind bei Cisplatin-refraktären Karzinomen Pembrolizumab, Atezolizumab, Nivolumab und als Zytostatikum Vinflunin Behandlungsalternativen. Atezolizumab überzeugt im randomisierten im Vergleich zur Chemotherapie nicht. Im Falle von Nivolumab fehlt ein randomisierter Vergleich zur Chemotherapie. In einer Phase-III-Studie zeigt sich Pembrolizumab gegenüber der Chemotherapie sowohl hinsichtlich der Ansprechraten als auch der Nebenwirkungen überlegen. Im Gegensatz zur Erstlinie ist eine PD-L1-Bestimmung nicht gefordert. Problematisch ist die Zulassung auf der Basis nicht randomisierter Studien. Zu begrüßen ist ein zugelassenes histopathologisches Messverfahren zur Bestimmung der PD-L1-Expression sowie die weitere Suche nach Biomarkern. Die Durchführung konfirmatorischer Folgestudien ist bei Zulassung auf Basis nicht randomisierter Studien zwingend erforderlich und wissenschaftlich einzufordern.

## 1.5 Urothelkarzinome des oberen Harntrakts

Die Therapie oberflächlicher, gut differenzierter Urothelkarzinome des oberen Harntrakts orientiert sich am Vorgehen der Instillationstherapie vergleichbar zur Harnblase. Randomisierte Studien fehlen [12].

Erstmals kann eine randomisierte Phase-III-Studie zur Frage der adjuvanten Chemotherapie nach Nephroureterektomie lokal fortgeschrittener und/oder lymphogen metastasierter Urothelkarzinome des oberen Harntrakts präsentiert werden. Alle Patienten sind in chirurgisch kompletter Remission. 124 Patienten haben innerhalb von 90 Tagen nach Operation eine Chemotherapie (Gemcitabin/Cisplatin [61,8%] oder Gemcitabin/Carboplatin [38,2%]) erhalten. 129 Patienten wurden in die Kontrollgruppe randomisiert. Das mittlere Follow-up betrug 17,6 Monate. Das krankheitsfreie Überleben war nach 2 Jahren mit 70% versus 51% signifikant zugunsten der chemotherapierten Patienten verlängert (HR 0,49, p=0,001). Gleiches galt für das PFS (HR: 0,49, p=0,003). Auch waren signifikant mehr Patienten ohne Metastasen nach Chemotherapie (74% versus 60%, p=0,002). Therapiebedürftige Nebenwirkungen waren mit 60% versus 24% signifikant mehr in der Chemotherapie-Gruppe. Das Gesamtüberleben konnte bei aktuell insgesamt 88 verstorbenen Patienten noch nicht definitiv bewertet werden. Jedoch zeigte sich auch hier ein positiver Trend zugunsten der Chemotherapie. Der günstige Effekt der adjuvanten Chemotherapie ließ sich für alle Subgruppen (pN0 versus pN1) bestätigen [10]. Die britische Studie von Frau Birtle ist die erste randomisierte Studie zu dieser Entität und bedarf der besonderen Beachtung. Obgleich bedingt durch eine schlechte Nierenfunktion 38,2% der Patienten Carboplatin statt Cisplatin erhalten hatten, blieb der signifikante Vorteil zugunsten der Chemotherapie-behandelten Patienten bestehen (Abb. 8).

Interessant sind die Subgruppenbetrachtungen aus aktuellen Studiendaten zur Immunonkologie.

In der Zweitlinie zeigte sich nach Atezolizumab ein geringeres Ansprechen für Tumoren des oberen Harntrakts (13% versus 23%); auch ist das PFS mit 8,1 versus 10,4 Monaten niedriger [20].

Im Rahmen der Phase-III-Studie zur Zweitlinie mit Atezolizumab sind 28% mit Tumoren des oberen Harntrakts rekrutiert worden; auch hier fanden sich ähnliche Daten (Ansprechrate 11% versus 18%, PFS: 8,7 versus 10,7 Monate) [20]. Die Aussagekraft aus den Subgruppen bleibt begrenzt, da hier unterschiedlich Fallzahlen miteinander verglichen wurden.

Da Patienten nach Nephrektomie eine schlechtere Nierenfunktion aufweisen und in ca. der Hälfte der Fälle kein Cisplatin erhalten dürfen, stellt sich prinzipiell die Frage, ob eine neoadjuvante Cisplatin-haltige Therapie vor geplanter Nierenentfernung vorteilhafter ist.

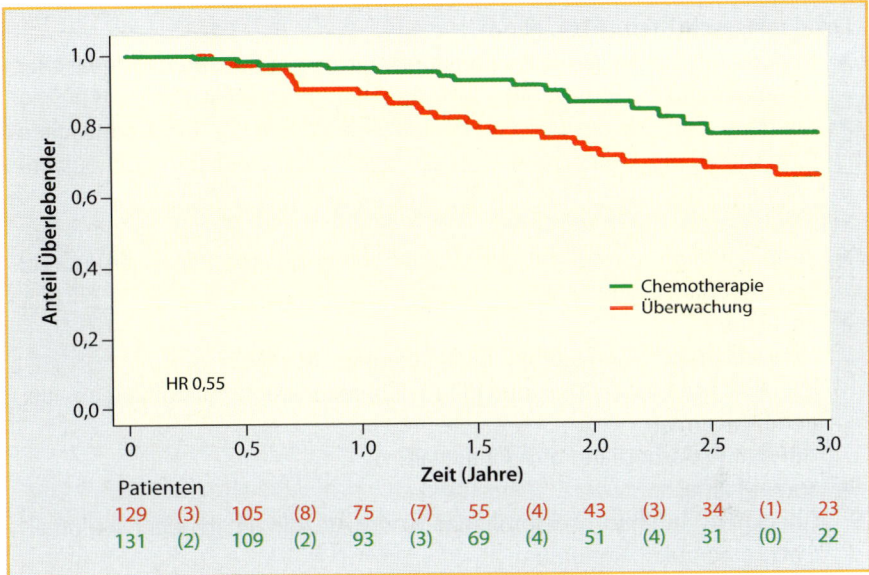

**Abbildung 8:** Resultate der adjuvanten systemischen Chemotherapie nach Nephroureterektomie fortgeschrittener Urothelkarzinome des oberen Harntrakts. Adaptiert nach [10].

## Therapiesequenz

### Urothelkarzinom/Harnblasenkarzinom – UPDATE 2019

**Lokal begrenzt**

**Oberflächlich**
- Ta, low grade: TUR ausreichend, intravesikale Instillationsbehandlung (Frühinstillation) empfohlen
- T1 oder high grade: Re-TUR obligat, intravesikale Instillationsbehandlung, vorzugsweise mit BCG empfohlen
- T1 high grade bei Re-TUR mit persistierendem Tumor: Empfehlung zur radikalen Zystektomie (alternativ Radiochemotherapie)

**Muskelinvasiv, N0, M0**
- Empfehlung zur radikalen Zystektomie mit regionärer Lymphadenektomie (alternativ Radiochemotherapie)

**Lokal fortgeschritten, T3/4, N pos**
- Radikale Zystektomie in Kombination mit neo-/adjuvanter systemischer Chemotherapie: Gemcitabin, Cisplatin (alternativ M-VAC)
- Urothelkarzinome des oberen Harntrakts profitieren von einer adjuvanten Chemotherapie: Gemcitabin, Cisplatin (alternativ Gemcitabin, Carboplatin)

**M1**
- Systemtherapie erfolgt mit den Zielen: Lebensqualitätsverbesserung und Lebensverlängerung
- First Line:
  Chemotherapie: Gemcitabin, DDP (alternativ M-VAC);
  bei DDP-Kontraindikation und PD-L1-Überexpression: Atezolizumab oder Pembrolizumab
  Alternativ: Carboplatin plus Gemcitabin
- Second Line:
  Checkpoint-Inhibitor: Pembrolizumab oder Atezolizumab oder Nivolumab
  Chemotherapie: Vinflunin
- Neu: Durvalumab oder Avelumab (EMA-Zulassung erwartet)

## 1.6 Literatur

[1] Abufaraj M (2019) Early Menopause in Smokers May Be Linked to Increased Risk of Bladder Cancer. EAU, 175
[2] Agarwal A (2019) Impact of concurrent medications on outcomes with PD1/PD-L1 inhibitors for metastatic urothelial carcinoma. ASCO GU, 243927
[3] Apolo AB (2019a) Avelumab treatment for metastatic urothelial carcinoma in the phase 1b JAVELIN Solid Tumor Study: Updated safety and efficacy analysis with ≥ two years of follow-up. ASCO GU, 425
[4] Apolo AB, Patel MR, Ellerton JA et al. (2019b) Avelumab treatment in metastatic urothelial carcinoma: Post-hoc analysis of high-risk populations in the phase Ib JAVELIN Solid Tumor Study. ASCO GU, 428
[5] Balar AV (2019) Keynote 057: Phase II trial of Pembrolizumab (pembro) for patients (pts) with high-risk (HR) nonmuscle invasive bladder cancer (NMIBC) unresponsive to bacillus calmette-guérin (BCG). ASCO GU, 350
[6] Balar AV, Dreicer R, Loriot Y et al. (2018) Atezolizumab (atezo) in first-line cisplatin-ineligible or platinum-treated locally advanced or metastatic urothelial cancer (mUC): Long-term efficacy from phase 2 study IMvigor210. J Clin Oncol 36(Suppl 15): 4523
[7] Balar AV (2018b) Durvalumab plus tremelimumab in patients with metastatic urothelial cancer. AACR, CT112

[8] Balci M, Tuncel A, Keten T et al. (2018) Comparison of Monopolar and Bipolar Transurethral Resection of Non-Muscle Invasive Bladder Cancer. Urol Int 100(1):100–4
[9] Bellmunt J, De Wit R, Vaughn DJ et al. (2018) Two-year follow-up from the phase 3 KEYNOTE-045 trial of pembrolizumab (pembro) vs investigator's choice (paclitaxel, docetaxel, or vinflunine) in recurrent, advanced urothelial cancer (UC). J Clin Oncol 36(Suppl 6):410
[10] Birtle AJ, Chester JD, Jones RJ et al. (2018) Results of POUT: A phase III randomised trial of perioperative chemotherapy versus surveillance in upper tract urothelial cancer (UTUC). J Clin Oncol 36(Suppl 6):407
[11] Bochner BH, Dalbagni G, Marzouk KH et al. (2018) Randomized Trial Comparing Open Radical Cystectomy and Robot-assisted Laparoscopic Radical Cystectomy: Oncologic Outcomes. Eur Urol 74(4):465–71
[12] Bosshard P, Thalmann GN, Roth B (2019) Instillationstherapien beim Urothelkarzinom des oberen Harntraktes. Urologe 58(1):25–9
[13] Cascales AG (2019) Impact of the number of radical cystectomies per hospital on 90-day mortality in Spain. Eur Urol Suppl 18(1):e1131
[14] Chevalier MF, Schneider AK, Cesson V et al. (2018) Conventional and PD-L1-expressing Regulatory T Cells are Enriched During BCG Therapy and may Limit its Efficacy. Eur Urol 74(5):540–4
[15] De Santis M, Abdrashitov R, Hegele A et al. (2019) A phase III, randomized, open-label, multicenter, global study of durvalumab and bacillus calmette-guérin (BCG) versus BCG alone in high-risk, BCG-naïve non-muscle-invasive bladder cancer (NMIBC) patients (POTOMAC). ASCO GU, TPS500
[16] De Wit R, Powles T, Castellano DE et al. (2019) Ramucirumab (RAM) exposure-response (ER) relationship in RANGE: A randomized phase III trial of RAM plus docetaxel (DOC) versus placebo (P) plus DOC in advanced platinum-refractory urothelial carcinoma (UC) patients (pts). ASCO GU, 353
[17] Dreicer R (2016) Immunomodulatory treatment in urothelial cancer. Lancet Oncol 17(11):1475–7
[18] Ecke T, Otto T (2019) Diagnostic, Prognostic and Predictive Biological Markers in Bladder Cancer – Illumination of a Vision. Basel: MDPI
[19] Galsky MD (2019) Randomized double-blind phase II study of maintenance pembrolizumab versus placebo after first-line chemotherapy in patients (pts) with metastatic urothelial cancer (mUC): HCRN GU14-182. ASCO GU, 4504
[20] Galsky MD, Banchereau R, Kadel EE et al. (2018) Biological features and clinical outcomes in atezolizumab (atezo)-treated patients (pts) with metastatic urothelial cancer (mUC) of the upper vs lower urinary tract (UTUC vs LTUC). Ann Oncol 29(Suppl 8): viii321
[21] Geelvink M, Babmorad A, Maurer A et al. (2018) Diagnostic and Prognostic Implications of $FGFR3^{high}/Ki67^{high}$ Papillary Bladder Cancers. Int J Mol Sci 19(9):E2548
[22] Gok B, Atmaca AF, Canda AE et al. (2019) Robotic Radical Cystectomy with Intracorporeal Studer Pouch Formation for Bladder Cancer: Experience in Ninety-Eight Cases. J Endourol 33(5):375–82
[23] Grossmann HB, Natale RB, Tangen CM et al. (2003) Neoadjuvant Chemotherapy plus Cytectomy compared with Cystectomy alone for locally advanced bladder cancer. N Engl J Med 349: 859–66

[24] Gschwend JE, Heck MM, Lehmann J et al. (2019) Extended Versus Limited Lymph Node Dissection in Bladder Cancer Patients Undergoing Radical Cystectomy: Survival Results from a Prospective, Randomized Trial. Eur Urol 75(4):604–11
[25] Fonteyne V, Ost P, Bellmunt J et al. (2018) Curative Treatment for Muscle Invasive Bladder Cancer in Elderly Patients: A Systematic Review. Eur Urol 73(1):40–50
[26] Hatakeyama S et al. (2019) Impact of frailty on treatment modality selection in patients with muscle-invasive bladder cancer. EAU, PT323
[27] Izquierdo H (2019) The role of cutaneous urinary diversion. EAU, 835
[28] Kimura S, Mari A, Foerster B et al. (2018) Prognostic value of concomitant carcinoma in situ in radical cystectomy specimens on patients with bladder cancer: A meta-analysis of 24,136 patients. Eur Urol Suppl 17(Suppl 2):e828
[29] Labriola M (2019) Characterization of genomic alterations as biomarkers of immune checkpoint inhibitor (ICI) response in metastatic urothelial carcinoma (mUC). ASCO GU, 400
[30] Lyon TD, Frank I, Shah PH et al. (2018) The Association of Aspirin Use with Survival Following Radical Cystectomy. J Urol 200(5):1041–21
[31] Merseburger AS et al. (2019) Primary results from SAUL. EAU, 5
[32] Moschini M, Zaffuto E, Karakiewicz PI et al. (2019) External Beam Radiotherapy Increases the Risk of Bladder Cancer When Compared with Radical Prostatectomy in Patients Affected by Prostate Cancer: A Population-based Analysis. Eur Urol 75(2):319–28
[33] Mossanen M, Caldwell J, Sonpavde G et al. (2018) Treating Patients With Bladder Cancer: Is There an Ethical Obligation to Include Smoking Cessation Counseling? J Clin Oncol 36(32):3189–91
[34] Mulders PF (2018) Adjuvant immunotherapy after cystectomy for MIBC patients: Lessons learned from the phase II clinical trial 'Magnolia'. EAU, 87
[35] Necchi A, Nishiyama H, Matsubara N et al. (2018a): Quality-of-life (QoL) in RANGE: A phase 3 study of ramucirumab (RAM) plus docetaxel (DOC) versus placebo (P) plus DOC in platinum-refractory locally advanced or metastatic urothelial carcinoma (UC). J Clin Oncol 36(Suppl 6):419
[36] Necchi A, Anichini A, Raggi D et al. (2018b) Pembrolizumab as Neoadjuvant Therapy Before Radical Cystectomy in Patients With Muscle-Invasive Urothelial Bladder Carcinoma (PURE-01): An Open-Label, Single-Arm, Phase II Study. J Clin Oncol 36(34):3353–60
[37] Parekh DJ, Reis IM, Castle EP et al. (2018) Robot-assisted radical cystectomy versus open radical cystectomy in patients with bladder cancer (RAZOR): an open-label, randomised, phase 3, non-inferiority trial. Lancet 391(10139):2525–36
[38] Patel MR (2019) Avelumab treatment in metastatic urothelial carcinoma: Association between early response and durable outcomes in the phase 1b JAVELIN Solid Tumor Study. ASCO GU, 429
[39] Patel MR, Ellerton J, Infante JR et al. (2018) Avelumab in metastatic urothelial carcinoma after platinum failure (JAVELIN Solid Tumor): pooled results from two expansion cohorts of an open-label, phase 1 trial. Lancet Oncol 19(1):51–64
[40] Petrylak DP (2019) EV-201: Results of enfortumab vedotin monotherapy for locally advanced or metastatic urothelial cancer previously treated with platinum and immune checkpoint inhibitors. ASCO GU, 4505

[41] Petrylak DP, de Wit R, Chi KN et al. (2017) Ramucirumab plus docetaxel versus placebo plus docetaxel in patients with locally advanced or metastatic urothelial carcinoma after platinum-based therapy (RANGE): a randomised, double-blind, phase 3 trial. Lancet 390(10109):2266–77

[42] Powles T, Loriot Y, Ravaud A et al. (2018a) Atezolizumab (atezo) versus chemotherapy (chemo) in platinum-treated locally advanced or metastatic urothelial carcinoma (mUC): Immune biomarkers, tumor mutational burden (TMB), and clinical outcomes from the phase III IMvigor211 study. J Clin Oncol 36(Suppl 6):409

[43] Powles T, Durán I, van der Heijden MS et al. (2018b) Atezolizumab versus chemotherapy in patients with platinum-treated locally advanced or metastatic urothelial carcinoma (IMvigor211): a multicentre, open-label, phase 3 randomised controlled trial. Lancet 391(10122):748–57

[44] Powles T, McDermott DF, Rini B et al. (2017) IMmotion150: Novel radiological endpoints and updated data from a randomized phase II trial investigating atezolizumab (atezo) with or without bevacizumab (bev) vs sunitinib (sun) in untreated metastatic renal cell carcinoma (mRCC). Ann Oncol 28(Suppl 5):mdx440.033

[45] Rosenberg JE (2019) CALGB 90601 (Alliance): Randomized, double-blind, placebo-controlled phase III trial comparing gemcitabine and cisplatin with bevacizumab or placebo in patients with metastatic urothelial carcinoma. ASCO GU, 4503

[46] Rosenberg JE (2018) Nivolumab (N) Alone or in Combination With Ipilimumab (I) in Patients (pts) With Platinum-Pretreated Metastatic Urothelial Carcinoma (mUC), Including the Nivolumab 1 mg/kg plus Ipilimumab 3 mg/kg Expansion From CheckMate 032. ESMO, LBA32

[47] Santiago-Walker AE (2019) Predictive value of fibroblast growth factor receptor (FGFR) mutations and gene fusions on anti-PD-(L)1 treatment outcomes in patients (pts) with advanced urothelial cancer (UC). ASCO GU, 419

[48] Sathianathen NJ, Butaney M, Weight CJ et al. (2018) Urinary Biomarkers in the Evaluation of Primary Hematuria: A Systematic Review and Meta-Analysis. Bladder Cancer 4(4):353–63

[49] Sharma P, Siefker-Radtke A, de Braud F et al. (2019) Nivolumab Alone and With Ipilimumab in Previously Treated Metastatic Urothelial Carcinoma: CheckMate 032 Nivolumab 1 mg/kg Plus Ipilimumab 3 mg/kg Expansion Cohort Results. J Clin Oncol 37(19):1608–16

[50] Sharma P, Callahan MK, Bono P et al. (2018) Nivolumab monotherapy in metastatic urothelial carcinoma: Longer-term efficacy and safety results from the CheckMate 032 study. J Clin Oncol 36(Suppl 6):414

[51] Siefker-Radtke AO (2019) Nivolumab monotherapy in patients with advanced platinum-resistant urothelial carcinoma: Efficacy and safety update from CheckMate 275. ASCO GU, 4524

[52] Sonpavde GP, Mariani L, Lo Vullo S et al. (2018) Impact of the Number of Cycles of Platinum Based First Line Chemotherapy for Advanced Urothelial Carcinoma. J Urol 200(6):1207–14

[53] Sternberg CN, Loriot Y, James N et al. (2019) Primary Results from SAUL, a Multinational Single-arm Safety Study of Atezolizumab Therapy for Locally Advanced or Metastatic Urothelial or Nonurothelial Carcinoma of the Urinary Tract. Eur Urol 76(1):71–81

[54] Sternberg CN, de Mulder PH, Schornagel JH et al. (2001) Randomized phase III trial of high-dose-intensity methotrexate, vinblastine, doxorubicin, and cisplatin (MVAC) chemotherapy and recombinant human granulocyte colony-stimulating factor versus classic MVAC in advanced urothelial tract tumors: European Organization for Research and Treatment of Cancer Protocol no. 30924. J Clin Oncol 19(10):2638–46
[55] Struck JP, Kramer MW, Merseburger AS et al. (2017) [En-bloc resection of bladder tumours (ERBT): current and future perspectives]. Aktuel Urol 48(4):306–13
[56] Tan WS, Sarpong R, Khetrapal P et al. (2019) Does urinary cytology have a role in haematuria investigations? BJU Int 123(1):74–81
[57] Vander Velde NS, Guerin A, Ionescu-Ittu R et al. (2018) Comparative effectiveness of non-cisplatin (cis)-based first-line (1L) regimens in patients with metastatic urothelial carcinoma (mUC). J Clin Oncol 36(Suppl 6):496
[58] Vuky J, Balar AV, Castellano DE et al. (2018) Updated efficacy and safety of KEYNOTE-052: A single-arm phase 2 study investigating first-line pembrolizumab (pembro) in cisplatin-ineligible advanced urothelial cancer (UC). J Clin Oncol 36(Suppl 15):4524
[59] Zaghloul MS (2019) Adjuvant Sequential Chemotherapy Plus Radiotherapy vs Radiotherapy Alone for Locally Advanced Bladder Cancer. ASCO GU, 351

Die nationalen S3-Leitlinien sind unter der DGU-Homepage abrufbar. Die internationalen Leitlinien der *European Association of Urology* zum Harnblasenkarzinom finden sich in der aktualisierten Fassung unter www.uroweb.org.

# 2 Nierenzellkarzinom

## 2.1 Prävention/Risikofaktoren

Vitamin D und Omega-3-Fettsäuren sind ohne präventive Bedeutung für die Entstehung von Tumoren. In einer randomisierten Studie an 25 871 Patienten war bei einer mittleren Beobachtungszeit von 5,3 Jahren im Vergleich zur Placebo-Gruppe kein Effekt erkennbar [29].

Die Erkrankung des metastasierten Nierenzellkarzinoms wird drei Risikogruppen (günstig/intermediär/schlecht) zugeordnet. Die Patienten der günstigen Risikogruppe weisen keinen Risikofaktor auf; die Patienten der intermediären Gruppe weisen 1–2 Risikofaktoren auf, und die ungünstige Gruppe hat 3–6 Risikofaktoren. Als Risikofaktoren sind definiert [4]:

➤ Karnofsky PS: <80%
➤ Hb: < untere Grenze des Normalbereichs
➤ Synchrone Metastasierung
➤ Hyperkalzämie
➤ Erhöhte neutrophile Leukozyten
➤ Thrombozytose

## 2.2 Therapie des lokal begrenzten Tumors

Die operative Entfernung des Tumors ist die einzige kurative Therapieoption. Es sollte, falls technisch möglich und onkologisch machbar, eine organerhaltende Tumorresektion angestrebt werden.

Vom Autor nicht geteilt werden Aussagen zur Unbedenklichkeit im Hinblick auf eine akzidentelle intraoperative Tumoreröffnung. In einer retrospektiven Analyse ist intraoperativ in 50 von 268 operativen Eingriffen der zystische Tumor versehentlich eröffnet worden. Die Lokalrezidivrate sei mit 2,5% versus 2,0% nicht verschieden und somit unbedenklich [43]. Dem muss widersprochen werden. Erstens ist eine intraoperative Kontamination mit Tumorzellen durch akzidentelle Eröffnung des Tumors mit 19% hoch und entspricht nicht den geforderten Qualitätsansprüchen. Zweitens: Ob eine Kontamination mit Tumorzellen zu Implantationsmetastasen führt, ist wesentlich abhängig von der zum Zeitpunkt der Operation unbekannten Biologie des Tumors.

## 2.3 Metastasiertes Nierenzellkarzinom

### 2.3.1 Behandlung des Primärtumors

Empfohlen wurde bislang die zytoreduktive Tumornephrektomie vor Einleitung einer Systemtherapie. Unbestritten ist die besondere Indikation spezieller Tumorstadien unter Berücksichtigung der individuellen Situation (Abb. 9). Derartige Tumorerkrankungen sind und bleiben individuellen Therapieentscheidungen vorbehalten.

Grundlage zur Behandlung asymptomatischer Primärtumoren waren Studienergebnisse aus dem Jahr 2001. Hier wurde die zytoreduktive Therapie in Kombination mit IFN-α im Vergleich zur Monotherapie mit IFN-α auf der Basis von 242 randomisierten Patienten verglichen. Das Gesamtüberleben war mit 11,1 versus 8,1 Monaten signifikant besser für die operierten Patienten [20]. Eine randomisierte Phase-II-Studie zeigte im Rahmen der neoadjuvanten Therapie für die verzögert nephrektomierten Patienten ein signifikant verbessertes Gesamtüberleben mit 32,4 versus 15,1 Monaten, p=0,032 [5]. Die kleine randomisierte Studie an insgesamt 99 Patienten mit synchroner Metastasierung belegt, dass die Primärtumorentfernung als initiale Maßnahme kein Standardverfahren darstellt.

Die Präsentation der CARMENA-Studie [33] hat in der Frage „Nephrektomie ja oder nein?" Klarheit geschaffen (Tab. 5).

Verglichen wird die Tumornephrektomie gefolgt von Sunitinib (n=226) versus Sunitinib allein (n=224), das heißt ohne Tumornephrektomie. Nach einem mittleren Follow-up von 61,5 Monaten ist das Gesamtüberleben mit 15,6 versus

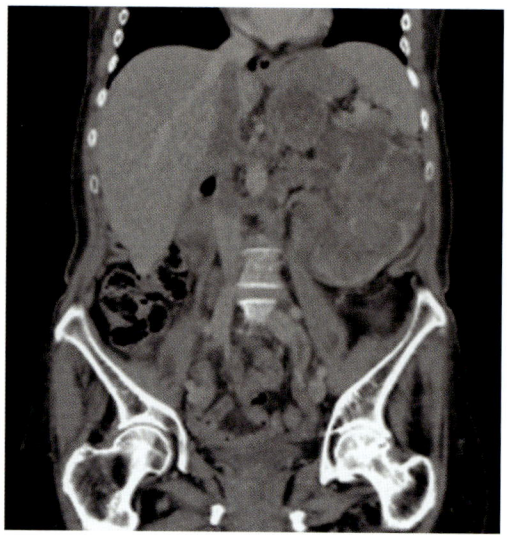

**RCC pT3b, N0, M1**

**Abbildung 9:** *Fortgeschrittenes Nierenzellkarzinoms links (pT3b, N0, M1) mit ipsilateraler Nebennierenmetastase und ausgedehntem Tumorthrombus in der V. cava und der doppelt angelegten V. renalis.*

**Tabelle 5:** CARMENA-Studie zum Stellenwert der Lokalbehandlung (zytoreduktive Nephrektomie, CN) plus Sunitinib oder Sunitib allein nach Erstdiagnose eines metastasierten Nierenzellkarzinoms. Adaptiert nach [33].

|  |  | Gesamtüberleben (Monate) | | |
|---|---|---|---|---|
|  | n | Alle | Hochrisiko | Intermediärrisiko |
| CN plus Sunitinib | 226 | 15,6 | 16,6 | 30,5 |
| Sunitinib allein | 224 | 19,8 | 31,2 | 25,2 |

19,8 Monaten zugunsten der nicht operierten Gruppe. Unter Berücksichtigung der Risikoeinteilung ergibt sich folgendes Bild: Hochrisiko-Gruppe: 16,6 versus 31,2 Monate, Intermediärrisiko-Gruppe: 30,5 versus 25,2 Monate. Damit hat sich die Aussage zugunsten der intermediären Gruppe geändert! Hier hat die Zytoreduktion Vorteile. Auch sind 40 Patienten im Sunitinib-Arm sekundär bei Komplikationen nephrektomiert worden. Obgleich die Studie statistisch auf Nichtunterlegenheit des Sunitinib-Arms angelegt war, so kann die Konsequenz daraus nur lauten, dass die zytoreduktive Tumornephrektomie als Standardverfahren für Patienten mit einer ungünstigen Prognose der Vergangenheit angehört! Zu diskutieren ist die Indikation bei Patienten mit mittlerem Risikoprofil. Zur Therapie von Patienten mit günstigem Risikoprofil können im Rahmen der Studie keine Angaben gemacht werden [33].

### 2.3.2 Metastasenchirurgie

Die Metastasenchirurgie bietet in Einzelfällen eine lokale Tumorkontrolle, kann Symptome der Erkrankung reduzieren und im Einzelfall das Gesamtüberleben verlängern. Bei schwachem Evidenzlevel bleibt die Entscheidung zur Metastasenchirurgie individuell. Die EAU-Leitlinien sind zu beachten [27].

Eine Studie zur adjuvanten Therapie mit Pazopanib versus Placebo nach Metastasenresektion ist auf der Basis von 129 Patienten in der Zwischenauswertung abgebrochen worden. Bei grenzwertig signifikantem PFS-Level findet sich kein Überlebensvorteil [2].

> **Wertung**
>
> Die Entfernung des Primärtumors bietet Vorteile für Patienten der intermediären Risikogruppe. Der Zeitpunkt operativer Maßnahmen bleibt offen. Ein Selektionsvorteil besteht für Patienten mit gutem Ansprechen auf eine Systemtherapie. Nachteile haben Patienten mit ungünstigem Risikoprofil. Keine Studienergebnisse finden sich für Patienten der Niedrigrisiko-Gruppe. Lokalrezidive und solitäre Metastasen sollten nach Möglichkeit operativ entfernt werden.

### 2.3.3 Targeted Therapy

Für die Erstlinientherapie zugelassene Medikamente sind: Sunitinib, Pazopanib, Temsirolimus, Cabozantinib, Tivozanib sowie die Kombination aus Nivolumab und Ipilimumab. Bevacizumab und IFN-α sind von deutlich abnehmender Bedeutung. Sorafenib hat bedingt durch den Wegfall einer Zytokintherapie ebenfalls einen quasi Erstlinien-Zulassungsstatus. Weitere Kombinationen befinden sich im Zulassungsverfahren.

Wertet man die randomisierten Zulassungsstudien aus der Erstlinie unter dem Zielkriterium „Lebensverlängerung" aus, so haben die Substanzen Nivolumab plus Ipilimumab, Sunitinib, Sorafenib und Temsirolimus Vorteile. Mit der Zulassung der Kombination aus Pembrolizumab plus Axitinib wird gerechnet. Ebenso hat die Kombination bestehend aus Avelumab und Axitinib Vorteile im randomisierten Vergleich erbracht.

In der Zweitlinie sind dies Nivolumab und Cabozantinib sowie die Kombination aus Everolimus und Lenvatinib.

### 2.3.4 Adjuvante Therapieansätze

Eine Adjuvanzstudie (doppelblind, placebokontrolliert) zu Axitinib bei Hochrisiko-Nierenzellkarzinom nach operativer Therapie ist in einer Zwischenanalyse bei geplanten 724 Patienten abgebrochen worden. Ein Vorteil für den primären Endpunkt (DFS) war nicht erkennbar [42].

Die ungünstigen Ergebnisse zur adjuvanten Therapie mit Sunitinib, Sorafenib, Pazopanib und Axitinib haben sich erwartungsgemäß in einer Metaanalyse bestätigt. Lediglich in einer Studie findet sich für Sunitinib ein PFS-Vorteil. In Bezug auf das Gesamtüberleben hat sich die adjuvante Therapie insgesamt nicht bewährt [1].

Interessant sind Untersuchungen zu Genpolymorphismen und dem krankheitsfreien Überleben. Die definierten SNPs können in zukünftigen Studien als Prognosefaktoren herangezogen werden. Allerdings ist diesbezüglich die momentane Fallzahl aus den erwähnten Markerstudien für eine verlässliche Prognose zu gering [24].

> **Wertung**
>
> Die Studienlage zur adjuvanten Therapie mit Sunitinib, Pazopanib, Sorafenib oder Axitinib ist eindeutig und belegt keinen Überlebensvorteil. Damit besteht KEINE Indikation zur adjuvanten Therapie.

### 2.3.5 Erstlinientherapie

Vergleichbar zum Prostatakarzinom muss auch bei der Entität des Nierenzellkarzinoms die Biologie der Erkrankung in die Therapieüberlegung einfließen. Die Unterscheidung zwischen günstiger und schlechter Prognose hat für die Therapie entscheidenden Einfluss. Die Immuntherapie des metastasierten Nierenzellkarzinoms hat sich in den letzten 25 Jahren von einer rein palliativ ausgerichteten Behandlung zu einer Therapie mit möglichen Heilungsaussichten entwickelt [11]. Neue Medikamente erfordern ein neues Nebenwirkungsmanagement. So führt eine Immun-Checkpoint-Blockade in 9,9%–29% der Fälle zu einem akuten Nierenschaden [26].

Zum Zeitpunkt der Drucklegung sind acht Substanzen/Substanzkombinationen in der Erstlinientherapie zugelassen. Dabei handelt es sich um fünf Tyrosinkinase-Inhibitoren (Sunitinib, Pazopanib, Sorafenib, Cabozantinib, Tivozanib), einen mTOR-Inhibitor (Temsirolimus) sowie um Bevacizumab plus IFN-α und Nivolumab plus Ipilimumab. Avelumab plus Axitinib sowie Pembrolizumab plus Axitinib haben eine FDA-Zulassung. Weitere Kombinationen unter Verwendung von Checkpoint-Inhibitoren befinden sich im Zulassungsprozess. Bei den Kombinationstherapien ist der Mehrwert von Ipilimumab oder Axitinib allerdings nicht belegt, da ein Kontrollarm für die jeweilige Substanz fehlt.

### Active Surveillance

Interessant ist der Zeitpunkt des Therapiebeginns nach der Diagnose einer metastasierten Erkrankung. Im Vergleich mit 848 sofort behandelten Patienten sind 863 Patienten verzögert (n=370) oder gar nicht (n=493) behandelt worden. Betrachtet man das Gesamtüberleben ermittelt nach 5 Jahren, so ist dies in der Kontroll- oder verzögerten Behandlungsgruppe signifikant größer (70,2% versus 32,1%, p<0,0001). Der Bias dieser Registeranalyse ist darin begründet, dass Patienten mit geringerer Tumorlast, günstiger Prognosegruppe und resektablen Metastasen der verzögerten Behandlungsgruppe zugeordnet worden sind. Führt man eine Risikoadjustierung durch, so bleibt dennoch ein Überlebensvorteil für die Patienten, wo die Behandlung verzögert, das heißt 6 Monate nach Erstdiagnose durchgeführt wurde [28].

In Tabelle 6 sind die Erstlinienoptionen zur Behandlung von Patienten mit metastasiertem Nierenzellkarzinom (RCC, M1) zusammengestellt.

### 2.3.6 Monotherapie

#### Cabozantinib versus Sunitinib

Im Rahmen einer randomisierten Phase-II-Studie ist Sunitinib (n=78) mit Cabozantinib (n=79) verglichen worden. Das PFS war mit 8,6 versus 5,3 Monaten signifikant verlängert für die Cabozantinib behandelten Patienten (p=0,0008). Auch war die ORR mit 20% versus 9% zugunsten von Cabozantinib signifikant größer. Das Gesamtüberleben wies einen nicht signifikanten Trend zugunsten von Cabozantinib auf (26,6 versus 21,2 Monate). Überraschend war die geringe PFS-Rate von nur 5,6 Monaten für Sunitinib. Eine EMA-Zulassung für Cabozantinib ist für die Gruppe der Patienten mit mittlerer oder ungünstiger Prognose ausgesprochen worden. MET-Positivität ist hier eine Voraussetzung für einen positiven Effekt von Cabozantinib – ein klinisch interessanter Markerhinweis [23].

#### Nivolumab

ist bei nicht klarzelligen Nierenkarzinomen verabreicht worden. N=25 Patienten haben ein papilläres, n=7 ein chromophobes und n=13 andere Tumorentitäten. In der einarmigen Studie betrug das Gesamtüberleben 16,3 Monate und war unabhängig vom PD-L-Status [53]. Außer der Tatsache, dass es sich um die erste prospektive Studie zur Behandlung von Nichtklarzellern mit Nivolumab handelt, lassen sich keine weiteren Rückschlüsse ziehen.

**Tabelle 6:** Zusammenfassung der Erstlinienoptionen in der Behandlung des metastasierten Nierenzellkarzinoms (RCC, M1). Die Angaben beziehen sich auf die Zulassungsstudien und stellen die Unterschiede im Hinblick auf den Vergleichsarm dar. Farbig hervorgehoben sind die statistisch signifikanten Veränderungen.

| | Monotherapie | | | |
|---|---|---|---|---|
| | Remission (%) | Progressionsfreies Überleben (Monate) | Gesamtüberleben (Monate) | Klinische Toxizität (%) |
| Pazopanib versus Placebo [49, 50] | +27,0 | +5,0 | (+2,4) | +10 |
| Sunitinib versus IFN [40, 41] | +25,0 | +5,9 | +4,6 | +16 |
| Temsirolimus versus IFN [25] | +3,8 | +2,4 | +3,6 | −15 |
| Sorafenib versus Placebo [18] | +8,0 | +2,7 | +3,4 | +12 |
| Cabozantinib versus Sunitinib [10] | +21 | +3,3 | nicht bestimmt | +4 |
| Tivozanib versus Sorafenib [39] | +9,8 | +2,8 | −0,5 | −29 |
| | Kombinationstherapie | | | |
| | Ansprechen (%) | Progressionsfreies Überleben (Monate) | Gesamtüberleben (Monate) | Klinische Toxizität (%) |
| Bevacizumab, IFN versus IFN [17, 19] | +18,0 | +4,8 | +2,0 | +20 |
| Atezolizumab, Bevacizumab versus Sunitnib [36] | +8,0 | +3,5 | Nicht erreicht | −5 |
| Nivolumab, Ipilimumab versus Sunitinib [37] | +15,0 | +3,0 | Nicht erreicht | −17 |
| Pembrolizumab, Axitinib versus Sunitinib [46] | +23,6 | +4 | Nicht erreicht | +5,2 |
| Avelumab, Axitinib versus Sunitinib [19] | +24,7 | +6,6 | +0,9 | −0,4 |

## Pazopanib versus Temsirolimus

In einer zahlenmäßig kleinen randomisierten Phase-II-Studie bei Hochrisiko-Patienten sind 34 Patienten mit Temsirolimus und 35 Patienten mit Pazopanib behandelt worden. Aufgrund der geringen Fallzahl sind statistische Unterschiede nicht zu erwarten. So sind die Unterschiede zugunsten von Pazopanib im PFS (5,2 versus 2,6 Monate, p=0,16) und im Gesamtüberleben (12,0 versus 7,3 Monate, p=0,56) statistisch insignifikant. Lediglich beim ORR ist der Unterschied mit 9 versus 2 Patienten statistisch signifikant [51]. Derartige Untersuchungen sind ohne Aussagekraft. Rückschlüsse daraus sind abzulehnen.

## Pembrolizumab

ist bei 110 Patienten in einer Phase-II-Studie geprüft worden. Das mittlere PFS betrug 7,1 Monate bei einer ORR von 36,4%. 3 Patienten (2,7%) hatten eine CR. Bei einer Nachsorge von 18 Monaten müssen Aussagen zum Gesamtüberleben noch abgewartet werden [52].

### 2.3.7 Kombinationstherapie

Basierend auf dem Verständnis immunonkologischer Wirkmechanismen werden Kombinationsstudien präsentiert. Kombiniert wird der PD-1-Wirkmechanismus mit CTLA-4- oder VEGF-Inhibitoren.

## Nivolumab plus Ipilimumab versus Sunitinib

Im Rahmen einer prospektiv randomisierten Phase-III-Studie ist die Kombination aus Nivolumab (3 mg/kg KG) und Ipilimumab (1 mg/kg KG, n=550) gegen eine Monotherapie mit Sunitinib (n=546, 50 mg) geprüft worden [37]. Primäre Endpunkte waren: Gesamtüberleben (OS), objektives Ansprechen (ORR) und progressionsfreies Überleben (PFS). Mehr als 80% der Patienten gehörten der Intermediär-/Hochrisiko-Gruppe an. 20% der Patienten waren der Niedrigrisiko-Gruppe zugeordnet. Patienten mit günstigem Risikoprofil profitieren von Sunitinib: PFS 25,1 versus 15,3 Monate (p<0,0001), ORR 52% versus 29% (p=0,002). Die Zahl der Patienten mit günstigem Risikoprofil betrug in der Sunitinib-Gruppe n=124 und in der Kombinationsgruppe n=125. Anders sieht die Studienlage in der Gruppe der Patienten mit intermediärem und ungünstigem Risikoprofil aus. Hier weist die Kombinationsgruppe (n=425) gegenüber der Sunitinib-Gruppe (n=422) signifikante Vorteile auf: ORR 42% versus 27% (p<0,0001), PFS 11,6 versus 8,4 Monate (p=0,0331) und OS nicht erreicht versus 26,0 (p<0,0001, Abb. 10).

Die günstigen Ergebnisse für die Kombination spiegeln sich auch in einer signifikant verbesserten Lebensqualität der Patienten wider. Im Vergleich zu Sunitinib reduziert die Kombination das Risiko einer Verschlechterung des FKSI-19

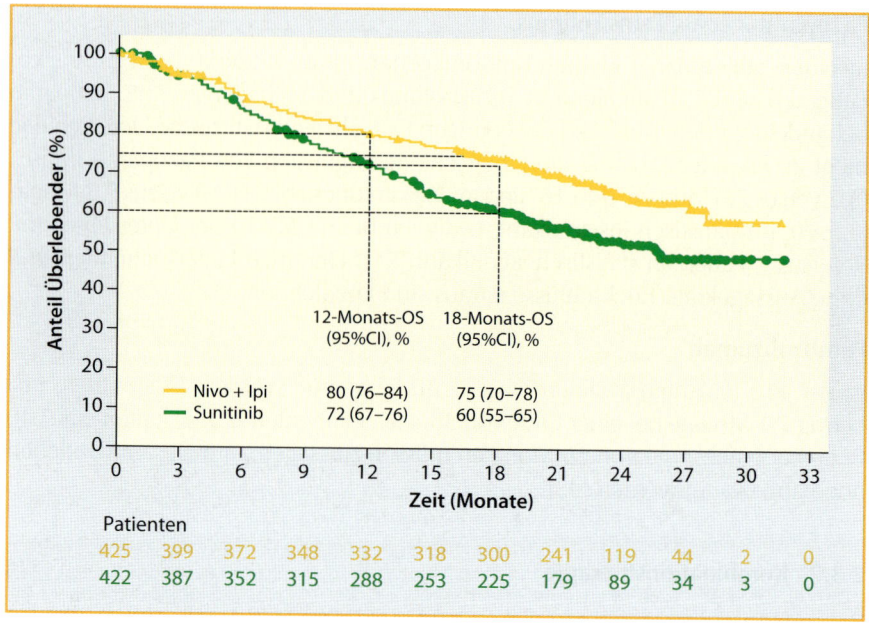

**Abbildung 10:** Gesamtüberleben unter der Kombination von Nivolumab plus Ipilimumab versus Sunitinb bei Patienten in der IMDC-Intermediär- und Hochrisikogruppe. Adaptiert nach [37].

(Functional Assessment of Cancer Therapy Kidney Symptom Index 19) signifikant (HR 0,54). Gleiches trifft für das körperliche wie allgemeine Wohlbefinden, ermittelt nach FACT-G (HR 0,63) zu [7].

Prognostisch ungünstig sind Erkrankungen mit sarkomatoider Komponente. Im Rahmen der Studie fanden sich 112 Patienten mit dieser ungünstigen Histologie. Auch und gerade hier ist die Kombination von Vorteil. Das mediane Überleben war mit 31,2 versus 13,6 Monaten signifikant verlängert.

Auffällig ist die Abhängigkeit von der PD-L1-Expression. Bei einer Überexpression von >1% war der PFS-Unterschied mit 22,8 versus 5,9 Monaten besonders groß (p=0,0003). Lag auf der anderen Seite keine Überexpression vor, so bestand mit 11,0 versus 10,4 Monaten kein signifikanter PFS-Unterschied (Abb. 11).

Betrachtet man Grad-3- bis -5-Nebenwirkungen, so finden sich mit 46% versus 63% weniger Nebenwirkungen in der Kombinationsgruppe. Immunkorrelierte Nebenwirkungen sind mit Kortikosteroiden bei 60% der Patienten in der Kombinationsgruppe behandelt worden. Dies zeigt die notwendige Erfahrung im Umgang mit Immunonkologika. Verstorben (Grad-5-Nebenwirkungen) sind n=7 Patienten in der Kombinations- und n=4 Patienten in der Kontrollgruppe.

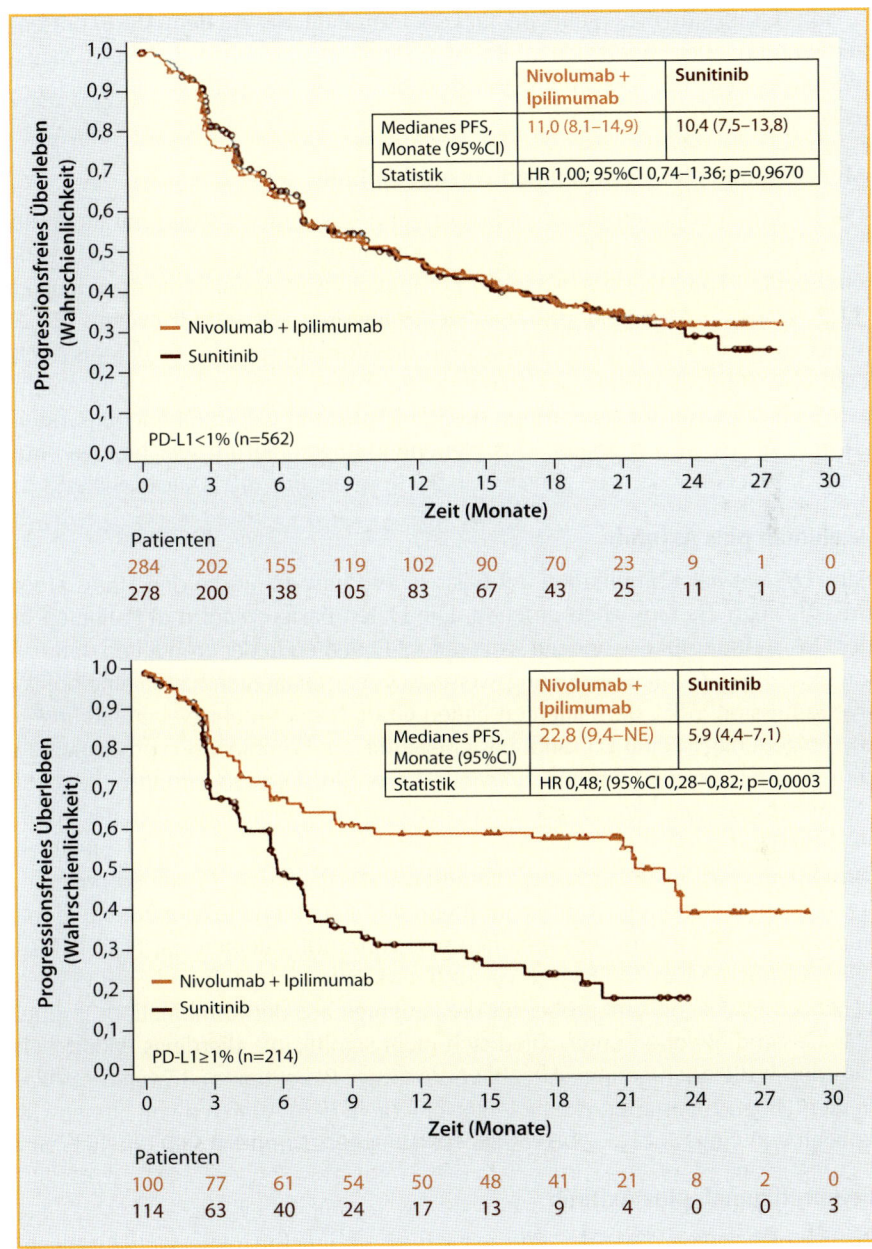

**Abbildung 11:** *PD-L1- und CTLA-4-Inhibition: Progressionsfreies Überleben je nach PD-L1-Überexpression. Adaptiert nach [16].*

Interessant sind die Ergebnisse zur Lebensqualität, die auf dem ASCO präsentiert wurden. Hier finden sich im Rahmen sämtlicher gewählter Lebensqualitätsmodule Vorteile für die Kombinationstherapie in der Intermediär- und der Hochrisiko-Gruppe [8].

### Atezolizumab plus Bevacizumab versus Sunitinib

454 Patienten erhielten die Kombination, und 452 Patienten sind mit Sunitinib behandelt worden. Eine PD-L1-Überexpression bestand bei 362 von 915 Patienten. Bei PD-L1plus war das PFS in der Kombinationsgruppe signifikant verlängert (11,2 versus 7,7 Monate, p=0,02). Gleiches traf auf ORR zu (43% versus 35%). In der Intent-to-treat-Analyse hoben sich die Vorteile sowohl für PFS als auch ORR auf. Die Daten zum Gesamtüberleben waren noch vorläufig; hier zeichnete sich auch nur für die Gruppe der PD-L1plus ein Gesamtüberlebensvorteil ab (n.r. versus 23,3 Monate). Das Nebenwirkungsspektrum war bezogen auf Grad-3/4-Nebenwirkungen günstiger in der Kombination (40% versus 54%) [37].

### Avelumab plus Axitinib

Die FDA hat der Kombination auf Basis einer Phase-Ib-Studie den Status einer Breakthrough Therapy zugesprochen. Die Daten basieren auf n=6 Patienten in der Dosisfindungsphase und auf weiteren 49 Patienten in der ermittelten optimalen Dosierung. 6 von 6 beziehungsweise 26 von 49 Patienten hatten eine objektive Remission. 58% der Patienten hatten Grad-3- oder mehr Nebenwirkungen [9]. Folgerichtig ist eine 1:1 randomisierte Studie zur Kombination von Avelumab plus Axitinib versus Sunitinib präsentiert worden. Die Dosierung beträgt für Avelumab 10 mg/kg KG, i.v. alle 2 Wochen und für Axitinib 5 mg, 2-mal tgl. oral. Hauptzielkriterium war PFS sowie Gesamtüberleben für die PD-L1-positiven Tumorpatienten. Sekundäres Zielkriterium war das PFS für die Gesamtpopulation. 442 Patienten haben die Kombination und 444 Patienten die Monotherapie mit Sunitinib erhalten. Aus der Gesamtgruppe von 560 Patienten mit PD-L1-Positivität waren medianes PFS (13,8 versus 8,4 Monate, p<0,001) und ORR (55,2% versus 25,5%) signifikant größer für die Patienten aus der Kombinationsgruppe. Das Gesamtüberleben unterschied sich nicht signifikant; allerdings erklärt sich dies durch die noch geringe Anzahl verstorbener Patienten (n=37 versus 44 Patienten). Ebenso bestanden keine Unterschiede in dem Auftreten von Nebenwirkungen von Grad 3/4 (71,2% versus 71,5%) (Abb. 12 und 13) [35].

### Pembrolizumab plus Axitinib

In einer einarmigen Phase-II-Studie zeigte die Kombination interessante Resultate. Nach einem mittleren Follow-up von 17,6 Monaten sind 6 von 52 Patienten verstorben. Das mediane PFS betrug 20,9 Monate. Das Nebenwirkungsspektrum

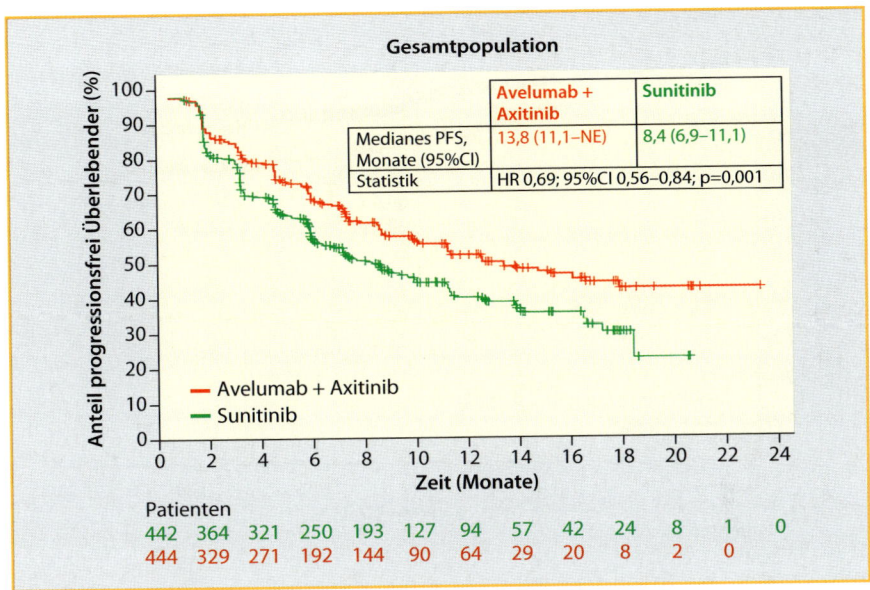

**Abbildung 12:** *Progressionsfreies Überleben unter Avelumab plus Axitinib versus Sunitinib. Adaptiert nach [35].*

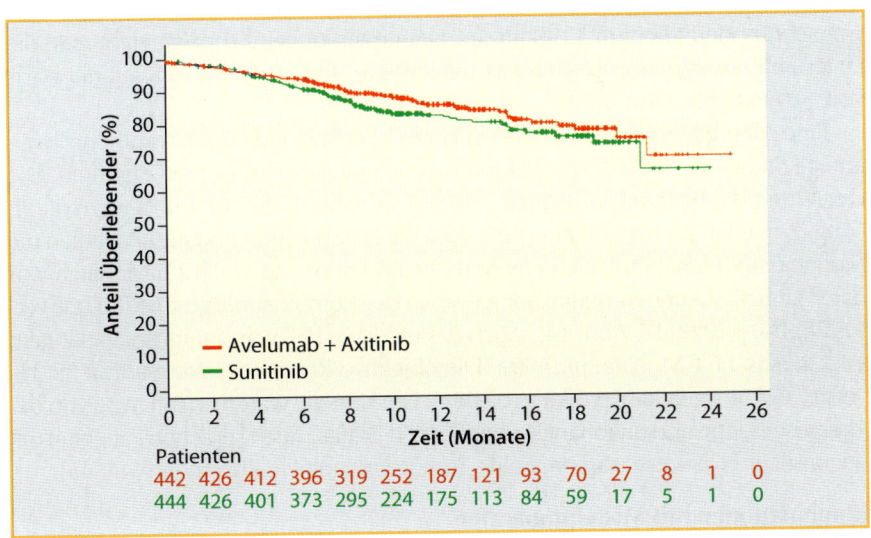

**Abbildung 13:** *Gesamtüberleben unter Avelumab plus Axitinib versus Sunitinib. Adaptiert nach [35].*

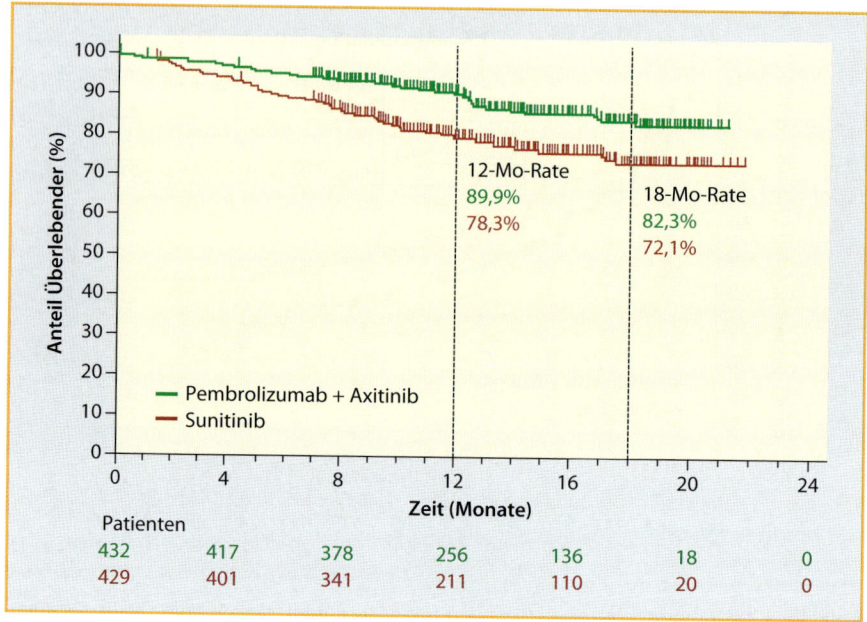

**Abbildung 14:** *Gesamtüberleben unter Pembrolizumab plus Axitinib versus Sunitinib. Adaptiert nach [44].*

war sehr moderat bei nur 11 Grad-3/4-Nebenwirkungen [3]. Vergleicht man die Daten mit einer Pembrolizumab-Monotherapie, so betrug das PFS auf der Basis von 110 Patienten nur 8,7 Monate [31].

Eine der wichtigsten Studien dieses Jahres ist die prospektiv randomisierte zweiarmige Studie KEYNOTE-426: Pembrolizumab plus Axitinib versus Sunitinib. Die Dosierung ist für Pembrolizumab 200 mg i.v. alle 3 Wochen und für Axitinib 5 mg, 2-mal tgl. oral. 432 Patienten haben die Kombination und 429 Patienten die Monotherapie erhalten. Nach einem mittleren Follow-up von 12,8 Monaten war das 1-Jahres-Überleben signifikant größer in der Kombinationsgruppe (89,9% versus 78,3%, p<0,0001, Abb. 14). Auch das mediane PFS war signifikant verlängert: 15,1 versus 11,1 Monate, p<0,001. Die objektive Remissionsrate war mit 59,3% versus 35,7% signifikant größer (p<0,001). Die Vorteile waren unabhängig von der Prognosegruppe und unabhängig vom PD-L(1)-Status. Auch sprachen Patienten mit ungünstiger Histologie (sarkomatoide Tumoren) signifikant besser an [44, 45].

## Kombinationen mit Mistelpräparaten

finden seit Jahren weite Verwendung meist als supportive Zugabe in der onkologischen Systembehandlung. Umso wertvoller sind in dem Zusammenhang die

Arbeiten von Freuding et al., die den Einfluss auf das Outcome und die Lebensqualität in einer Cochrane-basierten Metaanalyse für zahlreiche Tumorentitäten untersucht haben. Hier lässt sich keine Indikation zur Verwendung von Mistelpräparaten ableiten [21,22].

> **Wertung**
>
> Vier randomisierte Kombinationstherapien mit dem jeweils gleichen Kontrollarm (Sunitinib) ermöglichen eine vergleichende Wertung. Die Kombinationen Pembrolizumab plus Axitinib sowie Nivolumab plus Ipilimumab haben einen signifikanten Überlebensvorteil. PFS-Vorteile bestehen für die Kombinationen Pembrolizumab plus Axitinib sowie Avelumab plus Axitinib; ebenso für die Kombination aus Atezolizumab plus Bevacizumab. Hier scheint für das PFS der TKI Axitinib von Bedeutung zu sein. Gleiches trifft für die objektive Remission zu. Vergleicht man die Studien, so beziehen sich die Aussagen in der Pembrolizumab-plus-Axitinib-Studie auf die Gesamtgruppe der Patienten. In der Nivolumab-plus-Ipilimumab-Studie bezieht sich der Vorteil auf die Patienten mit intermediärem und ungünstigem Risikoprofil; für die Kombination aus Avelumab plus Axitinib sowie Atezolizumab plus Bevacizumab nur auf die PD-L1-positiven Patienten [15].

### 2.3.8 Zweitlinientherapie

Zugelassene Standardtherapeutika in der Zweitlinientherapie sind Sorafenib (de facto aber mit Erstlinien-Zulassung, weil geforderte Interferon-Vorbehandlung verlassen ist), Everolimus, Axitinib, Cabozantinib, Lenvatinib plus Everolimus und

Tabelle 7: Zweitlinienoptionen in der Therapie des metastasierten Nierenzellkarzinoms. Die Angaben beziehen sich auf die Zulassungsstudien und stellen die Unterschiede im Hinblick auf den Vergleichsarm dar. Farbig hervorgehoben sind die statistisch signifikanten Veränderungen.

|  | Remission (%) | Progressionsfreies Überleben (Monate) | Gesamtüberleben (Monate) | Klinische Toxizität (%) |
|---|---|---|---|---|
| Everolimus plus Lenvatinib versus Everolimus [38] | +37,0 | +9,1 | +10,1 | +21 |
| Axitinib versus Sorafenib [47] | +10,0 | +2,0 | Nicht bestimmt | −4 |
| Cabozantinib versus Everolimus [10 a] | +16,0 | +3,6 | +4,9 | +10 |
| Nivolumab versus Everolimus [39 a] | +20,0 | +0,2 | +5,4 | −18 |

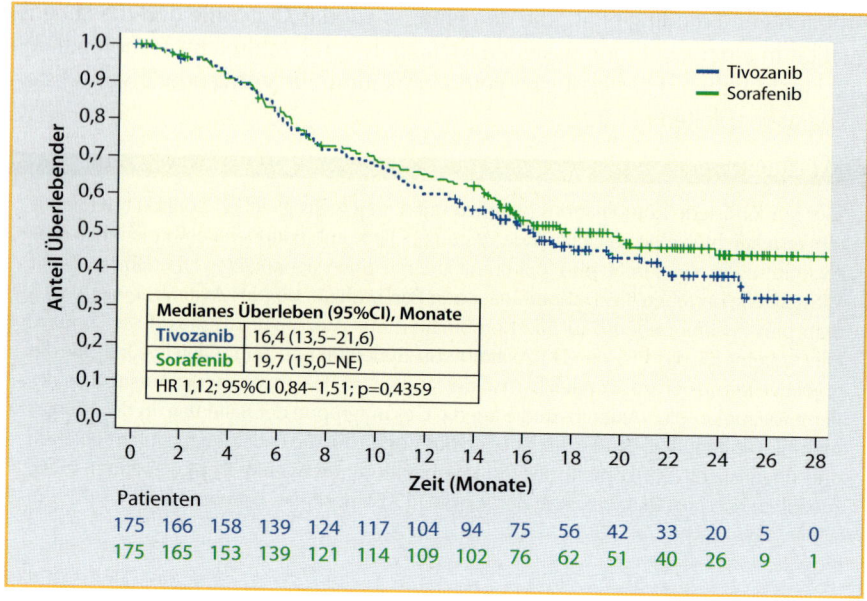

**Abbildung 15:** Gesamtüberleben unter Tivozanib und Sorafenib. Adaptiert nach [45].

Nivolumab. Die Studienergebnisse für Cabozantinib wie für Nivolumab sind im Vergleich zum randomisierten Kontrollarm mit Everolimus positiv. Berücksichtigt man das Gesamtüberleben, so haben sich in randomisierten Studien Nivolumab und Cabozantinib als überlegen erwiesen (Tab. 7).

### Cabozantinib

Interessant sind die Subgruppenanalysen zu Cabozantinib. Eine frühe Tumorschrumpfung innerhalb von 8 Wochen signalisiert einen Überlebensvorteil; umgekehrt besteht im Vergleich zu Everolimus kein Überlebensvorteil, wenn der frühe Schrumpfungseffekt ausbleibt [14]. Eine praktisch wichtige Beobachtung, die bei ausbleibendem Effekt eine Therapieumstellung indizieren kann.

### Tivozanib versus Sorafenib

In einer randomisierten Phase-III-Studie sind 350 Patienten mit refraktärer Erkrankung rekrutiert worden. 60% hatten 2 und 40% jeweils 3 verschiedene Vorbehandlungen. Das PFS war mit 5,6 versus 3,9 Monaten signifikant zugunsten von Tivozanib verlängert; ebenso das Ansprechen mit 18% versus 8%. Die Verträglichkeit war bei weniger Grad-3/4- Nebenwirkungen günstiger für Tivozanib (44% versus 55%). Das Gesamtüberleben unterscheidet sich jedoch statistisch nicht signifikant (Abb. 15) [45].

## Everolimus

war bislang Standard in der Zweitlinientherapie. Die Monotherapie mit Everolimus ist mittlerweile ohne Bedeutung. Studien belegen ein signifikant verbessertes Ansprechen und Überleben unter Cabozantinib gegenüber Everolimus (OS, RR, PFS) und unter Nivolumab gegenüber Everolimus (RR, OS). Die Bedeutung für Everolimus wird dort gesehen, wo kein Zugang zu neuen Zweitlinientherapeutika gegeben ist, also außerhalb der westlichen Welt. In dem Zusammenhang ist auch die kleine einarmige Phase-II-Studie zu sehen, die eine Sequenz Pazopanib gefolgt von Everolimus an 38 Patienten untersucht hat [12].

## Axitinib

Die Axis-Studie ist im Hinblick auf die mit Sunitinib vorbehandelten Patienten reevaluiert worden. Auch für die mit Sunitinib vorbehandelten Patienten bestätigte sich der signifikante PFS-Vorteil von Axitinib im Vergleich zu Sorafenib. Dies belegt den Stellenwert von Axitinib als Monotherapie in der Zweitlinie [6].

## Nivolumab

ist ein PD-1-Checkpoint-Inhibitor. Im Vergleich zu Everolimus zeigen sich signifikante Verbesserungen für das Gesamtüberleben (26,0 versus 19,7 Monate, p=0,006), ORR (25% versus 5%, p<0,001) und deutlich weniger Nebenwirkungen Grad 3/4 (19% versus 37%) (Abb. 16) [38]. Basierend auf der Zulassungsstudie sind die Daten zur Lebensqualität evaluiert worden. Hier zeigt sich, dass Patienten mit guter Lebensqualität zu Beginn der Therapie ein besseres PFS und OS im Verlauf aufzeigen [13]. In die gleiche Richtung geht die Betrachtung zu TWIST (Time Without Symptoms And Toxicity). Der klinische Benefit ist eindeutig TWIST-assoziiert [48].

### 2.3.9 Sequenztherapie

Die **Erstlinientherapie** besteht aus acht zugelassenen Mono- oder Kombinationstherapien:

**Monotherapie:**
- Sunitinib
- Pazopanib
- Sorafenib
- Tivozanib
- Cabozantinib
- Temsirolimus

**Kombinationstherapie:**
- Bevacizumab plus IFN-α
- Nivolumab plus Ipilimumab

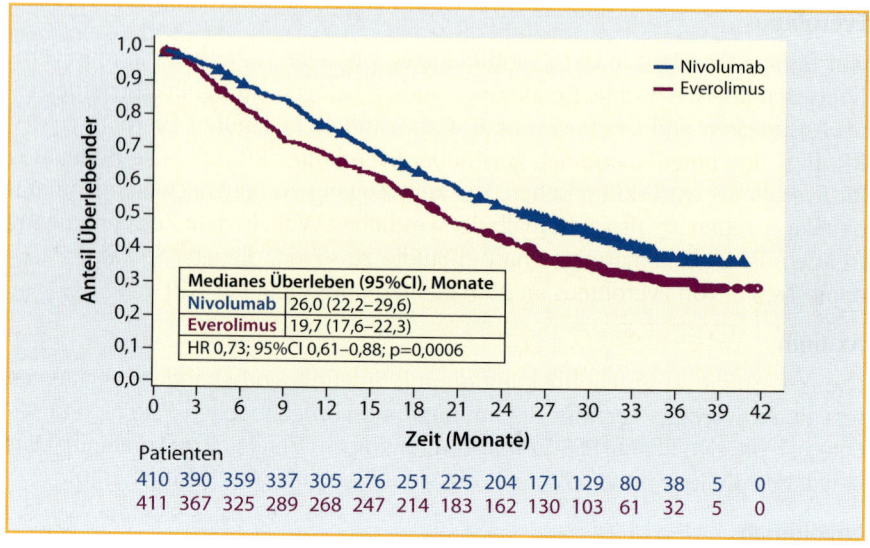

**Abbildung 16:** Gesamtüberleben unter Nivolumab versus Everolimus bei Patienten mit metastasiertem Nierenzellkarzinom in der Zweitlinie. Adaptiert nach [38].

## FDA-Zulassung; EMA-Zulassung erwartet:
➤ Avelumab plus Axitinib
➤ Pembrolizumab plus Axitinib
➤ Atezolizumab plus Bevacizumab

Aktuell favorisiert werden in der First Line Kombinationsschemata. Für den Wirkmechanismus PD-1- plus CTLA-4-Inhibition hat die Kombination aus Nivolumab und Ipilimumab eine EMA- Zulassung. Allerdings gilt dies ausschließlich für die Indikation mRCC mit intermediärer oder schlechter Prognose.

Die FDA hat die Kombinationen aus PD-1- plus TK-Inhibition (Avelumab plus Axitinib) sowie Pembrolizumab plus Axitinib und aus PD-1 plus Anti-VEGF (Atezolizumab plus Bevacizumab) zugelassen.

Für den Wirkmechanismus PD-1- plus VEGF-Inhibition steht die Kombination aus Atezolizumab und Bevacizumab. Allerdings ist der Vorteil an eine PD-L1-Überexpression geknüpft. Die Bedeutung von Temsirolimus hat in der Erstlinie deutlich abgenommen; auch bleibt abzuwarten, ob Tivozanib sich aufgrund des alleinigen PFS-Vorteils in der Erstlinie durchsetzen kann.

In der **Zweitlinie** sind zugelassen: Nivolumab, Cabozantinib, Lenvatinib plus Everolimus, Axitinib und Everolimus. Nach klinischer Wertung für eine Sequenz verbleiben folgende Monotherapien: Nivolumab, Cabozantinib oder Axitinib.

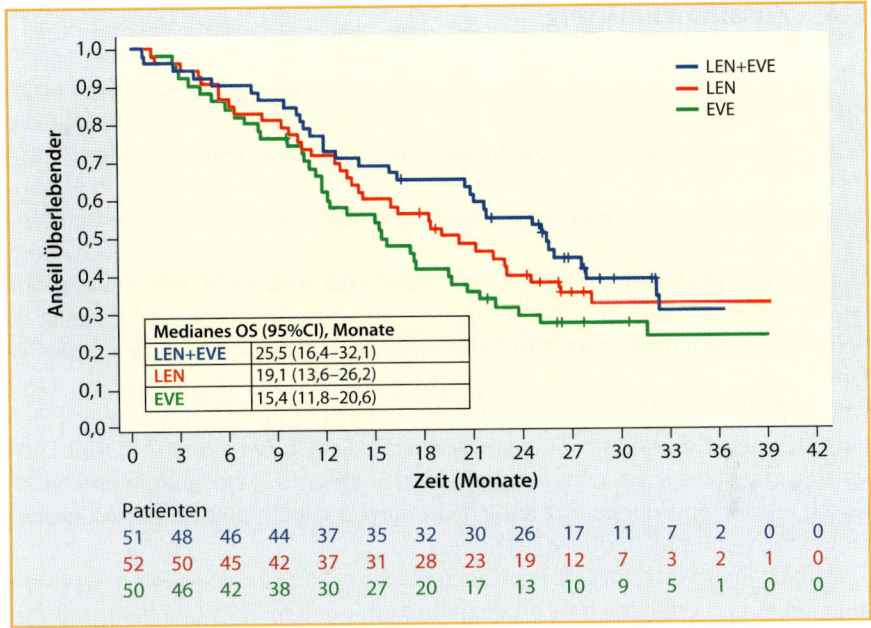

**Abbildung 17:** *Gesamtüberleben unter Lenvatinib versus Everolimus versus Lenvatinib-Everolimus-Kombinationstherapie [38].*

Als Kombination ist Lenvatinib plus Everolimus zugelassen (Abb. 17).

Die Wahl der Zweitlinientherapeutika sollte von den verwandten Substanzen aus der Erstlinie abhängig gemacht werden. Eine Monotherapie mit Everolimus erscheint nicht mehr sinnvoll. Auch hat die Bedeutung für eine Monotherapie mit Axitinib abgenommen, da Nivolumab oder Cabozantinib in einem überzeugenden Studiendesign mit einer verbesserten Gesamtüberlebensrate aufwarten. Der Stellenwert von Axitinib wird künftig in der Kombination gesehen.

### Wertung

Allgemein akzeptierte Empfehlungen für eine Sequenztherapie bleiben abzuwarten. Die TKI-Monotherapie wird für Patienten mit günstigem Risikoprofil weiter Bestand haben. Substanzkombinationen (TKI plus VEGF-Inhibition) oder (CTLA-4- plus PD-L1-Inhibition) haben in Abhängigkeit vom PD-1-Status und dem Prognosescore Vorteile in der Erstlinie gezeigt. Die Wahl der geeigneten Substanz in der Sequenz bleibt bis dato eine individuelle Therapieentscheidung. Zugelassene Indikationsbereiche bedürfen der Beachtung.

## 2.4 Zusammenfassung

Die zytoreduktive Tumornephrektomie stellt für Patienten mit Hochrisiko-Kriterien KEIN Standardverfahren mehr dar! Vorteile bestehen unverändert für die zytoreduktive Therapie/Tumornephrektomie in der Low Volume Disease/Intermediärrisiko-Gruppe. Der geeignete Zeitpunkt des operativen Eingriffs in Abhängigkeit von der Systemtherapie ist offen. Eine Target-Therapie verlängert im Erstlinienansatz das Überleben, ohne dass eine Sequenz der ersten Wahl existiert. Studien belegen für die Erstlinie einen Vorteil für Sunitinib in der „Good Prognosis"-Gruppe sowie für die Kombination von Nivolumab plus Ipilimumab in der Intermediär- und der Hochrisiko-Gruppe. Zugelassen sind zum Zeitpunkt der Drucklegung acht Erstliniensubstanzen bzw. Substanzkombinationen. Drei weitere Substanzkombinationen (PD-1 plus VEGF, PD-1 plus CTLA-4 sowie PD-1 plus TKI) befinden sich im Zulassungsprozess. In der Zweitlinie sind fünf Substanzen zugelassen. Aus den randomisierten Studien zu Cabozantinib und Nivolumab resultieren Vorteile im Hinblick auf das Gesamtüberleben. Die Monotherapie mit Everolimus ist ohne Bedeutung.

Unabhängig von der Wahl des Therapeutikums ist unter Zweitlinien-Aspekten eine lange und erfolgreiche Vorbehandlung mit einem TKI vorteilhaft. Mit der Anzahl der Vorbehandlungen verringert sich die progressionsfreie Zeit bei jeder neuen Therapie. Im Vordergrund der Sequenztherapie steht die Verträglichkeit. Auch beim Nierenzellkarzinom rückt die Biologie der Erkrankung bei der Wahl des Medikaments in den Vordergrund. Es ist zu erwarten, dass Empfehlungen zur Therapiesequenz des metastasierten Nierenzellkarzinoms meist auf Expertenmeinung und damit schwachem EBM-Level verbleiben. Die Wahl der Sequenz bleibt somit eine individuelle Therapieentscheidung. Zugelassene Indikationsbereiche bedürfen der Beachtung. Trotz der Indikationsbeschränkungen im Rahmen von Erst- und Zweitlinienzulassung werden Erstlinientherapeutika nach wie vor gezielt auch in der Zweitlinie eingesetzt. Dies ist nachvollziehbar, da der Einsatz eines Erstlinienmedikaments die Verwendung aller anderen Erstlinientherapeutika bei Auftreten einer Progression ausschließen würde.

Möglichen Einfluss auf das Verschreibungsverhalten von Präparaten und damit auf die Wahl der Therapiesequenz beim metastasierten Nierenzellkarzinom hat die Unterstützung von Herstellern bei der Teilnahme von Ärzten an Kongressen und Fortbildungen. Hier wird im Folgejahr der Zuwendung das Präparat des Herstellers doppelt so häufig rezeptiert (OR 2,05) [34].

## Therapiesequenz

### Nierenzellkarzinom – UPDATE 2019

**Lokal begrenzt**
- Watchful Waiting bei biologisch alten und/oder komorbiden Patienten
- Organerhaltende Nierentumorresektion, falls onkologisch sicher (R0) und technisch sinnvoll
- Keine Indikation zur neo-/adjuvanten Therapie

**Metastasiert**
- Metastasenchirurgie bei solitären und/oder metachronen Metastasen
- Systemtherapie erfolgt mit den Zielen Lebensqualitätsverbesserung und Lebensverlängerung
- „Good Prognosis" NEU: ggf. zytoreduktive Nephrektomie
  First Line:
  Sunitinib (alternativ Pazopanib oder Sorafenib oder Tivozanib oder Bevacizumab plus IFN-α)
  Neu (CHMP-Empfehlung): Avelumab plus Axitinib oder Atezolizumab plus Bevacizumab (Zulassung erwartet)
  Second Line:
  Nivolumab oder Cabozantinib (alternativ Axitinib oder Lenvatinib plus Everolimus)
- „Poor Prognosis" Neu: zytoreduktive Nephrektomie KEIN Standard
  First Line:
  Nivolumab plus Ipilimumab oder Cabozantinib oder neu: Pembrolizumab plus Axitinib (abnehmende/keine Bedeutung: Temsirolimus)
  Neu: Avelumab plus Axitinib oder Pembrolizumab plus Axitinib oder Atezolizumab plus Bevacizumab (jeweils Zulassung erwartet)
  Second Line:
  Nivolumab oder Cabozantinib, falls noch nicht in der First Line appliziert (alternativ Lenvatinib plus Everolimus oder Axitinib)

## 2.5 Literatur

[1] Almeida DV (2019): Metaanalysis of RCT for the adjuvant treatment of RCC. ASCO GU, 4579
[2] Appleman LS (2019) Randomized, double-blind phase III study of pazopanib versus placebo in patients with metastatic renal cell carcinoma who have no evidence of disease following metastasectomy: A trial of the ECOG-ACRIN cancer research group (E2810). ASCO GU, 4502
[3] Atkins MB, Plimack ER, Puzanov I et al. (2018) Axitinib in combination with pembrolizumab in patients with advanced renal cell cancer: a non-randomised, open-label, dose-finding, and dose-expansion phase 1b trial. Lancet Oncol 19(3):405–15
[4] AWMF S3-Leitlinie (2018) Nierenzellkarzinom, Diagnostik, Therapie und Nachsorge. AWMF, www.awmf.org/leitlinien/detail/ll/043-017OL.html
[5] Bex A, Mulders P, Jewett M et al. (2019) Comparison of Immediate vs Deferred Cytoreductive Nephrectomy in Patients With Synchronous Metastatic Renal Cell Carcinoma Receiving Sunitinib: The SURTIME Randomized Clinical Trial. JAMA Oncol 5(2):164–70
[6] Bracarda S, Bamias A, Casper J et al. (2018) Optimizing axitinib treatment selection following first-line sunitinib in metastatic renal cell carcinoma. J Clin Oncol 36(Suppl 6):589
[7] Cella D, Grünwald V, Escudier B et al. (2019) Patient-reported outcomes of patients with advanced renal cell carcinoma treated with nivolumab plus ipilimumab versus sunitinib (CheckMate 214): a randomised, phase 3 trial. Lancet Oncol 20(2): 297–310
[8] Cella D, Grünwald, Escudier B et al. (2018) Quality of life in patients with advanced renal cell carcinoma in the randomized, open-label CheckMate 214 trial. J Clin Oncol 36(Suppl 15):3073
[9] Choueiri TK, Larkin J, Oya M et al. (2018) Preliminary results for avelumab plus axitinib as first-line therapy in patients with advanced clear-cell renal-cell carcinoma (JAVELIN Renal 100): an open-label, dose-finding and dose-expansion, phase 1b trial. Lancet Oncol 19(4):451–60
[10] Choueiri TK, Halabi S, Sanford BL et al. (2017) Cabozantinib Versus Sunitinib As Initial Targeted Therapy for Patients With Metastatic Renal Cell Carcinoma of Poor or Intermediate Risk: The Alliance A031203 CABOSUN Trial. J Clin Oncol 35(6): 591–7
[10a] Choueiri TK, Escudier B, Powles T, et al. (2015) Cabozantinib versus Everolimus in Advanced Renal-Cell Carcinoma. N Engl J Med 2015; 373:1814-1823
[11] Curti BD (2018) Immunotherapy in Advanced Renal Cancer - Is Cure Possible? N Engl J Med 378(14):1344–5
[12] De Souza P, Wong S, Sewak S et al. (2018) Phase II study of sequential first-line pazopanib (PAZ) followed by everolimus (EVE) in patients (pts) with advanced or metastatic renal cell carcinoma (RCC) (CATChEz Study). J Clin Oncol 36(6):648
[13] Doan J, Malcolm B, Valaitis E et al. (2018) Can health-related quality of life (HRQoL) predict conditional survival (CS) in metastatic renal cell carcinoma? Results from a large phase 3 trial. J Clin Oncol 36(Suppl 6):691

[14] Duran S, Maroto P, Suárez C et al. (2019) Analysis of overall survival (OS) based on early tumor shrinkage in the phase III METEOR study of cabozantinib (cabo) versus everolimus (eve) in advanced renal cell carcinoma (RCC). ASCO GU, 550
[15] Escudier B (2019) Combination Therapy as First-Line Treatment in Metastatic Renal-Cell Carcinoma. N Engl J Med 380(12):1176–8
[16] Escudier B, Tannir N, McDermott DF et al. (2017) CheckMate 214: Efficacy and safety of nivolumab plus ipilimumab (NplusI) v sunitinib (S) for treatment-naïve advanced or metastatic renal cell carcinoma (mRCC), including IMDC risk and PD-L1 expression subgroups. ESMO, LBA5
[17] Escudier B, Bellmunt J, Négrier S et al. (2010) Phase III trial of bevacizumab plus interferon alfa-2a in patients with metastatic renal cell carcinoma (AVOREN): final analysis of overall survival. J Clin Oncol 28(13):2144–50
[18] Escudier B, Eisen T, Stadler WM et al. (2009) Sorafenib for Treatment of Renal Cell Carcinoma: Final Efficacy and Safety Results of the Phase III Treatment Approaches in Renal Cancer Global Evaluation Trial. J Clin Oncol 27(20):3312–8
[19] Escudier B, Pluzanska A, Koralewski P et al. (2007) Bevacizumab plus interferon alfa-2a for treatment of metastatic renal cell carcinoma: a randomised, double-blind phase III trial. Lancet 370(9605):2103–11
[20] Flanigan RC, Salmon SE, Blumenstein BA et al. (2001) Nephrectomy followed by interferon alfa-2b compared with interferon alfa-2b alone for metastatic renal-cell cancer. N Engl J Med 345(23):1655–9
[21] Freuding M, Keinki C, Micke O et al. (2019a) Mistletoe in oncological treatment: a systematic review: Part 1: survival and safety. J Cancer Res Clin Oncol 145(3):695–707
[22] Freuding M, Keinki C, Kutschan S et al. (2019b) Mistletoe in oncological treatment: a systematic review: Part 2: quality of life and toxicity of cancer treatment. J Cancer Res Clin Oncol 145(4):927–939
[23] George D, Hessel C, Halabi S et al. (2018a) Cabozantinib versus sunitinib for previously untreated patients with advanced renal cell carcinoma (RCC) of intermediate or poor risk: Subgroup analysis of progression-free survival (PFS) and objective response rate (ORR) in the Alliance A031203 CABOSUN trial. J Clin Oncol 36(Suppl 6): 582
[24] George DJ, Martini JF, Staehler M et al. (2018b) Phase III Trial of Adjuvant Sunitinib in Patients with High-Risk Renal Cell Carcinoma: Exploratory Pharmacogenomic Analysis. Clin Cancer Res 25(4):1165–73
[25] Hudes G, Carducci M, Tomczak P et al. (2007) Temsirolimus, interferon alfa, or both for advanced renal-cell carcinoma. N Engl J Med 356(22):2271–81
[26] Jhaveri KD, Perazella MA (2018) Adverse Events Associated with Immune Checkpoint Blockade. N Engl J Med 378(12):1163–4
[27] Kauffmann C et al. (2018) Bedeutung der Lokaltherapie/Metastasektomie zusätzlich zur Systemtherapie. J Onkol 4:62-6
[28] Kushnir I (2019) Active surveillance in metastatic renal cell carcinoma (mRCC): Results from the Canadian Kidney Cancer information system (CKCis). ASCO GU, 4516
[29] Manson JE, Cook NR, Lee IM et al. (2019) Vitamin D Supplements and Prevention of Cancer and Cardiovascular Disease. N Engl J Med 380(1):33–44

[30] McDermott DF (2019) CheckMate 214 post-hoc analyses of nivolumab plus ipilimumab or sunitinib in IMDC intermediate/poor-risk patients with previously untreated advanced renal cell carcinoma with sarcomatoid features. ASCO GU, 4513
[31] McDermott DF, Lee JF, Szczylik C et al. (2018) Pembrolizumab monotherapy as first-line therapy in advanced clear cell renal cell carcinoma (accRCC): Results from cohort A of KEYNOTE:427. J Clin Oncol 36(Suppl 15):4500
[32] Mejean A (2019) Cytoreductive nephrectomy (CN) in metastatic renal cancer (mRCC): Update on Carmena trial with focus on intermediate IMDC-risk population. ASCO GU, 4508
[33] Mejean A, Escudier B, Thezenas S et al. (2018) CARMENA: Cytoreductive nephrectomy followed by sunitinib versus sunitinib alone in metastatic renal cell carcinoma – Results of a phase III noninferiority trial. J Clin Oncol 36(Suppl 6):LBA3
[34] Mitchell AP, Winn AN, Dusetzina SB (2018) Pharmaceutical Industry Payments and Oncologists' Selection of Targeted Cancer Therapies in Medicare Beneficiaries. JAMA Intern Med 178(6):854–6
[35] Motzer RJ, Penkov K, Haanen J et al. (2019) Avelumab plus Axitinib versus Sunitinib for Advanced Renal-Cell Carcinoma. N Engl J Med 380(12):1103–15
[36] Motzer RJ, Powles T, Atkins MB et al. (2018a) IMotion 151: A Randomized Phase III Study of Atezolizumab Plus Bevacizumab vs Sunitinib in Untreated Metastatic Renal Cell Carcinoma (mRCC). J Clin Oncol 36(Suppl 6):578
[37] Motzer RJ, Tannir NM, McDermott DF et al. (2018b) Nivolumab plus Ipilimumab versus Sunitinib in Advanced Renal-Cell Carcinoma. N Engl J Med 378(14):1277–90
[38] Motzer RJ, Hutson TE, Min Ren et al. (2016) Independent assessment of lenvatinib plus everolimus in patients with metastatic renal cell carcinoma. Lancet Oncol 17(1):e4-5
[39] Motzer RJ, Nosov D, Eisen T et al. (2013) Tivozanib versus sorafenib as initial targeted therapy for patients with metastatic renal cell carcinoma: results from a phase III trial. J Clin Oncol 31(30):3791–9
[39a] Motzer R, Escudier B, McDermott DF, et al. (2015) Nivolumab versus Everolimus in Advanced Renal-Cell Carcinoma. N Engl J Med 373:1803-1813
[40] Motzer RJ, Hutson TE, Toczak P et al. (2009) Overall survival and updated results for sunitinib compared with interferon alfa in patients with metastatic renal cell carcinoma. J Clin Oncol 27(22):3584–90
[41] Motzer RJ, Hutson TE, Toczak P et al. (2007) Sunitinib versus interferon alfa in metastatic renal-cell carcinoma. N Engl J Med 356(2):115–24
[42] Pfizer News (2018) Pfizer provides update on phase 3 trial of Axitinib as adjuvant treatment for patients at high risk of RCC recurrence after surgery.
[43] Pradere B, Peyronnet B, Delporte G et al. (2018) Intraoperative Cyst Rupture during Partial Nephrectomy for Cystic Renal Masses-Does it Increase the Risk of Recurrence? J Urol 200(6):1200–6
[44] Rini BI, Plimack ER, Stus V et al. (2019a) Pembrolizumab plus Axitinib versus Sunitinib for Advanced Renal-Cell Carcinoma. N Engl J Med 380(12):1116–27
[45] Rini BI (2019b) TIVO-3: A phase III, randomized, controlled, multicenter, open-label study to compare tivozanib to sorafenib in subjects with refractory advanced renal cell carcinoma (RCC). ASCO GU, 541

[46] Rini BI (2019) Pembrolizumab (pembro) plus axitinib (axi) versus sunitinib as first-line therapy for metastatic renal cell carcinoma (mRCC): Outcomes in the combined IMDC intermediate/poor risk and sarcomatoid subgroups of the phase 3 KEYNOTE-426 study. J Clin Oncol 37(Suppl 15):4500
[47] Rini BI, Escudier B, Tomczak P et al. (2011) Comparative effectiveness of axitinib versus sorafenib in advanced renal cell carcinoma (AXIS): a randomised phase 3 trial. Lancet 387(9807):1931–9
[48] Shah R, Botteman M, Solem C et al. (2018) Assessing the quality-adjusted time without symptoms of disease progression or toxicity (Q-TWiST) in immuno-oncology (I/O): An application to nivolumab versus everolimus in previously treated advanced renal cell carcinoma (aRCC). J Clin Oncol 36(Suppl 6):669
[49] Sternberg CN, Hawkings RE, Wagstaff J et al. (2013) A randomised, double-blind phase III study of pazopanib in patients with advanced and/or metastatic renal cell carcinoma: final overall survival results and safety update. Eur J Cancer 49(6):1287–96
[50] Sternberg CN, Davis ID, Mardiak J et al. (2010) Pazopanib in locally advanced or metastatic renal cell carcinoma: results of a randomized phase III trial. J Clin Oncol 28(6):1061–8
[51] Tannir NM, Ross JA, Devine CE et al. (2018) A randomized phase II trial of pazopanib (PAZ) versus temsirolimus (TEM) in patients (pts) with advanced clear-cell renal cell carcinoma (aCCRCC) of intermediate and poor-risk (the TemPa trial). J Clin Oncol 36(Suppl 6):583
[52] Tykodi SS (2019) First-line pembrolizumab (pembro) monotherapy in advanced clear cell renal cell carcinoma (ccRCC): Updated results for KEYNOTE-427 cohort A. ASCO GU, 4570
[53] Vogelzang NJ (2019) Efficacy and safety of nivolumab in patients with non-clear cell renal cell carcinoma (RCC): Results from the phase IIIb/IV CheckMate 374 study. ASCO GU, 562
[54] Die internationalen Leitlinien der *European Association of Urology* zum Nierenzellkarzinom finden sich in der aktualisierten Fassung von 2017 unter www.uroweb.org

# 3 Prostatakarzinom

Bei der Wertung statistischer Analysen müssen die Ergebnisse altersbereinigt analysiert werden. Bedingt durch die Tatsache, dass Patienten mit einem Prostatakarzinom aktuell älter sind als früher, ist die absolute Zahl der mit Prostatakarzinom verstorbenen Patienten EU-weit 2018 größer als 2012 (77 000 versus 71 840) [50]. Dadurch treten gerade in der Laienpresse Fehlinterpretationen (kein Fortschritt etc.) auf. Bedingt durch die zahlreichen Neuentwicklungen der letzten Jahre hat die bereinigte Sterblichkeit an dieser Tumorerkrankung de facto um ca. 10% abgenommen.

## 3.1 Risikofaktoren

Testosteron stellt keinen Risikofaktor für die Entstehung eines Prostatakarzinoms dar. Im Rahmen einer retrospektiven Untersuchung an 199 Männern mit Anamnese eines kurativ behandelten Prostatakarzinoms und nachgewiesenem Testosteronmangel ist ein Tumorprogress nach einer mittleren Nachsorge von 50,5 Monaten bei nur 9 von 199 Männern aufgetreten. Als Randnotiz bleibt festzustellen, dass bei 3 Patienten eine fokale Therapie mit HIFU durchgeführt wurde. Zwei Drittel der Patienten sind unter Testosteronsubstitution progredient [58].

Diabetes und die Therapie mit Metformin sind für die Prognose für Prostatakarzinom-Patienten von Bedeutung. Eine Erklärung dafür ist die Überexpression des Androgenrezeptors und die verstärkte Bindung von IGF bei Diabetikern, wodurch weniger Östrogenrezeptor-Liganden gebildet werden [49].

## 3.2 Prävention/Früherkennung

In der „US Health Professionals"-Follow-up-Studie ist der Einfluss von Alkohol bei 47568 Männern mit einem erhöhten Risiko für die Entwicklung eines Prostatakarzinoms geprüft worden. Die Alkoholeinnahme verringert das Risiko der Entwicklung aggressiver Prostatakarzinome (HR: 0,84). Besonders Rotwein ist vorteilhaft. Das Risiko, an Prostatakarzinom zu versterben, kann durch die Einnahme von 30 g Alkohol/Tag verringert werden [27].

Die Aussagen zur US-amerikanischen PLCO-Screening-Studie zum Prostatakarzinom sind widerrufen worden. Die Autoren [2] ließen unerwähnt, dass >90% der Probanden aus der Kontrollgruppe ein PSA-Screening erhalten haben. Die kumulative Rate an PSA-Messungen war in der Kontrollgruppe sogar größer als in der Screening-Gruppe [75].

Die damalige Empfehlung der US Preventive Services Task Force (USPSTF), auf PSA-basierte Früherkennung zu verzichten, hat in Tertiäreinrichtungen Nordamerikas zu gravierenden Veränderungen geführt. Zwar hat die Detektion von Niedrigrisiko-Karzinomen um 35% abgenommen. 39% weniger Biopsien haben allerdings auch zu einer Abnahme in der Detektion von Intermediär- bis Hochrisiko-Tumoren von 43% geführt. Es steht zu befürchten, dass durch den Verzicht auf die PSA-basierte Früherkennung Hochrisiko-Karzinome zu spät erkannt werden. Befürworter des Screenings erwarten, dass die Mortalitätsrate in den USA ansteigen wird. Die Schätzungen gehen von 60000 Todesfällen/Jahr aus [6]. Aktuell hat die USPSTF ihre Empfehlung revidiert und als individuelle Entscheidung bezeichnet. Lediglich ältere Patienten sollten von einem PSA-Screening ausgeschlossen bleiben (Pressemitteilung vom 8.5.2018).

Verlässlichere Daten zum PSA-Screening kommen aus Europa. Auch hier ist von einer PSA-„Kontamination" des Kontrollarms in der Größenordnung von 30% auszugehen. Nach 13 Jahren Nachsorge besteht kein Zweifel daran, dass PSA-Screening die Mortalität senkt, indem Prostatakarzinome früher entdeckt und damit effektiver behandelt werden können. Basierend auf der EORTC-Studie ist die Kohorte der Rotterdam-Pilotstudie nach 19 Jahren evaluiert worden. Auf der Basis von 1134 randomisierten Männern zeigt sich ein signifikanter Screening-Vorteil für die Entstehung von Metastasen (HR 0,46) oder an Prostatakarzinom zu versterben (HR 0,48) [63].

So haben auch die US-Gesundheitsbehörden ihre ablehnende Haltung gegen eine PSA-basierte Früherkennung aufgegeben. Aktuell wird geraten, individuell über Vorteile und Risiken zu beraten.

Andererseits bleibt festzuhalten, dass das Screening nicht zu einer Verbesserung des Gesamtüberlebens und kaum zu der des tumorspezifischen Überlebens führt. Dies gilt insbesondere für Patienten, die ein Niedrigrisiko- oder ein Hochrisiko-Prostatakarzinom aufweisen. Auf der anderen Seite führt das Screening zu einer hohen Rate unnötiger Therapien. In der einzigen Studie, die einen Nutzen des Screenings belegt, müssen 27 Patienten operiert oder bestrahlt werden, um einen prostatakarzinombedingten Tod zu verhindern.

Unabhängig von den vorhandenen Studien wird der Stellenwert einer PSA-basierten Früherkennung noch immer kontrovers und teils polemisch geführt. Sinnbild dafür ist der Schlagabtausch zwischen dem DGU-Vorstand (offener Brief vom 3.5.2018) und dem Deutschen Ärzteblatt anlässlich zweier veröffentlichter Stellungnahmen [43, 56].

> **Wertung**
>
> Die Limitationen des PSA-Tests sind ebenso wie die daraus resultierende verbesserte Karzinomdiagnostik bekannt. Weiterführende Diagnostik (Prostatabiopsie) und daraus resultierende Therapieempfehlungen sind unter den individuellen Voraussetzungen eines jeden Patienten zu diskutieren. Mögliche Fehler in der Indikationsstellung für das jeweilige Behandlungsverfahren sind nicht PSA-basiert!

## 3.3 Diagnostik

Eine Verbesserung der Diagnostik zeichnet sich durch Einsatz des initialen MRT-Scans ab. Im Vergleich zur herkömmlichen geplanten 12-fach-Stanzbiopsie zeigt die MRT-Fusionsbiopsie mehrere Vorteile. So bedurften 28% der Männer nach MRT keiner Biopsie; das heißt, es konnte auf die Biopsie verzichtet werden. Der Anteil signifikanter Karzinome ist nach Fusionsbiopsie mit 38% versus 26% signifikant größer, und umgekehrt ist der Anteil insignifikanter Karzinome mit 9% versus 22% nach MRT-Fusionsbiopsie signifikant niedriger [42]. Auch bleibt der klinische Nutzen einer MRT-Fusionsbiopsie bis dato unklar.

In einer multivariaten Analyse signalisiert ein PCA3-Cut-off von >35 das Vorliegen eines signifikanten Prostatakarzinoms (p<0,02). Im Umkehrschluss kann man bei einem PCA3 < 35 und einem mpMRI-PI-RADS <4 davon ausgehen, dass kein signifikantes Prostatakarzinom vorliegt und auf eine erneute Biopsie verzichtet werden kann. Somit sind in der Vorhersage beide Methoden (mpMRI und/oder PCA3) besser als das PSA allein [68].

Vielfach diskutiert werden Analysen auf der Basis sogenannter Liquid Biopsies. Eine darauf beruhende Plasma-DNA-Analyse des Androgenrezeptors in Kombination mit der Bestimmung von Chromogranin A, der Relation von Neutrophilen zu Leukozyten-Gesamtzahl kann Hinweise zur Prognose und dem Therapieansprechen geben [22].

AR-V7 ist bei 118 Patienten vor Einleitung einer Behandlung mit Abirateron oder Enzalutamid gemessen worden. Zwei verschiedene Testsysteme sind miteinander verglichen worden. Die Übereinstimmung zwischen den beiden Testverfahren beträgt nur 82%. Patienten mit positiver AR-V7-Expression haben eine ungünstigere Prognose und ein ungünstigeres Ansprechen [4].

In einer prospektiven Markerstudie an 419 Patienten mit neu diagnostiziertem metastasierten Prostatakarzinom sind BRCA2-Mutationen von Bedeutung. Dies betrifft sowohl die Prognose als auch das Ansprechen auf die Therapie [13]. Allerdings reichen die aktuell vorliegenden Studien zur Routineanwendung dieser Messverfahren nicht.

Bedenklich sind Berichte zu therapeutischen Konsequenzen bei bis dato nicht erkrankten Männern auf Basis derartiger Bestimmungen (Stichwort: präventive radikale Prostatektomie).

> **Wertung**
>
> Die 12-fach-Stanzbiopsie oder Sättigungsbiopsie ist Standard in der Indikationsstellung zur Erstbiopsie. Bei geplanter Re-Biopsie kann ein MRT in Verbindung mit einer PSA-Dichtemessung sinnvoll sein und eine Überdiagnostik vermeiden. Gleiches ist mittels des PCA-3-Tests (zugelassen für die Indikation und keine Selbstzahlerleistung) möglich.

## 3.4 Risikoeinteilung

In die individuelle Beratung über therapeutische Vorgehensweisen bei lokal begrenztem Prostatakarzinom gehen Alter, Komorbidität, Tastbefund, PSA-Wert, Anzahl der tumorbefallenen Stanzen, Tumorvolumen, gemessen am prozen-

tualen Befall der Gewebestanze, und Gleason-Score ein. Auf diesen Befunden basierend erfolgt die Einteilung in Prostatakarzinome von:
➤ niedrigem Risikopotenzial,
➤ mittlerem Risikopotenzial,
➤ hohem Risikopotenzial.

### 3.5 Therapie des lokal begrenzten Prostatakarzinoms

#### 3.5.1 Active Surveillance

Die Active Surveillance (AS) wird für Patienten mit Niedrigrisiko-Karzinom empfohlen. Häufig werden die Ängste des Patienten als Argument gegen eine AS gewertet. Die US-Arbeitsgruppe um Marzouk aus dem MSKCC hat 413 Männer im Hinblick auf Angstgefühle unter AS evaluiert. Nach einem mittleren Follow-up von 3,7 Jahren nehmen die Angstgefühle der Betroffenen mit der Zeit kontinuierlich ab. Es besteht keine Korrelation zu demografischen Parametern. Ausschlaggebend sind Aufklärung, Beratung und die erlangte Überzeugung, das richtige Behandlungsverfahren gewählt zu haben [52]. In einer Registeranalyse von 10 296 Männern unter AS haben 43,6% der Männer die Überwachung abgebrochen. Die Rate progredienter Patienten beträgt für die Gesamtgruppe nach 5 Jahren 27,5% [88].

#### 3.5.2 Prostataoperation

Standard ist die radikale Prostatovesikulektomie mit regionärer Lymphadenektomie bei Patienten mit mittlerem bis hohem Risikoprofil einer lokal begrenzten Erkrankung. Die größte Evidenz findet sich für das offene Verfahren der radikalen retropubischen Prostatektomie (RRP). Aktualisiert wurden die Daten der prospektiv randomisierten Studie zum Stellenwert der Operation (RRP, n=347) im Vergleich zur alleinigen Kontrolle (Watchfull Waiting, n=348). Bei einem mittleren Follow-up von 29 (!) Jahren sind 261 von 347 Männern in der RRP-Gruppe und 292 von 348 Männern in der Kontrollgruppe verstorben. Am Prostatakarzinom sind 71 Männer in der Operationsgruppe und 110 Männer in der Kontrollgruppe verstorben (p<0,001). Im Mittel haben die Männer in der RRP-Gruppe 2,9 Jahre länger gelebt. Das Risiko, am Tumor zu versterben, war bei den Patienten mit fortgeschrittenem Tumor, ungünstigem Gleason-Score und extrakapsulärem Wachstum am größten (Tab. 8) [8]. Die PIVOT-Studie lässt im Gegensatz zur skandinavischen Studie keine verlässlichen Rückschlüsse zu. Verglichen wird die Beobachtung (n=367) mit der radikalen Prostatektomie (n=364). Die dort eingeschlossenen Patienten weisen über den Nachbeobachtungszeitraum von 12,7 Jahren eine über beide Gruppen nahezu

**Tabelle 8:** Medianes Überleben bei Prostatakarzinom – Operation versus Kontrolle. Adaptiert nach [8].

|  | n | DOD | Medianes OS |
|---|---|---|---|
| Kontrolle | 348 | 110 |  |
| OP | 347 | 71 | + 2,9 Jahre |

Mittleres Follow-up: 29 Jahre, DOD died of disease

identische Gesamtsterblichkeit von 64% auf [89]. Das hier betrachtete Kollektiv unterscheidet sich jedoch deutlich von anderen Studien, wo die Mortalität bei unter 10% liegt [1]. Somit sind die Patienten aus der PIVOT-Studie mit einer deutlich schlechteren Gesamtprognose behaftet.

Vor dem aktuellen Hintergrund eines wesentlich größeren Portfolios an therapeutischen Maßnahmen im Anschluss an die Operation sollten die Ergebnisse zugunsten des operativen Vorgehens aktuell noch deutlicher ausfallen.

### Salvage-Prostatektomie

Problematisch ist der lokale Progress nach Radiotherapie. Im Rahmen einer retrospektiven Analyse an zwei Zentren ist die Salvage-Prostatektomie an insgesamt 262 Patienten untersucht worden. Ein Lymphknotenbefall und damit eine Systemerkrankung bestand bei 75 von 262 Patienten. Positive Absetzungsränder bestanden bei 61 von 262 Patienten. Das Gesamtüberleben nach 5 Jahren wurde mit bis zu 91% angegeben [38]. Die günstigen Ergebnisse dürfen nicht darüber hinwegtäuschen, dass es sich um ein höchst individuelles Vorgehen an hoch selektionierten Patienten handelt. Auch bleibt der Einfluss einer zusätzlichen Androgendeprivation auf den Krankheitsverlauf unklar.

### Lymphadenektomie

Standard ist die regionäre Lymphadenektomie, begrenzt auf die Fossa obturatoria. Dies wird durch eine Registeranalyse an 10 695 Patienten bestätigt. So ist auch bei Hochrisikokarzinomen das onkologische Outcome nach extendierter Lymphadenektomie nicht besser [70].

**Wertung**

Die erweiterte/extendierte Lymphadenektomie ist kein Standardvorgehen und weist keinen Vorteil auf. Bei Niedrigrisiko-Tumoren kann auf eine Lymphadenektomie verzichtet werden. Operativer Standard ist die radikale Prostatovesikulektomie mit regionärer Lymphadenektomie bei Patienten mit mittlerem bis hohem Risikoprofil bei einer lokal begrenzten Erkrankung.

### 3.5.3 Technische Innovationen

Ausgehend von den USA ist die robotisch assistierte Technik der Prostataentfernung (RALP) unterstützt durch den Geräteherstellerpropagiert worden. Nach mehr als 10 Jahren der Anwendung finden sich wenige wissenschaftlich fundierte Studien. In der bis dato einzigen prospektiv-randomisierten Phase-III-Studie zum Vergleich von RALP mit der offenen, retropubischen Prostatektomie (RRP) finden sich auf der Basis von 326 randomisierten Patienten keine statistisch signifikanten intraoperativen, postoperativen oder funktionellen Unterschiede. Auch unterscheidet sich die Rate positiver Absetzungsränder nicht signifikant (10% offene OP versus 15% RALP). Einzig Blutverlust und stationärer Aufenthalt werden nach RALP günstiger beurteilt. Da die Studie sich auf die ersten 6 und 12 Wochen bezieht, bleiben Langzeitresultate abzuwarten. Dies auch vor dem Hintergrund der Rate an tendenziell mehr positiven Absetzungsrändern in der RALP-Gruppe [90]. Die Studie ist nach 24 Monaten aktualisiert worden. Für die funktionellen Parameter (erektile Funktion, Kontinenz, Lebensqualität) bestehen nach wie vor keine signifikanten Unterschiede. Die Anzahl der biochemischen Rezidive sind mit 9% versus 3% zuungunsten der offen operierten Patienten; allerdings war die Anzahl der adjuvant bestrahlten Patienten in der RALP-Gruppe höher [23]. Zu gleichen Ergebnissen kommt ein Vergleich verschiedener Operationstechniken (laparoskopische RP, RALP, offene RRP). Die Nebenwirkungen unterscheiden sich im Hinblick auf Harndrang (58%) und Harninkontinenz (33%) zwischen den Behandlungsarmen nicht [19]. Eine große schwedische prospektive Studie (LAPPRO Trial) hat die 24-Monats-Daten zu 1847 robotisch versus 778 offen operierten Patienten präsentiert; auch hier besteht kein Unterschied im onkologischen Outcome. Ein grenzwertiger Vorteil ist für das offene Verfahren für die Kontinenz und für das robotische Verfahren für die erektile Funktion ermittelt worden [45, 62].

> **Wertung**
>
> Die Nebenwirkungen sind für die operativen Techniken nicht signifikant verschieden. Die Ergebnisse der unterschiedlichen Arbeitsgruppen zeigen für die offene wie robotische Vorgehensweise die gleiche Rate an Inkontinenz, Obstruktion und erektiler Dysfunktion.

Eine italienische Arbeitsgruppe hat die erektile Dysfunktion nach radikaler Prostatektomie im Laufe der letzten 10 Jahre an 2364 Patienten untersucht. Trotz Einführung neuer Operationstechniken (RALP) hat sich die postoperative Potenzrate nicht verbessert [12].

Um dies zu verbessern, sind spezielle Biomembranen zum Schutz der neurovaskulären Bündel im Einsatz. Man verspricht sich davon einen intraoperativen

Nervenschutz und einen positiven Einfluss auf die Nervenregeneration. Entscheidend scheint in der vorliegenden Studie das Ausmaß der intraoperativen Nervenschonung und weniger die verwandte Membran. Als positiv werten die Autoren die Tatsache, dass durch die Protektion mittels Membran die erektile Funktion sich schneller erholt [69]. Interessant in dem Zusammenhang sind laufende Studien zur Anwendung von humanen Amniontransplantaten.

Eine hyperbare Sauerstofftherapie hat im doppelblind randomisierten Ansatz keinen Effekt auf die erektile Funktion nach RALP [18].

> **Wertung**
>
> Patienten mit Niedrigrisiko-Prostatakarzinom werden nur in begründeten Ausnahmen operiert. Die radikale Prostatektomie, alternativ Strahlentherapie, ist bei Patienten mit mittlerem und hohem Risikopotenzial die akzeptierte Behandlung. Die Entscheidung von der Diagnose bis zur Therapie sollte spätestens nach 6–12 Monaten getroffen werden. Entscheidend für ein gutes Behandlungsergebnis ist die Erfahrung des Operateurs und weniger das gewählte technische Verfahren.

### 3.5.4 Strahlentherapie

Eine Dosiseskalation verbessert bei intermediärem Risikoprofil das Gesamtüberleben der Patienten nicht. Verglichen wird die intensitätsmodulierte Strahlentherapie mit 79,2 Gy in 44 Fraktionen mit 70,2 Gy in 39 Fraktionen. Die mittlere Nachsorge beträgt 8,4 Jahre. Primärer Endpunkt ist das Gesamtüberleben. 8 Jahre nach Therapie beträgt das Gesamtüberleben 76% versus 75% (HR 1,0). Vor einer definitiven Aussage sollten längere Nachsorgezeiträume abgewartet werden. Denn der PSA-Progress (20% versus 35%, p<0,001) sowie die Rate an Fernmetastasen (4% versus 6%, p=0,05) sind signifikant günstiger zugunsten der höheren Dosierung [57].

In einer weiteren randomisierten Studie ist die Dauer der antiandrogenen Therapie verglichen worden. Patienten mit einem Hochrisiko-Prostatakarzinom sind 4 Monate vor Einleitung der Strahlentherapie antiandrogen behandelt worden. Danach wurde randomisiert in eine Gruppe mit 14 versus 32 Monaten antiandrogener Behandlung. Betrachtet man die Gesamtdauer der antiandrogenen Therapie, so wurden „brutto" 18 mit 36 Monaten verglichen. Hauptzielkriterien waren Gesamtüberleben und Lebensqualität. Nach einem mittleren Follow-up von 9,4 Jahren unterschieden sich sowohl das Gesamtüberleben als auch das tumorspezifische Überleben nicht (p=0,8). Wohl hat die 18-Monats-Gruppe eine bessere Lebensqualität [60].

Die adjuvante Docetaxel-Therapie nach Radiotherapie ist randomisiert geprüft worden. 187 Patienten haben eine adjuvante Docetaxel-Therapie erhalten, und 188 Patienten sind ausschließlich beobachtet worden (Kontrollgruppe). Im Hinblick auf den PSA-Progress bestand kein signifikanter Unterschied bei signifikant mehr Nebenwirkungen nach Docetaxel (52%) [44].

Die Radiotherapie in Kombination mit der Androgendeprivation ist mit der Kombination ergänzt um Docetaxel randomisiert verglichen worden. 563 Patienten mit einem Hochrisikokarzinom sind 1:1 randomisiert worden. Nach 4 Jahren war das Gesamtüberleben in der Docetaxel Gruppe größer (93,3% versus 88,7%, p=0,034) [71].

> **Wertung**
>
> Die externe Strahlentherapie (Standarddosis) ist ein Standardverfahren in der Behandlung des lokal begrenzten Prostatakarzinoms mit wissenschaftlich belegtem Einfluss auf das Überleben. Vorteilhaft ist die Kombination der Radiotherapie mit einer auf bis zu 18 Monate begrenzten hormonellen Behandlung. Die Radiotherapie kann hypofraktioniert erfolgen.

### 3.5.5 Wertung lokaler Behandlungsverfahren

Keine andere Tumorentität wie das lokal begrenzte Prostatakarzinom wird derart kontrovers diskutiert. Maßgeblich für die Therapieentscheidung sind die Risikostratifizierung des Tumors in Niedrig-, Intermediär- und Hochrisiko sowie der Allgemeinzustand und das Vorhandensein von Begleiterkrankungen sowie die geschätzte Lebenserwartung des Patienten.

So muss zwischen Kontrolle, Operation oder Strahlentherapie abgewogen werden. Keine andere Studie, wie die nachstehende britische Studie, kann eine wissenschaftlich begründete Abwägung zwischen den grundlegend verschiedenen Vorgehensweisen geben (Tab. 9) [36]. Obgleich die Studie bereits vor 3 Jahren publiziert wurde, gehört sie aus grundlegenden Erwägungen erwähnt.

**Tabelle 9:** Randomisierter Vergleich zwischen aktiver Überwachung (AS), externer Strahlentherapie (RT) und radikaler Prostatektomie (OP) sowohl im Hinblick auf die Effektivität als auch im Hinblick auf die Lebensqualität für Patienten mit Niedrigrisikoprofil im Langzeitverlauf. Adaptiert nach [36].

|    | n   | PD  | M1 |
|----|-----|-----|----|
| AS | 545 | 112 | 33 |
| RT | 545 | 46  | 16 |
| OP | 553 | 46  | 13 |

*PD* Progression of Disease

545 Patienten haben eine aktive Surveillance (AS), 545 Patienten eine Radiatio (RT) und 553 eine Operation erhalten. Die Rekrutierung erfolgte von 1999 bis 2009. Der mediane PSA-Wert betrug 4,6 ng/ml und 77% der Patienten hatten einen Gleason-Score 3plus3=6. 76% der Patienten hatten einen T1c-Tumor. Damit entsprach die Gruppe einem Niedrigrisiko-Profil. Die 10-Jahres-Gesamtmortalität war mit 169 verstorbenen Patienten insgesamt niedrig und unterschied sich in den drei Behandlungsarmen nicht (p=0,87). Gleiches traf auf die tumorspezifische Sterblichkeit zu. Hier sind insgesamt nur 17 Patienten im Gesamtkollektiv verstorben (p=0,48). Anders sieht es aus bei den Raten des klinischen Progresses und der Metastasierung. Klinisch progredient waren unter AS (n=112), OP (n=46) und RT (n=46 Patienten, p<0,001). Eine Fernmetastasierung hatten unter AS (n=33), nach OP (n=13) und nach RT (n=16 Patienten) entwickelt (p=0,004). Im Vergleich zur AS weisen die aktiven Therapien neben der erhöhten Nebenwirkungsrate auch Vorteile auf, ohne jedoch bislang die Mortalität zu beeinflussen [36].

Weitgehend unabhängig vom lokalen Tumorstadium ist die Bewertung zur Lebensqualität in den drei Behandlungsarmen. Nach 1 Jahr näherten sich die abgefragten Parameter in allen drei Behandlungsgruppen an. Für die Gruppe der operierten Patienten standen Impotenz (erektile Dysfunktion) und Inkontinenzprobleme im Vordergrund. Bei radiotherapierten Patienten dominierten Miktionsprobleme und Darmfunktionsstörungen. Keine Unterschiede von aktiver Therapie zur Kontrollgruppe bestanden für „General Health related"- oder „Cancer related Quality of Life"-Kriterien [26].

Bestätigt werden die Aussagen durch eine SEER-Analyse an fast 200 000 Patienten. Vorteile von einer Operation haben Patienten mit mittlerem und hohem Risiko. Bei Patienten >70 Jahre hat die Radiotherapie gegenüber der Operation Vorteile. Niedrigrisiko-Karzinome profitieren von einer kurativen Behandlung nicht [91].

Insgesamt sollte mehr für die Lebensqualität der Männer gemacht werden. Im Vordergrund steht hier die sexuelle Funktion. 81% beklagen Einschränkungen. Die Ergebnisse sind Resultat einer Auswertung an 35 823 Männern mit lokal bzw. fortgeschrittenem Prostatakarzinom [28].

### Wertung

Ein Vergleich der Radiotherapie mit der Prostatektomie weist die größten Unterschiede innerhalb der ersten 6 Monate auf. Im Falle der Operation stehen Harninkontinenz und erektile Dysfunktion im Vordergrund. Nach Radiotherapie sind Miktionsstörungen und Darmfunktionsstörungen führend.

### 3.5.6 Androgendeprivation des lokal fortgeschrittenen Prostatakarzinoms

In einer skandinavischen Registerstudie ist der Vergleich einer antiandrogenen Monotherapie (n=2078) mit einer LHRH-Monotherapie (n=4878) erfolgt. Die Sterblichkeit am Prostatakarzinom, ermittelt nach 5 Jahren, ist mit 16% versus 22% günstiger für die Antiandrogene. Noch größer fällt der Unterschied in der Gesamtmortalität von 32% versus 42% zugunsten der Antiandrogene aus. Hier bestätigt sich das Resultat in einer multivariaten Analyse [84].

Die günstigen Resultate nach antiandrogener Therapie bedürfen einer randomisierten Studie. Registerdaten legen nahe, dass Patienten mit einer antiandrogenen Monotherapie einer Positivselektion angehören und die Gruppen somit nicht strukturgleich sind.

### 3.5.7 PSA-Progress nach Lokaltherapie

Eine intensivierte PSA-Nachsorge nach kurativer Therapie eines lokal begrenzten Prostatakarzinoms schlägt sich für keine Risikogruppe in einem verbesserten Gesamtüberleben nieder. Die Feststellung beruht auf Daten des US-Krebsregisters [14]. Ungünstige Faktoren sind:
- PSA-Nadir >0,5 ng/ml (p=0,01)
- PSA-Verdopplungszeit < 9 Monate (p=0,003)
- Zeit bis zum PSA-Progress < 30 Monate (p=0,03)

Auf dem ASCO ist der positive Vorhersagewert des PSMA-PET untersucht worden. Hier ist ein positiver prädiktiver Wert von 91% ermittelt worden.

#### Wertung

1. Durch das PSMA-PET kann eine Übertherapie, z. B. Salvage-RTX, vermieden werden.
2. Oligometastatische Befunde im PSMA-PET können im Rahmen von Studien (z. B. STOMP Trial) einer lokalen Behandlung unterzogen werden.
3. Eine singuläre Rezidivlokalisation bei niedrigem PSA entspricht einer günstigen Patientenselektion.

Fazit: Ohne einen Nutzen- und Effektivitätsnachweis im Rahmen prospektiver Studien ist das Konzept einer PSMA-basierten Metastasenresektion experimentell. Auch ist das PSMA-PET/-CT keine GKV-Leistung bei einem aktuellen Preis von 4.100 € pro Untersuchung!

### 3.5.8 Salvage-Radiotherapie

> **Wertung**
>
> Die Strahlentherapie eignet sich in Kombination mit einer antiandrogenen Therapie für Hochrisiko-Patienten. Zeitpunkt und Indikation können vom PSA abhängig gemacht werden. Die Salvage-Radiotherapie nach Operation hat keinen Nachteil gegenüber der adjuvanten Radiotherapie in Bezug auf das Überleben. Die routinemäßige Nachbestrahlung bei T3-Prostatakarzinomen wird daher nicht mehr empfohlen, da funktionell schlechter (Nebenwirkungsrate ist höher!). Eine adjuvante chemo-hormonelle Therapie nach radikaler Prostatektomie ist ohne Vorteil.

## 3.6 Therapie des fortgeschrittenen Prostatakarzinoms

Die Therapiesequenz des fortgeschrittenen Prostatakarzinoms ist extrem komplex geworden. Die Frage ist nicht mehr, welche Substanz, sondern, welche Abfolge an Medikamenten der Patient erhalten sollte. Ursache für die Komplexität ist die zunehmende Verlagerung von etablierten Substanzen in neue, das heißt zeitlich frühere Indikationsbereiche. Die frühere Unterteilung einer First- und Second-Line-Therapie des mCRPC ist durch die Verlagerung von Docetaxel in den bereits hormonsensitiven Indikationsbereich zum Teil hinfällig geworden. Des Weiteren ist ein neuer Indikationsbereich hinzugekommen: Das kastrationsresistente, NICHT metastasierte Prostatakarzinom. Als neue Substanz ist für diesen Indikationsbereich Darolutamid zu erwarten. Enzalutamid und Apalutamid haben hier bereits eine Zulassungsempfehlung. Fest durchdekliniert bleiben die LHRH-Medikamente sowie Cabazitaxel als einziges Standard-Zweitlinienzytostatikum. In der aktuellen Diskussion haben die klassischen Antiandrogene (Cyproteronacetat, Flutamid, Bicalutamid) an Bedeutung verloren. Die intermittierende Androgendeprivation wie die komplette Androgenblockade sind bei Patienten nach initial gutem Ansprechen nach Hormonentzug nach wie vor Therapiestandard. Für Docetaxel und Abirateron sind die früheren Indikationsbeschränkungen auf den Hochrisiko-Bereich des hormonsensitiven mPC ausgeweitet worden. Enzalutamid und Apalutamid haben sich ebenfalls für den hormonsensitiven Bereich empfohlen und stehen vor der Zulassung. Da der EBM-Level für eine Therapiesequenz in der Abfolge der diversen Substanzen nach wie vor schwach ist und auf Expertenniveau (Level III) steht, bleibt die Therapieentscheidung individuell und orientiert sich an der Biologie der Erkrankung, den Organreserven des individuellen Patienten sowie seinen Komorbiditäten. Bedeutung erlangt zunehmend die biologische Einschätzung des Tumors zum Zeitpunkt der Erstdiagnose. Die Mehrzahl der Patienten zeigt nach wie vor ein gutes Ansprechen auf die antiandrogene Therapie. Bei dieser Patientengruppe hat sich an der bisherigen Therapiesequenz wenig geändert. Hochrisiko-Patienten profitieren bereits im hormonsensitiven Stadium von einer frühzeitigen Therapie mit Abirateron oder mit Docetaxel. Bei der Kombination von Medikamenten ist Vorsicht geboten. Geprüfte Ausnahmen für eine Kombinationsbehandlung stellen die LHRH-Analoga/-Antagonisten, Denosumab/Zoledronsäure sowie Antiandrogene dar. Auch wird zunehmend die Erfahrung des individuellen Therapeuten im Umgang mit den jeweiligen Substanzen eine bedeutende Rolle spielen. Bei geeigneter Sequenz beträgt das mittlere Überleben bei symptomatischem mCRPC bis zu 54 Monate, was den immensen Fortschritt seit 2004 deutlich macht. Nicht zu unterschätzen, bleibt der Bias in der Verordnung der hochpreisigen Onkologika.

Zu unterscheiden sind vier verschiedene Stadien des Prostatakarzinoms, die zum Teil unterschiedliche biologische Varianten der Erkrankung darstellen:
A: das lokal begrenzte Prostatakarzinom
B: das lokal fortgeschrittene, nicht metastasierte Prostatakarzinom
C: das metastasierte Prostatakarzinom mit gutem Ansprechen auf eine LHRH-Therapie
D: das metastasierte Hochrisiko-Prostatakarzinom

### 3.6.1 Virginelles/hormonsensitives Prostatakarzinom

#### Hormonentzugstherapie

Im Rahmen prospektiver Datensammlungen scheinen Vorteile für eine Therapie mit LHRH-Antagonisten im Hinblick auf die Entstehung kardiovaskulärer Nebenwirkungen im Vergleich zu LHRH-Agonisten zu bestehen [48]. Eine randomisierte Phase-II-Studie kardiovaskulär vorerkrankter Männer (n=80) bestätigt ein geringeres Auftreten von kardiovaskulären Nebenwirkungen in der Gruppe der GnRH-Antagonisten (p=0,013) [51]. Dies ist aufgrund der zahlenmäßig kleinen Phase-II-Studie als Hinweis zu sehen. Aktuell ist eine 1:1 randomisierte Studie an 900 Patienten zu dieser Fragestellung initiiert [76].

Vor dem Hintergrund ist die Evaluation des kardiovaskulären Risikos von großer Bedeutung. In einer Studie ist das zusätzlich vorliegende kardiovaskuläre Risiko bei 83% der in Betracht kommenden Patienten sehr hoch [55].

Die intermittierende Androgendeprivation ist für die Patienten mit Low Volume Disease und exzellentem initialen Ansprechen auf eine Hormonentzugstherapie eine Option (Abb. 18).

Nachdem die Androgendeprivation für 75 Jahre die einzige Therapieoption darstellte, hat sich die Behandlung mit Einführung neuer Substanzklassen dramatisch verändert.

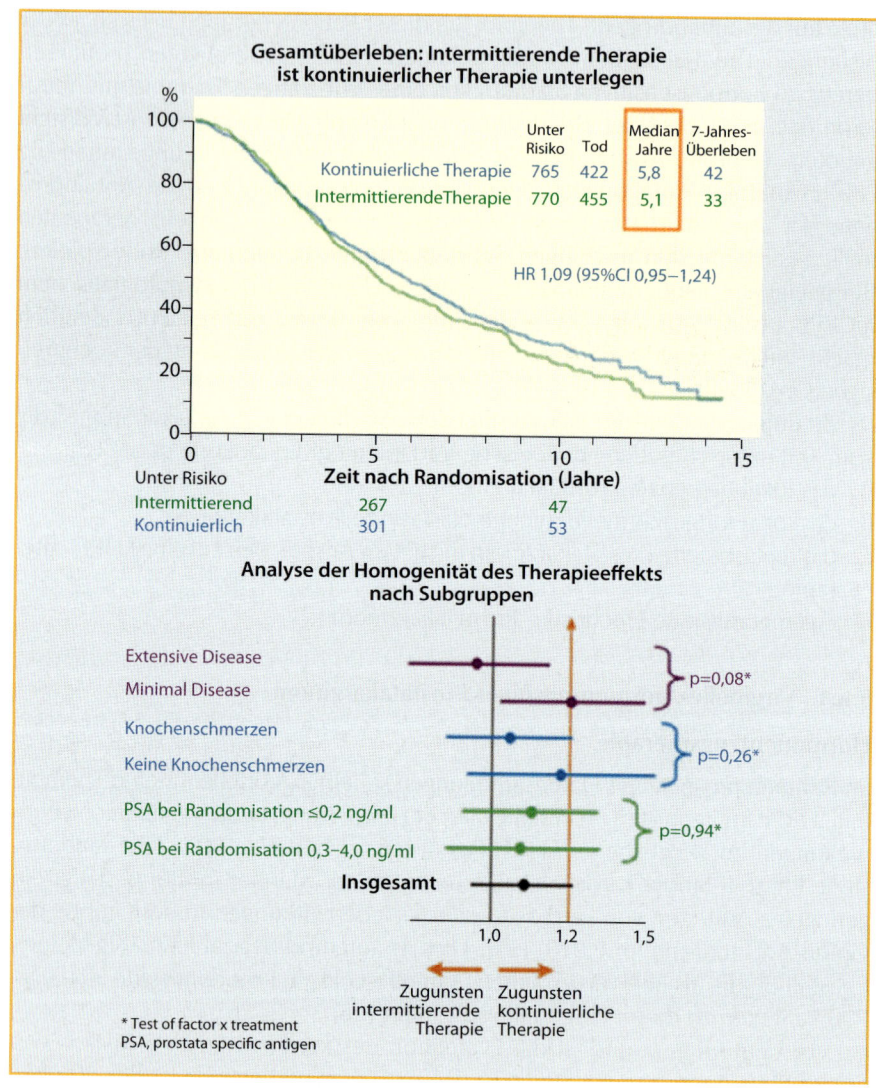

**Abbildung 18:** *Ergebnisse zur intermittierenden Androgendeprivation des metastasierten Prostatakarzinoms. Adaptiert nach [86].*

## Docetaxel

Docetaxel ist zum Standardzytostatikum bei High Volume Disease geworden. Zwischenzeitlich hat eine Neubewertung der drei Studien zum Einsatz von Docetaxel stattgefunden. So zeigt sich selbst in der bis dato einzigen negativen Studie

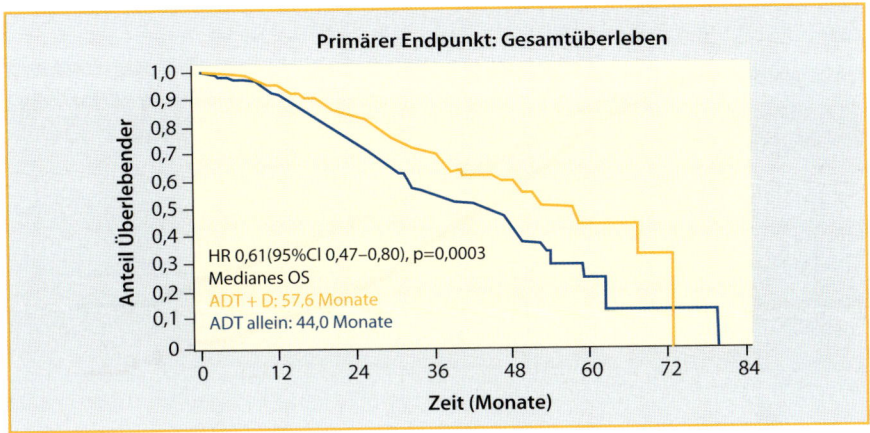

**Abbildung 19:** *Ergebnisse zur frühen Therapie mit Docetaxel beim hormonsensitiven Prostatakarzinom. Adaptiert nach [47].*

(AFU-GETUF 15) ein Trend zu einem verbesserten Gesamtüberleben, der auf den Ergebnissen der High-Volume-Gruppe beruht. Eindeutig wird dies in der CHAARTED-Studie deutlich. Nach einem mittleren Follow-up von nunmehr mehr als 4 Jahren besteht für die Docetaxel-Patienten mit 57,6 versus 47,2 Monaten ein signifikanter Überlebensvorteil. Für 543 Patienten mit High Volume Disease fällt dies mit 51,2 versus 34,4 Monaten noch deutlicher aus. Hier besteht eine Reduktion der Sterblichkeit von 37%. Im Umkehrschluss profitieren Patienten aus der Low-Volume-Gruppe im Hinblick auf das Überleben nicht (Abb. 19) [47].

### Abirateron

Abirateron in Kombination mit Prednison verbessert das Gesamtüberleben wie das PFS bei High Volume Disease. Für die Patienten mit Low Volume Disease besteht ein hochsignifikanter PFS-Vorteil. Zum Gesamtüberleben bei Low-volume-Patienten können zum jetzigen Zeitpunkt noch keine Aussagen getroffen werden, da der Median noch nicht erreicht ist (Abb. 20 und 21) [31]. Eine Verschlechterung der Lebensqualität ermittelt am FACT-P-Gesamt-Score trat in der Abirateron-Gruppe erst signifikant später ein (12,9 versus 8,3 Monate, p=0,032) [17].

### Abirateron im Vergleich mit Docetaxel

Die Resultate sind im Hinblick auf die Lebensqualität mit der Docetaxel-Therapie verglichen worden. Basis sind die CHAARTED-, GETUG-AFU-15- und LATITUDE-Studien. Im indirekten Vergleich ist die Beurteilung der Lebensqualitätsparameter ermittelt nach FACT-P- und BPI-Score besser nach Abirateron [30].

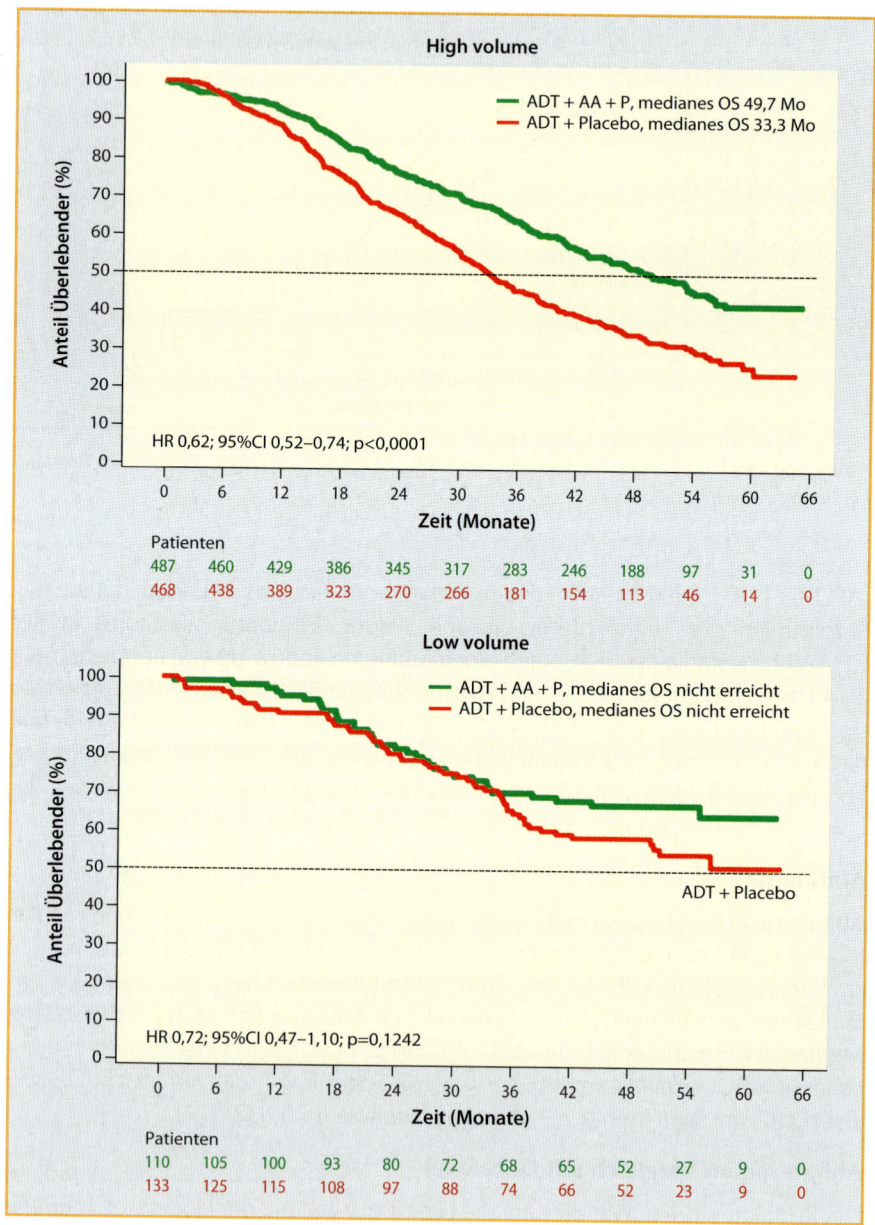

**Abbildung 20:** *LATITUDE-Studie: Overall Survival unter Androgendeprivation (ADT) mit und ohne Abirateron/Prednison (AA/P) bei High- und Low-Volume-Prostatakarzinom. Adaptiert nach [31].*

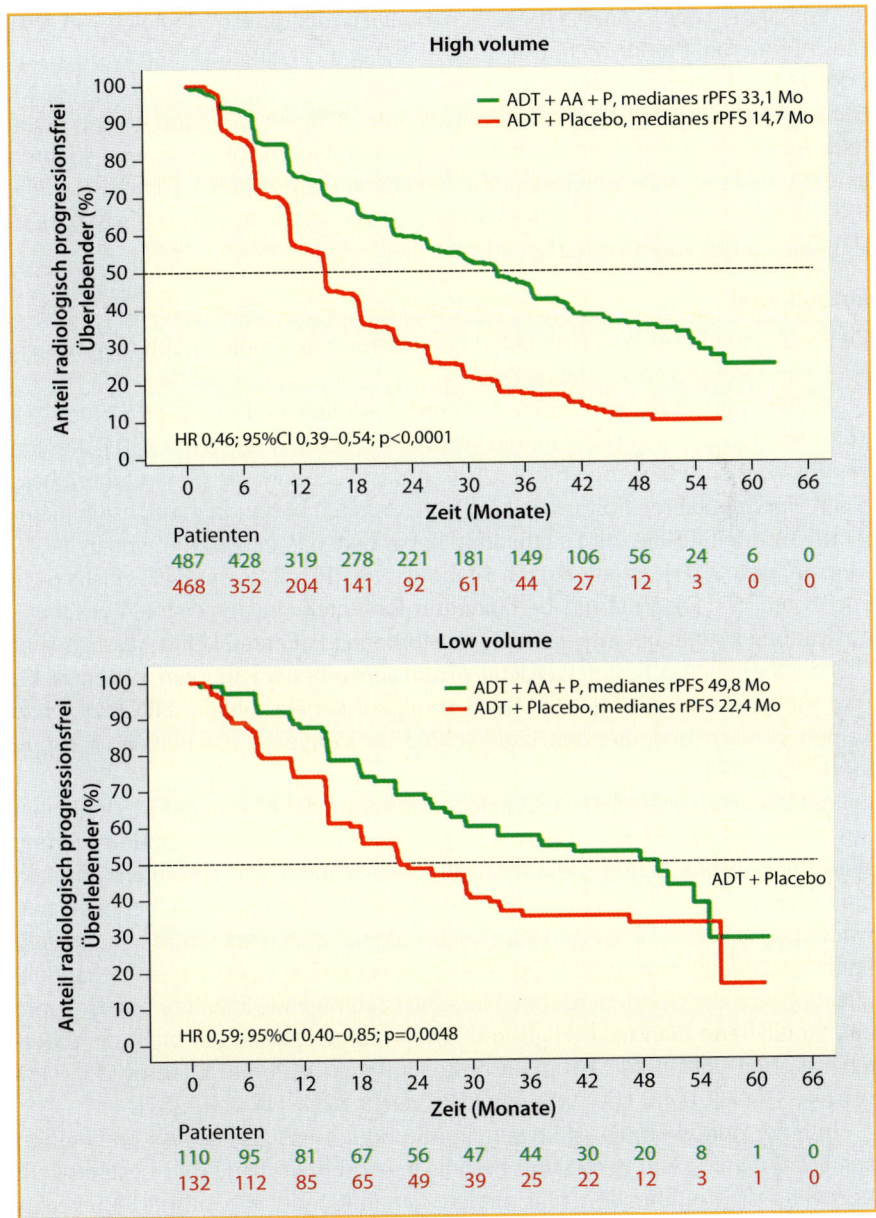

**Abbildung 21:** *LATITUDE-Studie: Radiologisch progressionsfreies Überleben unter Androgendeprivation (ADT) mit und ohne Abirateron/Prednison (AA/P) bei High- und Low-Volume-Prostatakarzinom. Adaptiert nach [31].*

Im Rahmen des STAMPEDE-Studienabfolge ist der direkte Vergleich von ADT plus Abirateron, Prednison mit ADT plus Docetaxel in einer 2:1-Randomisierung erfolgt. 189 Patienten haben Docetaxel und 377 Patienten Abirateron erhalten. 60% der Patienten hatten Fernmetastasen, und 40% der Patienten wiesen einen lokal fortgeschrittenen Tumor auf. Nach einem mittleren Follow-up von 4 Jahren sind sämtliche Parameter (Gesamtüberleben, tumorspezifisches Überleben, PFS, SREs und Schweregrad an Nebenwirkungen) vergleichbar bzw. statistisch nicht signifikant unterschieden [82].

## Enzalutamid

Zu Enzalutamid finden sich aktuell drei randomisierte Studien beim metastasierten hormonsensitiven Prostatakarzinom.

In einer placebokontrollierten, 1:1-randomisierten Studie (ARCHES-Studie) ist unter Androgenentzug Enzalutamid versus Placebo an insgesamt 1150 Patienten geprüft worden. Hauptzielkriterien waren das rPFS und das Gesamtüberleben. Nach einem mittleren Follow-up von 14,4 Monaten bestand ein hochsignifikanter rPFS-Vorteil für die mit Enzalutamid behandelten Patienten (n.r. versus 19,45 Monate, p<0,0001). Ermittelt nach 1 Jahr war die rPFS-Rate mit 84% versus 64% zugunsten der Enzalutamid behandelten Patienten. In der ersten Zwischenauswertung konnte bei insgesamt 84 verstorbenen Patienten keine Aussage zum Gesamtüberleben getroffen werden (Anzahl verstorbener Patienten 39 versus 45, n.s.) (Abb. 22 und 23) [4]. Die Auswertung zur Lebensqualität (HRQoL) zeigte keinen klinisch bedeutenden Unterschied im Vergleich zur Placebo-Gruppe (p=0,2998) [80].

Auf dem ASCO wurden die Überlebensraten auf der Basis von 1125 Patienten aus der ENZAMET-Studie präsentiert. Auch hier fand eine 1:1-Randomisierung statt. Klinisch profitierten die mit Enzalutamid behandelten Patienten, ermittelt am Clinical PFS, hochsignifikant (HR 0,4, p<0,001). Die 3-Jahres-Überlebensrate war mit 80% versus 72% signifikant zugunsten der mit Enzalutamid behandelten Patienten verlängert (p=0,002). 504 Patienten waren mit Docetaxel vorbehandelt. Hier hob sich der Überlebensvorteil für eine nachfolgende Enzalutamid-Therapie auf. Stratifizierte man nach High und Low Volume Disease, so blieb der Überlebensvorteil über beide Gruppen bestehen (High Volume: 3 Jahres-OS: 71% versus 63%; HR 0,40; Low Volume: 89% versus 82%; HR 0,48) [81].

In einer dritten Studie ist Enzalutamid randomisiert gegen die Kombination aus Enzalutamid, Abirateron und Prednison geprüft worden. Hier bestand kein Vorteil für die Kombination. Das mittlere Gesamtüberleben war mit 33,6 versus 32,7 Monaten (p=0,53) statistisch nicht signifikant verschieden bei vermehrten Nebenwirkungen in der Kombinationsgruppe (55,6% versus 68,8%) [59].

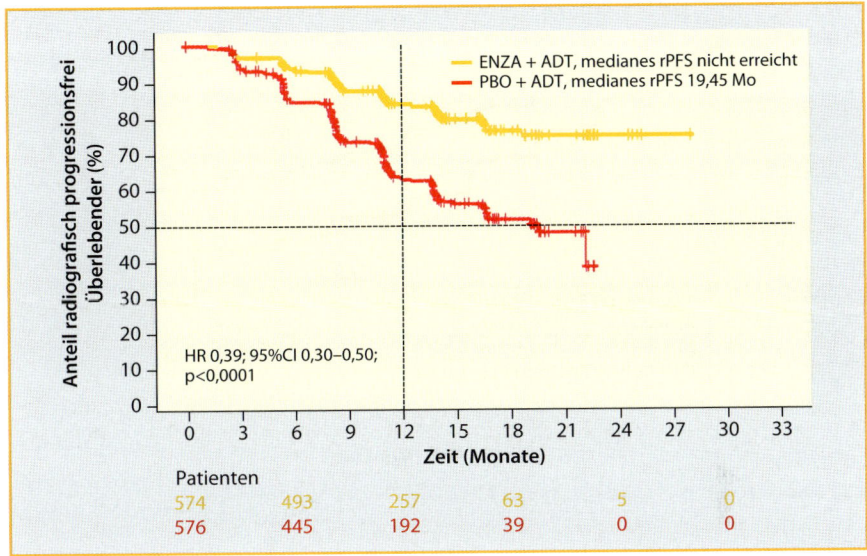

**Abbildung 22:** ARCHES-Studie: Radiografisch progressionsfreies Überleben unter Androgendeprivation (ADT) mit und ohne Enzalutamid (ENZA) beim metastasierten hormonsensitiven Prostatakarzinom. Adaptiert nach [4].

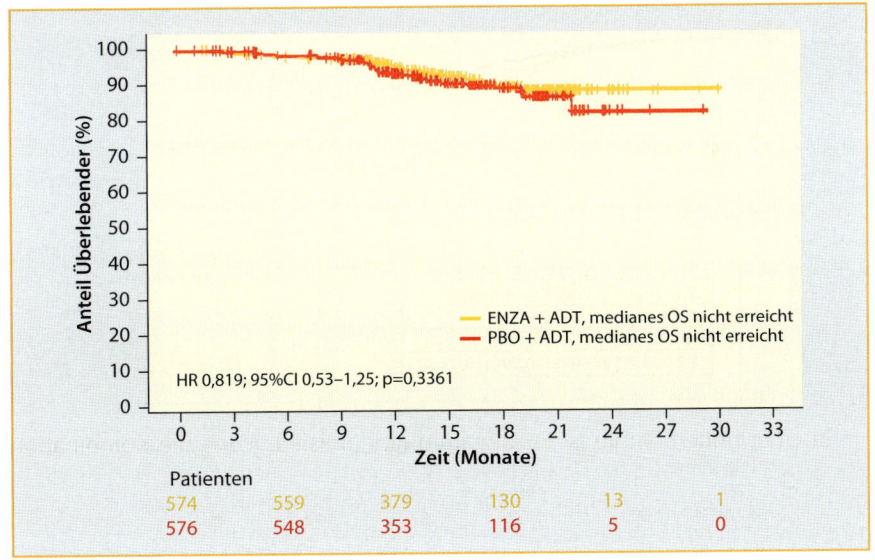

**Abbildung 23:** ARCHES-Studie: Overall Survival unter Enzalutamid versus Placebo beim metastasierten hormonsensitiven Prostatakarzinom. Adaptiert nach [4].

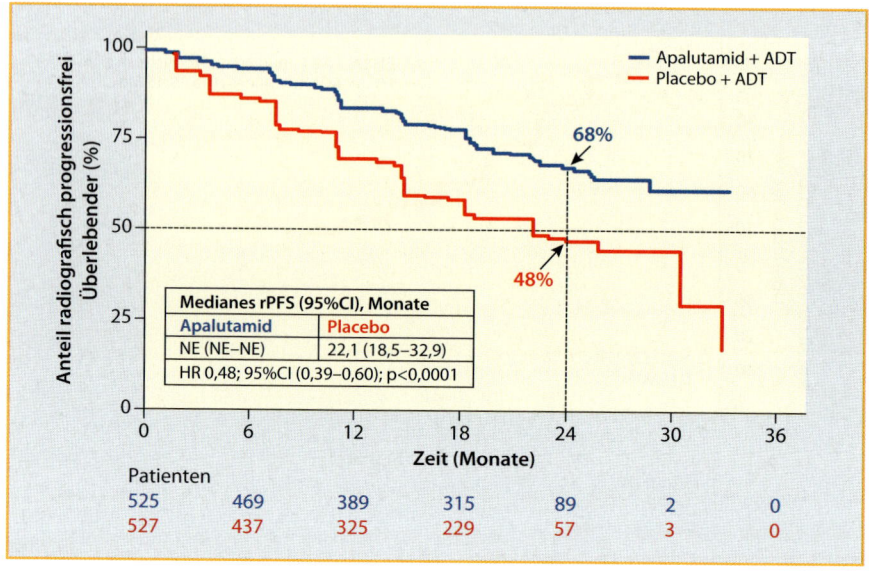

**Abbildung 24:** Radiografisch progressionsfreies Überleben unter Androgendeprivation (ADT) mit und ohne Apalutamid beim Prostatakarzinom. Adaptiert nach [15].

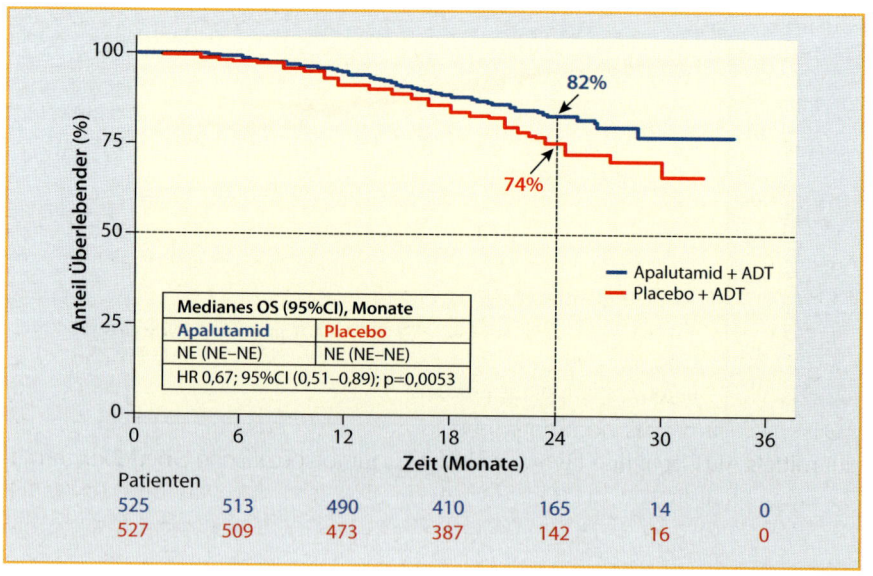

**Abbildung 25:** Overall Survival unter Apalutamid versus Placebo beim Prostatakarzinom. Adaptiert nach [15].

## Apalutamid

ist im Placebovergleich 1:1 an 1052 Patienten geprüft worden. 525 Patienten erhielten Apalutamid. Das mittlere Alter der Patienten betrug 68 Jahre. 63% hatten eine High Volume Disease. Nach einem mittleren Follow-up von 22,6 Monaten wies Apalutamid für sämtliche Zielkriterien Vorteile auf. Über alle Subgruppen bestätigte sich der rPFS-Vorteil (Abb. 24) [15].

Die Zeit bis zur Umstellung auf eine Chemotherapie konnte signifikant hinausgezögert werden. Das Gesamtüberleben war signifikant verlängert (p=0,0053) bei einem um 33% verringerten Sterberisiko (Abb. 25) [15].

### Wertung

Abirateron wurde sowohl beim hormonsensitiven Prostatakarzinom als auch bei Patienten, die bislang keine Hormontherapie bekamen, geprüft. In beiden Studien war die Kombination der alleinigen Hormontherapie überlegen. In randomisierten Phase-III-Studien bestätigen sich die Vorteile einer frühen Therapie mit Abirateron, Prednison in Ergänzung zur antiandrogenen Therapie, was zur Zulassung bei Hochrisiko-Patienten geführt hat. Der direkte Vergleich von Docetaxel mit Abirateron bestätigt einen vergleichbaren guten Effekt für beide Substanzen. Allerdings profitieren vornehmlich die Patienten mit einem ungünstigen Risikoprofil (High-Volume-Gruppe). Für die Substanzen Apalutamid und Enzalutamid ist eine Zulassung bei ebenfalls nachgewiesener Verlängerung des Gesamtüberlebens sowie des PFS für den hormonsensitiven Indikationsbereich in Kürze zu erwarten. Unbeantwortet bleiben bis dato Fragen des richtigen Timings in Abhängigkeit von der Tumorbiologie, gegebenenfalls in Korrelation zu geeigneten Biomarkern.

### 3.6.2 Lokaltherapie und Metastasenchirurgie bei metastasierter (Low-Volume-)Erkrankung

#### Primärtumor

Aktuell wird der Nutzen einer zytoreduktiven Prostatektomie randomisiert im Rahmen einer multizentrischen AUO-Studie (RAMPP) untersucht.

Weniger invasiv und belastend ist für den Patienten die palliative transurethrale Prostataresektion (TUR-P); auch hier mit dem Ziel der Volumenreduktion. Dieser Ansatz wurde bei 110 Patienten untersucht. Alle Patienten erhielten vor ADT eine TUR-P. Als Kontrollgruppe dienten 78 strukturgleiche Patienten, die nur mittels ADT behandelt worden sind. Das tumorspezifische Überleben, ermittelt nach 3 Jahren, war mit 95,9% versus 64,9% signifikant verlängert (p=0,004) (Tab. 10). Es profitierten in dieser Studie Patienten mit einem PSA >65 ng/ml plus Gleason >3 plus 4 plus <6 ossäre Metastasen.

Die erste randomisierte Studie findet sich zur Strahlentherapie des Primärtumors. Alle Patienten erhielten zuvor eine ADT und 18% zusätzlich eine Doce-

**Tabelle 10:** *3-Jahres-PFS beim Low-Volume-M1-Prostatakarzinom unter ADT und transurethraler Prostataresektion (TUR-P). Adaptiert nach [70 a].*

|  | n | 3-Jahres-PFS |
|---|---|---|
| ADT | 78 | 64,9% |
| ADT + TUR-P | 110 | 95,9% |

**Tabelle 11:** *STAMPEDE-Studie: Overall Survival nach Radiotherapie des Prostatakarzinoms. Adaptiert nach [65].*

|  | n | PFS | OS |
|---|---|---|---|
| ADT | 1029 | p<0,0001 | p=0,266 |
| ADT + RTx | 1032 | | |

taxel-Chemotherapie. Nach 1:1-Randomisierung waren 1032 Patienten bestrahlt und 1029 Patienten kontrolliert worden. Hauptzielkriterium war das Gesamtüberleben, Nebenzielkriterium das PFS. Die Studie erlaubt eine differenzierte Betrachtung von Gesamtgruppe und Untergruppe. Zunächst zur Gesamtgruppe:

Hier verbesserte die Strahlentherapie das PFS hochsignifikant (HR 0,76, p<0,0001). Das Gesamtüberleben unterschied sich jedoch statistisch betrachtet nicht (HR 0,92; p=0,266).

Stratifiziert man die Patienten nach Low und High Volume Disease, so ergaben sich unterschiedliche Aussagen. Patienten mit High Volume Disease profitierten von einer Radiotherapie definitiv nicht (HR 1,07; p=0,42). Umgekehrt hatten Patienten mit Low Volume Disease einen signifikanten Gesamtüberlebensvorteil (HR 0,68; p=0,007) sowie einen 3Jahres-Überlebensvorteil von 81% versus 73% (Tab. 11) [65]. Bestätigt wird die Studie aus der STAMPEDE-Gruppe durch die Resultate der HORRAD-Studie an 432 randomisierten Patienten. Auch hier zeigen sich die Vorteile erst nach Subgruppenbetrachtung für die Patienten mit Low Volume Disease [9]. Eine sehr gute Zusammenfassung der aktuellen Datenlage findet sich bei Knipper und Graefen 2019 [45].

### Metastasen

Metastasen sind mittels stereotaktischer ablativer Radiotherapie bei 18 Patienten behandelt worden. Die Autoren führten diese Therapie mit den Zielsetzungen durch, systemische Behandlungskonzepte hinauszuzögern und das PFS zu verlängern [29]. In einer randomisierten Phase-II-Studie ist die Metastasenentfernung mit der alleinigen Kontrolle ohne antiandrogene Therapie an insgesamt 62 Patienten verglichen worden. Nach einem Follow-up von 3 Jahren war die Zeit bis zum Einsatz einer notwendigen Hormontherapie für die operierte Gruppe länger (21 versus 13 Monate) [64]. Der Studienansatz unter Verzicht auf eine Hormontherapie zugunsten einer operativen Therapie bei metastasierter Grunderkrankung ist ungewöhnlich beziehungsweise rein experimentell.

Mit Einführung der PSMA-basierten Diagnostik wird die Erkennung von Prostatakarzinommetastasen verbessert und die Ursache eines PSA-Anstiegs nach Lokaltherapie dargestellt. Dies führt dazu, dass sehr häufig die Indikation zur Resektion PSMA-positiver Metastasen gestellt wird [54]. Aufgrund fehlender randomisierter Studien und einem nicht nachgewiesenen Nutzen ist die Metastasenchirurgie bis dato ebenfalls experimentell.

### Wertung

Die Hormonentzugstherapie ist die akzeptierte Behandlung dieser Tumorentität. Die Therapie des Primärtumors hat bei metastasierter Erkrankung und bei Patienten mit geringer Tumorlast Vorteile. Hier sind operative/strahlentherapeutische Verfahren mit möglichst wenig Nebenwirkungen zu bevorzugen. Die Metastasenchirurgie asymptomatischer Befunde ist ausschließlich experimentell.

## 3.7 Therapie des kastrationsresistenten Prostatakarzinoms

Die Behandlungssituation im Stadium des kastrationsresistenten Prostatakarzinoms (CRPC: castration-resistant prostate cancer) ist wesentlich komplexer geworden. Ursächlich ist die Entwicklung und wissenschaftliche Prüfung einer Vielzahl von Substanzen.

### 3.7.1 Kastrationsresistentes Prostatakarzinom, M0/nmCRPC

Patienten mit dieser neu definierten Tumorentität weisen eine der Normalbevölkerung vergleichbare Lebensqualität, ermittelt nach HRQoL, auf [72]. Dies macht deutlich, dass jeder weitere Therapieansatz besonders im Hinblick auf eine mögliche Einschränkung der Lebensqualität untersucht werden muss.

#### Apalutamid

Apalutamid (n=806) ist beim **nicht** fernmetastasierten CRPC im Vergleich zu Placebo (n=401) an 1207 Patienten geprüft worden [77, 79]. Alle Patienten erhielten eine GnRH-Therapie. Hauptzielkriterium war das metastasenfreie Über-

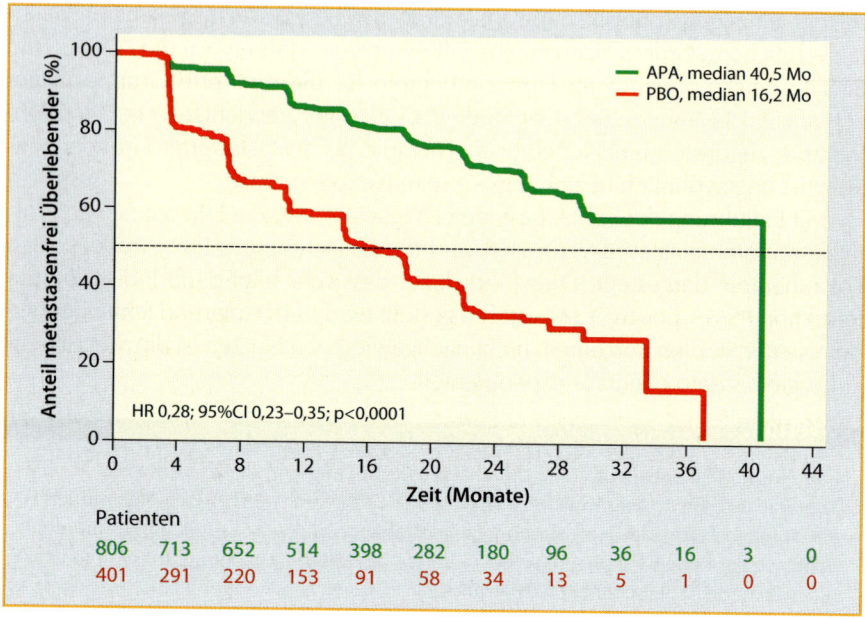

**Abbildung 26:** Ergebnisse zum metastasenfreien Überleben nach frühzeitiger Gabe von Apalutamid. Adaptiert nach [77].

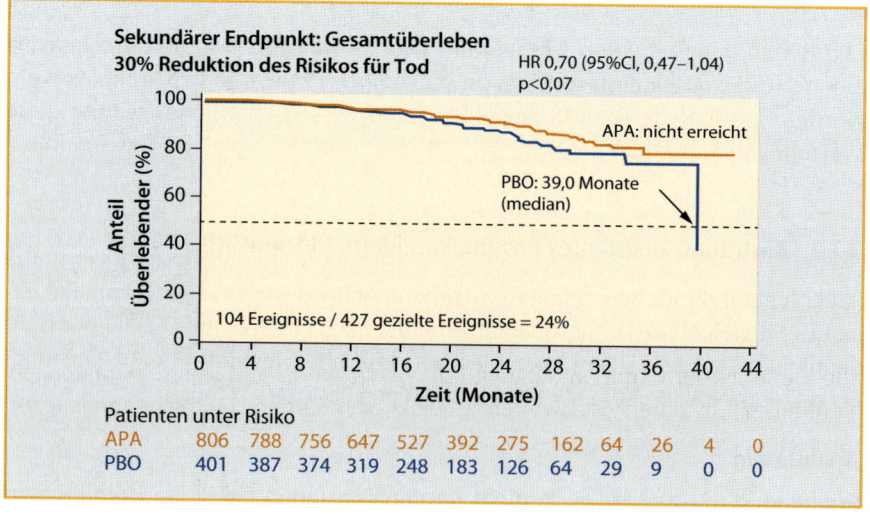

**Abbildung 27:** Ergebnisse zum Gesamtüberleben nach frühzeitiger Gabe von Apalutamid. Adaptiert nach [77].

leben. Hier zeigte sich ein hochsignifikanter Vorteil für Apalutamid von 40,5 versus 16,2 Monaten (Abb. 26) [77]. Auf der Basis dieser Daten hat Apalutamid bereits eine FDA-Zulassung erhalten [67].

Das mediane Gesamtüberleben war nach Apalutamid verlängert (NE versus 39,3 Monate; p=0,07) (Abb. 27) [77]. Hier bestand eine um ca. 30% verminderte Sterberate.

Auch war die Zeit bis zum PSA-Progress signifikant verlängert (n.r. versus 3,7 Monate) [77]. Aktuell zeigt sich ein Trend einer 55%igen PFS-Reduktion, was den symptomatischen Progress betrifft [77]. Die Lebensqualität wird unter Apalutamid nicht signifikant verändert, was bei der postulierten Effektivität zu erwarten wäre. Erklärung dafür könnte die Rate an Grad-3/4-Nebenwirkungen sein, die mit 45% versus 34% größer nach Apalutamid ist. Besondere Beachtung bedarf die erhöhte Sturz- und Frakturrate nach Apalutamid, was den Einsatz bei der Patientengruppe gebrechlicher Männer einschränkt.

### Enzalutamid

Enzalutamid ist unter Beibehaltung einer antiandrogenen Therapie (ADT, n=933) im Vergleich zu Placebo plus ADT (n=468) im Rahmen einer 2:1-Randomisierung verglichen worden. Alle Patienten wiesen zum Zeitpunkt der Rekrutierung keine Fernmetastasen auf (M0) und waren durch eine hohe PSA-Verdopplungszeit gekennzeichnet.

Das Hauptzielkriterium war das metastasenfreie Überleben. Nebenwirkungen sind signifikant mehr in der Enzalutamid-Gruppe aufgetreten (25% versus 13%, alle Grade). Für das metastasenfreie Überleben (MFS) bestand ein hochsignifikanter Vorteil zugunsten von Enzalutamid (36,6 versus 14,7 Monate, p<0,0001; Abb. 28). Auch war die Zeit bis zum Wechsel auf eine neue antineoplastische Wirksubstanz signifikant durch Enzalutamid verlängert (39,6 versus 17,7 Monate, p<0,0001). Gleiches traf auf die PSA-Progression zu (37,2 versus 3,9 Monate, p<0,0001).

Betrachtet man in einer ersten Zwischenanalyse das Gesamtüberleben, so sind in beiden Armen bei einem mittleren Follow-up von 22 Monaten die Kurven nahezu deckungsgleich, was an der geringen Anzahl der bislang verstorbenen Patienten liegt (Abb. 29) [39]. Beachtung bedarf die erhöhte Todesrate nach eingetretenem Progress unter Enzalutamid nach 3 Monaten. Gerade weil die Todesfälle nicht mit der Grunderkrankung korreliert waren, stellt sich die Frage nach eventuellen Ursachen und weiteren Selektionskriterien. Untersuchungen zur Lebensqualität belegen durchgehend günstigere Werte für Enzalutamid [85].

### Darolutamid

ist als Androgenrezeptor-Antagonist und in einer doppelblinden placebokontrollierten Phase-III-Studie geprüft worden. Darolutamid (600 mg 2-mal tgl. oral) ist

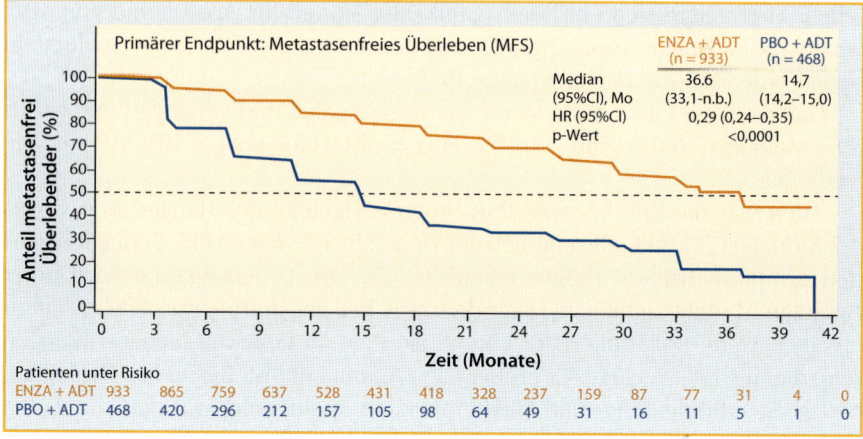

**Abbildung 28:** *Ergebnisse zum metastasenfreien Überleben nach frühzeitiger Gabe von Enzalutamid. Adaptiert nach [39].*

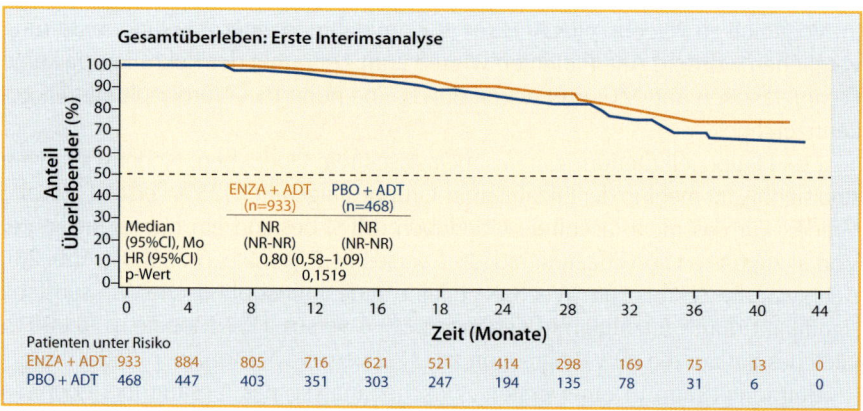

**Abbildung 29:** *Ergebnisse zum Gesamtüberleben nach frühzeitiger Gabe von Enzalutamid. Adaptiert nach [39].*

2:1 gegen Placebo bei Aufrechterhaltung der antiandrogenen Therapie geprüft worden. Darolutamid (n=955) versus Kontrolle (n=554) bei dem gewählten Hauptzielkriterium (metastasenfreies Überleben, MFS) hat einen hochsignifikanten Vorteil für Darolutamid erbracht (40,4 versus 18,4 Monate, Abb. 30). Zusätzlich finden sich Vorteile für sekundäre Zielkriterien wie SRS (Reduktion um 57%; p=0,011), Zeit bis zur Chemotherapie, Verzögerung im Auftreten von Schmerzen (33,3 versus 7,3 Monate; p<0,0001) [31]. Auch zeigte sich ein Trend für einen

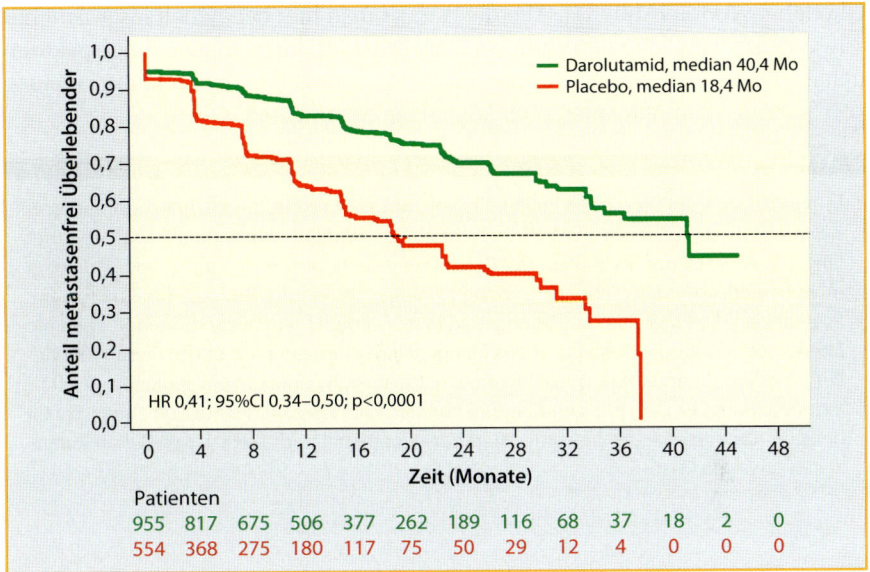

**Abbildung 30:** Metastasenfreies Überleben unter Darolutamid. Adaptiert nach [31].

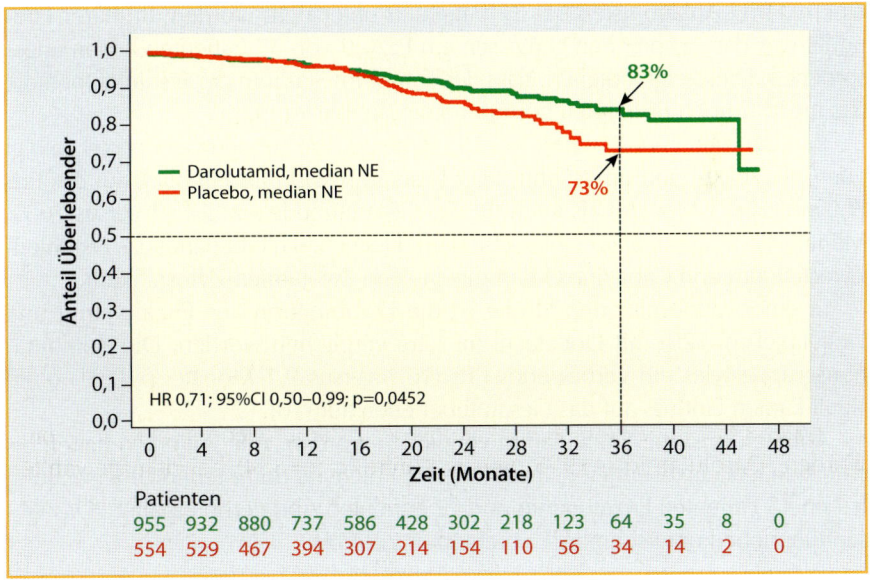

**Abbildung 31:** Overall Survival (sekundärer Endpunkt) unter Darolutamid. Adaptiert nach [31].

Überlebensvorteil (Abb. 31). Allerdings muss man hier bei aktuell insgesamt nur 136 verstorbenen Patienten zurückhaltend sein [32]. Im Nebenwirkungsspektrum unterscheiden sich beide Gruppen nicht. Besonders findet sich keine Häufung von Stürzen, Krampfanfällen oder kognitiven Störungen.

### Wertung

Es handelt sich um eine neue Entität. Das nicht metastasierte, sogenannte kastrationsresistente Prostatakarzinom weist eine nicht eingeschränkte Lebensqualität mit erwartet langer Lebenszeit auf. Jede Form der Behandlung sollte die Lebensqualität der Patienten nicht beeinflussen. Die Lebenserwartung ist abhängig von der Biologie der Erkrankung. Es stellt sich die Frage, ob die Patienten zu dem Zeitpunkt eine weiterführende Therapie überhaupt benötigen. Deshalb ist das Hauptzielkriterium auch nicht das Gesamtüberleben, sondern das metastasenfreie Überleben. Ob es sich dabei um ein geeignetes Zielkriterium handelt, ist zum jetzigen Zeitpunkt unklar. Die Vielzahl der Studien zu der Entität belegen das Interesse der Industrie an dieser neuen Entität, die sehr lange Behandlungszeiten erwarten lässt.

### 3.7.2 Erstlinientherapie, mCRPC

In einer kleinen Phase-II-Studie ist die Umstellung eines LHRH-Agonisten auf einen LHRH-Antagonisten bei 37 Patienten untersucht worden. Primärer Endpunkt war das Ansprechen gemessen am PSA. 9 von 37 Patienten haben angesprochen. Dies zeigt lediglich, dass der Tumor im Stadium der Erstlinientherapie des mCRPC noch prinzipiell hormonmanipulierbar ist [92].

Randomisiert geprüft wurde bei 195 Patienten die Sequenz Docetaxel gefolgt von Cabazitaxel und umgekehrt. Hier bestand sowohl im Hinblick auf das PFS (9,8 versus 9,3 Monate) als auch für das Gesamtüberleben (22,64 versus 20,73 Monate) kein signifikanter Unterschied [5]. Docetaxel bleibt damit das Erstlinien-Zytostatikum und Cabazitaxel das zugelassene Zweitlinien-Zytostatikum.

In einer randomisierten Studie ist die Kombination aus Enzalutamid und Docetaxel (n=120) mit Docetaxel (n=126) verglichen worden. Die Kombinationsgruppe wies ein verbessertes PFS (10,1 versus 9,1 Monate; p=0,01) ohne signifikanten Einfluss auf das Gesamtüberleben auf [10].

Abirateron ist mit Enzalutamid verglichen worden. Alle Patienten hatten bis dato kein Docetaxel erhalten. Im Rahmen der nicht randomisierten Untersuchung haben 43 Patienten Enzalutamid und 77 Patienten Abirateron erhalten. Das Gesamtüberleben unterschied sich nicht (p=0,22) [34].

### 3.7.3 Neue Ansätze in der Prüfung

**Testosteron-Priming**

Mit dem Ziel der Überwindung einer Enzalutamid-Resistenz sind im Rahmen einer einarmigen Phase-II-Studie 30 Patienten mit Testosteron behandelt worden. Danach konnte bei 9 von 30 Patienten ein PSA-Response festgestellt werden. Grad-3/4-Nebenwirkungen sind bei 10% der Patienten aufgetreten [83].

Nebenwirkungen wie Frakturen bei ossären Metastasen sind bereits 1954 von Fowler et al. nach Androgen-Priming beobachtet worden. Im Rahmen dieser Studie sind asymptomatische Patienten mit minimaler Tumorlast selektioniert worden. Deshalb können die frühen Bedenken gegen ein Androgen-Priming durch die Studie von Teply et al. nicht ausgeräumt werden [83].

**Vakzinierungsstrategien**

**PROSTVAC**

Die Vakzine ist im randomisierten dreiarmigen Vergleich im 1:1:1-Randomisationsmodus mit der Kombination PROSTVAC plus GMCSF oder einem Placebo (leerer Vektor) an 1200 Patienten verglichen worden. Das mediane Überleben war mit 34,4 versus 33,2 versus 34,3 Monaten nahezu identisch [35].

**PPV**

Eine personalisierte Vakzine gerichtet gegen HLA-A24 ist 2:1-randomisiert, placebokontrolliert geprüft worden. 207 Patienten sind in die PPV-Gruppe und 103 Patienten in die Placebo-Gruppe randomisiert worden. Weder PFS noch Gesamtüberleben wurden durch die Vakzine beeinflusst [61].

**Sipuleucel-T**

Sipuleucel-T ist die bislang einzige auf Vakzinierung beruhende Therapie in der Behandlung des Prostatakarzinoms mit nachgewiesenem Überlebensvorteil. Eine Aktualisierung an 221 Afrikanern und 1649 Männern kaukasischer Herkunft ergibt Hinweise auf ein besseres Ansprechen für Schwarzafrikaner (OS 35,2 versus 25,8 Monate) [73]. Die Therapie ist in Europa ohne praktische Bedeutung.

> **Wertung**
>
> Docetaxel, Abirateron und Enzalutamid sind effektiv, verlängern das Gesamtüberleben und sind zur primären Therapie des metastasierten kastrationsresistenten Prostatakarzinoms zugelassen. Die Sequenz Abirateron gefolgt von Enzalutamid hat Vorteile. Die Überlegungen zur Behandlung des kastrationsresistenten Prostatakarzinoms werden durch die zu erwartende Verlagerung der Therapie mit Abirateron, Enzalutamid sowie mit Docetaxel in den hormonsensitiven Bereich grundlegend verändert.

### 3.7.4 Zweitlinientherapie

Durch die geänderten Indikationsbereiche mit Verlagerung von Docetaxel, Abirateron und Enzalutamid in den hormonsensitiven Bereich wird die Auswahl der Zweitlinientherapeutika stark eingeschränkt. Standardzytostatikum bleibt somit Cabazitaxel, da diese Substanz eine ausschließliche Zweitlinienindikation aufweist.

### Cabazitaxel

In einer kleinen randomisierten Phase-II-Studie ist Cabazitaxel (n=45) mit Abirateron oder Enzalutamid (n=50) verglichen worden. Cabazitaxel schnitt hier trotz der geringen Fallzahlen in allen Belangen besser ab (klinischer Benefit: 88% versus 70%; p=0,0043; stabile Erkrankung: 26% versus 5%, p=0,007). Bei dem Gesamtüberleben bestand ein nicht signifikanter Trend zugunsten der Chemotherapie mit Cabazitaxel (37 versus 15,5 Monate; p=0,06) [16].

### Radium-223-Cl

Radium-223-Cl eignet sich **NICHT** zur Kombinationstherapie. In einem Rote-Hand-Brief vom 20.3.2018 sind die Zwischenergebnisse der Studie zum mCRPC bei symptomatischen Knochenmetastasen dargestellt worden [7].

Die Kombination aus Radium-223-Cl plus Abirateron, Prednison hat im Vergleich zur Monotherapie mit Radium-223-Cl plus Placebo zu signifikant mehr Frakturen (29% versus 11%) und signifikant mehr Todesfällen (34,7% versus 28,2%) geführt. Schwere Nebenwirkungen traten in der Kombination mit 41% versus 39% auf [78]. Damit ist die Kombination **kontraindiziert**. Jeder weitere Kombinationsversuch mit Ausnahme von LHRH sollte, wenn überhaupt, nur unter Studienbedingungen erfolgen. Die Arbeitsgruppe von De Nunzio hat auf dem EAU Registerdaten zum Auftreten von Nebenwirkungen nach Radium-223-Cl präsentiert. Im Gegensatz zur Zulassungsstudie sind Neutropenie, Leukozytopenie, Asthenie, Pneumonie und Kompressionen des Rückenmarks vermehrt beschrieben (Tab. 12) [25, 78].

Tabelle 12: *Zusammenfassung der Therapieergebnisse zu Radium-223-Cl in Kombination mit Abirateron. Die Substanz eignet sich NICHT zur Kombination. Ausnahme LHRH-Therapie. Adaptiert nach [78].*

|  | n | **Frakturen (%)** | **Zeit bis SRE (Monate)** |
|---|---|---|---|
| Radium-223-Cl + Placebo | 405 | 11 | 26,0 |
| Radium-223-Cl + Abirateron | 401 | 29 | 22,3 |

*SRE* skelettbezogenes Ereignis

> **Wertung**
>
> Chemotherapie-Standard in der Zweitlinientherapie ist Cabazitaxel. Alternativ zur Chemotherapie existieren mit der gut verträglichen oralen Therapie mit den Substanzen Abirateron oder Enzalutamid wirksame Behandlungen. Radium-223-Cl ist bei ausschließlich ossär metastasiertem CRPC und mindestens 2 vorausgegangenen Systemtherapien indiziert und führt zu einem Überlebensvorteil. Eine Kombination von Radium 223-Cl mit Abirateron, Prednison ist kontraindiziert!

### 3.7.5 Neue Ansätze in der Prüfung

#### 177-Lu-PSMA-617-Radioliganden-Therapie

Die PSMA-basierte Therapie ist in Deutschland bei 145 Patienten mit mCRPC durchgeführt worden. Die PSA-Ansprechrate betrug 45%. An Nebenwirkungen stand die Hämatotoxizität bei 17% Grad-3/4-Nebenwirkungen im Vordergrund. Klinisch wurde eine Mundtrockenheit bei 8% der Patienten berichtet. Angaben zur Effektivität liegen bislang nicht vor.

Bei 100 konsekutiv behandelten Patienten wiesen 41% der Patienten einen PSA-Rückgang von >50% auf. Die Nebenwirkungsrate mit ausschließlich hämatologischen Grad-3/4-Nebenwirkungen betrug 16% [37]. Leider ist die Untersuchung außerhalb einer Studie erfolgt und das PSA ist als Zielkriterium für die Beurteilung der Effektivität unzureichend.

In einer Phase-II-Studie sind 64 Patienten rekrutiert worden. Drei Zyklen erscheinen vorteilhaft, gemessen am PSA-Response. 24 Patienten haben eine PSA-Remission >50% erzielt [11].

#### Olaparib

ist in Kombination mit Abirateron im Vergleich zu Abirateron plus Placebo doppelblind 1:1 an insgesamt 142 Patienten geprüft worden. Die Kombination führte zu einem signifikant verbesserten PFS (13,8 versus 8,2 Monate; p=0,034). Das Gesamtüberleben war jedoch mit 22,7 versus 20,9 Monaten (p=0,66) nicht signifikant verschieden. Die Nebenwirkungen mit 6% Therapietoten war hoch [20]. Positiver Hinweis aus der Studie ist die Feststellung, dass der DNA-Reparaturstatus für das Ansprechen von Bedeutung sein könnte.

Durvalumab ist in der Zweitlinie mit Olaparib bei 17 Patienten in einer Phase-II-Studie eingesetzt worden. 9 von 17 Patienten wiesen einen PSA-Response >50% auf. Biomarker (BRCA2) scheinen von Bedeutung zu sein. Die Studie wird fortgeführt [41].

In einer weiteren nicht randomisierten einarmigen Phase-II-Studie wurde Pembrolizumab mit Olaparib kombiniert [53]. Auch hier fanden sich keine überzeugenden Hinweise auf eine Wirksamkeit von Olaparib allein oder in Kombination.

### Pembrolizumab

ist second line nach Docetaxel-Vorbehandlung bei 258 Patienten geprüft worden. 131 Patienten wiesen eine PD-L1-Überexpression auf; 67 Patienten nicht, und bei weiteren 60 Patienten mit vornehmlich ossärer Metastasierung erfolgte die Therapie unabhängig von der PD-L1-Expression [24]. Das Gesamtüberleben war unabhängig vom PD-L1-Status (9,5 versus 8,0 Monate). In der Gruppe der ossär metastasierten Patienten war das mediane Überleben noch nicht erreicht.

Die Aktualisierung der Studie zeigt nach wie vor keine eindeutige Abhängigkeit vom PD-L1-Status. Das längste Überleben haben Patienten mit ossären Metastasen. Das Ansprechen ist nach objektiven sowie nach PSA-Kriterien mit maximal 8% sehr gering [3].

Pembrolizumab wurde in Kombination mit Docetaxel bei Abirateron oder Enzalutamid vorbehandelten Patienten (n=72) geprüft [53]. Eine Wirksamkeit lässt sich aus den vorliegenden Daten nicht ableiten. In einer weiteren Studie wurde Pembrolizumab in Kombination mit Enzalutamid bei mit Abirateron vorbehandelten Patienten geprüft (ORR: 20%) [33].

### Nivolumab plus Ipilimumab

ist bei 90 Patienten in der Zweitlinie geprüft worden. Unterschieden wurde dabei, ob die Patienten zytostatisch vorbehandelt waren (Kohorte 2, n=45) oder nicht (Kohorte 1, n=45). In Abhängigkeit vom Ansprechen (rPFS) sowie vom Gesamtüberleben (OS) zeigte sich ein nicht signifikanter Trend zuungunsten der CTX-vorbehandelten Patienten [74].

## 3.8 Osteoonkologie

Die Auswertung von sechs randomisierten Studien zum Vergleich von Denosumab mit Zoledronsäure belegt Vorteile für Denosumab. Hier war die Substanz besser bei der Verzögerung skelettbezogener Ereignisse und dem Auftreten bzw. der Verschlechterung einer Schmerzsymptomatik. Im Rahmen einer gepoolten Analyse aus vier Phase-III-Studien war nach Denosumab die Entstehung primärer Zweitmalignome mit 1,5% (54/3691) versus 0,9% (33/3688) geringgradig höher als nach Zoledronsäure. Ein behandlungsbedingtes Muster lässt sich aus den Angaben nicht ableiten [66]. Die Frage zum Therapieintervall ist beantwortet worden. In einer randomisierten Studie war der 12-wöchentliche Modus im Vergleich zum 4-wöchentlichen Applikationsmodus nicht von Nachteil. Dies trifft auf alle osteoprotektiven Substanzen wie Zoledronsäure, Denosumab und Pamidronat zu [21].

### Wertung

Effektive osteoonkologisch wirksame Therapeutika sind: Denosumab (effektiver als Zoledronsäure); wenn Zoledronsäure, dann in Kombination mit Celecoxib. Die 3-monatliche Gabe ist zu bevorzugen. Radium-223-Cl ist die einzige osteoprotektive Therapie mit Überlebensvorteil. Zur ossären Konsolidierung kann eine Radiotherapie erfolgen. Unabhängig davon ist eine effektive Schmerztherapie/Analgesie integraler Behandlungsbaustein.

## Therapiesequenz

### Prostatakarzinom – UPDATE 2019

#### A: Lokal begrenzt, N0, M0

1. Low Risk (1 Lappen, PSA <10, Gleason 3 plus 3): Active Surveillance oder Watchful Waiting (ältere oder komorbide Patienten)
2. Intermediate Risk (<70 J. ohne Komorbiditäten): Radikale Prostatektomie oder externe Radiotherapie plus ADT
3. High Risk (Gleason 4 plus 4/>, PSA >10): Multimodales Konzept unter Einbeziehung von Operation, Strahlentherapie, Hormontherapie

#### B: Lokal fortgeschritten, M0

1. Stufe: OP/RT plus LHRH-Therapie
2. Stufe (M0, CRPC): LHRH plus Apalutamid oder alternativ Enzalutamid
3. Neu: *Darolutamid* (Zulassung erwartet)

#### C: M1, hormonsensitiv, Low Risk

Stufenunabhängig: im Falle von ossären Metastasen: Denosumab; alternativ Zoledronsäure plus Celecoxib
1. Stufe: sofortige LHRH-Therapie
2. Neu: Lokaltherapie (Strahlentherapie oder TUR-P)
3. Stufe: IAD (intermittierende Androgendeprivation)
4. Stufe: LHRH plus Antiandrogen
5. Stufe: Wegnahme des Antiandrogens

**Kastrationsresistent**

Stufenunabhängig: bei ossären Metastasen und wenigstens 2 vorausgegangenen Systemtherapien: LHRH plus Radium-223-Cl (**keine** Kombinationen mit Radium-223-Cl)
5. Stufe: LHRH plus Docetaxel oder
6. Stufe: LHRH plus Abirateron oder
7. Stufe: LHRH plus Enzalutamid
8. Stufe: LHRH plus Cabazitaxel
9. Stufe: LHRH plus alleinig Best supportive Care

**D: M1, hormonsensitiv, High Risk**

Stufenunabhängig: im Falle von ossären Metastasen: Denosumab; alternativ Zoledronsäure plus Celecoxib
1. Stufe: sofortige LHRH-Therapie
2. Stufe: LHRH plus Abirateron oder
3. Stufe: LHRH plus Docetaxel
4. Neu: *Apalutamid* oder *Enzalutamid* (Zulassung erwartet)

**Kastrationsresistent**

Stufenunabhängig: bei ossären Metastasen und wenigstens 2 vorausgegangenen Systemtherapien: LHRH plus Radium-223-Cl (**keine** Kombinationen mit Radium-223-Cl)
4. Stufe: LHRH plus Enzalutamid oder
5. Stufe: LHRH plus Cabazitaxel
6. Stufe: LHRH plus alleinig Best supportive Care
Neu (Zulassung erwartet): Olaparib mCRPC nach Vorbehandlung mit Abirateron/Enzalutamid
Voraussetzung: BRCA1/2- oder ATM-Genmutation

## 3.9  Literatur

[1] Abdollah F, Dalela D, Akshay Y et al. (2018) Assessing the external validity of the updated prostate cancer (PCa) intervention versus observation trial (PIVOT). Eur Urol Suppl 17(2):e238–9
[2] Andriole GL, Crawford ED, Grubb RL et al. (2009) Mortality results from a randomized prostate-cancer screening trial. N Engl J Med 360(13):1310–9
[3] Antonarakis ES (2019) Pembrolizumab for metastatic castration-resistant prostate cancer (mCRPC) previously treated with docetaxel: Updated analysis of KEYNOTE-199. ASCO GU, 216

[4] Armstrong AJ (2019) Prospective Multicenter Validation of Androgen Receptor Splice Variant 7 and Hormone Therapy Resistance in High-Risk Castration-Resistant Prostate Cancer: The PROPHECY Study. J Clin Oncol 37(13):1120–9
[5] Baciarello G (2019) Final results from the randomized CABADOC trial: Patient preference between cabazitaxel and docetaxel for first-line chemotherapy in metastatic castrate-resistant prostate cancer (mCRPC). ASCO GU, 5017
[6] Banerji JS, Wolff EM, Massman JD 3rd et al. (2016) Prostate Needle Biopsy Outcomes in the Era of the U.S. Preventive Services Task Force Recommendation against Prostate Specific Antigen Based Screening. J Urol 195(1):66–73
[7] Bayer (2014) Radium-223 Dichloride and Abiraterone Acetate Compared to Placebond Abiraterone Acetate for Men With Cancer of the Prostate When Medical or Surgicalastration Does Not Work and When the Cancer Has Spread to the Bone, Has Not Been Treated With Chemotherapy and is Causing no or Only Mild Symptoms (ERA 223). ClinicalTrials.gov, https://clinicaltrials.gov/ct2/show/NCT02043678
[8] Bill-Axelson A, Holmberg L, Garmo H et al. (2018) Radical Prostatectomy or Watchful Waiting in Prostate Cancer – 29-Year Follow-up. N Engl J Med 379:2319–9
[9] Boevé LM, Hulshof MC, Vis AN et al. (2018) Effect on Survival of Androgen Deprivation Therapy Alone Compared to Androgen Deprivation Therapy Combined with Concurrent Radiation Therapy to the Prostate in Patients with Primary Bone Metastatic Prostate Cancer in a Prospective Randomised Clinical Trial: Data from the HORRAD Trial. Eur Urol 75(3):410–8
[10] Caffo O (2019) A multicentric phase II randomized trial of docetaxel (D) plus enzalutamide (E) versus docetaxel (D) as first-line chemotherapy for patients (pts) with metastatic castration-resistant prostate cancer (mCRPC): CHEIRON study. ASCO GU, 5050
[11] Calais J (2019) RESIST-PC phase 2 trial: 177Lu-PSMA-617 radionuclide therapy for metastatic castrate-resistant prostate cancer. ASCO GU, 5028
[12] Capogrosso P, Vertosick EA, Benfante NE et al. (2019) Are We Improving Erectile Function Recovery After Radical Prostatectomy? Analysis of Patients Treated over the Last Decade. Eur Urol 75(2):221–8
[13] Castro E, Romero-Laorden N, Del Pozo A et al. (2019) PROREPAIR-B: A Prospective Cohort Study of the Impact of Germline DNA Repair Mutations on the Outcomes of Patients With Metastatic Castration-Resistant Prostate Cancer. J Clin Oncol 37(6):490–503
[14] Chen RC, Mohammed Z, Schumacher JR et al. (2018) Frequency of post-treatment surveillance and survival in localized prostate cancer: AFT-30 a national study. J Clin Oncol 36(Suppl 15):6503
[15] Chi KN (2019a) First results from TITAN: A phase III double-blind, randomized study of apalutamide (APA) versus placebo (PBO) in patients (pts) with metastatic castration-sensitive prostate cancer (mCSPC) receiving androgen deprivation therapy (ADT). ASCO GU, 5006
[16] Chi KN (2019b) Updated results from a randomized phase II study of cabazitaxel (CAB) versus abiraterone (ABI) or enzalutamide (ENZ) in poor prognosis metastatic CRPC. ASCO GU, 5003

[17] Chi KN, Protheroe A, Rodríguez-Antolín A (2018) Patient-reported outcomes following abiraterone acetate plus prednisone added to androgen deprivation therapy in patients with newly diagnosed metastatic castration-naive prostate cancer (LATITUDE): an international, randomised phase 3 trial. Lancet Oncol 19(2):194–206

[18] Chiles KA, Staff I, Johnson-Arbor KA et al. (2018) A Double-Blind, Randomized Trial on the Efficacy and Safety of Hyperbaric Oxygenation Therapy in the Preservation of Erectile Function after Radical Prostatectomy. J Urol 199(3):805–11

[19] Ciezki JP, Reddy CA, Haber GP et al. (2017) The effect of prostatectomy technique on genitourinary toxicity. J Clin Oncol 35(Suppl 6):100

[20] Clarke NW, Wiechno PJ, Alekseev B et al. (2018) Olaparib combined with abiraterone in patients with metastatic prostate cancer: Safety run-in from a phase II study. J Clin Oncol 36(Suppl):#5003

[21] Clemons MJ (2019) A randomized trial comparing four-weekly versus 12-weekly administration of bone-targeted agents (denosumab, zoledronate, or pamidronate) in patients with bone metastases from either breast or castration-resistant prostate cancer. ASCO GU, 11501

[22] Conteduca V, Scarpi E, Matteucci F et al. (2019) Multimodal Approach to Outcome Prediction in Metastatic Castration-Resistant Prostate Cancer by Integrating Functional Imaging and Plasma DNA Analysis. J Clin Oncol epub ehead of print: doi/abs/10.1200/PO.18.00302

[23] Coughlin GD, Yaxley JW, Chambers SK et al. (2018) Robot-assisted laparoscopic prostatectomy versus open radical retropubic prostatectomy: 24-month outcomes from a randomised controlled study. Lancet Oncol 19(8):1051–60

[24] De Bono JS, Goh JC, Ojamaa K et al. (2018) KEYNOTE-199: Pembrolizumab (pembro) for docetaxel-refractory metastatic castration-resistant prostate cancer (mCRPC). J Clin Oncol 36(Suppl):#5007

[25] De Nunzio (2019) Overall Adverse Events in Patients Treated with Radium-223 for Metastatic Castration Resistant Prostate Cancer: Registry Study and Analysis of Real-Life Data from EudraVigilance. EAU

[26] Donovan JL, Hamdy FC, Lane JA et al. (2016) Patient-Reported Outcomes after Monitoring, Surgery, or Radiotherapy for Prostate Cancer. N Engl J Med 375(15):1425–37

[27] Downer MK, Kenfield SA, Stampfer MJ et al. (2019) Alcohol Intake and Risk of Lethal Prostate Cancer in the Health Professionals Follow-Up Study. J Clin Oncol 37(17):1499–511

[28] Downing A, Wright P, Hounsome L et al. (2019) Quality of life in men living with advanced or localised prostate cancer in the UK: a population-based study. Lancet Oncol 20(3):436–47

[29] El-Modir A (2018) Metastases-directed therapy (MDT) for oligometastatic prostate cancer. J Clin Oncol 36(Suppl 6):375

[30] Feyerabend S, Saad F, Li T et al. (2018) Indirect treatment comparison (ITC) of abiraterone acetate (AA) plus prednisone (P) and docetaxel (DOC) on patient-reported outcomes (PROs) in metastatic castration-naïve prostate cancer (mCNPC). J Clin Oncol 36(Suppl 6):200

[31] Fizazi K, Shore N, Tammela TL et al. (2019a) Darolutamide in Nonmetastatic, Castration-Resistant Prostate Cancer. N Engl J Med 380(13):1235–46

[32] Fizazi K (2019b) Impact of darolutamide (DARO) on pain and quality of life (QoL) in patients (Pts) with nonmetastatic castrate-resistant prostate cancer (nmCRPC). ASCO GU, 5000
[33] Fong PC (2019) Pembrolizumab (pembro) plus enzalutamide (enza) in abiraterone (abi)-pretreated patients (pts) with metastatic castrate resistant prostate cancer (mCRPC): Cohort C of the phase 1b/2 KEYNOTE-365 study. ASCO GU, 5010
[34] Goldner-Cesca M (2019) Comparison of enzalutamide versus abiraterone in castration-resistant prostate cancer before docetaxel: Results of a propensity score-matched analysis. ASCO GU, 16540
[35] Gulley JL, Borre M, Vogelzang NJ et al. (2018) Results of PROSPECT: A randomized phase 3 trial of PROSTVAC-V/F (PRO) in men with asymptomatic or minimally symptomatic metastatic, castration-resistant prostate cancer. J Clin Oncol 36(Suppl 15): 5006
[36] Hamdy FC, Donovan JL, Lane JA et al. (2016) 10-year outcomes after monitoring, surgery, or radiotherapy for localized prostate cancer. N Engl J Med 375(15):1415–24
[37] Heck MM, Schwaiger S, Knorr K et al. (2018) Clinical experience with 100 consecutive patients treated with Lu-177-labeled PSMA-I&T radioligand therapy for metastatic castration-resistant prostate cancer. J Clin Oncol 36(Suppl 6):206
[38] Heidenreich A, Alessandro M, Soligo M et al. (2018) PT080 – Salvage radical prostatectomy (SRP) for radioresistant prostate cancer (PCA): Outcome analysis of 2 tertiary referal centres. Eur Urol 17(2):e1837
[39] Hussain M (2018) PROSPER: A phase III randomized, double blind, placebo controlled study in men with non metastatic CRPC. ASCO GU
[40] Hussain M, Tangen CM, Berry DL et al. (2013) Intermittent versus Continuous Androgen Deprivation in Prostate Cancer. N Engl J Med 368:1314–25
[41] Karzai F, Madan RA, Owens H et al. (2018) A phase 2 study of olaparib and durvalumab in metastatic castrate-resistant prostate cancer (mCRPC) in an unselected population. J Clin Oncol 36(Suppl 6):163
[42] Kasivisvanathan V, Rannikko AS, Borghi M et al. (2018) 1225 - Prostate evaluation for clinically important disease: Sampling using image-guidance or not? (The PRECISION study, NCT02380027). Eur Urol Suppl 17(2);e1716–7
[43] Keller N, Jenny MA, Gigerenzer G et al. (2018) PSA-Screening: Möglicher Nutzen und Schaden. Dtsch Arztebl 115(13):A-583
[44] Kellokumpu-Lehtinen PL, Hjälm-Eriksson M, Astrom L et al. (2018) A randomized phase III trial between adjuvant docetaxel and surveillance after radical radiotherapy for intermediate and high risk prostate cancer: Results of SPCG-13 trial. J Clin Oncol 36(Suppl 15):5000
[45] Knipper S, Graefen M (2019) Lokale Therapie des Primärtumors beim oligometastasierten Prostatakarzinom – der neue Therapiestandard? Urologe 58(1):49–50
[46] Knipper S, Graefen M (2018) Robot-assisted Radical Prostatectomy-So Successful Because It Is Better or Better Because It Is So Successful? Eur Urol Oncol 1(5): 361–3
[47] Kyriakopoulos CE, Chen YH, Carducci MA et al. (2018) Chemohormonal Therapy in Metastatic Hormone-Sensitive Prostate Cancer: Long-Term Survival Analysis of the Randomized Phase III E3805 CHAARTED Trial. J Clin Oncol 2018;36(11):1080–7

[48] Lehmann J, Flesch M, Vosgerau S et al. (2018) Influence of cardiovascular (CV) comorbidities on the selection of hormone deprivation therapy (HDT) in the treatment of metastatic prostate cancer (mPCa). J Clin Oncol 36(Suppl 6): epub before print
[49] Lutz SZ, Hennenlotter S, Scharpf MO et al. (2018) Androgen receptor overexpression in prostate cancer in type 2 diabetes. Mol Metab 158–66
[50] Malvezzi M, Carioli G, Bertuccio P et al. (2018) European cancer mortality predictions for the year 2018 with focus on colorectal cancer. Ann Onc 29(4):1016–22
[51] Margel D, Peer A, Ber Y et al. (2019) Cardiovascular Morbidity in a Randomized Trial Comparing GnRH Agonist and GnRH Antagonist among Patients with Advanced Prostate Cancer and Preexisting Cardiovascular Disease. J Urol 101097JU0000000000000384
[52] Marzouk K, Assel M, Ehdaie B et al. (2018) Long-Term Cancer Specific Anxiety in Men Undergoing Active Surveillance of Prostate Cancer: Findings from a Large Prospective Cohort. J Urol 200(6):1250–5
[53] Massard C, Retz M, Hammerer P et al. (2019) Keynote-365 cohort b: Pembrolizumab (pembro) plus docetaxel and prednisone in abiraterone (abi) or enzalutamide (enza)-pretreated patients (pts) with metastatic castrate resistant prostate cancer (mCRPC). ASCO GU, 170
[54] Maurer T, Robu S, Schottelius M et al. (2018) 99mTechnetium-based Prostate-specific Membrane Antigen-radioguided Surgery in Recurrent Prostate Cancer. Eur Urol 75(4):659–66
[55] Merseburger A, Bro Falkenberg A, Kornilova OJ (2019) New study suggest patients with advanced prostate cancer on androgen deprivation therapy need more dialogue with health care provider, especially around cardiovascular risk. World J Urol 37(6):1085–93
[56] Meyer R (2018) PSA-Test: Diagnose ohne Effekt. Dtsch Arztebl 115(13):A-587
[57] Michalski JM, Moughan J, Purdy J et al. (2018) Effect of Standard vs Dose-Escalated Radiation Therapy for Patients With Intermediate-Risk Prostate Cancer: The NRG Oncology RTOG 0126 Randomized Clinical Trial. JAMA Oncol 4(6):e180039
[58] Morgenthaler A, Magauran D, Neel D et al. (2018) Recurrence rate following testosterone therapy in a large clinical cohort of men with prostate cancer. J Urol 19(Suppl 4): MP17-03
[59] Morris MJ (2019) Alliance A031201: A phase III trial of enzalutamide (ENZ) versus enzalutamide, abiraterone, and prednisone (ENZ/AAP) for metastatic castration resistant prostate cancer (mCRPC). ASCO GU, 5008
[60] Nabid A, Carrier N, Vigneault E et al. (2016) Causes of death in intermediate- and highrisk prostate cancer treated with radiotherapy with or without androgen deprivation therapy: Analysis from two phase III trials. J Clin Oncol 34(Suppl 2):34
[61] Noguchi M (2019) Personalized peptide vaccination for castration-resistant prostate cancer progressing after docetaxel chemotherapy: A randomized, double-blind, placebo-controlled, phase III trial. ASCO GU, 5033
[62] Nyberg M, Hugosson J, Wiklund P et al. (2018) Functional and Oncologic Outcomes Between Open and Robotic Radical Prostatectomy at 24-month Follow-up in the Swedish LAPPRO Trial. Eur Urol Oncol 1(5):353–60
[63] Osses DF, Remmers S, Schröder FH et al. (2019) Results of Prostate Cancer Screening in a Unique Cohort at 19yr of Follow-up. Eur Urol 75(3):374–7

[64] Ost P, Reynders D, Decaestecker K et al. (2018) Surveillance or Metastasis-Directed Therapy for Oligometastatic Prostate Cancer Recurrence: A Prospective, Randomized, Multicenter Phase II Trial. J Clin Oncol 36(5):446–53

[65] Parker CC, James ND, Brawley CD et al.; Systemic Therapy for Advanced or Metastatic Prostate cancer: Evaluation of Drug Efficacy (STAMPEDE) investigators (2018) Radiotherapy to the primary tumor for newly diagnosed, metastatic prostate cancer (STAMPEDE): a randomised controlled phase 3 trial. Lancet 392(10162):2353–66

[66] Paul-Ehrlich-Institut (2018) Informationsbrief der Amgen GmbH zu Xgeva (Denosumab). 17. Mai 2018, https://www.pei.de/DE/arzneimittelsicherheit-vigilanz/archiv-sicherheitsinformationen/2018/ablage2018/2018-05-16-informationsbrief-xgeva.html

[67] Pazdur R (2018) FDA Approves Apalutamide for Non-Metastatic Castration-Resistant Prostate Cancer (nmCRPC). Pressemitteilung vom 18.2.2018.

[68] Perlis N, Al-Kasab T, Ahmad A et al. (2018) Defining a Cohort that May Not Require Repeat Prostate Biopsy Based on PCA3 Score and Magnetic Resonance Imaging: The Dual Negative Effect. J Urol 199(5):1182–7

[69] Porpiglia F, Manfredi M, Checcucci E et al. (2019) Use of chitosan membranes after nerve-sparing radical prostatectomy improves early recovery of sexual potency: results of a comparative study. BJU Int 123(3):465–73

[70] Preisser F, Van den Bergh R, Gandaglia G et al. (2018) Effect of extended pelvic lymph node dissection on oncologic outcomes in D'Amico intermediate- and high-risk radical prostatectomy patients. Eur Urol Suppl 17(2):e1778

[70a] Qu M, Zhu F, Chen H, et al. (2019) Palliative Transurethral Resection of the Prostate in Patients with Metastatic Prostate Cancer: A Prospective Study of 188 Patients. J Endourol 33(7):570-575. doi: 10.1089/end.2019.0108

[71] Rosenthal SA, Hu C, Sartor O et al. (2019) Effect of Chemotherapy With Docetaxel With Androgen Suppression and Radiotherapy for Localized High-Risk Prostate Cancer: The Randomized Phase III NRG Oncology RTOG 0521 Trial. J Clin Oncol 37(14):1159–68

[72] Saad F, Small E, Hadaschik B et al. (2018) Patient (pt) reported outcomes (PROs) inPARTAN, a phase 3, double-blind, randomized tudy of apalutamide (APA) plus androgen deprivation therapy (ADT) vs placebo (PBO) plus ADT in men with non-metastatic castration-resistant prostate cancer (nmCRPC). Eur Urol Suppl 17(2):e1070

[73] Sartor AO (2019) Overall survival (OS) of African-American (AA) and Caucasian (CAU) men who received sipuleucel-T for metastatic castration-resistant prostate cancer (mCRPC): Final PROCEED analysis. ASCO GU, 5035

[74] Sharma P (2019) Initial Results from Checkmate 650, a Phase II Study of Nivolumab Plus Ipilimumab for the Treatment of Metastatic Castration-Resistant Prostate Cancer. ASCO GU, 142

[75] Shoag E, Mittal JE, Hu JC (2016) Reevaluation PSA Testing Rates in the PLCO Trial. N Engl J Med 374(18):1795–6

[76] Slovin SF, Melloni C, Mansor-Lefebre S et al. (2018) A multicenter, randomized, controlled trial comparing the occurrence of major adverse cardiovascular events (MACEs) in patients (pts) with prostate cancer (pc) and cardiovascular disease (CVD)

receiving degarelix (GnRH receptor antagonist) or leuprolide (GnRH receptor agonist). J Clin Oncol 36(Suppl 6):TPS395

[77] Small EJ, Saad F, Chowdhury S et al. (2018) SPARTAN, a phase 3 double-blind, randomized study of apalutamide (APA) versus placebo (PBO) in patients (pts) with nonmetastatic castration-resistant prostate cancer (nmCRPC). J Clin Oncol 36(Suppl 6):161

[78] Smith M, Parker C, Saad F et al. (2019) Addition of radium-223 to abiraterone acetate and prednisone or prednisolone in patients with castration-resistant prostate cancer and bone metastases (ERA 223): a randomised, double-blind, placebo-controlled, phase 3 trial. Lancet Oncol 20(3):408–19

[79] Smith MR, Saad F, Chowdhury S et al. (2018) Apalutamide Treatment and Metastasis-free Survival in Prostate Cancer. N Engl J Med 378(15):1408–18

[80] Stenzl A, Dunshee C, De Giorgi U et al. (2019) Health-related quality of life (HRQoL) and pain progression with enzalutamide (ENZ) in metastatic hormone-sensitive prostate cancer (mHSPC) from the ARCHES study. J Clin Oncol 37(Suppl 15): 5044

[81] Sweeney C (2019) ENZAMET: Addition of Enzalutamide to Standard of Care in Metastatic Hormone-Sensitive Prostate Cancer. ASCO LBA2

[82] Sydes MR, Spears MR, Mason MD et al. (2018) Adding abiraterone or docetaxel to long-term hormone therapy for prostate cancer: directly randomised data from the STAMPEDE multi-arm, multi-stage platform protocol. Ann Oncol 29(5):1235–48

[83] Teply BA, Wang H, Luber B et al. (2018) Bipolar androgen therapy in men with metastatic castration-resistant prostate cancer after progression on enzalutamide: an open-label, phase 2, multicohort study. Lancet Oncol 19(1):76–86

[84] Thomsen FB, Bosco C, Garmo H et al. (2019) Anti-androgen monotherapy versus gonadotropin-releasing hormone agonists in men with advanced, non-metastatic prostate cancer: a register-based, observational study. Acta Oncol 58(1):110–8

[85] Tombal B, Saad F, Penson D et al. (2019) Patient-reported outcomes following enzalutamide or placebo in men with non-metastatic, castration-resistant prostate cancer (PROSPER): a multicentre, randomised, double-blind, phase 3 trial. Lancet Oncol 20(4):556–69

[86] Tsai HT, Pfeiffer RM, Philips GK et al. (2017) Risks of Serious Toxicities from Intermittent versus Continous Androgen Deprivation Therapy for Advanced Prostate Cancer: A Population Based Study. J Urol 197(5):1251–7

[87] Qu M, Zhu F, Chen H et al. (2019) Palliative Transurethral Resection of the Prostate in Patients with Metastatic Prostate Cancer: A Prospective Study of 188 Patients. J Endourol 33(7):570–5

[88] Van Hemelrijck M, Ji X, Helleman J et al.; Members of the Movember Foundation's Global Action Plan Prostate Cancer Active Surveillance GAP3 consortium; Members of the Movember Foundation's Global Action Plan Prostate Cancer Active Surveillance GAP3 consortium (2019) Reasons for Discontinuing Active Surveillance: Assessment of 21 Centres in 12 Countries in the Movember GAP3 Consortium. Eur Urol 75(3):523–31

[89] Wilt TJ, Jones KM, Barry MJ et al. (2017) Follow-up of Prostatectomy versus Observation for Early Prostate Cancer. N Engl J Med 377(2):132–42

[90] Yaxley JW, Coughlin GD, Chambers SK et al. (2016) Robot-assisted laparoscopic prostatectomy versus open radical prostatectomy: early outcomes from a randomised phase 3 study. Lancet 388(10049):1057–66
[91] Yin M, Monk P, Mortazavi A et al. (2019) Comparative effectiveness of surgery versus external beam radiation with/without brachytherapy in intermediate and high-risk localized prostate cancer. J Clin Oncol 37(Suppl 15):e16602
[92] Yokomizo Y, Hayashi N, Takizawa A et al. (2018) Multicenter prospective study of switching from GnRH agonists to GnRH antagonist for patients with early stage of castration resistant prostate cancer as a second-line hormonal therapy. J Clin Oncol 36(Suppl 6):183

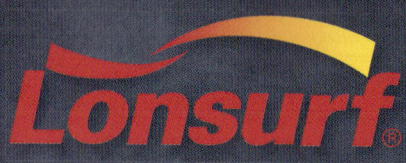

# Lonsurf®
**Trifluridin/Tipiracil**

## Die Therapie des vorbehandelten mCRC – weiterentwickelt[1]

## Mehr Lebenszeit[1,2,3] – mehr wertvolle Momente.[1,2,4,5]

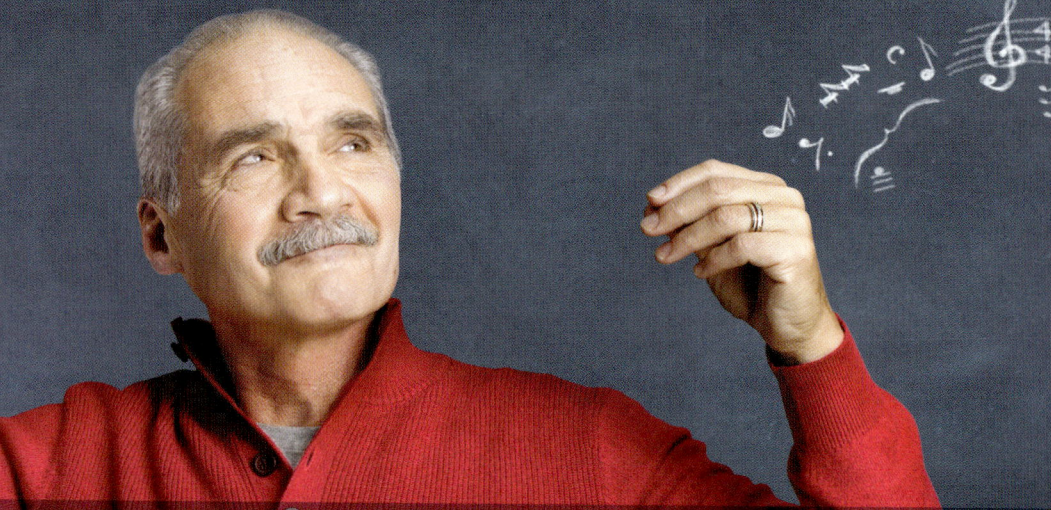

**1** Fachinformation LONSURF; **2** Mayer RJ et al. N Engl J Med 2015;372:1909-19; **3** mOS 5,2 Monate Plc vs 7,2 Monate LONSURF, HR 0.69 (95% CI, 0.59-0.81; P<0.0001); **4** mPFS 1,7 Monate Plc vs 2,0 Monate LONSURF HR 0.48 (95% CI, 0.41–0.57; P<0.001 by log rank test); **5** mediane Zeitspanne vs PS ≥2: 4,0 Monate LONSURF vs 5,7 Monate LONSURF

**Lonsurf 15mg/6,14 mg bzw. 20 mg/8,19 mg Filmtabletten** ▼ Dieses Arzneimittel unterliegt einer zusätzlichen Überwachung. Wirkstoffe: Trifluridin/Tipiracil **Zusammensetzung:** Lonsurf 15 mg/6,14 mg Filmtabletten: Jede Filmtablette enthält 15 mg Trifluridin und 6,14 mg Tipiracil (als Hydrochlorid). Lonsurf 20 mg/8,19 mg Filmtabletten: Jede Filmtablette enthält 20 mg Trifluridin und 8,19 mg Tipiracil (als Hydrochlorid). Sonst. Best.: Hypromellose, Macrogol (8000), Magnesiumstearat, Schellack, Eisen(III)-oxid (E172), Eisen(III)-hydroxid-oxid x H2O (E172), Indigocarmin-Aluminiumsalz (E132), Carnaubawachs, Talkum. **Anwendungsgebiete:** Behandlung von erwachsenen Patienten mit metastasiertem kolorektalem Karzinom, die bereits mit verfügbaren Therapien behandelt wurden oder für diese nicht geeignet sind. Diese Therapien beinhalten Fluoropyrimidin-, Oxaliplatin- und Irinotecan-basierte Chemotherapien, Anti-VEGF- und Anti-EGFR-Substanzen. **Dosierung und Art der Anwendung:** Empf. Anfangsdos.: 35 mg/m2/Dosis 2x tägl. oral an Tag 1-5 und Tag 8-12 von jedem 28-Tagezyklus, innerh. 1 Std. nach Mahlzeit am Morgen und Abend; Dos. wird nach KOF berechnet, darf 80 mg/Dos. nicht überschreiten; ggf. Dos.anpassung je nach Sicherheit/Verträgl.; 3 Dosisreduktionen bis Minimaldosis 20 mg/m2 2x tägl. erlaubt; nach Dosisreduktion darf diese nicht wieder erhöht werden. **Gegenanzeigen:** Überempf. geg. Wirkst. od. sonst. Bestandteil. **Warnhinweise:** Knochenmarksuppr.: Gesamtblutbild vor Therapiebeginn, jedem Zyklus u. bei Bedarf; Behandl. nicht beginnen, wenn Neutrophilenzahl < 1,5 x 109/l, Thrombozytenzahl < 75 x 109/l od. bei best. Grad 3 od. 4 nicht-hämatol. Tox.; Pat. engmaschig ü. Infektionsrisiken überwachen, ggf. geeignete Maßnahmen ergreifen. Gastrointest. Tox.: antiemet., anti-diarrhoische Maßnahmen anwenden, ggf. And. d. Dosis. Nierenfunkt.stör.: nicht empf. b. schwerwieg. od. term. Nierensuff.; bei mäß. Nierenfunkt.stör. häufiger ü. hämatol. Tox. kontrollieren. Leberfunkt.stör.: nicht empf. b. mäß. od. schwerer Leberfunkt.stör. zu Behandl.beginn. Proteinurie: Urinkontrolle (Teststreifen) vor u. währ. Behandl. Enthält Lactose. **Wechselwirkungen:** Vorsicht bei AM, die m. Nukleosid-Transportern CNT1, ENT1, ENT2 interagieren, OCT2- od. MATE1-Inhibitoren, humanen Thymidin-Kinase-Substr. (z.B. Zidovudin – Konkurrenz um Aktivierung durch Thymidin-Kinase), horm. Kontrazeptiva (zusätzl. Barrieremethode anw.). Schwangerschaft/ Stillzeit: Kontraindiziert. Empfängnisverhütung: Während und bis 6 Mon. nach Behandlungsende. Verkehrstüchtigkeit und die Fähigkeit zum Bedienen von Maschinen: Ermüdung, Schwindel od. Unwohlsein mögl. **Nebenwirkungen:** Sehr häufig: Neutropenie, Leukopenie, Anämie, Thrombozytopenie, vermind. Appetit, Diarrhö, Übelkeit, Erbrechen, Ermüdung. Häufig: Infektion d. unteren/oberen Atemwege, febrile Neutropenie, Lymphopenie, Monozytose, Hypoalbuminämie, Schlaflosigkeit, Geschmacksstör., periphere Neuropathie, Schwindelgefühl, Kopfschmerzen, Flush, Dyspnoe, Husten, Abdominalschmerz, Obstipation, Stomatitis, Erkrank. d. Mundraumes, Hyperbilirubinämie, Palmar-plantares Erythrodysästhesie-Syndrom, Hautausschlag, Alopezie, Pruritus, trockene Haut, Proteinurie, Fieber, Ödem, Schleimhautentzünd., Unwohlsein, Leberenzyme erhöht, alkalische Phosphatase erhöht, Gewichtsabnahme. Gelegentlich: sept. Schock, infekt. Enteritis, Lungeninfekt., Gallengangsentzündung, Grippe, Harnwegsinfekt., Zahnfleischinfekt., Herpes Zoster, Tinea pedis, Candidiasis, bakt. Infekt., Infektion, Krebsschmerzen, Panzytopenie, Granulozytopenie, Monozytopenie, Erythropenie, Leukozytose, Dehydratation, Hyperglykämie, Hyperkaliämie, Hypokaliämie, Hypophosphatämie, Hypernatriämie, Hyponatriämie, Hypokalzämie, Gicht, Angst, Neurotox., Dysästhesie, Hyperästhesie, Hypästhesie, Synkope, Parästhesie, Brennen, Lethargie, Sehschärfe vermind., verschwomm. Sehen, Diplopie, Katarakt, Konjunktivitis, trock. Auge, Vertigo, Ohrenbeschw., Angina p., Arrhythmie, Palpitationen, Embolie, Hypertonie, Hypotonie, Lungenembolie, Pleuraerguss, Rhinorrhoe, Dysphonie, Schmerzen im Oropharynx, Epistaxis, hämorrhagische Enterokolitis, GI-Blutung, akute Pankreatitis, Aszites, Ileus, Subileus, Kolitis, Gastritis, Refluxgastritis, Oesophagitis, Magenentleerung gestört, Bauch aufgetrieben, Analentzündung, Mundulzeration, Dyspepsie, gastroösoph. Refluxkrank., Proktalgie, Polyp an Wangenschleimhaut, Zahnfleischbluten, Hämaturie, Leukozyturie, Menstruationsstör., generelle Verstopfung, d. phys. Gesundheitszust. Hepatotox., Gallenblasendil., Exfoliation der Haut, Urtikaria, Lichtempf.reakt., Erythem, Akne, Hyperhidrosis, Blase, Nagelerkrank., Gelenkschwellung, Arthralgie, Knochenschmerzen, Myalgie, muskuloskelet. Schmerz, Muskelschwäche, Muskelspasmen, Schmerz in Extremitäten, Gefühl der Schwere, Nierenversagen, nichtinfekt. Zystitis, Störungen bei Entleerung d. Harnblase, Hämaturie, Leukozyturie, Menstruationsstör., generelle Verstopfung, d. phys. Gesundheitszust. Schmerzen, Gefühl der Körpertemp.änd., Xerose, Kreatinin erhöht, Verlängerung QT im EKG, INR erhöht, aktivierte partielle Thromboplastinzeit verlängert, Blutharnstoff erhöht, Lactatdehydrogenase erhöht, Gesamtprotein erniedrigt, C-reaktives Protein erhöht, Hämatokrit erniedrigt. Erfahrungen nach der Marktzulassung: interstitielle Lungenerkrank. b. Pat. in Japan. Weitere Hinweise siehe Fachinformation. **Verschreibungspflichtig.** Pharmazeut. Unternehmer: Les Laboratoires Servier; 50, rue Carnot, 92284 Suresnes cedex, Frankreich. Örtl. Vertreter: Servier Deutschland GmbH, Elsenheimerstr. 53, D-80687 München, Tel.: +49 (0)89 57095 01. Stand: März 2017

LONSURF® is licensed to Servier by Taiho, co-developed globally and marketed in their respective territories.

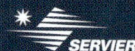

# Gastrointestinale Tumoren

*Stephan Petrasch*

| | | |
|---|---|---|
| **1** | **Ösophaguskarzinom** | 625 |
| 1.1 | Chirurgie | 625 |
| 1.2 | Multimodale Therapie | 625 |
| 1.3 | Palliative Therapie | 628 |
| **2** | **Magenkarzinom** | 629 |
| 2.1 | Prävention | 629 |
| 2.2 | Chirurgie | 629 |
| 2.3 | Adjuvante Therapie | 630 |
| 2.4 | Palliative Therapie | 632 |
| **3** | **Kolorektales Karzinom (KRK)** | 636 |
| 3.1 | Prognose | 636 |
| 3.2 | Diagnostik | 636 |
| 3.3 | Chirurgie | 637 |
| 3.4 | Multimodale Therapie des Rektumkarzinoms | 637 |
| 3.5 | Adjuvante Therapie | 639 |
| 3.6 | Palliative Therapie | 640 |
| 3.7 | Nachsorge | 646 |
| **4** | **Pankreaskarzinom** | 647 |
| 4.1 | Neoadjuvante Therapie | 647 |
| 4.2 | Adjuvante Therapie | 648 |
| 4.3 | Palliative Therapie | 649 |
| **5** | **Karzinome der Gallenwege** | 651 |
| 5.1 | Chirurgische Therapie | 651 |
| 5.2 | Adjuvante Therapie | 651 |
| 5.3 | Palliative Therapie | 651 |
| **6** | **Hepatozelluläres Karzinom (HCC)** | 653 |
| 6.1 | Lokale Therapieverfahren | 653 |
| 6.2 | Systemische Erstlinientherapie | 654 |
| 6.3 | Therapierefraktäre Patienten | 654 |

| 7 | **Neuroendokrine Tumoren (NET)** | 655 |
|---|---|---|
| 8 | **Analkarzinom** | 655 |
| 9 | **Sonstiges** | 656 |
| 9.1 | Combined positive score | 656 |
| 9.2 | Muzinöse Tumoren des Appendix | 656 |
| 10 | **Literatur** | 657 |

# 1 Ösophaguskarzinom

## 1.1 Chirurgie

Die laparoskopischen OP-Techniken gewinnen mehr und mehr an Beliebtheit. Beim Ösophaguskarzinom kommt seit einiger Zeit auch das sogenannte Hybridverfahren zum Einsatz, also die Kombination einer Laparoskopie mit einer offenen Thorakotomie. Eine französische Arbeitsgruppe aus Lille berichtet im NEJM 2019 über diesen Therapieansatz [47]. Randomisiert wurden 103 Patienten mit Tumoren im mittleren und unteren Ösophagus dem Hybridverfahren zugeordnet, weitere 104 Patienten wurden konventionell offen operiert. In der Hybridgruppe hatten 36% der Patienten eine schwere intra- oder postoperative Komplikation, in der offen operierten Gruppe 64%. Dabei standen im Vordergrund die schweren pulmonalen Komplikationen: Je 18% beziehungsweise 30% der Patienten in den beiden Studienarmen verstarben an einem respiratorischen Versagen. Nach 3 Jahren lebten noch 67% der Patienten in der Hybridgruppe beziehungsweise 55% der Patienten in der konventionell operierten Gruppe.

## 1.2 Multimodale Therapie

Bei den Plattenepithelkarzinomen im oberen Drittel der Speiseröhre wird wegen der mutilierenden Auswirkung einer Operation gewöhnlich eine definitive CRX (Chemostrahlentherapie) verabreicht. Bei allen anderen Lokalisationen beziehungsweise Histologien werden Ösophaguskarzinome operiert. Ob das allerdings wirklich immer notwendig ist, prüft derzeit eine holländische Studiengruppe in der PreSANO-Studie [57]. In der jetzt publizierten Arbeit wird als erstes Ergebnis der Studie das klinische Ansprechen auf die CRX (Carboplatin plus Paclitaxel entsprechend des CROSS-Protokolls) mitgeteilt. Insgesamt 207 Patienten wurden in die Studie aufgenommen. Das Ansprechen auf die CRX wurde mittels Ösophagogastroskopie (ÖGD) mit Gewinnung von Biopsien und Endosonographie ermittelt. Zum Ausschluss einer zwischenzeitlich erfolgten Fernmetastasierung wurde darüber hinaus ein PET-CT durchgeführt. Während Patienten mit lokoregionalen Residuen sofort reseziert wurden, erfolgte bei den Patienten mit einer cCR ein erneutes Restaging 12–14 Wochen nach Abschluss der CRX und danach erst die OP. Die Autoren wollten die Korrelation zwischen der klinischen Diagnostik und dem histopathologisch gefundenen Regressionsgrad ermitteln (Tab. 1).

Die Autoren schließen aus den Ergebnissen, dass die Kombination verschiedener klinischer Diagnosemethoden eine hohe prognostische Aussagekraft für das histopathologische Ansprechen hat. Sie wollen jetzt im Rahmen einer Phase-III-Stu-

**Tabelle 1:** Korrelation zwischen dem klinischen Ansprechen und dem histopathologischen Regressionsgrad (TRG) bei Patienten mit Ösophaguskarzinom nach CRX. Adaptiert nach [57].

|  | n Rest/Rezidiv-Tumor | n TRG 3+4 |
|---|---|---|
| Endoskopie + Biopsie | 18 | 26 |
| Knopflochbiopsie + FNA | 37 | 41 |
| Endosonographie | 28 | 39 |
| PET-CT | 35 | 41 |

*TRG 3+4* >10% Restkarzinom im Resektat, *FNA* Feinnadelaspiration

die die Zuverlässigkeit einer aktiven Nachsorgestrategie mit der Kombination dieser klinischen Untersuchungsmethoden prüfen.

Auf der diesjährigen ASCO-GI-Jahrestagung stellten Kato und Mitarbeiter ihre Ergebnisse zur definitiven RCX versus OP bei Patienten mit Ösophaguskarzinom im Stadium T1N0 (Plattenepithel-, Basalzell-, und Adenohistologie) vor. In dieser Indikation ist bisher die alleinige Resektion Standard [28]. Insgesamt 379 Patienten wurden randomisiert (Arm A: OP; Arm B: CRX). Patienten, die eine Randomisierung ablehnten, wurden nach eigener Präferenz entweder reseziert (Arm C) beziehungsweise erhielten eine definitive CRX (Arm D). Lediglich eine Handvoll Patienten akzeptierte eine Randomisation, fast alle Patienten wollten das therapeutische Vorgehen selbst entscheiden. Das 3- beziehungsweise 5-Jahres-Überleben betrug im Arm C 94,7% beziehungsweise 86,5%, im Arm D 93,1% beziehungsweise 85,5%. Nach Ansicht der Autoren ist die definitive CRX beim Ösophaguskarzinom im Stadium T1N0 eine gleichwertige Therapie, verglichen mit der OP.

> **Wertung**
>
> Insgesamt wird die Entwicklung beim Ösophaguskarzinom weg von der OP und hin zu einer definitiven CRX gehen, nicht nur bei den Tumoren des oberen Drittels und nicht nur in den lokal fortgeschrittenen Stadien. Bei Patienten, die eine OP ablehnen oder ein zu hohes OP-Risiko mitbringen, ist die definitive CRX schon jetzt eine Alternative.

Ob allerdings ein solch aufwendiges diagnostisches Prozedere wie in der Arbeit von Noordman und Mitarbeitern von den oft unzuverlässigen Patienten mit dieser Tumorentität in der Praxis durchführbar ist, wird von dem Autor dieser Zeilen eher bezweifelt.

Zum jetzigen Zeitpunkt ist jedenfalls die operative Resektion im Rahmen multimodaler Behandlungskonzepte nach wie vor das Standardvorgehen beim Öso-

**Tabelle 2:** CRX (Vinorelbin plus Cisplatin) plus OP versus alleinige OP bei Patienten mit lokal fortgeschrittenem Plattenepithelkarzinom der Speiseröhre (T1-4N1/T4N0; n = 451). Adaptiert nach [86].

|  | CRX + OP | OP | p-Wert |
|---|---|---|---|
| pCR | 43,2% |  |  |
| R0-Resektion | 98,4% | 91,2% | 0,002 |
| Mittleres OS | 100,1 Monate | 66,5 Monate | 0,025 |
| DFS | 100,1 Monate | 41,7 Monate | <0,001 |

*CRX* Chemostrahlentherapie, *DFS* krankheitsfreies Überleben, *pCR* pathologische Komplettremission, *OS* Gesamtüberleben

phaguskarzinom. Diese Empfehlung legen auch die neu erschienenen S3-Leitlinien der DKG nahe [42]:

Bei operablen Patienten mit Plattenepithelkarzinom der Speiseröhre der Kategorie cT2 kann, bei der Kategorie cT3/4 soll eine präoperative CRX mit anschließender kompletter Resektion durchgeführt werden.

Diese Empfehlung wird unterstrichen durch eine Publikation von Yang et al. [86]: randomisiert verglichen wurde die CRX plus OP mit der alleinigen OP bei Patienten mit lokal fortgeschrittenem Plattenepithelkarzinom der thorakalen Speiseröhre (Tab. 2).

Die Autoren schließen aus ihren Befunden, dass die präoperative CRX das Überleben von Patienten mit Plattenepithelkarzinom der Speiseröhre verlängert.

### Wertung

Bemerkenswert an dieser Studie ist die hohe Zahl eines homogenen Patientenkollektivs, war doch die Patientenpopulation in den bisherigen Studien zu ähnlichen Fragestellungen meist sehr heterogen.

An dieser Stelle wurde im letzten Jahr über die SCOPE-1-Studie berichtet, dem Vergleich von Cisplatin/Capecitabin/RX mit/ohne Cetuximab als definitiver CRX beim Ösophaguskarzinom. Dabei führte die Hinzunahme von Cetuximab zu einer hohen Komplikationsrate und einem tendenziell schlechteren OS (p=0,137) (Update 2018, S.564).

Im Rahmen einer Studie der SAKK [69] wurde randomisiert die Zugabe von Cetuximab zu neoadjuvantem Docetaxel plus Cisplatin plus RX geprüft. Auch in dieser Studie konnte keine signifikante Verbesserung des PFS beziehungsweise des OS erreicht werden, allerdings war die Zeit bis zum lokoregionären Versagen nach Cetuximab signifikant länger (p=0,017). In dieser Studie unterschieden sich die Toxizitäten in den beiden Armen nicht wesentlich.

> **Wertung**
> 
> Nach wie vor hat Cetuximab beim Ösophaguskarzinom keine gesicherte Indikation.

Wie bereits oben aufgeführt sind die Leitlinien zur Therapie des Ösophaguskarzinoms Ende 2018 neue überarbeitet worden [42]. Als wesentliche Änderung im Vergleich zur alten Version wurde jetzt mit aufgenommen:

Bei Patienten mit lokal fortgeschrittenen Tumoren, die aber potenziell kurativ behandelt werden können, kann zusätzlich ein PET-CT zur Metastasensuche und bei den Adenokarzinomen im gastro-ösophagealen Übergang eine diagnostische Laparoskopie zum Ausschluss einer Peritonealkarzinose durchgeführt werden.

## 1.3 Palliative Therapie

Auch die Immuntherapie wird bei den Tumoren der Speiseröhre geprüft (siehe Colloquium Onkologie 26, Update 2018, S. 564). Auf der ASCO-GI-Jahrestagung 2019 wurden die Daten der Studie KEYNOTE-181 zu Pembrolizumab in der Zweitlinientherapie des Ösophaguskarzinoms vorgestellt [33]. In der Studie wurden 628 Patienten nach vorangegangener Erstlinientherapie randomisiert entweder zu 200 mg Pembrolizumab alle 3 Wochen oder einer Chemotherapie nach Wahl des Arztes (Tab. 3).

Die Autoren werten Pembrolizumab als den neuen Standard in der Zweitlinientherapie von Patienten mit Ösophaguskarzinom und einem CPS >10.

**Tabelle 3:** *Pembrolizumab in der Zweitlinientherapie des Ösophaguskarzinoms. Adaptiert nach [33].*

|  | Pembrolizumab | Chemotherapie | p-Wert |
|---|---|---|---|
| OS (CPS >10) | 9,3 Monate | 7,7 Monate | 0,007 |
| 1-J-ÜL (CPS > 10) | 43% | 20% |  |
| OS (SCC) | 8,2 Monate | 7,1 Monate | 0,009 |
| Grad-3/4-NW | 18% | 41% |  |

*1-J-ÜL* 1-Jahres-Überlebensrate, *CPS* PD-L1 combined positive score, *SCC* Plattenepithel-Karzinom

> **Wertung**
>
> Zum jetzigen Zeitpunkt muss ein Antrag bei der Krankenkasse gestellt werden, wenn man einem Patienten mit Ösophaguskarzinom das Immuntherapeutikum in der Zweitlinie verabreichen will.

## 2 Magenkarzinom

### 2.1 Prävention

Die S3-Leitlinien (Konsultationsfassung) [54] bezeichnen den Befall der Magenschleimhaut mit H. pylori als den wesentlichen Risikofaktor für das Magenkarzinom. Der Autor dieser Zeilen weist immer wieder gerne darauf hin, dass noch bis circa 1950 das Magenkarzinom der am häufigsten zum Tode führende Tumor in der westlichen Welt war. Ursache war gepökeltes Fleisch mit der konsekutiven Bildung von Nitrosaminen, dem Risikofaktor schlechthin für das Magenkarzinom. Erst durch die Einführung des Kühlschranks und damit dem Rückgang des Konsums von Pökelfleisch ist die Inzidenz des Magenkarzinoms rückläufig. In Japan, wo der Konsum von rohem, gesalzenem Fisch (zum Beispiel Sushi) sehr hoch ist, liegt das Magenkarzinom weiterhin auf Platz 1 der krebsbedingten Todesursachen.

Eine Arbeitsgruppe aus Hong Kong [43] untersuchte im Rahmen einer Kohortenstudie den Einfluss einer Eradikationstherapie auf die Entstehung des Magenkarzinoms. In der Gruppe der >60 Jahre alten Patienten zeigt sich eine Risikoreduktion um 18% nach Eradikationstherapie (p=0,02) im Vergleich zur Allgemeinbevölkerung.

> **Wertung**
>
> Die oben zitierte Konsultationsfassung der S3-Leitlinien empfiehlt eine H.-pylori-Eradikation mit dem Ziel der Magenkarzinomprävention bei Personen mit Vorbelastung: Pan-Gastritis, nach Resektion von Magenadenomen, Magenfrühkarzinomen und MALT-Lymphomen sowie ausgedehnter Atrophie der Magenschleimhaut. Weitere Risikofaktoren sind unter anderem Alter, familiäre Belastung, perniziöse Anämie.

### 2.2 Chirurgie

Ein Ileus im Rahmen einer Peritonealkarzinose ist eine häufig auftretende klinische Komplikation bei Patienten mit fortgeschrittenem Magenkarzinom. Bei der

**Tabelle 4:** Überleben nach Resektion hepatischer Filiae von Patienten mit Magenkarzinom und einer Oligometastasierung (n=101). Adaptiert nach [21]

| | |
|---|---|
| **Medianes rezidivfreies Überleben (RFS)** | 11 Monate |
| **Medianes Gesamtüberleben (OS)** | 39 Monate |
| **5-Jahres-Gesamtüberlebensrate** | 41,0% |
| **Rezidivfreie 5-Jahres-Überlebensrate** | 24,75% |

ASCO-GI-Jahrestagung 2019 wurde eine Studie mit 63 Patienten vorgestellt, die aufgrund dieser klinischen Situation eine parenterale Ernährung benötigten [22]. Die Patienten in der Studie von Ito und Mitarbeitern wurden entweder mit einem Dünndarm- beziehungsweise Kolonbypass versorgt, oder aber es wurde ein Stoma angelegt. Nach der OP konnten 67% der Patienten wieder oral Nahrung aufnehmen, 57% sogar für 3 Monate oder länger. Die Lebensqualität änderte sich durch den Eingriff allerdings nicht. Die Mortalität 30 Tage nach dem Eingriff lag bei 3,2%.

Ebenfalls auf dem ASCO-GI-Kongress 2019 wurde über eine retrospektive Auswertung bei oligometastasierten Patienten (synchron und metachron) berichtet [21]. Wiesen die Patienten bis maximal 3 Lebermetastasen auf und lag keine extrahepatische Metastasierung vor, so wurden die Metastasen reseziert (Tab. 4).

> **Wertung**
>
> Die palliative chirurgische Wiederherstellung der Nahrungspassage bei Peritonealkarzinose wird man in der Routine allenfalls in seltenen Fällen anstreben. Die Lebenserwartung dürfte bei dem überwiegenden Anteil der Patienten zu kurz sein, um den chirurgischen Eingriff (ohne sicheren Erfolg) zu rechtfertigen.

Hingegen entsprechen die Daten aus der Studie von Ito et al. den Ergebnissen bei den KRK: etwa ein Viertel der Patienten mit liver only metastasis können durch die OP geheilt werden. Der Ansatz muss im klinischen Alltag auch bei Patienten mit Magenkarzinom unbedingt verfolgt werden.

## 2.3 Adjuvante Therapie

Entsprechend den oben zitierten S3-Leitlinien werden Patienten mit Magenkarzinom gewöhnlich einer perioperativen Chemotherapie unterzogen, hierzulande bevorzugt nach dem FLOT-Protokoll (5-FU, Folinsäure, Oxaliplatin plus Taxan). Eine multinationale Studie [7] aus den Niederlanden, Dänemark und Schweden

**Tabelle 5:** Vergleich der perioperativen Chemotherapie (ECF-Protokoll) mit der präoperativen Chemotherapie (CX), gefolgt von der postoperativen Chemoradiotherapie (CRX) bei Patienten mit Magenkarzinom beziehungsweise Adenokarzinom des gastro-ösophagealen Übergangs (n=788). Adaptiert nach [7].

|  | CX→OP→CX | CX→OP→CRX | p-Wert |
|---|---|---|---|
| Patienten mit postoperativer Therapie | 59% | 62% | |
| Medianes OS | 43 Monate | 37 Monate | 0,9 |
| Grad-3/4-NW (nur post-OP) | 57% | 51% | |

CX Chemotherapie, CRX Chemoradiotherapie, NW Nebenwirkungen, OP Operation, OS Gesamtüberleben

prüfte den Stellenwert der postoperativen CRX im Vergleich zur postoperativen Chemotherapie nach präoperativer alleiniger Chemotherapie. Insgesamt 788 Patienten mit Magenkarzinom beziehungsweise Adenokarzinom des gastro-ösophagealen Übergangs in den Stadien IB–IVA wurden eingeschlossen (Tab. 5).

Die Autoren schließen aus ihren Ergebnissen, dass die postoperative CRX das Überleben gegenüber der alleinigen postoperativen Chemotherapie nicht verbessert.

> **Wertung**
>
> Nur etwa die Hälfte der Patienten erhielt eine postoperative Behandlung. Das Vorziehen der Radiotherapie in die neoadjuvante Phase wird deshalb derzeit im Rahmen der TOPGEAR-Studie geprüft.

Möglicherweise profitieren Patienten mit einem ausgeprägten Lymphknotenbefall aber doch von der postoperativen CRX im Vergleich zur alleinigen Chemotherapie. Dies legt zumindest eine Studie nahe, die im Journal of Gastrointestinal Oncology publiziert wurde [25]. Bei einer Relation der entnommenen versus befallenen Lymphknoten zwischen 10% und 25% konnte in dieser Studie die CRX gegenüber der alleinigen Chemotherapie eine Lebensverlängerung bewirken.

Entsprechend dem Vorgehen bei den Bronchialkarzinomen wird auch beim Magenkarzinom die Erhaltungstherapie mit Durvalumab nach trimodaler Behandlung geprüft. Auf der ASCO-GI-Jahrestagung 2019 wurden hierzu die ersten Ergebnisse einer Phase-II-Untersuchung vorgestellt [45]. Nur Patienten, die nicht mit einer pCR auf die neoadjuvante CRX angesprochen hatten, erhielten den PD-L1-AK. Das Rezidiv-freie Überleben betrug in der Studie 78,6%.

Immer wieder erwähnt wurde an dieser Stelle das unterschiedliche therapeutische Vorgehen in den verschiedenen Kontinenten. Während sich in Europa die perioperative Chemotherapie durchgesetzt hat und in den USA noch überwiegend die postoperative CRX, wird in Asien S-1 adjuvant verabreicht. Eine Studie aus Südkorea [59] verglich nun die Gabe von S1 mit der Gabe von S-1 plus Oxaliplatin (SOX) und der CRX plus SOX postoperativ bei Stadium-II/III-D2-resezierten Patienten. Es fand sich ein schlechteres DFS im S-1-Arm, verglichen mit den beiden experimentellen Armen (p=0,016 und p=0,057). Kein Unterschied fand sich hingegen beim Vergleich der beiden experimentellen Studienarmen selbst (SOX versus SOXRX: p=0,66).

> **Synopsis zur adjuvanten Therapie beim Magenkarzinom und den Karzinomen des gastro-ösophagealen Übergangs**
>
> Im Folgenden werden die Empfehlungen der Konsultationsfassung der überarbeiteten S3-Leitlinien wiedergegeben.
> 1. Bei cT2-Magenkarzinomen <u>kann</u>, bei cT3- und resektablen cT4a-Magenkarzinomen <u>soll</u> eine perioperative Chemotherapie durchgeführt werden. Bei Progress soll die neoadjuvante Chemotherapie postoperativ nicht fortgesetzt werden.
> 2. Bei Adenokarzinomen des ösophagogastralen Übergangs <u>soll</u> bei cT3- und resektablen cT4-Tumoren eine neoadjuvante CRX oder eine perioperative Chemotherapie durchgeführt werden
> 3. Nach R1- oder R2-Resektion (und der fehlenden Möglichkeit einer Nachresektion) <u>kann</u> eine postoperative RCX (zum Beispiel mit Capecitabin) durchgeführt werden.
> 4. Änderung zur alten Version: Für Patienten mit R0-Resektion ohne präoperative Behandlung <u>kann</u> bei Risikofaktoren (zum Beispiel Perforation) eine postoperative CRX oder Chemotherapie angeboten werden.
> 5. Änderung zur alten Version: Für Patienten mit R0-Resektion ohne präoperative Behandlung <u>soll</u> bei <D2-Resektion eine postoperative CRX (zum Beispiel mit Capecitabin) durchgeführt werden.

## 2.4 Palliative Therapie

### 2.4.1 Erstlinientherapie

Gewöhnlich wird man bei Patienten mit HER-2-negativem Magenkarzinom in der Erstlinie FOLFIRI verabreichen, bei Patienten in einem sehr guten AZ auch

FLOT. Nach FOLFIRI kann dann in der Zweitlinie zum Beispiel Ramucirumab als Monotherapie oder in Kombination mit Paclitaxel eingesetzt werden.

Ob Ramucirumab auch die Ergebnisse der First-line-Behandlung verbessern kann wurde jetzt von Fuchs und Kollegen geprüft [16]. In die doppelt verblindete, Placebo-kontrollierte und randomisierte Phase-III-Studie wurden 645 Patienten aus 20 Ländern eingeschlossen. Dabei wurde Cisplatin plus Capecitabin mit/ohne Ramucirumab verglichen. Nach der Auswertung durch die zentralen Reviewer unterschied sich das PFS nicht signifikant (p=0,74), ebenso wenig wie das OS (p=0,67).

Gleichfalls über eine negative Studie wurde auf der ASCO-GI-Jahrestagung in San Francisco berichtet [71]. Nicht vorbehandelte Patienten erhielten ein modifiziertes FOLFOX-Regime jeweils mit beziehungsweise ohne den gegen die Matrix-Metalloproteinase gerichteten Antikörper Andecaliximab. Das PFS unterschied sich im experimentellen Arm mit 7,5 Monaten gegenüber 7,1 Monaten im Standardarm nicht signifikant (p=0,1). Allerdings scheinen Patienten älter als 69 Jahre von der Gabe des Antikörpers zu profitieren.

Die KEYNOTE-062-Studie verglich als Phase-III-Untersuchung die Gabe von Pembrolizumab (P) alleine mit der Chemotherapie (C) beziehungsweise mit der Kombination aus Pembrolizumab plus Chemotherapie (P plus C) bei Patienten mit einem CPS >1 beziehungsweise CPS >10 in der Erstlinienbehandlung [79]. Die sehr komplex angelegte Studie machte dabei den statistischen Vergleich zwischen P und C, also Non-Inferiority-Auswertung, und den zwischen P plus C und C als Überlegensheits-Auswertung. Der primäre Endpunkt der Studie war das OS. Pembrolizumab wurde in einer Dosierung von 200 mg alle 3 Wochen verabreicht, die Chemotherapie bestand in der Gabe von Cisplatin 80 mg/m$^2$ plus 5-FU 800 mg/m$^2$/d Tag 1–5 (oder Capecitabin 1 g/m$^2$/2xd T1–14) alle 3 Wochen (Tab. 6).

Interpretation: Pembrolizumab ist bei Patienten mit CPS >1 in der Erstline einer Chemotherapie mit CIS/Fluoropyrimidin nicht unterlegen, bei einem CPS >10 ist Pembrolizumab klinisch besser. Die Kombination aus Pembrolizumab und Chemotherapie bringt im Vergleich zur alleinigen Chemotherapie keinen Vorteil.

### Wertung

Sicher hat man sich von der Studie mehr erwartet, entsprechend den Ergebnissen bei den Bronchialkarzinomen. Ich werde meine Patienten mit einem CPS von >1 weiterhin einer alleinigen Chemotherapie zuführen, vorzugsweise mit FLOT oder FOLFIRI. Sollten sie jedoch für eine Chemotherapie nicht in Betracht kommen oder allenfalls für eine sehr schwache, zum Beispiel mit Fluoropyrimidinen alleine, werde ich Pembrolizumab verabreichen. Patienten mit Magenkarzinom und einem CPS >10 werde ich zukünftig in der Erstlinie aber mit Pembrolizumab behandeln. Bleibt noch abzuwarten, ob die zuständigen Gremien Pembrolizumab in der Erstlinie des Magenkarzinoms überhaupt zulassen.

**Tabelle 6:** Pembrolizumab (P) versus Chemotherapie (C) versus Chemotherapie plus Pembrolizumab (P+C) in der Erstlinientherapie des Magenkarzinoms bei Patienten mit einem CPS >1 (n=763)

|  | P | C | Statistik | P + C | C | p-Wert |
|---|---|---|---|---|---|---|
| OS (Monate) | 10,6 | 11,1 | n. i. (vordefinierte Grenzen) | 12,5 | 11,1 | n. s. |
| OS für CPS >10 (Monate) | 17,4 | 10,8 | HR 0,69 (Überlegenheit) nicht vordefiniert | 12,3 | 10,8 | 0,158 |
| PFS (Monate) | 2,0 | 6,4 | HR 1,66 | 6,9 | 6,4 | 0,039 |
| PFS für CPS >10 (Monate) | 2,9 | 6,1 | – | 5,7 | 6,1 | – |
| RR | 14,5% | 36,8% | – | 48,6% | 36,8% | – |
| RR für CPS >10 | 25% | 36,7% | – | 52,5% | 36,7% | – |

*CPS* PD-L1 combined positive score, *OS* Gesamtüberleben, *PFS* progressionsfreies Überleben, *RR* Ansprechrate

Als Phase-III-Studie wird jetzt die Kombination aus Nivolumab plus S-1/Capecitabin plus Oxaliplatin bei Chemotherapie-naiven Patienten geprüft. Eine Phase-II-Studie mit dieser Kombination hatte ein Ansprechen von 57% gezeigt, das mediane PFS lag bei >10 Monaten [6].

### 2.4.2 Therapierefraktäre Patienten

Trifluridin/Tipiracil ist für vorbehandelte Patienten mit KRK zugelassen. Jetzt wurde das oral verabreichbare Zytostatikum auch bei vorbehandelten Patienten mit Magenkarzinom geprüft [75]. In die Studie wurden 507 Patienten aus 17 Ländern eingeschlossen, die nach 2 Vortherapien progredient waren (Tab. 7). Mit der Zulassung von Trifluridin/Tipiracil in dieser Indikation ist in Kürze zu rechnen.

Über die Negativstudie zur Zweitlinientherapie mit Pembrolizumab (KEYNOTE 061) wurde an dieser Stelle bereits im letzten Jahr berichtet (Update 2018, S. 567). Die Arbeit ist jetzt als Originalpublikation im Lancet abgedruckt worden [74].

Ebenso negativ verlief eine Studie mit Avelumab, gleichfalls einem Anti-PD-L1-Antikörper, der bereits für das Urotelkarzinom und die Merkelzell-Tumoren

**Tabelle 7:** *Drittlinientherapie mit Trifluridin/Tipiracil bei Patienten mit Magenkarzinom beziehungsweise Adenokarzinomen des GEJ. Adaptiert nach [75].*

|  | Trifluridin/Tipiracil | BSC | p-Wert |
|---|---|---|---|
| Medianes OS | 5,7 Monate | 3,6 Monate | 0,00058 |
| Grad-3/4-NW: | 80% | 58% | |

BSC best supportive care, NW Nebenwirkungen, OS Gesamtüberleben

zugelassen ist. Im Vergleich zu einer Chemotherapie konnte Avelumab als Drittlinientherapeutikum das OS (p=0,81) nicht verlängern [3].

Hingegen scheint die Kombination aus Nivolumab plus Ipilumomab bei vorbehandelten Patienten effektiv zu sein (CheckMate-032 Studie) [26]. Patienten, die mit Nivolumab 1 mg/kg plus Ipilimumab 3 mg/kg behandelt worden waren, erreichten in 24% eine Remission, das PFS nach 1 Jahr belief sich in dieser Gruppe auf 17%, das 1-Jahres-OS auf 35%. Die Autoren untersuchen nun diese Kombination im Rahmen einer Phase-III-Studie.

> **Synopsis zur Behandlung von Patienten mit HER2-negativem Magenkarzinom beziehungsweise Adenokarzinomen des GEJ (Vorgehen des Autors)**
>
> Der Autor dieser Zeilen bevorzugt für die palliative Chemotherapie entsprechend der Vortherapie (perioperativ), der Dringlichkeit einer Remission beziehungsweise der Möglichkeit einer Metastasenresektion bei Oligometastasierung und angepasst an den AZ des Patienten folgende Sequenzen:
> A: FLOT → Irinotecan (Ramucirumab mono bei schlechtem AZ) → Trifluridin/Tipiracil
> B: FOLFIRI → Ramucirumab + Paclitaxel → Trifluridin/Tipiracil
> CPS >10: Pembrolizumab (noch nicht zugelassen) → Chemotherapie
> CPS >1, unfit: Pembrolizumab (noch nicht zugelassen)

### 2.4.3 Patienten mit HER2-positiven Karzinomen

Ebenfalls vorgestellt beim ASCO-GI-Jahreskongress 2019 wurde eine Studie bei Chemotherapie-naiven HER-2-positiven Patienten [27]. Insgesamt 24 auswertbare Patienten erhielten eine Kombination aus Pembrolizumab plus Trastuzumab plus Capecitabin plus Oxaliplatin. Die RR beliefen sich auf 83%, das mediane PFS auf 11,4 Monate. Die Studiengruppe prüft nun diese Kombination im Rahmen einer Phase-III-Studie (KEYNOTE 811).

# 3 Kolorektales Karzinom (KRK)

## 3.1 Prognose

Patienten mit einer BRAF-V600E-Mutation und einem KRK haben bekannter Weise eine schlechtere Prognose verglichen mit Patienten, die einen BRAF-Wildtyp (WT) aufweisen. Offensichtlich gilt das auch für Patienten mit KRK, die einer kurativ intendierten Resektion hepatischer Metastasen zugeführt werden [46]. In einer unizentrischen Kohortenstudie der Johns Hopkins University in Baltimore wurden 853 Patienten molekularbiologisch untersucht. 56,5% wiesen einen BRAF- plus KRAS-WT auf, 38,4% einen BRAF-WT/KRAS mutiert und 5,1% einen mutierten BRAF/KRAS-WT. Patienten mit einem mutierten BRAF (nur die V600E Variante)/KRAS-WT hatten nach der Metastasen-Resektion ein signifikant schlechteres OS (p <0,001) und DFS (p=0,002) verglichen mit den anderen molekularen Gruppen.

Eine Arbeitsgruppe aus Michigan [77] fand heraus, dass 20% der Patienten mit einem KRK, die bei Diagnosestellung jünger als 50 Jahre alt sind, eine Keimbahnmutation in einem Gen aufweisen, das für die Entstehung maligner Tumoren disponiert. So fand die Arbeitsgruppe eine Keimbahnmutation in den Genen des Lynch-Syndroms (MSH2, MLH1, MSH6, PMS2). Weitere 10 Patienten hatten pathologische Varianten des FAP-Gens. Schließlich wiesen 13 Patienten Mutationen in Genen auf, die eigentlich für andere Neoplasien disponieren (MUTYH, SMAD4, BRCA1, TP53, CHECK2). Da etwa die Hälfte dieser Patienten keine entsprechende klinische beziehungsweise familiäre Vorgeschichte aufweist, schlägt die Arbeitsgruppe vor, Patienten mit KRK, die jünger als 50 Jahre alt sind, routinemäßig einem Keimbahn-Screening auf verschiedenste, für Kreberkrankungen disponierende Gene zu unterziehen.

RET ist ein Onkogen, das den Rezeptor der Tyrosinkinase reguliert. Ein Rearrangement von RET wurde schon bei verschiedenen Tumoren gefunden, beispielsweise bei Patienten mit NSCLC. Pietrantonio und Mitarbeiter [62] korrelierten die Überexpression von RET mit der Prognose von Patienten mit KRK. Sie fanden 24 KRK mit einem Rearrangement von RET. Verglichen mit RET-negativen Patienten wiesen die RET-Fusion- Patienten ein erheblich kürzeres OS auf: 38 Monate versus 14 Monate (p <0,001).

## 3.2 Diagnostik

Eine koreanische Arbeitsgruppe fand heraus, dass bei circa 25% aller Patienten mit einem KRK im CT knotige Raumforderungen gefunden werden, die sich am Ende als nicht maligne entpuppen. Von den Patienten mit falsch-positiven Befunden wurden circa 6% unnötigerweise an der Lunge operiert, bei anderen fanden sich unter anderem Bronchialkarzinome und Lungenembolien. Die Autorengruppe [40] rät im Einzelfall, gegebenenfalls zunächst einmal den weiteren Verlauf zu beobachten und nicht sofort zu intervenieren.

## 3.3 Chirurgie

Entsprechend der S3-Leitlinien gilt: Bei Patienten im Stadium IV mit ausgedehnter Lebermetastasierung und asymptomatischem Primärtumor (keine Stenosesymptomatik, keine transfusionspflichtigen Blutungen) kann ohne Resektion des Primärtumors zunächst eine Chemotherapie durchgeführt werden.

Aus Korea [18] kommt nun eine Metaanalyse zu diesem Thema. Dabei wurde das Überleben von Patienten ausgewertet, die im Stadium IV einer Resektion des Primarius unterzogen wurden beziehungsweise eben nicht. Sie fanden zu dieser Fragestellung 17 nicht randomisierte Studien mit insgesamt 18 863 Patienten. Das OS in der Gruppe, die einer Resektion des Primarius unterzogen wurde, war erheblich länger verglichen mit der Nicht-Interventionsgruppe (HR 0,63; p <0,001). Die Autoren schlagen eine randomisierte Studie zu dieser Fragestellung vor.

### Wertung

Angesichts des deutlich verlängerten Überlebens mit der modernen Systemtherapie macht die Resektion des Primarius, zum Beispiel nach Abschluss der Erstlinientherapie mit gutem Ansprechen, Sinn. Andernfalls riskiert man eine Komplikation im späteren Krankheitsverlauf.

## 3.4 Multimodale Therapie des Rektumkarzinoms

### 3.4.1 Chirurgie

Beim Prostatakarzinom hat sich die Roboter-assistierte Chirurgie schon vielerorts etabliert. Eine koreanische Arbeitsgruppe prüfte jetzt das Verfahren beim Rektumkarzinom [29]. Randomisiert wurden 163 Patienten entweder der laparoskopischen OP-Technik oder der Roboter-assistierten Technik zugeteilt. Die TME-Qualitäts-Vorgaben konnten zu 80,3% in der Roboter-assistierten Gruppe eingehalten werden und zu 78,1% in der laparoskopisch operierten Gruppe. Es fand sich auch kein signifikanter Unterschied für Resektionsränder, Anzahl der entnommenen Lymphknoten, Post-OP-Morbidität und Erholung der Darmfunktion. Die Lebensqualität unterschied sich in den beiden Gruppen gleichfalls nicht, allerdings war nach Auswertung des EORT-QLQ-CR-38-Fragebogens die

**Tabelle 8:** *Befunde von Patienten mit Rektumkarzinom im Stadium cT3/4. Adaptiert nach [58].*

| | |
|---|---|
| Sichtbare LLK im MRT | 58% |
| Durchmesser des LLK in der kurzen Achse >7 mm | 16% |
| LR nach 5 Jahren | 10% |
| Mit LR: Patienten mit einem LR in den LLK | 54% |

*LLK* laterale Lymphknoten, *LR* Lokalrezidiv, *MRT* Magnetresonanz-Tomographie

Sexualfunktion 12 Monate post-OP in der Roboter-assistierten Gruppe besser (p = 0,03). Die Autoren sehen in der Roboter-assistierten OP-Methode ein gleichwertig gutes Verfahren.

Durchschnittlich 10% aller Patienten mit einem Rektumkarzinom im Stadium cT3/4 erleiden ein Lokalrezidiv (LR). Das Risiko für ein LR erscheint dann besonders groß, wenn die lateralen Lymphknoten (LLK) befallen sind. Diese Vermutung wurde jetzt durch eine Analyse von 1216 Patienten aus 7 Ländern bestätigt (Tab. 8) [58]:

Die multivariate Analyse bestätigte den Risikofaktor für ein LR: LLK >7 mm im Ausgangs-MRT. Darüber hinaus stellte sich bei der Auswertung der Daten heraus: Wurde bei LLK >7 mm eine neoadjuvante CRX plus TME durchgeführt, lag die Rate der LR bei 19,5%; wurden zusätzlich zur neoadjuvanten CRX plus TME die LLK gesondert entfernt, so lag die Rate der LR bei nur 5,7% (p=0,042). Die Autoren schlagen deshalb vor, bei einem Durchmesser der LLK von >7 mm im Ausgangs-MRT zusätzlich zur TME die LLK zu entfernen.

### 3.4.2 Neo-adjuvant CRX

Sowohl die ACCORD-12/0405-PRODIGE-02-Studie als auch die FOWARC-Studie haben keinen Vorteil für die zusätzliche Gabe von Oxaliplatin im Rahmen der neoadjuvanten CRX beim Rektumkarzinom zeigen können (Update 2018, S.573). Das Gleiche gilt für die 2016 publizierte PETACC-6-Studie. Hingegen wurde im Rahmen einer Studie der Deutschen Rektumkarzinom-Studiengruppe (CAO/ARO/AIO-04 Studie; 2015) ein Vorteil durch die Zugabe von Oxaliplatin beobachtet. Die Arbeitsgruppe publizierte jetzt eine Subgruppenanalyse nach einem Beobachtungsintervall von 50 Monaten [20]. Dabei stellte sich heraus, dass die Patienten <60 Jahre von der zusätzlichen Oxaliplatin-Gabe profitieren, nicht aber die Patienten >70 Jahre (OS: p=0,044).

Interessant ist das Ergebnis einer retrospektiven Kohortenstudie, die in JAMA Oncology publiziert wurde [8]. Im Rahmen der von den Autoren genannten

Total Neoadjuvant Therapy (TNT) wurde 308 Patienten eine Induktions-Chemotherapie mit 5-FU plus Oxaliplatin verabreicht, anschließend eine CRX. Weitere 320 Patienten erhielten eine neoadjuvante CRX, gefolgt von einer adjuvanten Chemotherapie. Interessanterweise erhielten mehr Patienten in der TNT-Gruppe die geplanten Zytostatika-Dosierungen, verglichen mit der konventionell therapierten Gruppe. Dabei zielt der Ansatz der TNT darauf ab, im Falle einer cCR auf die OP zu verzichten, um so den Organerhalt zu ermöglichen. In der TNT-Gruppe hatten 36% der Patienten entweder eine pCR oder aber, bei den nicht operierten Patienten, eine anhaltende cCR von mindestens 12 Monaten, verglichen mit 21% in der Gruppe mit CRX und adjuvanter Chemotherapie. Die Arbeitsgruppe aus dem Memorial Sloan Kettering Cancer Center wird prüfen, ob im Langzeitverlauf die TNT nicht-operative Behandlungsstrategien ermöglicht.

## 3.5 Adjuvante Therapie

Reichen 3 Monate einer adjuvanten Therapie oder müssen es wirklich 6 Monate sein (Update 2017, S.579 und Update 2018, S. 572). Im Rahmen meines Referats habe ich im letzten Jahr auch über die SCOT-Studie zu diesem Thema berichtet [23]. Kurz zusammengefasst wurden in dieser Nicht-Unterlegenheitsstudie 6088 Patienten im Stadium II mit Risikofaktoren sowie im Stadium III ausgewertet. Das DFS lag nach 3 Jahren bei 76,7% für die 3-monatige Therapie und bei 77,1% für die 6-monatige Behandlung (Test auf Nicht-Unterlegenheit p=0,012). Eine PNP Grad 2 oder höher trat bei 25% beziehungsweise 58% der Patienten auf.

So wie die Daten der SCOT-Studie in die Metaanalyse der IDEA-Studie aufgenommen wurden, so wurden auch die Daten der HORG-Studie in IDEA eingeschlossen. Auf der diesjährigen ASCO-Jahrestagung wurden nun die Ergebnisse der HORG-Untersuchung vorgestellt [76]. Die HORG-Studie bestätigt die IDEA-Metaanalyse, dass die Möglichkeit der Administration einer nur 3-monatigen adjuvanten Therapie von der Wahl des Protokolls abhängt.

> **Wertung**
>
> Die S3-Leitlinien schlagen jetzt (Fassung 1/2019) vor: In der adjuvanten Situation soll bei UICC-III-Tumoren die akkumulierende Neuro-Toxizität engmaschig gegen den therapeutischen Nutzen abgewogen werden. Bei niedrigem Risiko (T1–3 N1) sollte deshalb eine 3-monatige Oxaliplatin-haltige Therapie nach dem CAPOX/XELOX-Schema durchgeführt werden. In den Stadien T4 oder N2 werden 6 Monate FOLFOX oder CAPOX empfohlen.

Im Rahmen der COLOPEC-Studie wurde die prophylaktische hypertherme, intraperitoneale Chemotherapie (HIPEC) bei Patienten mit lokal fortgeschrittenem oder perforiertem Kolonkarzinom geprüft [32]. Dabei wurden alle 204 rekrutierten Patienten adjuvant systemisch mit oder ohne HIPEC therapiert. Eine Überlegenheit der zusätzlichen HIPEC konnte allerdings nicht belegt werden. Die Peritonealkarzinose-freie Überlebensrate nach 18 Monaten belief sich auf 76% ohne HIPEC und 81% mit HIPEC (n. s.).

## 3.6 Palliative Therapie

### 3.6.1 Erstlinientherapie

An dieser Stelle wurde im letzten Jahr über die VOLFI-Studie berichtet, dem Vergleich von FOLFOXIRI mit/ohne Panitumumab bei Patienten mit RAS-WT (Colloquium Onkologie 25, Update 2018, S. 577). Danach eignet sich FOLFOXIRI plus Panitumumab für Patienten mit linksseitigem Tumor und RAS-WT als Alternative zur Doublette plus Anti-EGFR-AK. Das Protokoll bietet sich vor allem für symptomatische Patienten an oder für Patienten, bei denen gegebenenfalls eine sekundäre Resektabilität möglich erscheint. FOLFOXIRI plus Panitumumab ist auch eine Alternative für Patienten mit rechtsseitigem Tumorsitz und einem RAS-Wildtyp, wenn das Ziel der Therapie eine Zytoreduktion ist.

Auf der ASCO-Jahrestagung 2019 wurden nun die Ergebnisse für das PFS und das OS der VOLFI-Studie vorgestellt [17]. Das PFS unterschied sich mit 9,7 Monaten in den beiden Armen nicht, für das OS ergab sich ein deutlicher Trend zugunsten der Dreifachkombination (35,7 versus 29,8 Monate; p=0,12).

Entsprechend wurde jetzt *über* eine Studie zur Kombination von FOLFOXIRI plus Cetuximab, gefolgt von einer Erhaltungstherapie (ET) mit Cetuximab oder Bevacizumab in der Zeitschrift JAMA Oncology berichtet [11]. In die Phase-II-Studie wurden 143 RAS-WT- und BRAF-WT-Patienten aufgenommen. Eine Remission erreichten 71,6% der Patienten nach einer Behandlungsdauer bis zu 4 Monaten. Das PFS nach 10 Monaten betrug 50,8% nach ET mit Cetuximab und 40,4% nach ET mit Bevacizumab.

In diesen Kontext passt die Publikation einer Metaanalyse zum Vergleich der Toxizitäten von Cetuximab und Panitumumab [61]. Die Auswertung von insgesamt 38 Studien zeigte eine geringere Grad-3/4-Haut-Toxizität nach Cetuximab, seltener Hauteinrisse und Juckreiz. Andererseits wurden nach Panitumumab seltener ein aknemäßiger Ausschlag Grad 3/4 beobachtet oder eine Entzündung des Nagelbetts. Signifikant häufiger waren nach Panitumumab Neutropenien und Neurotoxizitäten; nach Cetuximab wurden mehr Infusionsreaktionen beobachtet sowie häufiger Stomatitiden und Durchfälle.

Über die *TRIBE-Studie* (FOLFOXIRI plus Bevacizumab) wurde an dieser Stelle bereits berichtet (Colloquium Onkologie 20, Update 2015, S. 365). Eine weitere

Auswertung dieser Studie zeigte jetzt die gute Wirksamkeit von FOLFOXIRI plus Bevacizumab, unabhängig vom RAS- beziehungsweise BRAF-Status, bei rechtsseitig gelegenen Tumoren: OS im Vergleich zu FOLFIRI plus Bevacizumab p=0,030 [12].

FOLFOXIRI plus Bevacizumab scheint auch eine geeignete Behandlungsalternative für die Erstlinientherapie bei Patienten mit >3 zirkulierenden Tumorzellen im Blut zu sein. Diese Patienten haben nämlich eine sehr schlechte Prognose. Eine Arbeitsgruppe aus Madrid verglich FLOFOXIRI plus Bevacizumab mit FOLFOX plus Bevacizumab bei 349 Patienten mit mehr als 3 zirkulierenden Tumorzellen (Cell-Search R) in der Erstlinienbehandlung [70]. Das PFS unterschied sich mit 9,3 Monate versus 12,4 Monate signifikant (p=0,006) zugunsten FOLFOXIRI plus Bevacizumab, das OS zeigte einen deutlichen Trend zugunsten der Dreifach-Kombination (17,6 Monate versus 22,3 Monate; p=0,14).

> **Wertung**
>
> Die zytostatische Dreifachkombination FOLFOXIRI in Kombination mit einem EGFR-AK oder einem VEGF-AK ist eine hocheffektive Behandlung, die besonders dann angezeigt ist, wenn eine sekundäre Resektabilität möglich erscheint. Auch Patienten mit zirkulierenden Tumorzellen im Blut scheinen von FOLFOXIRI plus Bevacizumab zu profitieren. Sie ist aber auch nebenwirkungsreich und deshalb nur für junge Patienten mit einem guten AZ geeignet. Die EGFR-AK potenzieren die Toxizität; dabei haben die beiden zur Verfügung stehenden AK offensichtlich unterschiedliche Nebenwirkungsprofile.

Ende letzten Jahres wurde nun auch die TAILOR-Studie zur Kombination von FOLFOX-4 mit Cetuximab bei Patienten aus China publiziert [66]. Die Kombination von Cetuximab plus Oxaliplatin war bereits im Rahmen der COIN- und NORDIC-Studie geprüft worden; die Ergebnisse waren aber konfliktiv, vielleicht weil in diesen Studien kein infusionales 5-FU verabreicht wurde.

Insgesamt 393 Patienten mit KRK und RAS-WT wurden entweder zu FOLFOX-4 oder zu FOLFOX-4 plus Cetuximab randomisiert. Durch die Zugabe des EGFGR-AK wurde das PFS von 7,4 Monate auf 9,2 Monate verlängert (p=0,004). Auch das OS unterschied sich mit 17,8 versus 20,7 signifikant (p=0,02).

> **Wertung**
>
> Die TAILOR-Studie belegt, dass FOLFOX-4 plus Cetuximab eine effektive Therapie für die Erstlinienbehandlung von Patienten mit KRK und RAS-WT ist.

Eine interessante Metaanalyse zu Bevacizumab plus Chemotherapie wurde jetzt im European Journal of Cancer abgedruckt [4]. Eingang in die Analyse fanden nur Studien, die in aktuellen Leitlinien empfohlene Therapieprotokolle in der First

Line prüften. Interessanterweise fand sich eine statistisch signifikante Verlängerung des PFS in allen Studien und Therapieprotokollen zugunsten der Kombination Chemotherapie plus Bevacizumab versus Chemotherapie alleine. Eine signifikante Verlängerung des PFS und des OS ergab sich aber nur dann, wenn das Chemotherapie-Protokoll die alleinige Gabe von 5-FU (infusional, Bolus oder orales Fluoropyrimidin) beinhaltete.

In diesen Zusammenhang passt auch eine Publikation aus Frankreich zur Erstlinien-Chemotherapie mit/ohne Bevacizumab bei alten Patienten (Durchschnittsalter 80 Jahre) [2]: Sowohl das OS als auch das PFS konnte durch die Zugabe von Bevacizumab verbessert werden, Grad-3/4-Toxizitäten beliefen sich im Arm mit Chemotherapie plus Bevacizumab auf 80,4%, im nur Chemotherapie-Arm auf 63,3%.

> **Wertung**
>
> Ob eine Grad-3/4-Toxizität von über 80% bei palliativen Patienten mit einem Durchschnittsalter von 80 Jahren als „safe" bezeichnet werden kann (Interpretation der Autoren), muss jeder Onkologe für sich selbst entscheiden.

Schrumpft ein Tumor unter einer Erstlinientherapie rasch, so wirkt sich das positiv auf die Tumorsymptomatik der Patienten aus. Diese nicht ganz überraschende Beobachtung machte jetzt eine Arbeitsgruppe mit Wissenschaftlern aus verschiedenen europäischen Ländern [80]. Bei einer frühen Tumorschrumpfung >30% traten tumorbedingte Symptome erst nach mehr als 5 Monaten auf. Bei einer Tumorschrumpfung von <30% hingegen schon nach 3,4 Monaten.

### 3.6.2 Zweitlinientherapie

Das Konzept Bevacizumab beyond Progression wurde unter anderem im Rahmen der TML-Studie etabliert und bedeutet, dass bei einem Progress der Erkrankung zwar die Chemotherapie gewechselt (zum Beispiel nach FOLFOX → FOLFIRI), der Angiogenesehemmer aber weiter gegeben wird (Colloquium Onkologie 18, Update 2014, S.377). Im Rahmen der PRODRIGE-18-Studie wurde dieses Vorgehen jetzt bei Patienten mit einem KRAS-WT verglichen mit dem Wechsel auf einen EGFR-AK [5]. Alle Patienten hatten eine Erstlinientherapie mit 5-FU plus Oxaliplatin plus Bevacizumab oder mit 5-FU plus Irinotecan plus Bevacizumab erhalten. Randomisiert wurde jetzt bei PD die alternative Chemotherapie-Doublette (Cross-over) in Kombination mit Bevacizumab oder aber in Kombination mit Cetuximab verglichen.

Die Ergebnisse zeigen einen nicht signifikanten Vorteil für das Konzept Bevacizumab beyond Progression auch bei Patienten mit RAS-WT (Tab. 9).

**Tabelle 9:** *Vergleich von Bevacizumab (BEV) mit Cetuximab (CET) in der Zweitlinientherapie von Patienten mit KRAS-Wildtyp-KRK (n=132) in Kombination mit Chemotherapie (Cross-over entsprechend der Erstlinientherapie). Adaptiert nach [5].*

|  | **FOLFOX oder FOLFIRI + BEV** | **FOLFOX oder FOLFIRI + CET** | **p-Wert** |
|---|---|---|---|
| PFS-Rate nach 4 Mo | 80,3% | 66,7% | n. s. |
| Medianes PFS | 7,1 Monate | 5,6 Monate | 0,06 |
| Medianes OS | 15,8 Monate | 10,4 Monate | 0,08 |

### Wertung

Angesichts des deutlich günstigeren Nebenwirkungsprofils des Angiogenesehemmers und dem hier beobachteten Trend spricht die Studie für die Fortsetzung der Therapie mit Bevacizumab (oder Ramucirumab) in der Zweitlinientherapie von Patienten mit (rechtsseitig gelegenem) KRK und RAS-WT.

Wie bereits oben aufgeführt ist auch Ramucirumab in der Zweitlinientherapie bei Patienten mit RAS-WT eine Alternative. Dies erbrachte eine Subgruppenanalyse der RAISE-Studie, die jetzt von der Studiengruppe publiziert wurde [88]. In der Zweitlinientherapie unterschied sich das OS nach Ramucirumab plus FOLFIRI bei RAS-WT-Patienten verglichen mit FOLFIRI plus Placebo zugunsten des VEGF-Inhibitors (HR 0,86).

### 3.6.3 Sequenztherapie und therapierefraktäre Patienten

Auf der ASCO-Jahrestagung 2019 wurden die Ergebnisse der TRIBE-II-Studie zur Sequenztherapie vorgestellt [13]. In dieser Studie wurde die Sequenz FOLFOXIRI/BEV in der Induktion und bei erneutem PD verglichen mit der Sequenz FOLFOX/BEV als Induktion und FOLFIRI/BEV bei erneutem PD:

Arm A: FOLFOX/BEV → 5-FU/BEV → FOLFIRI/BEV (bei PD) → FU/BEV → (PFS2) PD;

Arm B: FOLFOXIRI/BEV → 5-FU/BEV → FOLFOXIRI/BEV (bei PD) → 5-FU/BEV -> (PFS2) PD.

Insgesamt 679 italienische Patienten wurden in diese Studie eingebracht; die Patienten konnten sowohl rechts als auch links lokalisierte Tumoren aufweisen und KRAS- beziehungsweise BRAF-mutiert sein oder nicht (Tab. 10).

**Tabelle 10:** *Vergleich verschiedener Sequenztherapien beim metastasierten KRK. Adaptiert nach [13].*

|  | FOLFOXIRI/BEV | FOLFOX/BEV→FOLFIRI/BEV | p-Wert |
|---|---|---|---|
| **PFS1** | 12,0 Monate | 9,8 Monate | <0,001 |
| **PFS2** | 19,1 Monate | 16,4 Monate | <0,001 |
| **OS** | 27,6 Monate | 22,6 Monate | 0,033 |
| **Diarrhöen** | >17% | | |
| **Neutropenie** | >50% | | |

Die Autoren diskutieren das Überleben von über 27 Monaten in Arm B vor dem Hintergrund des hohen Anteils von Patienten mit KRAS-mutierten (63%) und BRAF-mutierten (10%) Tumoren.

### Wertung

Eine Reinduktion mit FOLFOXIRI/BEV bei Patienten mit KRAS- oder BRAF-mutierten Tumoren oder rechtsseitig lokalisierten Tumoren und einem sehr guten AZ ist sicherlich ein sehr effektives therapeutisches Vorgehen. Allerdings nehmen auch die Toxizitäten erheblich zu. Hier wäre für die Praxis zu überlegen, ob die Reinduktion auch mit FOLFIRI/BEV statt mit FOLFOXIRI/BEV durchgeführt werden kann; der Gewinn beim PFS in der Reinduktion war in der Studie nur gering (Daten im Abstract nicht aufgeführt: FOLFOXIRI PFS2 – PFS1 = 7,1 Monate; FOLFOX → FOLFIRI PFS2 – PFS1 = 6,6 Monate; Gewinn durch 2-mal FOLFOXIRI: 0,5 Monate), aber Toxizitäten könnten damit reduziert werden. Nur sehr wenige Patienten in der Studie hatten eine Oxaliplatin-haltige adjuvante Therapie, eine entsprechende Vortherapie dürfte in der täglichen Routine weiter die Anwendung von FOLFOXIRI einschränken.

Im Rahmen der XELAVIRI-Studie prüfte die AIO das Konzept der Sequenztherapie Fluoropyrimidin plus Bevacizumab gefolgt von Fluoropyrimidin plus Irinotecan plus Bevacizumab versus Fluoropyrimidin plus Irinotecan plus Bevacizumab bereits in der Erstlinie [50]. Die Studie war als Non-Inferiority-Studie angelegt. Die Nicht-Unterlegenheit konnte aber in der Untersuchung nicht gezeigt werden. Interessanterweise profitierten die RAS-WT-Patienten von der initialen Kombinationschemotherapie, die RAS-mutierten Patienten hingegen nicht.

Auf das Konzept der Rechallenge mit einem EGFR-AK in der Drittlinie bei Patienten mit RAS-WT-Tumoren, die den AK bereits in der Erstlinie erhalten hatten, ist an dieser Stelle im Vorjahr kurz eingegangen worden (Colloquium Onkologie 26, Update 2018, S. 581). Daten hierzu lieferte die CRICKET-Studie, die auf der ESMO-Jahrestagung 2017 präsentiert wurde [67]. Den exponentiellen

Abfall von Tumorzellklonen mit RAS-WT nach Rechallenge mit einem EGFR-AK konnte jetzt eine Arbeitsgruppe aus dem MD Anderson Cancer Center in Houston mittels liquid biopsy erbringen, wobei der Abfall umso deutlicher ausfiel, je größer der Zeitabstand zur Erstlinientherapie war [60].

Die REVERCE-Studie verglich die Gabe von Regorafenib, gefolgt von Cetuximab bei RAS-WT-Patienten, die in der Erstlinie Fluoropyrimidin mit/ohne Oxaliplatin, mit/ohne Irinotecan, mit/ohne Bevacizumab erhalten hatten mit der umgekehrten Sequenz. Es fand sich ein deutlicher signifikanter Vorteil für die Sequenz Regorafenib → Cetuximab im Vergleich zu Cetuximab → Regorafenib (OS 17,4 Monate versus 11,6 Monate; p=0,029).

Eine Phase-II-Studie mit 25 Patienten prüfte bei vorbehandelten Patienten und einem methylierten Promotor (MGMT methyliert; immunhistochemischer Nachweis) die Kombination von Temozolomid plus Irinotecan (TEMIRI). Eine PR wurde bei 24% der Patienten beobachtet [55].

Zu ähnlichen Ergebnissen kam eine Studie mit dem PARP-Inhibitor Veliparib plus Temozolomid [64].

Aufgeführt sei an dieser Stelle der Vollständigkeit halber noch eine Negativstudie zur palliativen Therapie von mehrfach vorbehandelten Patienten mit KRK mit Nintedanib beziehungsweise Placebo [83].

### 3.6.4 Patienten mit BRAFV600-mutierten Tumoren

Auf der ASCO-GI-Jahrestagung 2019 wurde ein Update der BEACON-CRC-Studie vorgestellt, der Kombination aus Encorafenib plus Binimetinib plus Cetuximab bei Patienten mit BRAFV600-mutiertem KRK [34]. Nach Verabreichung der Chemotherapie-freien Kombination wurde ein medianes OS von 15,3 Monaten erzielt, was einer erheblichen Verbesserung im Vergleich zu einem historischen Kollektiv bedeutet. Mit der Kombination wurde jetzt eine Phase-III-Studie gestartet (siehe Colloquium Onkologie 24, Update 2017, S. 586).

### 3.6.5 Patienten mit HER2-positiven KRK

Durchschnittlich 5% aller Patienten mit KRK sind HER-2-amplifiziert. Im Rahmen der MyPathway-Studie [48] wurden diese Patienten, die refraktär auf andere Behandlungen waren, mit der Kombination Pertuzumab plus Trastuzumab therapiert. Die Ansprechraten beliefen sich bei den 57 therapierten Patienten auf 32%.

> **Synopsis zu palliativen Therapie beim KRK (Vorgehen des Autors, Änderungen zum Vorjahr sind blau hervorgehoben)**
>
> Zunächst müssen auf Grund der klinischen Situation 4 Gruppen unterschieden werden:
>
> 1. **Patienten (ECOG 0-1) mit starken Symptomen** beziehungsweise solche, bei denen eine sekundäre Resektabilität angestrebt wird oder bei >3 zirkulierenden Tumorzellen
>    FOLFOXIRI + BEV → FOLFIRI + BEV
>    mFOLFOXIRI + **EGF-AK** (linksseitig + RAS-WT) → FOLFIRI + BEV
> 2. **Patienten mit gutem AZ**
>    RAS-WT, links:     Doublette + EGFR-Ak → Doublette + BEV → TAS 102
>        (alternativ: EGFR-AK Rechallenge nach liquid biopsy)
>    RAS-WT, rechts:    FOLFOX + BEV → **FOLFIRI + VEGF-AK** → EGFR-AK → TAS 102
>    RAS-mutiert:       FOLFOX + BEV → FOLFIRI + Ramucirumab → TAS 102
>    V600BRAF-mutiert: FOLFOXIRI + BEV → FOLFIRI + Ramucirumab
>    (**RAS-WT: Encorafenib+Binimetinib+Cetuximab**)
>    → TAS 102
> 3. **Patienten mit eingeschränktem AZ** oder ältere Patienten
>    (orales) Fluoropyrimidin +/- BEV → EGFR AK (bei RAS-WT) → TAS 102
> 4. **MSI-positive Patienten**
>    Immuntherapie ab Zweit-/Drittlinie (KK)

## 3.7 Nachsorge

Nicht nur für die Primär-, sondern auch für die Sekundärprävention ist ein gesunder Lebensstil wichtig. Dazu gehören ein gesundes Körpergewicht, körperliche Aktivität sowie eine Ernährung mit Obst, Gemüse und Vollkornprodukten. Eine epidemiologische Untersuchung der University of California zeigte jetzt, dass Patienten, die sich an diese Vorgaben hielten, ein um 42% gesenktes Risiko haben, während des Studienzeitraumes zu versterben. Auch ein geringer Konsum von Alkohol wirkte sich positiv aus [82].

Eine häufige Nachsorge einschließlich der regelmäßigen Durchführung von Computertomogrammen verbessert nicht das postoperative Überleben von

Patienten mit KRK [83]. Im Vergleich zu einer Patientengruppe, die nach 6, 12, 18 und 35 Monaten dem CT und einer Bestimmung des CEA-Wertes zugeführt wurde, unterschied sich das Überleben bei der Gruppe, die diese Untersuchungen lediglich nach 12 und 36 Monaten hatte, nicht signifikant (Gesamtmortalität 13,0 % versus 14,1%; p=0,43).

> **Wertung**
>
> Die Nachsorge-Empfehlungen der DKG schlagen eine Computertomographie nur in Sondersituationen vor. Die regelmäßige Bestimmung des CEA-Wertes hat sich in der Praxis des Autors aber als eine sehr gute Nachsorgemaßnahme erwiesen.

# 4 Pankreaskarzinom

## 4.1 Neoadjuvante Therapie

Im letzten Jahr wurde an dieser Stelle (Colloquium Onkologie 26, Update 2018, S.582) darauf hingewiesen, dass mehrere Zentren dazu übergegangen sind, Patienten mit Borderline-resektablem Pankreaskarzinom (Einengung oder Verschluss [180°] der Pfortader/A+V mesenterica superior, Umschließen der A. gastroduodenalis etc.) neoadjuvant mit FOLFIRINOX zu therapieren. Über die totale neoadjuvante Therapie mit FOLFIRINOX, gefolgt von der CRX für Borderline-resektable Pankreaskarzinome wird jetzt in JAMA Oncology berichtet [56]. In die unizentrische Untersuchung, die am Massachusetts General Hospital Boston als Phase-II-Studie durchgeführt wurde, wurden insgesamt 48 Patienten eingebracht. Primärer Zielparameter war die R0-Resektionsrate. Nach 8 Zyklen des FOLFIRINOX-Protokolls erhielten die Patienten, die gut auf die Chemotherapie angesprochen hatten, eine Kurzzeitbestrahlung mit 5-mal 5 Gy, kombiniert mit Capecitabin. Die Patienten, die schlecht angesprochen hatten, erhielten eine Langzeit-Bestrahlung (50,4 Gy in 28 Fraktionen) in Kombination mit einem Fluoropyrimidin (Tab. 11). Die Autoren führen jetzt eine Phase-III-Studie mit diesem Protokoll durch.

Bei der diesjährigen ASCO-GI-Tagung 2019 wurde über eine Phase-II/III-Studie zur neoadjuvanten alleinigen Chemotherapie, gleichfalls bei Borderline-resektablen Patienten mit Pankreaskarzinom berichtet [81]. Bei der mit asiatischen Patienten durchgeführten Studie wurde die Gabe von S1 plus Gemcitabin verglichen mit der sofortigen Operation ohne neoadjuvante Behandlung. Das OS unterschied sich in den beiden Gruppen mit 36,7 Monate versus 26,6 Monate deutlich (p=0,015) zugunsten der multimodal therapierten Patienten.

**Tabelle 11:** *Ergebnisse zu FOLFIRINOX, gefolgt von CRX bei Patienten mit Borderline-resektablem Pankreaskarzinom (n=48). Adaptiert nach [56].*

| | |
|---|---|
| R0-resezierte | 65% (Intention to treat) |
| R0-resezierte | 95% (operierte Patienten) |
| Medianes PFS | 14,7 Monate (Intention to treat) |
| 2-J-PFS-Rate | 43% (Intention to treat) |
| 2-J-PFS-Rate | 55% (operierte Patienten) |
| 2-J-OS-Rate | 56% (Intention to treat) |
| 2-J-OS-Rate | 72% (operierte Patienten) |

### Wertung

Man wird im Tumorboard als individuelle Entscheidung bei Patienten mit Borderline-resektablem Pankreaskarzinom die neoadjuvante Chemotherapie beziehungsweise CRX diskutieren. Vor dem Hintergrund, dass post-OP ohnehin eine adjuvante Therapie ansteht, zum Beispiel mit FOLFIRINOX, die wegen des schlechten AZ post-OP aber oft gar nicht gegeben werden kann, spricht meines Erachtens vieles für die Gabe von FOLFIRINOX vor der OP. Ob sich dieses Vorgehen (oder sogar die neoadjuvante CRX) im Rahmen einer Phase-III-Studie aber in der Borderline-Situation als vorteilhaft erweisen wird, bleibt abzuwarten.

## 4.2 Adjuvante Therapie

Die beim ASCO 2018 vorgestellte Studie zu FOLFIRINOX in der adjuvanten Situation wurde an dieser Stelle im letzten Jahr ausführlich besprochen (Colloquium Onkologie 26, Update 2018, S. 584). Die Studie ist mittlerweile als Originalarbeit im NEJM publiziert worden [10].

Ob aber eine adjuvante Therapie immer verabreicht werden muss, hat eine Arbeitsgruppe aus Atlanta hinterfragt [72]. In ihrer Auswertung des amerikanischen Krebsregisters (National Cancer Data Base) fokussierten die Wissenschaftler auf die Patienten im Stadium T1N0 mit einem maximalen Durchmesser von 2 cm (Tab. 12).

**Tabelle 12:** *Ergebnisse der adjuvanten Therapie bei Patienten mit Pankreaskarzinom im Stadium T1(<2 cm)N0; eine retrospektive Auswertung der Daten des amerikanischen Krebsregisters (NCDB). Adaptiert nach [72].*

| n | 876 |
|---|---|
| R0-resezierte | 94,2% |
| Adjuvantes Gemcitabin bei | 46,9% |
| Medianes OS mit adjuvanter CX | 70,7 Monate |
| Medianes OS ohne adjuvante CX | 46,9 Monate (p=0,0001) |
| Medianes OS bei Tumoren <1 cm | n. s. |

**Synopsis zum Vorgehen beim Pankreaskarzinom (Meinung des Autors)**

Resektabel: OP → adjuvant FOLFIRINOX (12 Zyklen) (PS >1 → GEM/CAP)
Borderline-resektabel: FOLFIRINOX (circa 8 Zyklen) → OP → GEM/CAP (gegebenenfalls FOLFIRINOX)
Primär nicht resektabel: CX → (gegebenenfalls CRX) → OP → CX

## 4.3 Palliative Therapie

An dieser Stelle wurde im letzten Jahr darauf hingewiesen, dass alle Patienten mit einem palliativ zu behandelnden Pankreaskarzinom einer BRCA1/2-Testung zugeführt werden sollten, um die Möglichkeit einer Behandlung mit Olaparib nicht zu verpassen. Eine Keimbahnmutation von BRCA1/2 findet sich beim Pankreaskarzinom auch häufig ohne positive Familienanamnese (Colloquium Onkologie 26, Update 2018, S.586).

Auf der ASCO-Jahrestagung 2019 wurden jetzt die Daten der POLO-Studie im Rahmen der Plenary Session präsentiert [31]. In der POLO-Studie wurde Olaparib (Lynparza®) bei Patienten mit einer BRCA1/2-Keimbahnmutation (also nicht einer somatischen Mutation, die im Tumorgewebe bestimmt wird) nach erfolgreicher Erstlinientherapie geprüft. Aufgenommen wurden Patienten, die mindestens 16 Wochen einer Platin-haltigen Behandlung zugeführt worden waren und darunter mindestens eine Krankheitsstabilisierung (stable disease, SD)

**Tabelle 13:** *Ergebnisse der Therapie mit Olaparib bei Patienten mit Pankreaskarzinom und einer BRCA1/2-Keimbahnmutation nach Vorbehandlung mit einer Platin-haltigen Therapie (n=247). Adaptiert nach [31].*

|  | Olaparib | Placebo | p-Wert |
|---|---|---|---|
| Medianes PFS | 7,4 Monate | 3,8 Monate | 0,0038 |
| 1-J-PFS-Rate | 33,7% | 14,5% | |
| OS* | | | 0,68 |
| Grad-3/4-NW | 40% | 23% | |

\* Interimsanalyse nach Auswertung von 46% der Patienten

hatten. Die Randomisierung in dieser Phase-III-Studie erfolgte in einem Verhältnis von 3:2, Olaparib (300 mg 2-mal/d) : Placebo. Die Therapie wurde so lange verabreicht, bis der behandelnde Arzt eine PD diagnostizierte; die finale Auswertung erfolgte im Rahmen eines zentralen Reviews. Insgesamt wurden 3315 Patienten mit Pankreaskarzinom gescreent, 247 davon wiesen eine Keimbahnmutation für BRCA1/2 auf (Tab. 13).

### Wertung

Eine begeisternde Arbeit und ein weiterer Schritt in Richtung individualisierte Medizin. Aber bei aller Begeisterung: lediglich 7,5% der Patienten in POLO wiesen eine BRCA1/2-Keimbahnmutation auf, und diese wenigen Patienten müssen dann auch noch den AZ für 16 Wochen einer Platin-haltigen Chemotherapie (also zum Beispiel FOLFIRINOX) haben. Das wird in der täglichen Routine die Anwendung von Olaparib auf nur wenige Patienten beschränken.

Der Tumormarker CA19.9 ist ein guter Parameter, um das Ansprechen auf die Systemtherapie beim Pankreaskarzinom zu verfolgen. Dies scheint aber auch für ein mutiertes RAS-Gen zuzutreffen, wenn der Nachweis mittels liquid biopsy geführt wird. In der Studie einer Arbeitsgruppe der LMU München fand sich bei 67% der Patienten zirkulierende DNA (ctDNA) eines mutierten RAS-Gens. Der Abfall der ctDNA war schneller festzustellen, verglichen mit anderen Tumormarkern wie zum Beispiel CA 19-9, CEA oder CYFRA 21-1, und entsprach im Verlauf dem Ansprechen auf eine Chemotherapie [35].

# 5 Karzinome der Gallenwege

## 5.1 Chirurgische Therapie

Chirurgen operieren ungerne bei hohen Bilirubin-Werten. Bei einem malignen Ikterus wird deshalb normalerweise präoperativ eine Ableitung geschaffen. Der Vergleich zwischen einer endoskopischen und einer perkutanen Gallengangsdrainage wurde jetzt in einer holländischen Studie untersucht [9]. Randomisiert wurden 54 Patienten einem der beiden Verfahren zugeteilt. Die Studie musste wegen einer zu hohen Gesamt-Mortalität in der Gruppe der perkutan drainierten Patienten vorzeitig abgebrochen werden (41% versus 11%).

## 5.2 Adjuvante Therapie

Bei der ASCO-Jahrestagung 2017 wurden die Daten der BILCAP-Studie vorgestellt, eine Untersuchung zur adjuvanten Therapie der Karzinome der Gallenwege mit Capecitabin. (Colloquium Onkologie 24, Update 2017, S. 598). Mit Capecitabin steht seither eine geprüfte Substanz für die adjuvante Therapie dieser Tumoren zur Verfügung. Die BILCAP-Studie wurde unlängst als Originalarbeit publiziert [65].

Hingegen erwies sich die Gabe von Gemcitabin plus Oxaliplatin (GEMOX) in der adjuvanten Situation als nicht effektiv. Eine französische Multicenterstudie verglich jetzt das GEMOX-Protokoll mit der therapiefreien Nachsorge. Insgesamt 196 Patienten mit Gallengangskarzinom wurden randomisiert [15]. Das rezidivfreie Überleben unterschied sich in den Behandlungsarmen aber nicht: 30,4 Monate versus 18,5 Monate (p=0,48), ebenso wenig wie das OS mit 75,8 Monaten versus 50,8 Monaten (p=0,74).

## 5.3 Palliative Therapie

Neben der photodynamischen Therapie, die in der Palliation der Gallengangskarzinome ihre gesicherte Bedeutung erlangt hat, werden in palliativer Intention auch andere lokale Therapieverfahren eingesetzt. Über die intraduktale Radiofrequenzablation (RFA) bei maligner biliärer Obstruktion wurde bereits an dieser Stelle im letzten Jahr berichtet (Colloquium Onkologie 26, Update 2018, S.587). Jetzt publiziert erneut eine Arbeitsgruppe aus China in der Zeitschrift Endoskopie über dieses Verfahren [87]. Patienten mit inoperablem, extrahepatischem cholangiozellulärem Karzinom (ausgenommen hiläre Bismuth-III-IV-Tumoren) wurden

**Tabelle 14:** *Zweitlinientherapie mit FOLFOX bei Patienten mit GG Karzinom (n=162). Adaptiert nach [39].*

|  | FOLFOX | BSC | p-Wert |
|---|---|---|---|
| Medianes OS | 6,2 Monate | 5,3 Monate | 0,031 |
| 1-J-OS-Rate | 25,9% |  | 11,4% |
| RR | 5% |  |  |
| SD | 33% |  |  |
| Grad-3/4-NW 59% |  |  | 39% |

*BSC* best supportive care, *OS* Gesamtüberleben, *RR* Ansprechrate, *SD* Krankheitsstabilisierung

entweder nur gestentet oder erhielten zusätzlich zum Stent eine endoskopische RFA (n=65). Das OS unterschied sich mit 13,2 versus 8,2 Monaten (p <0,001) zugunsten der bimodal behandelten Patienten. Auch die Durchlässigkeit der biliären Drainage war in der RFA-Gruppe signifikant länger (6,8 Monate versus 3,4 Monate; p=0,02).

Bei der Systemtherapie in der palliativen Situation hat sich für die Erstlinie Cisplatin/Gemcitabin als effektiv erwiesen. Für eine Zweitlinientherapie gab es bisher keine valide Daten. Lamarca und Mitarbeiter [39] stellten bei der ASCO-Jahrestagung 2019 die Ergebnisse ihrer ABC-06-Studie vor, dem Vergleich zwischen der BSC mit der Gabe von FOLFOX bei Patienten mit GG- beziehungsweise GB-Karzinom, die mit CIS/GEM vorbehandelt waren (Tab. 14).

### Wertung

Eine Verlängerung des Überlebens um nicht einmal 1 Monat auf Kosten einer erheblichen Zunahme der Toxizitäten lässt sich kaum rechtfertigen. Gleichwohl wird man im klinischen Alltag auf diese neue Behandlungsmöglichkeit häufiger zurückgreifen.

### Synopsis zur Systemtherapie bei GG- und GB-Karzinom

Adjuvante Therapie: Capecitabin mono
Palliative Therapie: Möglichkeit der lokal ablativen Verfahren (insbesondere photodynamische Therapie) prüfen
Erstlinie: CIS/GEM
Gegebenenfalls Zweitlinie: FOLFOX

# 6 Hepatozelluläres Karzinom (HCC)

## 6.1 Lokale Therapieverfahren

Über den Vergleich zwischen der RFA und der stereotaktischen Bestrahlung wurde an dieser Stelle im letzten Jahr bereits berichtet (Colloquium Onkologie, Update 2018, S. 588). Eine Studiengruppe aus Frankreich verglich jetzt die RFA mit der chirurgischen Resektion bei Patienten mit einem solitären HCC (2–5 cm) [54]. Dabei wendeten die Wissenschaftler eine neue Modifikation der RFA, die multibipolare No-Touch-RFA (NTM-RFA), an. Die Morbidität war nach NTM-RFA signifikant geringer verglichen mit der Resektion (50,0% versus 67,9%; p=0,042), allerdings wurden nach der NTM-RFA mehr systemische Rezidive beobachtet (p=0,008). Die Rate der lokalen Rezidive unterschied sich nicht (p=0,065). Da Patienten mit einem Lokalrezidiv einer Rescue-Behandlung zugeführt wurden, unterschied sich das OS in den beiden Studienarmen nicht (p=0,95).

Auch die Ablation mit Mikrowellen wurde mit der RFA bei Patienten mit frühem HCC verglichen [44]. Dabei unterschied sich das OS in den beiden Studienarmen nicht (p=0,19), aber das Rezidiv-freie Überleben nach 5 Jahren signifikant: 28,1% versus 19,6% (p=0,036). Nach der statistischen Überarbeitung der Daten mittels Propensity-Score-Matching führte die Mikrowellen-Ablation aber auch zu einem besseren 5-Jahres-OS (79,3%) verglichen mit der RFA (68,4%; p=0,02).

Allerdings wurde bei all den experimentellen, meist monozentrischen Studien die Gleichwertigkeit der lokal ablativen Verfahren mit der Resektion im Rahmen einer Phase-III-Studie nie gezeigt. Dies holte jetzt eine japanische Gruppe nach [24]. Im Rahmen ihrer multizentrischen, randomisierten Studie (SURF Trial) wurde bei Patienten mit 1–3 HCC-Knoten <3 cm die RFA mit der OP verglichen. Aus insgesamt 49 Krankenhäusern wurden 308 Patienten eingebracht (Tab. 15).

**Tabelle 15:** *Vergleich der RFA mit der Resektion bei Patienten mit HCC, 1–3 Herde <3 cm. Adaptiert nach [24].*

|  | RFA | OP | p-Wert |
| --- | --- | --- | --- |
| 3-J-RFS-Rate | 47,7% | 49,8% | 0,79 |
| OS | Ergebnisse werden in 2 Jahren erwartet | | |

*OS* Gesamtüberleben, *RFA* Radio-Frequenz-Ablation

> **Wertung**
>
> Sogar in den für ein chirurgisches Vorgehen klassischen Indikationen (1–3 Herde, <3 cm) ist die RFA (in geübten Händen) ein onkologisch gleichwertiges Verfahren.

## 6.2 Systemische Erstlinientherapie

Der direkte Vergleich (non inferior trial) zwischen Lenvatinib und Sorafenib wurde bereits im letzten Jahr im Lancet publiziert (Update 2018, S.589). Das OS unterschied sich in den beiden Therapiearmen nicht (non inferior), das PFS und die RR waren nach der Gabe von Lenvatinib besser. Eine nachfolgende Analyse der Studiendaten wurde jetzt beim ASCO-GI-Kongress in San Francisco präsentiert [36]. Dabei unterschieden sich die RR nach für das HCC modifizierten RECIST-Kriterien mit 41% versus 12% (independent review) zugunsten der Therapie mit Lenvatinib.

## 6.3 Therapierefraktäre Patienten

Bei den ASCO-Kongressen 2018 wurde sowohl über Cabozantinib als auch über Ramucirumab bei therapierefraktären Patienten mit HCC berichtet und hier diskutiert (Colloquium Onkologie 26, Update 2018, S. 589). Beide Studien sind mittlerweile als Originalpublikation erschienen [1, 89]. Wichtig für die Routine ist, dass eine Therapie mit Sorafenib der Gabe dieser Substanzen vorausgegangen sein muss (Zulassungsstatus).

> **Wertung**
>
> Eine machbare Sequenz (Zulassungsstatus) für die systemische Therapie des HCC könnte folgendermaßen aussehen: Levantinib → Sorafenib → Regorafenib/Ramucirumab (nur AFP >400 ng/ml)/Cabozantinib.

Die Immuntherapeutika Nivolumab (CheckMate 040; Update 2018, S.591) und Pembrolizumab (KEYNOTE-224) [90] sind derzeit in Deutschland noch nicht zugelassen, hierfür muss ein Antrag bei der Krankenkasse gestellt werden.

M. Pinter und M. Peck-Radosavljevic haben zur Systemtherapie des HCC einen lesenswerten Review-Artikel verfasst [63].

## 7 Neuroendokrine Tumoren (NET)

Im letzten Jahr wurde an dieser Stelle über die Ergebnisse der NETTER-Studie berichtet (Colloquium Onkologie 26, Update 2018, S.593): Das OS unterschied sich nach einem Beobachtungsintervall von 30 Monaten in der 177LU-Dotatate-behandelten Gruppe zur Kontrollgruppe (LAR-Octreotid) signifikant (p=0,004). Auch das PFS unterschied sich mit p <0,001. Die weitere Auswertung der Netter-Studie zeigte jetzt, dass die Patienten auch von der nuklearmedizinischen Behandlung hinsichtlich ihrer Lebensqualität profitieren, verglichen mit der alleinigen Gabe von Octreotid [78].

Bei Patienten mit hochdifferenzierten NET des Pankreas war in drei Studien Streptozotocin plus 5FU geprüft worden [49, 51, 52]. Streptozotocin wurde jetzt unter dem Handelsnamen Zanosar® für diese Patientengruppe zugelassen und fand Einzug in die neu erschienenen Leitlinien (S2k-LL DGVS) [19]:

Die Kombination von Streptozotocin plus 5-FU sollte als Standardchemotherapie bei differenzierten pankreatischen NET eingesetzt werden (starker Konsens).

**Synopsis zum möglichen Mögliches Vorgehen bei G1/2 NET des Pankreas**

Erstlinie   LAR-Octreotid (bei symptomatischem NET bis in die vierte Linie weiterführen);
Zweitlinie  117LU-Dotatate oder Everolimus oder Sunitinib;
Drittlinie  Streptozotocin plus FU (bei hepatischer Tumorlast >25% als Erstlinie);
Viertlinie  Temodal plus Capecitabin (derzeit nicht zugelassen).

## 8 Analkarzinom

Eine französische Arbeitsgruppe [30] untersuchte den Stellenwert des DCF-Protokolls bei Patienten mit inoperablem beziehungsweise metastasiertem Analkarzinom. Die Patienten erhielten entweder 6 Zyklen des Standard-DCF (75 mg/m² Docetaxel T1 plus 75 mg/m² Cisplatin T1 plus 750 mg/m² 5-FU T1–5; Q 3 Wochen) oder aber ein modifiziertes Protokoll (40 mg/m² Docetaxel T1 plus 40 mg/m² Cisplatin T1 plus 1200 mg/m² 5-FU T1 und 2; Q 2 Wochen). Die RR beliefen sich auf 86%, mit 44% CR. Das PFS nach 1 Jahr lag bei 47%. Einen signifikanten Unterschied hinsichtlich der onkologischen Wirksamkeit fand sich zwischen den beiden Therapieprotokollen nicht, wohl aber hinsichtlich der Verträglichkeit (Grad-3/4-Toxizitäten 53% versus 83%).

# 9 Sonstiges

## 9.1 Combined positive score

In der Praxis hat sich die alleinige Bestimmung der PD-L1-Expression bei den Tumoren des Verdauungstraktes nur als bedingt geeignet für die Vorhersage auf das Ansprechen auf eine Immuntherapie erwiesen. Deshalb wurde nun der CPS-Score (combined positive score) eingeführt. In den Score gehen neben den PD-L1-positiven Tumorzellen auch die PD-L1-positiven Lymphozyten und Makrophagen ein [37, 41]. Der Score berechnet sich wie folgt:

$$CPS = \frac{\text{Anzahl PD-L1-positiver Zellen (Tumorzellen, Lymphozyten, Makrophagen)}}{\text{Anzahl lebensfähiger Tumorzellen}} \times 100$$

In diesem Zusammenhang sei noch auf eine Publikation hingewiesen, die den Zusammenhang zwischen der Darmflora und dem Ansprechen auf PD-L1-Antagonisten untersucht [68]. Die Gabe einer antibiotischen Therapie verändert die natürliche Darmflora. Die Stuhltransplantation von Patienten, die auf eine Immun-Checkpoint-Blockade angesprochen hatten, in Antibiotika-vorbehandelte Mäuse verbesserte den Antitumoreffekt, die Stuhltransplantation von Patienten, die nicht angesprochen hatten, bewirkte das nicht. Als verantwortlicher Keim wurde Akkermansia muciniphila identifiziert. Die orale Gabe von A. muciniphila stellte die Effektivität der PD-L1-Blockade im Tumor-Mausmodell wieder her.

> **Wertung**
>
> Immer wenn klinisch möglich, sollte unter der Therapie mit PD-L1-Antagonisten auf die Gabe von Steroiden oder Antibiotika verzichtet werden.

## 9.2 Muzinöse Tumoren des Appendix

Muzinöse Tumoren des Appendix sind seltene Tumoren. Über die Kombination einer OP mit einer hyperthermen, intraperitonealen Chemotherapie, kurz HIPEC, (Appendektomie, Hemikolektomie oder zytoreduktive Resektion mit/ohne HIPEC) wurde jetzt berichtet [14]. Von den 25 behandelten Patienten lebten nach 5 Jahren 100% der Patienten mit Adenomen und 62% der Patienten mit disseminiertem peritonealem Pseudomyxom.

# 10 Literatur

[1] Abou-Alfa GK, Meyer T, Cheng AL et al. (2018) Cabozantinib in Patients with Advanced and Progressing Hepatocellular Cancer. N Engl J Med; 379: 54–63

[2] Aparicio T, Bouché O, Taieb J et al. (2018) Bevacizumab + chemotherapy versus chemotherapy alone in elderly patients with untreated metastatic colorectal cancer: an randomized phase II trial – PRODIGE 20study results. Annals of Oncology; 29: 133–138

[3] Bang YJ, Yañez Ruiz E, Van Cutsem E et al. (2018) Phase III, randomized trial of avelumab versus physician's choice of chemotherapy as third-line treatment of patients with advanced gastric or gastro-oesophageal junction cancer: primary analysis of JAVELIN Gastric 300. Annals of Oncology; 29: 2052–2060

[4] Baraniskin A, Buchberger B, Pox Ch et al. (2019) Efficacy of bevacizumab in first-line treatment of metastatic colorectal cancer: A systematic review and meta-analysis. European Journal of Cancer; 106: 37–44

[5] Bennouana J, Hiret S, Bertraut A et al. (2018) Continuation of Bevacizumab vs Cetuximab Plus Chemotherapy After First Progression in KRAS Wild-Type Metastatic Colorectal Cancer The UNICANCER PRODIGE18 Randomized Clinical Trial. JAMA Oncol. doi:10.1001/jamaoncol.2018.4465 Published online October 25

[6] Boku N, Rhu MH, Kato K et al. (2019) Safety and efficacy of nivolumab in combination with S-1/capecitabine plus oxaliplatin in patients with previously untreated, advanced, or recurrent gastric/gastroesophageal junction cancer: interim results of a randomized, phase II trial (ATTRACTION-4). Annals of Oncology; 301: 250–258

[7] Cats A, Jansen E, Van Grieken N et al. (2018) Chemotherapy versus chemotherapy for resectable gastric cancer (CITRIS): an international, open-label, randomised phase 3 trial. Lancet Oncol; 19: 616–628

[8] Cercek A, Roxburgh CSD, Strombom P et al. (2018) Adoption of Total Neoadjuvant Therapy for Locally Advanced Rectal Cancer. JAMA Oncol.; 4(6): e180071

[9] Coelen RJS, Roos E, Wiggers JK et al. (2018) Endoscopie versus percutaneous biliary drainage in patients with resectable perihilar cholangiocarcinoma: a multicenter, randomized controlled trial. DOI: https://doi.org

[10] Conroy T, Hammel P, Hebbar M et al. (2018) FOLFIRINOX or Gemcitabine as Adjuvant Therapy for Pancreatic Cancer: N Engl J Med; 379: 2395–2406

[11] Cremolini C, Antoniotti C, Lonardi S et al. (2018) Activity and Safety of Cetuximab Plus Modified FOLFOXIRI Followed by Maintenance With Cetuximab or Bevacizumab for RAS and BRAF Wild-type Metastatic Colorectal Cancer. A Randomized Phase 2 Clinical Trial. JAMA Oncol.; 4(4): 529–536

[12] Cremolini C, Antoniotti C, Lonardi S et al. (2018) Primary tumor sidedness and benefit from FOLFOXIRI plus bevacizumab as initial therapy for metastatic colorectal cancer. Retrospective analysis of the TRIBE trial by GONO. Annals of Oncology8; 29: 1528–1534

[13] Cremolini C, Antoniotti C, Lonardi S et al. (2019) Update results of TRIBE2, a phase III, randomized strategy study by GONO in the first- and second-line treatment of unresectable mCRC. Clin Oncol; 37 (suppl; abstr LBA3508)

[14] Dulskas A, Poskus T, Poskus E et al. (2018) Long-Term Outcomes after Surgery for Appendiceal Mucinous Tumours. Visc Med; 34: 151–155
[15] Edeline J, Benabdelghani M, Bertraut A et al. (2019) Gemcitabine and Oxaliplatin Chemotherapy or Surveillance in Resected Biliary Tract Cancer (PRODIGE 12-ACCORD 18 UNICANCER GI): A Randomized Phase III Study. J Clin Oncol; 37: 658–667
[16] Fuchs CS, Shitara K, Di Bartolomeo M et al. (2019) Ramucirumab with cisplatin and fluoropyrimidine as first-line therapy in patients with metastatic gastric or junctional andenocarcinoma (RAINFALL): a double-blind, randomized, placebo-controlled, phase 3 trial. Lancet Oncol: 20: 420–435
[17] Geissler M, Riera-Knorrenschild J, Martens UM et al. (2019) Final results and OS of the randomized phase II VOLFI trial (AIO-KRK0109): mFOLFOXIRI + panitumumab versus FOLFOXIRI as first-line treatment in patients with RAS wild-type metastatic colorectal cancer (mCRC) Clin Oncol 2019; 37 (suppl; abstr LBA3511)
[18] Gi Won H, Jong Hun K, Min Ro L (2018) Meta-analysis of oncologic effect of primary tumor resection in patients with unresectable stage IV colorectal cancer in the era of modern systemic chemotherapy. Ann Surg Treat Res; 95(2): 64–72
[19] Gress T et al. (2018) S2k-Leitlinie Neuroendokrine Tumore. Gastroenterol; 56: 583–681
[20] Hofheinz RD, Arnold D, Fokas E et al. (2018) Impact of age on the efficacy of oxaliplatin in the preoperative chemoradiotherapy and adjuvant chemotherapy of rectal cancer: a post hoc analysis of the CAO/ARO/AIO-04 phase III trial. Annals of Oncology; 29: 1793–1799
[21] Ito H, Takemura N, Ono Y et al. (2019) Gastric cancer liver metastasis: Optimal management for oligo-metastatic disease. J Clin Oncol; 37.4: suppl. 136
[22] Ito Y, Fujitani K, Sakamaki K et al. (2019) Multicenter prospective observational study of QoL after palliative surgery for patients with bowel obstruction caused by peritoneal dissemination of gastric cancer. J Clin Oncol; 37.4: suppl. 90
[23] Iveson TJ, Kerr RS, Saunders MP et al. (2018) Three versus six month of adjuvant oxaliplatin-fluoropyrimidine combination therapy for colorectal cancer (SCOT): An international, randomized, phase 3, non-inferiority trial. Lancet Oncol.; 19: 562–578
[24] Izumi N, Hasegawa K, Nishioka Y et al. (2019) A multicenter randomized controlled trial to evaluate the efficacy of surgery vs. radiofrequency ablation for small hepatocellular carcinoma (SURF trial). J Clin Oncol; 37 (suppl; abstr LBA4002)
[25] Jabo B, Selleck MJ, Morgan JW et al.(2018) Role of lymph node ratio in selection of adjuvant treatment (chemotherapy vs. chemoradiation) in patients with resected gastric cancer. J Gastrointest Oncol.; 9(4): 708–717
[26] Janjigian YY, Bendell J, Calvo E et al. (2018) CheckMate-032 Study: Efficacy and Safety of Nivolumab and Nivolumab Plus Ipilimumab in Patients With Metastatic Esophagogastric Cancer. J Clin Oncol; 36: 2836–2844
[27] Janjigian YY, Chou JF, Simmons M et al. (2019) First-line pembrolizumab (P), trastuzumab (T), capecitabine (C) and oxaliplatin (O) in HER2-positive metastatic esophagogastric andenocarcinoma (mEGA). J Clin Oncol; 37 (suppl 4; abstr 62)
[28] Kato K, Igaki H, Ito Y et al. (2019) Parallel- group controlled trial of esophagectomy versus chemoradiotherapy in patients with clinical stage I esophageal carcinoma. J Clin Oncol; 37 (suppl 4; abstr 7)

[29] Kim MJ, Park SC, Park JW et al. (2018) Robot-assisted Versus Laparoscopic Surgery for Rectal Cancer. A Phase II Open Label Prospective Randomized Controlled Trial. Ann Surg; 267: 243–251
[30] Kim S, Fraçois E, André T et al. (2018) Docetaxel, cisplatin, and fluorouracil chemotherapy for metastatic or unresectable locally recurrent anal squamous cell carcinoma (Epitopes-HPV02): a multicenter, single-arm, phase 2 study. Lancet Oncol; 19: 1094–1106
[31] Kindler HL, Hammel P, Reni M, et al. (2019) Olaparib as maintenance treatment following first-line platinum-based chemotherapy (PBC) in patients (pts) with a germline BRCA mutation and metastatic pancreatic cancer (mPC): Phase III POLO trial. J Clin Oncol 37 (suppl; abstr LBA4)
[32] Klaver CEL, Wisselink DD, Punt CJA et al. (2019) Adjuvant HIPEC in patients with colon cancer at high risk of peritoneal metastases: Primary outcome of the COLOPEC multicenter randomized trial. J Clin Oncol; 37.4 (suppl 4; abstr 482)
[33] Kojima T, Muro K, Francois E et al. (2019) Pembrolizumab versus chemotherapy as second-line therapy for advanced esophageal cancer: Phase III KEYNOTE-181 study. J Clin Oncol; 37 (suppl 4; abstr 2)
[34] Kopetz S, Grothey A, Yaeger R et al. (2019) Updated results oft he BEACON CRC safety lead-in: Encorafenib (ENCO)+ binimetinib (BINI) + cetuximab (CETUX) for BRAFV600E-mutant metastatic colorectal cancer (mCRC). J Clin Oncol; 37 (suppl 4; abstr 688)
[35] Kruger S, Heinemann V, Ross C et al. (2018) Repeated mut KRAS ctDNA measurement represent a novel promising tool for early response prediction and therapy monitoring in advanced pancreatic cancer. Annals of Oncology; 29: 2348–2355
[36] Kudo M, Finn RS, Qin S et al. (2019) Analysis of Survival and Objective Response (OR) in Patients With Hepatocellular Carcinoma in a Phase III Study of Lenvatinib (REFLECT). J Clin Oncol; 37 (suppl 4; abstr 186)
[37] Kulangara K, Zhang N, Corigliano E, et al. (2019) Clinical Utility of the Combined Positive Score for Programmed Death Ligand-1 Expression and the Approval of Pembrolizumab for Treatment of Gastric Cancer. Arch Pathol Lab Med 143(3):330–337
[38] Kyung HL, Ji HP, Young HK et al. (2018) Diagnostic Yield and False-Referral Rate of Staging Chest CT in Patients with Colon Cancer. Radiology; 289: 535–545
[39] Lamarca A, Palmer DH, Singh Wasan H et al. (2019) ABC-06 I A randomized phase III, multi-centre, opel-label study of active symptom control (ASC) alone or ASC with oxaliplatin / 5-FU chemomtherapy tract cancers (ABC) previously-treated with cisplatin/gemcitabine (CisGem) chemotherapy. Clin Oncol; 37 (suppl; abstr LBA4003)
[40] Lee KH, Kang BK, Ahn BK (2018) Higher visceral fat area/subcutaneous fat area ratio measured by computed tomography is associated with recurrence and poor survival in patients with mid and low rectal cancers.Int J Colorectal Dis 33(9):1303–1307. doi: 10.1007/s00384-018-3065-z
[41] Lei M, Siemers N, Pandya D, et al. (2019) Association of PD-L1 Combined Positive Score and Immune Gene Signatures With Efficacy of Nivolumab (NIVO) +/− Ipilimumab (IPI) in Patients With Metastatic Gastroesophageal Cancer (mGEC). AACR Annual Meeting 2019, abstract 2673

[42] Leitlinienprogramm Onkologie (Deutsche Krebsgesellschaft, Deutsche Krebshilfe, AWMF):S3-Leitlinie Diagnostik und Therapie der Plattenepithelkarzinome und Adenokarzinome des Ösophagus, Kurzversion 2.0, 2018,AWMF Registernummer: 021/023OL www.leitlinienprogramm-onkologie.de/leitlinien/oesophaguskarzinom/ (abgerufen am: TT.MM.JJ)

[43] Leung WK, Wong IOL, Cheung KS et al. (2018) Effects of Helicobacter pylori Treatment on Incidence of Gastric Cancer in Older Individuals. Gastroenterolgy; 155 / Issue 1: 67–75

[44] Liu W, Zheng Y, He W, et al. (2018) Microwave vs radiofrequency ablation for hepatocellular carcinoma within the Milan criteria: a propensity score analysis. Aliment Pharmacol Ther 48(6):671-681. doi: 10.1111/apt.14929. Epub 2018 Jul 31

[45] Mamdani H, Schneider BJ, Abushahin LI et al. (2019) Safety and efficacy of durvalumab following trimodality therapy for locally advanced esophageal and GEJ adenocarcinoma: Early efficacy results from Big Ten Cancer Research Consortium study. J Clin Oncol; 37 (suppl 4; abstr 5)

[46] Margonis GA, Buettner S, Andreatos N et al. (2018) Association of BRAF Mutations With Survival and Recurrence in Surgically Treated Patients With Metastatic Colorectal Liver Cancer. JAMA Surg.; 153(7): e180996.doi

[47] Mariette C, Markar SR, Dabakuyo-Yonli TS et al. (2019) Hybrid Minimally Invasive Esophagectomy for Esophageal Cancer. N Engl J Med; 380: 152–162

[48] Meric-Bernstam F, Hurwitz H, Singh Raghav KP et al. (2019) Pertuzumab plus trastuzumab for HER2-amplified metastatic colorectal cancer (MyPathway): an updated report from a multicentre, open-label, phase 2a, multiple basket study. Lancet Oncol; 20: 518–530

[49] Meyer T, Qian W, Caplin ME (2014) Capecitabine and streptozocin ± cisplatin in advanced gastroenteropancreatic neuroendocrine tumours.Eur J Cancer 50(5):902–11. doi: 10.1016/j.ejca.2013.12.011

[50] Modest DP, Fischer v. Weikersthal L, Decker T et al. (2018) Sequential Versus Combination Therapy of Metastatic Colorectal Cancer Using Fluoropyrimidines, Irinotecan, and Bevacizumab: A Randomized, Controlled Study–XELAVIRI (AIO KRK01 10) J Clin Cncol; 37: 22–32

[51] Moertel CG, Hanley JA, Johnson LA (1980) Streptozocin alone compared with streptozocin plus fluorouracil in the treatment of advanced islet-cell carcinoma. N Engl J Med. 303(21):1189–94

[52] Moertel CG, Lefkopoulo M, Lipsitz S, et al. (1992) Streptozocin-doxorubicin, streptozocin-fluorouracil or chlorozotocin in the treatment of advanced islet-cell carcinoma. N Engl J Med 326(8):519–23

[53] Möhler M, Bender T, Oestreicher G (2019) Leitlinienprogramm Onkologie (Deutsche Krebsgesellschaft, Deutsche Krebshilfe AWMF): S3-Leitlinie Magenkarzinom, Langversion 2.01 (Konsultationsfassung) 2019 AWMF Registernummer: 032/009OL

[54] Mohkam K, Dumont PN, Manichon AF et al. (2018) No-touch multibipolar radiofrequency ablation vs. surgical resection for solitary hepatocellular carcinoma ranging from 2 to 5 cm. Journal of Hepatology; 68: 1172–1180

[55] Morano F, Corallo S, Niger M et al. (2018) Temozolomide and irinotecan (TEMIRI regimen) as salvage treatment of irinotecan-sensitive advanced colorectal cancer patients bearing MGMT methylation. Annals of Oncology; 29: 1800–1806

[56] Murphy JE, Wo JY, Ryan DP et al. (2018) Total Neoadjuvant Therapy With FOLFIRINOX Followed by Individualized Chemoradiotherapy for Borderline Resectable Pancreatic Adenocarcinoma. A Phase 2 Clinical Trial. JAMA Oncol; 4(7): 963–969

[57] Noordman BJ, Spaander MCW, Valkema R et al. (2018) Detection of residual disease after neoadjuvant chemoradiotherapy for oesophageal cancer (preSANO): a prospective multicenter, diagnostic cohort study. Lancet Oncol; 19: 965–974

[58] Ogura A, Konishi T, Cunningham C et al. (2018) Neoadjuvant (Chemo)radiotherapy With Total Mesorectal Excision Only Is Not Sufficient to Prevent Lateral Local Recurrence in Enlarged Nodes: Results of the Multicentre Lateral Node Study of Patients With Low cT3/4 Rectal Cancer. J Clin Oncol; 37: 33–43

[59] Park SH, Zang DY, Han B et al. (2019) ARTIST 2: Interim results of a phase III trial involving adjuvant chemotherapy and/or chemoradiotherapy after D2-gastrectomy in stage II/III gastric cancer (GC). Clin Oncol; 37 (15 suppl; abstr LBA4001)

[60] Parseghian CM, Loree JM, Morris VK et al. (2019) Anti-EGFR-resistant clones decay exponentially after progression: implications for anti-EGFR re-challenge. Annals of Oncology; 30: 243–249

[61] Petrelli F, Ardito R, Ghidini A et al. (2018) Different Toxicity of Cetuximab and Panitumumab in Metastatic Colorectal Cancer Treatment: A Systematic Review and Meta-Analysis. Oncology; 94: 191–199

[62] Pietrantonio F, Di Nicolantonio F, Schrock AB et al. (2018) RET fusions in a small subset of advanced colorectal cancer at risk of being neglected. Annals of Oncology; 29: 1394–1401

[63] Pinter M, Peck-Radosavljevic M (2018) Review article: systematic treatment of hepatocellular carcinoma. Aliment Pharmacol Ther; 48: 598–609

[64] Pishvaian MJ, Slack RS, Jiang W et al. (2018) A phase 2 study of the PARP inhibitor veliparib plus temozolomide in patients with heavily pretreated metastatic colorectal cancer: Cancer; 124(11): 2337–2346

[65] Primrose JN, Fox RP, Palmer DH et al. (2019) Capecitabine compared with observation in resected biliary tract cancer (BILCAP): randomized, controlled, multicenter, phase 3 study. Lancet Oncol; 20: 663–673

[66] Qin S, Li J, Wang L et al. (2018) Efficacy and Tolerability of First-Line Cetuximab Plus Leucovorin, Fluorouracil, and Oxaliplatin (FOLFOX-4) Versus FOLFOX-4 in Patients With RAS Wild-Type Metastatic Colorectal Cancer: The Open-Label, Randomized, Phase III TAILOR Trial. J Clin Oncol; 36: 3031–3039

[67] Rossini D, Santini D, Cremolini C et al. (2017) Rechallenge with cetuximab + irinotecan in 3rd-line in RAS and BRAF wild-type metastatic colorectal cancer (mCRC) patients with acquired resistance to 1st-line cetuximab + irinotecan: The phase II CRICKET study by GONO. Annals of Oncology; 28: suppl 3

[68] Routy B, Le Chatelier E, Derosa L et al. (2018) Gut microbiome influences efficacy of PD-1-based immunotherapy against epithelial tumors. Science; 359: 91–97

[69] Ruhstaller T, Thuss-Patience P, Hayoz S et al. (2018) Neoadjuvant chemotherapy followed by chemoradiation and surgery with and without cetuximab in patients with resectable esophageal cancer, a randomized, open-label, phase III trial (SAKK 75/08). Annals of Oncology; 29: 1386–1393

[70] Sastre J, Vieitez JM, Gomez-España MA et al. (2019) Randomized phase III study comparing FOLFOX + bevacizumab (BEV) as 1st line treatment in patients with metastatic colorectal cancer (mCRC) with ≥ baseline circulating tumor cells (bCTCs). J Clin Oncol; 37 (suppl; abstr LBA3507)

[71] Shah MA, Ruiz EPY, Bodky G et al. (2019) A phase III, randomized, double-blind, placebo-controlled study to evaluate the efficacy and safety of andecaliximab combined with mFOLFOX6 as first-line treatment in patients with advanced gastric or gastroesophageal junction adenocarcinoma (GAMMA-1). J Clin Oncol; 37.4 (suppl 4; abstr 4)

[72] Shaib WL, Narayan AS, Switchenko JM et al. (2019) Role of Adjuvant Therapy in Resected Stage IA Subcentimeter (T1a/T1b) pancreatic Cancer. Cancer; 125: 57–67

[73] Shitara K, Özgüroglu M, Bang YJ et al. (2018) Pembrolizumab versus paclitaxel for previously treated, advanced gastric or gastro-eosphageal junction cancer (KEYNOTE-061): randomized, open-label, controlled, phase 3 trial. Lancet; 392: 123–133

[74] Shitara K, Doi T, Dvorkin M et al. (2018) Trifluridine/tipiracil versus placebo in patients with heavily pretreated metastatic gastric cancer (TAGS): a randomized, double-blind, placebo-controlled, phase 3 trial. Lancet Oncol; 19: 1437–1448

[75] Shitara K, Yamanaka T, Denda T et al. (2019) REVERCE: a randomized phase II study of regorafenib followed by cetuximab versus the reverse sequence for previously treated metastatic colorectal cancer patients. Annals of Oncology; 30: 259–265

[76] Sougklakos I, Boukovinas I, Xynogalos S et al. (2019) Three versus six month adjuvant FOLFOX or CAPOX for high risk stage II and stage III colon cancer patients: The efficacy results of Hellenic Oncology Research Group (HORG) participation to the International Duration Evaluation of Adjuvant chemotherapy (IDEA) project. J Clin Oncol; 37 (suppl; abstr LBA3500)

[77] Stoffel EA, Koeppe E, Everett J et al. (2018) Germline Genetic Features of Young Individuals With Colorectal Cancer. Gastroenterology; 154: 897–905

[78] Strosberg J, Wolin E, Chasen B et al. (2018) Health-Related Quality of Life in Patients With Progressive Midgut Neuroendocrine Tumors Treated With 177Lu Dotate in the Phase III Netter-1 Trial. J Clin Oncol; 36: 2578–2584

[79] Tabernero J, van Cutsem E, Bang YJ et al. (2019) Pembrolizumab with or without chemotherapy for advanced gastric or gastroesophageal junction (G/GEJ) adenocarcinoma: The Phase III KEYNOTE-62 study. J Clin Oncol; 37 (suppl; abstr LBA4007)

[80] Taieb J, Rivera F, Siena S et al. (2018) Exploratory analyses assessing the impact of early tumour shrinkage and depth of response on survival outcomes in patients with RAS wild-type metastatic colorectal cancer receiving treatment in three randomized panitumumab trials. J Cancer Res Clin Oncol; 144: 321–335

[81] Unno M, Motoi F, Matsuyama Y et al. (2019) Randomized phase II/III trial of neoadjuvant chemotherapy with gemcitabine and S-1 versus upfront surgery for resectable pancreatic cancer (Prep-02/JSAP-05). J Clin Oncol; 37 (suppl 4; abstr 189)

[82] Van Blarigan EL, Fuchs CHS, Niedzwicki D et al. (2018) Association of Survival With Adherence to American Cancer Society Nutrition and Physical Activity Guidelines for Cancer Survivors After Colon Cancer Diagnosis. The CALGB 89803/Alliance Trial. JAMA Oncol.; 4(6): 783–790

[83] Van Cutsem E, Yoshino T, Lenz HJ et al. (2018) Nintedanib for the treatment of patients with refractory metastatic colorectal cancer (LUME-Colon 1): a phase III, international, randomized, placebo-controlled study. Annals of Oncolgy; 29: 1955–1963
[84] Wenwu L, Yun Z, Wei H et al. (2018) Microwave vs radiofrequency ablation for hepatocellular carcinoma within the Milan criteria: a propensity score analysis. Aliment Pharmacol Ther; 48: 671–681
[85] Wille-Jorgensen P, Syk I, Smedh K et al. (2018) Effect of More vs Less Frequent Follow-up Testing on Overall and Colorectal Cancer-Specific Mortality in Patients With Stage II or III Colorectal Cancer. The COLOFOL Randomized Clinical Trial. JAMA: 319(20): 2095–2103
[86] Yang H, Liu H, Chen Y et al. (2018) Neoadjuvant Chemoradiotherapy Followed by Surgery Versus Surgery Alone for Locally Advanced Squamous Cell Carcinoma of the Esophagus (NEOCRTEC2010): A Phase III Multicenter, Ramdomized, Open-Label Clinical Trial. J Clin Oncol; 36: 2796–2803
[87] Yang J, Wang J, Zhou H et al. (2018) Efficacy and safety of endoscopic radiofrequency ablation for unresectable extrahepatic cholangiocarcinoma: a randomized trial: Endoscopy; 50: 751–760
[88] Yoshino T, Portnoy DC, Obermanová R et al. (2019) Biomarker analysis beyond angiogenesis: RAS/RAF mutation status, tumour sidedness, and second-line ramucirumab efficacy in patients with metastatic colorectal carcinoma from RAISE – a global phase III study. Annals of Oncology; 30: 124–131
[89] Zhu AX, Kang YK, Yen CJ et al. (2019) Ramucirumab after sorafenib in patients with advanced hepatocellular carcinoma and increased α-fetoprotein concentrations (REACH-2): a randomised, double-blind, placebo-controlled, phase 3 trial. Lancet Oncol; 20: 282–296
[90] Zhu AX, Finn RS, Edeline J et al. (2018) Pembrolizumab in patients with advanced hepatocellular carcinoma previously treated with sorafenib (KEYNOTE-224): an non-randomised, open-label phase 2 trial. Lancet Oncol; 19: 940–952

# Supportivtherapie und benigne Hämatologie

Ulrich Schuler, Barbara Schubert[1]

| | | |
|---|---|---|
| **1** | **Gerinnung: Hämophilie, TTP** | 667 |
| 1.1 | Gerinnungsmessungen unter Emicizumab | 667 |
| 1.2 | Was tun, wenn es unter Emicizumab blutet? | 667 |
| 1.3 | Caplacizumab zur unterstützenden Behandlung der TTP | 668 |
| **2** | **Gerinnung im Umfeld der Onkologie** | 670 |
| 2.1 | Metaanalyse zum Khorana-Score | 670 |
| 2.2 | Thromboseprophylaxe bei ambulanten Patienten | 672 |
| 2.3 | Weitere Risikofaktoren für Thrombosen | 675 |
| 2.4 | Vaskuläres außer TBVT in Assoziation mit Tumor | 676 |
| 2.5 | Therapie der TVT bei Patienten mit Tumoren | 677 |
| 2.6 | Welchen Anteil haben Krebserkrankungen? | 679 |
| 2.7 | Neoplasie-Screening bei TVT-Patienten | 679 |
| 2.8 | Kardiale Indikationen für Antikoagulation bei Patienten mit Tumoren | 680 |
| 2.9 | Blutungsrisiken bei Hirnmetastasen | 681 |
| 2.10 | Neue Guidelines | 682 |
| 2.11 | Therapie-assoziierte Blutungsrisiken: Ibrutinib | 682 |
| **3** | **Antiemetika** | 683 |
| 3.1 | NK1-Antagonisten | 683 |
| 3.2 | Weitere Studien zu Olanzapin | 684 |
| **4** | **Checkpoint-Inhibitor-Therapie** | 686 |
| 4.1 | Indikationsstellung und Patientencharakteristika | 686 |
| 4.2 | Interaktionen | 686 |
| 4.3 | ICI-Therapie bei Kachexie und Übergewicht | 688 |
| 4.4 | NLR und Wirksamkeit | 689 |
| 4.5 | Sinkende NLR mit Wirksamkeit assoziiert | 690 |

---

1 Für Anregungen, Diskussionen und Kommentare zu einzelnen Aspekten danken wir Jan Beyer Westendorf, Karin Jordan und Oliver Tiebel.

| | | |
|---|---|---|
| 4.6 | NLR und Nebenwirkungen | 690 |
| 4.7 | Alter und Wirksamkeit | 691 |
| 4.8 | Nebenwirkung und Wirksamkeit | 691 |
| **5** | **Bisphosphonate und Denosumab** | **692** |
| 5.1 | Osteoprotektiva wie häufig? | 692 |
| **6** | **Infektionen** | **694** |
| 6.1 | Chinolon-Prophylaxe in der Neutropenie? | 694 |
| 6.2 | Pilzinfektionen | 697 |
| 6.3 | Posaconazol und Mineralokortikoide | 698 |
| 6.4 | Herpes-Zoster-Impfung | 698 |
| 6.5 | Stethoskop als Keimschleuder? | 700 |
| 6.6 | Probiotika | 700 |
| **7** | **Prävention, Alkohol, Ernährung und Supplemente** | **700** |
| 7.1 | Alkohol | 701 |
| 7.2 | Ernährung | 703 |
| 7.3 | Vitamin D bei Krebspatienten | 706 |
| **8** | **Verschiedenes** | **707** |
| 8.1 | Glucarpidase bei MTX | 707 |
| 8.2 | Oxybutynin bei Hitzewallungen | 708 |
| 8.3 | Statine mal anders: Hautreaktion in der Strahlentherapie | 710 |
| 8.4 | Kommunikation | 710 |
| **9** | **Buchempfehlung von ASH, ASCO und andere** | **719** |
| 9.1 | *Cancerland* von David Scadden | 719 |
| 9.2 | Eigene Empfehlung: *Factfulness* von Hans Rosling | 720 |
| **10** | **Literatur** | **721** |

# 1 Gerinnung: Hämophilie, TTP

Die Einführung von Emicizumab in die Therapie der Hämophilie stellt sicher einen großen Fortschritt dar. Nach der initialen Zulassung für hereditäre Hämophilie-A-Patienten mit Faktor-VIII-Hemmkörpern besteht nun auch eine Zulassung für Patienten mit schwerer Hämophilie A (FVIII <1%) ohne Faktor-VIII-Hemmkörper. Die Tatsache, dass letztlich eine Enzymfunktion durch die völlig andere Proteinstruktur eines Antikörpers ersetzt werden konnte, fasziniert ebenso wie die klinisch bedeutsamen Vorteile der subkutanen Applikation in größeren Intervallen, als dies bisher mit Faktor-VIII-Präparaten möglich war.

## 1.1 Gerinnungsmessungen unter Emicizumab

Auch wenn man nicht selbst Patienten mit Hämophilie betreut, muss man in Zukunft damit rechnen, Patienten unter Emicizumab-Prophylaxe in anderen klinischen Kontexten zu sehen. Eine Reihe von Tests werden durch Emicizumab beeinflusst (siehe Fachinformation). Die aktivierte partielle Thromboplastinzeit (aPTT) wirkt „normaler", als es der residuellen Blutungsneigung entspricht. Verändert beziehungsweise unrealistisch sind die Messwerte für

- die aPTT,
- Bethesda-Assays (gerinnungsbasiert),
- den aPTT-basierten Einstufentest zur Einzelfaktorbestimmung,
- die aPTT-basierte aktivierte Protein-C-Resistenz,
- die aktivierte Gerinnungszeit,

wenn nicht spezielle chromogene Assays unter Verwendung von nicht humanen Faktoren verwendet werden. Eine Auflistung, welche Messmethoden zuverlässig sind, findet sich in der Fachinformation. Zusätzlich problematisch ist, dass die Effekte viele Monate anhalten können.

## 1.2 Was tun, wenn es unter Emicizumab blutet?

Eine britische Arbeitsgruppe hat vorläufige Empfehlungen formuliert, wie bei Blutungssituationen vorzugehen wäre, die unter einer Prophylaxe mit Emicizumab bei **Patienten mit Hemmkörpern** auftreten [23]. Anlass war unter anderem, dass bei der gleichzeitigen Verabreichung von Emicizumab und aktiviertem Prothrombinkomplex-Konzentrat (FEIBA®) mehrfach Komplikationen (thrombotische Mikroangiopathie, tiefe Beinvenenthrombosen [TVT] und Hautnekrosen) beschrieben wurden. Die Probleme sind möglicherweise von Dauer und Intensität der Therapie abhängig.

Die Briten empfehlen, bereits vor Beginn einer Emicizumab-Therapie Titer von antihumanen und antiporzinen FVIII-Inhibitoren zu bestimmen. Als Erstlinienbehandlung von Blutungen wird rFVIIa empfohlen. Humaner oder rekombinanter porziner FVIII können Optionen sein, wenn die Blutung nicht mit rFVIIa beherrschbar ist und die Inhibitortiter niedrig sind.

Blutungsepisoden sollten eher nicht mit aPCC behandelt werden. Wenn keine andere Wahl bleibt, sollte die Anfangsdosis von aPCC 50 u/kg nicht überschreiten. Emicizumab stört eine Reihe von FVIII-Assays. Ist ein FVIII-Ersatz erforderlich, muss ein chromogener FVIII-Assay mit Reagenzien, die Rinderkoagulationsfaktoren enthalten, eingesetzt werden. Das Gleiche gilt für die Durchführung des Bethesda-Assays (s. o.).

Klinische Blutstillung während der Operation unter Emicizumab wird als unberechenbar (unpredictable) bezeichnet. Klar strukturierte Empfehlungen können noch nicht formuliert werden. Für Kleinsteingriffe (ZVK, Zahnarzt) wird Tranexamsäure empfohlen, größere Eingriffe unter rFVIIa sind als Einzelfälle beschrieben. Ergänzend ist darauf hinzuweisen, dass für Patienten ohne Hemmkörper natürlich FVIII eine Option ist, das Monitoring aus oben genannten Gründen allerdings auch nicht völlig trivial.

Wegen der langen HWZ von Emicizumab könnten die Warnungen vor Interaktionen bis zu 6 Monate nach der Beendigung relevant sein.

### Wertung

Nicht alle Einzelbeobachtungen und -empfehlungen können wiedergegeben werden, sie sind sicher in absehbarer Zeit auch noch im Fluss. So beeindruckend die Effekte in der Prophylaxe mit Emicizumab sind, so resultieren daraus doch neue Therapie-Situationen, für die Strategien zu erarbeiten sind. Einige der formulierten provisorischen medikamentösen Empfehlungen sind im Grunde Off-Label-Anwendungen (zum Beispiel Novo Seven bei Hämophilie ohne Hemmkörper). Voraussichtlich werden sich die Notfall-Empfehlungen auch unterscheiden, je nachdem, was die primäre Indikation für Emicizumab ist.

## 1.3 Caplacizumab zur unterstützenden Behandlung der TTP

Im September 2018 ist Caplacizumab zur unterstützenden Behandlung für die Therapie der thrombotisch-thrombozytopenischen Purpura (TTP) in Europa zugelassen worden. Es handelt sich um einen AK gegen die A1-Domäne des vWF. Durch deren Blockierung wird die Interaktion zwischen dem ultra-großen vWF und den Thrombozyten gehemmt. Durch die verminderte Aggregation reduzieren sich Mikrozirkulationsstörungen und Verbrauch von Faktoren und Plättchen. Die zur Zulassung führende HERCULES-Studie ist inzwischen im NEJM publiziert [91], wurde aber bereits auf Abstract-Basis im Vorjahr diskutiert.

> **Wertung**
>
> Bei der Seltenheit der Erkrankung, der Notwendigkeit des schnellen Beginns und des gesicherten, aber doch überschaubaren Nutzens muss man sehen, wie sich Logistik, Preis und Akzeptanz entwickeln.

### 1.3.1 Exkurs: Neue Terminologie (-yhdp) für Biologicals

Die FDA–Zulassung erfolgte im Februar 2019, die Pressemitteilung macht stutzig, weil der generische Name darin als Caplacizumab-yhdp wiedergegeben wurde. Was bedeuten die vier Buchstaben des yhdp-Anhängsels?

Bei der Namensvergabe haben sich in den letzten Jahren in mehreren Punkten Änderungen vollzogen (Tab. 1). Die bisherige Konvention der WHO, bei Antikörpern den Grad der Humanisierung wiederzugeben, ist gestrichen worden. Neuere Entwicklungen haben, wenn es sich um einen humanen Antikörper handelt, nicht mehr zwingend das „u"-mab im generischen Namen (Beispiel Cemiplimab, ein neuer humaner Anti-PD1-Checkpoint-Inhibitor, der nicht mehr auf -u-mab endet). Natürlich werden in den Kernsilben „alte" Biologika nicht umbenannt werden (so auch bei dem schon länger beforschten Caplacizumab).

Das hier auffällige 4-letter-Suffix wurde von der FDA für die Identifizierung und Unterscheidung von Biosimilars eingeführt[2] und gilt somit nicht nur für Antikörper. Damit soll in Zukunft besser möglich sein, verschiedene Biosimilar-Varianten eines Moleküls (zum Beispiel in Datenbanken) zu unterscheiden. Dabei wurde erstaunlicherweise keinerlei Sinngehalt in das Kürzel gelegt (FDA: devoid of meaning).

> **Wertung**
>
> Ob die FDA-Suffixe in Europa für irgendwelche Erfassungszwecke genutzt werden, ist unklar. Wenn man erst einmal verstanden hat, dass man das Suffix eigentlich nicht braucht, kann man locker darüber hinweglesen.

---

2 https://www.fda.gov/media/93218/download

**Tabelle 1:** Beispiele für die neuen Suffixe bei Biologicals.

| INN | Handelsname | Suffix | Analog bzw. Zielstruktur |
|---|---|---|---|
| Filgrastim | Zarxio | -sndz | G-CSF |
| | Nevistym | -aafi | |
| Etanerzept | Erelzi | -szzs | Bindungsdomäne des TNF-alpha Rezeptors |
| Infliximab | Inflectra | -dyyb | Anti-TNF-alpha |
| | Renflexis | -abda | |
| | Ixifi | -qbtx | |
| Adalimumab | Cytelza | -abdm | Anti-TNF-alpha |
| | Amjevita | -atto | |
| Bevacizumab | Mvasi | -awwb | Anit-VEGF |
| Epoetin | Tetacrit | -epbx | Erythropoetin |
| Pegfilrastim | Fulphila | -jmdb | G-CSF |
| Trastuzumab | Oivri | -dkst | Anti-HER2/neu |
| Romosozumab | Evenity | -aqqg | Anti-Sclerostin |
| Caplacizumab | Cablivi | -yhdp | Anti-alpha-1 Domäne vWF |
| Tagraxofusp | Elzonris | -erzs | Anti-CD123 |
| Ravulizumab | Ultomiris | -cwvz | Komplementfaktor C5 |
| Emicizumab | Hemlibra | -kxwh | FIX und FX |
| Cemiplimab | Libtayo | -rwlc | Anti-PD-1 |

# 2 Gerinnung im Umfeld der Onkologie

## 2.1 Metaanalyse zum Khorana-Score

Der Khorana-Score wurde erstmals 2008 (Colloquium Onkologie 8, Update 2009) publiziert und soll für ambulante Patienten mit Tumorerkrankung helfen, das Risiko für die Entwicklung einer Thrombose unter Chemotherapie einzuschätzen. Der Score ist in Tabelle 2 nochmals dargestellt.

**Tabelle 2:** *Die Kriterien des Khorana-Score (KS). Adaptiert [47].*

| Patienten-Charakteristika | Risk score |
|---|---|
| Art der Krebserkrankung | |
| Sehr hohes Risiko (Magen, Pankreas) | 2 |
| Hohes Risiko (Lunge, Lymphom, gynäkologischer Tumor, Blase oder Hoden [Keimzell]) | 1 |
| THR-Zahl vor Chemotherapie ≥350 x $10^9$/l | 1 |
| Hb vor Chemotherapie <100 g/L oder Einsatz von ESAs | 1 |
| Leukozyten vor Chemotherapie >11 x $10^9$/l | 1 |
| Body-Mass-Index ≥35 kg/m² | 1 |

Theoretisch sind also bis zu 6 Punkte denkbar.

In einer Metaanalyse [70] wurden 55 Kohorten von zusammen 34 555 Patienten analysiert. Für 81 % war ein Follow-up für 6 Monate verfügbar. Etwa 20 % der Patienten zeigten keinen dieser Risikofaktoren; 60 % hatten einen Score von 1–2 Punkten und 20 % hatten 3 oder mehr Punkte des KS. Die Metaanalyse konnte eindeutig zeigen, dass der Khorana-Score mit dem Risiko einer Thrombose korreliert (Tab. 3).

**Tabelle 3:** *Schätzwerte für die TVT-Inzidenz je nach Khorana-Score (KS). Adaptiert nach [70].*

| | Inzidenz der TVT/LE in % bei einem KS von | | | | | Relatives Risiko versus niedriger KS-Gruppen | | Anteil an allen VTE |
|---|---|---|---|---|---|---|---|---|
| Follow-up für | =0 | =1–2 | ≥3 | ≤1 | >2 | KS ≥3 | KS ≥2 | KS ≥3 |
| 6 Monate | 5,1 | 6,6 | 11,0 | 5,5 | 8,9 | 1,8 | 1,5 | 23,4 |
| Gesamtstudiendauer | 5,7 | 8,6 | 14,0 | 6,8 | 11,3 | 1,7 | 1,5 | 23,7 |
| **Studien mit nur geringem oder nur moderatem Bias** | | | | | | | | |
| 6 Monate | 4,6 | 6,1 | 11,1 | 5,0 | 8,3 | 1,9 | 1,6 | 24,4 |
| Gesamtstudiendauer | 4,5 | 7,6 | 13,5 | 6,3 | 10,6 | 1,8 | 1,5 | 22,9 |

*KS* Khorana-Score, *LE* Lungenembolie, *VTE* venöse Thromboembolie

> **Wertung**
>
> Die Stufen des Khorana-Scores repräsentieren unterschiedliche Risiken. Die Gruppe mit den höchsten Risiken ist klein, daher treten (nur scheinbar paradoxerweise) die meisten Thrombosen (als Absolutzahl) bei Patienten in eher niedrigen Risikogruppen auf. Wenn man Thromboseprophylaxe für Höchstrisikogruppen erwägt, ist natürlich der Cut-off-Wert entscheidend, wie die Studien zu prophylaktischen Strategien (s. u.) dokumentieren.

Eine griechische Studie korrelierte den KS mit dem Verlauf bei 130 Patienten mit bronchialen Adenokarzinomen [106] und bestätigte frühere Befunde, dass der Nutzen des Scores bei Lungentumoren eingeschränkt ist. Schon beim ASH 2017 war eine Metaanalyse aus Studien mit unterschiedlichen Entitäten für die Subgruppe mit Bronchialkarzinomen zu diesem Ergebnis gelangt [105].

Thromboembolische Ereignisse sind erwartungsgemäß mit vermindertem Überleben verbunden – ebenso beim Bronchialkarzinom der Khorana-Score [105], was wenig verwundert, da Thrombozytose, Leukozytose und Anämie bekannte negative Prognosefaktoren für eine Reihe von Tumoren sind. Lediglich der BMI weist möglicherweise in eine andere Richtung [61], zumindest leben nur leicht Übergewichtige etwas länger.

## 2.2 Thromboseprophylaxe bei ambulanten Patienten

Der Khorana-Score war die Grundlage zweier Placebo-kontrollierter randomisierter Studien, die Anfang 2019 im NEJM veröffentlicht wurden.

Apixaban (2,5 mg 2-mal täglich) war das Prüfpräparat in der AVERT-Studie, in der Patienten mit Krebserkrankungen mit einem Khorana-Score ≥2 zu Beginn einer Chemotherapie eingeschlossen werden konnten [19]. Die kanadischen Autoren wählten als primären Endpunkt die Inzidenz von TVTs in den folgenden 180 Tagen. Es wurden 574 Patienten randomisiert, 563 bildeten die Grundlage einer modifizierten Intent-to-treat-Analyse. Tabelle 4 zeigt die Inzidenz von Thrombosen und Blutungskomplikationen in den beiden Gruppen.

In einer zweiten Studie (CASSINI-Trial) wurden weltweit ebenfalls Patienten mit einem Khorana-Score von ≥2 eingeschlossen und hier zwischen Placebo und Rivaroxaban von 10 mg randomisiert (Tab. 5) [46].

Die Endpunkte der Studien unterschieden sich etwas. In der CASSINI-Studie wurde ein Ultraschallscreening angewendet (also auch gezielt nach asymptomatischen Events gesucht), während in der AVERT-Studie zumindest Zufallsbefunde (kein Screening, aber asymptomatische Events in Staging-Untersuchungen) mit einbezogen wurden. Dazu kommt, dass die CASSINI-Studie als sekundären Endpunkt auch viszerale Thrombosen und arterielle Thromboembolien mit aufge-

**Tabelle 4:** *Ergebnisse der AVERT-Studie. Ereignishäufigkeiten bei Khorana-Score ≥2 mit und ohne Apixaban-Prophylaxe. Adaptiert nach [19].*

|  | Apixaban | Placebo | HR; 95%CI; p-Wert |
|---|---|---|---|
| Anzahl Patienten | 288 | 275 | |
| Thrombosen/Embolien | 4,2% | 10,2% | 0,41; 0,26–0,65; p<0,001 |
| Blutungen | 3,5% | 1,8% | 2,00; 1,01–3,95; p=0,046 |
| Schwere Blutungen | 2,1% | 1,1% | 1,89; 0,39–9,24 |

**Tabelle 5:** *Ergebnisse der CASSINI-Studie [46].*

|  | Rivaroxaban | Placebo | HR; 95%CI; p-Wert |
|---|---|---|---|
| Anzahl Patienten | 420 | 421 | |
| VTE bis Tag 180 | 6,0% | 8,8% | 0,66; 0,40–1,09; p=0,10 |
| VTE Interventionsperiode | 2,6% | 6,4% | 0,40; 0,20–0,80 |
| Schwere Blutung | 2,0% | 1,0% | 1,96; 0,59–6,49 |
| VTE bis 180 Tage (inklusive arteriell und viszeral) | 6,9% | 10,7% | 0,62; 0,39–0,99 |
| Tod jeglicher Ursache bis d180 | 20,0% | 23,8% | 0,83; 0,62–1,1; n. s. |
| Primärer Endpunkt oder Tod | 23,1% | 29,5% | 0,75; 0,57–0,97 |

*VTE* venöse Thromboembolie

nommen hatte, was wichtig ist, weil es klinisch sehr relevante Ereignisse sind und bei Einbeziehung dieser Ereignisse zumindest on treatment die NNT auf 25 sank.

In der Gesamtperiode der Untersuchung war der Effekt also nicht signifikant, in der meist kürzeren Interventionsperiode war der Effekt signifikant. Im Mittel erhielten die Patienten die Studienmedikation für 4,3 Monate (also etwa 130 Tage).

In den Kontrollgruppen waren die Inzidenzen in etwa in der Größenordnung, wie sie aus früheren Metaanalysen zum VTE-Risiko bei Malignom-Patienten zu erwarten waren.

Das begleitende Editorial stellt die Frage, ob diese Studien die gängige Praxis ändern werden [3]. Sind häufige Krebsarten (Kolon, Mamma, Prostata) ausreichend repräsentiert? Es gäbe Hinweise, dass der KS zum Beispiel beim Bronchialkarzinom unzureichend differenziere. Möglicherweise müsse man das Chemotherapie-Regime berücksichtigen. Der Autor diskutiert die resultierende Number Needed to Treat (NNT), die – wenn man die Studien zusammen betrachtet – bei circa 40 liegt. Das heißt 40 Patienten müssen Gerinnungshemmung erhalten, damit ein Event weniger eintritt. Dies berücksichtigt noch nicht die seltenen (aber in der Behandlungsgruppe häufigeren) Blutungsereignisse, die den mittleren Nutzen natürlich reduzieren. Auf ähnlicher Basis eines im Prinzip nachweisbaren, aber eher marginalen Nutzens wurde in der Vergangenheit die Gabe von parenteralen Medikamenten zur Thromboembolie-Prophylaxe nicht allgemein empfohlen.

Ergänzend zum Editorial sollte man für die Indikationsstellung festhalten:

(1) Ein positiver Einfluss einer VTE-Primärprophylaxe auf das Überleben ist bisher nicht festzustellen. Dies verblüfft nur vordergründig, wenn man die Assoziation zwischen Thrombophilie und schlechter Prognose als unidirektional kausal annimmt. Vielleicht haben Menschen mit per se schlechter Prognose einfach mehr Thrombosen, die zu verhindern dann prognostisch nicht relevant werden würde.

(2) Ein positiver Einfluss auf Patient reported outcomes ist aufgrund der NNT schwer vorstellbar. Mit der gewählten Indikationsstellung bedeutet die Prophylaxe für ~95% einfach nur eine Pille mehr. Der relative Verlust an QOL bei den circa 5%, in denen die TVT eintritt, wird den indifferent bis leicht negativen Einfluss (eine Pille mehr) bei über 90% statistisch nicht aufwiegen.

(3) Eine Überlegung wäre, den KS-Cut-off höher zu legen (man darf erwarten, dass hierzu eine Post-hoc-Auswertung der Studien publiziert werden wird) oder – wie bereits berichtet – weitere Faktoren in die Indikationsstellung zur Prophylaxe aufzunehmen.

(4) Auf der Basis des (nur sekundären) Endpunktes VTE oder arterielle/viszerale Thrombose in der CASSINI-Studie, wäre die gemeinsame NNT etwas günstiger.

Als Ergänzung in Bezug auf die ambulanten Patienten ist bei ONKOPEDIA die Einschätzung folgende: Im Kapitel „Venöse Thrombembolien (VTE) bei Tumorpatienten" (Stand April 2019) wird für Patienten mit multiplem Myelom unter Therapie mit Lenalidomid oder Thalidomid eine medikamentöse Prophylaxe mit NMH oder ASS angeraten. Für das Pankreaskarzinom wird unter Berufung auf die CONKO-004-Studie und eine Subgruppenanalyse der CASSINI-Studie bei Durchführung einer Chemotherapie eine medikamentöse VTE-Prophylaxe empfohlen; im Kapitel „Pankreaskarzinom" lautet die Formulierung, eine „Prophylaxe in Betracht zu ziehen". Ein Einfluss auf die Mortalität wird auch hier nicht erwartet. Aus Zulassungsgründen werden derzeit noch vorzugsweise NMH empfohlen.

## 2.3 Weitere Risikofaktoren für Thrombosen

Ein narrativer Review analysierte Publikationen, die den möglichen Einfluss von Medikamenten auf das Thromboserisiko im Umfeld chirurgischer Eingriffe zum Gegenstand haben [51]. Obwohl intuitiv mit Blutungsrisiken assoziiert, fanden sich Hinweise auf vermehrte Thrombosen mit Diclofenac, Ibuprofen und Rofecoxib; Metamizol dagegen könnte einen protektiven Effekt haben. Trizyklische Antidepressiva und antipsychotische Medikamente können das Risiko erhöhen wie Serotonin-Reuptake-Inhibitoren (die in anderen Kontexten auch Hinweise auf eine vermehrte Blutungsneigung zeigen). Hyponatriämie wird ebenso als Risiko genannt wie das Bridging oder eine allogene Transfusion. Letztlich handelt es sich um eine Aufzählung von Beobachtungen aus unterschiedlichsten Publikationen mit deutlich unterschiedlich belastbarer Statistik. Nicht immer ist klar zu erkennen, ob das Risiko im Medikament liegt oder in der Co-Morbidität, die seinen Einsatz begründet.

Im Umfeld der Chirurgie wurde der Faktor Bluttransfusionen auch in einer Registerstudie thematisiert [36]. Das American College of Surgery unterhält eine Datenbank (National Surgical Quality Improvement Program [ACS-NSQIP]), in welcher Daten aus 525 Krankenhäusern und zu über 700 000 Operationen im Jahr 2014 analysiert wurden. Bluttransfusionen erhielten 47 410 (6,3%) der Patienten. Im Gesamtkollektiv lag die Thromboembolie-Rate bei 0,8% (reine TVT 4336 [0,6%]; LAE 2514 [0,3%]; beides 541 [0,1%]). Die adjusted odds ratio (Chancenverhältnisse) zeigte jeweils in etwa eine Verdoppelung für VTE und LAE bei Transfusionen, bei mehreren Transfusionen ließ sich eine Dosiswirkungsbeziehung zeigen. Dabei wurde versucht, den Einfluss von Störgrößen (unterschiedliche OP-Schwere und Dauer u. a. m.) durch propensity score matching zu reduzieren.

> **Wertung**
>
> Die Daten sind ein mögliches Signal, das als Argument für ein restriktives perioperatives Management herangezogen werden kann. Es ist allerdings sehr schwierig – auch mit propensity score matching –, für alle denkbaren Störgrößen zu adjustieren. Kommt es zu Blutungen, wird es kompensatorisch zu Gerinnungsaktivierungen kommen. Daher sind schwere Blutungen möglicherweise an sich bereits Risikofaktoren für Thromboembolien und es ist fraglich, ob es die Transfusion selbst auch noch ist oder das statistische Signal nur entsteht, weil schwere Blutungen eben auch mehr Transfusionen bekommen. Gerade bei Registerdaten ist es möglicherweise so, dass die anderen Variablen im multivariaten Modell die Gesamtrisikokonstellation nur unzureichend abbilden.

## 2.4 Vaskuläres außer TBVT in Assoziation mit Tumor

Eine US-amerikanische Gruppe [72] untersuchte die Zusammenhänge zwischen neu diagnostizierten Tumorerkrankungen und Schlaganfall im zeitlichen Umfeld. Teilnehmer einer Schlaganfall-Studie (Reasons for Geographic and Racial Differences in Stroke [REGARDS]) im Alter >45 wurden analysiert, wenn sie wenigstens 1 Jahr zuvor einen Medicare-Anspruch hatten und damit die notwendigen Daten vorlagen. Bei 1149 der 6602 Patienten wurde im weiteren Verlauf eine Tumorerkrankung diagnostiziert. Im Vergleich zu den restlichen Patienten waren weitere thromboembolische Ereignisse in den ersten 30 Tagen nach dem primären Schlaganfall vermehrt (HR 6,1; CI 2,7–13,7).

Eine ähnliche Herangehensweise verfolgte eine Studie [6] mit dem dänischen Krebsregister. Über einen 10-Jahres-Zeitraum wurde jeder Patient mit Krebsdiagnose mit 10 gematchten Personen (Alter, Geschlecht und Einkommen) zum Indexdatum verknüpft (n=264 376 zu n=2 571 260). Durch eine Verknüpfung mit dem Schlaganfallregister konnte die Inzidenz von ischemic/hemorrhagic stroke im Jahr *vor* (occult cancer) und *nach* der Krebsdiagnose (manifest cancer) erfasst werden. Stratifiziert wurden die 15 häufigsten Krebsarten erfasst in Gruppen, die vom Rauchen abhängig sind (Lunge, Kolon, Blase, Rektum, Pankreas, Niere, Magen und Kopf-Hals-Tumoren) oder als davon unabhängig eingestuft wurden (NHL, Mamma-CA, Prostata, Melanom, ZNS, Ovar und Endometrium).

Es fand sich ein erhöhtes Risiko für ischämische und hämorrhagische Schlaganfälle sowohl für die okkulte Tumordiagnose (relatives Risiko 1,7/2,0) als auch **nach der manifesten Diagnose** (relatives Risiko 1,30/1,41). In beiden Fällen bestand der Zusammenhang vor allem (bei den okkulten Tumordiagnosen nicht ganz) über den gemeinsamen Risikofaktor Rauchen.

> **Wertung**
>
> Bei rauchenden Schlaganfall-Patienten sollte man im Hinterkopf auch an okkulte Tumoren denken. Rauchende Tumorpatienten haben ebenso wie andere rauchende Menschen ein erhöhtes Schlaganfallrisiko. Umgekehrt ist bei Schlaganfällen, in deren Verlauf kurzfristig weitere thrombotische Ereignisse beobachtet werden, die Tumorinzidenz etwas erhöht, auch wenn die Statistik diesen Schluss nur indirekt begründet.

## 2.5 Therapie der TVT bei Patienten mit Tumoren

### 2.5.1 Dauer der Therapie

Auf der Basis von Versicherungsdaten (Humana claims database) untersuchten Khorana und Mitautoren das Verhältnis der Behandlungsdauer zum VTE-Rezidivrisiko [45]. Mit Erstdiagnose zwischen 2013 und 2015 wurden 1158 Patienten mit TVT und parallel bestehender onkologischer Diagnose identifiziert. Dabei zeigte sich, dass bei onkologischen Patienten eine VTE-Therapie von länger als 3 Monate vorteilhaft ist. Im Vergleich zu einer Therapie von 0–3 Monaten war die HR für rezidivierende VTE-Ereignisse bei einer 3-bis-6-Monats-Therapie 0,53 (95%CI 0,37–0,76), bei mehr als 6 Monaten Therapie 0,48 (95%CI 0,34–0,68), jeweils p<0,01 im Vergleich zu einer Therapie bis maximal 3 Monaten.

In einer epidemiologischen Studie [47], ebenfalls auf der Basis von Versicherungsdaten, wurden Rezidivraten und Blutungskomplikationen nach TVT-Behandlung analysiert. Die Rezidivraten waren nach niedermolekularem Heparin (LMWH) mit geringem Unterschied am höchsten, was auch damit zusammenhängen dürfte, dass die Real-life-Daten nahelegen, dass die Behandlungszeiten kürzer sind (Tab. 6).

Die Rate der schweren Blutungskomplikationen unterschied sich nicht. Eine Limitierung besteht wohl darin, dass nur Diagnosen erfasst werden konnten, die mit einem Krankenhaus-Aufenthalt assoziiert waren.

Immer wieder wird versucht, das TVT-Rezidivrisiko nach Beendigung einer Antikoagulation abzuschätzen. Eine spanische Studie [41] evaluierte hierfür D-Dimer und hochsensitives CRP. In dieser multizentrischen Studie waren 325 Patienten evaluiert, aber letztlich nur 114 in die Studie eingeschlossen. Bei nur 10 Rezidiven ist die Aussage, dass D-Dimer und CRP mit Rezidiven assoziiert seien, nur von begrenztem Nutzen, zumal ja klar ist, dass beide Parameter unabhängig von der Thrombophilie mit schlechter Prognose assoziiert sind, wie für D-Dimere kürzlich wieder unter anderem in zwei Studien gezeigt wurde [57, 117].

**Tabelle 6:** *Dauer der Behandlung nach einer TVT, epidemiologische Daten. Adaptiert nach [47].*

|  | Rivaroxaban (n=3370) | LMWH (n=4313) | Warfarin (n=4774) |
|---|---|---|---|
| Mittelwert | 5,5 Mo | 3,5 Mo | 5,8 Mo |
| Median | 3,6 Mo | 2,0 Mo | 4,0 Mo |

*LMWH* niedermolekulares Heparin

**Tabelle 7:** *Relative Reduktion des Rezidivrisikos einer tumorassoziierten Thrombose. Adaptiert nach [96].*

| Der Einsatz von (siehe unten) reduziert die TVT-Rezidivrate gegenüber (siehe rechts) um | LMWH | Vitamin-K-Antagonist |
|---|---|---|
| DOACs | 28% | 54% |
| LMWH |  | 36% |

### 2.5.2 Wahl des Antikoagulans

Eine Network-Metaanalyse [96] befasst sich mit der optimalen Therapie bei tumorassoziierter Thrombose. Basis bildeten 13 randomisierte Studien, 7-mal LMWHs versus Vitamin-K-Antagonisten (VKAs), 4 direkte orale Anti-Koagulanzien (DOACs) versus VKAs und 2-mal DOACs versus LMWHs. Die spezielle statistische Analyse erbringt das Erwartbare in Kenntnis der Primärstudien (Tab. 7).

Diese Dokumentation der Überlegenheit hat ihren Preis in den vermehrten Blutungen. Größere Blutungen waren unter DOACs mit 14% häufiger als unter LMWH, beide hatten Vorteile gegenüber VKA (zum Teil Unterschiede nicht signifikant). Unterschiede in der Gesamtmortalität fanden sich nicht.

Diese und weitere Aspekte finden sich in einer Übersichtsarbeit des Deutschen Ärzteblatts [15]. Die Autoren kommen zu dem Schluss: „Es ist davon auszugehen, dass die zukünftige Therapie der tumorassoziierten VTE bei vielen Patienten nicht eine ‚NOAK versus NMH'-Entscheidung sein wird, sondern alternative Umstellungen erfolgen werden: von NMH zu NOAK (in stabilen Phasen der Tumorerkrankung mit geringem Komplikationsrisiko und hohem Stellenwert der Lebensqualität) sowie von NOAK zu NMH (beispielsweise bei Erbrechen oder Thrombozytopenie, wenn die Langzeiterfahrungen mit NMH, die parenterale Applikation oder eine stufenweise Dosisanpassung von Vorteil sind)."

### 2.5.3 Antikoagulation bei Thrombopenie und TVT

Das Scientific and Standardization Committee (SSC) der ISTH hat Empfehlungen publiziert, wie mit Thrombosen in der Thrombopenie umzugehen ist [84]. Die Evidenzen sind nach wie vor schwach, etliches ist lang bestehender Expertenkonsens wie die Empfehlung zur normalen Antikoagulation (LMWH/UFH) bei THR >50. Für Werte darunter wird je nach Risiko der Thrombus-Progression unterschieden:

Ist dieses Risiko hoch (symptomatische segmentale oder proximale Lungenembolie, proximale TVT oder eine Anamnese wiederholter Thrombosen) wird die **Vollantikoagulation** mit unterstützenden **THR-Transfusionen** mit dem **Ziel**

>40–50 Gpt/l vorgeschlagen („suggest", an anderer Stelle „may be considered"). Zur Dauer dieser Hochrisiko-Strategie findet sich keine ganz eindeutige Angabe, indirekt darf man einen Zeitraum von 30 Tagen (für das erhöhte Progressions- und Rezidivrisiko) als Maßstab annehmen.

Bei allen anderen Risikogruppen wird für Werte zwischen 25 und 50 Gpt/l die halbe therapeutische Dosis empfohlen.

## 2.6 Welchen Anteil haben Krebserkrankungen?

Eine Einschätzung der Gesamtverteilung von Thromboseursachen liefert das internationale GARFIELD-VTE Registry [2]. Hierfür wurden in einer Beobachtungsstudie 10 685 Patienten mit einer Erstmanifestation einer VTE erfasst. Das mediane Alter lag bei 60,2 Jahren, die Geschlechter waren gleich verteilt. Bei 38,3% lag eine Lungenembolie vor, bei 61,7% lediglich eine Thrombose. **Etwa jeder 10. Patient hatte eine Krebserkrankung.** Andere Assoziationen waren: Übergewicht 32,3% mit BMI >30 kg/m$^2$, Operationen 12,5%, Krankenhausaufenthalte 12,0%, Traumata der unteren Extremität 7,8%, chronische Immobilisation 5,7%.

## 2.7 Neoplasie-Screening bei TVT-Patienten

In den vergangenen Jahren wurde wiederholt diskutiert, in welchem Umfang im Falle einer Thrombose nach einem Tumor als Ursache gefahndet werden soll. Auch das Garfield-VTE-Register (jeder 10. Patient mit Tumor) weist auf die Relevanz des Problems hin.

In einer kanadischen Studie wurde die kleine Gruppe von Patienten betrachtet, die innerhalb von 2 Jahren mehr als eine Thrombose erlitt [83]. Es gelang den Autoren in 13 Jahren 197 Patienten zu erfassen. Von diesen hatten 17 im Jahr nach der zweiten Episode eine Krebsdiagnose. Diese relative Rate von knapp unter 10% stieg auf 36%, wenn man die Subgruppe betrachtet, bei der das Rezidiv der TVT unter Antikoagulation auftrat. Dagegen lag die Inzidenz bei 5,5% bei erneuter TVT nach Beendigung der Antikoagulation und bei nur 1,2%, wenn >1 Jahr zwischen den Episoden lag. Auch wenn die Zahlen klein sind und damit deutliche statistische Unsicherheiten bestehen dürften, so ist doch zu vermuten, dass eine Rezidivthrombose mit >1 Jahr Abstand keine besondere Risikosituation für ein okkultes Karzinom darstellt.

## 2.8 Kardiale Indikationen für Antikoagulation bei Patienten mit Tumoren

Das erhöhte Blutungsrisiko bei onkologischen Erkrankungen scheint die Indikation zur Antikoagulation bei Vorhofflimmern etwas zu relativieren. Eine italienische Studie versuchte zu klären, inwieweit diese Sorge berechtigt ist [60]. Hierfür wurde in onkologischen Kliniken gescreent und bei 8,4% der Patienten ein VHF dokumentiert. Nur 155/394 Patienten (40%) waren antikoaguliert. Mit dem Einsatz von Antikoagulantien waren assoziiert das Vorliegen von Vitien, vorausgehende embolische Ereignisse und schwach der BMI. Ein Zusammenhang mit der Krebsart oder dem Stadium konnte nicht eruiert werden. In der Analyse der Mortalität zeigten nur tumorbezogene Variablen eine Assoziation. Ein $CHA_2DS_2VASc \geq 4$ war mit Versterben assoziiert. Für die Antikoagulation (ja/nein) war weder bei den Patienten mit metastasierter Erkrankung noch im Gesamtkollektiv eine Assoziation zum Versterben nachweisbar. Trotz einer scheinbaren Untertherapie konnte also eine Übersterblichkeit nicht gezeigt werden. Das langfristige Überleben war mit Antikoagulation besser, allerdings nicht signifikant. Dies kann auch infolge von Prognoseeinschätzungen zustande gekommen sein. Wenn Patienten mit einer eher schlechteren Tumorprognose tendenziell häufiger nicht antikoaguliert werden, kann dies eine völlig rationale Erklärung haben.

> **Wertung**
>
> Das Ergebnis verblüfft. Die Tumorerkrankung als eher thrombophiler Trigger würde eine höhere Rate an kardialer Thrombusbildung und embolischer Erkrankung erwarten lassen. War der Datensatz zu klein, zu heterogen, um dies zu erfassen? Patienten mit „prophylaktischer" Dosierung wurden in der Analyse den nicht antikoagulierten zugeschlagen, lediglich etwa 20% erhielten gar keine Antikoagulation. Wird hier pragmatische Klugheit mit fehlender Leitlinienadhärenz verwechselt?

In welchen Situationen DOACs bei Tumorpatienten mit VHF eine gleichwertige Rolle zu anderen Antikoagulantien spielen, ist ebenfalls noch eine offene Frage. Unter den etwa 21100 Patienten der ENGAGE-AF-TIMI-48-Studie [30], die bei VHF Edoxaban mit Warfarin verglich, fanden sich 1153 Patienten, die eine neue Krebserkrankung oder ein Rezidiv einer zuvor behandelten Neoplasie erlitten. Gegenüber den anderen Patienten war dies natürlich mit einem vermehrten Risiko des Versterbens (HR 3,12) und schwereren Blutungen assoziiert (HR 2,45). Das Risiko für Schlaganfälle war allerdings auch hier nicht erhöht (adjusted HR 1,08; 95%CI 0,83–1,42). Die relativen Unterschiede zwischen Edoxaban versus Warfarin waren in Subgruppe und Gesamtstudie vergleichbar.

In einer Zweitauswertung der ROCKET-AF-Studie [20] wurde untersucht, ob die Embolie-Prophylaxe mit Rivaroxaban bei Patienten mit Vorhofflimmern und

Tumoranamnese besondere Risiken aufweist. In der Gesamtstudie waren über 14 000 Patienten randomisiert worden, von denen 640 eine Tumoranamnese aufwiesen (u. a. Prostata 28,6%, kolorektal 16,1% und Brustkrebs 14,7%). Erwartungsgemäß waren die Patienten mit Krebs etwas älter, mehr Männer. Die Raten an Blutungskomplikationen und nicht kardiovaskulären Todesfällen waren etwas höher. Andererseits konnten keine Assoziationen zu Schlaganfällen, TVT oder Herzinfarkten gesehen werden, die therapeutische Effizienz wurde als idem gewertet. Die Autoren warnen allerdings zurecht davor, diese Daten unkritisch auf weit fortgeschrittene Tumorerkrankungen zu übertragen; diese waren selbstredend nicht in die Studie aufgenommen worden.

Eine spanische Studie betrachtete die Antikoagulation bei Patienten mit mechanischen Herzklappen und Tumorerkrankungen [97]. Bei lediglich 48 Patienten ist die Aussage sehr limitiert und es kamen ausschließlich VKA zum Einsatz. Im Vergleich zu Kontrollen wurde keine erhöhte Inzidenz an thrombotischen Komplikationen, wohl aber eine erhöhte Blutungsrate gesehen. Die 5-Jahres-Inzidenz stärkerer Blutungen lag bei 33%, wenn man alle mit Prozeduren assoziierten Blutungen wegließ aber lediglich 10%.

## 2.9  Blutungsrisiken bei Hirnmetastasen

Eine besondere Sorge stellen Hirnblutungen (ICH) bei Patienten mit Hirntumoren dar. Eine US-amerikanische Gruppe untersuchte hierbei das Risikoprofil von DOACs [18]. Betrachtet wurde retrospektiv eine Kohorte von 172 Patienten mit primären oder metastatischen Tumoren (42 DOAC und 131 LMWH; Tab. 8).

**Tabelle 8:** *Retrospektive Daten zu Hinrblutungen unter Antikoagulation. Adaptiert nach [18].*

|  | DOACs | LMWH |
|---|---|---|
| Primäre Hirntumoren (n=67) |  |  |
| – jegliche ICH | 0% | 36,8% (CI 22,3–51,3%) |
| – schwerwiegende ICH |  | 18,2% (CI 8,4–31,0) |
| Hirnmetastasen (n=105) |  |  |
| – jegliche ICH | 27,8% (CI 5,5–56,7%) | 52,9% (CI 37,4–66,2%) |
| – schwerwiegende ICH | 11,1% (CI 0,5–40,6%) | 17,8% (CI 10,2–27,2%) |

*DOACs* direkte orale Antikoagulanzien, *LMWH* niedermolekulares Heparin

> **Wertung**
>
> Die Daten sind retrospektiv, die Fallzahlen klein. Im Einzelfall ist unklar, was die differenzialtherapeutische Entscheidung zwischen DOAC und LMWH motivierte. Sofern dies zum Beispiel unter der Vorstellung einer besseren Steuerbarkeit der LMWH in irgendeiner Form eine Reaktion auf ein als höher eingeschätztes Blutungsrisiko war, sind die Unterschiede eventuell darauf zurückzuführen. Andererseits bieten die Daten keinen Hinweis auf ein erhöhtes Risiko unter DOACs.

## 2.10 Neue Guidelines

Die ASH-Guidelines zur TVT sind sehr umfangreich und noch nicht in allen Einzeldokumenten fertiggestellt. Jeweils eigenständige Texte wurden zu den folgenden Themen verfasst:

|  | Seiten | Empfehlungen | Erstautor |
|---|---|---|---|
| Prophylaxe stationärer und ambulanter Patienten | 28 | 19 | Schunemann [89] |
| Diagnostik | 31 | 10 | Lim [59] |
| Therapie mit Antikoagulantien | 35 | 25 | Witt [114] |
| HIT | 33 | 33 | Cuker [26] |
| Schwangerschaft und | 43 | 31 | Bates [12] |
| Pädiatrische Besonderheiten | 25 | 30 | Monagle [68] |

Die Kapitel zur Behandlung, zu onkologischen Patienten, Thrombophilie und Prophylaxe bei chirurgischen Patienten sollen in Kürze folgen.

Das NCCN hat Edoxaban und Rivaroxaban als Therapiealternativen bei CAT (cancer associated thrombosis) aufgenommen [73]. Ebenfalls neue Leitlinien wurden von der Fachgesellschaft Australiens und Neuseelands veröffentlich [102].

## 2.11 Therapie-assoziierte Blutungsrisiken: Ibrutinib

In der Entwicklung des Bruton-Tyrosinkinase-Inhibitors Ibrutinib war eine schwerwiegende, wenn auch seltene Komplikation die Blutungsneigung. Eine Analyse der Studiendaten [16] aus 15 Publikationen (n=1768), 4 davon randomisiert, zeigt

Inzidenzen bei Mono- und Kombinationstherapien jeweils um 40%. Die Rate schwerer Blutungen lag in den RCTs bei 4,4%, aber auch in den Kontrollen bei 2,8%. Schwere Blutungen waren der Grund für Therapieabbrüche aber in lediglich 1% der Fälle. In den analysierten Studien waren Patienten mit Antikoagulantien/Aggregationshemmern, was natürlich sowohl in den Ibrutinib-Armen als auch in den Kontrollgruppen das relative Risiko in etwa verdoppelte.

In einer retrospektiven Auswertung [67] sollte für Alltagsbedingungen nachuntersucht werden, ob eventuell wegen höherer Komorbiditäten die Risiken noch höher sein könnten. In der Auswertung von 70 Patienten wurden bei 56% Blutungen, meist nur erst- bis zweitgradig (Hämatome, Epistaxis), festgestellt. Schwerere Blutungen waren bei 19% aufgetreten. Anämie <12g/dL und INR >1,5 waren mit erhöhtem Risiko assoziiert. Die meisten Patienten mit schwereren Blutungen nahmen Aggregationshemmer (70%), Antikoagulantien (17%) oder beides (13%). In der Schlussfolgerung der Autoren ist insbesondere die Kombination mit Aggregationshemmern und Antikoagulantien ein Problem; konkrete Handlungsanweisungen werden nicht gegeben.

Die Bruton-Tyrosinkinase spielt eine Rolle in der Signaltransduktion der Thrombozyten, aber im Fall von Ibrutinib sind wohl weitere Mechanismen (Hemmung von Tec Kinase), die für die Thrombozyten-Aktivierung eine Rolle spielen, von Bedeutung [93].

### Wertung

Die Fachinformation enthält Warnhinweise, keine Formulierung einer harten Kontraindikation.

## 3 Antiemetika

### 3.1 NK1-Antagonisten

Am 18. April 2019 hat die US Food and Drug Administration (FDA) eine Kombination aus intravenösem (IV) Fosnetupitant und Palonosetron zur Prophylaxe der Chemotherapie-induzierten Nausea zugelassen. Die Entscheidung basierte auf den Ergebnissen mehrerer Studien; in MEDLINE findet sich die randomisierte Studie von Schwartzberg und Mitarbeitern, in der 404 Patienten über 1312 Zyklen untersucht wurden. Im Vergleich mit der oralen Formulierung ergaben sich keine Unterschiede in Wirkung oder Nebenwirkungen [90].

Zu Rolapitant wurden weitere Daten zum Interaktionsprofil berichtet. Die Substanz hat Vorteile gegenüber anderen NK1-Antagonisten in Bezug auf die geringer ausgeprägte Problematik der CYP3A4-Interaktion [110]. Im Grunde genommen wäre daher die Dosisreduktion des zeitgleich gegebenen Dexamethason (von 20 mg auf 12 mg) nicht erforderlich, wie Onkopedia schon richtig angibt. Nun untersucht die Studie von Wang et al. [109] das Verhalten in Bezug auf weitere Zytochrome mit einer Reihe von Markersubstanzen (unproblematisch für Tolbutamid CYP2C9, Omeprazol CYP2C19, Efavirenz CYP2B6) und Repaglinid (CYP2C8). Lediglich für Dextromethorphan (CYP2D6) fand sich eine Vermehrung der Exposition. Nun wird das Hustenmittel eher selten Probleme machen, man darf die Studie als Marker für andere 2D6-abhängige Stoffwechselwege verstehen. Möglicherweise ist zu erwarten, dass Tramadol oder Codein vorübergehend weniger wirken [31], da hier eine Aktivierung über 2D6 erforderlich ist.

Im Januar 2018 veröffentlichte die FDA eine Erklärung zu den Sicherheitsinformationen über das injizierbare Rolapitant (war in USA seit Ende 2017 zugelassen). Es waren einzelne Berichte über anaphylaktische Reaktionen bis hin zum Schock registriert worden. Die Ursache ist unklar, Hilfsstoffe wie das enthaltene Sojaöl werden als Ursache diskutiert. Die i. v.-Formulierung ist vom Markt genommen, die Sicherheitshinweise betreffen in keiner Weise die orale Formulierung.

## 3.2 Weitere Studien zu Olanzapin

Nachdem die ASCO Guidelines Olanzapin (OLZ) für die hoch emetogene Chemotherapie (HEC) in die Primärprophylaxe übernommen haben, wurde auf der ASCO-Jahrestagung 2019 eine japanische Studie vorgestellt, in der eine etwas geringere Dosierung randomisiert geprüft wurde [38].

In der Doppelblindstudie wurden Patienten mit Cisplatin-haltiger ($\geq$50 mg/m$^2$) Therapie randomisiert, ob OLZ 5 mg an den Tagen 1–4 zusätzlich zur Standardprophylaxe (APR, PALO und DEX) zur Prävention die Ergebnisse verbessern würde. Endpunkt war die Complete Response (CR), definiert als kein Erbrechen und keine Rescue-Medikation in der verzögerten Phase (24–120 h). In die Studie wurden 710 Patienten eingeschlossen. CR in der verzögerten Phase ergab sich bei 79,1% im OLZ-Arm und bei 65,8% im Placebo-Arm (p<0,001). Weitere Ergebnisse sind in Tabelle 9 zusammengefasst. Häufigste Nebenwirkung war Somnolenz (43,1% für OLZ gegenüber 33,0% für Placebo).

Eine russische Studie [84] verglich bei geplanter Verabreichung einer hochemetogenen Chemotherapie (Cisplatin, Carboplatin AUC$\geq$4, Doxorubicin etc.) randomisiert Olanzapin 5 mg pro Tag 0–4 versus Aprepitant 125 mg Tag 1, 80 mg Tag 2, 3 (plus jeweils Ondansetron und Dexamethason 8 mg Tag 1–3). Primärer

**Tabelle 9:** Auswirkungen einer 4-fach-Prophylaxe unter Einschluss von Olanzapin bei HEC. Adaptiert nach [38].

|   |   | OLZ 5 mg (n=354) plus 3-fach-Prophylaxe | | Placebo (n=351) plus 3-fach-Prophylaxe | |
|---|---|---|---|---|---|
|   |   | % | 95%CI | % | 95%CI |
| CR | Akut | 94,9 | 92,6–97,-.2 | 88,6 | 85,3–91,9 |
|   | Verzögert | 79,1 | 74,9–83,3 | 65,8 | 60,9–70,8 |
|   | Insgesamt | 78,0 | 73,7–82,3 | 63,5 | 58,5–68,6 |
| TC* | Akut | 85,9 | 82,3–89,5 | 80,6 | 76,5–84,8 |
|   | Verzögert | 60,2 | 55,1–65,3 | 50,1 | 44,9–55,4 |
|   | Insgesamt | 58,8 | 53,6–63,9 | 48,1 | 42,9–53,4 |

*TC (total control): kein Erbrechen, keine Nausea und keine Rescue-Medikation

**Tabelle 10:** Auswirkungen eines Ersatzes von APR durch OLN bei HEC. Adaptiert nach [84].

|   | OLN (ohne APR) plus 2-fach-Prophylaxe | APR (ohne OLN) plus 2-fach-Prophylaxe | RR, 95%CI und p-Wert |
|---|---|---|---|
| Vollständige (Übelkeits-) Kontrolle | 44,2% | 24,0% | 2,5; 1,04–6,08; p=0,039 |
| Vollständiges Ansprechen | 74,4% | 54,0% | 2,48; 1,026–5,99; p=0,041 |

APR Aprepitant, CI Konfidenzintervall, HEC hoch emetogene Chemotherapie, OLN Olanzapin, RR Risk Ratio

Endpunkt war die vollständige Kontrolle der Übelkeit (keine Übelkeit und keine Rescue) 0–120 Stunden nach der Chemotherapie. Ausgewertet wurden 93 Patienten, überwiegend (95,6%) Frauen (Tab. 10).

Alle drei Varianten waren Gegenstand einer Studie aus Indien [71]. Frauen (n=141) mit einer Anthrazyklin /Cyclophosphamid-Kombination erhielten Palonosetron, Dexamethason in üblichen Dosierungen, randomisiert wurden 10 mg Olanzapin (an den Tagen 1–3) oder Aprepitant oder die Kombination von beiden gegeben. Hinsichtlich der Nausea waren Unterschiede nicht signifikant (Tab. 11).

**Tabelle 11:** Drei prophylaktische Kombinationen im Vergleich. Adaptiert nach [71].

|  | Olanzapin | Aprepitant | Olanzapin+Aprepitant |  |
|---|---|---|---|---|
| Kein Erbrechen akut | 91,5% | 91,5% | 97,9% | p=0,344 |
| Kein Erbrechen gesamt | 74,5% | 85,1% | 97,9% | p=0,005 |
| Gesamtverlauf | 70,2% | 85,1% | 97,9% | p=0,001 |

### Wertung

Olanzapin bestätigt seinen Stellenwert. Die japanische Studie belegt, dass auch 5 mg meist ausreichen (entgegen der ASCO Guideline, die 10 mg empfiehlt). Wegen des geringen zusätzlichen Nutzens wird in Onkopedia die Empfehlung nach wie vor nicht als obligat übernommen. Verzicht auf den NK1-Antagonisten unter Austausch durch OLZ ist noch nicht das Thema. In Zeiten der parallelen oder sequenziellen Immuntherapie wäre vielleicht der Verzicht auf Dexamethason interessanter; das wurde allerdings bisher wohl nicht untersucht.

# 4 Checkpoint-Inhibitor-Therapie

## 4.1 Indikationsstellung und Patientencharakteristika

Die riesige Zahl von Studien zu Immun-Checkpoint-Inhibitoren (ICI) für die einzelnen Indikationsgebiete macht es unmöglich, einen validen Gesamtüberblick zu geben. Die konkreten Anwendungen und deren Besonderheiten werden von den anderen Autoren bei den organspezifischen Themen besprochen. Hier können nur allgemeine Aspekte, wie sie für Kommunikation, Palliativ- und Supportivtherapie von Interesse sind, besprochen werden.

## 4.2 Interaktionen

Das Stichwort Interaktionen kommt einem bei einer Antikörper-Therapie nicht sofort in den Sinn. Da aber auch andere Dinge in das Immunsystem eingreifen, ist auf pharmakodynamischer Ebene durchaus denkbar, dass Probleme auftreten.

### 4.2.1 Impfungen unter ICI-Therapie

Kasuistische Daten hatten zum Beispiel darauf hingewiesen, dass die Nebenwirkungen einer Grippeschutzimpfung zunehmen könnten. In einer kleinen Schweizer

Studie hatte sich die Konstellation ergeben, dass die Rate immunologisch bedingter Nebenwirkungen bei Krebspatienten unter Immun-Checkpoint-Inhibitor-Therapie nach einer Grippeimpfung mit mehr als 50% unerwartet hoch war [54]. Denkbar wäre, dass durch die Impfung Zellen so alteriert werden, dass autoimmune Nebenwirkungen getriggert werden.

Eine Publikation aus USA [21] analysiert nun die Verläufe bei 370 Patienten, die innerhalb von 2 Monaten nach ICI-Therapie eine Impfung erhielten. Das Kollektiv hatte die erwartbaren Indikationen (vor allem Bronchialkarzinom und Melanom), bei der Mehrzahl war es ein PD-1-Hemmer, der zum Einsatz kam. In der Nachbeobachtung traten immunbezogene Nebenwirkungen (irAE) in einer gegenüber Studienkollektiven eher verminderten Inzidenz auf, eine Influenza wurde bei lediglich 2 Patienten beobachtet.

In ähnlicher Intention hat die Gruppe von Awadalla et al. Patienten analysiert, die unter ICI eine Myokarditis (n=101) entwickelt hatten [7]. Hier wurde einfach auf die relative Anzahl von Influenza-Impfungen geschaut, die innerhalb von 6 Monaten vor bis zum Beobachtungszeitpunkt (oder Ende der ICI-Therapie) verabreicht worden waren. Dabei erwies sich die Zahl der Geimpften bei den Kontrollpatienten als höher (40% versus 25%). Des Weiteren waren innerhalb der Myokarditis-Gruppe die Troponin-Spiegel der Geimpften signifikant niedriger. Innerhalb der Myokarditisfälle hatten diejenigen, die den Impfstoff verabreicht bekommen hatten, auch eine niedrigere Rate an anderen irAEs (insgesamt n. s., für Pneumonitis 12% versus 36%, p=0,03). Komplikationen durch die Myokarditis waren bei den Geimpften seltener (24% versus 59%, p=0,002). Angesichts der vielen Fragestellungen sind die p-Werte nicht belastbar.

### Wertung

Im Grunde sind die retrospektiven Daten natürlich wenig aussagefähig, begründen aber in der Summe in keiner Weise einen Verdacht, dass die Influenza-Impfung während einer ICI-Therapie infrage gestellt werden sollte.

### 4.2.2 Cannabis und Checkpoint-Inhibitor eventuell problematisch?

In einer retrospektiven Auswertung aus Israel [99] wurden Patienten, die in den Jahren 2015–2016 mit Nivolumab behandelt worden waren, dahingehend analysiert, ob gleichzeitig ein (medizinischer) Cannabis-Konsum stattgefunden hatte (89 Patienten mit Nivolumab allein, 51 mit Nivolumab plus Cannabis). Es handelt sich in Bezug auf die Tumoren um ein gemischtes Kollektiv (NSCLC, Melanom, RCC). In einem multivariaten Modell zeigte Cannabis einen negativen Einfluss auf die Ansprechrate (37,5% RR allein bei Nivolumab gegenüber 15,9% in der Nivolumab-Cannabis-Gruppe; p=0,016, Quotenverhältnis = 3,13, CI 1,24–8,1).

Ein Einfluss auf PFS oder OS konnte nicht gezeigt werden. Faktoren, die sich hier auswirkten, waren Rauchen (HR 2,41 und 2,41), Hirnmetastasen (HR 2,04 und 2,83). Ein niedriger Performancestatus (HR 2,83) wirkte sich nur auf das Gesamtüberleben aus.

### Wertung

Da Cannabinoiden ein immunmodulatorischer Effekt (auch Nutzen bei Autoimmunerkrankungen) zugeschrieben wird, ist ein **negativer Zusammenhang zur ICI-Wirkung denkbar**. Angesichts des heterogenen Patientenkollektivs ist die Fallzahl nicht ausreichend, um definitive Empfehlungen auszusprechen.

## 4.3 ICI-Therapie bei Kachexie und Übergewicht

Zu den Parametern, die zu betrachten sind, wenn es um die Abschätzung der Erfolgschancen einer CPI-Therapie geht, gehört möglicherweise auch der Grad der Kachexie beziehungsweise der Ernährungszustand.

Dies wurde für Pembrolizumab in einer retrospektiven Auswertung (bei NSCLC und Melanom) von drei Studien untersucht [103], wobei auch pharmakokinetische Daten zur Verfügung standen. Zunächst einmal war ein signifikanter negativer Zusammenhang zwischen der Medikamenten-Clearance und dem Überleben festzustellen. Mit dieser katabolischen Clearance wiederum assoziiert waren vorausgehende Gewichtsveränderung und erniedrigtes Albumin als Kachexie-Marker. Interessant ist, dass Dosisunterschiede den Effekt nicht neutralisierten; hohe Clearance war mit negativem Outcome sowohl bei niedrigeren als auch bei höheren Dosen assoziiert.

In einem begleitenden Editorial [25] wird deshalb die Ansicht vertreten, dass die hohe Clearance von Pembrolizumab mehr als ein Marker als eine Ursache für das Versagen eines immuntherapeutischen Ansatzes zu sehen sei.

In einer italienischen Studie war bereits ein BMI <25 mit einem schlechteren Outcome assoziiert [27], wenn gleichzeitig eine entzündliche Konstellation vorlag, was bei kachektischen Patienten ja oft der Fall und möglicherweise mit ursächlich ist.

Umgekehrt gibt es Überlegungen, warum eventuell Übergewicht mit einem überdurchschnittlichen Ansprechen assoziiert sein könnte [111]. Adipositas führt zu einer erhöhten Immunalterung, Tumorprogression und PD-1-vermittelter T-Zell-Dysfunktion, die zumindest teilweise durch Leptin verursacht wird. Möglicherweise stellt die PD-(L)1-Hemmung bei Übergewichtigen in anderer Weise wieder einen normaleren Zustand her.

> **Wertung**
>
> Der Zusammenhang zwischen Gewicht und ICI-Wirkung ist offensichtlich komplex. Möglicherweise sollte die Analyse zum besseren Verständnis zwischen Auswirkungen auf das Ansprechen und Auswirkungen auf das Überleben unterscheiden. Auch ältere Daten unter Chemotherapie deuten darauf hin, dass in fortgeschrittenen Stadien das Überleben mit etwas Übergewicht länger möglich ist [61].

## 4.4 NLR und Wirksamkeit

Die im Vorjahr diskutierten Zusammenhänge zwischen der Neutrophil-Lymphocyte-Ratio (NLR) und verschiedenen Parametern des Ansprechens sind in weiteren Publikationen diskutiert worden. Qiaoyun Tan und Mitautoren haben sich an einer Metaanalyse [100] versucht, die letztlich 17 Artikel, überwiegend zu Nivolumab und Ipilimumab mit 2092 Patienten, einschließen konnte. Fast immer wurde NLR dichotom ausgewertet, die Cut-off-Werte lagen meist bei 4–5. Es ergaben sich Hazard Ratios von

- 1,81 (CI 1,36–2,41) für PFS und
- 2,26 (CI 1,68–3,03) für das Gesamtüberleben.

Das heißt die Überlebenswahrscheinlichkeit ist bei einer NLR unter 4–5 deutlich höher, als wenn der Wert über diesem Bereich liegt. Ein Zusammenhang des Überlebens zur PLR fand sich nicht.

Zwischenzeitlich sind einige retrospektive und inzwischen auch prospektive Beobachtungsstudien erschienen, die den Zusammenhang ebenfalls bestätigen.

Fukui und Mitautoren untersuchten den Einfluss der NLR auf die Prognose prospektiv bei 52 Patienten mit NSCLC und Nivolumab [32]. Auch hier war eine NLR $\geq 5$ mit schlechterer Prognose (Hazard Ratio 4,52; 95%CI 1,84–11,14; p=0,013) assoziiert. Mehrere Autoren versuchen, NLR mit weiteren Parametern zu noch besseren prognostischen und prädiktiven Faktoren zu kombinieren. Ein Beispiel ist der Vergleich des Gustave Roussy Immune Score (GRIM) und des Royal Marsden Hospital Prognostic Score (RMH) [66] (Tab. 12).

Wenn im GRIM-Score 2 oder 3 Punkte vorlagen, war das Gesamtüberleben deutlich schlechter (median 19,9 versus 3,2 Monate, p<0,01).

**Tabelle 12:** *Vergleich des Gustave Roussy Immune Score (GRIM) und des Royal Marsden Hospital Prognostic Score (RMH). Adaptiert nach [66].*

| Parameter | GRIM-Score | RMH-Score |
|---|---|---|
| LDH über der Norm | Ja = 1; Nein = 0 | |
| Serum Albumin <3,5 g/dl | Ja = 1, Nein = 0 | |
| NLR >6 | Ja = 1; Nein = 0 | |
| Anzahl Metastasen-Orte ≥3 | | Ja = 1, Nein = 0 |

## 4.5 Sinkende NLR mit Wirksamkeit assoziiert

Neben dem Ausgangsbefund scheint auch das Verlaufs-Monitoring der NLR ein Aspekt zu sein, der prognostische Information liefern kann. Eine italienische Studie [77] wertete den Verlauf von 45 Patienten (NSCLC, Nivolumab) in Bezug auf NLR und zirkulierender freier DNA (cfDNA). Für beide Parameter war der Anstieg um >20% in den ersten 6 Wochen mit einem ungünstigen Verlauf assoziiert.

Ähnliche Beobachtungen beschreibt Afzal in einer retrospektiven Auswertung von 120 Patienten mit Melanom [1].

## 4.6 NLR und Nebenwirkungen

Eine Auswertung aus Italien geht dem Zusammenhang zwischen NLR (und Thrombozyten-Lymphozyten-Verhältnis, PLR) und immunologischen Nebenwirkungen (irAE) beim NSCLC und CPI-Therapie nach [78]. Ausgewertet wurden 184 Patienten: 26 (14,1%) erhielten Pembrolizumab primär und 142 (77%) erhielten ICIs (Pembrolizumab, Nivolumab oder Atezolizumab) nach vorausgehender Chemotherapie. Das mediane PFS und OS betrugen 4,8 beziehungsweise 20,6 Monate. 60 Patienten (32,6%) entwickelten irAEs, hauptsächlich Grad 1–2 (65,0%), was in 46 Fällen (25,0%) zu einer Unterbrechung der ICI-Therapie führte. Niedrige NLR und niedrige PLR zu Studienbeginn waren signifikant mit der Entwicklung von irAEs verbunden: Odds Ratio (OR) 2,2; p=0,018 für NLR und OR 2,8; p=0,003 für PLR. Die multivariate Analyse bestätigt PLR als unabhängigen prädiktiven Marker von irAEs (OR 2,3; p=0,020).

> **Wertung**
>
> Das Ergebnis entspricht in Bezug auf NLR der Erwartung. Wenn niedrige Werte für ein „intakteres" Immunsystem sprechen, dann ist diese Reaktivität wohl im Guten wie im Schlechten gegeben.

## 4.7 Alter und Wirksamkeit

Eine Metaanalyse [44] auf der Basis publizierter Daten aus 19 Studien fand keine signifikante Interaktion zwischen dem Outcome und dem Alter der Patienten. Die Auswertung beruht zwar auf einer hohen Fallzahl, verwendet aber aggregierte Daten (das heißt, es bestand kein Zugriff auf Daten der Einzelpatienten).

Mehrere kleinere Auswertungen befassten sich mit dem Alter als prädiktivem/ prognostischem Faktor außerhalb von Studien. Eine italienische Gruppe [27] analysierte 313 Patienten mit Nierenzellkarzinom, die im Rahmen eines Expanded-Access-Programms mit Nivolumab behandelt worden waren, und fanden eher einen positiven Einfluss des höheren Lebensalters (≥70 Jahre). Bei einer Auswertung aus Kanada von 78 Patienten mit unterschiedlichen Therapien und Tumoren spielte das kalendarische Alter keine Rolle [86].

> **Wertung**
>
> Noch ist Vorsicht geboten, die behandelten Patienten in den höheren Lebensaltersgruppen dürften hochgradig selektiert sein. Die Hoffnung besteht, dass der Faktor hohes Lebensalter eventuell etwas weniger relevant ist als bei der Chemotherapie.

## 4.8 Nebenwirkung und Wirksamkeit

In mehreren Untersuchungen findet sich eine Assoziation zwischen irAE und dem Ansprechen. Eine koreanische Studie wertete 155 Patienten mit NSCLC aus, die entweder Nivolumab oder Pembrolizumab erhalten hatten. Hierbei zeigte sich multivariat eine Assoziation zwischen irAE und PFS und OS, nicht jedoch für die Fälle von Pneumonitis. Letztendlich ist die Fallzahl zu klein (11 mit Pneumonitis, davon 5 mit Grad 3/4), um bei den vielfachen Vergleichen noch zuverlässige Daten zu generieren.

Kostine et al. berichten von 524 Patienten, von denen 35 (6,6%) wegen rheumatologischer irAE gesehen wurden [50]. In dieser Subgruppe war die Ansprechrate signifikant höher als bei Patienten ohne irAEs (85,7% versus 35,3%; p<0,0001). Ähnlich die Beobachtung einer Gruppe aus Australien [58], die eine

Subgruppe von Patienten mit rheumatologischen irAE analysierte. Unter 244 Therapiesituationen waren 19 (7,8%) mit autoimmunen rheumatologischen irAEs assoziiert. Dies wurde gehäuft in der Gruppe mit Therapieansprechen beobachtet: Relatives Risiko (RR) 11,16).

### Wertung

Die Beobachtungen mehren sich; vieles ist angesichts der Vielzahl von Einflussgrößen an den Auswertungen methodisch noch unausgegoren. Ein Beispiel: Wenn eine hohe NLR gleichzeitig mit weniger irAEs und schlechterem Ansprechen assoziiert, dann häufen sich irAE und Ansprechen in niedrigen NLR-Bereichen. Dies könnte dazu beitragen, die Assoziation zwischen irAE und Ansprechen in ihrer Bedeutung zu überschätzen.

## 5 Bisphosphonate und Denosumab

### 5.1 Osteoprotektiva wie häufig?

Eine randomisierte Studie aus Kanada verglich die 4-wöchentliche mit der vierteljährlichen Verabreichung von Osteoprotektiva (bone-targeted agents, BTAs, was Denosumab, Zoledronat oder Pamidronat einschloss) bei Patienten mit Knochenmetastasen von Brust- oder kastrationsresistentem Prostatakrebs [22]. Patienten mit Knochenmetastasen, die entweder BTA-naiv waren oder bereits Denosumab, Pamidronat oder Zoledronat erhielten, waren zugelassen. Der primäre Endpunkt waren nicht wie bisher üblich die SREs, sondern ein Lebensqualität-Parameter (EORTC-QLQQ-C30 Functional Domain – Physical Subdomain). Sekundäre Endpunkte waren: Schmerzen (EORTC-QLQ-BM22 – Schmerzbereich), Global Health Status (EORTC-QLQ-C30), symptomatische Skelettereignisse (SSE) und Zeit bis zum SSE. Von 263 Patienten (60,8% Mamma und 39,2% Prostata) wurden 130 auf vierteljährlich und 133 auf monatlich randomisiert. Etwa die Hälfte hatte zuvor schon Bisphosphonate erhalten; zu den BTAs gehörten Denosumab (n=148, 56,3%), Zoledronat (n=63, 24,0%) und Pamidronat (n=52, 19,8%). Es zeigten sich keine signifikanten Unterschiede in HRQL-physischen Domänen, Schmerzen, Global Health Status, SSE-Verlauf und 1-jährigem SSE-freiem Verlauf im Vergleich zwischen 1-monatlich und vierteljährlicher Gabe, auch nicht hinsichtlich Niereninsuffizienz, symptomatischer Hypokalzämie oder Osteonekrosen des Kiefers.

Der Abstract enthält keine p-Werte. Der Ansatz war für eine echte Nicht-Unterlegenheits-Studie mit engem Intervall der zulässigen Differenz nicht ausreichend gepowert. Bisherige Studien waren zum Teil primär mit verlängertem

**Tabelle 13:** *Auswirkung der Intervallverlängerung bei Zoledronat. Adaptiert nach [8].*

| Studie | Anzahl | Population | Zoledronat vor Studienbeginn | Anteil mit ≥1 SRE |
|---|---|---|---|---|
| OPTIMIZE-2<br>– 4 Wochen<br>– 12 Wochen<br>[40] | 200<br>203 | Mamma-CA | ≥9 Applikationen | 23%<br>23% |
| ZOOM<br>– 4 Wochen<br>– 12 Wochen<br>[5] | 216<br>209 | Mamma-CA | 12–15 Applikationen | 18,3%<br>22,1% |
| ALLIANCE<br>– 4 Wochen<br>– 12 Wochen<br>[39] | 911<br>911 | Mamma-CA<br>Prostata-CA<br>Multiples Myelom | Keine | 29%<br>29% |

*SRE* skeletal related event

Intervall bei nicht vorbehandelten Patienten oder mit meist etwa 1 Jahr vorbehandelten Patienten mit Intervallverlängerung (individuelle Deeskalierung) durchgeführt worden. Ein aktueller Review [8] weist insbesondere darauf hin, dass die Datenlage zur Intervallverlängerung für Denosumab unzureichend ist. Für Zoledronat ist die Strategie hingegen inzwischen recht gut gesichert (Tab. 13).

Andererseits muss die monatliche Denosumab-Gabe natürlich weiterhin mit der Zoledronat-Gabe verglichen werden, die nun sowohl durch die längeren Intervalle als auch durch den Generika-Preisvorteil attraktiver wird. Die Jahrestherapiekosten unterscheiden sich fast um eine Zehnerpotenz. Schon 2017 wurde eine gesundheitsökonomische Analyse [92] publiziert, die inkrementale Kosten für ein verhindertes SRE in USA bei circa 163 000–247 000 $ nahelegte. Gilt dies auch für deutsche Verhältnisse? Geht man völlig orientierend von einem Preis-Unterschied der Einzeldosis von 1:2 (generisches Zoledronat 200 € zu Denosumab 400 €) aus und berücksichtigt, dass in 2 Jahren nur 8 statt 24 Dosen gebraucht werden, so liegt der Kostenfaktor bei 1:6, die Ersparnis auf 2 Jahre bei etwa 8000 €. Eine SRE zu vermeiden, würde in dieser einfachen Modellrechnung nur dann weniger als 100 000 € kosten, wenn die Strategie mit Denosumab monatlich mindestens 8% besser wäre.

> **Wertung**
>
> Formal ist die Studie zu kritisieren, da statistisch der falsche Ansatz gewählt wurde. Andererseits ruft sie in Erinnerung, dass die Unterschiede zwischen Denosumab und Zoledronat nicht groß sind. Mit günstigerem generischem Preis und größerem Intervall für Zoledronat haben sich Mehrwert und Mehrpreis auseinander bewegt.

# 6 Infektionen

## 6.1 Chinolon-Prophylaxe in der Neutropenie?

### 6.1.1 Rote-Hand-Brief für Chinolone

Die Europäische Arzneimittel-Agentur (EMA) hat im Oktober 2018 eine Empfehlung ausgesprochen, die Anwendung von Fluorchinolonen (unter anderem Ciprofloxacin, Levofloxacin, Moxifloxacin) auf wenige Indikationen zu beschränken. Risiken werden vor allem „in schwerwiegenden Nebenwirkungen wie Tendinitis und Sehnenruptur, Muskelschmerzen, Muskelschwäche, Gelenkschmerzen, Gelenkschwellungen, peripherer Neuropathie und vom zentralen Nervensystem ausgehenden Beeinträchtigungen" gesehen. Auch auf das Risiko für Aortenaneurysmen und -dissektionen wird hingewiesen.

Dies führte in Deutschland zu einem „Rote-Hand-Brief" am 8.4.2019, in dem eine Reihe von Indikationen explizit ausgeschlossen werden. Besondere Vorsicht sei geboten „bei der Verschreibung für ältere Menschen, Patienten mit eingeschränkter Nierenfunktion, Patienten mit Organtransplantaten und solchen, die gleichzeitig mit Kortikosteroiden behandelt werden". Vor der gleichzeitigen Anwendung von Kortikosteroiden mit Fluorchinolonen wird gewarnt. In einem Bescheid an die Hersteller (28.3.2019) wird „Selektive Dekontamination des Gastrointestinaltraktes bei Patienten mit geschwächtem Immunsystem" ebenso als Indikation widerrufen wie prophylaktische Anwendungen im chirurgischen Umfeld. Lediglich für Norfloxacin und Ofloxacin wird „Prophylaxe von bakteriellen Infektionen bei neutropenischen Patienten" als Indikation positiv aufgeführt.

Nachdem der prophylaktische Einsatz vor allem von Levofloxacin in vielen Leitlinien festgeschrieben ist, entsteht eine Reihe von Problemen. In der Off-Label-Anwendung, die sich in einzelnen Fällen sogar über Warnhinweise des Rote-Hand-Briefs hinwegsetzt, sind sicher hohe Anforderungen an das informierte Einverständnis zu stellen.

## 6.1.2 Kontroverse Diskussion um Prophylaxe

Aber auch ohne diesen regulatorischen Eingriff, wird die Fluorchinolon-Prophylaxe kontrovers diskutiert. Die ASCO-Leitlinie [101] zur Prophylaxe wurde 2018 aktualisiert und beinhaltet weiterhin die Empfehlung 1.2: „Eine antibiotische Prophylaxe mit einem Fluorchinolon wird für Patienten empfohlen, die ein hohes Risiko für eine tiefe protrahierte Neutropenie haben (zum Beispiel die meisten Patienten mit AML, MDS oder hämatopoetischer SCT mit myeloablativer Konditionierung)". Unter dem Titel „Besseres Sepsis-Management statt Fluorchinolon-Prophylaxe" [94] schreiben Slavin et al. als Kommentar zu der Leitlinie, dass die früheren Daten zur Prophylaxe, wie sie zum Beispiel in der Metaanalyse von Gafter-Gvili abgebildet sind, nicht mehr den zeitgemäßen Therapiestrategien entsprechen. Resistenzentwicklung und negativer Einfluss auf das Mikrobiom werden als weitere Argumente gegen eine Chinolon-Prophylaxe angeführt.

## 6.1.3 Aktuelle Studien zur Prophylaxe

An aktuellen inhaltlichen Studien zu der Frage gibt es lediglich eine randomisierte Studie und weitere retrospektive Auswertungen und Metaanalysen.

Eine US-amerikanisch-kanadische Studie untersuchte die Frage **randomisiert** im pädiatrischen Bereich [4]. In der nicht verblindeten Studie erhielten zwischen 2011 und 2016 pädiatrische Patienten mit akuter Leukämie oder nach hämatopoetischer Stammzelltransplantation (HSCT) Levofloxacin oder keine Prophylaxe. Eingeschlossen wurden 200 Patienten in 2 Zyklen AL-Chemotherapie und 424 Episoden von HSCT (Tab. 14).

Fieber in der Neutropenie war etwas weniger (71,2% versus 82,1%; p=0,002). Unterschiede bei „schweren Infektionen", Pilzinfektionen, C.-difficile-Diarrhöen und muskuloskelettalen Nebenwirkungen waren allesamt nicht signifikant.

Eine Arbeit aus Augusta, Georgia, [22] betrachtete **retrospektiv** 171 Patienten mit Stammzelltransplantation mit (n=105) und ohne (n=66) Prophylaxe mit Fluor-

**Tabelle 14:** *Infektionsprophylaxe mit Levofloxacin bei Kindern, die sich einer HSCZ zu unterziehen hatten oder an AL erkrankt waren. Adaptiert nach [4].*

| Bakteriämie | Levofloxacin | Kontrolle (keine Prophylaxe) | Differenz | 95%CI; p-Wert |
|---|---|---|---|---|
| AL (n=195) | 21,9% | 43,4% | 21,6% | 8,8–34,4; p=0,001 |
| HSCT (n=418) | 11,0% | 17,3% | 6,3% | 0,3–13,0; p=0,06 |

*AL* akute Leukämie, *HSCT* hämatopoetische Stammzelltransplantation

**Tabelle 15:** *Patienten unter autologer HSCT ohne und mit Ciprofloxacin-Prophylaxe. Adaptiert nach [116].*

|  | Inzidenzen | Unterschied, 95%CI | p-Wert |
|---|---|---|---|
| FN | 89,9% (161/179) versus 83,1% (147/177) | 6,9%, 0–14,1 | p=0,002 |
| Bakteriämie | 15,1% (27/179) versus 4,5% (8/177) | 10,6%, 4,4–16,9 | p<0,0001 |
| Pneumonie | 12,3% (22/179) versus 6,2% (11/177) | 6,1%, 0–12,3 | p=0,04 |

FN febrile Neutropenie, HSCT hämatopoetische Stammzelltransplantation

**Tabelle 16:** *Infektionen bei 356 Patienten mit und 506 Patienten ohne Levofloxacin-Infektionsprophylaxe, die an akuten Leukämien litten. Adaptiert nach [75].*

|  | Odds Ratio | 95%CI | p-Wert |
|---|---|---|---|
| FN-Rate | 0,43 | 0,32–0,58 | <0,00001 |
| Mikrobiologisch gesicherte Infektion | 0,45 | 0,34–0,60 | <0,00001 |
| Bakteriämie | 0,45 | 0,31–0,66 | <0,00001 |
| Mortalität | 0,67 | 0,34–1,33 | =0,26 |

FN febrile Neutropenie

chinolon (FC). Ein Vorteil wurde lediglich für die Inzidenz der Bakteriämie gesehen, Unterschiede in der 30-Tages-Mortalität oder C.-difficile-Infektionsrate waren nicht signifikant.

Retrospektive Daten aus Israel beschreiben Patienten unter autologer HSCT bei Myelom oder NHL [116] mit und ohne Ciprofloxacin-Prophylaxe in zwei zeitlich getrennten Kohorten von insgesamt 356 Patienten (Tab. 15).

Bakteriämien bei Patienten mit Prophylaxe waren in höherem Prozentsatz Ciprofloxacin-resistent (62,5% [5/8] versus 18,5% [5/27], p=0,01). Vorteile in Bezug auf Bakteriämie und Pneumonie bestanden auch in der multivariaten Analyse.

Eine aktuelle Metaanalyse [75] zweier Autoren aus Thailand betrachtet die Datenlage bei Akuten Leukämien. Aus fünf Studien wurden letztlich 356 Patienten mit Prophylaxe mit 506 Patienten ohne verglichen (Tab. 16). Nur zwei der in die Metaanalyse einbezogenen Studien waren randomisiert (eine aus Bangladesh), die Untersuchung von Bucaneve (2005) ist die größte.

Bereits im Vorjahr hatte die ECIL eine ähnliche Analyse publiziert [64], die auch nicht-hämatologische Patienten einschloss. Auch hier konnte, wie in der aktuellen Arbeit von Owattanapanich et al. [75], kein Einfluss auf die Sterblichkeit gezeigt werden, Bakteriämien und FN-Episoden wurden vermindert.

Zur prinzipiellen Frage der Prophylaxe trägt eine weitere Studie wenig bei, da hier Moxifloxacin versus Levofloxacin bei Patienten mit AL retrospektiv verglichen wurde [55], wobei sich bei insgesamt nur 85 Patienten kein signifikanter Unterschied ergab.

> **Wertung**
>
> Auch die Indikationen zur prophylaktischen Anwendung müssen kritisch überprüft werden. Zu wünschen wäre, dass Arbeitsgruppen und Studiengruppen, die an der Empfehlung festhalten, auch Aufklärungsmaterial generieren, das der arzneimittelrechtlichen Situation gerecht wird. Der Verzicht auf die Prophylaxe erscheint (mit den Argumenten von Slavin [94]) in vielen Situationen ebenfalls vertretbar, bedürfte aber dann wiederum der Aufklärung über die Abweichung von der Leitlinie.

## 6.2 Pilzinfektionen

Die relevanteste randomisierte Studie in Bezug auf Pilzinfektionen verglich bei Candidämien oder anderen invasiven Candida-Infektionen Isavuconazol mit Caspofungin [52]. Erwachsene Patienten wurden 1:1 randomisiert zwischen Isavuconazol (200 mg i. v. 3-mal täglich für die ersten beiden Tage, gefolgt von 200 mg i. v. 1-mal täglich) oder Caspofungin (70 mg i. v. am ersten Tag, gefolgt von 50 mg i. v. pro Tag [70 mg bei Patienten >80 kg]) für bis zu 56 Tage. Nach Tag 10 konnten die Patienten auf orales Isavuconazol (Isavuconazol-Arm) oder Voriconazol (Caspofungin-Arm) umsteigen.

Der primäre Wirksamkeitsendpunkt war das Gesamtansprechen (successful overall response) am Ende der intravenösen Therapie (EOIVT) bei Patienten mit nachgewiesenen Infektionen, die mindestens 1 Dosis des Studienmedikaments erhielten (modifizierte Intent-to-Treat-Population, mITT). Ansprechen war definiert als mykologische Eradikation und klinische Abheilung der Infektionsproblematik oder zumindest Besserung ohne die Notwendigkeit der Verwendung von weiteren systemischen Antimykotika. Die im Voraus festgelegte Nicht-Unterlegenheits-Marge betrug 15%. Sekundäre Ergebnisse in der mITT-Population waren ein erfolgreiches Gesamtansprechen nach 2 Wochen nach Beendigung der Behandlung, Gesamtmortalität an den Tagen 14 und 56 sowie Sicherheitsaspekte.

In die mITT-Analyse konnten 400 der 450 randomisierten Patienten eingeschlossen werden. Nur bei etwa 40% waren C. albicans nachgewiesen, C. tropi-

**Tabelle 17:** *Ansprechraten von Patienten mit Candidämien oder anderen invasiven Candida-Infektionen. Adaptiert nach [52].*

|  | Isavuconazol | Caspofungin | Adjustierte Differenz (95%CI) |
|---|---|---|---|
| Gesamtansprechen bei Ende der intravenösen Therapie | 60,3% | 71,1% | 10,8 (1,8–19,9) |

calis, C. parapsilosis; C. glabrata folgten in abnehmender Häufigkeit. Etwa 11% der Patienten hatten eine Neutropenie, eine weitergehende Aufschlüsselung der Grundkrankheiten (Diabetes, Tumor, Leukämie) ist nicht enthalten (Tab. 17). Ein Unterschied in der Gesamtmortalität ergab sich nicht.

## 6.3 Posaconazol und Mineralokortikoide

Mehrere Kasuistiken berichten von Herzinsuffizienz, Hochdruck und Hypokaliämie unter Posaconazol (u. a. Kevin Barton [10]). Ursache scheint die Hemmung des Enzyms 11β-Hydroxylase zu sein, was zu erhöhten Spiegeln des Deoxycorticosteron führt (Agonist am Mineralocorticoid-Rezeptor). In manchen Fällen war die Konstellation auch mit supratherapeutischen Spiegeln assoziiert.

## 6.4 Herpes-Zoster-Impfung

Seit 2017 ist in den USA, seit Anfang 2018 in der EU ein neuer Herpes-Zoster-Impfstoff zugelassen, der vermutlich die Epidemiologie dieser Komplikation auch in der Onkologie verändern dürfte. Die Ständige Impfkommission (STIKO) empfiehlt seit Dezember 2018 den Totimpfstoff ab dem 60. Lebensjahr sowie bei Personen mit einer „erhöhten gesundheitlichen Gefährdung infolge einer Grundkrankheit oder wegen einer Immunsuppression" ab dem Alter von 50 Jahren [98]. Die Empfehlung gilt nicht für einen ebenfalls verfügbaren Lebendimpfstoff.

Die Impfung für den Totimpfstoff (Shingrix®) besteht aus 2 Dosen im Abstand von 2–6 Monaten. Schwere Nebenwirkungen sind selten, Lokalreaktionen (Schmerzen, Rötung und Schwellung) sowie systemische Reaktionen wie Fieber, Muskelschmerzen und Kopfweh wurden bei 1 von 10 Patienten beobachtet. Im März 2019 hat der Gemeinsame Bundesausschuss die Impfung in den entsprechenden Indikationen zur GKV-Leistung gemacht.

Inzwischen liegt auch eine Phase-III-Studie vor [11], die den Einsatz eines Totimpfstoffs bei 1846 Patienten im Alter von ≥18 Jahren prüfte, die unmittelbar nach einer autologen HSCT eingeschlossen worden waren (NCT01610414). Die

**Tabelle 18:** *Infektionen bei Patienten nach autologer HSCT mit oder ohne Herpes-Zoster-Impfstoff. Adaptiert nach [11].*

|  | Anti-Zoster-Impfstoff GSK1437173A | Placebo |
|---|---|---|
| Anzahl | 49 | 135 |
| Inzidenz pro 1000 Personen-Jahren | 30 | 94 |
| Inzidenzraten-Verhältnis (IRR) | IRR 0,32; 95%CI 0,22–0,44; p<0,001 | |

Teilnehmer erhielten entweder 2 Dosen des rekombinanten Zoster-Impfstoffs (n=922) oder Placebo (n=924) intramuskulär. Begonnen wurde 50 bis 70 Tage nach der Transplantation. Im Follow-up von 21 Monaten zeigten sich in der Impfgruppe signifikant weniger Episoden von Gürtelrose (Tab. 18).

Etwa 40% der Patienten hatten NHL, etwa 8% erhielten Rituximab nach der Stammzelltransplantation, auch andere immunsuppressive sowie antivirale Therapien unterschiedlicher Länge wurden verabreicht. Die Vorbehandlungen bleiben relativ unklar.

Exkurs: Verwirrenderweise wurde bereits im Vorjahr eine Studie (NCT01229267) mit ähnlichem Design und ähnlichem Impfstoff (V212) eines anderen Herstellers publiziert [113], der im Trend ähnliche Ergebnisse produziert hatte. Initial wurden die Daten von der STIKO bei der Empfehlung mit angeführt, sind aber inzwischen in der Publikation gestrichen [98].

Auch für Patienten mit soliden Tumoren liegen inzwischen Daten zur erstgenannten Vakzine vor [108]. Hier wurde eine erste Impfung 8–30 Tage vor Beginn oder zu Beginn (±1 Tag) eines Chemotherapie-Zyklus verabreicht. Randomisiert wurden 232 Patienten. Hier waren die Endpunkte aber lediglich die Seroreaktionen beziehungsweise spezifischen Frequenzen CD4-positiver T-Zellen, die bei Geimpften höher waren als bei Placebo-Empfängern.

### Wertung

Die Daten sind erfolgversprechend. Wenn die Impfung in der Allgemeinbevölkerung eine hohe Akzeptanz erreicht, dürfte zumindest bei Patienten >60 Jahren das Problem Gürtelrose seltener werden. Für die krankheitsgetriggerte Impfung ist die Altersgrenze der Zulassung bedeutsam, auch wenn in den genannten Studien Patienten unter 50 Jahren eingeschlossen worden waren. Es wäre zu hoffen, dass diese Altersgrenze revidiert wird, um jüngere SCT-Patienten nicht letztlich off label behandeln zu müssen. Man erhofft sich aber auch noch differenziertere Empfehlungen, wer profitieren könnte und welche Therapien eventuell dagegen sprechen (CLL, Anti-CD20, Lymphozytenzahlen, Immun-Status).

## 6.5 Stethoskop als Keimschleuder?

Ältere Daten auf der Basis von Kulturen belegen, dass Stethoskope oft besiedelt sind. Eine Gruppe aus Pennsylvania [49] hat nun modernste Technik eingesetzt, das Next-Generation-Sequencing, um diesen Befund bei 40 Stethoskopen zu bestätigen. Erwartungsgemäß zeigten die vom Personal umhergetragenen Stethoskope die höchsten Belastungen mit Bakterien (Pilze und Viren wurden nicht untersucht). Bei einem Teil der Arzt-Stethoskope wurde der Effekt einer Reinigung untersucht, jeweils 10 mit der vom Arzt bevorzugten Methode versus 10 mit einer Standardmethode (60 Sekunden mit einem Wasserstoffperoxidhaltigen Reinigungstuch abreiben, anschließend trocknen lassen). Mit der standardisierten Methode wurde nur in 50% das Level unbenutzter Stethoskope erreicht, bei der vom Arzt bevorzugten Methode lag die Quote nur bei 10%. Ob dieser Nachweis auch Ursache einer relevanten Übertragung ist, war nicht Gegenstand der Studie.

## 6.6 Probiotika

Die Ergebnisse einer kürzlich in Mexiko durchgeführten randomisierten Pilotstudie zur Evaluierung von Probiotika, insbesondere Lactobacillus rhamnosus, bei Kindern mit akuter Leukämie unterstützen den Einsatz von täglichen Probiotika zur Linderung der behandlungsbedingten gastrointestinalen (GI) Symptome [82]. Forscher stellten die negativen Auswirkungen auf die Darm-Mikrobiota bei Kindern fest, die mit Chemotherapie behandelt wurden, und bewerteten so die Auswirkungen einer probiotischen Supplementierung in dieser Patientenpopulation. Sie fanden auch eine verminderte Prävalenz von GI-Nebenwirkungen, insbesondere von Übelkeit, Erbrechen und abdominaler Distension.

# 7 Prävention, Alkohol, Ernährung und Supplemente

Onkologen sprechen zu wenig über Ernährung. So ist zumindest die Wahrnehmung der Patienten. In der von Kleeberg et al. 2005 publizierten PASQOC-Studie gaben 51% der Patienten an, dass sie sich in Bezug auf Ernährung unzureichend beraten fühlen. Die nachfolgenden Informationen sind allerdings eher für die präventiven Fragestellungen von Bedeutung, aber auch diese Fragen tauchen auf – oft durch Angehörige angesprochen.

## 7.1 Alkohol

Eine Reihe von Publikationen [17, 24, 33, 115] befassen sich mit dem Einfluss von Alkohol auf die Gesundheit und empfehlen tendenziell den völligen Verzicht. Die Diskussion ist bis in die Laienpresse kontrovers geführt worden [43].

Zu viel ist ungesund, seit Langem ist der Einfluss von übermäßigem Alkoholkonsum auf die Genese von Tumoren (unter anderem) des Ösophagus, der Leber, des Kopf-Hals-Bereiches bekannt. Für Gesunde wird seit geraumer Zeit zum Beispiel über den Krebsinformationsdienst eine Obergrenze des täglichen Konsums von 24 beziehungsweise 12 Gramm (Männer/Frauen) reinen Alkohols angeraten. Das entspricht für Männer in etwa einem halben Liter Bier oder einem Viertelliter Wein, mindestens zwei Tagen in der Woche sollte man ganz auf Alkohol verzichten. Die Deutsche Gesellschaft für Ernährung schlägt als Obergrenze 20 Gramm für Männer und 10 Gramm für Frauen vor.

Obwohl die aktuelle Diskussion vor allem um den Einfluss auf kardiovaskuläre Erkrankungen kreist, so spielt doch auch die krebsbedingte Mortalität eine Rolle.

Der Versuch, als epidemiologisch-statistischer Halblaie die Studien zu verstehen, stößt schnell an Grenzen. Die Analysen sind komplex, die Störfaktoren riesig. Rechnet man zum Beispiel aus epidemiologischen Befragungen die Verbrauchsdaten hoch, so besteht ein riesiges Delta zum realen Verbrauch. Sofern Schnaps nicht zum Schuheputzen verwendet wird, stellt sich also die Frage, wie man die individuellen Angaben „korrigiert". Lügen moderate Trinker im Vergleich zu starken Trinkern proportional? Allein die Antwort auf diese Frage hat einen gewissen Einfluss auf die letztendlichen Resultate.

Gibt es regionale Unterschiede? In vielen Ländern besteht eine plausible Assoziation zwischen Alkohol und TBC – ist die für meine Lebensführung relevant? Aufwendige Methoden sind/wären erforderlich, um Assoziationen herauszurechnen: Wer viel trinkt, raucht auch häufiger? Wie viel tragen die Alkohol-Kalorien zur Assoziation Übergewicht und Krebs bei? Wie werden in den Untersuchungen Menschen erfasst, die wegen eines Gesundheitsproblems das Trinken aufgeben (sick-quitters), die eventuell zu einer falschen Erhöhung der Risiken bei (echten) Abstinenzlern beitragen?

Die Studie Global Burden of Disease (GBD) hat Daten zum Konsum aus 195 Ländern zusammengetragen und in mehreren Publikationen ausgewertet [33, 34]. Letztendlich können sie einen Schwellenwert für einen unbedenklichen Konsum nicht erkennen. In der Studie werden Vorteile von mäßigem Alkoholgenuss zwar angenommen, aber durch ein erhöhtes Risiko für Unfälle, Krebs und Infektionskrankheiten mehr als ausgeglichen. Die Interpretation in Bezug auf Vorteile hinsichtlich kardiovaskulärer Risiken ist allerdings ebenfalls uneinheitlich [65]. Auch eine Übersicht im Deutschen Ärzteblatt [42] kommt zu dem Ergebnis „dass die Charakterisierung moderaten Alkoholkonsums als risikoarm und die Definition einer Schwellendosis nicht mehr gerechtfertigt erscheinen."

In der ZEIT präsentiert Stefanie Kara [43] kontroverse Interpretationen zu diesem Thema. Auch wenn man die Signifikanz der Befunde in Bezug auf Effekte auch minimalster Alkoholmengen nicht in Frage stellt, so muss ähnlich wie beim Ergebnis klinischer Studien nicht nur auf die Signifikanz, sondern auch auf die Effektgröße und deren Relevanz geachtet werden. Im Interview kommt David Spiegelhalter zu Wort (seit 2017 Präsident der britischen Royal Statistical Society), der die Größenordnungen ins Verhältnis setzt. „Von 100 000 Menschen, die jeden Tag ein alkoholisches Getränk trinken, bekommen 918 innerhalb eines Jahres ein Gesundheitsproblem, das mit Alkohol verbunden sein kann. Und von 100 000 Menschen, die gar nichts trinken, bekommen 914 so ein Problem. Ein Glas pro Tag macht also vier Probleme mehr bei 100 000 Leuten". Wenig beeindruckend, aber die Lage ändert sich sofort, wenn man diese Zahl über einen Zeitraum von mehreren Jahrzehnten kumuliert.

Weiter kompliziert wird die Lage dadurch, dass für einzelne Krebserkrankungen mit guten Gründen ein anderes Bild postuliert wird. So fanden McNabb et al. in einer Metaanalyse zu Assoziation von Alkohol mit kolorektalen Karzinomen eine U-förmige Risikokurve [63]. Letztlich wurden je etwa 15 000 Fälle mit Kontrollen verglichen. Hier fand sich bei den Abstinenzlern ein ganz marginal höheres Risiko als bei moderatem Konsum (bis 2 Drinks pro Tag). Erst darüber fand sich eine Risikoerhöhung, die ab 3 Drinks pro Tag signifikant, aber nicht riesig war (OR 1,25, 95%CI 1,11–1,40, p<0,001) war.

### 7.1.1 Exkurs: Ärzte sprechen über Alkohol

Eine Befragung von deutschsprachigen Ärzten, in deren Auswertung letztlich die Antworten von 920 Ärzten eingingen [79], ist in diesem Kontext interessant. Da ein hoher Prozentsatz jünger als 35 Jahre war, ist die Stichprobe vermutlich nicht repräsentativ, trotzdem sind die Ergebnisse von Interesse. In der Gesamtgruppe berichteten 23% über einen Alkoholkonsum, der von den Autoren als zumindest riskant (hazardous) klassifiziert wird.

In etwas robuster Zusammenfassung der detailreichen Veröffentlichung sind damit assoziiert: eher jüngeres Alter, männlich, unverheiratet, keine Kinder im Haushalt, lange Arbeitszeiten. Nachdenklich stimmt, dass die Selbsteinschätzung des eigenen Konsums mit der Beratung von Patienten in Bezug auf Abstinenz assoziiert war. Ärzte mit problematischem Konsum neigen wohl weniger dazu, mit Patienten über Abstinenz zu sprechen.

## 7.1.2 Alkoholkonsum im Krankheitsverlauf

Für das Rauchen ist inzwischen außer Frage, dass bei manifester Neoplasie-Diagnose eine Prognose-Verbesserung durch Beendigung des Tabakkonsums möglich ist. Im Falle des HCC bei Leberzirrhose wird man dies für die Beendigung des Alkoholkonsums ebenfalls annehmen dürfen. Wie sieht das bei anderen Karzinomen aus? Eine Studie aus Boston untersuchte den Verlauf von Patienten mit Prostatakarzinom in Abhängigkeit vom Alkoholkonsum des Patienten [29]. Basierend auf den Daten der Health Professionals Follow-up Study mit fast 50 000 Männern, wurde die Subgruppe von 5182 Männern mit initial nicht metastasiertem Prostatakarzinom in Bezug auf deren Alkoholkonsum betrachtet.

Eine Assoziation zwischen tödlichem Verlauf und Alkoholkonsum wurde insgesamt nicht gesehen, letztlich zeigte sich sogar für moderaten Weinkonsum oder allgemein für einen maximalen täglichen Alkoholkonsum von 15–30 g sogar ein günstigeres Risiko (HR 0,50; CI 0,29–0,86 beziehungsweise HR 0,71; CI 0,50–1,00). Selbst wenn man davon ausgeht, dass die Ergebnisse der gering Konsumierenden im Vergleich zu den Abstinenzlern durch sick quitters verfälscht sind, ist schwerlich vorstellbar, dass geringer Konsum das Risiko erhöht.

### Wertung

Zur aktuellen Diskussion ist zu hinterfragen, ob die Warnung vor Alkoholkonsum in der geringsten Risikogruppe jemals mit Sicherheit zu belegen sein wird. Die Daten deuten darauf hin, dass selbst im Falle einer eindeutigen statistischen Signifikanz die Größe des Risikos von überschaubarer Relevanz ist. Völlige Abstinenz zu fordern ist schwerlich begründbar, das Leben ist nicht frei von Risiken. Seit Langem unbestritten stellt Alkohol in größeren Mengen ein Risiko für eine Reihe von Krebserkrankungen dar. Der durchschnittliche Konsum in Deutschland ist zu hoch. Geringe Mengen von Alkohol scheinen den Verlauf des Prostatakarzinoms nicht nachteilig zu beeinflussen. Der eigene Konsum von Ärzten scheint deren Verhalten in Bezug auf Beratung zu Fragen des Alkoholkonsums zu beeinflussen.

Man muss sich bewusst bleiben, dass auch die eigene Erfahrung hier nicht weiterhilft. Man kann aus Erfahrung sicher auch als Individuum wahrnehmen, dass massiver Alkoholkonsum mit Krankheit assoziiert ist. Ob die Prävalenz von Neoplasien bei den „Wenig-Trinkern" oder den „Praktisch-gar-nicht-Trinkern" sich im eigenen Umfeld unterscheidet, dürfte angesichts der postulierten geringen Inzidenz-Unterschiede sich jeder individuellen Wahrnehmung entziehen.

## 7.2 Ernährung

Bei den Empfehlungen in Bezug auf das Krebsrisiko war sicher vor vier Jahren die entscheidendste Veränderung, als die WHO verarbeitetes Fleisch als krebserregend eingestuft hat. Es gibt zwei Gründe, dieses Thema aktuell wieder aufzugreifen. Zum einen wurde von Harald zur Hausen eine Theorie vorgestellt (oder besser gesagt: weiter ausgearbeitet), die einen anderen Zusammenhang zwischen Fleisch und Karzinogenese möglich erscheinen lässt [28, 119]. Zum anderen wurden im Lancet internationale Empfehlungen für die Ernährung publiziert, die neben gesundheitlichen Faktoren auch ökologische berücksichtigen [112].

### 7.2.1 Bovine Meat and Milk Factors

Ausgehend von einer bereits früher vorgestellten Analyse der geographischen Verteilung – insbesondere von Darm- und Brustkrebs – wird ein Zusammenhang mit dem Konsum von Milch- und Fleischprodukten vom europäischen Rind (Bos taurus) angenommen [28]. Die Hypothese geht von einer durch Verzehr von Milchprodukten und/oder Rindfleisch übertragenen Infektion aus, die indirekt über eine chronisch-entzündliche Reaktion nach vielen Jahren die Krebsentstehung fördert.

Untersuchungen von Milchkühen und Milchprodukten führten zu neuartigen, einzelsträngigen, ringförmigen, Plasmid-ähnlichen DNA-Elementen, die als Bovine Meat and Milk Factors (BMMFs) bezeichnet werden. Gemeinsam ist den Strukturen ein Gen, das für ihre eigene Vervielfältigung (Rep-Protein, Replikations-Initiator-Protein) notwendig ist; wegen der Ähnlichkeit zu Plasmiden wurde die Bezeichnung Plasmidome vorgeschlagen. Vermutet wird eine Infektion im 1. Lebensjahr, da nur so die Immuntoleranz zu erklären wäre. Ein Weg wäre daher die Vermeidung von Kuhmilchprodukten im ersten Lebensjahr. Trifft diese Hypothese zu, ist die Vermeidung von Rindfleisch und Milchprodukten im Erwachsenenalter ohne Effekt. Auch könnten möglicherweise bestimmte Zuckerverbindungen in der Muttermilch die Infektion mit BMMFs verhindern. Insbesondere wenn das Rep-Protein schützende Immunität induzieren könnte, wären auch Impfungen von Rindern und Menschen möglich.

### 7.2.2 Oder doch red meat als Risiko im Erwachsenenalter?

Wenn die Hypothese von zur Hausen sich als richtig erweist, dann wären in Bezug auf Krebsrisiken die aktuellen Empfehlungen in Bezug auf red meat zumindest überzogen. Neben der Infektion im Kindesalter können aber natürlich zusätzliche Faktoren des Fleischkonsums im Erwachsenenalter wirksam werden (Karzinogene beim Grillen, andere Aspekte der Fleischverarbeitung u. a. m.). Wenn red meat ein eigenständiges Risiko im Erwachsenenalter darstellt, dann müsste eine Lebensstiländerung eine Risikoänderung nach sich ziehen. Dies wurde versucht in zwei großen Datensätzen zu klären. In der Nurses' Health

Study und der Studie Health Professionals Follow-up wurden fast 80 000 Menschen in ihrer Lebensweise und ihren Gesundheitsproblemen dokumentiert [118]. Dabei fand sich für die Zunahme des Fleischkonsums eine Zunahme der Mortalität, jedoch keine Abnahme bei sinkendem Konsum. Daten zu Krebsrisiken sind nicht enthalten.

> **Wertung**
>
> Warum führt die Reduktion des Fleischkonsums nicht zu einer Risiko-Verminderung? Haben eventuell Menschen, die sich schon krank fühlen, ihren Lebensstil geändert? Die Risiko-Zunahme bei steigendem Konsum würde nur dann belegen, dass die zur-Hausen-These nicht alleine richtig ist, wenn weitere Assoziationen definitiv ausgeschlossen sind. Führt der erhöhte Fleischkonsum zum Beispiel zu mehr Übergewicht als eigenständigem Risikofaktor?

### 7.2.3 Fridays-for-Future-Diät

Unter dem Begriff einer **planetary health diet** publizierten Willet et al. im Lancet eine Arbeit [112], in der Ernährungsleitlinien formuliert wurden, die sich sowohl an der Gesundheit als auch an der Nachhaltigkeit und Klimaverträglichkeit der Produktion orientieren (Tab. 19). Man ahnt die Resultate: weniger Zucker, weniger rotes Fleisch (ungesund und mit $CO_2$-Ausstoß assoziiert). Die dahinterstehende Arbeitsgruppe (ExpertInnen für Gesundheit, Nachhaltigkeit, Wirtschaft, Politik und Landwirtschaft) sowie deren Arbeitsweise und Finanzierung kann man auf einer eigenen Homepage näher kennenlernen; dort findet sich auch eine Broschüre zum Thema[3].

Neben dem niedrigen Fleischkonsum fällt die Sorge um die Proteinzufuhr mit pflanzlichen Nahrungsmitteln ins Auge. Knollen, Gemüse und Hülsenfrüchte (Leguminosen) werden klar unterschieden, letztere als Eiweißträger empfohlen. In weiteren Studien wird derzeit unter anderem der Frage nachgegangen, inwieweit bei Milchprodukten [9] sinnvollerweise zwischen fermentierten und nicht fermentierten Produkten unterschieden wird.

> **Wertung**
>
> Nicht nur wenn Fridays for Future weiter an Fahrt aufnimmt, sollte man diese Überlegungen kennen.

---

3 https://eatforum.org/content/uploads/2019/04/EAT-Lancet_Commission_Summary_Report.pdf

**Tabelle 19:** Wissenschaftlich definierte Ziele für eine globale gesunde Ernährung (mit möglicher Bandbreite) für eine Aufnahme von 2500 kcal/Tag. Adaptiert nach [112].

| | Makronährstoffaufnahme in Gramm pro Tag (möglicher Bereich) | Kalorienaufnahme (kcal pro Tag) |
|---|---|---|
| Vollkorn Reis, Weizen, Mais und andere Getreide | 232 | 811 |
| Knollen oder stärkehaltiges Gemüse wie Kartoffeln und Maniok | 50 (0–100) | 39 |
| Gemüse | 300 (200–600) | 78 |
| Früchte | 200 (100–300) | 126 |
| Milchprodukte, Vollmilch oder Äquivalente | 250 (0–500) | 153 |
| Proteinquellen | | |
| Rind-, Lamm- und Schweinefleisch | 14 (0–28) | 30 |
| Huhn und anderes Geflügel | 29 (0–58) | 62 |
| Eier | 13 (0–25) | 19 |
| Fisch | 28 (0–100) | 40 |
| Hülsenfrüchte | 75 (0–100) | 284 |
| Nüsse | 50 (0–75) | 291 |
| Fette | | |
| Ungesättigte Öle | 40 (20–80) | 354 |
| Gesättigte Öle | 11,8 (0–11,8) | 96 |
| Zucker | 31 (0–31) | 120 |

## 7.3 Vitamin D bei Krebspatienten

Epidemiologische Überlegungen erwecken den Anschein, dass eine Vitamin-D-Substitution eventuell die Prognose verbessern könnte. Eine Metaanalyse von Beobachtungsstudien legte 2017 Ergebnisse vor, die für höhere Vitamin-D-Spiegel (25OHD) ein verbessertes Überleben (HR 0,74, CI 0,66–0,82) und progressionsfreies Überleben (HR 0,84, 95%CI 0,77–0,91) nahelegten [107]. Alle diese Beobachtungen kranken an dem Problem, dass Spiegel mit Lichtexposition assoziiert sind und damit ein Bias entsteht. Im Extremfall: der bettlägerige hat weniger Sonne als der joggende Krebspatient. Die Sinnhaftigkeit einer Substitution kann letztlich nur durch randomisierte Substitutionsstudien geklärt werden.

In JAMA-Oncology sind nun zwei Studien zum Thema publiziert, die den Zusammenhang ebenfalls eher in Frage stellen. An der Universitätsklinik Tokio (Amaterasu-Studie) wurden 417 Patienten mit gastrointestinalen Tumoren im Schnitt 3,5 Jahre lang zusätzlich zur übrigen Therapie täglich mit 2000 IU Vitamin D oder Placebo behandelt [104]. Auch nach 5 Jahren fanden sich zwischen den Gruppen keine signifikanten Unterschiede in Bezug auf das rezidivfreie und das Gesamtüberleben.

Eine weitere Studie am Dana-Farber Cancer Institute in Boston (Sunshine-Studie) hatte keine Placebo-Kontrollgruppe, sondern verglich lediglich 2 Dosisstufen [74]. In der multizentrischen Untersuchung erhielten Patienten mit Kolonkarzinom (fortgeschritten oder metastasiert) Vitamin D – entweder in sehr hoher Dosis (8000 IU/d im ersten Zyklus, dann 4000 IU/d) oder in Standarddosierung (400 IU/d). Nach 23 Monaten Beobachtungszeit zeigte sich ein diskreter Trend im PFS für die höhere Dosis, dieser lag jedoch fernab der statistischen Signifikanz. Andererseits ist die Studie mit 139 Patienten nicht gepowert, einen kleinen Unterschied zu detektieren. Angesichts des geringen Aufwandes wäre ein Vorteil ja Anlass genug, die Vitamin-D-Gabe zu empfehlen.

> **Wertung**
>
> Eine definitive Empfehlung ist weiter schwierig. Spiegel messen und bei Mangel (unter welchem Wert) substituieren, wenn von der Prognose her noch gerechtfertigt. Dies gilt insbesondere bei der Gabe von Osteoprotektiva. Bei stark Vitamin-affinen Patienten kann Vitamin D auch mal die Placebo-Rolle übernehmen, wenn keine Kontraindikation vorliegt.

# 8 Verschiedenes

## 8.1 Glucarpidase bei MTX

Bei der Gabe von hochdosiertem Methotrexat (MTX) droht immer das Risiko einer Nierenschädigung. Der Einsatz von Glucarpidase (auch als Carboxypeptidase G2 bezeichnet) bei verzögerter MTX-Elimination, ist eine Option, aber die optimalen Grenzwerte, die den Zeitpunkt des Einsatzes triggern, sind (auch wegen der Seltenheit des Problems) relativ unklar. Eine Art Richtlinie als Expertenkonsens wur-

**Tabelle 20:** Grenzwerte der MTX-Konzentration, die den Einsatz von Glucarpidase triggern. Adaptiert nach [80].

| Kontinuierliche hochdosierte MTX-Infusion mit resultierender | | | |
|---|---|---|---|
| 36-h-Konzentration über | >30 mM | und | Serumkreatinin im Vergleich zum Ausgangswert deutlich erhöht |
| 42-h-Konzentration über | >10 mM | | |
| 48-h-Konzentration über | > 5 mM | | |

de 2018 publiziert [80], die Empfehlungen sind entsprechend vorsichtig (may be indicated) formuliert. Die darin angegebenen Trigger sind in Tabelle 20 zusammengestellt.

Die Verabreichung der Glucarpidase sollte optimal innerhalb von 48–60 Stunden nach Beginn der hochdosierten MTX-Infusion erfolgen. Nach diesem Zeitraum sind lebensbedrohliche Toxizitäten möglicherweise nicht mehr vermeidbar.

Eine pädiatrische Studie [87] dokumentiert ebenfalls, dass insbesondere die Beobachtung des Kreatinin-Verlaufes hilfreich sein kann, eine verzögerte MTX-Elimination rechtzeitig zu erkennen.

Ein Case-Report [88] schildert einen schweren Verlauf, der möglicherweise durch intravenöse Kontrastmittelgabe unmittelbar vor der HDMTX-Gabe getriggert war.

Einen möglichen Zusammenhang mit der Dasatinib-Einnahme schildert [81] in einer Untersuchung bei 7 Patienten. Mit dieser Kombination war die MTX-Clearance signifikant niedriger als bei ALL-Patienten ohne TKI. 2 Patienten brauchten Glucarpidase. In vergleichbarer Situation lagen für Imatinib nur Messungen von 3 Patienten vor, 2 davon mit eher normaler Clearance.

### Wertung

Die Übersichtsarbeit von Ramsey ist (nach Anmeldung) frei zugänglich und als Hintergrundinformation sehr zu empfehlen [81].

## 8.2 Oxybutynin bei Hitzewallungen

Auf dem SABCS 2018 wurde eine Studie vorgestellt, in der es um die Prophylaxe der Hitzewallungen (hot flashes, HF) durch Oxybutynin ging [56]. Die US-amerikanische ACCRU-Studie SC-1603 randomisierte 150 Patientinnen, die mehr als 28 HF pro Woche über einen längeren Zeitraum hatten. Die Behandlungsarme waren (A) orales Oxy 2,5 mg 2-mal täglich für 6 Wochen (Oxy 2,5), (B) 2,5 mg

**Tabelle 21:** *Beeinflussung von Hitzewallungen durch Oxybutinin-Gaben. Adaptiert nach [56].*

|  | Oxy 2,5 | Oxy 5 | Placebo |
|---|---|---|---|
| Mittlere Änderung des HF-Scores | –10 (SD 7,4) | –16,2 (SD 5,1) | –5,1 (SD 9,7) |
| **Statistik** | p=0,003 für Placebo versus Oxy 2,5; p<0,001 für Placebo versus Oxy 5 | | |
| Wöchentliche Anzahl HF | –4,6 (SD 3,1) | –7,0 (SD 4,0) | –2,3 (SD 3,9) |
| **Statistik** | p=0,002 für Placebo versus Oxy 2,5 p<0,001 für Placebo versus Oxy 5 | | |
| Mundtrockenheit* | 14/46 (30,4%) | 10/48 (20,8%) | 3/44 (6,8%) |

\* Fast alle mit geringem Schweregrad
*HF* Hitzewallungen, *Oxy* Oxybutinin, *SD* Standardabweichung

2-mal täglich für 1 Woche, gefolgt von 5 mg 2-mal täglich (Oxy 5) oder (3) Placebo. Die Veränderung der HF wurde mit einem Score in Intensität und Häufigkeit erfasst.

Der Abstract berichtet über 104 Patientinnen, für die mindestens 1 Post-Baseline-Auswertung verfügbar war. 62% waren auf Tamoxifen oder einem Aromatasehemmer eingestellt. Patientinnen unter beiden Oxybutynin-Dosen hatten im Vergleich zu Placebo eine signifikant stärkere Reduktion des HF-Scores und der Frequenz (Tab. 21).

Die etwas vermehrten Nebenwirkungen führten nicht zu einem häufigeren Abbruch der Therapie. Bereits im Vorjahr wurde ein Einzelfall eines Mannes mit Hitzewallungen unter antihormoneller Therapie, Schweißausbrüchen und erfolgreicher Behandlung mit Oxybutynin im NEJM publiziert [95]. Oxybutynin ist ein Anticholinergikum mit Zulassung zur symptomatischen Behandlung von Dranginkontinenz und/oder Pollakisurie. In dieser Indikation ist eine höhere Dosierung von 15 mg, gewichtsadaptiert auch bis ~25 mg möglich. Die Bioverfügbarkeit ist gering, daher ist die ebenfalls mögliche Anwendung als TTS bei der Inkontinenz deutlich niedriger dosiert (und paradoxerweise damit das TTS für die Indikation HF möglicherweise trotzdem eher zu hoch). Die Anwendung für HF ist natürlich off label. Eine andere diskutierte Off-Label-Anwendung ist die Hyperhidrosis anderer Ursache.

### Wertung

Die Studie eröffnet eine interessante Off-Label-Therapieoption der Hitzewallungen. Die Substanz ist aber nicht frei von Nebenwirkungen und gleichzeitig ein CYP3A4-Substrat. Daher ist auch auf potenzielle Arzneimittelinteraktionen zu achten.

## 8.3 Statine mal anders: Hautreaktion in der Strahlentherapie

Aus dem Iran kommt der Bericht über eine randomisierte Studie, in der **Atorvastatin topisch** zur Reduktion von Hauttoxizität bei Strahlentherapie eingesetzt wurde [35]. Nach dem Bericht waren 70 Patientinnen mit Mammakarzinom randomisiert worden, ob sie 1% ATV-Gel oder Placebo erhalten sollten. Die Autoren sehen einen signifikanten Effekt auf ödematöse Schwellung, Juckreiz und Schmerzen. Der Effekt auf das Erythem war nicht statistisch signifikant.

## 8.4 Kommunikation

### 8.4.1 Onkologen möglicherweise lernfähig

Mit der Erstautorin Rachelle Bernacki veröffentlicht ein Team der Ariadne Labs am Brigham and Women's Hospital aus Harvard eine komplexe randomisierte Studie zur Verbesserung der Kommunikation in der Onkologie [14]. Mitautoren sind unter anderem Susan D. Block und Atul Gawande (Autor von *Being mortal* und ASCO Guest-speaker 2019 zu *Will we be technicians or counsellors?*). Das Serious Illness Care Program (SICP) ist eine Intervention, die über den reinen Leitfaden zur Gesprächsführung (SIC-Guide, SICG) hinausgeht. Die Publikation wurde von einem Editorial begleitet [48], das Konzept und weitere Auswertungen sind in zusätzlichen Veröffentlichungen dargestellt [13, 76]; die Idee wird bereits von anderen übernommen und adaptiert [62].

Was wurde untersucht? Cluster von Onkologen wurden randomisiert, ob sie eine kurze Schulung zu einem Kommunikationskonzept erhalten würden oder nicht. Patienten mit höherem Risiko zu versterben wurden mit der Surprise Question identifiziert. Patienten, die ein Gespräch mit einem Studien-Onkologen geführt hatten, wurden mit den Patienten ohne solche Gespräche verglichen. Als primärer Endpunkt war eigentlich vorgesehen, Angehörige in Bezug auf Aspekte des friedvollen Versterbens sowie auf den Grad der Umsetzung von Patientenprioritäten in Bezug auf die Versorgung am Lebensende zu befragen. Weitere Endpunkte erfassten vor allem PROs und Aspekte der Dokumentation von Patienten-Willen und -Werten. Eingeschlossen wurden 278 Patienten von 91 Onkologen in 41 Clustern. Die Randomisation auf Cluster-Ebene war notwendig, um bei Zusammenarbeit mehrerer Onkologen keine sich widersprechenden Aufträge an Behandlungsteams zu generieren.

Um es einer detaillierteren Beschreibung vorwegzunehmen: **Hinsichtlich der co-primären Endpunkte war die Studie negativ.** Aber es wurde in Bezug auf sekundäre Endpunkte eine Verminderung der Depressivität und Angst gesehen. Der

**Tabelle 22:** Komponenten der Serious-Illness-Care-Program(SICP)-Intervention zur Verbesserung der Arzt-Patienten-Kommunikation. Adaptiert nach [76].

| Komponente der Intervention | Beschreibung | Kommunikations-Barriere |
|---|---|---|
| **Klinische Tools** | | |
| SICG | Der SIC-Guide (SICG) ist eine strukturierte, psychologisch begründete Kommunikationshilfe für Kliniker. Textbeispiele erleichtern es, Krankheitsverständnis und Präferenzen für die Informationsvermittlung zu erfassen. Weitere Themen sind die Prognose-Mitteilung nach Patienten-Präferenz, Ergründen der Werte, Ziele und Versorgungspräferenzen sowie die Formulierung einer Empfehlung auf der Basis der Patientenziele. | Unsicherheit, was man sagen soll |
| Materialien für Patient und Angehörige | Vorbereitung von Patienten auf das Gespräch, Aushändigung eines Familien-Leitfadens (Family-Guide), um nach dem SICP-Gespräch nachfolgende Gespräche mit den Angehörigen zu fördern. | Sorge, Themen anzusprechen, die Ängste hervorrufen |
| **Schulung der Ärzte** | | |
| Skill-basiertes Trainingsprogramm von 2½ Stunden | Eine strukturierte Schulung mit standardisierten Elementen und individualisierter Beobachtung und Feedback. | Mangel an Übung |
| **Strukturelle Veränderungen** | | |
| Identifizierung der Zielgruppe mit der Überraschungsfrage | Die Überraschungsfrage (Surprise Question): „Wären Sie überrascht, wenn dieser Patient im nächsten Jahr versterben würde?" | Unsicherheit in Bezug auf den richtigen Zeitpunkt |
| Erinnerung | Ärzte wurden per E-Mail daran erinnert, SICG-Gespräche zu initiieren. | |
| SICG-Vorlage zur Dokumentation | Vorlage in der Klinik-EDV und Schulung zu deren Nutzung. | Unzureichende und widersprüchliche Dokumentation von Patienten-Zielen |
| Beratung | Mitarbeiter des Palliativbereichs bieten weitere Beratung zur Anwendung des SICG an (telefonisch, mit E-Mail oder persönlich). | Unzureichende Einübung |

Anteil von Patienten mit mittlerer bis schwerer Angst nach 14 Wochen lag in den Interventionsgruppen niedriger (10,2% versus 5,0%; p= 0,05), gleiches galt für Depressionssymptome (20,8% versus 10,6%; p=0,04). Nach 24 Wochen war die Angstreduktion weiterhin signifikant (10,4% versus 4,2%; p= 0,02), die Depression lediglich im Trend besser (17,8% versus 12,5%; p=0,31). In Bezug auf Patientenprioritäten und deren Dokumentation fanden sich in der elektronischen Krankenakte entsprechende Dokumente häufiger, früher, von besserer Qualität und höherer Zugänglichkeit. Dies sind Gründe, sich trotz des primär negativen Ergebnisses weiter mit dem Konzept zu befassen. In Tabelle 22 sind die einzelnen Komponenten der Intervention genauer dargestellt. Die dreiseitige Patientenbroschüre ist in Bezug auf konkrete Informationen nicht auf die individuelle Krankheitssituation bezogen, beinhaltet aber eine Notiz-Seite, die beim Arztgespräch genutzt werden kann.

Wie sieht nun die Kurzzusammenfassung des Kommunikations-Leitfadens für den Arzt aus? Die darin enthaltenen englischen Beispielsätze werden als Patient tested Language bezeichnet. Da jede Übersetzung auch eine Interpretation ist, gibt Tabelle 23 die Beispiele in Englisch und Deutsch wieder. Eine britische Arbeitsgruppe hat sich des Konzepts angenommen und schlägt bereits für die Anwendung in Großbritannien zum Teil andere Formulierungen vor [62].

Wie sah die Schulung der Ärzte aus? Ein etwa 2½-stündiges Trainingsprogramm hat die in Tabelle 24 dargestellten Lernziele zum Inhalt. Neben der Darstellung der Evidenzgrundlage für ACP (advanced care planning, gesundheitliche Versorgungsplanung) erfolgt individuelles Üben in Rollenspielen mit 6–10 Teilnehmern pro Sitzung.

Kritik: Angesichts der komplexen Cluster-Randomisation ist der Studienverlauf schwer nachvollziehbar. Es verwundert, dass nicht wesentlich mehr Patienten eingeschlossen werden konnten. Wenn ein Onkologe den Aufwand betreibt, sich mit der Studie zu befassen, sich schulen zu lassen, warum sind dann nicht pro Arzt deutlich mehr Gespräche geführt worden? Die p-Werte der sekundären Endpunkte (für Angst und Depressivität) sind nicht hochsignifikant, der Auswertungszeitpunkt ist nicht im Studienprotokoll festgeschrieben. Wurde hier nach signifikanten p-Werten gesucht? Man hat in der Darstellung an anderer Stelle nicht den Eindruck, dass Abläufe beschönigt werden, der Negativbefund beim primären Endpunkt wird unumwunden zugegeben ("results .... were null with respect to the coprimary outcomes"). Anders als bei den meisten Frühintegrations-Studien ist der primäre Endpunkt hier klar definiert!

Es gibt Bestrebungen, den Ansatz im Britischen NHS einzuführen [62] und dafür an landesspezifische Gepflogenheiten anzupassen. Ansätze, wesentliche Gesprächsinhalte auch für geschulte Pflegekräfte zu adaptieren, sind ebenfalls im Gange [53]. Damit würde das Konzept eher in Richtung der ACP gehen, wie sie

**Tabelle 23:** Hinweise zur Gesprächsstruktur und möglichen Formulierungen. Adaptiert nach [62].

| Serious Illness Conversation Guide[1] (SICG) | | Übersetzungsvorschlag |
|---|---|---|
| **CONVERSATION FLOW** | | **KONVERSATION** |
| **1. Set up the conversation**<br>Introduce purpose<br>Prepare for future decisions<br>Ask permission | "I'd like to talk about what is ahead with your illness and do some thinking in advance about what is important to you so that I can make sure we provide you with the care you want — is this okay?" | „Ich möchte mit Ihnen darüber sprechen, was durch Ihre Krankheit vor uns liegt. Wir sollten im Vorfeld schon überlegen, was für Sie wichtig ist, damit ich sicherstellen kann, dass wir Sie so betreuen, wie Sie es wollen – ist das in Ordnung?" |
| **2. Assess understanding and preferences** | "What is your understanding now of where you are with your illness?" | „Wissen Sie, wo Sie mit Ihrer Krankheit gerade stehen?" |
| | "How much information about what is likely to be ahead with your illness would you like from me?" | „Nicht jeder möchte alles wissen, was ihm mit so einer Krankheit passieren kann, wie ist das bei Ihnen?"<br>„Wie viel darüber, was vor Ihnen liegt, möchten Sie von mir hören?" |
| **3. Share prognosis**<br>Share prognosis<br>Frame as a "wish… worry", "hope… worry" statement<br>Allow silence, explore emotion | "I want to share with you **my understanding** of where things are with your illness …" | „Ich möchte Ihnen vermitteln, wie **meine Einschätzung** der Lage ist, was Ihre Krankheit betrifft …" |
| | *Uncertain:* "It can be difficult to predict what will happen with your illness. I **hope** you will continue to live well for a long time but I'm **worried** that you could get sick quickly, and I think it is important to prepare for that possibility."<br>OR | *Ungewissheit:* „Es ist schwierig, bei Ihrer Krankheit vorherzusagen, was passieren wird. Ich **hoffe**, es geht Ihnen weiterhin gut, aber ich mache mir **Sorgen**, dass Sie schnell kranker werden könnten, und ich denke, dass es wichtig ist, auch auf diese Möglichkeit vorbereitet zu sein."<br>ODER |

[1] https://www.ariadnelabs.org/wp-content/uploads/sites/2/2018/04/Serious-Illness-Conversation-Guide.2017-04-18CC2pg.pdf

**Tabelle 23:** *(Fortsetzung).*

| Serious Illness Conversation Guide (SICG) | | Übersetzungsvorschlag |
|---|---|---|
| | *Time:* "I **wish** we were not in this situation, but I am **worried** that time may be as short as ___ (*express as a range, e.g. days to weeks, weeks to months, months to a year*)." OR | *Zeitrahmen:* „Es wäre schön, wenn wir eine andere Situation hätten, aber ich mache mir **Sorgen**, dass nur noch …. (*einen Zeitraum angeben, z. B. Tage bis Wochen, Wochen bis Monate, Monate bis 1 Jahr*) bleiben." ODER |
| | *Function:* "I **hope** that this is not the case, but I'm **worried** that this may be as strong as you will feel, and things are likely to get more difficult." | *Funktion:* „Ich **hoffe**, der Fall tritt nicht ein, aber ich befürchte, dass … und die Dinge werden wahrscheinlich noch schwieriger." |
| **4. Explore key topics** Goals Fears and worries Sources of strength Critical abilities Tradeoffs Family | "What are your most important goals if your health situation worsens?" | „Sollte sich Ihre Krankheit weiter verschlimmern, was sind Ihre wichtigsten Ziele?" |
| | "What are your biggest fears and worries about the future with your health?" | „Was sind Ihre größten Zukunftsängste und Sorgen bezüglich der Krankheit?" |
| | "What gives you strength as you think about the future with your illness?" | „Was gibt Ihnen Kraft, wenn Sie über die Zukunft angesichts Ihrer Krankheit nachdenken?" |
| | "What abilities are so critical to your life that you can't imagine living without them?" | „Welche Fähigkeiten sind für Sie so wichtig, dass Sie sich ein Leben ohne sie nicht vorstellen können?" |
| | "If you become sicker, how much are you willing to go through for the possibility of gaining more time?" | „Wenn die Krankheit fortschreitet, wie weit würden Sie gehen, um mehr Zeit zu gewinnen?" |
| | "How much does your family know about your priorities and wishes?" | „Wie viel weiß Ihre Familie über Ihre Prioritäten und Wünsche?" |

**Tabelle 23:** *(Fortsetzung).*

| Serious Illness Conversation Guide (SICG) | | Übersetzungsvorschlag |
|---|---|---|
| 5. Close the conversation<br>Summarize<br>Make a recommendation<br>Check in with patient<br>Affirm commitment | "I've heard you say that ____ is really important to you. Keeping that in mind, and what we know about your illness, I recommend that we ____. This will help us make sure that your treatment plans reflect what's important to you."<br>"How does this plan seem to you?" | „Sie haben gesagt, dass …. für Sie wirklich wichtig ist. Wenn wir das im Hinterkopf behalten, zusammen mit dem, was wir über Ihre Krankheit wissen, empfehle ich, dass wir …. Das wird uns helfen, dass Ihr Behandlungsplan das widerspiegelt, was für Sie wichtig ist."<br>„Was halten Sie von diesem Plan?" |
| | "I will do everything I can to help you through this." | „Ich werde alles tun, was ich kann, um Ihnen dabei zu helfen." |
| 6. Document your conversation | | |
| 7. Communicate with key clinicians | | |

im Hospiz- und Palliativgesetz für Pflegeeinrichtungen in Deutschland vorgesehen ist. Ist es ein Argument, dass sich selbst Veterinärmediziner mit dem Konzept befassen [37]?

> **Wertung**
>
> Die Studie ist im primären Endpunkt negativ, warum wird sie so ausführlich dargestellt? Im Vergleich zu anderen Aspekten der Frühintegration ist der hier betriebene Aufwand sehr gering und außerhalb von Studien deutlich alltagstauglicher. Onkologen werden befähigt, ihre ureigensten Aufgaben besser zu erfüllen und in Bezug auf Angst und Depressivität brauchen die Ergebnisse den Vergleich mit den Temel-Studien nicht zu scheuen. Auch dort handelte es sich bei Depressivität und Angst ebenfalls „nur" um sekundäre Endpunkte, deren Auswertung eher noch problematischer erscheint als in der vorliegenden Arbeit. Nicht zuletzt erweitert SICG niedrigschwellige Schulungsmöglichkeiten in der Kommunikation. Als Antwort auf die Fragen, die durch die Frühintegrations-Studien aufgeworfen wurden, bedarf SICP sicher der Ergänzung durch die (dort als palliativ angesehenen) Themenbereiche der besseren Symptomerfassung und -linderung.

### 8.4.2 Das Dreipunkt-Prognose-Statement

Wenn Ärzte über Prognose nachdenken, steht sehr oft das mediane Überleben im Mittelpunkt. Kommunikation über Prognoseveränderung durch neue Thera-

**Tabelle 24:** *Lernziele des SICG-Schulungsprogramms. Adaptiert nach [62].*

| Am Ende des Programms werden die Lernenden in der Lage sein, Folgendes nachzuweisen: | |
|---|---|
| **Ziel** | **Ergebnis** |
| **Kommunikative Fähigkeiten** | |
| Umgang mit Stille/Schweigen; dem Patienten das Sprechen erleichtern. | ➤ Ermöglicht Stille, bevor er/sie reagiert, wenn der Patient Informationen aufnimmt oder Gefühle ausdrückt.<br>➤ Patient spricht >50% der Zeit. |
| Die Emotionen des Patienten/der Familie (an-)erkennen und darauf reagieren. | ➤ Erkennt schwierige Emotionen während der Diskussion.<br>➤ Reagiert auf Emotionen mit empathischen Kommentaren oder weiteren Erkundigungen.<br>➤ Vermeidet die Verwendung von Informationen oder vorzeitiger Beruhigung, um auf Emotionen zu reagieren. |
| Patientenanliegen auf den Tisch bringen. | ➤ Ermutigt den Patienten, Ängste, Sorgen und andere Anliegen auszudrücken. |
| Die Aufnahmefähigkeit des Patienten einschätzen. | ➤ Beurteilt die Fähigkeit des Patienten, neue Informationen aufzunehmen und über diverse Behandlungsoptionen zu entscheiden. |
| Erkennen eines geeigneten Zeitpunkts für die Sondierung und für die Beratung. | ➤ Leitet Gespräche frühzeitig im Krankheitsverlauf ein sowie aus Anlass einer Progression und bei anderen klinischen Veränderungen. |
| Identifizierung der wichtigsten herausfordernden Szenarien bei der Verwendung des SICG und Strategien zu deren Bewältigung. | ➤ Beschreibt konkrete Strategien für den Umgang mit Tränen, Wut, Verleugnung und Vermeidung. |
| Verwendung von Folgefragen zur weiteren Untersuchung unklarer oder nur sehr eingeschränkter Patientenreaktionen. | ➤ Stellt empathisch Anschlussfragen, wenn der Patient sich nur zögernd äußert. |
| **Beherrschen des SICG** | |
| Besprechung der Prognose (nach Wunsch des Patienten). | ➤ Gibt eine Prognose in einem Bereich (Tage bis Wochen, Wochen bis Monate, etc.) unter Berücksichtigung der Unsicherheit. |
| Dokumentation im ACP-Modul der EDV. | ➤ Dokumentiert relevante Informationen für Kollegen im ACP-Modul. |

pien läuft primär über die Veränderung des Medians, schon deutlich seltener über die Angabe von Überlebensraten (OS, PFS) nach Jahren. Dies trägt dazu bei, dass gelegentlich der Median in Prognosegesprächen eine zu dominante Rolle bekommt. Jeder kennt Patienten, die mit einer singulären Zahl konfrontiert, diese immer wiedergeben, wenn sich die Prognose als besser erweist: „Damals hat man mir gesagt, ich wäre in drei Monaten tot!" Was soll man also sagen?

Eine Studie aus Japan [69] hat hierzu eine Querschnittsuntersuchung mit 412 ambulanten Patienten mit Krebs durchgeführt. Diese wurden zu ihren Präferenzen für 13 Sätze, die prognostische Informationen vermitteln, befragt. Zur Auswahl standen Sätze mit oder ohne Median, typischer Spanne und/oder Aussagen zum besten/schlechtesten Fall und solche mit oder ohne Hoffnungs-/Vorbereitungsaussage auf einer 6-Punkte-Skala (1 = überhaupt nicht bevorzugt; 6 = sehr bevorzugt). In Tabelle 25 sind die verschiedenen Aussagen veranschaulicht, in Tabelle 26 die Ergebnisse der Bewertung wiedergegeben.

**Tabelle 25:** *Beschreibung der Konzepte zur Formulierung der Prognose-Aussage. Adaptiert nach [69].*

| Konzept | Formulierung (gekürzt, in freier Übersetzung) |
|---|---|
| Wahrscheinlichkeit | Ein 50%ige Chance, 2 Jahre zu überleben. |
| Median | Die Hälfte der Patienten überlebt 2 Jahre. |
| Typische Spannbreite | Das kann von 1 bis 4 Jahren reichen. |
| Bester/schlimmster Fall | Man hat auch schon mehr als 6 Jahre gesehen, aber in schwierigen Fällen auch weniger als ein paar Monate. |
| Ungewissheit | Es hängt sehr vom Patienten ab, ich kann es nicht genauer sagen. |
| Hoffen/Vorbereiten | Wir werden alles tun, um das Beste für Sie zu erreichen, aber falls das nicht so läuft, wie wir hoffen, wäre es auch gut, sich auf das Unerwartete einzustellen. |
| Vermeidung expliziter Aussagen | In der Größenordnung von ... Jahren. Könnte sein, dass Sie Ostern im Frühjahr … |
| Nichtoffenlegung (Nondisclosure) ohne/mit Erklärung | Ich weiß es wirklich nicht. Ich weiß es nicht; ja, es gibt Daten, aber wie das bei Ihnen laufen wird, sagen uns die auch nicht. |
| Nichtoffenlegung und Exploration | Ich weiß es wirklich nicht. Ja, es gibt Daten für den Durchschnittspatienten in Ihrer Situation, aber sie sagen uns nicht, was mit Ihnen speziell passieren kann. Ich nehme an, dass Sie einige Gründe haben, diese Frage zu stellen. Darf ich fragen, warum? |

**Tabelle 26:** *Bewertung auf der Skala 1–6 der verschiedenen Aussagen. Adaptiert nach [69].*

| Konzept | Mean (SD) | 95%CI |
|---|---|---|
| Wahrscheinlichkeit | 3,2 (1,2) | 3,1–3,3 |
| Median | 3,2 (1,3) | 3,1–3,3 |
| Median + typische Spannbreite | 3,4 (1,2) | 3,3–3,6 |
| Median + Spannbreite + bester/schlimmster Fall | 3,8 (1,3) | 3,6–3,9 |
| Median + Ungewissheit | 3,3 (1,2) | 3,2–3,4 |
| Median + Ungewissheit + Hoffen/Vorbereiten | 3,7 (1,4) | 3,6–3,8 |
| Median + Spannbreite + Ungewissheit | 3,5 (1,2) | 3,4–3,6 |
| Median + Spannbreite + Ungewissheit + Hoffen/Vorbereiten | 3,8 (1,4) | 3,7–3,9 |
| Lediglich Zeiteinheit (zum Beispiel „Jahre") | 2,8 (1,1) | 2,7–2,9 |
| Lediglich Ereignis (zum Beispiel „Kirschblüte", „Weihnachten") | 2,6 (1,1) | 2,5–2,7 |
| Nichtoffenlegung | 2,5 (1,4) | 2,3–2,6 |
| Nichtoffenlegung + Begründung | 2,7 (1,4) | 2,5–2,8 |
| Nichtoffenlegung + Begründung + Exploration | 2,9 (1,5) | 2,7–3,0 |

Anscheinend wurden nicht alle denkbaren Kombinationen von Aussagetypen kombiniert. Die besten Bewertungen hatten Aussagen, die neben dem Median den typischen Bereich und die besten/schlechtesten Verläufe einschlossen (3,8 auf der Likert-Skala, SD 1,3; CI 3,6–3,9), alleine der Median erreichte nur 3,2 Punkte (SD 1,3, CI 3,1–3,3). Das „Hoffen/Vorbereiten"-Statement anstelle der Aussage zu besten/schlechtesten Verläufen brachte numerisch keine weitere Verbesserung (3,8; SD 1,4), die Kombination aller sinnvoller Elemente (2–4 und 8) ist anscheinend nicht geprüft worden.

In multivariaten Analysen war die aufgabenorientierte Krankheitsbewältigung signifikant mit Präferenzen für Formulierungen mit expliziten Informationen korreliert.

Wie weit sind diese Ergebnisse übertragbar? Die japanischen Formulierungen der Studie sind für die Publikation ins Englische, diese hier ins Deutsche übertragen worden. Übersetzung bedeutet in diesem Kontext nicht nur eine andere Sprache, sondern in doppelter Weise ein anderer Kulturkreis. Die Mehrzahl der Patienten dürfte sich nach den demographischen Angaben in einer kurativen Situation befinden. Die Studie untersuchte lediglich die Präferenz bei Patienten, die sozusagen die Rolle des kompetenten Beobachters einnehmen, aber in der

Situation nicht die Betroffenen waren. Ob die bevorzugten Formulierungen in gleicher Weise Vorteile in Bezug auf die emotionale Reaktion und Gestimmtheit sowie auf die Erinnerung an den faktischen Inhalt haben, konnte somit nicht geprüft werden. Idealerweise wäre in diesem Zusammenhang auch nach dem Zahlen- und Statistikverständnis, der Numeralität des Patienten, gefragt worden. Es ist durchaus denkbar, dass die rasche Abfolge von bis zu 5 Zahlenwerten (Median, Spannbreite und Extreme) einfachere Menschen überfordert.

> **Wertung**
>
> Die Empfehlung, sich in Prognose-Aussagen nie auf eine einzelne Zahl festzulegen, existiert schon länger. Jetzt hat sie eine Verankerung zumindest in einer großen Studie zur Patientenpräferenz. Darüber hinaus sollte man sich immer vor Augen halten, dass für viele Patienten nicht nur der zeitliche Rahmen, sondern das „Wie wird es sein?" eine wichtige Frage darstellt.

## 9 Buchempfehlung von ASH, ASCO und andere

Zum ASH 2018 war im Gegensatz zu den Vorjahren kein Buch offizieller Programmpunkt. Im Nachrichtenmagazin zum Kongressverlauf wurde lediglich Mitarbeitern der Kongress-Organisation die Gelegenheit gegeben, eigene (Urlaubs-)Lektüre vorzustellen. Da die Empfehlung weder aktuell noch Medizin-assoziiert sein musste, waren dabei keine berichtenswerten Entdeckungen zu machen.

### 9.1 *Cancerland* von David Scadden

Beim ASCO Book Club 2019 wurde das Buch von David Scadden, einem Hämatologen der Harvard Medical School, vorgestellt. Angekündigt wurde ein Gespräch über Geschichten von Verlust und Hoffnung und vom Versprechen der Wissenschaft und der Medizin in der Krebsbehandlung. David Scadden ist Direktor des Center for Regenerative Medicine und Co-Director des Harvard Stem Cell Institutes und leitet den Bereich hämatologische Neoplasien und experimentelle Hämatologie am Massachusetts General Hospital.

*Cancerland*, geschrieben mit der Unterstützung Michael D'Antonios, einem Journalisten, der zuletzt auch über Trump und Michael Pence publiziert hat, ist ein im Grundgerüst autobiografischer Text, der die jüngere und jüngste Medizingeschichte mit Fokus auf die Neoplasien und innerhalb dieses Bereiches mit Fokus auf Immunologie und Stammzellbiologie rekapituliert. Als solches ist das

Buch lesenswert und liefert Einblicke in diesen interessanten und aktuellen Bereich der Forschung und Laborarbeit. Hier ist Scadden Experte. Die eingestreuten klinischen Episoden, die Erzählungen über Krankheitsfälle der eigenen Familie, um den ganzheitlichen Charakter des medizinischen Auftrags darzustellen, wirken dagegen teilweise etwas bemüht. Obwohl die wissenschaftliche Bedeutung von David Scadden außer Frage steht, ist der Text doch etwas egomanisch, strotzt vor Name-Dropping (bevorzugt Nobelpreisträger) und würde sich sicher gut als Danksagungs-Präsent für Sponsoren der Harvard Universität eignen. Die Perspektive ist sehr optimistisch, sehr von positivem Denken geprägt, sehr amerikanisch. Obwohl die Bedeutung von HPV-Forschung für die Kanzerogenese und die Impfung diskutiert wird, fällt der Name zur Hausen nicht (obwohl die Nähe zu Nobelpreisen sonst sehr im Fokus ist). Das Buch selbst ist ein wenig ungeordnet, hätte besser lektoriert werden können (Personen werden mehrfach eingeführt, der Themenfokus wechselt manchmal etwas sprunghaft, einzelne Tippfehler).

Wer Interesse an der aktuellen Medizingeschichte im engeren eigenen Fachgebiet hat, wird *Cancerland* durchaus mit Interesse und persönlichem Gewinn lesen. In zweierlei Hinsicht ist es eine gute Ergänzung zu *Der König aller Krankheiten: Krebs – eine Biografie* von Siddhartha Mukherjee (2011), zum einen durch die etwas andere Perspektive (Fokus: Immunologie, Stammzellen), zum anderen durch die Darstellung der jüngsten Entwicklungen.

### 9.2 Eigene Empfehlung: *Factfulness* von Hans Rosling

Im weiteren Umfeld der medizinischen Sachbücher auf Bestsellerlisten seien zwei erwähnt, die man meines Erachtens empfehlen kann.

Bas Kast hat mit seinem *Ernährungskompass* eine solide Orientierung verfasst, die dem Laien auch verständlich macht, warum Fragen der Ernährung manchmal nicht ganz einfach zu klären sind beziehungsweise warum es durchaus zu widersprüchlichen Empfehlungen kommen kann.

Nicht ganz so erfolgreich hat es Hans Rosling posthum in die Bestsellerlisten geschafft. Sein Buch *Factfullness* befasst sich mit Fehleinschätzungen zur globalen Situation, vor allem aus einer UN/Unesco/WHO-Perspektive. Hans Rosling hat viele Jahre als Arzt in verschiedenen Entwicklungsländern gearbeitet und war für die Weltgesundheitsorganisation, das Kinderhilfswerk der Vereinten Nationen UNICEF, schwedische Behörden und mehrere Hilfsorganisationen beratend tätig.

Seine Botschaft ist eine Botschaft der Hoffnung, was er anhand einer Fülle statistischer Daten aufzeigt: der Anteil der in extremer Armut Lebenden hat sich weltweit mehr als halbiert, der Anteil der 1-jährigen Kinder, die geimpft sind, liegt bei >80%. Er zeigt, dass die meisten Menschen der westlichen Welt den globalen

Fortschritt unterschätzen, und führt diese Fehleinschätzungen auf instinktive Denkfehler zurück.

Die Mischung aus faktischem Wissen, die Reflektion eigener Wahrnehmungs- und Denkfehler wird aufgelockert durch vielfältige Erzählungen aus seiner weit gefächerten Tätigkeit als Arzt und Entwicklungsexperte. Am Ende der Kapitel gibt es Hinweise, wie man mögliche Denkfehler umgehen kann. Der „Instinkt der Kluft" (gap instinct) verleitet dazu, nur die Extreme wahrzunehmen, zu polarisieren (zwischen Arm und Reich, Entwicklungsländern und entwickelten Ländern). Für ein ausgewogenes Urteil ist die Wahrnehmung aller Schattierungen von Bedeutung.

Hans Rosling ist in etlichen (TED-)Videos im Internet verewigt, die Gapminder-Stiftung hilft in der Popularisierung seines Herangehens an die Statistik.

# 10 Literatur

[1] Afzal MZ, et al. (2019) Prognostic Significance of Hematological Indices in Malignant Melanoma Treated With Immune Checkpoint Inhibitors. J Immunother.

[2] Ageno W, et al. (2019) Characteristics and Management of Patients with Venous Thromboembolism: The GARFIELD-VTE Registry. Thromb Haemost 119(2): 319–327.

[3] Agnelli G (2019) Direct Oral Anticoagulants for Thromboprophylaxis in Ambulatory Patients with Cancer. N Engl J Med 380(8): 781–783.

[4] Alexander S, et al. (2018) Effect of Levofloxacin Prophylaxis on Bacteremia in Children With Acute Leukemia or Undergoing Hematopoietic Stem Cell Transplantation: A Randomized Clinical Trial. Jama 320(10): 995–1004.

[5] Amadori D, et al. (2013) Efficacy and safety of 12-weekly versus 4-weekly zoledronic acid for prolonged treatment of patients with bone metastases from breast cancer (ZOOM): a phase 3, open-label, randomised, non-inferiority trial. Lancet Oncol 14(7): 663–670.

[6] Andersen KK, Olsen TS (2018) Risk of Ischemic and Hemorrhagic Strokes in Occult and Manifest Cancers. Stroke 49(7): 1585–1592.

[7] Awadalla M, et al. (2019) Influenza vaccination and myocarditis among patients receiving immune checkpoint inhibitors. J Immunother Cancer 7(1): 53.

[8] Awan AA, et al. (2019) De-escalation of bone-modifying agents in patients with bone metastases from breast cancer: a systematic review and meta-analysis. Breast Cancer Res Treat.

[9] Barrubes L, et al. (2019) Association Between Dairy Product Consumption and Colorectal Cancer Risk in Adults: A Systematic Review and Meta-Analysis of Epidemiologic Studies. Adv Nutr 10(suppl_2): S190–S211.

[10] Barton K, et al. (2018) Posaconazole-induced hypertension and hypokalemia due to inhibition of the 11beta-hydroxylase enzyme. Clin Kidney J 11(5): 691–693.

[11] Bastidas A, et al. (2019) Effect of Recombinant Zoster Vaccine on Incidence of Herpes Zoster After Autologous Stem Cell Transplantation: A Randomized Clinical Trial. Jama 322(2): 123–133.

[12] Bates SM, et al. (2018) American Society of Hematology 2018 guidelines for management of venous thromboembolism: venous thromboembolism in the context of pregnancy. Blood Adv 2(22): 3317–3359.
[13] Bernacki R, et al. (2015) Development of the Serious Illness Care Program: a randomised controlled trial of a palliative care communication intervention. BMJ Open 5(10): e009032.
[14] Bernacki R, et al. (2019) Effect of the Serious Illness Care Program in Outpatient Oncology: A Cluster Randomized Clinical Trial. JAMA Intern Med.
[15] Beyer-Westendorf J, et al. (2019) NOAK als alternative Therapieoption bei tumorassoziierter venöser Thromboembolie. Dtsch Arztebl Int 116(3): 31–38.
[16] Brown JR, et al. (2019) Incidence of and risk factors for major haemorrhage in patients treated with ibrutinib: An integrated analysis. Br J Haematol 184(4): 558–569.
[17] Burton R, Sheron N (2018) No level of alcohol consumption improves health. Lancet 392(10152): 987–988.
[18] Carney BJ, et al. (2019) Intracranial hemorrhage with direct oral anticoagulants in patients with brain tumors. J Thromb Haemost 17(1): 72–76.
[19] Carrier M, et al. (2019) Apixaban to Prevent Venous Thromboembolism in Patients with Cancer. N Engl J Med 380(8): 711–719.
[20] Chen ST, et al. (2018) Efficacy and Safety of Rivaroxaban versus Warfarin in Patients with Nonvalvular Atrial Fibrillation and a History of Cancer: Observations from ROCKET AF. Eur Heart J Qual Care Clin Outcomes.
[21] Chong CR, et al. (2019) Safety of Inactivated Influenza Vaccine in Cancer Patients Receiving Immune Checkpoint Inhibitors (ICI). Clin Infect Dis.
[22] Clemmons AB, et al. (2019) Impact of fluoroquinolone prophylaxis on infectious-related outcomes after hematopoietic cell transplantation. J Oncol Pharm Pract 25(2): 326–332.
[23] Collins PW, et al. (2018) Treatment of bleeding episodes in haemophilia A complicated by a factor VIII inhibitor in patients receiving Emicizumab. Interim guidance from UKHCDO Inhibitor Working Party and Executive Committee. Haemophilia 24(3): 344–347.
[24] Connor J, Hall W (2018) Thresholds for safer alcohol use might need lowering. Lancet 391(10129): 1460–1461.
[25] Coss CC, et al. (2018) Cachectic Cancer Patients: Immune to Checkpoint Inhibitor Therapy? Clin Cancer Res 24(23): 5787–5789.
[26] Cuker A, et al. (2018) American Society of Hematology 2018 guidelines for management of venous thromboembolism: heparin-induced thrombocytopenia. Blood Adv 2(22): 3360–3392.
[27] De Giorgi U, et al. (2019) Association of Systemic Inflammation Index and Body Mass Index with Survival in Patients with Renal Cell Cancer Treated with Nivolumab. Clin Cancer Res.
[28] DKFZ (2019) Pressekonferenz „Neuartige Infektionserreger als Krebsrisikofaktoren" vom 26. Februar 2019.
[29] Downer MK, et al. (2019) Alcohol Intake and Risk of Lethal Prostate Cancer in the Health Professionals Follow-Up Study. J Clin Oncol 37(17): 1499–1511.
[30] Fanola CL, et al. (2018) Efficacy and Safety of Edoxaban in Patients With Active Malignancy and Atrial Fibrillation: Analysis of the ENGAGE AF – TIMI 48 Trial. J Am Heart Assoc 7(16): e008987.
[31] Frost DA, et al. (2019) Efficacy of Tramadol for Pain Management in Patients Receiving Strong Cytochrome P450 2D6 Inhibitors. Pharmacotherapy.

[32] Fukui T, et al. (2019). Activity of Nivolumab and Utility of Neutrophil-to-Lymphocyte Ratio as a Predictive Biomarker for Advanced Non-Small-Cell Lung Cancer: A Prospective Observational Study. Clin Lung Cancer 20(3): 208–214.e202.
[33] GBD-Collaborators (2018) Alcohol use and burden for 195 countries and territories, 1990–2016: a systematic analysis for the Global Burden of Disease Study 2016. Lancet 392(10152): 1015–1035.
[34] GBD-Collaborators (2018) The global burden of disease attributable to alcohol and drug use in 195 countries and territories, 1990–2016: a systematic analysis for the Global Burden of Disease Study 2016. Lancet Psychiatry 5(12): 987–1012.
[35] Ghasemi A, et al. (2019) Topical atorvastatin 1% for prevention of skin toxicity in patients receiving radiation therapy for breast cancer: a randomized, double-blind, placebo-controlled trial. Eur J Clin Pharmacol 75(2): 171–178.
[36] Goel R, et al. (2018) Association of Perioperative Red Blood Cell Transfusions With Venous Thromboembolism in a North American Registry. JAMA Surg 153(9): 826–833.
[37] Goldberg KJ (2019) Goals of Care: Development and Use of the Serious Veterinary Illness Conversation Guide. Vet Clin North Am Small Anim Pract 49(3): 399–415.
[38] Hashimoto H, et al. (2019) A randomized, double-blind, placebo-controlled phase III trial evaluating olanzapine 5 mg combined with standard antiemetic therapy for the prevention of chemotherapy-induced nausea and vomiting in patients receiving cisplatin-based chemotherapy: J-FORCE Study. J Clin Oncol 37, 2019 suppl; abstr 11503.
[39] Himelstein A L, et al. (2017) Effect of Longer-Interval vs Standard Dosing of Zoledronic Acid on Skeletal Events in Patients With Bone Metastases: A Randomized Clinical Trial. Jama 317(1): 48–58.
[40] Hortobagyi GN, et al. (2017) Continued Treatment Effect of Zoledronic Acid Dosing Every 12 vs 4 Weeks in Women With Breast Cancer Metastatic to Bone: The OPTIMIZE-2 Randomized Clinical Trial. JAMA Oncol 3(7): 906–912.
[41] Jara-Palomares L, et al. (2018) D-dimer and high-sensitivity C-reactive protein levels to predict venous thromboembolism recurrence after discontinuation of anticoagulation for cancer-associated thrombosis. Br J Cancer 119(8): 915–921.
[42] John U, et al. (2018) Alkoholumgang: Konsum bedeutet immer Risiko. Dtsch Arztebl 115(14): A 640–644.
[43] Kara S (2019) Alkoholkonsum: Zum Wohl? DIE ZEIT Nr. 4.
[44] Kasherman L, et al. (2019) Efficacy of immune checkpoint inhibitors in older adults with advanced stage cancers: A meta-analysis. J Geriatr Oncol.
[45] Khorana AA, et al. (2019) Duration of anticoagulant therapy and VTE recurrence in patients with cancer. Support Care Cancer.
[46] Khorana AA, et al. (2019) Rivaroxaban for Thromboprophylaxis in High-Risk Ambulatory Patients with Cancer. N Engl J Med 380(8): 720–728.
[47] Khorana AA, et al. (2019) The risk of recurrent VTE and major bleeding in a commercially-insured population of cancer patients treated with anticoagulation. Am J Hematol 94(2): E58-e61.
[48] Kiely BE, Stockler MR (2019) Discussing Prognosis, Preferences, and End-of-Life Care in Advanced Cancer: We Need to Speak. JAMA Oncol.
[49] Knecht VR, et al. (2019) Molecular analysis of bacterial contamination on stethoscopes in an intensive care unit. Infect Control Hosp Epidemiol 40: 171–177.

[50] Kostine M, et al. (2018) Rheumatic disorders associated with immune checkpoint inhibitors in patients with cancer-clinical aspects and relationship with tumour response: a single-centre prospective cohort study. Ann Rheum Dis 77(3): 393–398.

[51] Kovacic APM, et al. (2019) Impact of drugs on venous thromboembolism risk in surgical patients. Eur J Clin Pharmacol.

[52] Kullberg BJ, et al. (2019) Isavuconazole Versus Caspofungin in the Treatment of Candidemia and Other Invasive Candida Infections: The ACTIVE Trial. Clin Infect Dis 68(12): 1981–1989.

[53] Lally K, et al. (2019) Using Nurse Care Managers Trained in the Serious Illness Conversation Guide to Increase Goals-of-Care Conversations in an Accountable Care Organization. J Palliat Med.

[54] Laubli H, et al. (2018) Influenza vaccination of cancer patients during PD-1 blockade induces serological protection but may raise the risk for immune-related adverse events. J Immunother Cancer 6(1): 40.

[55] Lee P, et al. (2019) Moxifloxacin versus levofloxacin for antibacterial prophylaxis in acute leukemia patients. J Oncol Pharm Pract 25(3): 758–761.

[56] Leon-Ferre RA, et al. (2019) Abstract GS6-02: A randomized, double-blind, placebo-controlled trial of oxybutynin (Oxy) for hot flashes (HF): ACCRU study SC-1603. DOI: 10.1158/1538-7445.SABCS18-GS6-02 Published February 2019.

[57] Li H, et al. (2018) Combination of D-dimer and carcinoembryonic antigen levels as a predictive and prognostic biomarker in advanced colorectal cancer patients. J Cell Biochem.

[58] Liew DFL, et al. (2019) Association of good oncological response to therapy with the development of rheumatic immune-related adverse events following PD-1 inhibitor therapy. Int J Rheum Dis 22(2): 297–302.

[59] Lim W, et al. (2018) American Society of Hematology 2018 guidelines for management of venous thromboembolism: diagnosis of venous thromboembolism. Blood Adv 2(22): 3226–3256.

[60] Malavasi VL, et al. (2019) Atrial fibrillation in patients with active malignancy and use of anticoagulants: Under-prescription but no adverse impact on all-cause mortality. Eur J Intern Med 59: 27–33.

[61] Martin L, et al. (2015) Diagnostic criteria for the classification of cancer-associated weight loss. J Clin Oncol 33(1): 90–99.

[62] McGlinchey T, et al. (2019) Serious illness care Programme UK: assessing the 'face validity', applicability and relevance of the serious illness conversation guide for use within the UK health care setting. BMC Health Serv Res 19(1): 384.

[63] McNabb S, et al. (2019) Meta-analysis of 16 studies of the association of alcohol with colorectal cancer. Int J Cancer.

[64] Mikulska M, et al. (2018) Fluoroquinolone prophylaxis in haematological cancer patients with neutropenia: ECIL critical appraisal of previous guidelines. J Infect 76(1): 20–37.

[65] Millwood IY, et al. (2019) Conventional and genetic evidence on alcohol and vascular disease aetiology: a prospective study of 500 000 men and women in China. Lancet.

[66] Minami S, et al. (2019) Gustave Roussy Immune Score and Royal Marsden Hospital Prognostic Score Are Biomarkers of Immune-Checkpoint Inhibitor for Non-Small Cell Lung Cancer. World J Oncol 10(2): 90–100.

[67] Mock J, et al. (2018) Risk of Major Bleeding with Ibrutinib. Clin Lymphoma Myeloma Leuk 18(11): 755–761.

[68] Monagle P, et al. (2018) American Society of Hematology 2018 Guidelines for management of venous thromboembolism: treatment of pediatric venous thromboembolism. Blood Adv 2(22): 3292–3316.
[69] Mori M, et al. (2019) Adding a Wider Range and "Hope for the Best, and Prepare for the Worst" Statement: Preferences of Patients with Cancer for Prognostic Communication. Oncologist.
[70] Mulder FI, et al. (2019) The Khorana score for prediction of venous thromboembolism in cancer patients: a systematic review and meta-analysis. Haematologica.
[71] Mukesh S, et al. (2019) Combination of olanzapine and aprepitant in the prevention of chemotherapy-induced nausea and vomiting (CINV) in breast cancer patients. J Clin Oncol 37 (suppl; abstr 11577).
[72] Navi BB, et al. (2018) New diagnosis of cancer and the risk of subsequent cerebrovascular events. Neurology 90(23): e2025-e2033.
[73] NCCN (2019 ) Cancer Associated Venous Thromboembolic Disease.
[74] Ng K, et al. (2019) Effect of High-Dose vs Standard-Dose Vitamin D3 Supplementation on Progression-Free Survival Among Patients With Advanced or Metastatic Colorectal Cancer: The SUNSHINE Randomized Clinical Trial. JAMA 321(14):1370–1379. doi: 10.1001/jama.2019.2402.
[75] Owattanapanich W, et al. (2019) Efficacy of levofloxacin as an antibacterial prophylaxis for acute leukemia patients receiving intensive chemotherapy: a systematic review and meta-analysis. Hematology 24(1): 362–368.
[76] Paladino J, et al. (2019) Evaluating an Intervention to Improve Communication Between Oncology Clinicians and Patients With Life-Limiting Cancer: A Cluster Randomized Clinical Trial of the Serious Illness Care Program. JAMA Oncol.
[77] Passiglia F, et al. (2019) Monitoring blood biomarkers to predict nivolumab effectiveness in NSCLC patients. Ther Adv Med Oncol 11: 1758835919839928.
[78] Pavan A, et al. (2019) Peripheral Blood Markers Identify Risk of Immune-Related Toxicity in Advanced Non-Small Cell Lung Cancer Treated with Immune-Checkpoint Inhibitors. Oncologist.
[79] Pforringer D, et al. (2018) Health, risk behaviour and consumption of addictive substances among physicians – results of an online survey. J Occup Med Toxicol 13: 27.
[80] Ramsey LB, et al. (2018) Consensus Guideline for Use of Glucarpidase in Patients with High-Dose Methotrexate Induced Acute Kidney Injury and Delayed Methotrexate Clearance. Oncologist 23(1): 52–61.
[81] Ramsey LB, et al. (2019) Delayed methotrexate clearance in patients with acute lymphoblastic leukemia concurrently receiving dasatinib. Pediatr Blood Cancer 66(5): e27618.
[82] Reyna-Figueroa J, et al. (2019) Probiotic Supplementation Decreases Chemotherapy-induced Gastrointestinal Side Effects in Patients With Acute Leukemia. J Pediatr Hematol Oncol.
[83] Rezig S, et al. (2019) Incidence of Cancer after a Second Unprovoked Venous Thromboembolic Event. Thromb Haemost.
[84] Rumyantsev A, et al. (2019) Olanzapine (OLN) versus aprepitant (APR) in patients receiving high-emetogenic chemotherapy: Final results of randomized phase II trial. J Clin Oncol 37 (suppl; abstr 11504).
[85] Samuelson Bannow BT, et al. (2018) Management of cancer-associated thrombosis in patients with thrombocytopenia: guidance from the SSC of the ISTH. J Thromb Haemost.

[86] Sattar J, et al. (2019) The efficacy and toxicity of immune checkpoint inhibitors in a real-world older patient population. J Geriatr Oncol 10(3): 411–414.
[87] Schmidt D, et al. (2019) Plasma creatinine as predictor of delayed elimination of high-dose methotrexate in childhood acute lymphoblastic leukemia: A Danish population-based study. Pediatr Blood Cancer 66(6): e27637.
[88] Schultz TE, Lynch AC (2019) Intravenous radiographic contrast administered prior to high-dose methotrexate and subsequent toxicity requiring the use of glucarpidase. J Oncol Pharm Pract 25(4): 993–997.
[89] Schunemann HJ, et al. (2018) American Society of Hematology 2018 guidelines for management of venous thromboembolism: prophylaxis for hospitalized and nonhospitalized medical patients. Blood Adv 2(22): 3198–3225.
[90] Schwartzberg L, et al. (2018) Phase III safety study of intravenous NEPA: a novel fixed antiemetic combination of fosnetupitant and palonosetron in patients receiving highly emetogenic chemotherapy. Ann Oncol 29(7): 1535–1540.
[91] Scully M, et al. (2019) Caplacizumab Treatment for Acquired Thrombotic Thrombocytopenic Purpura. N Engl J Med 380(4): 335–346.
[92] Shapiro CL, et al. (2017) Cost-Effectiveness Analysis of Monthly Zoledronic Acid, oledronic Acid Every 3 Months, and Monthly Denosumab in Women With Breast Cancer and Skeletal Metastases: CALGB 70604 (Alliance). J Clin Oncol 35(35): 3949–3955.
[93] Shatzel JJ, et al. (2017) Ibrutinib-associated bleeding: pathogenesis, management and risk reduction strategies. J Thromb Haemost 15(5): 835–847.
[94] Slavin MA, et al. (2019) Better Sepsis Management Rather Than Fluoroquinolone Prophylaxis for Patients With Cancer-Related Immunosuppression. J Clin Oncol 37(13): 1139–1140.
[95] Smith TJ, et al. (2018) Oxybutynin for Hot Flashes Due to Androgen Deprivation in Men. N Engl J Med 378(18): 1745–1746.
[96] Sobieraj DM, et al. (2018) Anticoagulation for the Treatment of Cancer-Associated Thrombosis: A Systematic Review and Network Meta-Analysis of Randomized Trials. Clin Appl Thromb Hemost: 1076029618800792.
[97] Sorigue M, et al. (2019) Anticoagulation for atrial fibrillation in patients with active cancer. Int J Cardiol 280: 98.
[98] STIKO (2018) Wissenschaftliche Begründung zur Empfehlung einer Impfung mit dem Herpes zoster-subunit-Totimpfstoff. Epidemiologisches Bulletin 50.
[99] Taha T, et al. (2019) Cannabis Impacts Tumor Response Rate to Nivolumab in Patients with Advanced Malignancies. Oncologist 24(4): 549–554.
[100] Tan Q, et al. (2018) Pretreatment hematological markers predict clinical outcome in cancer patients receiving immune checkpoint inhibitors: A meta-analysis. Thorac Cancer 9(10): 1220–1230.
[101] Taplitz RA, et al. (2018) Outpatient Management of Fever and Neutropenia in Adults Treated for Malignancy: American Society of Clinical Oncology and Infectious Diseases Society of America Clinical Practice Guideline Update. J Clin Oncol: Jco2017776211.
[102] Tran HA, et al. (2019) New guidelines from the Thrombosis and Haemostasis Society of Australia and New Zealand for the diagnosis and management of venous thromboembolism. Med J Aust.
[103] Turner DC, et al. (2018) Pembrolizumab Exposure-Response Assessments Challenged by Association of Cancer Cachexia and Catabolic Clearance. Clin Cancer Res 24(23): 5841–5849.

[104] Urashima M, et al. (2019) Effect of Vitamin D Supplementation on Relapse-Free Survival Among Patients With Digestive Tract Cancers: The AMATERASU Randomized Clinical Trial. JAMA 321(14):1361–1369. doi: 10.1001/jama.2019.2210.
[105] Van Es N, et al. (2017) The Khorana Score for the Prediction of Venous Thromboembolism in Patients with Solid Cancer: An Individual Patient Data Meta-Analysis. Blood. 130:627.
[106] Vathiotis I, et al. (2018) Khorana Score: Nuew Predictor of Early Mortality in Patients With Lung Adenocarcinoma. Clin Appl Thromb Hemost 24(8): 1347–1351.
[107] Vaughan-Shaw PG, et al. (2017) The impact of vitamin D pathway genetic variation and circulating 25-hydroxyvitamin D on cancer outcome: systematic review and meta-analysis. Br J Cancer 116(8): 1092–1110.
[108] Vink P, et al. (2019) Immunogenicity and safety of the adjuvanted recombinant zoster vaccine in patients with solid tumors, vaccinated before or during chemotherapy: A randomized trial. Cancer 125(8): 1301–1312.
[109] Wang J, et al. (2019) Effects of rolapitant administered orally on the pharmacokinetics of dextromethorphan (CYP2D6), tolbutamide (CYP2C9), omeprazole (CYP2C19), efavirenz (CYP2B6), and repaglinide (CYP2C8) in healthy subjects. Support Care Cancer 27(3): 819–827.
[110] Wang X, et al. (2019) Pharmacokinetic Interactions of Rolapitant With Cytochrome P450 3A Substrates in Healthy Subjects. J Clin Pharmacol 59(4): 488–499.
[111] Wang Z, et al. (2019) Paradoxical effects of obesity on T cell function during tumor progression and PD-1 checkpoint blockade. Nat Med 25(1): 141–151.
[112] Willett W, et al. (2019) Food in the Anthropocene: the EAT-Lancet Commission on healthy diets from sustainable food systems. Lancet 393(10170): 447–492.
[113] Winston DJ, et al. (2018) Inactivated varicella zoster vaccine in autologous haemopoietic stem-cell transplant recipients: an international, multicentre, randomised, double-blind, placebo-controlled trial. Lancet 391(10135): 2116–2127.
[114] Witt DM, et al. (2018) American Society of Hematology 2018 guidelines for management of venous thromboembolism: optimal management of anticoagulation therapy. Blood Adv 2(22): 3257–3291.
[115] Wood AM, et al. (2018) Risk thresholds for alcohol consumption: combined analysis of individual-participant data for 599 912 current drinkers in 83 prospective studies. Lancet 391(10129): 1513–1523.
[116] Yeshurun M, et al. (2018) Antibacterial prophylaxis with ciprofloxacin for patients with multiple myeloma and lymphoma undergoing autologous haematopoietic cell transplantation: a quasi-experimental single-centre before-after study. Clin Microbiol Infect 24(7): 749–754.
[117] Zhang C, et al. (2018) Prognostic and predictive value of plasma D-dimer levels in patients with small-cell lung cancer. Int J Clin Oncol 23(6): 1070–1075.
[118] Zheng Y, et al. (2019) Association of changes in red meat consumption with total and cause specific mortality among US women and men: two prospective cohort studies. Bmj 365: l2110.
[119] Zur Hausen H, et al. (2019) Specific nutritional infections early in life as risk factors for human colon and breast cancers several decades later. Int J Cancer 144(7): 1574–1583.

# Schmerzen bei Tumorerkrankungen

Ulrich Schuler, Barbara Schubert, Rainer Sabatowski

1 **Guidelines** .................................................. 730

2 **Schmerzmessung** ........................................... 730

3 **Nicht-pharmakologische Maßnahmen** ..................... 732
3.1 Minimalinvasive Chordotomie ............................ 732
3.2 Schmerzbestrahlung nicht altersabhängig ................ 732
3.3 Sind Radiopharmazeutika und Zoledronat Konkurrenten? .... 733

4 **Verschiedenes und komplementäre Ansätze** ............. 734
4.1 Omega-3-FS bei Arthralgien ............................. 734
4.2 Postoperativer Schmerz und Dexmedetomidin ............. 734
4.3 Hilft Celecoxib bei Oxaliplatin-assoziierten vaskulären Schmerzen? .............................................. 735

5 **Adjuvantien** ................................................ 735
5.1 Pregabalin ............................................... 735
5.2 Fulranumab als Ergänzungstherapie bei Tumorschmerzen .. 736

6 **Opioide** ..................................................... 737
6.1 Wirkt Morphin auch lokal? ............................... 737
6.2 Morphin vernebelt bei Atemnot .......................... 737
6.3 Metaanalysen ............................................ 738
6.4 Neues Opioid-Schmerzmittel: Cebranopadol? ............. 738
6.5 Oxycodon versus Remifentanil ........................... 740
6.6 Buprenorphin versus Morphin ............................ 740
6.7 Hydromorphon versus Oxycodon .......................... 741
6.8 Opioid-Wechsel .......................................... 741
6.9 Obstipation unter Opioiden .............................. 742
6.10 Opioid-Gebrauch und Prognose .......................... 743

| 7 | **Cannabis und Cannabinoide** | 744 |
|---|---|---|
| 7.1 | Nabilon gegen Anorexie? | 746 |
| 8 | **Ketamin** | 747 |
| 8.1 | Ketamin in der Schmerztherapie | 747 |
| 8.2 | Ketamin und Depression | 748 |
| 9 | **Nicht-Opioid-Analgetika** | 749 |
| 10 | **Literatur** | 749 |

# 1 Guidelines

Die Diskussion der Evidenz ist in ständigem Fluss. Seit vergangenem Jahr sind neue oder aktualisierte Guidelines von der WHO [51], der ESMO [13], der polnischen Arbeitsgruppe [52], des NCCN [31] und der AWMF [30] herausgegeben worden. Die S3-LL Palliativmedizin wurde inhaltlich im Kapitel Schmerz nicht wesentlich verändert. Die polnische Leitlinie ist didaktisch gut gemacht und eignet sich als Einführung, aber nicht jede Empfehlung ist gut mit Literatur belegt.

Die WHO [51] hat eine aktuelle Überarbeitung ihrer Empfehlungen zur Tumorschmerztherapie vorgelegt. Im Wesentlichen werden die schon lange bekannten Strategien und Empfehlungen bestätigt. Erstmalig wird jedoch für den Bereich der Therapieinitiierung schriftlich festgehalten, dass das Stufenschema nicht „sklavisch" befolgt werden muss, sondern dass bei Vorliegen von moderaten bis starken Tumorschmerzen sofort mit der Stufe 2 oder 3 begonnen werden sollte. Nicht ganz einheitlich ist die Haltung zu TTS. Während prinzipiell der oralen Route Vorrang gegeben wird, ist oral und TTS an anderer Stelle gleichrangig vor parenteraler Gabe aufgeführt. Der Text changiert etwas zwischen einer Empfehlung für Morphin und der Annahme einer prinzipiellen Gleichartigkeit aller Opioide.

Hinsichtlich der Therapie von Schmerzen bei Vorliegen von Knochenmetastasen wird eine Empfehlung für den Einsatz von Bisphosphonaten ausgesprochen. Eine Empfehlung für oder gegen monoklonale Antikörper (auch im Vergleich zu Bisphosphonaten) wird aufgrund der zu geringen Datenlage nicht gegeben. Andere Punkte sind hinterfragbar: Dexamethason als Adjuvans wird stärker befürwortet als in anderen Leitlinien, obwohl die Evidenz eher schwach ist [22], dagegen werden Gabapentin und Pregabalin weitgehend abgelehnt, obwohl hier eher positivere Belege vorliegen [27]. Die Autoren der WHO sahen sich nicht in der Lage einen systematischen Review darzustellen, da ältere Studien zu Gabapentin zum Teil als manipuliert gelten, was vor 10 Jahren schon zu kontroversen Diskussionen geführt hatte [46].

# 2 Schmerzmessung

Dass Schmerzmessung subjektiv ist, ist eine Binsenweisheit. In der Zuordnung einer Schmerzintensität zu einem Zahlenwert scheint es aber auch soziokulturell bedingte Unterschiede zu geben.

Interessant, aber schwer zu interpretieren ist die Beobachtung, dass nach einem orthopädischen Eingriff die Maximalschmerzen bei US-amerikanischen

**Tabelle 1:** *Unterschiede in der Schmerzwahrnehmung zwischen USA und anderen Ländern. Adaptiert nach [54].*

| Patientenberichtete Endpunkte | USA Ø (SD) | USA Proportion | International Ø (SD) | International Proportion | p-Wert |
|---|---|---|---|---|---|
| **Schlimmste Schmerzen** | 7,5 (2,5) | | 5,6 (2,8) | | 0,0001 |
| Information über Schmerzbehandlungsoptionen | | 0,86 | | 0,66 | 0,0001 |
| Summe der Nebenwirkungen | 10,7 (8,6) | | 6,5 (7,2) | | 0,0001 |
| Berichtet über Nebenwirkung | | 0,87 | | 0,73 | 0,0001 |
| Konnte mitentscheiden | 7,7 (2,9) | | 6,1 (3,8) | | 0,0001 |
| Wünscht mehr Behandlung | | 0,33 | | 0,18 | 0,001 |
| Funktionseinschränkung durch Schmerz (Bewegung aus dem und in das Bett) | 4,9 (3,0) | | 4,3 (2,9) | | 0,0001 |
| Geringster Schmerz | 2,7 (2,2) | | 2,1 (2,1) | | 0,0001 |
| Zufriedenheit | 7,9 (2,3) | | 8,0 (2,2) | | n. s. |

Patienten deutlich höher sind als in anderen Ländern. Nach Hinweisen aus einer kleineren Untersuchung wurde dies von Ruth Zaslansky et al. [54] mittels der Datenbank PAIN OUT (www.pain-out.eu), einem Qualitätssicherungsnetzwerk zur postoperativen Schmerztherapie, anhand von Daten zu 564 US-amerikanischen im Vergleich zu 13 770 nicht US-amerikanischen Patienten überprüft und bestätigt.

Der Unterschied ist umso erstaunlicher, da die US-amerikanischen Patienten mehr Opioide erhielten. Schon vor der Aufnahme (28,5% versus 8,8%), zur Prämedikation (52,7% versus 8,9%) wie auch in der postoperativen Phase (86,7% versus 59,1%) wurde deutlich mehr verabreicht.

### Wertung

Patientenberichtete Endpunkte gelten derzeit als das Sine-qua-non der Studienlandschaft. Die Auswertung legt nahe, dass sie mehr soziokulturellen Einflüssen unterliegen könnten, als bisher wahrgenommen wurde.

# 3 Nicht-pharmakologische Maßnahmen

## 3.1 Minimalinvasive Chordotomie

Eine randomisierte Studie der Arbeitsgruppe von Eduardo Bruera berichtet über die minimalinvasive Cordotomie als Möglichkeit bei refraktären Tumorschmerzen [47]. Mit den Einschlusskriterien eines unilateralen somatischen Schmerzes ≥ NRS 4 nach mehr als 3 Beratungen durch die Palliativmedizin wurden Patienten randomisiert zwischen einer CT-gestützten perkutanen Chordotomie oder der Fortsetzung der üblichen palliativmedizinischen Betreuung. Lediglich 16 Patienten konnten eingeschlossen werden, wobei 6/7 durch die Chordotomie eine zum Teil drastische Schmerzreduktion erfuhren.

Vor der eigentlichen Prozedur wurde ein zervikales Myelogramm durchgeführt; es folgte eine Analgosedierung, damit eine Interaktion mit den Patienten möglich bliebe. CT-geführt wurde eine Hochfrequenzelektrode zum anterolateralen Quadranten des Rückenmarks im Bereich von C1/C2 geführt. Sobald sich die Elektrode im radiographisch optimalen Bereich befand, wurden Tests der Sensorik und Motorik durchgeführt. Bei ausreichendem Abstand zum Tractus corticospinalis (Motorik) und dem Gefühl von Wärme, Parästhesie oder Schmerzen in der schmerzenden Körperregion bei Stimulation wurden 2–3 Ablationen bei 80°C für 60 Sekunden durchgeführt.

### Wertung

Die Indikation besteht sicher nur selten (einseitiger Schmerz) und der Eingriff (auch wenn minimalinvasiv) erfordert viel Erfahrung und einen hohen technischen Aufwand; beides dürfte nur in wenigen Einrichtungen verfügbar sein. Problematisch ist, dass aufgrund des Rückgangs dieser Eingriffe die Expertise hinsichtlich Indikationsstellung und Durchführung verloren geht.

## 3.2 Schmerzbestrahlung nicht altersabhängig

Eine Zweitauswertung der randomisierten Studie NCIC CTG SC-Twenty-Three [5] ging der Frage nach, ob im Hinblick auf die PROs eine Altersabhängigkeit bestünde. In der Studie mit fast 300 Patienten war eine Dexamethason-Prophylaxe zur Verhinderung einer vorübergehenden Schmerzexazerbation (pain flare) als moderat wirksam belegt worden (8 mg/Tag für 4 Tage, Beginn eine Stunde vor einzeitiger 8-Gy-Bestrahlung, 26% Inzidenz statt 35% in der Definition der Studie). In der jetzt erfolgten Nachauswertung wurde nach weiteren Prädiktoren für das symptomatische Ansprechen gesucht. Letztendlich zeigte sich der

*Schmerzen bei Tumorerkrankungen* **733**

Nutzen unabhängig vom Alter (und zuvor schon gezeigt vom Geschlecht) des Patienten.

> **Wertung**
> Alter (alleine) sollte kein Hinderungsgrund für eine palliative Strahlentherapie sein.

## 3.3 Sind Radiopharmazeutika und Zoledronat Konkurrenten?

In einer randomisierten Studie wurde bei Patienten mit osteoblastischen Metastasen (Primärtumor 10% Lunge, 35%Mamma, 55% Prostata) geprüft, ob die Hinzunahme von Radiopharmazeutika (Sr-89 oder Sm-153) zur Gabe von Zoledronat die Rate von skelettalen Ereignissen (SRE) weiter reduzieren könnte [38]. Mit 261 randomisierten Patienten konnte kein signifikanter Unterschied gezeigt werden (Tab. 2).

Die multivariate Analyse erbrachte Erwartbares: Die Anzahl der Metastasen hat für das Überleben prognostische Bedeutung, Prostata ist weniger schlecht als Lunge. Rein symptomatisch konnte ein gewisser Nutzen der Radionuklide in Bezug auf Schmerzen, nicht aber auf andere Lebensqualitätsaspekte gezeigt werden. Da dies nicht primärer Endpunkt war, sollte man sich wie immer bei multiplen Vergleichen von einem p-Wert von 0,02 nicht beeindrucken lassen.

> **Wertung**
> Die Unterschiede zwischen den SRE-Raten in ZA allein und ZA plus Radiopharmaka sind gering und vermutlich klinisch nicht bedeutend.

**Tabelle 2:** *Einfluss von zusätzlichen Radiopharmazeutika auf SRE. Adaptiert nach [38].*

|  | ZA allein | ZA+Radiopharmaka | Statistik |
|---|---|---|---|
| SREs | 42% | 40% | n.s. |
| Zeit ohne SRE | 29,9 Monate | 27,4 Monate | n.s. |
| Median OS | 32,1 Monate | 26,9 Monate | n.s. |
| Schlechtester BPI-Score nach 1 Monat (median) | 1 | 0 | 0,02 |

*BPI* Brief Pain Inventory, *n.s.* nicht signifikant, *OS* Gesamtüberleben, *SRE* skelettale Ereignisse, *ZA* Zoledronat

# 4 Verschiedenes und komplementäre Ansätze

## 4.1 Omega-3-FS bei Arthralgien

Arthralgien als Nebenwirkungen von Aromatase-Inhibitoren (AI) waren der Gegenstand einer Studie mit Omega-3-Fettsäuren aus den USA [39]. AI-assoziierte Arthralgien können zu Unterbrechung oder Abbruch der antihormonellen Therapie führen. Adipöse Patienten haben eine höhere Rate an AI-Arthralgie. Postmenopausale Frauen mit Mammakarzinom im Stadium I–III BC, die eine AI erhielten, wurden in dieser SWOG-Studie randomisiert mit O3-FS oder Placebo behandelt.

Unter den 249 Teilnehmern hatten 110 einen BMI ≥30 kg/m$^2$ (44%). In dieser Subgruppe war der BPI worst pain score unter der Therapie signifikant besser (4,36 versus 5,70, p=0,02), was bei geringerem (Über-)Gewicht nicht beobachtet wurde.

### Wertung

In einer Reihe von Kontexten werden Omega-3-FS als entzündungsmodulierend beschrieben. Die Effekte sind oft marginal beziehungsweise wie hier auf Subgruppen beschränkt. Andererseits kann man die Präparate (beziehungsweise eine gesunde Ernährung reich an Omega-3-FS) guten Gewissens auch für Placebo-Effekte verschreiben.

## 4.2 Postoperativer Schmerz und Dexmedetomidin

Eine chinesische Metaanalyse [49] untersuchte die intraoperative Gabe von Dexmedetomidin. Die Substanz ist in Deutschland seit 2011 für die Sedierung in der Intensivmedizin zugelassen. Die Autoren fanden einen signifikanten Vorteil hinsichtlich der Schmerzintensität sowohl nach 6 als auch nach 24 Stunden (gewichtete mittlere Differenz [WMD] -0,93 und 0,47). Im postoperativen Verlauf wurden weniger Rescue-Medikamente eingesetzt (auch Opioide). Medline weist eine große Zahl von Studien auf, in denen der Stellenwert von Dexmedetomidin auch im Umfeld der prozeduralen Sedierung weiter auch in Hinblick auf Schmerzen und Delir-Inzidenz untersucht wird.

## 4.3 Hilft Celecoxib bei Oxaliplatin-assoziierten vaskulären Schmerzen?

In einer Phase-II-Studie [43] aus Japan wurde bei 81 Patienten randomisiert untersucht, ob Celecoxib Schmerzen an der Injektionsstelle reduzieren könne. Die Rate von Schmerzen ≥NRS 2 war mit etwas über 50% in beiden Gruppen ähnlich. Der vaskuläre Schmerz wird in den Fachinformationen zu Oxaliplatin fast nicht thematisiert, weshalb der hohe Prozentsatz etwas verblüfft. Vielfach wird die Substanz in Deutschland ja auch über Port-Systeme verabreicht. Fast alle Publikationen zum vaskulären Schmerz kommen aus dem asiatischen Raum.

# 5 Adjuvantien

## 5.1 Pregabalin

Eine chinesische Arbeitsgruppe untersuchte randomisiert Placebo-kontrolliert die Auswirkungen von Pregabalin auf neuropathische Schmerzen nach Strahlentherapie bei HNO-Tumoren [26]. Patienten (n=128) mit einer mittleren Schmerzstärke von ≥NRS 4 wurden zwischen Pregabalin und Placebo randomisiert. In einer Titrationsphase wurden Tagesdosen von 300 mg (35,9%), 450 mg (34,4%) und 600 mg (29,7%) erreicht. Die Ergebnisse sind in Tabelle 3 zusammengestellt. Bei überschaubaren Nebenwirkungen waren diese Effekte assoziiert mit positiven Auswirkungen auf die Lebensqualität.

> **Wertung**
>
> Neuropathische Schmerzen als Folge einer Strahlentherapie sind eher selten. Dass Pregabalin hilft, ist nicht überraschend. Die hohe Ansprechrate schon.

Tabelle 3: *Pregabalin bei neuropathischen Schmerzen nach Strahlentherapie. Adaptiert nach [26].*

|  | Pregabalin | Placebo | Statistik |
|---|---|---|---|
| Reduktion der Schmerzintensität in Woche 16 | 2,44 | 1,58% | Adj. Unterschied 0,87 (95%CI 0,30–1,44; p=0,003) |
| Mindestens 30% Schmerzreduktion | 59,4% | 32,8% | p=0,006 |
| Mindestens 50% Reduktion | 29,7% | 7,8% | p=0,003 |

## 5.2 Fulranumab als Ergänzungstherapie bei Tumorschmerzen

Slatkin et al. haben Ergebnisse einer Phase-II-Studie zum zusätzlichen Einsatz von Fulranumab, einem humanen, rekombinanten, monoklonalen Immunglobulin-G2-Antikörper gegen den Nervenwachstumsfaktor, vorgelegt [40]. In der Studie wurde die Effektivität und Sicherheit dieser Therapie (Fulranumab 9 mg s. c.) im Vergleich zu Placebo als Add-on-Therapie bei einer laufenden üblichen medikamentösen Tumorschmerztherapie untersucht. Das Studiendesign (Einschlusskriterien) musste aufgrund eines zwischenzeitlichen Stopps aller Studien mit Anti-NGF-Substanzen aufgrund schwerwiegender Nebenwirkungen (Osteonekrose) geändert werden, und letztendlich wurden nur Patienten im Terminalstadium eingeschlossen. Als primärer Endpunkt wurde die Veränderung der Schmerzintensität (Baseline – Ende der Doppel-blind-Phase) gewählt. Hinzu kam eine Reihe von sekundären Endpunkten.

Die Effektivität der Add-on-Therapie mit Fulranumab konnte nicht nachgewiesen werden (primärer Endpunkt), jedoch beschrieben die Autoren in 3 von 6 sekundären Endpunkten (30% Responder-Rate, Subskala Schmerzintensität sowie Schmerzbeeinträchtigung im BPI) eine signifikante Verbesserung unter Fulranumab. Dagegen zeigte sich in den Bereichen 50%ige Responder-Rate, PGIC (patients global impression of change) sowie täglicher Opioidgebrauch kein signifikanter Unterschied. Bei genauerer Betrachtung der Subskalen des BPI, deren Änderung sich als statistisch signifikant darstellten, zeigte sich, dass sich die mittlere Schmerzintensität nur um 0,8 (pain intensity) beziehungsweise 1,0 (pain interference) Punkte auf der NRS unter Fulranumab reduzierten.

Das heißt, obwohl die Ergebnisse statistisch signifikant sind, kann hier nicht von einer klinischen Relevanz gesprochen werden. Dennoch sprechen die Autoren von einem potenziellen Vorteil der Anti-NGF-Substanzen und begründen dies mit den sekundären Endpunkten.

### Wertung

Obwohl der primäre Endpunkt nicht erreicht wurde und es sich um eine negative Studie handelt, versuchen die Autoren mit Verweis auf sekundäre Endpunkte in der Zusammenfassung die Ergebnisse positiv darzustellen. Möglicherweise ist dies auch dem Umstand geschuldet, dass 6 der 7 Studien-Autoren Mitarbeiter des Sponsors sind.

# 6 Opioide

## 6.1 Wirkt Morphin auch lokal?

Eine polnische Studie [7] untersuchte die Wirkung von topischem Morphin in einer randomisierten, Placebo-kontrollierten Crossover-Studie vor allem bei Mucositisschmerzen. Zum Einsatz kamen ein 0,2%iges Gel (Mucosa) beziehungsweise eine 0,2%ige Salbe (Hautläsionen). Wie frühere, ähnlich gelagerte Studien war die Untersuchung mit nur 53 Patienten eher klein. Die mittlere Schmerzintensität konnte von 5,9 auf 2,5 nach der Anwendung reduziert werden (p = 0,00001).

Eine dänische Untersuchung ging der Fragestellung für eine Kombination aus Diclofenac und Methadon in einem experimentellen Modell nach [29]. Dabei wurden 2 Konzentrationen der Diclometh genannten Rezeptur mit Placebo verglichen. Verschiedene Schmerzreize wurden gesetzt, unter anderem intradermale Injektionen von Capsaicin. Dabei konnte bei 21 Probanden nur in einem Endpunkt ein Effekt gezeigt werden. Die Verabreichung war ohne Nebenwirkungen.

### Wertung

Topische Opioide können bei oberflächlich bedingten Schmerzen durchaus als Therapieversuch eingesetzt werden. Für eine Kombinationstherapie mit Methadon liegen keine ausreichenden Daten vor, die diesen Ansatz begründen.

## 6.2 Morphin vernebelt bei Atemnot

Eine polnische Studie untersuchte wieder einmal die sozusagen topische Anwendung von Morphin bei Atemnot [25]. Basierend auf dem Nachweis von Morphin-Rezeptoren in Epithelien der Atemwege wurde 2,0%iges Morphin und 0,9%iges NaCl bei Patienten mit COPD im verblindeten Crossover-Versuch angewendet.

10 von 11 Patienten durchliefen die Studie. Alle Patienten verspürten eine signifikante Verbesserung (p<0,0001) der Atemnot. Die mittleren Veränderungen für die beiden Gruppen sind in Tabelle 4 dargestellt.

### Wertung

Ein Effekt von vernebeltem Morphin bei Atemnot ist also nachweisbar. Ob er günstiger ist als bei systemischer Gabe bleibt offen. Unklar ist auch die Frage, ob die Vernebelung arbeitstechnisch für die Umgebung ein Problem darstellt.

**Tabelle 4:** *Wirkung von verneheltem Morphin bei Atemnot. Reduktion auf einer Skala von 1–100. Adaptiert nach [25].*

|         | Mittelwert | SD  | Median | Range       |
|---------|------------|-----|--------|-------------|
| Morphin | 25,4       | 9,0 | 23,0   | 14,0–41,5   |
| NaCl    | 6,3        | 7,8 | 6,8    | −11,5–19,5  |

## 6.3 Metaanalysen

Eine chinesische Arbeitsgruppe [18] erarbeitete eine Metaanalyse zum Vergleich von Oxycodon und Morphin bei Tumorschmerzen und konnte dabei nicht unerwartet keine wesentlichen Unterschiede zeigen. Dies bestätigt einmal mehr, die Empfehlungen aus den gängigen Leitlinien.

## 6.4 Neues Opioid-Schmerzmittel: Cebranopadol?

Mehrere Publikationen beschäftigen sich mit Cebranopadol [6, 11, 36]. Der Wirkmechanismus scheint sowohl über den NOP(Nociceptin/Orphanin FQ Peptid)-Rezeptor als auch über den klassischen Opioid-Rezeptor zu funktionieren. Derzeit verfügbare Opioide aktivieren wohl den mu-Opioid-Rezeptor, aber nicht den NOP-Rezeptor.

Der NOP-Rezeptor[1] weist eine hohe Homologie (~60%) zu den Morphin-Rezeptoren auf. Der Rezeptor wurde erst in den 1990er-Jahren entdeckt und charakterisiert, also viel später als der Morphin-Rezeptor. Der Rezeptor ist zentral und peripher auf sehr unterschiedlichen Zellen exprimiert (Nervenzellen, Neutrophilen, Monozyten). Inzwischen sind NOP-selektive Liganden in der ganzen Bandbreite der Beeinflussung des Rezeptors (volle und partielle Agonisten und reine Antagonisten) in Entwicklung und zum Teil in klinischer Prüfung. Für **Antagonisten** besteht die Hoffnung, dass sie in der Therapie der Depression und des Morbus Parkinson Wirkung zeigen könnten, NOP-**Agonisten** haben in Primaten schon eine analgetische Wirkung gezeigt. Weitere Studienfelder sind die überaktive Blase, Asthma und Alkohol-Abhängigkeit.

Für Cebranopadol geht man davon aus, dass die gleichzeitige Aktivierung sowohl des NOP- als auch des µ-Opioid-Rezeptors zu einer zusätzlichen schmerzlindernden Wirkung führen könnte.

---

1 Synonyme und frühere Bezeichnungen: Opioid Receptor like 1 (/OPRL1), Nociceptin Receptor (NOCIR), Nociceptin/Orphanin-FQ(N/OFQ)-Peptidrezeptor

In einer ersten publizierten Phase-II-Studie wurde nun die Schmerzwirksamkeit mit retardiertem Morphin verglichen [11]. In der Studie wurden 126 Patienten mit Krebserkrankungen bis zu 7 Wochen behandelt, eine höhere Fallzahl war eigentlich geplant. Primärer Endpunkt war die notwendige Menge an Rescue-Medikation in den beiden letzten Behandlungswochen.

Sowohl für das Gesamtkollektiv als auch für die Per-protocol-Gruppe war der Bedarf an Morphin-Rescue vermindert (Full Analysis Set: Delta [CI] −7,48 mg [−12,05 bis −2,92]; Per Protocol Set: −4,67 mg [−9,25 bis −0,10]). Allerdings wurden die Nichtunterlegenheitskriterien in Bezug auf die klinisch relevante Schmerzreduktion nicht erfüllt (was aber auch durch die Kriterien und die dafür kleine Fallzahl bedingt sein kann). Hinsichtlich der Nebenwirkungen ergaben sich keine Unterschiede.

Eine zweite Studie [6] war bereits im Vorjahr publiziert worden und untersuchte die Substanz bei Patienten mit Rückenschmerzen. Hier wurde über 14 Wochen behandelt und Cebranopadol in drei Dosisstufen (200, 400 oder 600 µg 1-mal täglich) mit Tapentadol 200 mg 2-mal täglich oder Placebo verglichen. Beide Substanzen waren Placebo signifikant und relevant überlegen. Cebranopadol war sicher, die Abbruchraten wegen Nebenwirkungen nahmen aber etwas dosisabhängig zu.

Eine dritte Studie [36] untersuchte die Substanz bei postoperativen Schmerzen (bunionectomy, Operation nach Austin zur Rekonstruktion eines Hallux valgus). Es wurden 258 Patienten randomisiert zwischen Cebranopadol 200, 400 oder 600 µg, retardiertem Morphin 60 mg oder Placebo. Für eine Wirkung, die dem Placebo überlegen war, wurden mindestens 400 µg Cebranopadol gebraucht, in den höheren Dosisstufen war die Patientenzufriedenheit höher als unter Morphin.

Eine Übersichtsarbeit fasst die pharmakokinetischen Daten zusammen, die aus diesen (und anderen) Studien bisher generiert werden konnten [28]. Nachdem nur eine orale Formulierung verfügbar ist, können keine absoluten Bioverfügbarkeiten dargestellt werden. Die Blutspiegel sind aber dosisproportional, zeigen einen nur langsamen Anstieg zum Maximum (Cmax nach 4–6 h), die Halbwertdauer (Zeit mit Konzentrationen oberhalb der Hälfte des jeweiligen Maximalspiegels) liegt bei 14–15 h und die terminale Halbwertszeit bei etwa 3 Tagen (62–96 h).

Wegen des langsamen Anstiegs waren zum Beispiel in der Studie zu postoperativen Schmerzen [36] die Präparate nicht zeitgleich verabreicht worden, was die Interpretation der Studie erschwert.

In Kanada wurde eine Studie durchgeführt [16], die ein interessantes Probanden-Kollektiv einschließt, um die Frage des Suchtpotenzials zu beleuchten. Bei 42 nicht abhängigen Freizeitnutzern von Opioiden (Nondependent Recreational Opioid Users) wurde letztlich untersucht, inwieweit die Substanz einen „Kick" verursacht (als „drug liking" erfasst über die Zeit). In den niedrigeren Dosierungen unterschied sich die Substanz nicht von Placebo, die Reaktionen auf 800 µg waren (mit Vorbehalt) der von 8 mg unretardiertem Hydromorphon vergleichbar (Fläche unter der Kurve drug-liking multipliziert mit der Zeit), die Peak-Ausschläge waren jedoch geringer, da sich auch hier die relativ langsame Verfügbarkeit bemerkbar machte.

> **Wertung**
>
> Neue Substanzen wecken immer Interesse. Die ersten verfügbaren Daten für Cebranopadol dokumentieren Wirksamkeit und verweisen mit etwas Glück in den weiteren Studien auf kleinere Vorteile der neuen Substanz. Die pharmakokinetischen Eigenschaften lassen eine Anwendung eher bei chronischen Schmerzen, nicht für die Akuttherapie oder für Durchbruchschmerzen erwarten.

## 6.5 Oxycodon versus Remifentanil

Zur Analgesie während einer ultraschallgestützten Radiofrequenzablation von Lebermetastasen wurde randomisiert **Oxycodon** mit Remifentanil verglichen [53]. Die chinesischen Autoren randomisierten 120 Patienten, die zusätzlich jeweils Dexmedetomidin zur Sedierung erhielten. Dabei erwies sich Oxycodon in mehreren Dimensionen, einschließlich der Patientenzufriedenheit, als überlegen.

## 6.6 Buprenorphin versus Morphin

In einer Open-label-Studie randomisierten indische Kollegen [4] Buprenorphin TTS versus orales Morphin bei 63 Patienten mit Tumorschmerzen. Durch die unterschiedlichen Applikationsformen ist es nicht einfach, ein sinnvolles Design zu definieren, die Eskalationsstufen legen mit fest, wann welche Quote erreicht wird. Initial mit 20 µg/h Buprenorphin und 10 mg unretardiertem Morphin arbeitend (Verabreichung also wohl alle 4 Stunden), zeigten sich keinen großen Unterschiede in der Wirksamkeit, im Trend ein minimaler Vorteil für Buprenorphin. Da eine Dosissteigerung nur in wöchentlichem Abstand möglich war, ist der Unterschied vermutlich Protokoll-bedingt, da man mit Morphin hätte flexibler nach oben anpassen können. Allerdings waren Übelkeit und Obstipation im Morphin-Arm gravierender, was sich unter „faireren" Bedingungen für Morphin in Hinblick auf die Schmerztherapie eher weiter verschlechtert hätte.

## 6.7 Hydromorphon versus Oxycodon

Eine japanische Untersuchung verglich randomisiert die Gabe von unretardiertem Hydromorphon mit unretardiertem Oxycodon (183 Patienten mit Krebserkrankungen) [24]. Bei numerisch marginalen Vorteilen für Hydromorphon war die Nichtunterlegenheit statistisch signifikant. Die Studie beschreibt die vorgesehenen Dosissteigerungen in den beiden Armen, nicht aber die letztendlich gegebenen Dosierungen. Begonnen wurde mit 4 mg Hydromorphon und mit 10 mg Oxycodon, was unter Verwendung der üblichen Umrechnungsfaktoren (s. a. unten) einen leichten Vorteil für Hydromorphon bedingen könnte. Da nicht mit retardierten Präparaten gearbeitet wurde und die Nachbeobachtung sich nur auf wenige Tage beschränkte, ist die Aussage der Studie trotz der relativ hohen Fallzahl sehr beschränkt.

## 6.8 Opioid-Wechsel

Treillet et al. haben den Stand des Wissens für die äquianalgetischen Dosen in einem Review zusammengefasst [44]. Lesenswert ist die Arbeit vor allem, weil sie die methodischen Schwierigkeiten der Untersuchungen diskutiert. Neben konkreten Vorschlägen wird für die relative Potenz (beziehungsweise Dosis) immer auch eine (ernüchternd große) Range angegeben. Alle Umrechnungen werden bidirektional analysiert, zum Beispiel wird die Umstellung von oralem Morphin auf Fentanyl getrennt von der Umstellung in Gegenrichtung analysiert. Inwieweit dies die Praxisrelevanz steigert, bleibt zu diskutieren. Andere (in den Primärdaten wohl oft nicht verfügbare) Faktoren wie Nierenfunktion, BMI bei lipophilen Substanzen wären möglicherweise sinnvoller. Umrechnungen von und nach Buprenorphin und Methadon werden nicht diskutiert.

Aufgrund der bidirektionalen Auswertung käme man nach der Arbeit bei der Umstellung von oralem **Morphin auf Hydromorphon auf 5:1** (Range 1,33–16,67:1), auf dem umgekehrten Weg (auf der Basis anderer Studiendaten) **auf 1:3,7** (Range 1:1,35–5). Während üblicherweise die TTS-Dosierungsangaben bei Fentanyl als de facto 100% bioverfügbar angesehen werden, tabellieren die Autoren ein Verhältnis von 70:1–78:1 zwischen Morphin p. o. und Fentanyl TTS. Die Quelle ist allerdings eine nur in Japanisch publizierte Arbeit.

Eine italienische Arbeitsgruppe analysierte Gründe und Erfolgsraten einer Umstellung [8]. Die Daten beruhen auf der Nachbeobachtung einer 4-armigen Vergleichsstudie mit 498 Patienten, von denen im weiteren Verlauf bei 79 eine Umstellung (zumTeil mehrfach) erforderlich war. Eine erhoffte Wirkungsverbesserung war der Grund in etwa der Hälfte der Fälle, Nebenwirkungen und Schwierigkeiten bei der oralen Einnahme lagen jeweils knapp über 20%. Die Schmerzeinstellung war danach bei 51% der Patienten gut, die Nebenwirkungsproblematik bei 44%.

> **Wertung**
>
> Umrechnungstabellen sind immer angreifbar, da es die definitive Methode nicht gibt. Je nachdem welche Primärdaten ein- oder ausgeschlossen werden, variieren die Umrechnungsfaktoren. Die Potenz von Hydromorphon wird andernorts eher etwas höher eingeschätzt. Die Studie von Inoue aus 2018 [24] zeigt, dass in gewissen Grenzen abweichende Umrechnungsfaktoren wohl keine klinische Bedeutung haben.
> Die retrospektive Auswertung zum Opioidwechsel stützt die Hypothese, dass die Umstellung gelegentlich zu Verbesserungen führt. Bei unzureichender analgetischer Wirkung als Anlass wäre eine Randomisierung gegen die simple Dosissteigerung des ursprünglichen Opioids interessant.

## 6.9 Obstipation unter Opioiden

### 6.9.1 Naldemedine

Zwei Metaanalysen fassen die randomisierten Studien zusammen und dokumentieren die Effektivität [12, 41]. Die Arbeit aus den USA schließt die jüngste Publikation [50] mit ein (6 RCTS, 2762 Patienten) und kommt zu einer Rate an Darmentleerung (SBM, spontaneous bowel movements) von 56,4% versus 34,7% (p<0,00001). Im Trend (n. s.) hatte Naldemedine mehr Nebenwirkungen als Placebo, was die chinesische Arbeit insbesondere für die onkologischen Patienten herausstellt. Eine weitere Publikation [15] widmet sich der Kinetik der Substanz bei Leber- oder Niereninsuffizienz. Dabei fand sich keine veränderte Exposition (AUC) und keine negativ veränderte Verträglichkeit in allerdings kleiner Fallzahl.

### 6.9.2 S3-Leitlinie Palliativmedizin zu PAMORAs

Die aktualisierte Leitlinie Palliativmedizin enthält nun die Empfehlung: „Bei einer opioidbedingten Obstipation soll die Gabe von peripher wirksamen Opioidantagonisten (PAMORA), wie z. B. Methylnaltrexon, Naldemedin, Naloxegol, oder die Kombination von Oxycodon mit dem Opioidantagonisten Naloxon in Betracht gezogen werden, wenn herkömmliche Laxantien nicht ausreichend wirken." Aus Kostengründen sollten natürlich primär die deutlich preiswerteren Alternativen ausgereizt werden oder im Erfolgsfall nach Stabilisierung der Verdauung erwogen werden, wieder darauf zurückzugehen.

**Tabelle 5:** *Berechnung des Bowel Function Index (BFI). Adaptiert nach [3].*

| Kriterium | Numerische Analogskala |
|---|---|
| Leichtigkeit der Defäkation während der letzten 7 Tage vor Konsultation | 0 = einfach, 100 = mit größten Schwierigkeiten |
| Gefühl der inkompletten Entleerung während der letzten 7 Tage vor Konsultation | 0 = überhaupt nicht, 100 = sehr stark |
| persönliche Einschätzung der Obstipation während der letzten 7 Tage vor Konsultation | 0 = überhaupt nicht, 100 = sehr stark |

Der BFI ist das arithmetische Mittel der drei Variablen

### 6.9.3 PAMORA und Polyethylenglykol im direkten Vergleich

Darren Brenner et al. verglichen in einer randomisierten Crossover-Studie mit jeweils 2-wöchigen aktiven Behandlungsperioden (jeweils mit 1-wöchiger Auswaschung) die Behandlungssequenzen Naloxegol/PEG 3350 oder PEG 3350/Naloxegol. Patienten mit Opioiden wegen nicht tumorbedingter Schmerzen konnten eingeschlossen werden, wenn sie einen Bowel Function Index (BFI) >30 aufwiesen. Die Berechnung des BFI ist in Tabelle 5 dargestellt.

Primärer Endpunkt war die Patientenpräferenz am Ende der Studie. Es schlossen 246 von 276 randomisierten Patienten die Studie ab, die Gesamtpräferenz für Naloxegol (50,4%) war nur marginal höher als die für PEG 3350 (48,0%; n. s.). Jüngere Patienten (<50) und diejenigen, die schon Abführmittel innerhalb der letzten 2 Wochen erhalten hatten, bevorzugten im Allgemeinen Naloxegol.

> **Wertung**
>
> Die ähnliche Präferenz ist zunächst keine explizite Werbung für Naloxegol beziehungsweise die PAMORAs. Andererseits liegt deren Indikationsgebiet vor allem bei den Patienten, die mit osmotischen Laxantien keine zufriedenstellende Wirkung erreichen. Dies war hier kein zwingendes Einschlusskriterium, der BFI-Grenzwert von >30 eventuell zu niedrig. Vorteile in den Subgruppen zeichnen sich im Trend auch hier ab. Möglicherweise ist auch die Therapiedauer von nur 2 Wochen zu kurz

## 6.10 Opioid-Gebrauch und Prognose

Eine prospektive Beobachtungs-Studie aus Japan [20] untersuchte bei Patienten mit NSCLC inwieweit der Bedarf an Opioiden mit dem Gesamtüberleben assoziiert ist. Dabei wurden die Patienten nach ihrem Opioid-Bedarf (keiner, <60 oder

>60 mg OME) analysiert. Von 150 Patienten erhielten 64 ein Opioid; deren Überleben lag bei 242 Tagen versus 627 Tage in der Gruppe ohne Opioide. Multivariable Modelle zeigten, dass der Opioidbedarf an sich ein unabhängiger Prädiktor für kürzeres OS war, wobei das multivariable Modell nicht sonderlich komplex war. Innerhalb der Opioid-Gruppe war der Unterschied zwischen den beiden Dosisstufen nicht relevant.

Eine retrospektive koreanische Studie [33] bearbeitete die Frage des Zusammenhangs von Opioidkonsum und Überlebenszeit bei Patienten mit Pankreaskarzinom. Bei 566 auswertbaren Patienten über einen mehrjährigen Zeitraum ergab sich eine statistisch signifikant negative Korrelation zwischen der anfänglichen Opioiddosis und der Überlebenszeit (auch multivariat). Ebenso war die rasche Dosissteigerung mit schlechterem Outcome assoziiert.

> **Wertung**
>
> Bis zum Beweis des Gegenteils ist davon auszugehen, dass der Mehrverbrauch Folge der aggressiveren Erkrankung ist. Wenn multivariate Analysen dies nicht abbilden können, kann es auch daran liegen, dass die eigentlichen Faktoren, die mit raschem Verlauf assoziiert sind, nicht ausreichend erfasst / nicht erfassbar sind. Andererseits wäre eine randomisierte Studie denkbar, in der Strategien der Schmerzstillung mit unterschiedlichen Zielvorgaben verglichen werden.

## 7 Cannabis und Cannabinoide

Die veränderte Zulassungssituation für Cannabinoide in Deutschland und anderen Staaten führte zu einer Vielzahl von Reviews und Übersichtsarbeiten, die aber kaum einen Wissenszuwachs im Bereich der härteren evidenzbasierten Medizin widerspiegelt.

In einer aktuellen Metaanalyse von Häuser et al. werden die Ergebnisse von 5 RCTs bei über 1500 Patienten mit mäßigen bis starken Schmerzen trotz eingeleiteter Opioidtherapie ausgewertet. Wie auch in den bisherigen publizierten Metaanalysen stellten die Autoren eine geringe Qualität der Studien fest. Insgesamt konnten sie keinen Unterschied zwischen bukkalem Nabiximol oder THC und Placebo hinsichtlich der Schmerzreduktion, der Besserung von Schlafstörungen oder der Reduktion des Opioidbedarfs feststellen [21].

> **Wertung**
>
> Wieder einmal zeigt sich, dass es auf der Basis der bisherigen Datenlage keine ausreichende Begründung für den Einsatz von Cannabinoiden zur Behandlung von Tumorschmerzen gibt.

Erstmals wurden im Mai 2019 auf einem Kongress [9] und im Rahmen der Beantwortung einer Kleinen Anfrage an die Bundesregierung [10] Zahlen veröffentlicht, die die Verordnungszahlen von Cannabinoiden nach Inkrafttreten der betäubungsmittelrechtlichen Gesetzgebung aus dem Jahr 2017 widerspiegeln. Inzwischen liegt auch eine erste Auswertung der Begleiterhebung vor [35].

Interessant sind hierbei weniger die Verordnungen, die indikationsgerecht erfolgten, sondern vor allem diejenigen, die vorher von den Krankenkassen genehmigt werden mussten (aufgrund eines Off-label-Gebrauchs). So lag die Zahl der Anträge bei den Kassen im Jahr 2017 bei circa 20 000, wovon ungefähr 60% genehmigt wurden. Die Hauptindikation für den Einsatz der Cannabinoide lag mit circa 69% bei „Schmerzen". Überwiegend wurden Fertigarzneimittel oder Rezepturen verordnet (77%), doch immerhin 23% aller Anträge betrafen Blüten und andere Cannabisextrakte. Überraschend, wenn man die doch insgesamt in der Presse weit verbreitete positive Diskussion dieser Substanzklasse berücksichtigt, ist die hohe Abbruchquote und die dabei aufgeführten Gründe (45% keine ausreichende Wirkung, 31% Nebenwirkungen).

Auch wenn die Zahlen keine exakte Berechnung zulassen: bei einer Genehmigungsquote von ~60% und ~20 000 Anträgen in 2017 erscheint die Teilnehmerquote an der Begleiterhebung mit etwa 5000 Dokumenten bis zum März 2019 sehr gering.

Mehr Details erbrachte dann im Rahmen einer Sonderpublikation eine ausführlichere Darstellung erster Zwischenergebnisse der Begleiterhebung zur Anwendung von Cannabisarzneimitteln in Deutschland [35]. Im ersten Jahr der Datenerfassung lagen dem Bundesinstitut für Arzneimittel und Medizinprodukte 4153 vollständige und auswertbare Datensätze vor. Auffällig auch hier ist der hohe Anteil der Therapieabbrüche innerhalb 1 Jahres. Dieser ist für die verschiedenen Substanzen unterschiedlich: Dronabinol 44%, Sativex® 48% und Cannabisblüten 13%. Auch in einem weiteren Punkt zeigte sich zwischen den Fertigarzneimitteln und den Cannabisblüten ein bemerkenswerter Unterschied. Patienten, die Cannabisblüten erhielten, waren mit 46 Jahren deutlich jünger als die Vergleichsgruppe der Dronabinol-Patienten (60 Jahre). Aus der Erhebung konnte zwar, wie bereits weiter oben beschrieben, „Schmerz" als Hauptgrund der Verordnung identifiziert werden, eine genauere Zuordnung nach Schmerzerkrankungen oder der Pathophysiologie war aber nicht ablesbar. Insgesamt lag bei 1034 Patienten eine bösartige Erkrankung vor. Die Abbruchrate in dieser Patientengruppe lag bei 34%; berücksichtigt man hier aber die Anzahl der innerhalb des ersten Therapiejahres Verstorbenen, so lag die Abbruchrate aufgrund von Nebenwirkungen oder fehlender Effektivität bei nur 11%.

Treffend fassen Rasche et al. in einer Übersicht zum Thema Cannabinoide in der Palliativmedizin zusammen, dass – obzwar diese Substanzen im Moment eine große (auch mediale) Aufmerksamkeit erfahren – die Evidenz erschreckend schlecht ist, sodass eine abschließende Beurteilung des therapeutischen Nutzens nicht möglich sei [34] . Es sind noch viele Fragen zu klären. Gibt es klinisch relevante Unterschiede zwischen den verfügbaren Substanzen? Wie sind Wirkung und Sicherheit von Cannabinoiden im Vergleich zur bisherigen Standardtherapie bei Schmerzen (zum Beispiel Opioiden) oder gegen Übelkeit (zum Beispiel Haloperidol, 5-HT3-Rezeptorenblockern).

Auffällig ist auch (und lässt viel Raum für Spekulationen beziehungsweise intensivere Forschung), dass Patienten, die Cannabisblüten verordnet bekamen, in der Regel jünger sowie männlichen Geschlechts sind und dass die Abbruchrate im Vergleich zu den Fertigarzneimitteln in dieser Gruppe deutlich geringer ist.

> **Wertung**
>
> Auch die Datenerhebung durch das BfArM scheint eher die Zweifel an der Sinnhaftigkeit einer allzu großzügigen Verordnung von Cannabinoiden zu unterstützen. Detailliertere Auswertungen sind für das kommende Jahr zu erwarten.

## 7.1 Nabilon gegen Anorexie?

Eine Gruppe aus Mexiko berichtet über eine randomisierte Studie, in der bei Patienten mit Bronchialkarzinomen der Effekt von Nabilon auf die Anorexie untersucht werden sollte [45]. Es wurden 47 Patienten randomisiert und erhielten entweder Nabilon (0,5 mg/Tag für 2 Wochen, gefolgt von 1,0 mg für 6 Wochen) oder Placebo. Der Abstract listet etliche positiven Effekte, unter anderem eine vermehrte Aufnahme von Kohlehydraten von 64 g (p=0,040). Schnell wird klar: die p-Werte beziehen sich innerhalb des Nabilon-Kollektivs auf den Vorher-nachher-Vergleich (als gepaarter T-Test), nicht den Vergleich zwischen den Gruppen. Die Studie ist auf clinicaltrials.gov zu finden, dort wird dargestellt, dass 5 „primäre" und mehr als 10 sekundäre Endpunkte beschrieben wurden, ohne dass Angaben zur statistischen Auswertung gemacht wurden. Die Auswahl im Abstract greift schlicht die positiven Ergebnisse heraus. Andererseits sind die Patienten zuungunsten der experimentellen Gruppe ungleich verteilt (Patienten sind älter, mehr ECOG >1 und haben einen höheren Gewichtsverlust vor Studieneinschluss). Beim „Role functioning" wird innerhalb der Nabilon-Gruppe eine signifikante Besserung gesehen, der Ausgangswert ist aber deutlich schlechter als in der Kontrollgruppe.

Die relevanteste Größe ist vermutlich diese: Im Zwischengruppenvergleich gab es keinen Unterschied im Gewichtsverlauf.

> **Wertung**
>
> Die Gruppen sind nicht homogen, bei einzelnen Parametern sind die Ausgangswerte sehr unterschiedlich. Die Statistik ist wenig aussagefähig und deutet auf eher geringe Effekte hin. Ein Effekt auf den Gewichtsverlauf ist nicht erkennbar. Schlafstörungen werden besser. Der geringe bis negative Effekt passt zu früheren Daten bei onkologischen Patienten. Bereits 2006 publizierten Florian Strasser et al. [42] eine größere (negative) Studie für THC beziehungsweise einen Cannabisextrakt, beides ebenfalls nicht besser als Placebo.

Zu "Cannabis Impacts Tumor Response Rate to Nivolumab in Patients with Advanced Malignancies" von T. Taha siehe Kapitel Supportivtherapie.

## 8 Ketamin

In der evidenzbasierten Tradition spielt Ketamin in der Tumorschmerztherapie eine gewisse Rolle, die 2012 durch die randomisierte Studie von Hardy et al. [19] erschüttert wurde.

### 8.1 Ketamin in der Schmerztherapie

Nun bestätigt eine weitere Studie der Erstautorin Marie Fallon, dass der Nutzen doch eher gering oder auf schwer definierbare Subgruppen beschränkt ist [14]. In einer multizentrischen Studie (UK) wurde orales Ketamin gegen Placebo randomisiert. Einschlusskriterium waren neuropathische Schmerzen, die auf Adjuvantien unzureichend ansprachen; die Therapie damit wurde während der Studie fortgesetzt. Ketamin wurde beginnend mit 40 mg/d über 2 Wochen auf maximal 400 mg/d titriert und zunächst für 16 Tage fortgesetzt. Bei Patienten, die keinen therapeutischen Nutzen verspürten, wurde die Therapie nicht fortgesetzt.

Die Studie schloss 214 Patienten ein (median 58 Jahre, 2/3 weiblich), bei 3/4 der Patienten war die Tumorerkrankung in Remission, meist waren die neuropathischen Schmerzen Folge einer Chemotherapie. Im analgetischen Nutzen fand sich kein Unterschied zwischen den Armen. So zeigten zum Beispiel am Tag 4 der stabilen Phase 31,8% der Ketamin-Patienten, aber 36,4% im Placebo-Arm einen analgetischen Nutzen.

Im Kontrast hierzu steht der Erfolg einer neuen nasalen Verabreichungsform [1] in einer randomisierten Studie mit 120 Patienten. Hier wurde ein neues intranasales Ketamin-Päparat (PAIN-K) randomisiert als Akutmedikation verglichen. Erwachsene Patienten in Notfallsituation erhielten zusätzlich zu Lachgas intranasal 0,75 mg/kg Ketamin oder Placebo. Eine Schmerzreduktion von >2 nach spätestens 30 Minuten war der primäre Studienendpunkt, der von 78% der Patienten mit zusätzlichem Ketamin, aber nur bei 41% der Patienten mit Placebo (jeweils mit Lachgas!) erreicht wurde.

Bell und Kalso fassen in einer aktuellen Übersicht den Stellenwert von Ketamin in der Schmerztherapie zusammen [2]. Übereinstimmend wird in vielen Studien aus dem Bereich der Tumorschmerztherapie über einen reduzierten Opioidbedarf sowie eine bessere Schmerzkontrolle berichtet. Auf der anderen Seite ist die Interpretation der Daten sowie deren klinische Umsetzung aufgrund der sehr eingeschränkten Datenlage, der Vielzahl an unterschiedlichen Applikationsformen und Dosierungen sowie der Anwendungsdauer ausgesprochen schwierig. Übereinstimmend wird aber von einer schnellen Auftitrierung in hohe Dosisbereiche aufgrund von dosisabhängigen Nebenwirkungen abgeraten. Auch bei Leberinsuffizienz beziehungsweise fortgeschrittenem Patientenalter ist die Ketamin-Clearance herabgesetzt und es kann gehäuft zu Nebenwirkungen kommen. Dennoch sehen die Autoren den Einsatz von Ketamin als Drittlinientherapie als Therapieversuch gerechtfertigt.

## 8.2 Ketamin und Depression

Eine Übersichtsarbeit listet derzeit sechs Autoren, die zur Depressionstherapie mit Ketamin in der Palliativmedizin kasuistisch publiziert haben [17], möglicherweise wegen Überlappungen wurden nicht alle Publikationen erfasst (zum Beispiel Iglewicz [23]). Insgesamt dürfte es sich um 18–35 Patienten handeln. Obwohl es sich um Einzel- und Sammelkasuistiken handelt, haben die Aufzählungen etwas Suggestives.

Die Daten spiegeln insofern eine relevante Entwicklung wider, als die FDA im März 2019 ein Esketamin-Nasenspray (Spravato TM) zur Behandlung der Depression (ohne direkten Bezug zur palliativen onkologischen Behandlungssituation) zugelassen hat. Die Zulassung ist relativ eingeschränkt auf Patienten, die zuvor erfolglos 2 andere Antidepressiva erhalten hatten und zum Zeitpunkt der Verabreichung zusätzlich zum Esketamin ein Antidepressivum einnehmen. Die US-Zulassung scheint sich auf die Gabe in speziell zertifizierten Einrichtungen zu beschränken.

## 9 Nicht-Opioid-Analgetika

In einem systematischen Review untersuchten Schüchen et al. die Studienlage für Nicht-Opioide in der Palliativmedizin [37]. Die Evidenz moderater Qualität belegt analgetische Effekte für non-steroidal anti-inflammatory drugs (NSAIDs), Flupirtin und Metamizol, ohne dass eine klare Überlegenheit einer Substanz(gruppe) gezeigt werden konnte. Die Autoren kommen zu dem Schluss, dass bei voller Dosierung eine Wirksamkeit entsprechend etwa 15 mg Morphin möglich wäre. Auch in der Kombination mit Opioiden wird Paracetamol generell nicht empfohlen, da der Effekt zu gering sei. Andere Analysen deuten darauf hin, dass die Opioid-Dosis eine Rolle spielt. Bis 45 mg OME ist in der Kombination mit einer gewissen Wirkung eher zu rechnen, insbesondere wenn Paracetamol intravenös verabreicht wird [32].

Die Paracetamol-Wirkung war Gegenstand einer anderen Studie [48] im Kontext der Roboter-assistierten Prostatektomie. Hier wurden 86 Patienten randomisiert und erhielten doppelblind perioperativ entweder 1 g Paracetamol oder Placebo, die Dosierung wurde alle 6 Stunden wiederholt. Die Schmerz-Scores waren lediglich im Trend besser, die Liegedauer allerdings deutlich kürzer.

## 10 Literatur

[1] Andolfatto G, et al. (2019) Prehospital Analgesia With Intranasal Ketamine (PAIN-K): A Randomized Double-Blind Trial in Adults. Ann Emerg Med.
[2] Bell RF, et al. (2018) Ketamine for pain management. Pain Rep 3(5): e674.
[3] Brenner DM, et al. (2019) A Randomized, Multicenter, Prospective, Crossover, Open-Label Study of Factors Associated With Patient Preferences for Naloxegol or PEG 3350 for Opioid-Induced Constipation. Am J Gastroenterol 2019 Jun; 114(6): 954–963.
[4] Choudhury K, et al. (2018) A Comparative Study of Transdermal Buprenorphine and Oral Morphine in the Treatment of Chronic Pain of Malignant Origin. Indian J Palliat Care 24(4): 500–504.
[5] Chow S, et al. (2018) Patient Reported Outcomes After Radiation Therapy for Bone Metastases as a Function of Age: A Secondary Analysis of the NCIC CTG SC-Twenty-Three Randomized Trial. Am J Hosp Palliat Care 35(4): 718–723.
[6] Christoph A, et al. (2017) Cebranopadol, a novel first-in-class analgesic drug candidate: first experience in patients with chronic low back pain in a randomized clinical trial. Pain 158(9): 1813–1824.
[7] Cialkowska-Rysz A, et al. (2019) Topical morphine for treatment of cancer-related painful mucosal and cutaneous lesions: a double-blind, placebo-controlled cross-over clinical trial. Arch Med Sci 15(1): 146–151.
[8] Corli O, et al. (2018) Opioid switching and variability in response in pain cancer patients. Support Care Cancer.

[9] Cremer-Schaeffer P (2019) Cannabis als Medizin. Erste Erkenntnisse aus der Begleiterhebung (Vortrag). DAK. Leipzig.
[10] Deutscher Bundestag (2019) Antwort der Bundesregierung auf die Kleine Anfrage der Abgeordneten Niema Movassat [ …] Drucksache 19/9844.
[11] Eerdekens MH, et al. (2019) Cancer-related chronic pain: Investigation of the novel analgesic drug candidate cebranopadol in a randomized, double-blind, noninferiority trial. Eur J Pain 23(3): 577–588.
[12] Esmadi M, et al. (2019) Efficacy of naldemedine for the treatment of opioid-induced constipation: A meta-analysis. J Gastrointestin Liver Dis 28(1): 41–46.
[13] Fallon M, et al. (2018) Management of cancer pain in adult patients: ESMO Clinical Practice Guidelines. Ann Oncol 29(Supplement_4): iv166-iv191.
[14] Fallon MT, et al. (2018) Oral Ketamine vs Placebo in Patients With Cancer-Related Neuropathic Pain: A Randomized Clinical Trial. JAMA Oncol 4(6): 870–872.
[15] Fukumura K, et al. (2019) The Influence of Renal or Hepatic Impairment on the Pharmacokinetics, Safety, and Tolerability of Naldemedine. Clin Pharmacol Drug Dev.
[16] Gohler K, et al. (2019) Assessment of the Abuse Potential of Cebranopadol in Nondependent Recreational Opioid Users: A Phase 1 Randomized Controlled Study. J Clin Psychopharmacol 39(1): 46–56.
[17] Goldman N, et al. (2019) The Efficacy of Ketamine in the Palliative Care Setting: A Comprehensive Review of the Literature. J Palliat Med.
[18] Guo KK, et al. (2018) Comparison of analgesic effect of oxycodone and morphine on patients with moderate and advanced cancer pain: a meta-analysis. BMC Anesthesiol 18(1): 132.
[19] Hardy J, et al. (2012) Randomized, double-blind, placebo-controlled study to assess the efficacy and toxicity of subcutaneous ketamine in the management of cancer pain. J Clin Oncol. Oct 10;30(29):3611–7.
[20] Hasegawa T, et al. (2018) Opioid Dose and Survival of Patients with Incurable Non-small Cell Lung Cancer: A Prospective Cohort Study. J Palliat Med 21(10): 1436–1441.
[21] Hauser W, et al. (2019) Efficacy, tolerability and safety of cannabis-based medicines for cancer pain : A systematic review with meta-analysis of randomised controlled trials. Schmerz.
[22] Haywood A, et al. (2015) Corticosteroids for the management of cancer-related pain in adults. Cochrane Database Syst Rev(4): Cd010756.
[23] Iglewicz A, et al. (2015) Ketamine for the treatment of depression in patients receiving hospice care: a retrospective medical record review of thirty-one cases. Psychosomatics 56(4): 329–337.
[24] Inoue S, et al. (2018) A double-blind, randomized comparative study to investigate the morphine to hydromorphone conversion ratio in Japanese cancer patients. Jpn J Clin Oncol 48(5): 442–449.
[25] Janowiak P, et al. (2017) Dosimetrically administered nebulized morphine for breathlessness in very severe chronic obstructive pulmonary disease: a randomized, controlled trial. BMC Pulm Med 17(1): 186.
[26] Jiang J, et al. (2019) Effect of Pregabalin on Radiotherapy-Related Neuropathic Pain in Patients With Head and Neck Cancer: A Randomized Controlled Trial. J Clin Oncol 37(2): 135–143.

[27] Jordan RI, et al. (2018) A critical appraisal of gabapentinoids for pain in cancer patients. Curr Opin Support Palliat Care 12(2): 108–117.
[28] Kleideiter E, et al. (2018) Clinical Pharmacokinetic Characteristics of Cebranopadol, a Novel First-in-Class Analgesic. Clin Pharmacokinet 57(1): 31–50.
[29] Larsen IM, et al. (2018) The Effect of a Combination of Diclofenac and Methadone Applied as Gel in a Human Experimental Pain Model - A Randomized, Placebo-controlled Trial. Basic Clin Pharmacol Toxicol 123(2): 188–194.
[30] Leitlinienprogramm Onkologie (Deutsche Krebsgesellschaft, Deutsche Krebshilfe, AWMF): Palliativmedizin für Patienten mit einer nicht heilbaren Krebserkrankung. Konsultationsfassung 2018.
[31] NCCN Clinical Practice Guidelines in Oncologie (NCCN Guidelines®) (2019) Adult Cancer Pain. Version 3.2019.
[32] Niki K, et al. (2018) The analgesic effect of rescue administration of intravenous acetaminophen in cancer patients may be associated with sex and opioid dose, and the effect would appear to patients administered under 45 mg/day opioid (oral morphine equivalents). Pharmazie 73(3): 161–164.
[33] Oh TK, et al. (2018) Association Between Opioid Use and Survival Time in Patients With Unresectable Pancreatic Cancer: 10 Years of Clinical Experience. Pancreas 47(7): 837–842.
[34] Rasche T, et al. (2019 ) Cannabis und Cannabinoide in der Palliativversorgung. Bundesgesundheitsbl 62.
[35] Schmidt-Wolf G. et al. (2019) Begleiterhebung zur Anwendung von Cannabisarzneimitteln in Deutschland –Zwischenauswertung. Bundesgesundheitsbl 61.
[36] Scholz A, et al. (2018) Cebranopadol: A Novel, First-in-Class, Strong Analgesic: Results from a Randomized Phase IIa Clinical Trial in Postoperative Acute Pain. Pain Physician 21(3): E193-e206.
[37] Schuchen RH, et al. (2018) Systematic review and meta-analysis on non-opioid analgesics in palliative medicine. J Cachexia Sarcopenia Muscle 9(7): 1235–1254.
[38] Seider MJ, et al. (2018) Randomized phase III trial to evaluate radiopharmaceuticals and zoledronic acid in the palliation of osteoblastic metastases from lung, breast, and prostate cancer: report of the NRG Oncology RTOG 0517 trial. Ann Nucl Med 32(8): 553–560.
[39] Shen S, et al. (2018) Omega-3 fatty acid use for obese breast cancer patients with aromatase inhibitor-related arthralgia (SWOG S0927). Breast Cancer Res Treat 172(3): 603–610.
[40] Slatkin N, et al. (2019) Fulranumab as Adjunctive Therapy for Cancer-Related Pain: A Phase 2, Randomized, Double-Blind, Placebo-Controlled, Multicenter Study. J Pain 20(4): 440–452.
[41] Song X, et al. (2019) A meta-analysis of naldemedine for the treatment of opioid-induced constipation. Expert Rev Clin Pharmacol 12(2): 121–128.
[42] Strasser F, et al. (2006) Comparison of orally administered cannabis extract and delta-9-tetrahydrocannabinol in treating patients with cancer-related anorexia-cachexia syndrome: a multicenter, phase III, randomized, double-blind, placebo-controlled clinical trial from the Cannabis-In-Cachexia-Study-Group. J Clin Oncol 24(21):3394–400.

[43] Suwa Y, et al. (2018) Randomized phase II trial of the prophylactic use of celecoxib for the prevention of oxaliplatin-related peripheral vascular pain in Capeox (YCOG1205). Cancer Chemother Pharmacol.
[44] Treillet E, et al. (2018) Practical management of opioid rotation and equianalgesia. J Pain Res 11: 2587–2601.
[45] Turcott JG, et al. (2018) The effect of nabilone on appetite, nutritional status, and quality of life in lung cancer patients: a randomized, double-blind clinical trial. Support Care Cancer 26(9): 3029–3038.
[46] Vedula SS, et al. (2009) Outcome reporting in industry-sponsored trials of gabapentin for off-label use. N Engl J Med 361(20): 1963–1971.
[47] Viswanathan A, et al. (2019) Minimally Invasive Cordotomy for Refractory Cancer Pain: A Randomized Controlled Trial. Oncologist.
[48] Wang VC, et al. (2019) A Prospective, Randomized, Double-Blind, Placebo-Controlled Trial to Evaluate Intravenous Acetaminophen Versus Placebo in Patients Undergoing Robotic-Assisted Laparoscopic Prostatectomy. J Pain Palliat Care Pharmacother: 1–9.
[49] Wang X, et al. (2018) Effect of Intravenous Dexmedetomidine During General Anesthesia on Acute Postoperative Pain in Adults: A Systematic Review and Meta-Analysis of Randomized Controlled Trials. Clin J Pain 34(12): 1180–1191.
[50] Webster LR, et al. (2018) Long-term use of naldemedine in the treatment of opioid-induced constipation in patients with chronic noncancer pain: a randomized, double-blind, placebo-controlled phase 3 study. Pain 159(5): 987–994.
[51] WHO (2018). WHO Guidelines Approved by the Guidelines Review Committee. WHO Guidelines for the Pharmacological and Radiotherapeutic Management of Cancer Pain in Adults and Adolescents. Geneva, World Health Organization.
[52] Wordliczek J, et al. (2018) Pharmacotherapy of pain in cancer patients - recommendations of the Polish Association for the Study of Pain, Polish Society of Palliative Medicine, Polish Society of Oncology, Polish Society of Family Medicine, Polish Society of Anaesthesiology and Intensive Therapy and Association of Polish Surgeons. Pol Przegl Chir 90(4): 55–84.
[53] Wu J, et al. (2019) Different effects of oxycodone and remifentanil in patients undergoing ultrasound-guided percutaneous radiofrequency ablation of hepatic cancer: a randomized trial. Drug Des Devel Ther 13: 365–372.
[54] Zaslansky R, et al. (2018) Pain after orthopaedic surgery: differences in patient reported outcomes in the United States vs internationally. An observational study from the PAIN OUT dataset. Br J Anaesth 120(4) 790–797.

# Palliativmedizin

*Ulrich Schuler, Rainer Sabatowski, Barbara Schubert*

| | | |
|---|---|---|
| **1** | **Rechtliche Veränderungen** | 754 |
| 1.1 | BGH zum ererbten Schmerzensgeld | 754 |
| 1.2 | BVerfG zur Suizidassistenz | 754 |
| **2** | **Die erweiterte Leitlinie Palliativmedizin** | 755 |
| 2.1 | Veränderungen in den LL-Aussagen zum ersten Teil von 2015 | 755 |
| 2.2 | Fatigue | 756 |
| 2.3 | Schlafstörungen | 756 |
| 2.4 | Allgemeines | 758 |
| **3** | **Frühintegration** | 759 |
| 3.1 | Weitere Studien | 759 |
| 3.2 | RCT zu einer psychoonkologischen Intervention | 761 |
| **4** | **Symptomlinderung** | 764 |
| 4.1 | Dyspnoe | 764 |
| **5** | **Parenterale Ernährung zur Therapie der Kachexie** | 765 |
| **6** | **Hoffnung** | 767 |
| **7** | **Literatur** | 771 |

---

1 Für Anregungen, Diskussionen und Kommentare zu einzelnen Aspekten danken wir Jan Beyer Westendorf, Karin Jordan und Oliver Tiebel

# 1 Rechtliche Veränderungen

## 1.1 BGH zum ererbten Schmerzensgeld

Im Vorjahr wurde über eine Entscheidung des OLG München berichtet (Az. 1 U 454/17), in der dem Kläger als Alleinerben seines verstorbenen Vaters Schmerzensgeldansprüche im Zusammenhang mit dessen künstlicher Ernährung mittels PEG-Sonde gegen den behandelnden Hausarzt zugesprochen wurden. Bei aller Skepsis gegen den Urteilsspruch an sich enthielt die Diskussion interessante Aspekte in Bezug auf die Zielbestimmung einer Therapie sowie die Notwendigkeit deren regelmäßiger Überprüfung. Beide Parteien waren nach der Entscheidung in die Revision gegangen, der BGH hat den Fall am 2.4.2019 entschieden.

Der BGH stellt seinem Urteil diese beiden Leitsätze voran:

„a) Das menschliche Leben ist ein höchstrangiges Rechtsgut und absolut erhaltungswürdig. Das Urteil über seinen Wert steht keinem Dritten zu. Deshalb verbietet es sich, das Leben – auch ein leidensbehaftetes Weiterleben – als Schaden anzusehen. Aus dem durch lebenserhaltende Maßnahmen ermöglichten Weiterleben eines Patienten lässt sich daher ein Anspruch auf Zahlung von Schmerzensgeld nicht herleiten.

b) Schutzzweck etwaiger Aufklärungs- und Behandlungspflichten im Zusammenhang mit lebenserhaltenden Maßnahmen ist es nicht, wirtschaftliche Belastungen, die mit dem Weiterleben und den dem Leben anhaftenden krankheitsbedingten Leiden verbunden sind, zu verhindern. Insbesondere dienen diese Pflichten nicht dazu, den Erben das Vermögen des Patienten möglichst ungeschmälert zu erhalten."

Damit ist in der Sache zugunsten des Arztes entschieden. Die komplexe juristische Argumentation musste dabei nicht auf Fragen der Findung und Überprüfung des Therapieziels eingehen, die in den Vorinstanzen als bedeutsam angesehen wurden.

## 1.2 BVerfG zur Suizidassistenz

Die Beratungen des Bundesverfassungsgerichts zur Suizidassistenz haben Mitte April stattgefunden, mit einer Entscheidung ist in den kommenden Monaten zu rechnen. Entsprechend der Positionierung im Gesetzgebungsverfahren 2015 gab es die erwartbaren Stellungnahmen der Bundesärztekammer, der DGP und anderer. Die Auguren des Spiegels (und anderer Medien) glauben Hinweise auf eine Kursänderung zu sehen („Warum das Verfassungsgericht Sterbewilligen Recht geben dürfte"). Aktuell führt eine Diskussion nicht weiter, die Entscheidung bleibt abzuwarten.

## 2 Die erweiterte Leitlinie Palliativmedizin

Im August 2019 wurde die neue S3-Leitlinie Palliativmedizin veröffentlicht.

### 2.1 Veränderungen in den LL-Aussagen zum ersten Teil von 2015

Auf der Basis neuer Evidenz wird die Anwendung von Glucokortikoiden bei Dyspnoe etwas weniger restriktiv gesehen: „Patienten mit einer nicht-heilbaren Krebserkrankung *können* mit Steroiden zur Linderung von Atemnot behandelt werden." Im Grunde redaktionell ist die Änderung, dass die Entscheidung zur Behandlung depressiver Episoden natürlich auch von der Prognose des Patienten abhängig ist.

Die Liste der aufgeführten Kriterien, die zum Erkennen der Sterbephase herangezogen werden können, wurde erweitert. Die Veränderung der Atmung wurden präzisiert „z. B. Cheyne-Stokes Atmung, rasselnde Atmung", die Kriterien „Reduktion der Urinausscheidung unter 100 ml/24h" und „Pulslosigkeit der Arteria radialis" wurden ergänzt. Die Beschreibung bleibt aber angesichts der alltäglichen Erfahrung weiterhin unzureichend. Beim Delir wurde die Bedeutung von Haloperidol etwas herabgestuft, Benzodiazepine aufgewertet: „Bei Sterbenden mit einem Delir und der Notwendigkeit einer medikamentösen Behandlung *kann* Haloperidol, ggf. in Kombination mit einem Benzodiazepin zur Therapie des Delirs eingesetzt werden." Weiterhin stehen nicht-medikamentöse Maßnahmen im Vordergrund.

Die erweiterte Version beinhaltet neue Kapitel zu den Themenfeldern
- maligne intestinale Obstruktion (MIO),
- Übelkeit/Erbrechen unabhängig von Chemotherapie,
- Schlafstörungen/nächtliche Unruhe,
- Wundpflege (zum Beispiel exulzerierte Tumorwunden),
- Fatigue,
- Angst,
- Therapiezielfindung,
- Umgang mit Todeswunsch.

Die Themen können hier natürlich nicht umfassend referiert werden, deshalb nur einige kurze Hinweise.

## 2.2 Fatigue

Um es vorwegzunehmen, der Stein der Weisen wurde nicht gefunden. Die Kernaussagen der Leitlinie sind: Patienten mit Fatigue sollen spezifische Informationen und therapeutische Unterstützungen angeboten werden.

Mögliche Ursachen sollen behandelt werden, von ESA wird abgeraten. Interventionen sind eher nicht ein Thema in den letzten Tagen oder Wochen des Lebens. Noch in die Konsultationsphase der Leitlinie war unter der Nummer 10.9 eine Empfehlung durchgerutscht, die sich an den Patienten, nicht an den Arzt richtete: „Patienten sollten ein regelmäßiges aerobes Ausdauer- und Krafttraining durchführen." Nun soll ihnen das Training angeboten werden. Psychoedukative Verfahren sollten angeboten werden, ebenso Beratung zu Strategien zum Energiemanagement und zur energieadaptierten Tagesstruktur.

Ein Therapieversuch mit Methylphenidat oder Modafinil kann erwogen werden. Auch ein Versuch mit Kortikosteroiden kann erwogen werden, sollte (aber) aufgrund potenzieller Nebenwirkungen zeitlich begrenzt erfolgen. In der Fachinformationen der Methylphenidat-Präparate findet sich allerdings der Hinweis: „Methylphenidat darf nicht bei älteren Patienten angewendet werden. Sicherheit und Wirksamkeit von Methylphenidat in dieser Altersgruppe wurden nicht nachgewiesen." Auch für Modafinil finden sich relevante Kontraindikationen (psychiatrisch, kardiologisch), die eine sehr überlegte Indikationsstellung und Aufklärung erforderlich machen würde.

## 2.3 Schlafstörungen

Die Empfehlungen beinhalten unter anderem: Es sollte anamnestisch nach Verschiebung/Umkehr des Tag-Nacht-Rhythmus gefragt werden. Die Erwartungshaltungen an den Schlaf sollten thematisiert werden. Stimuluskontrolle kann bei Patienten mit einer nicht heilbaren Krebserkrankung angewendet werden, um die Schlafqualität zu verbessern. Dabei wird versucht, die Assoziation von „Bett" mit „Tätigkeiten" (wie fernsehen, lesen, essen, wach liegen und sich Sorgen machen) durch Aufstehen zu durchbrechen, was freilich nur fitteren Patienten möglich sein dürfte.

Der übliche Zeitraum einer Kurzzeitbehandlung (3–4 Wochen) von Insomnien mit Medikamenten kann bei Patienten mit einer nicht heilbaren Krebserkrankung ausgeweitet werden. Kurzfristig werden bevorzugt Zopiclon und Zolpidem, mittelfristig sedierende Antidepressiva empfohlen. Die Auflistung denkbarer Benzodiazepine kann kontrovers diskutiert werden. Lorazepam führen die Autoren explizit nicht auf, da es bei Anxiolyse und in der Therapie von epileptischen

Anfällen eingesetzt werde. Doch auch andere aufgeführte Benzodiazepine (Oxazepam, Diazepam) sind streng genommen off-label. Die Fachinformation für Lorazepam listet als Indikation explizit Kurzzeitbehandlung von Angst-, Spannungs- und Erregungszuständen sowie dadurch bedingten Schlafstörungen, also eine Konstellation, die recht häufig vorliegen dürfte. Midazolam ist ebenfalls nicht aufgeführt, hat in Deutschland streng genommen hierfür keine Zulassung (obwohl im Hintergrundtext auch für diese Substanz teilweise positive Daten aufgeführt werden).

Zur *kurzfristigen* medikamentösen Behandlung der Insomnie *können*, zur *mittelfristigen sollten* sedierende Antidepressiva verwendet werden. Was sind sedierende Antidepressiva? Tabelle 1 liefert eine Aufstellung.

**Tabelle 1:** *Sedierende Antidepressiva und ihre Besonderheiten.*

| Wirkstoff und Dosis (mg) | HWZ (h) | Kommentar |
|---|---|---|
| Doxepin 3–100 u. a. Aponal® | 8–24 | Zugelassen für Schlafstörungen im Zusammenhang mit einer Depression; Nebenwirkungen: anticholinerge Effekte; EKG-Veränderungen; phototoxische Reaktionen möglich. |
| Agomelatin* 25–50 u. a. Valdoxan® | 1–2 | Wirkung auf Melatonin- und Histaminrezeptoren. Möglicherweise circadiane Resynchronisierung. |
| Trazodon* 25–100 (Generika) | 5–8 | Keine anticholinergen Nebenwirkungen, keine Gewichtszunahme; QTc-Verlängerung; in Kombination kann serotonerges Syndrom auftreten. |
| Amitryptilin 25–100 u. a. Saroten® | 10–28 | Adjuvante Schmerztherapie; anticholinerge Nebenwirkungen; QTc-Verlängerung; Abbau über CYP3A4. |
| Trimipramin 50–100 u. a. Stangyl® | 24 (15–40) | Zugelassen für Schlafstörungen im Zusammenhang mit einer Depression; anticholinerge Nebenwirkungen, adjuvante Schmerztherapie; Leukopenie; Gewichtszunahme. |
| Mirtazapin* 7,5 u. a. Remergil® | 20–40 | Schlafanstoßende Wirkung vor allem im niedrigen Dosisbereich. Nebenwirkungen: Auftreten von RLS-Symptom. Appetitzunahme (möglicherweise erwünscht bei Patienten mit einer nicht heilbaren Krebserkrankung). |

\* Off-label-Anwendungen, *HWZ (h)* Halbwertszeit in Stunden

**Tabelle 2:** *Sedierende Antipsychotika und ihre Besonderheiten.*

| Wirkstoff und Dosis (mg) | HWZ (h) | Kommentar |
|---|---|---|
| Melperon 10–100 (Generika) | 6–8 | Für Insomnie zugelassen. Extrapyramidalmotorische Störungen (EPMS, Dyskinesien) selten; als Saft verfügbar. |
| Pipamperon 40–120 (Generika) | 17–22 | Für Insomnie zugelassen. Delirbehandlung; keine anticholinergen NW; mehr EPMS als Melperon; als Saft verfügbar. |
| Prothipendyl* 40–120 Dominal® | 2–3 | Deutlicher First-pass-effect, daher i. v. und i. m. niedrigere Dosierungen; Blutdrucksenkung; Mundtrockenheit; als Tropfen verfügbar. |
| Quetiapin* 12,5–150 Seroquel® und Generika | 7(–12) | Potentes Neuroleptikum in höheren Dosierungen. Für schlafanstoßende Wirkung eher unretardiert verwenden, sehr niedriges EPMS-Risiko; Orthostase; Abbau über CYP3A4; als Saft verfügbar. |
| Chlorprothixen* 15–90 Truxal® | 8–12 | Zur Therapie der Manie; bei Depression nur mit besonderer Vorsicht zu verwenden; anticholinerge NW. |
| Levomepromazin* 2,5–5 Neurocil® und Generika | 15–30 | Lange HWZ, daher eher allgemein dämpfend, Gefahr des Hangovers. Als i.v.-Lösung und als Tropfen verfügbar. |
| Olanzapin* 5–10 Zyprexa® und Generika | 32–52 | Potentes Neuroleptikum. Lange HWZ, daher eher allgemein dämpfend, Gefahr des Hangovers. Als Schmelztablette und als Tropfen verfügbar. |

\* Off-Label-Anwendung, *HWZ (h)* Halbwertszeit in Stunden

Sedierende Antipsychotika (Tab. 2) können eingesetzt werden, wenn andere Therapien nicht möglich sind oder wenn sie für andere Symptome synergistisch genutzt werden können.

## 2.4 Allgemeines

Da die Grundsätze und die Entscheidungen am Lebensende sich natürlich auch auf rechtliche Grundlagen beziehen, erscheint es gelegentlich etwas befremdlich, worüber da abgestimmt wird. Ein konsensbasiertes Statement („Grundsätze 4.7.")

ist inhaltlich nicht zu beanstanden: „Der Patientenwille ist in jeder Phase der Behandlung einschließlich der Sterbephase zu beachten. Kann der Patient sich selbst nicht äußern, hat der Patientenvertreter (durch schriftliche Vorsorgevollmacht befugte Person oder gerichtlich bestellter Betreuer) den Patientenwillen festzustellen und dies mit dem Arzt zu besprechen. Dabei sind eine schriftliche Patientenverfügung und andere Willensbekundungen des Patienten (z. B. mündlich oder schriftlich geäußerte Behandlungswünsche, sonstige Willensbekundungen) einzubeziehen."

Diese Sachverhalte sind aber gesetzlich geregelt (BGB §630c ff, §1901 ff). Es erscheint etwas anmaßend, wenn hierüber ein „Expertenkonsens" hergestellt wird. Medizinische Experten sind an dieser Stelle allenfalls gefragt, Empfehlungen auszusprechen, wie sie geltenden Gesetzen zur Umsetzung verhelfen.

# 3 Frühintegration

## 3.1 Weitere Studien

Eine Studie von 19 Einrichtungen im Vereinigten Königreich und Australien untersuchte die Auswirkung früher palliativmedizinischer Mitversorgung bei Patienten mit malignem Pleuramesotheliom (MPM). **Zwischen 2014 und 2016 wurden 174 Patienten unmittelbar nach Diagnosestellung randomisiert** [5], ob sie innerhalb von 3 Wochen Kontakt zur spezialisierten Palliativversorgung erhalten sollten oder lediglich die Standardversorgung.

Die Lebensqualität wurde mit dem in EORTC-C30-Fragebogen 12 Wochen nach der Randomisierung erfasst. **Es fanden sich weder nach 12 noch nach 24 Wochen statistisch signifikante Unterschiede.** Ebenso gab es keinen Unterschied der Scores für Depressivität oder Angst festzustellen. Allerdings bestand eine klare Präferenz seitens der Betroffenen für den Interventionsarm.

Aus Korea stammt der Ansatz, Depression und Schmerz beim Pankreaskarzinom sozusagen als Syndrom anzusehen [21] und in einem Konzept der Frühintegration anzugehen. Patienten mit lokal fortgeschrittenem oder metastasiertem Tumor, die entweder Schmerzen (brief pain inventory [BPI] worst pain score >3) und/oder eine Depression (Center for Epidemiological Studies Depression Scale [CES-D] >16) aufwiesen, wurden randomisiert, ob sie eine palliativmedizinische Mitbetreuung sofort oder nur auf Nachfrage erhalten würden.

Als primärer Endpunkt wurde eine ≥50%-Reduktion der Scores für Depression und/oder Schmerz innerhalb von 4 Wochen gewählt. Hinsichtlich des primären Endpunktes war die Überlegenheit der Frühintegration (EPC) fernab der Signifikanz.

**Tabelle 3:** *Frühintegration der Palliativmedizin (Early Palliative Care, EPC) beim Pankreaskarzinom.*

|  | EPC | Usual care | Statistik |
|---|---|---|---|
| n= | 144 | 144 | |
| ≥50% Reduktion der Schmerzen | 29,5% | 25,2% | |
| ≥50% Reduktion der Depression | 30,8% | 36,8% | |
| Proportion von Patienten mit einem BPI „schlimmster-Schmerz"-Score ≤3 | 51,1% | 38,9% | p=0,0404 |
| Reduktion der Schmerzintensität | 1,5 | 1,0 | p=0,0318 |

Auch hier waren die Ziele zu ambitioniert gesteckt. Das primäre Ziel wurde nicht erreicht (Tab. 3). In ihrer Schlussfolgerung halten die Autoren eine Verbesserung im Hinblick auf die Schmerzstillung für plausibel.

In einer Zweitanalyse einer Studie aus Taiwan [7] ging es um die Frage der prognostischen Bewusstheit (prognostic awareness). Endpunkte hierbei waren die Erfragung der Prognose-Einschätzung durch den Patienten und die Nutzung von lebenserhaltenden Therapien im Umfeld des Sterbens. Im experimentellen Arm (n=215) erhielten die Patienten eine individualisierte interaktive Intervention, die sich an der Bereitschaft zur Auseinandersetzung mit dem Thema und dem prognostischen Vorwissen orientierte. Im Kontrollarm (n=215) wurde lediglich die Symptomlinderung thematisiert.

In der Periode bis 180 Tage vor dem Versterben war in fast allen Zeitintervallen die prognostische Bewusstheit im Interventionsarm höher. Bei diesen Patienten kam es zu signifikant weniger Reanimationen als im Kontrollarm bei Patienten ohne Einsicht in die Prognose. Anderseits waren Unterschiede in ITS-Aufenthalten und Beatmung nicht festzustellen.

### Wertung

Berufspolitisch hat die Forderung nach früher/rechtzeitiger Integration nach wie vor volle Fahrt und scheint weiter Fahrt aufzunehmen. Die Studienlage hierzu kann weiterhin als relativ dünn interpretiert werden; daran ändern auch diese neuen Daten nichts. Die in den vergangenen Jahren formulierte Kritik ist inzwischen zusammenfassend publiziert [19].

## 3.2 RCT zu einer psychoonkologischen Intervention

Die Arbeitsgruppe von Gary Rodin[2] aus Toronto berichtet über eine große randomisierte Studie, in der eine psychologische Kurzzeitintervention geprüft wurde. Mit deren Hilfe sollte das Zurechtkommen mit der schweren Erkrankung auf verschiedenen Ebenen verbessert werden. Initiiert durch das Department of Supportive Care wurde in dieser Studie Managing Cancer and Living Meaningfully (CALM) als eine neuartige, kurze, psychotherapeutische Intervention überprüft, die darauf abzielt, Depressionen und Leiden am Lebensende bei Patienten mit fortgeschrittenem Krebs zu behandeln und zu verhindern. Die Studie [16] war 2017 bereits auf dem ASCO vorgestellt worden.

In der Studie wurde CALM mit der üblichen Versorgung (usual care, UC) bei 305 randomisierten Patienten aus der ambulanten Versorgung eines Krebszentrums verglichen. Bei Einschluss wurde nach Depressivität (Patient Health Questionnaire-9 Depression Score) stratifiziert. Evaluationen zu Depressivität (primärer Endpunkt), Belastung im Umgang mit dem Gedanken zu sterben und anderen sekundären Ergebnissen wurden zu Studienbeginn, nach 3 Monaten (primärer Endpunkt) und 6 Monaten durchgeführt.

Die CALM-Teilnehmer berichteten nach 3 Monaten über weniger schwere depressive Symptome als die Probanden der Kontrollgruppe (delta 1,09; p=0,04; Cohen's d 0,23; 95%CI 0,04–2,13) und nach 6 Monaten (delta 1,29; p=0,02; d 0,29; 95%CI 0,24–2,35).

Das Vorgehen wird auch über eine Internet-Plattform verbreitet (http://www.gippec.org/) beziehungsweise vermarktet (mit Trainings- und Train-the-Trainer-Programmen). Nach dem Studienprotokoll und der Internetseite umfasst CALM 3–6 individuelle Psychotherapiesitzungen, jeweils circa 45–60 Minuten, über einen Zeitraum von 3–6 Monaten. Die Sitzungen umfassen und fokussieren auf 4 Bereiche:
1. Symptomlinderung und Kommunikation mit Ärzten und anderen Gesundheitsberufen.
2. Veränderungen im Selbst und in den Beziehungen zu engen Partnern.
3. Gefühl und Wahrnehmung von Sinnhaftigkeit und Spiritualität.
4. Aufrechterhaltung von Hoffnung und Auseinandersetzung mit dem Tod.

Ziel ist, jede Domäne mit jedem Patienten zu bearbeiten, wobei sich Abfolge und zeitlicher Aufwand nach den Prioritäten des Patienten richten.

---

[2] Der Name spricht sich nicht wie der französische Bildhauer aus, sondern sehr amerikanisch „Roudin", z. B. https://youtu.be/U1nkmKRSUv8

**Tabelle 4:** *Kurzzeitintervention mit CALM. Adaptiert nach [16].*

|  | Usual Care | CALM |
|---|---|---|
| Bei Studienende verstorben | 26 | 43 |
| Lebend und nicht zensiert | 120 | 107 |

CALM Managing Cancer and Living Meaningfully

An und für sich ist das statistische Design hervorragend. Nicht nur werden sowohl (1) die relative Veränderung des PHQ9 berichtet, sondern (2) auch der relative Anteil der Patienten, die auffällige Testwerte aufweisen.

Möglicherweise werden die psychischen Ergebnisse durch den unglücklichen Zufall, dass im CALM-Arm etwas mehr Patienten verstorben sind, etwas geschönt. Der Unterschied wäre im Chi-Quadrat-Test signifikant (Tab. 4).

So beruht die Zunahme der Rate der Patienten in Remission bei vorbestehender Symptomatik zum Zeitpunkt t2 nicht auf einem zunehmenden Erfolg der Intervention, sondern auf der Tatsache, dass in diesem Arm etwas mehr Patienten verstorben sind (Tab. 5).

Wie sind die Daten zu interpretieren? D ist die regressionsgeschätzte mittlere Differenz zwischen den Gruppen, die für die Baseline kontrolliert werden. Cohens d (Effektgröße) ist die standardisierte mittlere Differenz. Effektgrößen von 0,20–0,50 gelten als klein bis mittel.

Fokussiert man auf die Patienten, die keine großen Probleme haben, so lässt sich aus den Zahlen ableiten, dass dies zu Beginn der Untersuchung knapp 2/3 mit einem PHQ <8 (64%) sind. Berücksichtigt man die Versterbenden sowie die (bessere) Rückbildung der Depression und die (verminderte) Neubildung depressiver Beschwerden (emergence), so ist die Proportion der weniger Belasteten in der Interventionsgruppe zu beiden Zeitpunkten um 16%–18% höher.

### Wertung

Die psychoonkologische Unterstützung durch CALM hilft, auch wenn der Effekt nicht groß ist. Die Qualität der statistischen Auswertung übertrifft die Mehrzahl der Frühintegrationsstudien und lässt auch andere Überlegungen zu. Ein ausschließlicher Einschluss der Patienten mit initialen PHQ-Werten ≥8 hätte (unter Etablierung eines zweiten Screening-Zeitpunktes zur Erfassung der emergent-Patienten) fast identische Ergebnisse bei in etwa halbiertem Aufwand erwarten lassen.

**Tabelle 5:** *Primäre Endpunkte von CALM und deren Auswertung. Adaptiert nach [16].*

| Primärer Outcome Zeitpunkt PHQ-9 | Usual Care | CALM | D | Odds Ratio (CALM v UC) | 95%CI | d | p-Wert | Multiple Imputation P |
|---|---|---|---|---|---|---|---|---|
| t0 | | | | | | | | |
| Median (SD) | 7,41 (4,75) | 7,45 (4,96) | | | | | | |
| n | 154 | 151 | | | | | | |
| t1 (3 Monate) | | | | | | | | |
| Median (SD) | 7,01 (4,82) | 5,97 (4,83) | 1,09 | | 0,04–2,1 | 0,23 | 0,04 | 0,04 |
| n | 128 | 119 | | | | | | |
| t2 (6 Monate) | | | | | | | | |
| Median (SD) | 6,64 (4,97) | 5,35 (3,99) | 1,29 | | 0,24–2,4 | 0,29 | 0,02 | 0,007 |
| n | 118 | 107 | | | | | | |
| **Klinische Auswirkungen, % (Anzahl)** | | | | | | | | |
| **PHQ-9 Reduktion > MCID (5 Punkte)** | | | | | | | | |
| t1 | 33 (19/58) | 52 (27/52) | | 2,22 | 1,02–4,8 | | 0,04 | |
| t2 | 35 (19/54) | 64 (28/44) | | 3,22 | 1,41–7,4 | | 0,005 | |
| **Remission bei initial PHQ ≥ 8** | | | | | | | | |
| t1 | 38 (22/58) | 56 (29/52) | | 2,06 | 0,96–4,42 | | 0,06 | |
| t2 | 37 (20/54) | 66 (29/44) | | 3,29 | 1,43–7,6 | | 0,005 | |
| **Neue Probleme bei initial PHQ <8** | | | | | | | | |
| t1 | 30 (21/70) | 13 (9/67) | | 0,36 | 0,15–0,86 | | 0,02 | |
| t2 | 19 (12/64) | 11 (7/63) | | 0,54 | 0,20–1,48 | | 0,23 | |

*D* regressionsgeschätzte mittlere Differenz, *d* standardisierte mittlere Differenz

# 4 Symptomlinderung

## 4.1 Dyspnoe

Wenn von Opioiden bei Dyspnoe die Rede ist, wird meist Morphin untersucht. Beim Weltkongress 2019 des Europäischen Verbandes zur Palliativmedizin (EAPC) in Berlin wurden Daten aus Australien vorgestellt, die die Annahme infrage stellen könnte, dass alle Opioide in der Indikation Dyspnoe gleichwertig wären [10]. Im randomisierten Vergleich geprüft wurden 5 mg Oxycodon (3-mal täglich) mit Placebo. In beiden Armen waren 2,5 mg Morphin als Rescue erlaubt. Obwohl Oxycodon (n=74) nicht besser als Placebo (n=139) war, sind die Daten schwer interpretierbar, da im Placebo-Arm signifikant mehr Morphin zum Einsatz kam (im Mittel 9,0 versus 4,6 Dosen; p<0,001). Letztlich sind damit natürlich 15 mg Oxycodon plus 11,5 mg Morphin mit 22,5 mg Morphin verglichen worden; die relativen NRS-Zahlen sind im Abstract nicht genannt.

Eine japanische Gruppe legt ebenfalls eine winzige Studie zu Oxycodon vor [22]. Hier wurden 8 Patienten mit Oxycodon randomisiert verglichen mit 9, die Morphin erhielten. Der Effekt war ähnlich, aber fernab von Kriterien, die eine Nichtunterlegenheit belegen würden. Schwindel war mit Morphin häufiger ein Problem.

Aus Japan stammt eine weitere Studie, die den Ventilator/Lüfter zur symptomatischen Linderung bei Dyspnoe evaluierte [12]. Randomisiert wurden 40 Patienten, die subjektiv dyspnoeisch mit einer Sauerstoff-Sättigung von ≥90% waren und einen ECOG von 3–4 aufwiesen. Die Verum-Therapie bestand darin, mit einem Ventilator für 5 Minuten Raumluft in das Gesicht des Patienten zu blasen. In der Kontrollgruppe wurden entsprechend die Beine bepustet (Tab. 6).

**Tabelle 6:** *Symptomatische Linderung bei Dyspnoe durch Luftstrom. Adaptiert nach [12].*

|  | **Luftstrom ins Gesicht** | **Luftstrom an die Beine** | **Statistik** |
|---|---|---|---|
| Dyspnoe am Anfang (NRS) | 5,3 | 6,1 |  |
| Veränderung | –1,35 | –0,1 | p<0,001 |
| Mindestens 1 Punkt Besserung | 80% (n=16) | 25% (n=5), | p=0,001 |

## 5   Parenterale Ernährung zur Therapie der Kachexie

Die Frage schien 2006 schon einmal durch eine randomisierte Studie geklärt: Kann man durch parenterale Ernährung die Prognose verbessern? Die Arbeit von Shang et al. [18] wurde zurückgezogen, wohl weil die damals publizierten Daten nicht real waren.

Beim Weltkongress 2019 des Europäischen Verbandes zur Palliativmedizin (EAPC) wurde nun als Vortrag eine Studie vorgestellt, die im Jahr zuvor schon als Poster und mit anderem Erstautor bei der ASCO-Jahrestagung präsentiert worden war. Eine französische Gruppe untersuchte in der ALIM-K-Studie bei Patienten mit intaktem GI-Trakt und Kachexie den Einfluss einer parenteralen Ernährung auf Lebensqualität und Überleben [4, 9]. Es wurden in 13 französischen Krebszentren 111 Patienten randomisiert, die zumindest eine Überlebens-Prognose von 1 Monat hätten haben sollen. Das Überleben ohne Verschlechterung der HRQoL war der primäre Endpunkt. HRQoL wurde mit dem QLQ-C15-Pal-Fragebogen gemessen.

Die genauen Modalitäten der statistischen Auswertung sind aus Abstracts und Präsentation nicht völlig transparent. Sicher ist: Nahezu nichts scheint für die parenterale Ernährung zu sprechen. Die Kaplan-Meier-Kurve für die Zeit bis zu Verschlechterung oder Tod scheint signifikant zugunsten der oralen Ernährung zu sein. Alle Lebensqualitäts- und Nebenwirkungsparameter sprechen im Trend (nicht signifikant?) gegen die PEN. Unterschiede bestanden in den Bereichen Übelkeit, Schmerzen und Schlafstörungen.

Obwohl nicht primärer Endpunkt, enttäuscht vor allem auch, dass die Überlebenskurve im Trend für die PEN-Gruppe schlechter ist.

**Tabelle 7:** *Einfluss der parenteralen Ernährung auf den Verlauf. Adaptiert nach [9].*

|  | n (events) | Anteil Patienten ohne Verschlechterung nach 1 Monat | Median (95%CI) |
|---|---|---|---|
| **Global QOL** | | | |
| – orale Ernährung | 60 (57) | 78% (65,1–86,6) | 2,43 (1,61–3,22) |
| – PEN | 46 (46) | 60,9% (45,3–73,3) | 1,15 (0,99–2,33) |
| **Körperliche Funktion** | | | |
| – orale Ernährung | 60 (57) | 74,6% (61,4–83,8) | 2,23 (1,48–3,65) |
| – PEN | 47 (45) | 56,5% (41,1–69,3) | 1,05 (0,92–1,17) |

Als Nebenwirkungen aus Erfahrung nachvollziehbar sind Übelkeit und Schlafstörungen (PEN auch nachts, Nykturie), man hätte in einem solchen Kollektiv eventuell noch vermehrte Dyspnoe erwartet. Vermehrter Schmerz ist schwerer interpretierbar.

Kritikpunkte: Die Studie ist nach dem sogenannten Zelen-Design randomisiert (benannt nach dem Statistiker Marvin Zelen, 1927–2014). Dabei werden die Patienten entweder der Behandlung oder der Kontrollgruppe zugeteilt, bevor sie die Zustimmung nach Aufklärung erteilen. Da die Gruppe, der ein bestimmter Patient zugeordnet ist, bekannt ist, kann die Zustimmung „bedingt", das heißt in unterschiedlicher Weise eingeholt werden. Das heißt, die Patienten der beiden Gruppen erhalten eine Aufklärung mit den nur jeweils sie betreffenden Inhalten und sind sich möglicherweise auch in unterschiedlicher Weise bewusst, was der Einfluss der Studie ausmacht. In der Kontrollgruppe ist der Inhalt nur die Datenerfassung, in der PEN-Gruppe auch die Aufklärung über den Ablauf und mögliche Komplikationen. Dies wird das Überleben nicht beeinflussen, die Erfassung von Lebensqualitätsparametern möglicherweise aber schon. Multivariate Betrachtungen wären interessant: Ein Teil der Patienten erhielt noch Therapie, hatte das Einfluss auf das Überleben? Etwa ein Drittel des gesamten Studienkollektivs ist bereits nach 2 Monaten verstorben. Speziell in der PEN-Gruppe verstarb fast ein Drittel der Patienten innerhalb des ersten Monats. Ist es vorstellbar, dass in derart kurzer Zeit unter PEN sich ein derart negativer Einfluss entfaltet? Das heißt, in der primären Rekrutierung ist nicht das ideale Studienkollektiv identifiziert worden; die Studienärzte taten sich offensichtlich in der Prognoseeinschätzung schwer. Der Abstand der Überlebenskurven ändert sich nach dem ersten Monat kaum.

### Wertung

Bei aller Kritik an der Studie ist nicht wahrscheinlich, dass PEN einen substanziellen positiven Effekt auf das Überleben haben kann, wenn die Kachexie bei intaktem GI-Trakt auftritt. Ob die PEN die Prognose und die QOL wirklich in einem Ausmaß verschlechtert, das durch die Studie suggeriert wird, darf bezweifelt werden. Die abschließende Publikation ist ausstehend.

## 6 Hoffnung

*„Ich bin mir bewusst, dass die Sache undurchführbar ist,
aber sie muss versucht werden."*
Raoul Wallenberg (1944)

Hoffnung ist ein zentraler, aber oft unausgesprochener Begriff der Onkologie und Palliativmedizin. Die Auseinandersetzung mit der „unrealistischen Hoffnung" des Patienten kommt sofort in den Sinn, aber auch Ärzte und Gesundheitsminister sind nicht frei von unrealistischen Hoffnungen. „Es gibt gute Chancen, dass wir in zehn bis zwanzig Jahren den Krebs besiegt haben", sagte ein CDU-Politiker der Rheinischen Post [6].

Im American Journal of Bioethics wurde im Herbst eine ganze Serie mit begleitendem Editorial publiziert, die sich mit der Hoffnung in der Medizin befasste. Jennifer Blumenthal-Barby vom Baylor College of Medicine in Houston, Texas eröffnete den Reigen mit einem Artikel (Target article) unter dem Titel *In Defense of Denial* [3], den vor der Publikation etliche Autoren für eigene Kommentare und Ergänzungen zur Verfügung bekamen.

Ausgehend von der in der Literatur oft scharfen Unterscheidung zwischen Hoffnung einerseits und andererseits Zuständen wie Verleugnung, Selbsttäuschung und unrealistischem Optimismus wird zunächst versucht, die Begriffe zu definieren. Der hoffnungsfrohe Patient ist erwünscht, die anderen Zustände werden eher als negativ eingestuft.

Wie richtig ist der Glauben an das gewünschte Ereignis? Hoffnung – so die häufig implizite Annahme – ist in diesem Punkt nicht so ungenau, nicht so unrichtig wie die anderen Zustände. Unrichtige Vorstellungen – so wiederum oft die ethische Argumentation – gefährden das informierte Einverständnis. Aus diesem Grund wird aus der unrealistischen Hoffnung oft ein Auftrag abgeleitet, entweder an der psychischen Einstellung des Patienten etwas zu ändern, zu einer Verhaltensänderung aufzufordern oder bestimmte Therapien vorzuenthalten. Blumenthal-Barby stellt einerseits infrage, ob die Unterscheidung möglich ist, und hinterfragt des Weiteren, ob unrealistische Hoffnungen immer so negative Konsequenzen haben müssen.

Die zu hinterfragenden Definitionen sind die einer Hoffnung, die entsteht, wenn eine Person mit dem Wunsch nach einem bestimmten Ergebnis glaubt, dass das Ergebnis möglich ist (Wahrscheinlichkeit ist größer als Null), verbunden mit Verhalten und Äußerungen (darüber sprechen, beten, fantasieren, planen) und der Vorstellung von der irgendwie „richtigen" Wahrscheinlichkeit.

Unrealistischer Optimismus entsteht, wenn die Wahrscheinlichkeit des gewünschten Ergebnisses überschätzt wird. Verleugnung, Verdrängung tritt auf, wenn eine Person den Wunsch nach einem bestimmten Ergebnis hat und sich der höheren Wahrscheinlichkeit des unerwünschten Ausgangs in gewisser Weise nicht stellt. Selbsttäuschung tritt auf, wenn eine Person sich selbst sozusagen aktiv belügt, indem irreale Narrative der Wahrscheinlichkeiten kommuniziert werden. Konzepte der falschen Hoffnung, der unrealistischen Hoffnung und selbstbetrügerischen Hoffnung werden in der Diskussion auf die oben genannten Begriffe reduziert. Auch Nichtwissen durch fehlende Information oder fehlende Wahrnehmungs- oder Denkfähigkeit kann zu unrealistischen Erwartungen führen.

Selbstbetrug wäre bei einer Person anzunehmen, die eine Chance von 1% für eine von 25 % hält, Hoffnung (und Optimismus) bei einer Person, die die Realität der nur 1%igen Chance sieht, dies aber für ausreichend hält, weiterzumachen. Blumenthal-Barbys Kritik setzt nun da an, dass für eine rationale Diskussion die Präzision der Einschätzung (accuracy of belief) begrifflich kaum zu fassen ist: Welcher Grenzwert der Abweichung bei zahlenmäßig fassbaren Abweichungen? Wie übersetzen wir subjektive Begrifflichkeiten wie „wahrscheinlich"? Wäre eine 80%ige Hoffnung irreal, wenn die Statistik von 60% ausgeht? Wäre die Annahme von 20% irreal, wenn die Statistik von 1% ausgeht? Ob man als Betroffener die Wahrscheinlichkeit eines Outcomes richtig einschätzt, hängt von vielen Faktoren ab, unter anderem auch davon, wie man aufgeklärt wird (nur mit Zahlenangaben, mit Piktogrammen etc.). Als ein zweites Problem beim Zugriff auf die Überzeugungen der Menschen wird die Tatsache diskutiert, dass – im Sinne der sozialen Erwünschtheit – von Patienten gelegentlich (oft?) eher optimistischere Angaben zu Chancen formuliert werden, als sie es tatsächlich sind. Ergänzen möchte man: Die Sorge um das eigene Sterben ist etwas Intimes, das man nicht jedem Studienfragebogen anvertrauen möchte. Beides dürfte dazu führen, dass die meist zu optimistischen Angaben aus Studien zur Prognose-Einschätzung durch Patienten nur mit Vorbehalt für bare Münze zu nehmen sind.

Nach diesen Einwänden setzt sich Blumenthal-Barby mit einigen Behauptungen wie dieser auseinander: Unrealistischer Optimismus/Verleugnung lässt die Menschen weniger vorbereitet sein, wenn die Realität zuschlägt, ein Thema das von weiteren Texten aus der Reihe vertieft wird (s. u.)

Eine philosophische Ergänzung liefert Kevin P. Weinfurt, Duke University. Er unterscheidet Wahrscheinlichkeitsaussagen im Sinne der Statistik (an zählbaren Häufigkeiten orientiert) und weist darauf hin, dass das Wahrscheinlichkeitskonzept auch in anderen Aussagetypen (belief-type probability) intuitiv verwendet wird [20]. Wenn ich etwa sage, „als Rentner werde ich wahrscheinlich mehr ins Kino gehen", so ist das nicht primär als eine statistische Aussage gemeint, sondern ein Maß meiner gefühlten Überzeugtheit. Wissenschaftlich denkenden Menschen fällt es schwer, sich vom mathematisch-statistischen Konzept zu lösen.

Er lenkt das Augenmerk auf die Analyse der Sprachakte und fordert auf zu überlegen, wie eine Aussage wie „Ich bin besorgt, dass dieser Patient eine unrealistische Vorstellung darüber hat, was passieren wird" zu weiteren Reaktionen führt. Der Sprechakt sei eher nicht dazu gedacht, andere davon zu überzeugen, dass der Patient falsch liegt. Vielmehr fordert er auf: „Achten Sie auf diesen Patienten, weil ich befürchte, dass er zur Möglichkeit eines sehr schlechten Verlaufs keine Einstellung hat und dass er irgendwie darunter leiden wird." Es geht also nicht primär um die Korrektur einer Aussage über die Wirklichkeit (epistemic aspects of the patients beliefs). Im deutschen Sprachraum denkt man in diesem Kontext auch ein wenig an Friedemann Schulz von Thun. „Die 4 Seiten einer Nachricht" könnten im Umgang mit Aussagen zur Hoffnung auch öfter als Interpretationshilfe herangezogen werden. Auch im Editorial zu der Reihe weisen Batten et al. darauf hin, dass zum Beispiel die Äußerung „dafür gibt es eine Behandlung" jenseits der auf der Sachebene sehr begrenzten Aussage als eine hoffnungsvolle Botschaft zur Prognose, Lebensqualität oder Behandlungsabsicht des Arztes verstanden werden kann [1].

Debjani Mukherjee (nicht zu verwechseln mit dem Medizin-Bestseller-Autor Siddhartha Mukherjee) und Rebecca Brashler erinnern an die Phasen der Akzeptanz nach Kübler-Ross, die auch lediglich einen Begriffsrahmen und nicht eine strenge Klassifikation darstellen [15]. „Unsere Patienten haben keinen Bedarf, dass wir festlegen, ob ihre Hoffnung realistisch oder unrealistisch ist. Sie brauchen (manchmal wiederholt) unser Angebot an Information, die aufzunehmen sie vielleicht in der Lage sind, vielleicht auch nicht. ... Nur selten brauchen sie uns, um sie zu schützen, wenn sie Gefahr laufen sich oder anderen zu schaden."

Berger und Miller formulieren eine kritische Ergänzung zur Analyse von Blumenthal-Barby, insbesondere indem sie darauf hinweisen, dass alle Mechanismen der verzerrten Wahrscheinlichkeitswahrnehmung auch auf den Arzt zutreffen können [2]. Andy Kondrat vom Cedars-Sinai Medical Center fasst die These der Arbeit dahingehend zusammen, dass im Zweifelsfall Ärzte sich daran halten sollten, was sie als autonome Entscheidung der Patienten wahrnehmen, es sei denn, sie befürchten Schädigungen, die das Prinzip der Non-Malefizienz als höherrangig erscheinen lassen [13]. Hieran knüpft er unter anderem die Kritik, dass der Respekt der Autonomie natürlich eine tiefere Exploration der Gründe für die autonome Entscheidung beinhalten sollte, was wiederum ein Interesse an der Differenzierung der verschiedenen Formen von Hoffnung und Verdrängung begründet.

Marsha Michie et al. weisen in ihrer Kritik darauf hin [14], dass der Arzt nicht alleinige Informationsquelle ist, sondern viele andere, auch mit kommerziellem Interesse auf den Patienten einwirken und auch Ärzte nicht frei von wirtschaftlichen Interessenkonflikten sind.

Childers und Arnold von der University of Pittsburgh formulieren palliativmedizinische Einwände, unter anderem, dass zwischen den angesprochenen Zuständen zwar differenziert werden kann, diese aber beim individuellen Patienten keinesfalls als statisch angesehen werden sollen [8]. Zurecht erfolgt der Hinweis, dass wir nicht die einzige Informationsquelle darstellen; die „anekdotische Erfahrung eines Freundes, der eine ähnliche Krankheit überlebt hat" stellt für viele Personen eine wichtigere Orientierung dar als randomisierte kontrollierte Studien. Ein Pendeln zwischen dem Ausdruck von Realitätssinn und Optimismus wird zurecht als Normalität beschrieben. Das dual framework (der zweifache Bezugsrahmen) nach Jacobsen et al. [11] wird zitiert; man hätte auch das Konzept der double awareness (schwer zu übersetzen, etwa der disparat hilfreichen Lebensgefühle) nach Rodin [17] zitieren können. Soziokulturelle Gründe der Verdrängungen werden mit Beispielen angeführt („In unserer Familie, da sind wir kämpferisch", „Zweifel zeigt einen Mangel an Glauben an Gottes Kraft", „Ich muss um meiner Frau willen glauben, dass es funktionieren wird").

Childers und Arnold verweisen aber auch auf die Situationen, in denen langwierige und belastende Interventionen ohne Nutzen drohen [8]. Allein das in ärztlicher Einschätzung „Faktische" immer wieder verbal zu wiederholen führt zu nichts. Es wird angeraten, zunächst einmal den Patienten seine Prognoseeinschätzung formulieren zu lassen, die darin verborgene Emotion zur Sprache kommen zu lassen (Arzt: „Es wäre schon beängstigend, wenn die Ärzte nichts mehr anzubieten hätten"; Patient: „Ja, darauf bin ich definitiv noch nicht vorbereitet"). Als dritter Rat wird formuliert, partiell auf die (nicht geteilte) Prognoseeinschätzung einzugehen („Das wäre natürlich klasse"). Aus dieser Position heraus kann die Möglichkeit angesprochen werden einen doppelten Bezugsrahmen zuzulassen. Falls auch das nicht weiter führt, wird geraten, die Diskussion sozusagen theoretisch-hypothetisch fortzusetzen („Ich verstehe, dass Sie es aktuell für nicht wahrscheinlich halten, dass Sie kränker werden. Ich frage mich, ob Sie sich vorstellen können, wie das sein könnte, wenn es mal so weit ist?"). Dieser Ansatz kann es dem Patienten auf sichere „theoretische Weise" ermöglichen, seine Ängste und Werte auszudrücken. Ziel für den Arzt ist es, den aktuellen Bewältigungsstil des Patienten zu unterstützen und zu sehen, ob der Patient in der Lage/willens ist, über die Zukunft nachzudenken. Die Erlaubnis, separat mit Angehörigen zu sprechen, kann helfen, sich auf unausweichliche Sterbesituationen vorzubereiten. „Vor dieser Zeit [der Sterbesituation] wären wir bei Gesprächen mit einem Patienten, der sich mit seinem bevorstehenden Tod auseinandersetzt und ihn manchmal wegdrängt, lieber hilfreich als rechthaberisch (we would rather be helpful than be right)."

# 7    Literatur

[1] Batten JN, et al. (2018) We Convey More Than We (Literally) Say. Am J Bioeth 18(9): 1–3.
[2] Berger JT, et al. (2018) Denial and Dyads: Patients Whose Surrogates and Physicians Are Unrealistically Optimistic. Am J Bioeth 18(9): 29–31.
[3] Blumenthal-Barby JS, et al. (2018) In Defense of "Denial": Difficulty Knowing When Beliefs Are Unrealistic and Whether Unrealistic Beliefs Are Bad. Am J Bioeth 18(9): 4–15.
[4] Bouleuc C, et al. (2018) Multicenter randomized controlled trial for advanced cancer patients receiving parenteral nutrition (PN) versus oral feeding (OF): Results of AlimK study. J Clin Oncol 36 (suppl; abstr 10029).
[5] Brims F, et al. (2019) Early specialist palliative care on quality of life for malignant pleural mesothelioma: a randomised controlled trial. Thorax.
[6] Bröker M, et al. (1.2.2019) Vorsorge, Lebensweise und Forschung: Spahn sieht gute Chancen, dass Krebs in 20 Jahren besiegt ist. Retrieved 15.5.2019, from https://rp-online.de/.
[7] Chen CH, et al. (2019) An Individualized, Interactive Intervention Promotes Terminally Ill Cancer Patients' Prognostic Awareness and Reduces Cardiopulmonary Resuscitation Received in the Last Month of Life: Secondary Analysis of a Randomized Clinical Trial. J Pain Symptom Manage.
[8] Childers JW, et al. (2018) "I Know I'm Going to Beat This": When Patients and Doctors Disagree About Prognosis. Am J Bioeth 18(9): 16–18.
[9] Cornet C, et al. (2019) Efficacy and Safety of Parental Nutrition on Quality of Life Deterioration-free Survival among Palliative Cancer Patients: A Prospective Multicenter Randomized Control Trial (ALIM-K). EAPC-Congress 2019, abstr FC16, p81.
[10] Currow D (2019) Regular Oxycodone for Chronic Breathlessness – Answers from a Randomised Controlled Trial (Abstract FC09). Palliative Care (suppl.) EAPC 2019 – Abstracts.
[11] Jacobsen J, et al. (2018) When a Patient Is Reluctant To Talk About It: A Dual Framework To Focus on Living Well and Tolerate the Possibility of Dying. J Palliat Med 21(3): 322–327.
[12] Kako J, et al. (2018) Fan Therapy Is Effective in Relieving Dyspnea in Patients With Terminally Ill Cancer: A Parallel-Arm, Randomized Controlled Trial. J Pain Symptom Manage 56(4): 493–500.
[13] Kondrat A (2018) The Unintended Consequences of Reframing Denial, Unrealistic Optimism, and Self-Deception. Am J Bioeth 18(9): 36–37.
[14] Michie M, et al. (2018) Weaponizing Hope: Sources of Hope, Unrealistic Optimism, and Denial. Am J Bioeth 18(9): 25–27.
[15] Mukherjee D, et al. (2018) In Defense of Common Human Responses. Am J Bioeth 18(9): 20–22.
[16] Rodin G, et al. (2018) Managing Cancer and Living Meaningfully (CALM): A Randomized Controlled Trial of a Psychological Intervention for Patients With Advanced Cancer. J Clin Oncol 36(23): 2422–2432.

[17] Rodin G, et al. (2008) Psychoanalytic reflections on mortality: a reconsideration. J Am Acad Psychoanal Dyn Psychiatry 36(1): 181–196.
[18] Shang E, et al. (2006) The influence of early supplementation of parenteral nutrition on quality of life and body composition in patients with advanced cancer. JPEN J Parenter Enteral Nutr. 30(3):222–30.
[19] Schuler US (2019) Early Integration of Palliative and Oncological Care: Con. Oncol Res Treat 42(1–2): 19–24.
[20] Weinfurt KP (2018) Propositions and Pragmatics. Am J Bioeth 18(9): 18–20.
[21] Woo SM, et al. (2019) Effect of Early Management on Pain and Depression in Patients with Pancreatobiliary Cancer: A Randomized Clinical Trial. Cancers (Basel) 11(1).
[22] Yamaguchi T, et al. (2018) Efficacy of immediate-release oxycodone for dyspnoea in cancer patient: cancer dyspnoea relief (CDR) trial. Jpn J Clin Oncol 48(12): 1070–1075.

# Autorenverzeichnis

**Dr. med. Nael Alakel**
Universitätsklinikum Carl Gustav Carus
Medizinische Klinik I
Hämatologie/Onkologie
Fetscherstraße 74
01307 Dresden

**Dr. med. Ekaterina Balaian**
Universitätsklinikum Carl Gustav Carus
Bone Lab Dresden – Building 19
Fetscherstraße 74
01307 Dresden

**Prof. Dr. med. Ulrich Dührsen**
Universitätsklinikum Essen
Westdeutsches Tumorzentrum
Klinik für Hämatologie
Hufelandstraße 55
45122 Essen

**Prof. Dr. med. Gerhard Ehninger**
GEMoaB Monoclonals GmbH
Tatzberg 47
01307 Dresden

**Prof. Dr. med. Christoffer Gebhardt**
Universitätsklinikum Hamburg-Eppendorf
Klinik und Poliklinik für Dermatologie
und Venerologie
Martinistraße 52
20246 Hamburg

**Prof. Dr. med. Martin Glas**
Universitätsklinikum Essen
Klinik für Neurologie
Hufelandstraße 55
45147 Essen

**Prof. Dr. med. Bernd Kasper**
Sarkom-Zentrum am
Interdisziplinären Tumorzentrum
Mannheim
Universitätsmedizn Mannheim
Theodor-Kutzer-Ufer 1–3
68167 Mannheim

**Dr. med. Moritz Middeke**
Universitätsklinikum Carl Gustav Carus
Medizinische Klinik I
Hämatologie/Onkologie
Fetscherstraße 74
01307 Dresden

**Prof. Dr. med. Rainer Ordemann**
Universitätsklinikum Carl Gustav Carus
Medizinische Klinik I
Hämatologie/Onkologie
Fetscherstraße 74
01307 Dresden

**Prof. Dr. med. Thomas Otto**
Städtische Kliniken Neuss
Lukaskrankenhaus GmbH
Urologische Klinik
Preußenstraße 84
41464 Neuss

**Prof. Dr. med. Stephan Petrasch**
Klinikum Duisburg GmbH
Klinik für Innere Medizin
Zu den Rehwiesen 9
47055 Duisburg

**Priv.-Doz. Dr. med. Christoph Röllig**
Universitätsklinikum Carl Gustav Carus
Medizinische Klinik I
Hämatologie/Onkologie
Fetscherstraße 74
01307 Dresden

**Prof. Dr. med. Rainer Sabatowski**
Universitätsklinikum Carl Gustav Carus
Universitäts SchmerzCentrum (USC)
Fetscherstraße 74
01307 Dresden

**Dr. med. Philippe Schafhausen**
Universitätsklinikum Hamburg-Eppendorf
Hubertus-Wald-Tumorzentrum
Universitäres Cancer Center Hamburg
(UCCH)
Martinistraße 52
20246 Hamburg

**Prof. Dr. med. Johannes Schetelig**
Universitätsklinikum Carl Gustav Carus
Medizinische Klinik I
Hämatologie/Onkologie
Fetscherstraße 74
01307 Dresden

**Dr. med. Barbara Schubert**
Krankenhaus St.-Joseph-Stift
Wintergartenstraße 15/17
01307 Dreden

**Priv.-Doz. Dr. med. Ulrich Schuler**
Universitätsklinikum Carl Gustav Carus
Medizinische Klinik I
Universitäts PalliativCentrum
Fetscherstraße 74
01307 Dresden

**Dr. med. Katja Sockel**
Universitätsklinikum Carl Gustav Carus
Medizinische Klinik I
Hämatologie/Onkologie
Fetscherstraße 74
01307 Dresden

**Priv.-Doz. Dr. med. Friedrich Stölzel**
Universitätsklinikum Carl Gustav Carus
Medizinische Klinik I
Hämatologie/Onkologie
Fetscherstraße 74
01307 Dresden

**Dr. med. Anja Welt**
Universitätsklinikum Essen
Klinik für Innere Medizin (Tumorforschung)
Hufelandstraße 55
45122 Essen

**Prof. Dr. med. Martin Wolf**
Klinikum Kassel GmbH
Medizinische Klinik IV
Hämatologie und Onkologie
Möncheberfstraße 41–43
34125 Kassel